心血管
专科医师培训教程

主　编　傅国胜

副主编　黄　嵩　蒋晨阳　张文斌

人民卫生出版社
·北京·

图书在版编目（CIP）数据

心血管专科医师培训教程 / 傅国胜主编 . —北京：
人民卫生出版社，2022.11

ISBN 978-7-117-33858-5

Ⅰ.①心… Ⅱ.①傅… Ⅲ.①心脏血管疾病 —诊疗 —
技术培训 —教材 Ⅳ.①R54

中国版本图书馆 CIP 数据核字（2022）第 201398 号

人卫智网	www.ipmph.com	医学教育、学术、考试、健康，购书智慧智能综合服务平台
人卫官网	www.pmph.com	人卫官方资讯发布平台

心血管专科医师培训教程

Xinxueguan Zhuanke Yishi Peixun Jiaocheng

主　　编：傅国胜
出版发行：人民卫生出版社（中继线 010-59780011）
地　　址：北京市朝阳区潘家园南里 19 号
邮　　编：100021
E - mail：pmph @ pmph.com
购书热线：010-59787592　010-59787584　010-65264830
印　　刷：北京华联印刷有限公司
经　　销：新华书店
开　　本：889×1194　1/16　印张：40
字　　数：1239 千字
版　　次：2022 年 11 月第 1 版
印　　次：2022 年 11 月第 1 次印刷
标准书号：ISBN 978-7-117-33858-5
定　　价：258.00 元

打击盗版举报电话：010-59787491　E-mail: WQ @ pmph.com
质量问题联系电话：010-59787234　E-mail: zhiliang @ pmph.com
数字融合服务电话：4001118166　E-mail: zengzhi @ pmph.com

编　者（以姓氏汉语拼音为序）

毕徐堃　程　晖　傅国胜　高　静　顾春霞

何　红　何佳林　洪旭林　胡国华　胡秀华

黄　鬻　姜冬梅　蒋晨阳　蒋汝红　金重赢

柯雪鹰　孔旭钢　赖东武　李　亚　李占鲁

李政伟　厉晓婷　林建伟　刘　强　栾　毅

吕　雪　孟文芳　潘轶文　邱福宇　邵　蕾

沈啸华　盛　夏　宋佳乐　孙雅逊　田莉莉

王　蓓　王　敏　王云鹤　翁少翔　徐晟杰

薛智敏　杨　进　杨　莹　叶　炀　于　路

俞飞成　张　凯　张　培　张杰芳　张菊红

张文斌　赵琳琳　赵炎波　周斌全　朱　俊

朱军慧　朱越峰

编者单位　浙江大学医学院附属邵逸夫医院

3

主编简介

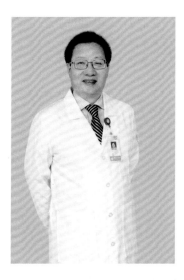

傅国胜　留德医学博士、教授、主任医师、博士研究生导师、浙江大学"求是特聘医师"，现任浙江大学医学院附属邵逸夫医院心内科主任，浙江省心血管介入与再生修复研究重点实验室主任，浙江省医学会心血管病学分会主任委员，浙江省卒中学会副会长、心血管病学分会主任委员，中华医学会心血管病学分会委员、心血管病影像学组副组长，中国医师协会心血管内科医师分会常务委员、冠心病介入专业委员会副主任委员，中国介入心脏病学大会联合主席，长城心脏病学大会学术委员会主席，美国心脏病学会、欧洲心脏病学会、美国心血管介入与造影学会资深会员（FACC、FESC、FSCAI）。

　　傅国胜教授是我国知名心血管内科学专家，在心血管免疫、心肌代谢调控机制、心血管高危疑难复杂心血管疾病临床，特别在心血管介入领域有突出成就，为我国经桡动脉途径心血管介入、心血管介入创新器械研发与转换、慢性冠状动脉闭塞介入治疗的规范、普及与培训做出重要贡献，是国内几乎所有重要心血管病会议及部分国际会议的手术演示专家。以第一完成人获得浙江省科学技术进步奖一等奖、二等奖各1项。主持、参与多项国家自然基金面上/重点项目、省重点研发专项、省重大疾病专项、省部共建等项目。主编、副主编心血管专著7部。曾获全国医药卫生系统先进个人、"浙江大学好医生奖"等荣誉。

序

我国尚未形成完整的职业培训体系。2015 年我国启动了专科医师培训制度，其中就包括心血管专科医师培训制度。

浙江大学医学院附属邵逸夫医院是以管理见长的国内现代化医院，融合国内、国外管理理念，院内管理形成具有我国特色的"Resident-Fellow-Attending"制度，在专科医师培训领域积累了一定的经验。

傅国胜教授是我国中青年心血管病学专家，医学理论知识丰富，临床基本功扎实，重视教学和人才培养，富有担当。特别是在担任浙江大学医学院附属邵逸夫医院心内科主任的 17 余年时间，重视学科发展，精于临床团队建设，充分发扬医院独特的运行机制——"Attending"负责制，努力探索具有我国特色的心血管专科医师培训体系，形成相对完善的亚专科制度和项目工作小组体系，使一大批年轻专业或科学硕士、博士学位医学生完成心血管专科医师培训，服务于临床一线，为广大心血管病患者提供标准化的高质量医疗服务。

本书内容覆盖全面，点面结合，既涵盖了作为一名心血管专科医师必须掌握的知识点，也充分体现了心血管领域当前的最新进展，有机地结合了临床、指南、专家共识与最新进展，充分贴合作为心血管专科医师培训需求，是接受心血管专科培训者不可多得的参考书，也可作为心血管专科医师以及硕士、博士研究生复习、知识更新、进一步提升的可选读物。

复旦大学附属中山医院

2022 年 3 月

前 言

我接受了 5 年制的医学本科教育，之后成为内科学心血管病专业的硕士研究生，毕业后留大学附属医院心内科工作 2 年余，以校际交流的身份去德国大学医院学习，一边学习心血管介入技术，一边从事心力衰竭患者预后因素研究，获得德国医学博士学位后回到国内大学附属医院工作。读研究生期间和刚刚入职时，虽然我都按照医院规定，完成了临床轮转计划，现在患者、同行都称呼我为心血管病学专家，但是，我真的不敢理直气壮地说："我是一名心血管专科医师"，特别心虚的一点是：我并没有接受过系统、全面的心血管专科医师培训，也没有接受过严苛的心血管介入亚专科培训。另外，我职业生涯的前 15 年是在临床、教学、科研颇具特色的浙江大学医学院附属第二医院工作，之后的 17 年则是在以医院管理见长、具有中西医学文化融合的浙江大学医学院附属邵逸夫医院工作，两家医院的文化、运行体系与管理颇具代表，我从中感悟良多。

多数专家认为，临床医学不同于其他自然科学，可以说是经验医学，因为临床医学经验积累尤其重要。但是，医学是科学，系统、全面、规范、科学的培训体系是医学教育与医学继续教育的核心概念。专科医师规范化培训是毕业后医学教育的重要组成部分，是在住院医师规范化培训基础上，继续培养能够独立、规范地从事疾病专科诊疗工作临床医师的必经途径，在国际医学界有广泛共识和长期实践。在葛均波院士、霍勇教授等有识之士倡导和努力下，2015 年 12 月国家卫生计生委、国务院医改办等八部委联合颁发《关于开展专科医师规范化培训制度试点的指导意见》(国卫科教发〔2015〕97 号)，我国启动了专科医师培训工作，制定完善的培训体系，并得到主管部门、行业协会／学会的积极响应与支持。全国主流医院参与了这项工作，制定了相关的培训体系，相应的教材也在编写中。

编写此参考书的起因记忆犹新。我入职以来唯一一次历时 3 周的休假是和我儿子傅子桓在美国的学校度过的，我和他讨论了我的职业生涯，包括我的教育、培训、经历以及临床、教学、科研等，比较重要的遗憾是没有经历过系统的专科医师培训和基础科研训练，一定程度制约了我职业生涯的发展。他鼓励我做一些弥补，比如说更多地参与专科医师培训工作等。鉴于目前尚缺乏帮助专科医师培训过程中系统学习的参考书，在葛均波院士、霍勇教授等国内一大批专家的鼓励与支持下，我们组织相关领域专家，历时一年有余，编写这一心血管专科医师培训教程。

在书稿全面完成交付出版之时,颇有感慨！首先特别感激葛均波院士百忙之中为本书写了序言,并提示重点的写作方向和注意事项,也特别感谢霍勇教授和我讨论了专科医师培训过程中所强调的基本原则:坚持统一标准,以强化胜任力为导向,培训内容重点强调系统、全面、规范和进展相结合。特别感谢各位编写专家所付出的辛勤工作,通过有效的沟通,落实到具体的内容、表述、图片制作、参考文献选择甚至标点符号。

2022 年 5 月

目　录

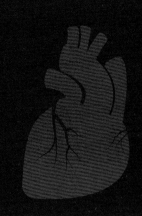

第一章
心血管疾病预防

第一节　预防心血管疾病的生活方式推荐

心血管疾病是造成我国居民死亡和疾病负担的首要病因,心血管疾病防控形势严峻。心血管疾病风险评估和危险因素管理是预防心血管疾病的重要基础。根据国内外最新的流行病学和防治证据,本节介绍了心血管疾病风险评估以及生活方式干预的基本措施,有助于帮助医师进行心血管疾病风险评估和相关危险因素管理,推进心血管疾病预防工作。

一、心血管疾病风险评估

1. 心血管疾病总体风险评估　心血管疾病总体风险是指根据多个心血管疾病危险因素的水平和组合来评估个体在未来一段时间内发生心血管疾病的概率。可分为短期风险和长期风险,其中短期风险一般指10年风险,长期风险一般指15~30年以上或终生风险。心血管疾病总体风险评估适用于一级预防,即在特定的心血管事件发生前开展风险评估和危险因素管理。适用对象为20岁及以上没有心血管疾病的个体。

2. 风险评估流程　心血管疾病总体风险评估分为心血管疾病10年风险和终生风险评估两个部分。对20岁及以上没有心血管疾病的个体,首先进行心血管疾病10年风险评估,将评估对象分为10年风险低危、中危、高危个体;对于10年风险中、低危且年龄为20~59岁的个体,进行心血管疾病终生风险评估。

2016年,我国学者利用中国动脉粥样硬化性心血管疾病风险预测(prediction for ASCVD risk in China,China-PAR)研究新近随访的大样本队列数据,建立了用于心血管疾病10年风险和终生风险评估的China-PAR模型,并提出了适合中国人的风险分层标准。

风险评估流程见图1-1-1。首先,对20岁及以上没有心血管疾病的个体,进行心血管疾病10年风险评估,并进行10年风险分层。如果心血管疾病10年风险≥10.0%,视为心血管疾病高危;10年风险为5.0%~9.9%,视为中危;<5.0%为低危。

对于高危个体,应强化不良生活方式干预,同时对需要起始药物治疗的危险因素,在临床医师指导下进行药物治疗。对于中危个体,应积极改变不良生活方式,如有必要,可以在临床医师指导下进行相关治疗;对于低危个体,需提供健康生活方式指导,以保持低危水平。

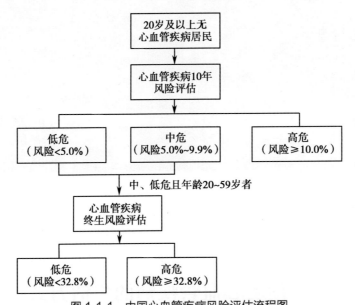

图 1-1-1 中国心血管疾病风险评估流程图

心血管疾病 10 年风险指个体在 10 年内首次发生心血管疾病的风险；
心血管终生风险指个体终生(至 85 岁)首次发生心血管疾病的风险。

3. 风险评估采集的指标 China-PAR 风险评估模型需纳入性别、年龄、现居住地(城市或农村)、地域(北方或南方,以长江为界)、腰围、总胆固醇(total cholesterol, TC)、高密度脂蛋白胆固醇(high-density lipoprotein cholesterol, HDL-C)、当前血压水平、是否服用抗高血压药、是否患有糖尿病、现在是否吸烟、是否有心血管疾病家族史。

4. 风险评估工具 China-PAR 研究利用 10 年风险评估模型和终生风险评估模型,充分考虑实用性和可及性,分别开发了网站评估工具(http://www.cvdrisk.com.cn)和"心脑血管风险"手机 App 评估工具。使用者通过输入个体的健康资料,方便、快捷地计算出个体的心血管疾病 10 年风险和终生风险,并获悉个体所处的风险分层情况。根据风险分层,个体将获得有针对性的生活方式和管理治疗建议。

二、预防心血管疾病的生活方式推荐

1. 膳食营养 《中国心血管病风险评估和管理指南》推荐:①健康膳食作为心血管疾病预防的基本措施(Ⅰ类推荐,B 级证据)。②对于无心血管疾病及其他慢性病的成年人,可以采用膳食营养建议,保持平衡的膳食营养结构(Ⅰ类推荐,B 级证据)。

平衡膳食能够满足人体正常生理活动的营养需要,而且可以促进健康、预防疾病。如果膳食结构不合理,会通过对心血管疾病危险因素(如血压升高、血脂异常、体重增加、血糖升高等)的作用,影响心血管疾病的发生和发展。

(1)食物多样和能量平衡:食物多样是平衡膳食模式的基本原则。每天的膳食应包括谷薯类、蔬菜和水果类、畜禽鱼蛋奶类、大豆坚果类等食物。同时注意每餐食不过量,控制总能量摄入,通过饮食和运动保持能量平衡。

(2)限制钠盐摄入:减少膳食钠盐的摄入不仅可预防高血压,也是降低心血管疾病发病和死亡风险的重要手段。我国居民食盐摄入量的 70%~80% 来源于家庭烹制食物,约 20% 来自市场上销售的含盐加工食品。日常生活中应注意烹饪时少放盐,控制烹调时和餐桌上的用盐量,逐渐降到世界卫生组织(WHO)(钠盐 5g/d)或中国营养学会(钠盐 6g/d)的推荐量。另外,我国成年人膳食钾摄入不足、钠钾比偏高。可多食用富含钾的食物以增加钾的摄入量,尤其是新鲜的蔬菜和水果、菌类、山药、马铃薯等。建议还可以选择"低钠盐",以达到限盐补钾的双重作用。

(3)蔬菜和水果:许多前瞻性队列研究提示蔬菜和水果摄入对心血管有保护作用,但是仍缺乏随机对照临床试验证据。对 95 项观察性研究的荟萃分析显示,每天 200g 的蔬菜和水果摄入可以降低冠心病、脑卒中、心血管疾病、癌症风险和全因死亡。按照《中国居民膳食指南(2016)》推荐,建议保证每天摄入 300~500g 蔬菜,深色蔬菜应占 1/2,每天摄入 200~350g 新鲜水果,果汁不能代替鲜果。

(4)鱼:鱼类对心血管疾病的保护作用主要归因于 ω-3 脂肪酸的含量。鱼肉还富含优质蛋白质,且饱和脂肪含量较低。一项 17 个队列 31 万人的荟萃分析显示,平均随访 15.9 年,与最低鱼类摄取量(0~3 次/月)相比,吃鱼 1 次/周、2~4 次/周和>5 次/周者,冠心病死亡风险分别下降 16%、21% 和 17%。建议心血管疾病高危人群适量食用鱼肉。《中国居民膳食指南(2016)》建议,每周吃鱼 280~525g。

(5)豆类和豆制品:豆类中含有丰富的蛋白质、纤维素、钾、钙等,我国一项随机对照临床试验显示,大豆蛋白有降低血压的作用。观察性研究荟萃分析表明,食用大豆或豆制品有助于降低冠心病、脑卒中的发病风险。《中国居民膳食指南(2016)》推荐经常食用豆制品,成人每天摄入大豆 25g(相当于豆腐 150g 或豆腐干 45~50g)。

(6)脂肪和脂肪酸:

1)饱和脂肪酸:血液中的脂肪酸主要来源于膳食脂肪的消化吸收,主要分为饱和脂肪酸、单不饱和脂肪酸和多不饱和脂肪酸。饱和脂肪酸(多来源于动物性食物)被认为与动脉粥样硬化形成呈正相关。猪、牛、羊肉(红肉)相对于禽类和鱼肉(白肉)的脂肪含量较高,且多为饱和脂肪酸。《中国居民膳食指南(2016)》建议,红肉每天摄入应少于 75g。

2)不饱和脂肪酸:包括单不饱和脂肪酸和多不饱和脂肪酸。单不饱和脂肪酸有油酸等,多存在于茶油、橄榄油、菜籽油中。多不饱和脂肪酸有亚油酸、亚麻酸、花生四烯酸等,分为 ω-6 系列和 ω-3 系列。ω-6 多不饱和脂肪酸多存在于葵花籽油、玉米油和豆油中。ω-3 多不饱和脂肪酸在人体不能合成,可由鱼肉和鱼油直接供给。目前,推荐食用富含不饱和脂肪酸的食物,如橄榄油、菜籽油、鱼等,尤其是具有心血管疾病高风险的个体,需注意合理增加摄入量。

(7)膳食胆固醇:主要来源于肥肉、鸡蛋、内脏等动物性食物。血液中总胆固醇水平(total cholesterol,TC)和低密度脂蛋白胆固醇(low-density lipoprotein cholesterol,LDL-C)升高,是心血管疾病发病和死亡的重要危险因素。尽管血液中胆固醇来自外源性食物中胆固醇吸收和体内胆固醇合成两条途径,但是美国 Keys 教授等团队在代谢病房开展的干预研究结果,以及在北京、广州开展的中美心血管疾病及心肺疾病合作研究结果,都表明膳食胆固醇摄入的增加与血液 TC 水平的升高存在关联。为预防心血管疾病,对一般人群每日膳食胆固醇摄入不宜过多,对高胆固醇血症和心血管疾病高危人群,建议每日膳食胆固醇摄入少于 300mg。

(8)膳食营养建议:合理的膳食习惯有助于预防心血管疾病,应注意日常饮食中食物品种的多样性,多吃蔬菜、水果、奶类、大豆等,适量摄入动物性食物,控制盐、油、糖的摄入量。建议无心血管疾病及其他疾病的成年人参考膳食营养建议(表 1-1-1)。

表 1-1-1 膳食营养建议

食物种类	建议
谷类	超重肥胖者应限制主食摄入量,控制总热量,应多吃粗粮,如玉米、小米等,每周至少 1~2 次
新鲜蔬菜、水果	≥500g/d,保证每天摄入 300~500g 蔬菜,多吃深色蔬菜(如深绿色、橘红色、紫红色蔬菜),每天摄入 200~350g 新鲜水果,不能以果汁代替
肉类	红肉,如猪、牛、羊肉类的摄入应<75g/d
奶类	牛奶 150~300g/d,尤其是低糖、脱脂奶制品
大豆及坚果类	每天吃大豆 25g 左右,或者豆制品(如南豆腐 125g、北豆腐 75g、豆腐丝 55g)。坚果类适量,每周吃 50~70g
鱼类	每周 ≥200g,尤其是深海鱼类
盐	<6g/d,注意烹饪时少放盐,也要少吃腌制食品以及黄酱、腐乳等,还可以选择低钠盐
食用油	每天不超过 20g,多选用茶油、橄榄油、菜籽油、葵花籽油、玉米油、豆油、亚麻籽油等
茶	每个月喝茶 50g 以上,以绿茶最佳

保持平衡膳食结构,有助于预防心血管疾病发病。我国9.3万人队列随访发现,保持5个膳食习惯(蔬菜和水果≥500g/d、鱼≥200g/周、豆制品≥125g/d、红肉<75g/d、茶≥50g/月)中任意2个及以上,可预防成年人5.1%的心血管疾病发病。当然,目前关于膳食与心血管疾病关系的证据大多来源于观察性研究,不同种类膳食摄入与心血管事件的随机对照临床试验证据仍较缺乏。

2. 控制体重 《中国心血管病风险评估和管理指南》推荐:体重正常者应该注意保持在正常范围[18.5kg/m² ≤体重指数(BMI)<24kg/m²]。超重和肥胖者应该尽量减小体重、争取达到正常范围,并减少高血压、血脂异常、糖尿病等其他危险因素,综合降低心血管疾病风险(Ⅰ类推荐,A级证据)。

超重与肥胖,包括以腹部脂肪堆积为特征的中心性肥胖,是高血压、糖尿病、心血管疾病及其他代谢性疾病的潜在危险因素。

(1)超重与肥胖的界定:BMI=体重(kg)÷身高²(m²),通常反映全身肥胖程度。中国肥胖问题工作组提出的我国成人BMI的切点:18.5kg/m² ≤BMI<24.0kg/m²为正常体重范围,24.0kg/m² ≤BMI<28.0kg/m²为超重,BMI≥28.0kg/m²为肥胖。腰围是指水平站立位,脐上1cm处水平面腹部周径的大小。体脂储藏在腹部(腹内脂肪)比皮下脂肪带来更高的心血管疾病风险,腰围是反映腹部脂肪堆积的简便方法。我国成人腰围的分类:正常范围男性<85cm,女性<80cm。当腰围85cm ≤男性<90cm,80cm ≤女性<85cm定义为中心性肥胖前期。当腰围男性≥90cm、女性≥85cm定义为中心性肥胖。

(2)减重目标和推荐方法:减重可明显降低超重或肥胖者心血管疾病危险因素水平,使其罹患心血管疾病的风险降低。我国队列研究表明,保持BMI<25.0kg/m²可减少成年人5.0%的心血管疾病发病。但BMI水平并非降得越低越好,我国17个省市的随访研究显示,体重过轻(BMI<18.5kg/m²)成年人全因死亡率也显著升高,提示体重保持在正常范围为宜。对于超重或肥胖个体,首次筛查应该明确有无内分泌疾病以及可能引起继发性肥胖的因素,如下丘脑/垂体感染、肿瘤、创伤、皮质醇增多症、甲状腺或性腺功能减退、胰岛素瘤等。明确是否存在其他临床风险,如糖尿病、心血管疾病、睡眠呼吸暂停综合征等。如合并以上情况,请咨询专科医师,并积极治疗原发病及相应危险因素。对于超重肥胖个体,应考虑个体化的干预和治疗措施。一般干预原则包括改变生活方式、饮食控制、增加运动、健康教育及心理治疗。对于采取上述原则干预6个月无效的肥胖者,可以考虑给予药物辅助治疗。对于BMI≥35.0kg/m²、存在危险因素或严重并发症的个体,可考虑手术治疗。

3. 增加身体活动 《中国心血管病风险评估和管理指南》推荐:

(1)推荐健康成年人每周至少150min中等强度有氧身体活动,或每周至少75min高强度有氧身体活动,或相等量的两种强度活动的组合(Ⅰ类推荐,A级证据)。

(2)为获得更多的健康获益,推荐健康成年人应增加有氧身体活动,达到每周300min中等强度或每周150min高强度有氧身体活动,或相等量的两种强度活动的组合(Ⅰ类推荐,A级证据)。

(3)有氧活动应尽可能每次持续10min以上,每周4~5d(Ⅱa类推荐,B级证据)。

(4)65岁及以上老年人,慢性病患者或残疾人,即使不能达到健康成年人的身体活动水平,也应该根据身体状况坚持进行身体活动,避免久坐不动(Ⅰ类推荐,C级证据)。

(5)习惯久坐且具有心血管疾病危险因素的个体,在进行剧烈运动前,应当考虑对健康状况进行临床评估(Ⅱa类推荐,B级证据)。

缺乏身体活动已成为我国心血管疾病死亡和疾病负担的主要危险因素之一。1991—2011年我国九省市调查显示,18~60岁居民身体活动量呈明显下降趋势,其中职业相关身体活动量下降最为明显,同时体育锻炼水平也处于较低水平。

增加身体活动的获益:增加身体活动,短期内就可以获得明显的健康获益,如减轻焦虑情绪、改善睡眠、降低血压等。我国一项随访5.8年的研究结果表明,增加身体活动可以使高血压发病风险降低。坚持规律的身体活动可以改善心肺功能,增加肌肉强度,并可在各年龄组人群中减少20%~30%的全因死亡和心血管疾病死亡。心血管健康与身体活动的强度、频率、持续时间和活动总量之间存在显著关联,我国队列研究分析表明,保持每周≥150min的中等强度身体活动或每周≥75min的高强度身体活动可减少成年人1.4%的心血管疾病发病。同时,2018年美国身体活动指南也强调,增加运动、减少久坐几乎对所有人都适用,即使少量增加身体活动,也能带来健康获益。

增加身体活动的目标和方法:成年人身体活动的基本目标是增加运动、减少久坐。对习惯久坐的成年人来说,即使少量的中度或高强度身体活动,也能带来健康获益。医护人员或运动专家可以指导个人根据自身情况设置合适的身体活动水平(身体活动强度、时间和频率),告知不活动的危害,建议适当的活动类型,最好能与日常生活方式相结合(如徒步、骑自行车等),以便坚持长期进行。推荐成年人每天进行至少 30min 中等强度的身体活动,每周进行 5d(达到至少 150min/ 周);或每天进行 15min,每周 5d 高强度的身体活动(达到至少 75min/ 周);或两者的组合,每阶段的运动至少持续 10min。65 岁及以上老年人,如因健康状况不能达到所推荐的身体活动水平,应尽可能在身体条件允许的情况下适度进行身体活动,仍能带来健康获益。老年人的身体活动方式,除有氧运动和力量锻炼外,还应注意平衡性训练,预防跌倒的发生。另外,对于慢性病患者或残疾人,应在医护人员或运动专家指导下,根据身体状况坚持进行身体活动,避免久坐不动。

4. 控制吸烟 《中国心血管病风险评估和管理指南》推荐:

(1)吸烟是心血管疾病的独立危险因素并且效应较强,推荐避免任何烟草消费(Ⅰ类推荐,B 级证据)。

(2)推荐对吸烟者反复提供戒烟建议,帮助其戒烟(Ⅰ类推荐,B 级证据)。

(3)避免被动吸烟(Ⅰ类推荐,B 级证据)。

我国目前有 3.16 亿人吸烟,男性吸烟率高达 52.1%,吸烟率居高不下。同时我国有 7.4 亿人受二手烟危害,其中儿童约 1.8 亿。国内外研究均表明,吸烟增加冠心病、脑卒中等心血管疾病发病和死亡风险,呈剂量反应关系。被动吸烟也可增加心血管疾病风险。2016 年吸烟造成我国 246 万人死亡。我国面临的控烟形势严峻。

另外,我国有 3.1% 人使用过电子烟,0.5% 仍在使用。世界卫生组织指出,电子烟同样危害公共健康,不得向非吸烟者和青少年推广,应最大限度地减少电子烟的使用所致的健康危害,并避免被动吸入电子烟的烟雾。

戒烟可使冠心病、脑卒中发病风险及男性全因死亡风险降低,不吸烟或戒烟可在成年人中减少 3.6% 的心血管疾病发病,戒烟时间越长,获益越多,且即使 50 岁以后开始戒烟,仍然降低吸烟者 38% 的烟草相关疾病的死亡风险。

控烟是人群慢性病防治的有效措施之一。首先,应从预防青少年吸烟做起,大力开展宣传教育,使其深刻认识烟草对健康的危害。其次,发挥医疗服务机构的主导作用,督导吸烟者戒烟,提高其戒烟意愿,强化戒烟信心和决心,掌握戒烟方法,必要时进行药物治疗和随访。再次,还需要获得吸烟者家属及朋友的配合,防止复吸。最后,政府应制定有效的控烟法规,加大宣传和执法力度,全面控烟,减少被动吸烟,为公众创造良好的无烟环境。

5. 限制饮酒 《中国心血管病风险评估和管理指南》推荐:为维护和促进个人的整体健康水平,对于饮酒者,应严格限制酒精摄入量在每周 ≤100g;或酒精摄入量成年男性<25g/d,成年女性<15g/d。肝肾功能不良、高血压、心房颤动、妊娠或青少年个体不应饮酒(Ⅰ类推荐,B 级证据)。

世界卫生组织《2018 年酒精与健康全球状况报告》显示,2016 年有 300 多万人因有害使用酒精而死亡,超过因艾滋病、暴力和交通事故致死人数之和。2012 年我国 15 岁及以上居民饮酒率 34.3%,男性远高于女性,居民饮酒率和饮酒量呈上升趋势。饮酒与心血管疾病之间的关系复杂。研究提示,适量饮酒可减轻动脉粥样硬化和减少心血管事件发生。荟萃分析显示,每日适量饮酒(酒精摄入量 12.5~25.0g/d)可使体内 HDL-C、载脂蛋白 A1 和脂联素水平升高,并可降低纤维蛋白原水平。饮酒过多可使血压升高,增加脑卒中发病和死亡风险。

世界卫生组织提出安全饮酒限度为男性每日不超过 40g 酒精,女性不超过 20g 酒精。中国营养学会根据中国人的饮酒习惯和体质特点提出每日饮酒的酒精摄入量是成年男性不超过 25g,成年女性不超过 15g。2018 年 *Lancet*(《柳叶刀》)发表关于酒精摄入量与总死亡及心血管事件发生风险关系的研究,认为酒精摄入量在 0~100g/ 周为宜。(有害)饮酒还与多种健康风险相关,如神经精神障碍疾病、肝硬化和急慢性胰腺炎、癌症、糖尿病等,同时可能带来自控力下降、成瘾性和相关社会问题,可能引发的危害远大于潜在的心血管健康获益。

6. 其他 除了以上的生活方式干预外,保持充足的睡眠也同样利于心血管疾病的预防,大多数成年人每晚需要 7~9h 的睡眠。有大量研究表明,睡眠不足的人患肥胖症、高血压、心脏病、糖尿病和抑郁症的风险更高。此外,一些研究已经注意到冠心病风险和一个人生活中的压力之间的关系。有压力的人更容易暴饮暴食,开始吸烟,或者比平时吸得更多。研究表明,年轻人的压力反应预示着中年高血压的风险。因此,在如今高速发展的社会中,尤其是中青年人,适当减轻压力对心血管疾病的预防有着积极作用。

(沈啸华 黄鹮)

参考文献

［1］ YANG X, LI J, HU D, et al. Predicting the 10-year risks of atherosclerotic cardiovascular disease in Chinese population: the China-PAR project (prediction for ASCVD risk in China)[J]. Circulation, 2016, 134 (19): 1430-1440.

［2］ YANG X L, CHEN J C, LI J X, et al. Risk stratification of atherosclerotic cardiovascular disease in Chinese adults [J]. Chronic Dis Transl Med, 2016, 2 (2): 102-109.

［3］ LIU F, LI J, CHEN J, et al. Predicting lifetime risk for developing atherosclerotic cardiovascular disease in Chinese population: the China-PAR project [J]. Sci Bull (Beijing), 2018, 63 (12): 779-787.

［4］ 中国营养学会. 中国居民膳食指南 (2016)[M]. 北京: 人民卫生出版社, 2016.

［5］ HE F J, LI J, MACGREGOR G A. Effect of longer term modest salt reduction on blood pressure: cochrane systematic review and meta-analysis of randomised trials [J]. BMJ, 2013, 346: f1325.

［6］ HE J, GU D, CHEN J, et al. Gender difference in blood pressure responses to dietary sodium intervention in the GenSalt study [J]. J Hypertens, 2009, 27 (1): 48-54.

［7］ CHEN J, GU D, HUANG J, et al. Metabolic syndrome and salt sensitivity of blood pressure in non-diabetic people in China: a dietary intervention study [J]. Lancet, 2009, 373 (9666): 829-835.

［8］ AUNE D, GIOVANNUCCI E, BOFFETTA P, et al. Fruit and vegetable intake and the risk of cardiovascular disease, total cancer and all-cause mortality-a systematic review and dose-response meta-analysis of prospective studies [J]. Int J Epidemiol, 2017, 46 (3): 1029-1056.

［9］ HE J, GU D, WU X, et al. Effect of soybean protein on blood pressure: a randomized, controlled trial [J]. Ann Intern Med, 2005, 143 (1): 1-9.

［10］ YAN Z, ZHANG X, LI C, et al. Association between consumption of soy and risk of cardiovascular disease: a meta-analysis of observational studies [J]. Eur J Prev Cardiol, 2017, 24 (7): 735-747.

［11］ HOOPER L, SUMMERBELL C D, THOMPSON R, et al. Reduced or modified dietary fat for preventing cardiovascular disease [J]. Cochrane Database Syst Rev, 2012 (5): CD002137.

［12］ KANNEL W B, MCGEE D, GORDON T. A general cardiovascular risk profile: the Framingham Study [J]. Am J Cardiol, 1976, 38 (1): 46-51.

［13］ STAMLER J, STAMLER R, NEATON J D, et al. Low risk-factor profile and long-term cardiovascular and noncardiovascular mortality and life expectancy: findings for 5 large cohorts of young adult and middle-aged men and women [J]. JAMA, 1999, 282 (21): 2012-2018.

［14］ LI J X, CAO J, LU X F, et al. The effect of total cholesterol on myocardial infarction in Chinese male hypertension population [J]. Biomed Environ Sci, 2010, 23 (1): 37-41.

［15］ 韩雪玉, 齐玥, 赵冬, 等. 中国人群长期血压变化与心血管病发病风险关系的前瞻性队列研究 [J]. 中华心血管病杂志, 2018, 46 (9): 695-700.

［16］ KEYS A, ANDERSON J T, GRANDE F. Serum cholesterol response to changes in the diet: Ⅱ. The effect of cholesterol in the diet [J]. Metabolism, 1965, 14 (7): 759-765.

［17］ WEGGEMANS R M, ZOCK P L, KATAN M B. Dietary cholesterol from eggs increases the ratio of total cholesterol to high-density lipoprotein cholesterol in humans: a meta-analysis [J]. Am J Clin Nutr, 2001, 73 (5): 885-891.

［18］ ZHOU B, RAO X, DENNIS B H, et al. The relationship between dietary factors and serum lipids in Chinese urban and rural populations of Beijing and Guangzhou. PRC-USA Cardiovascular and Cardiopulmonary Research Group [J]. Int J Epidemiol, 1995, 24 (3): 528-534.

［19］ 赵连成, 周北凡, 李莹, 等. 人群血清胆固醇水平与膳食营养的关系 [J]. 中国慢性病预防与控制, 1996,(5): 5-9, 50.

［20］ 杨学礼, 顾东风. 高筑控制高胆固醇血症与心血管疾病的 "防洪大堤" [J]. 中华预防医学杂志, 2017, 51 (1): 1-4.

［21］ 中华预防医学会慢性病预防与控制分会, 中国营养学会营养与慢病控制分会, 中华医学会心血管病学分会, 等. 正确认识胆固醇科学声明 [J]. 中华预防医学杂志, 2016, 50 (11): 936-937.

［22］ 中国成人血脂异常防治指南修订联合委员会. 中国成人血脂异常防治指南 (2016 年修订版)[J]. 中国循环杂志, 2016, 31 (10): 937-953.

［23］ HAN C, LIU F, YANG X, et al. Ideal cardiovascular health and incidence of atherosclerotic cardiovascular disease among Chinese adults: the China-PAR project [J]. Sci China Life Sci, 2018, 61 (5): 504-514.

［24］ YU E, MALIK V S, HU F B. Cardiovascular disease prevention by diet modification: JACC health promotion series [J]. J Am Coll Cardiol, 2018, 72 (8): 914-926.

［25］ 中国肥胖问题工作组数据汇总分析协作组. 我国成人体重指数和腰围对相关疾病危险因素异常的预测价值: 适宜体重指数和腰围切点的研究 [J]. 中华流行病学杂志, 2002, 23 (1): 5-10.

［26］ 中华人民共和国国家卫生和计划生育委员会. 中华人民共和国卫生行业标准 (WS/T428-2013) 成人体重判定 [S]. 北京: 中国标准出版社, 2013.

［27］ GU D, HE J, DUAN X, et al. Body weight and mortality among men and women in China [J]. JAMA, 2006, 295 (7): 776-783.

［28］ 中华人民共和国卫生部疾病控制司. 中国成人超重和肥胖症预防控制指南 [M]. 北京: 人民卫生出版社, 2006.

［29］ 中国超重/ 肥胖医学营养治疗专家共识编写委员会. 中国超重/ 肥胖医学营养治疗专家共识 (2016 年版)[J]. 中华糖尿病杂志, 2016, 8 (9): 525-540.

［30］ NG S W, HOWARD A G, WANG H J, et al. The physical activity transition among adults in China: 1991-2011 [J]. Obes Rev, 2014, 15 (Suppl 1): 27-36.

［31］ PIERCY K L, TROIANO R P, BALLARD R M, et al. The physical activity guidelines for Americans [J]. JAMA, 2018, 320 (19): 2020-2028.

［32］ 巩欣媛, 陈纪春, 李建新, 等. 中国农村地区成年人体力活动与高血压发病的关系 [J]. 中华预防医学杂志, 2018, 52 (6): 615-621.

［33］ MOORE S C, PATEL A V, MATTHEWS C E, et al. Leisure time physical activity of moderate to vigorous intensity and mortality: a large pooled cohort analysis [J]. PLoS Med, 2012, 9 (11): e1001335.

［34］ MOORE S C, PATEL A V, MATTEWS C E, et al. Leisure time physical activity of moderate to vigorous intensity and mortality: a large pooled cohort analysis [J]. PLoS Med, 2012, 9 (11): e1001335.

［35］ 中华人民共和国卫生部疾病预防控制局. 中国成人身体活动指南 (试行)[M]. 北京: 人民卫生出版社, 2011.

［36］ GU D, KELLY T N, WU X, et al. Mortality attributable to smoking in China [J]. N Engl J Med, 2009, 360 (2): 150-159.

［37］ CHEN Z, PETO R, ZHOU M, et al. Contrasting male and female trends in tobacco-attributed mortality in China: evidence from successive nationwide prospective cohort studies [J]. Lancet, 2015, 386 (10002): 1447-1456.

［38］ HE Y, LAM T H, JIANG B, et al. Passive smoking and risk of peripheral arterial disease and ischemic stroke in Chinese women who never smoked [J]. Circulation, 2008, 118 (15): 1535-1540.

［39］ HE Y, LAM T H, JIANG B, et al. Combined effects of tobacco smoke exposure and metabolic syndrome on cardiovascular risk in older residents of China [J]. J Am Coll Cardiol, 2009, 53 (4): 363-371.

［40］ HE Y, JIANG B, LI L S, et al. Changes in smoking behavior and subsequent mortality risk during a 35-year follow-up of a cohort in Xi'an, China [J]. Am J Epidemiol, 2014, 179 (9): 1060-1070.

［41］ 许晓丽, 赵丽云, 房红芸, 等. 2010—2012 年中国 15 岁及以上居民饮酒状况 [J]. 卫生研究, 2016, 45 (4): 534-537, 567.

［42］ O'NEIL D, BRITTON A, HANNAH M K, et al. Association of longitudinal alcohol consumption trajectories with coronary heart disease: a meta-analysis of six cohort studies using individual participant data [J]. BMC Med, 2018, 16 (1): 124.

［43］ BRIEN S E, RONKSLEY P E, TURNER B J, et al. Effect of alcohol consumption on biological markers associated with risk of coronary heart disease: systematic review and meta-analysis of interventional studies [J]. BMJ, 2011, 342: d636.

［44］ BAZZANO L A, GU D, REYNOLDS K, et al. Alcohol consumption and risk for stroke among Chinese men [J]. Ann Neurol, 2007, 62 (6): 569-578.

［45］ WOOD A M, KAPTOGE S, BUTTERWORTH A S, et al. Risk thresholds for alcohol consumption: combined analysis of individual-participant data for 599 912 current drinkers in 83 prospective studies [J]. Lancet, 2018, 391 (10129): 1513-1523.

课后习题

多项选择题

1. 心血管疾病一级预防人群是已经具有一种或多种危险因素的人群,一级预防目的在于(　　　)。
   A. 去除、减少和控制现存的危险因素
   B. 防止新的危险因素发生
   C. 遏制已经存在的心血管疾病的发展
   D. 降低个体和整个人群未来心血管疾病的风险
   E. 预防致残、致死的急性事件发生

2. 膳食中下列哪些因素与高血压的发生有关?(　　　)
   A. 低钠、高钾,高钙　　　　　B. 每天饮酒超过 50g
   C. 低糖、低脂　　　　　　　　D. 高磷
   E. 乳类　　　　　　　　　　　F. 肉类、食品
   G. 高钠、低钾、低钙　　　　　H. 饱和脂肪酸

填空题

3.《中国心血管病风险评估和管理指南》推荐健康成年人每周至少 _____ 中等强度有氧身体活动,或每周至少 _____ 高强度有氧身体活动。

答案:

1. ABD;2. BGH;3. ≥150min, ≥75min。

第二节　脂质代谢异常

学习目标

1. 了解脂质代谢异常的病因和临床分类。
2. 重点掌握血脂异常的危险分层及降脂目标值。
3. 明确血脂异常的管理。

血脂异常为动脉粥样硬化性心血管疾病(atherosclerotic cardiovascular disease,ASCVD)发生、发展中最主要的致病性危险因素之一。世界卫生组织最新资料显示,全球超过 50% 冠心病的发生与胆固醇水平升高有关。而近年我国冠心病病死率不断增加,首位原因为胆固醇水平升高的影响,占77%,明显超过糖尿病和吸烟,成为首要致病性危险因素。因此,有效控制血脂异常对 ASCVD 的防控具有重要意义。

一、血脂异常的定义及分类

血脂异常通常指血清中胆固醇和 / 或甘油三酯水平升高,因为脂质不溶或微溶于水,必须与蛋白质结合以脂蛋白形式存在才能在血液中循环,所以是通过高脂蛋白血症表现出来的,统称为高脂蛋白血症(hyperlipoproteinemia),简称为高脂血症(hyperlipidemia)。实际上血脂异常也泛指包括低 HDL-C 血症在内的各种血脂异常。其分类简单地分为病因分类和临床分类两种。

1. 病因分类 血脂异常按照病因可分为原发性高脂血症和继发性高脂血症。前者是由于单一基因或多个基因突变所致,多具有家族聚集性,有明显的遗传倾向,特别是单一基因突变者,故临床上通常称为家族性高脂血症。后者是指由于其他疾病所引起的血脂异常。可引起血脂异常的疾病主要有肥胖、糖尿病、肾病综合征、甲状腺功能减退症、肾衰竭、肝脏疾病、多囊卵巢综合征等(表 1-2-1)。

表 1-2-1 影响脂蛋白代谢异常的因素

因素	TC、LDL-C 升高	TG 升高,HDL-C 降低
疾病	甲状腺功能减退症	糖尿病严重控制不佳
	梗阻性肝脏疾病	酒精性肝炎,酒精中毒
	肾病综合征、直立性蛋白尿	严重代谢应激(心肌梗死,脑血管意外)
	蛋白异常血症(如骨髓瘤)	甲状腺功能减退症
	急性间歇性卟啉症	梗阻性肝脏疾病、急性肝炎
	神经性厌食症	尿毒症
	库欣综合征	蛋白异常血症,系统性红斑狼疮
饮食	过量饱和脂肪和胆固醇	过量酒精(可同时升高 TG 和 HDL-C)
药物	肾上腺皮质激素	肾上腺皮质激素
	孕激素	雌激素,口服避孕药
	噻嗪类利尿药	尼古丁
		β 受体激动药
		雄激素

2. 临床分类 目前血脂异常的临床诊断多以实验室检查结果为主,根据临床血脂检测的基本项目总胆固醇(TC)、甘油三酯(TG)、低密度脂蛋白胆固醇(LDL-C)和高密度脂蛋白胆固醇(HDL-C)的值进行分类。其他血脂项目如 Apo A1、Apo B、Lp(a)的临床应用价值也日益受到关注,分类如下:①高胆固醇血症,单纯胆固醇升高。②高 TG 血症,单纯 TG 升高。③混合型高脂血症,胆固醇和 TG 均有升高。④低 HDL-C 血症,HDL-C 偏低。

二、血脂异常的危险分层及目标值

全面评价 ASCVD 总体危险是防治血脂异常的必要前提。纵观全球各大指南,均推荐根据个体 ASCVD 危险分层判断血脂异常干预的目标水平,其差异主要体现在所用危险评估模式的差异和血脂目标指标的差异等。下面以《2016 中国成人血脂异常防治指南》为参考,介绍血脂异常的危险分层和目标值。该指南采用根据中国人数据制定的 ASCVD 10 年危险评估模型(China-PAR 模型)(图 1-2-1),并强调以 LDL-C 为首要干预目标,非 HDL-C 可作为次要干预靶点(表 1-2-2)。

符合下列条件者，可直接列为高危或极高危人群

极高危：ASCVD患者

高危：（1）LDL-C≥4.9mmol/L或TC≥7.2mmol/L

（2）糖尿病患者1.8mmol/L≤LDL-C＜4.9mmol/L或3.2mmol/L≤TC＜7.2mmol/L
且年龄≥40岁

不符合者，评估10年ASCVD发病风险

危险因素个数*		血清胆固醇水平分层/（mmol·L⁻¹）		
		3.1≤TC＜4.1或 1.8≤LDL-C＜2.6	4.1≤TC＜5.2或 2.6≤LDL-C＜3.4	5.2≤TC＜7.2或 3.4≤LDL-C＜4.9
无高血压	0~1个	低危（＜5%）	低危（＜5%）	低危（＜5%）
	2个	低危（＜5%）	低危（＜5%）	中危（5%~9%）
	3个	低危（＜5%）	中危（5%~9%）	中危（5%~9%）
有高血压	0个	低危（＜5%）	低危（＜5%）	低危（＜5%）
	1个	低危（＜5%）	中危（5%~9%）	中危（5%~9%）
	2个	中危（5%~9%）	高危（≥10%）	高危（≥10%）
	3个	高危（≥10%）	高危（≥10%）	高危（≥10%）

ASCVD 10年发病风险为中危且年龄小于55岁者，评估余生风险

具有以下任意2项及以上危险因素者，定义为高危：

- 收缩压≥160mmHg或舒张压≥100mmHg

- 非HDL-C≥5.2mmol/L（200mg/dl）

- HDL-C＜1.0mmol/L（40mg/dl）

- BMI≥28kg/m²

- 吸烟

图 1-2-1　中国人 ASCVD 危险评估流程图

* 包括吸烟、低 HDL-C 及男性≥45 岁或女性≥55 岁。

慢性肾脏病患者的危险评估及治疗请参见特殊人群血脂异常的治疗。

表 1-2-2　2016 年中国成人血脂异常防治指南降脂目标

风险分类	治疗目标	
	LDL-C（主要目标）	非 HDL-C（次要目标）
极高危	＜1.8mmol/L（70mg/dl）	＜2.6mmol/L（100mg/dl）
高危	＜2.6mmol/L（100mg/dl）	＜3.4mmol/L（130mg/dl）
中危、低危	＜3.4mmol/L（130mg/dl）	＜4.1mmol/L（160mg/dl）

三、血脂异常的干预

（一）生活方式干预

血脂异常明显受饮食及生活方式的影响，无论是否进行药物治疗，都必须坚持控制饮食和改善生活方式（Ⅰ类推荐，A级证据）：

1. 在满足每日必需营养的基础上控制总能量,建议摄入胆固醇<300mg/d,摄入脂肪不应超过总能量的 20%~30%。

2. 脂肪摄入优先选择富含 ω-3 多不饱和脂肪酸的食物,如深海鱼、植物油。

3. 建议每日摄入糖类占总能量的 50%~65%,糖类以谷类、薯类和全谷物为主。

4. 控制体重,维持健康体重(BMI 20.0~23.9kg/m²)。

5. 戒烟,限酒。

6. 坚持规律的中等强度代谢运动,建议每周 5~7d,每次 30min。

膳食要诀:①食物多样,谷类为主;②吃动平衡,健康体重;③多吃蔬果、奶类、大豆;④适量吃鱼、禽、蛋、瘦肉;⑤少盐少油,控糖、限酒。

(二) 药物治疗

1. 他汀类药物　他汀类药物是血脂异常药物治疗的基石。对 ASCVD 低、中危者首先进行生活方式干预,3~6 个月后 LDL-C 未达标者,启动低、中强度他汀类药物治疗;对 ASCVD 高危者,生活方式干预的同时应立即启动中等强度他汀类药物治疗,降低 LDL-C 达到<1.8mmol/L;LDL-C 基线值较高不能达目标值者,LDL-C 至少降低 50%;极高危患者 LDL-C 基线在目标值以内者,LDL-C 仍应降低 30% 左右。中等强度的他汀类药物(每日剂量可降低 LDL-C 25%~50%)包括:阿托伐他汀 10~20mg;瑞舒伐他汀 5~10mg;氟伐他汀 80mg;洛伐他汀 40mg;匹伐他汀 2~4mg;普伐他汀 40mg;辛伐他汀 20~40mg;血脂康 1.2g。

他汀类药物不耐受或 LDL-C 水平不达标者,应考虑与非他汀类降脂药物联合应用,如依折麦布。

他汀类药物安全问题:绝大多数患者对他汀类药物的耐受性良好,但有少数患者在治疗过程中出现与他汀类药物相关的症状,其不良反应多见于接受大剂量他汀类药物治疗者,常见表现如下:

(1)肝功能异常:主要表现为转氨酶升高,发生率为 0.5%~3.0%,呈剂量依赖性。考虑我国约有 2 000 万人患有慢性乙型肝炎,他汀类药物的肝功能安全性值得临床医师关注。建议他汀类药物治疗开始后每 4~8 周复查肝功能,如无异常,则逐步调整为每 6~12 个月复查 1 次。血清丙氨酸转氨酶(ALT)和 / 或天冬氨酸转氨酶(AST)水平轻度升高,如无相关临床表现以及肝脏损害的其他证据,无须减量或者停药,建议每 4~8 周重复检测肝功能。肝酶升高达正常值上限 3 倍以上及合并总胆红素升高的患者,应减量或停药,且仍需每周复查肝功能,直至恢复正常。对于 ASCVD 高危和极高危患者,应重新开始小剂量他汀类药物治疗,并注意监测安全性指标。他汀类药物禁用于活动性肝病、不明原因转氨酶持续升高和任何原因肝酶升高超过 3 倍正常上限、失代偿性肝硬化及急性肝功能衰竭患者。非酒精性脂肪性肝病(NAFLD)或非酒精性脂肪性肝炎(NASH)患者,可安全应用他汀类药物。慢性肝脏疾病或代偿性肝硬化不属于他汀类药物禁忌证。

(2)他汀类药物相关肌肉不良反应:包括肌痛、肌炎和横纹肌溶解。患者有肌肉不适和 / 或无力,且连续检测肌酸激酶呈进行性升高时,应减少他汀剂量或停药。肌炎及严重的横纹肌溶解较罕见,且往往发生于合并多种疾病和 / 或联合使用多种药物的患者。如果发生肌病,可以考虑如下。①更改他汀类药物种类:尽量选用诱发肌病可能性相对较小的他汀类药物。②调整药物剂量:适当减少他汀类药物用量并严密观察临床症状及实验室指标变化。③间断给药:瑞舒伐他汀和阿托伐他汀血浆半衰期相对较长(15~20h),为他汀类药物间断用药治疗提供可能。④药物联合治疗:在他汀类药物的基础上加用其他调血脂药(如依折麦布等),减少单独他汀类药物治疗的药物用量,减少相关肌病的发生。⑤补充辅酶 Q 治疗:可改善肌病的症状,但确切疗效仍待验证。

(3)长期服用他汀类药物有增加新发糖尿病的危险:发生率为 9%~12%,属于他汀类效应。他汀类药物对心血管疾病的总体益处远大于新增糖尿病危险,无论是糖尿病高危人群,还是糖尿病患者或 ASCVD 患者,有他汀类药物治疗适应证者都应坚持服用此类药物。

(4)认知功能减退:但多为一过性,发生概率不高,未确定有因果关系。

(5)其他:他汀类药物可产生头痛,失眠及腹痛、恶心等消化道症状。

2. 胆固醇吸收抑制药　他汀类药物与胆固醇吸收抑制药依折麦布联合应用可产生良好的协同作用。联合治疗可使血清 LDL-C 水平在他汀类药物治疗的基础上再下降 18% 左右,且不增加他汀类药物的不良反应。

3. 贝特类药物　常用的贝特类药物有非诺贝特、微粒化非诺贝特和苯扎贝特。贝特类药物的心血管获益主要来自随机对照研究中高 TG 伴低 HDL-C 人群的亚组分析。

4. 高纯度鱼油制剂　高纯度鱼油主要成分为 ω-3 脂肪酸,主要用于治疗高 TG 血症。

5. PCSK9 抑制药　PCSK9 抑制药具有强大的降胆固醇作用,LDL-C 可降低 50%~70%。依洛优单抗针在我国已获批治疗纯合子型(HoFH)家族性高胆固醇血症。

（吕雪　黄嚣）

参考文献

［1］ BAIGENT C, KEECH A, KEARNEY P M, et al. Efficacy and safety of cholesterol-lowering treatment: prospective meta-analysis of data from 90, 056 participants in 14 randomised trials of statins [J]. Lancet, 2005, 366 (9493): 1267-1278.

［2］ CRITCHLEY J, LIU J, ZHAO D, et al. Explaining the increase in coronary heart disease mortality in Beijing between 1984 and 1999 [J]. Circulation, 2004, 110 (10): 1236-1244.

［3］ 中国成人血脂异常防治指南修订联合委员会. 中国成人血脂异常防治指南 (2016 年修订版)[J]. 中华心血管病杂志, 2016, 44 (10): 833-853.

［4］ SABATINE M S, GIUGLIANO R P, WIVIOTT S D, et al. Efficacy and safety of evolocumab in reducing lipids and cardiovascular events [J]. New Engl J Med, 2015, 372 (16): 1500-1509.

课后习题

单项选择题

1. 一名体检男性患者,年龄 55 岁,血清 LDL-C 为 3.7mmol/L,有高血压、慢性乙肝和吸烟史,否认糖尿病和 ASCVD 病史,BMI 2.4kg/m²,请回答以下问题:

(1)根据 2016 中国血脂异常指南,其首要的血脂干预目标值是(　　　　)。

    A. LDL-C<2.6mmol/L　　　　B. LDL-C<1.8mmol/L　　　　C. LDL-C<3.4mmol/L

    D. 非 HDL-C<3.1mmol/L　　　E. 非 HDL-C<1.8mmol/L

(2)作为他的主诊医师,你将为他推荐何种干预方案? (　　　　)

    A. 控制饮食和改善生活方式,3 个月后复查 LDL-C

    B. 控制饮食和改善生活方式,并立即启动阿托伐他汀 20mg、1 次 /d 治疗,降低 LDL-C 达到 <1.8mmol/L

    C. 控制饮食和改善生活方式,并可考虑给予普伐他汀 20mg、1 次 /d

    D. 给予 PCSK9 抑制药

    E. 给予依折麦布治疗

多项选择题

2. 一名急性心肌梗死患者,PCI 术后 1 个月随访,其 LDL-C 为 2.3mmol/L,血清 AST 和 ALT 升高超过正常上限的 3 倍,并伴有总胆红素升高。其出院时的降脂用药为阿托伐他汀 20mg、1 次 /d。如何选择合适的血脂管理方案? (　　　　)

    A. 生活方式宣教

    B. 停用他汀类药物,改为依折麦布治疗

    C. 每周复查肝功能

D. 肝功能恢复正常后重新开始小剂量他汀类药物治疗,并密切监测肝功能

E. 继续阿托伐他汀 20mg、1 次 /d,并联合依折麦布

答案:

1.(1)B;(2)B;2. ABCD。

第三节　高　血　压

学 习 目 标

1. 了解高血压的定义、分类和危险分层。
2. 掌握高血压的诊断评估、常规治疗和高血压急症和危象的处理。
3. 熟悉继发性高血压的筛查流程。

一、定义

参考 2018 年《中国高血压防治指南》和 2018 年《ESC 高血压防治指南》将高血压定义为:未经治疗(包括生活方式改善和药物治疗)情况下,非同日 3 次测量诊室血压,收缩压 ≥140mmHg 和 / 或舒张压 ≥90mmHg,收缩压 ≥140mmHg 和舒张压 <90mmHg 为单纯收缩期高血压。24h 动态血压的高血压诊断标准:24h 平均血压 ≥130/80mmHg,白天平均血压 ≥135/85mmHg,夜间平均血压 >120/70mmHg。

二、分类及危险分层

1. 高血压的分类　根据血压水平将高血压分为 1 级、2 级和 3 级(表 1-3-1)。

表 1-3-1　血压水平分类和定义

分类	收缩压 /mmHg	舒张压 /mmHg
正常血压	<120 和	<80
正常高值	120~139 和 / 或	80~89
高血压	≥140 和 / 或	≥90
1 级(轻度)	140~159 和 / 或	90~99
2 级(中度)	160~179 和 / 或	100~109
3 级(重度)	≥180 和 / 或	≥110
单纯收缩期高血压	≥140 和	<90

注:当收缩压和舒张压分属不同级别时,以较高的级别为准。

2. 高血压的心血管风险评估及分层　高血压是心血管疾病的独立危险因素之一。因此,心血管风险评估对高血压患者目前及未来高血压相关的靶器官损害(hypertension associated organ damage,HOMD)预测非常重要,是指导治疗和降压目标的重要参考。因此高血压心血管危险分层有利于确定降压治疗的时机,优化降压治疗方案,达到更佳的降压目标和进行患者的综合管理(表 1-3-2)。

表 1-3-2 高血压患者心血管风险分层

其他心血管危险因素及疾病史	血压 /mmHg			
	正常高值（SBP 130~139 和 / 或 DBP 85~89）	1 级	2 级	3 级
无		低危	中危	高危
1~2 个其他危险因素	低危	中危	中 - 高危	很高危
≥3 个其他危险因素,靶器官损害,或 CKD 3 期,无并发症的糖尿病	中 / 高危	高危	高危	很高危
临床并发症,或 CKD ≥4 期,有并发症的糖尿病	高危 / 很高危	很高危	很高危	很高危

注:SBP,收缩压;DBP,舒张压;CKD,慢性肾功能不全。

三、诊断性评估

接诊高血压患者,首先应进行诊断性评估,从而理出病因及危险分层的线索。根据《中国高血压防治指南(2018 年修订版)》推荐,评估的内容包括 3 个方面:①确立高血压诊断,确定血压水平分级;②判断高血压的病因,初步区分原发性或继发性高血压;③寻找其他心脑血管危险因素、靶器官损害以及相关临床情况,从而进行高血压病因的鉴别诊断和评估患者的心脑血管疾病风险程度,指导诊断与治疗。

1. 病史 全面、细致地了解患者的病史,是诊断评估极其重要的首要环节,病史采集应包括以下内容。

(1)家族史:询问患者有无心脑血管疾病、代谢性疾病及肾脏疾病的家族史,有无早发心脑血管疾病家族史,有无以及亲属发生心脑血管意外事件的病史及年龄。

(2)病程:初次发现或诊断高血压的时间,最高血压水平;是否接受治疗,治疗药物的种类、服用方法及发生的不良反应情况。

(3)症状和既往史:询问目前或既往短暂性脑缺血发作、脑卒中、冠心病、心力衰竭、心房颤动、外周血管疾病、糖尿病、血脂异常、痛风、性功能异常和肾脏疾病病史。

(4)继发性高血压的线索:肾血管及肾小球肾炎病史,贫血病史,肌无力,发作性弛缓性瘫痪,阵发性头痛,心悸,多汗,夜间有无打鼾伴呼吸暂停,白天异常嗜睡等,女性患者需要询问有无闭经或月经稀发及生育情况,有无长期口服其他药物史。

(5)生活方式:盐、酒精及脂肪的摄入量,吸烟史,工作方式,体重变化及睡眠习惯。

(6)心理社会因素:家庭状况,近期有无突发状况及情绪状态,工作环境及有无精神创伤史。

2. 体格检查 仔细的体格检查有助于发现高血压病因,帮助寻找继发性高血压线索(详见"继发性高血压的筛查"部分)。体格检查包括一般身体测量、生命体征测量、全面的心脏专科及外周血管的查体、触诊甲状腺及双肾、神经系统查体。

3. 辅助检查

(1)基本项目:血生化、血常规、尿液分析、心电图、动态血压监测。

(2)推荐项目:超声心动图、颈动脉超声、口服葡萄糖耐量试验、糖化血红蛋白、血高敏 C 反应蛋白,尿白蛋白 / 肌酐比值、尿蛋白定量、眼底镜检查、胸部 X 线片以及踝臂血压指数等。

(3)选择项目:血同型半光氨酸,对怀疑继发性高血压的患者辅助检查项目参照"继发性高血压的筛查"部分。

4. 遗传学分析 基因遗传性高血压罕见,如怀疑,可以进行基因学检测辅助明确诊断,如利德尔(Liddle)综合征、糖皮质激素可治疗的醛固酮增多症等。

5. 靶器官损害的评估 早期进行靶器官损害的评估,早期检查并及时治疗,根据靶器官损害的情况,有针对性地选择合适的抗高血压药,达到延缓甚至逆转靶器官损害的目的(表 1-3-3)。

表 1-3-3　高血压患者靶器官损害评估

靶器官	辅助检查方法
心脏	1. 心电图:有无心室肥厚征象以及心肌缺血可能 2. 超声心动图:左心室均匀增厚,左心室质量指数增高 3. 冠状动脉 CTA 或冠状动脉造影术
肾脏	1. 血清肌酐:升高 2. 肾小球滤过率:降低 3. 尿蛋白:排出增加,合并糖尿病患者定期检查尿蛋白排泄
大血管	1. 颈动脉超声:颈动脉内膜中层厚度和粥样斑块 2. 颈 - 股动脉脉搏传导速度 3. 踝臂血压指数
眼底	眼底镜检查:高血压伴糖尿病患者尤为重要
脑	1. 头颅 MRA 或 CTA 有助于发现脑腔隙性病灶、无症状性脑血管病变及脑白质损害 2. 经颅多普勒超声对诊断脑血管痉挛、狭窄或闭塞有一定意义 3. 简易精神状态量表:认知功能筛查评估

注:CTA,CT 血管造影术(CT angiography);MRA,磁共振血管造影(magnetic resonance angiography)。

四、治疗

(一) 生活方式的改变

无论是否需要药物治疗,发现血压升高均应开始生活方式干预。生活方式干预可以降低血压、预防和延迟高血压的发生和降低心血管疾病风险。生活方式的干预应该贯穿高血压治疗全过程。

具体的生活方式干预内容如下。

1. 限制钠盐摄入,增加钾盐摄入　高血压患者应限制钠摄入量至 2.4g/d(6g 氯化钠)以下。减少膳食盐摄入,推荐患者使用定量盐勺。增加膳食中富含钾食物的摄入量,如新鲜水果、蔬菜和豆类。肾功能良好的患者可以选择低钠富钾替代盐。不建议服用钾补充剂。2021 年我国武阳丰教授领衔的 SSaSS 研究证实,低钠含钾盐可显著降低高危人群的脑卒中、心血管不良事件和全因死亡风险。

2. 合理膳食　控制热量摄入,建议高血压患者和有进展为高血压风险的正常血压者,饮食以水果、蔬菜、低脂奶制品和符合食用纤维的全谷物、植物来源的蛋白质为主,减少饱和脂肪酸和胆固醇的摄入。

3. 控制体重　控制体重指数在健康范围内,建议所有超重和肥胖患者减重。

4. 戒烟限酒　戒烟虽然不能降低血压,但可以降低心血管疾病的风险。过量饮酒会增加高血压发病风险。如饮酒,应选择少量低度酒,每日摄入量男性不超过 25g,女性不超过 15g。合并睡眠呼吸暂停患者建议不饮酒,因其可能加重夜间睡眠呼吸暂停。

5. 增加运动　推荐中等强度的有氧运动,心血管风险评估高危的患者运动前需进行评估。不推荐高血压患者进行剧烈运动。

6. 缓解精神压力,保持心态平衡　焦虑症、抑郁症均可引起血压升高,指导高血压患者进行压力管理,必要时专科就诊,避免精神心理压力引起的血压波动。

(二) 药物治疗

1. 抗高血压药治疗的时机　降压治疗的时机取决于血压水平和心血管风险评估,在改善生活方式后,如血压仍不能达到目标水平,对于初诊患者,评估药物治疗时机可参考指南给出的流程(图 1-3-1)。

2. 抗高血压药应用的基本原则

(1)起始治疗:一般患者采用常规剂量,老年高龄患者初始治疗通常采用较小的有效治疗剂量,根据需要,逐渐加至足量。除高血压亚急症和急症外,我国 FEVER 研究亚组分析结果提示,老年患者可在 4 周内逐渐降至目标水平,年轻及病程较短的患者可以较快达标。

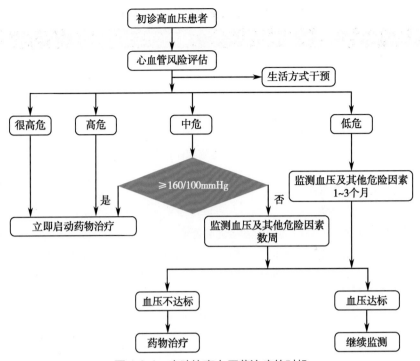

图 1-3-1　启动抗高血压药治疗的时机

监测血压采用家庭连续自测血压或多日诊室监测血压或 24h 动态血压。

（2）剂型选择：优先选择长效制剂，实现 24h 平稳降压。

（3）联合用药：根据血压分级和心血管危险评估，或单药治疗 4 周以上不达标者，可考虑使用 2 种或 2 种以上药物联合治疗，或使用复方制剂。

（4）个体化治疗：根据患者血压波动情况、病情、血压升高的可能机制、是否为单纯收缩期高血压及合并靶器官损害情况，同时考虑患者经济情况，进行个体化治疗。

3. 降压目标　根据我国最新高血压防治指南推荐，一般患者降压目标应低于 140/90mmHg，能耐受者和部分高危及以上的患者，如合并糖尿病、慢性肾功能不全、慢性心脏疾病等，血压降至 130/80mmHg 以下将增加患者获益（表 1-3-4）。2021 年我国蔡军教授领衔的 STEP 研究证实，老年高血压患者强化降压目标（收缩压 110~130mmHg）可显著降低心血管事件风险。

表 1-3-4　合并不同疾病高血压患者的降压治疗

合并症	降压目标 /mmHg	首选药物	禁用的药物
冠心病	<130/80, >120/70*	BB,CCB,ACEI	
左心室肥厚	140/80	ACEI/ARB,CCB	
心功能不全	120~130/80	BB,ACEI,利尿药,ARA	非二氢吡啶类 CCB
脑血管疾病	140/80	ACEI,CCB,利尿药	
主动脉疾病和外周血管疾病	135~145/60~90	BB+ACEI/ARB	
糖尿病	<130/80, >120/70*	ACEI/ARB,CCB,利尿药	
肾血管疾病	140/80	ACEI 或 ARB 和利尿药	双侧 RAS 慎用 ACEI 和 ARB（监测 GFR）
慢性肾功能不全	<130/80	ACEI 或 ARB	
原发性醛固酮增多症	140/80	ARA,保钾利尿药	

注：*老年患者（年龄>65 岁），SBP 范围 130~140mmHg。BB,β 受体阻滞药；CCB,钙通道阻滞药；ACEI,血管紧张素转换酶抑制药；ARA,醛固酮受体阻滞药；RAS,肾动脉狭窄。

4. 合理用药方案

(1)单药初始治疗:多数轻度原发性高血压患者的初始单药治疗即可达标。用于初始单药治疗的三类主要抗高血压药为长效非二氢吡啶类 CCB、ACEI 或 ARB。在临床试验中,这三种药物的单药治疗达到的血压水平相近。由于 β 受体阻滞药可能对一些心血管结局产生不良反应,尤其是老年患者,如果没有特定指征,一般不作为初始单药治疗。对于低危的 SBP<150mmHg 的 1 级高血压患者、很高危的正常高值血压患者、或虚弱的老年患者,推荐使用单药治疗。

(2)联合用药:指南已制定了各种不同的策略来启动和逐步增加抗高血压药,以提高高血压的控制率。增加单药剂量几乎不会产生额外的降压效果,并可能增加不良反应的风险,因此,新近的指南越来越关注逐步治疗的方法,起初用不同的单药治疗,然后顺序加用其他药物直到血压控制达标。根据我国及欧洲高血压防治指南建议,初始原发性高血压患者,血压>160/100mmHg 或血压高于目标值20/10mmHg 的患者,或存在心血管高风险患者,初始采用联合治疗。

根据国内外指南推荐以及临床实践经验,对高血压的联合药物治疗方案推荐如下:①对于大多数患者,推荐两药联合方案,给予单片复方制剂。首选的两种药物联合是一种 RAS 阻滞药与一种 CCB 或一种利尿药联合。当存在特定的 β 受体阻滞药指征,如心绞痛、心肌梗死后、心功能不全或心率控制时,一种 β 受体阻滞药与一种利尿药或其他主要药物联合也可作为一种选择。②如果两药联合血压未能控制,则用包含一种 RAS 阻滞药、一种 CCB 和一种利尿药的三药联合治疗。③如果没有禁忌证,对难治性高血压的治疗加用螺内酯或 α 受体阻滞药或 β 受体阻滞药。药物治疗方案参见图 1-3-2。

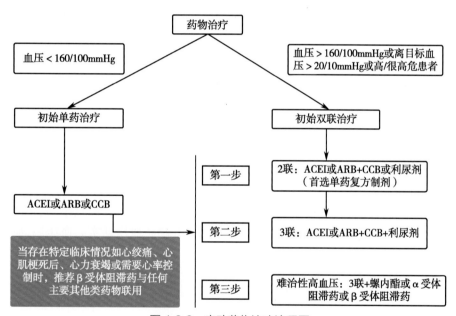

图 1-3-2　启动药物治疗流程图

高血压患者药物治疗策略应当基于图 1-3-2 的方案,除非对这些药物存在禁忌证或存在需要调整这些药物的伴随情况或疾病(见表 1-3-4)。

五、继发性高血压的筛查

继发性高血压是由于可识别的原因引起的高血压,当查出病因并有效去除或控制病因后,作为继发症状的高血压可被治愈或明显缓解。继发性高血压在高血压人群中占 5%~15%,随着发病机制研究的深入以及诊断技术的不断提高,这个比例正逐渐上升。明确原因、有的放矢、早期干预、最佳治疗是继发性高血压筛查的重要意义。

1. 继发性高血压的类型

(1)肾脏疾病:肾实质性高血压是最常见的继发性高血压,检出率为 2%~10%。常见引起继发性高血压的肾脏疾病包括肾间质疾病、原发肾小球疾病、代谢性疾病相关肾病、结缔组织病及单克隆蛋白沉积相关肾病。根据常规的血尿生化检测、肾脏超声及活检等可帮助诊断。

(2)肾血管疾病:肾动脉狭窄引起的继发性高血压在老年患者较常见,主要病因为动脉粥样硬化,检出率 1%~10%,其次为大动脉炎。在年轻患者中最常见的病因为肾动脉纤维肌性发育不良,比较罕见,女性较多见,肾动脉造影可见血管串珠样改变。肾脏功能异常及查体可有腹部血管杂音提示肾血管继发原因,进一步行肾动脉超声及血管造影可明确诊断。

(3)内分泌系统疾病:常见引起继发性高血压的内分泌疾病包括肾上腺疾病,如原发性醛固酮增多症(检出率不同中心差异较大,5%~15%)、嗜铬细胞瘤(<1%)。肾上腺疾病影像学检查及血浆肾素和醛固酮、血浆游离甲氧基肾上腺素类物质等测定可以协助诊断。甲状腺疾病检出率<1%,包括甲状腺功能亢进症、甲状腺功能减退症、甲状旁腺功能亢进症。甲状腺疾病通常通过甲状腺及甲状旁腺功能、甲状腺超声及临床表现,较容易明确诊断。垂体疾病检出率<1%,主要为库欣综合征。库欣综合征患者有典型的临床表现,如满月脸、水牛背等,加上 24h 游离皮质醇测定、垂体影像学检查可明确诊断。

(4)心脏大血管疾病:此类型继发性高血压包括主动脉缩窄和主动脉瓣关闭不全。主动脉缩窄有先天性和获得性两种,检出率<1%。先天性主动脉缩窄常在儿童和青少年中检出,查体可闻及肩胛间喷射性杂音,胸部 X 线片上肋骨切迹、心脏超声胸骨上切面检查及主动脉 CTA 可协助诊断。获得性主动脉缩窄病因包括大动脉炎、动脉粥样硬化等。主动脉瓣关闭不全常见于风湿性心脏病及先天性主动脉瓣畸形,主动脉瓣区听诊可闻及舒张期叹息样杂音,心脏超声可明确诊断。

(5)阻塞性睡眠呼吸暂停低通气综合征(OSAHS):近年来,高血压及心血管疾病与 OSAHS 的关系受到更多的关注,并可能是难治性高血压的重要因素之一。在国内外各中心高血压患者中检出率差别较大(5%~40%)。OSAHS 患者中高血压的检出率约为 40%。白天异常嗜睡、夜间打鼾、睡眠量表评分等为筛查线索。多导睡眠呼吸监测可协助诊断。

(6)药源性高血压:一些药物可引起血压明显升高,且对抗高血压药治疗反应不佳。临床最常见的药物包括甘草制剂和口服避孕药(特别是含雌激素药物)。甘草有内在拟醛固酮作用,常引起患者高血压和低血钾。对于高血压患者,询问用药史非常重要。比较少见的药物还包括减肥药、鼻黏膜充血减轻剂、毒品和新型抗癌药物。

2. 筛查时机 为继发性高血压筛查所有的高血压患者成本 - 效益比高且不切实际。然而,如患者存在某些一般的特征,提示其可能有继发性高血压,通过 24h 动态血压证实高血压后,应当考虑对他们进行筛查。

继发性高血压筛查的临床线索:

(1)发病年龄<30 岁且无高血压家族史。

(2)血压增高的幅度大,常达高血压 3 级(>180/110mmHg)。

(3)血压难以控制,需要使用 3 种或 3 种以上抗高血压药。

(4)常用的五大类抗高血压药物效果不佳。

(5)血压波动大或阵发性高血压。

(6)在坚持服药情况下控制良好的血压突然明显升高。

(7)双上肢血压不对称。

(8)体检闻及血管杂音。

(9)未服用或服用小剂量利尿药即出现明显低血钾,排除进食差、腹泻等诱因。

(10)服用 ACEI/ARB 后出现肾功能的急剧恶化,血肌酐明显升高。

(11)高血压伴有尿常规异常,如大量蛋白尿,多量红、白细胞等。

(12)急性心力衰竭或一过性肺水肿,尤其以晨起和夜间多见。

(13)单侧肾萎缩。

3. 继发性高血压简易筛查流程　如发现上述提到的临床线索,推荐流程进行继发性高血压的筛查,找到可能存在的继发性高血压病因后,进一步进入专科筛查和诊疗。

六、高血压危象的处理

1. 高血压急症　对于可疑高血压急症的患者,应精细、详尽评估,以明确是否为高血压急症。对于高血压急症,首选半衰期短的药物静脉内治疗。对患者进行强化监护,仔细滴定血压对治疗的反应。

对于特定的高血压急症,推荐的药物治疗列于表1-3-5。不推荐快速不受控制地降压,可能引起并发症。根据受累的靶器官及肝肾功能状态选择药物。理想的药物应该能预期降压的强度和速度,保护靶器官功能,并方便调节。经过初始静脉用药血压达到平稳后,静脉药物可逐渐减量和停药,加用口服药物。积极寻找和控制诱因。

表 1-3-5　不同情况下高血压急症的药物治疗

临床表现	降压速度和目标	一线药物	替代药物
伴或不伴急性肾衰竭的恶性高血压	1h 降低 20%~25%;2~6h 后维持在 160/100mmHg,24~48h 达标	拉贝洛尔,尼卡地平	硝普钠,乌拉地尔
高血压脑病	立即降低 20%~25%	拉贝洛尔,尼卡地平	硝普钠
急性冠脉事件	立即降低 SBP 到 140mmHg 以下	硝普钠,尼卡地平	乌拉地尔
急性心源性肺水肿	立即降低 SBP 到 140mmHg 以下	硝普钠或硝酸甘油 + 袢利尿药	乌拉地尔 + 袢利尿药
急性主动脉夹层	立即降低 SBP 到 120mmHg 以下,降低心率<60 次 /min	艾司洛尔 + 硝普钠或硝酸甘油或尼卡地平	拉贝洛尔或美托洛尔

2. 高血压亚急症　高血压亚急症是指血压显著升高但不伴急性靶器官损害,患者多数有血压明显升高造成的症状,如头痛、胸闷、鼻出血、烦躁不安。与高血压急症的区别在于有无新发的急性进行性靶器官损害。

高血压亚急症的治疗,在 24~48h 内血压缓慢降至 160/100mmHg,多数患者可以通过口服药物控制血压,门诊或急诊观察并随访。

（张菊红　黄 嚣）

参考文献

［1］中国高血压防治指南修订委员会,高血压联盟(中国),中华医学会心血管病学分会中国医师协会高血压专业委员会,等.中国高血压防治指南(2018年修订版)[J].中国心血管杂志,2019,24(1):24-56.

［2］WILLIAMS B, MANCIA G, SPIERING W, et al. 2018 ESC/ESH Guidelines for the management of arterial hypertension [J]. Eur Heart J, 2018, 39 (33): 3021-3104.

［3］VOLPE M, BATTISTONI A, TOCCI G, et al. Cardiovascular risk assessment beyond systemic coronary risk estimation: a role for organ damage markers [J]. J Hypertens, 2012, 30 (6): 1056-1064.

［4］MANCIA G, FAGARD R, NARKIEWICZ K, et al. 2013 ESH/ESC guidelines for the management of arterial hypertension: the Task Force for the Management of Arterial Hypertension of the European Society of Hypertension (ESH) and of the European Society of Cardiology (ESC)[J]. Eur Heart J, 2013, 34 (28): 2159-2219.

［5］THOMOPOULOS C, PARATI G, ZANCHETTI A. Effects of blood pressure-lowering treatment. 6. Prevention of heart failure and new-onset heart failure——meta-analyses of randomized trials [J]. J Hypertens, 2016, 34 (3): 373-384, discussion 384.

［6］JAFAR T H, STARK P C, SCHMID C H, et al. Progression of chronic kidney disease: the role of blood pressure control, proteinuria, and angiotensin-converting enzyme inhibition: a patient-level meta-analysis [J]. Ann Intern Med, 2003, 139 (4): 244-252.

[7] WHELTON P K, CAREY R M, ARONOW W S, et al. 2017 ACC/AHA/AAPA/ABC/ACPM/AGS/APhA/ASH/ASPC/NMA/PCNA Guideline for the prevention, detection, evaluation, and management of high blood pressure in adults: a report of the American College of Cardiology/American Heart Association Task Force on Clinical Practice Guidelines [J]. Hypertension, 2018, 71 (6): e13-e115.

[8] VAN DEN BORN B H, LIP G, BRGULJAN-HITIJ J, et al. ESC Council on hypertension position document on the management of hypertensive emergencies [J]. Eur Heart J Cardiovasc Pharmacother, 2019, 5 (1): 37-46.

[9] NEAL B,WU Y,FENG X,et al. Effect of Salt Substitution on Cardiovascular Events and Death [J]. N Engl J Med,2021, 385(12):1067-1077.

[10] ZHANG W,ZHANG S,DENG Y,et al. Trial of Intensive Blood-Pressure Control in Older Patients with Hypertension [J]. N Engl J Med,2021,385(14):1268-1279.

课 后 习 题

单项选择题

1. 高血压伴心绞痛及哮喘患者,出现肾功能不全时,最适合的治疗药物是(　　)。
   A. 缬沙坦片　　　　　　B. 美托洛尔缓释片　　　　　C. 呋塞米
   D. 硝苯地平控释片　　　E. 螺内酯
2. 在高血压的心脏并发症中首先出现的是(　　)。
   A. 主动脉瓣狭窄　　　　B. 肺动脉高压　　　　　　　C. 心力衰竭
   D. 心肌肥厚　　　　　　E. 心房颤动

答案:

1. D;2. D。

第四节　糖尿病与心血管疾病

学习目标

1. 掌握糖尿病心肌病的临床表现和诊断。
2. 了解目前有心血管获益证据的降血糖药有哪些。
3. 熟悉糖尿病合并 ASCVD 患者的血压及血脂控制目标。

糖尿病传统意义上是一种内分泌疾病,根据世界卫生组织和美国糖尿病学会的定义(表 1-4-1),分为糖尿病(diabetes mellitus,DM)和糖尿病前期[pre-DM,包括空腹血糖受损(impaired fasting glycaemia,IFG)和糖耐量减低(impaired glucose tolerance,IGT)],表现为胰岛素合成减少和 / 或作用减弱,以致葡萄糖耐量减低(表 1-4-2)。在糖尿病患者中,1 型糖尿病占 5%~10%,2 型糖尿病占 90%~95%。据统计,全球糖尿病患者已超过 2 亿人,我国已超过 4 000 万人。预计到 2025 年,我国糖尿病患者人数将超过 1 亿人,而目前糖尿病的发病率还在逐年增加,2019 年欧洲心脏病学会(ESC)指南中提到,预计到 2045 年,全球糖尿病患者将突破 6 亿人,同时,糖尿病前期的患者人数也将接近同等人数。在这些糖尿病患者中,心血管疾病死亡约占糖尿病患者死亡原因的 70%。

按照病理学角度看,糖尿病可以归类为心血管疾病,因为糖尿病的各种大血管和微血管并发症,如大血管疾病(冠心病、充血性心力衰竭、脑卒中、外周血管疾病)和微血管疾病(视网膜病变、肾病和神经病变),均主要是血管病变导致的。另外,从疾病的最终"临床结局"来看,糖尿病患者的最主要死因也是心血管疾病,因此糖尿病也应划为心血管疾病。同样,从预防和治疗的效果来看,糖尿病也可以归为心血管疾病。大量前瞻性研究已经显示,一些针对心血管预防的措施,例如抗血小板治疗和他汀类药物治疗,可以显著降低糖尿病患者的病死率,改善糖尿病患者的预后。广义的糖尿病心脏病包括冠状动脉粥样硬化性心脏病(冠心病)、糖尿病心肌病和糖尿病心脏自主神经病变等。糖尿病心脏病与非糖尿病患者相比常起病比较早,糖尿病患者伴冠心病常表现为无痛性心肌梗死,梗死面积比较大,透壁梗死多,病情多比较严重,预后比较差,病死率较高;如冠状动脉造影和临床排除冠状动脉病变,糖尿病患者出现严重的心律失常、心脏肥大、肺淤血和充血性心力衰竭等临床表现,尤其是合并难治性心力衰竭时,临床可考虑糖尿病心肌病。本节重点介绍糖尿病心肌病和糖尿病合并冠心病这两种情况。

表 1-4-1　2006/2011 年 WHO 和 2019 年 ADA 关于糖尿病、糖尿病前期的诊断标准

	WHO 2006/2011	ADA 2019
	诊断参考	建议
糖尿病		
糖化血红蛋白(HbA1c)	如检测,≥6.5%(48mmol/mol)	≥6.5%(48mmol/mol)
空腹血糖(FPG)	≥7.0mmol/L(126mg/dl)	≥7.0mmol/L(126mg/dl)
	或	或
餐后 2h 血糖(2h PG)	≥11.1mmol/L(200mg/dl)	≥11.1mmol/L(200mg/dl)
随机血浆葡萄糖(RPG)	糖尿病相关症状 +RPG ≥11.1mmol/L (200mg/dl)	糖尿病相关症状 +RPG ≥11.1mmol/L (200mg/dl)
葡萄糖耐量异常		
空腹血糖(FPG)	<7.0mmol/L(126mg/dl)	<7.0mmol/L(126mg/dl)
餐后 2h 血糖(2h PG)	≥7.8~<11.1mmol/L(≥140~200mg/dl)	≥7.8~<11.1mmol/L(≥140~199mg/dl)
空腹血糖受损		
空腹血糖(FPG)	6.1~6.9mmol/L(110~125mg/dl)	5.6~6.9mmol/L(100~125mg/dl)
餐后 2h 血糖(2h PG)	<7.8mmol/L(<140mg/dl)	<7.8mmol/L(<140mg/dl)

注:2hPG,2h plasma glucose(餐后 2 小时血糖);ADA,American Diabetes Association(美国糖尿病协会);FPG,fasting plasma glucose (空腹血糖);HbA1c,haemoglobin A1c(糖化血红蛋白);RPG,random plasma glucose(随机血浆葡萄糖);WHO,世界卫生组织。

表 1-4-2　糖耐量异常的诊断建议

建议	推荐级别	证据等级
推荐起始用 HbA1c(糖化血红蛋白)和 FPG(空腹血糖)来对心血管疾病患者(CVD)筛查 2 型糖尿病,如果 HbA1c 和 FPG 无法明确,则再使用 OGTT(口服葡萄糖耐量试验)	I	A
推荐使用 OGTT 来诊断 IGT(糖耐量受损)	I	A
推荐基于 HbA1c 和 / 或 FPG 来诊断糖尿病,如果对结果仍有疑问,可基于 OGTT	I	A

一、糖尿病心肌病

糖尿病心肌病是指发生在糖尿病患者中,不能用原发性高血压、冠状动脉粥样硬化性心脏病、心脏

瓣膜病及其他心脏病来解释的心肌疾病,是糖尿病患者致死的主要原因之一,尤其是 2 型糖尿病。该病在代谢紊乱及微血管病变的基础上引发心肌广泛灶性坏死,出现亚临床的心功能异常,最终进展为心力衰竭、心律失常及心源性休克,重症患者甚至猝死。

(一) 病因

糖尿病心肌病发病原因可能为:

1. 心肌细胞代谢紊乱　由于胰岛素在心肌代谢调节中十分重要,慢性胰岛素缺乏和 / 或抵抗引起心脏葡萄糖利用率显著降低,以致心脏主要依靠脂肪酸代谢提供能量。在糖尿病患者的心脏中脂质积累,脂肪酸氧化过多耗氧,发生慢性心肌细胞代谢紊乱。糖尿病心肌病的病理学研究也呈现与代谢相关的广泛性、弥漫性心肌损害:心肌细胞肥大、变性、灶性坏死,坏死区被纤维组织取代。

2. 心肌细胞钙转运缺陷　心肌细胞外葡萄糖水平的升高直接引起细胞内钙离子浓度的改变。现发现 2 型糖尿病的心肌细胞钠钙交换受抑制,而肌质网钙泵正常,逐渐使 Ca^{2+} 浓聚于肌质网。Ca^{2+} 超负荷的心肌肌质网可增加自发性 Ca^{2+} 的释放,心肌舒张时张力增高,心脏的顺应性下降。

3. 冠状动脉的微血管病变　糖尿病患者心肌存在弥漫性心肌壁内小血管病变。

4. 心肌间质纤维化　是由于糖尿病病程较久,由糖基化的胶原沉积所致心肌间质的纤维化。

5. 心脏自主神经病变　约 83% 糖尿病患者出现心脏自主神经病变。

(二) 发病机制

1. 代谢紊乱　研究发现,糖尿病患者心肌细胞的收缩蛋白或钙调节蛋白如蛋白激酶 C(PKC)和一氧化氮(NO)等第二信使介导发生糖基化,可导致其功能异常。

2. 心肌细胞钙转运缺陷　心肌细胞外葡萄糖水平的升高直接引起细胞内钙离子浓度的改变,2 型糖尿病患者的心肌细胞钠钙交换受抑制,而肌质网钙泵正常,使 Ca^{2+} 逐渐浓聚于肌质网,Ca^{2+} 超负荷的心肌肌质网,可增加自发性 Ca^{2+} 的释放,心肌舒张时张力增高,故 2 型糖尿病的心脏以顺应性下降为主。1 型糖尿病的心肌细胞,其钠钙交换和钙泵均受抑制,虽然细胞内 Ca^{2+} 浓度升高不明显,但舒张期不能及时降低,故 1 型糖尿病患者的心脏以舒张功能异常为主。

3. 冠状动脉微血管病变　微血管系指微小动脉和微小静脉之间的毛细血管及微血管网,尸检发现糖尿病患者的心肌存在弥漫性心肌壁内小血管病变,而心肌壁外较大的冠状动脉正常。组织学检查显示,小血管周围脂肪浸润,内皮及内皮下纤维增生,基膜增厚,死后心脏灌注观察微循环的研究发现,50% 患者有微血管瘤存在,证实类似于视网膜和肾脏的小血管病变,在心脏同样存在,上述病理改变可降低心肌小血管对血管活性物质的反应性而影响冠状动脉的储备功能。

4. 心肌间质纤维化　糖尿病病程较久者,可显示心肌纤维化以及糖原染色阳性物质增多等的组织学改变,系由糖基化的胶原沉积所致,此外,还与糖尿病微血管病变致心肌血供减少,加重纤维化形成有关。

5. 心脏自主神经病变　约 83% 糖尿病患者出现心脏自主神经病变,病程早期以迷走神经损害为主,延至晚期,则迷走及交感神经均可累及,心电图描记可发现持续性心动过速,QT 间期延长,心率变异性减弱以及严重的室性心律失常等改变,严重者甚至出现无症状性心肌梗死以及心脏性猝死。

6. 其他

(1)脂肪酸利用增加:最新研究提示,糖尿病患者伴有葡萄糖的利用下降,而脂肪酸利用增加,导致毒性脂肪酸中间产物积累,进一步抑制心肌利用葡萄糖,这可能导致 ATP 耗竭,阻止乳酸生成,增加心肌氧耗,所有这些均造成心肌功能受损。

(2)微循环障碍引起心肌细胞缺血缺氧:糖尿病早期即可发生微循环障碍,造成心肌间血流灌注不足,引起缺血、缺氧,加重了心肌细胞的二次损害,使心肌细胞供能、供氧和代谢产物的堆积日益严重。

(三) 病理改变

1. 心肌细胞病变　心肌细胞肥大、变性、灶性坏死,坏死区纤维化,同时心肌肌凝蛋白 ATP 酶活性下降,肌质网对 Ca^{2+} 的摄取能力下降,舒张期心肌细胞内游离 Ca^{2+} 浓度增加,心肌舒张期顺应性下降。

2. 血管病变　为糖尿病心肌病的特征性改变之一,主要累及肌间小动脉,而心外膜冠状动脉完全正常(合并冠心病者除外)。主要表现为细小动脉血管内膜及内膜下增生,纤维化及 PAS 阳性物质沉积,管腔变窄,使其舒张功能下降,冠状循环储备减低,毛细血管基底膜增厚及毛细血管瘤形成,并有大量糖原蛋白沉积,从而影响毛细血管的交换功能。

3. 间质病变　一些学者发现糖尿病心肌病与间质有关,如心肌间质的纤维化和 PAS 阳性物质沉积。

4. 血流动力学改变　可表现为限制型心肌病和扩张型心肌病两种类型。前者多见于早期,主要为舒张功能障碍;后者多见于晚期,主要是左心室扩大,左心室肥厚,收缩功能受损及左心室舒张末压增高,并可合并左心室舒张功能障碍。

(四) 临床表现

1. 心力衰竭　为糖尿病心肌病的主要临床表现。胰岛素依赖型糖尿病(IDDM)患者较成年 2 型糖尿病患者发生心肌病多见。在糖尿病患者中,女性并发充血性心力衰竭的概率约为男性的 2 倍。Framingham 研究发现,男性糖尿病患者心力衰竭的发生率较对照组高 2.4 倍,较女性患者高 5.1 倍,在住院的心力衰竭患者中,糖尿病占 24%~47%。患者如有心肌梗死病史,则很难与心肌梗死后心力衰竭鉴别,需病理活检方能确诊。合并高血压者需与高血压心脏病相鉴别。

2. 心绞痛　糖尿病患者除伴发心外膜下冠状动脉病变外,也由于壁内小冠状动脉阻塞而发生心绞痛。

3. 心律失常　糖尿病患者心律失常发生率在 40%~75%。可能由于心肌灶性坏死、纤维瘢痕形成,引起心肌电生理特性不均一性而导致心律失常。可表现为心房颤动(房颤)、病态窦房结综合征、房室传导阻滞、室性期前收缩及室性心动过速等。不同于冠心病,主要出现各种室性心律失常。

(五) 辅助检查

1. 实验室检查

(1) 血糖和糖化血红蛋白明显增高。

(2) 血浆渗透压增高,明显超过正常范围。

(3) 血液黏滞度增大,全血黏度(低切)≥10.00,血浆比黏度 ≥1.70(此项检查随实验室条件和仪器方法不同可能有差异)。

2. 超声心动图　超声心动图是评价心肌病形态结构和心室收缩功能、舒张功能的重要手段。在无临床心力衰竭表现的糖尿病患者,以左心室舒张功能的异常为特征,较收缩功能异常出现早且明显。当糖尿病患者并发充血性心力衰竭时,有心脏扩大、左心室收缩运动障碍、左心室收缩功能受损等扩张型心肌病的超声心动图表现。常见表现:①左心室射血分数(LVEF)降低,糖尿病心肌病患者 LVEF 低于正常值,糖尿病心肌细胞受损是心肌细胞收缩下降的主要原因。②糖尿病心肌病患者左心室射血时间缩短,射血前期(PEP)延长,PEP/LVET 比值增大,此值与每搏量呈负相关,左心室收缩功能下降,则 PEP 延长,LVET 缩短,其比值增大,一般认为其比值>0.40 有临床意义。③心脏舒张功能异常,根据超声心动图测定,糖尿病心肌病左心室舒张末期压(LVEDP)明显高于正常。

3. 心电图　可正常,也可呈心房肥大、左心室高电压、窦性心动过速、ST-T 改变及各种心律失常等。

4. 胸部 X 线片　多数糖尿病心肌病患者心脏大小正常,伴心力衰竭或高血压的患者可见左心室增大。

5. 心肌活检　可发现特征性微血管病变、间质病变。对疑诊患者可进行心内膜心肌活检,除外其他原因造成的心肌病变。

6. 介入性心导管检查　糖尿病心肌病患者一般有左心室舒张末压(LVEDP)升高,舒张末容积(LVEDV)正常或增加,前者与后者的比值(LVEDP/LVEDV)升高。此比值反映左心室僵硬度和左心室舒张功能状态。另外,患者每搏量和射血分数降低,部分患者左心室收缩运动弥漫性减弱。

7. 心率变异性检测(HRV)　约 50% 糖尿病患者 24h 内心率变异性减弱或消失。糖尿病患者 24h 血压波动消失,即夜间的血压低谷消失,这一现象主要归因于夜间交感神经超常兴奋,可提示糖尿病患者因心血管病变致死者尤多见于夜间的原因。

8. 心脏自主神经功能检测 临床上可作为评估糖尿病患者交感神经受损的程度。自主神经病变的证据：①立、卧位试验，心率差值<10 次 /min。②瓦尔萨尔瓦（Valsalva）动作指数 ≤1.0。③直立性低血压由卧位 5s 内起立时，收缩压下降>30mmHg（3.99kPa），舒张压下降>20mmHg（2.66kPa），伴头晕等症状。④病理检查心脏自主神经纤维减少、分段，局部有核状和球状增厚。

9. 其他辅助检查 包括多普勒组织成像技术、心肌背向散射积分、磁共振成像等，也可用于糖尿病心肌病的诊断。

（六）诊断与鉴别诊断

糖尿病心肌病目前尚无统一的诊断标准，以下可供参考：①确诊糖尿病（尤其是 1 型糖尿病）。②有心力衰竭的临床表现。③心脏扩大伴心脏收缩功能受损，心脏无扩大者则有舒张功能障碍。④排除了高血压心脏病、冠心病及风湿性心脏病等其他心脏病引起的心力衰竭。⑤必要时行心肌活检。⑥有其他微血管病变，如视网膜、肾血管病变者则支持诊断。

本病主要与冠状动脉粥样硬化性心脏病鉴别，冠状动脉造影显示主要分支存在狭窄性病变者有助于本病的诊断，可资鉴别。

（七）治疗

本病的治疗包括及时治疗糖尿病、合并疾病以及改善微血管病变等对症治疗。

1. 控制血糖 虽然目前仍不明确严格血糖控制是否能改变糖尿病心肌病的病程或者延缓甚至逆转糖尿病心肌病的疾病进展，但仍应及时、有效地控制高血糖。

2. 降血压 治疗高血压是基本治疗措施，抗高血压药有血管紧张素转换酶抑制药（ACEI）、钙通道阻滞药、α_1 受体阻滞药。动物研究显示，维拉帕米可逆转糖尿病心肌病中心肌细胞的钙转运缺陷，应用维拉帕米似乎更合理，但它可能使充血性心力衰竭的左心功能恶化，应慎用。ACEI 对心肌收缩、冠状动脉收缩、心肌细胞生长、心肌肥大、再灌注损伤均有益处，也可以减轻心肌肥厚，保护肾脏，降低胰岛素抵抗，是理想的抗高血压药。噻嗪类利尿药和 β 受体阻滞药均增加胰岛素抵抗，使胰岛素释放降低，加重高血糖，引起并加重高脂血症和阳痿，糖尿病患者应避免应用，尤其是避免两者合用。

3. 降血脂 糖尿病患者较正常人群患高脂血症的概率高，所以有时需降血脂治疗，糖尿病合并冠心病的具体用药和治疗的目标可参考糖尿病合并动脉粥样硬化的治疗指南，没有合并冠心病的患者可根据患者的心血管危险度分层决定治疗药物和血脂治疗的目标。

4. 抗心力衰竭治疗

（1）以收缩功能障碍为主的充血性心力衰竭的治疗同一般心力衰竭。

（2）以舒张功能障碍为主者，应以钙通道阻滞药为主，加以其他抗心力衰竭治疗药物，如利尿药、血管紧张素转换酶抑制药及硝酸酯类等。

（3）β 受体阻滞药：糖尿病患者的心房的应激性起搏功能受损，应用可能影响心脏前、后负荷的药物时应慎重。

5. 微血管病变 可以应用曲美他嗪通过优化缺血心肌能量代谢，可能有助于心肌功能的改善，根据患者动脉粥样硬化性心血管疾病风险（ASCVD 发现）合理应用阿司匹林、氯吡格雷、替格瑞洛等抗血小板药。

6. 其他 戒烟，合并酸碱失衡及水、电解质代谢紊乱者应注意纠正。

（八）预防

1. 糖尿病心肌病的预防重点在于糖尿病的二级预防，防止各种并发症的发生，因此必须积极控制血糖、血压、血脂等。

2. 适量的体育运动可以增强血液循环，改善微循环功能，有利于维持血糖的稳定。

3. 定期检查心肌抗核抗体，以排除自身免疫反应，倘若发现自身免疫心肌病，应早期采取措施，防止对心肌的继续损害。

4. 防止感染，避免罹患感染性心肌病，如果有感染迹象，应及时行抗感染治疗。

（九）预后

糖尿病心肌病预后随个体的病情差异而不同,有些随糖尿病病情的好转而缓解,有些随其病情而加重,发生心力衰竭或心脏性猝死。

二、糖尿病合并冠状动脉粥样硬化性心脏病

糖尿病患者常存在多重心血管疾病危险因素,这些危险因素的存在可以加速心血管疾病的进展。UKPDS 研究显示,糖尿病患者冠心病风险增高主要与多重危险因素有关,包括高血压、高 LDL-C 和低 HDL 水平、高甘油三酯水平、吸烟等。然而,并不能根据上述研究就推断糖尿病患者与有上述多重心血管危险因素的其他患者的心血管风险相似。在糖尿病患者中,由于存在多重危险因素,而这些危险因素在糖尿病环境下可以互相影响,例如,在糖尿病合并高血压患者,其血管易损性明显增加,同时糖尿病患者存在脂质水平及成分的异常,这些因素协同作用会导致糖尿病患者心血管疾病风险的增加。因此,对于糖尿病患者,虽然控制血糖是非常重要的预防并发症的措施,但远远不够,还需要积极干预合并的心血管危险因素,例如积极控制血压和血脂,这样才能真正改善糖尿病患者的预后,降低病死率。

（一）糖尿病发生心血管疾病的分子基础

1. 糖尿病患者的心血管进程 2 型糖尿病（type 2 diabetes mellitus,T2DM）的特征是长期存在胰岛素抵抗的状态下,代偿性高胰岛素血症和不同程度的 PG（plasma glucose,PG,血浆葡萄糖）升高,与心血管风险因素的聚集相关,而且大血管病变发生在诊断前。早期糖代谢障碍的特征是胰岛素敏感性逐渐降低,血糖水平升高,但低于诊断 T2DM 的阈值,即 IGT（impaired glucose tolerance,IGT,糖耐量减低）状态。支持"血糖连续变化（glycaemic continuum）"这一概念的病理生理机制是跨越 IFG-IGT-DM 三个阶段,而心血管疾病（cardiovascular disease,CVD）则属于最后一个阶段。糖尿病患者发生 CVD 是一个渐进的过程,其特征是早期内皮功能障碍和血管炎症导致单核细胞聚集、泡沫细胞形成以及后续脂肪条纹的发生。多年后导致动脉粥样硬化斑块,在炎症增强的情况下斑块变得不稳定、破裂,促进闭塞性血栓的形成。与无糖尿病者相比,糖尿病患者的动脉粥样斑块含有更多的脂肪、炎性改变和血栓。这些变化发生在 20~30 年间,分子异常见于未经治疗的 IR（insulin resistance,IR,胰岛素抵抗）和 T2DM 患者。

2. 糖尿病致心血管疾病的发病机制 目前已提出了多种生物学机制解释糖尿病早期导致动脉粥样硬化的可能机制,包括动脉内皮功能受损、血小板活性亢进、动脉粥样硬化加速形成、动脉负性重构、动脉损伤后平滑肌细胞和基质增生、纤溶系统活性降血栓形成倾向和炎症反应。

（1）动脉内皮功能受损:糖尿病早期状态可导致复杂的动脉病变,而最早期的表现就是内皮功能受损。内皮细胞单层排列于血管壁,单层内皮细胞是血管腔和血管壁之间的重要保护屏障,在血管凝血和纤溶系统动态平衡中发挥着重要作用。2 型糖尿病早期可发生内皮功能损伤,这可能是高血糖、高血压、糖脂代谢紊乱和胰岛素抵抗所致。同时,内皮功能受损也是 2 型糖尿病微血管病变和大血管病变形成的早期标志。目前大量研究表明,糖尿病合并动脉粥样硬化的发病过程中,有多种机制参与,包括多元醇通路、晚期糖基化终末产物（AGEs）及其受体（RAGEs）,PKC 和氨基己糖途径（HSP）等。另外,最近的证据表明,尽管葡萄糖水平控制在正常范围内,高血糖诱导的活性氧（reactive oxygen species,ROS）生成仍参与持续性血管功能障碍。这种现象被称为"代谢记忆",这就可以解释为什么强化控制糖尿病患者血糖后,大血管和微血管并发症仍进展。ROS 导致表观遗传变化参与了此过程。

（2）巨噬细胞功能障碍:巨噬细胞在肥胖脂肪组织累积增加,这已成为代谢炎症和胰岛素抵抗的重要进程。除此之外,胰岛素抵抗的巨噬细胞增加氧化低密度脂蛋白（LDL）清道夫受体 B（SR-B）的表达,进而促进泡沫细胞和动脉粥样硬化的形成。活化过氧化物酶体增殖物激活受体（PPARγ）可增强巨噬细胞的胰岛素信号,从而逆转这些结局。在这个意义上,巨噬细胞异常通过增强胰岛素抵抗及形成脂纹和血管损伤,似乎为糖尿病和 CVD 之间提供了连接的桥梁。

(3)动脉硬化血脂异常：因脂肪分解，胰岛素抵抗导致释放到肝脏的游离脂肪酸（free fatty acids，FFA）增加。因此，底物的增加导致肝脏极低密度脂蛋白（VLDL）的生成增多，减少载脂蛋白 B-100（Apo B）降解以及增加脂肪生成。T2DM 和代谢综合征导致高甘油三酯，低高密度脂蛋白胆固醇（HDL-C），残脂蛋白、载脂蛋白 B（Apo B）的合成及小而密的 LDL 颗粒增多。这种 LDL 亚型因更易氧化，在动脉粥样硬化过程中起着重要的作用。另外，最近有证据表明，由于蛋白质的改变，HDL 在 T2DM 患者可能会失去其保护作用，从而导致促氧化及炎性表型。在 2 型糖尿病患者，致动脉粥样硬化的血脂异常是心血管风险的一个独立预测因子，预测能力较单独的高甘油三酯或低 HDL-C 更强。

(4)凝血和血小板功能：在 2 型糖尿病患者中，胰岛素抵抗和高血糖参与血栓前状态的发病过程，增加纤维蛋白溶酶原激活物抑制药 -1（PAI-1）、凝血因子Ⅶ和Ⅻ、纤维蛋白原以及降低组织型纤溶酶原激活物（tPA）的水平。糖尿病导致冠脉事件风险增加的因素中，血小板高反应性与其有重要的相关性。许多机制导致血小板功能障碍，影响黏附、活化以及聚集，最终血小板介导血栓形成。高血糖会改变血小板内 Ca^{2+} 稳态，导致细胞骨架异常和前蛋白原因子分泌增多。此外，高血糖引起糖蛋白（Ⅰb 和Ⅱb/Ⅲa）、P- 选择素的上调以及增强 $P2Y_{12}$ 信号，这些都是导致 T1DM 和 T2DM 发生动脉粥样硬化相关风险的关键事件。

(5)代谢综合征：被定义为 CVD 和 T2DM 危险因素的聚集，包括血压升高、血脂异常（高甘油三酯、低高密度脂蛋白胆固醇）、PG 升高和向心性肥胖。目前一致认为代谢综合征必须引起重视，并针对其代谢综合征的定义和诊断标准进行了积极的辩论。但是，医学界一致认为"代谢综合征"这个名词代表多种危险因素的组合。虽然代谢综合征并不包括已知的危险因素（如年龄、性别、吸烟），但伴有代谢综合征的患者心血管疾病风险增加 2 倍，2 型糖尿病发生风险可以增加 5 倍。

(6)内皮祖细胞和血管修复：来源于骨髓的循环细胞已成为修复内皮的关键细胞。内皮祖细胞（EPCs）是一个成体干细胞的亚群，参与维持内皮动态平衡，促进新血管的形成。虽然内皮祖细胞保护心血管系统的机制仍不清楚，证据表明，内皮祖细胞功能受损和减少是 T1DM 和 T2DM 的特点。因此，这些细胞可能成为管理糖尿病血管并发症的一个潜在治疗靶点。

氧化应激在微血管和大血管并发症发生中起重要作用。自由基在糖尿病患者脉管系统的累积活化有害的生化途径，导致血管炎和 ROS 的产生。由于强化血糖控制不能根除心血管疾病风险负担，因此亟须以机制为基础的治疗策略。具体来说，抑制高血糖引起血管损伤的关键酶或活化改善胰岛素敏感性通路，这些方法均有前景。

(二)糖尿病患者心血管风险评估

风险评估的目的是对人群进行低、中、高和极高心血管疾病风险分类，辨别哪些人需要强化预防措施。2012 年有关"心血管疾病预防"的欧洲学会联合（Joint European Society）指南推荐，糖尿病患者合并至少一个其他心血管危险因素或靶器官损害，应被认为具有极高风险，而所有其他糖尿病患者被认为处于高风险。由于存在种族、文化差异、代谢和炎症标志物等相关混杂因素，因此创建一个普遍适用的风险评分比较困难，重要的是，冠心病与脑卒中评分是不同的。这一切都强调应遵循基于有效证据和靶标驱动的方法，重视糖尿病患者的管理，为患者量身定制个体化需求。

2019 年欧洲心脏病学会和欧洲糖尿病研究学会糖尿病管理指南推荐通过常规评估微量白蛋白尿，以确定发生肾功能障碍和 / 或心血管风险的患者。糖尿病合并高血压病患者或疑似 CVD 患者需要进行静息心电图检查。对于结构性心脏病或中高风险的 CVD 患者，可行经胸超声心动图、冠状动脉钙化评分和踝臂指数等。不建议常规使用新型生物标志物进行心血管风险分层。

1. 无糖尿病人群的风险评估　Framingham 研究风险方程以年龄、性别、血压、胆固醇（总胆固醇和 HDL-C）、吸烟、糖尿病状态为分类变量，且已在某些人群的前瞻性研究中验证。糖尿病患者的研究结果并不完全一致，低估了英国人群的心血管疾病风险，但高估了西班牙人群的心血管疾病风险。Framingham 心脏研究的最近结果表明，标准的危险因素，包括基线时患糖尿病，随访 30 年后，与心血管事件的发病率相关。欧洲系统性冠心病风险评估（SCORE）并没有在糖尿病患者开发致死性冠心病和心血管疾病的应用程序。

DECODE 研究组结合糖耐量状态和空腹血糖,针对心血管性死亡开发风险方程。该风险评分会低估 11% 的心血管风险。

明斯特前瞻性心血管研究(PROCAM)评估心脏不良事件,观察 / 预测事件的比值为 CVD 2.79 和 CAD 2.05。

吉罗纳心肌梗死注册研究(REGICOR)适用于地中海(西班牙)人群,低估了心血管疾病风险。

2. 评估糖尿病前期人群心血管风险 DECODE 研究数据表明,校正其他主要的心血管危险因素后,餐后血糖增高,而非空腹血糖,可预测全因死亡率、心血管疾病和 CAD。

3. 糖尿病患者的风险评估 英国前瞻性糖尿病研究(UKPDS)对英国人群进行 CAD 风险评分,具有良好的灵敏度(90%),但会高估西班牙人群的风险,而对希腊人群具有中度特异性。此外,这种风险得分是在心血管疾病预防的现代策略出现之前开发的。瑞典国家糖尿病注册(NDR)适用于同种瑞典人群,且具有良好的校准。Framingham 研究脑卒中仅在 178 例西班牙患者中进行验证,且高估了风险。UKPDS 则低估了美国人群的致死性脑卒中风险。

糖尿病与血管疾病行动研究(ADVANCE)来源于国际性的 ADVANCE 队列人群,是目前预测心血管风险的典范。这个模型结合诊断时的年龄、糖尿病病程、性别、脉压、治疗后高血压、房颤、视网膜病变、HbA1c,尿白蛋白 / 肌酸酐比值和非 HDL-C,在内部验证过程中表现出合理的鉴别力和良好标准性。在 T2DM 独立队列患者检验该模型的外在适用性,也证明有类似的鉴别力。

4. 基于生物标志物和影像的风险评估 一项包含 972 例糖尿病患者的荷兰研究评估了基线 UKPDS 的风险评分以及采用自体荧光评估晚期糖基化终末产物(AGEs)在皮肤的累积。在 UKPDS 风险引擎中增加皮肤 AGEs 导致 27% 的低 - 高风险组的患者重新分类。UKPDS 得分>10% 患者 10 年心血管事件发生率较高,此时皮肤 AGEs 中位数分别为(56% vs. 39%)。这项技术可能会成为糖尿病危险分层的有用工具,但进一步的信息仍需要验证。

在 2 型糖尿病患者中,即使校正了其他风险因素,蛋白尿仍是未来发生 CV 事件、充血性心力衰竭的危险因素。循环的 NT-proBNP 增加也是心血管死亡有力的预测因子,独立于蛋白尿及其他传统危险因素。

冠状动脉钙成像(CAC)检测亚临床动脉粥样硬化,发现其优于已知危险因素预测无症状性心肌缺血和短期结局。CAC 和心肌灌注显像结果协同预测短期心血管事件。

踝肱指数(ABI)、颈动脉内膜中层厚度和通过脉搏波速度检测的颈动脉斑块、动脉僵硬度以及通过标准反射测试检测的心脏自主神经病变(CAN),这些都可以被认为是有用的心血管标志物,增加普通风险评估的预测值。

冠状动脉疾病(CAD)在糖尿病患者往往处于静息状态,超过 60% 的心肌梗死(MI)可无症状,仅由系统的心电图(ECG)筛选诊断。无症状性心肌缺血(SMI)可通过心电图负荷试验、心肌核素扫描或负荷超声心动图检测。无症状性心肌缺血影响 20%~35% 具有其他风险因素的糖尿病患者,35%~70% 的 SMI 患者血管造影示冠脉显著病变狭窄,然而,SMI 可能是由于冠状动脉内皮功能或冠脉微循环变化而导致。SMI 是一个重大的心脏风险因素,尤其是当血管造影显示冠状动脉狭窄,应将 SMI 和无症状冠状动脉狭窄的预测价值加入到日常风险评估。然而,在无症状患者,常规筛查 CAD 是有争议的。ADA 并不推荐进行常规筛查,因为治疗心血管危险因素并不改善预后。目前在伴有糖尿病的高危患者筛查 SMI 需要进一步的证据。也许可以在极高危的患者中进行筛查,例如伴有外周动脉疾病(PAD)或高 CAC 评分,或有蛋白尿的患者。

目前研究风险:在一部分糖尿病患者中,即使控制了传统危险因素,心血管靶器官损害,包括低 ABI、颈动脉内膜中层厚度、动脉僵硬或 CAC 评分增加,CAN 和 SMI 可以解释一部分心血管残余风险。检测这些疾病有助于更准确的风险评估,并应强化控制可改变的风险因素,尤其包括严格控制低密度脂蛋白胆固醇(LDL-C)<1.8mmol/L(≤ 70mg/dl)(表 1-4-3,表 1-4-4)。

表 1-4-3　糖尿病患者的心血管风险评估推荐 [a]

危险分层	内容
极高危	糖尿病合并心血管疾病 或合并其他器官损害 [b] 或合并 3 个或 3 个以上危险因素 [c] 或早发 1 型糖尿病合并长期糖尿病病史(>20 年)
高危	糖尿病病史超过 10 年无靶器官损害但合并任何其他额外危险因素
中危	年轻糖尿病患者(1 型糖尿病患者年龄<35 岁或 2 型糖尿病患者年龄<50 岁)病史少于<10 年,无其他合并危险因素

注:
[a] 根据 2016 年欧洲心血管疾病临床实践指南内容修订。
[b] 蛋白尿、肾功能损害如 $eGFR>30ml/(min \cdot 1.73m^2)$、左心室肥厚或视网膜病变。
[c] 年龄、高血压、血脂异常、吸烟、肥胖。

表 1-4-4　糖尿病患者的心血管风险评估推荐

建议	推荐级别	证据等级
对微量白蛋白尿的常规评估可用于确定有肾功能障碍风险或心血管疾病高风险的患者	I	B
可对有高血压或疑似心血管疾病的糖尿病患者做静息心电图检查	I	C
用动脉超声评估颈动脉和 / 或股动脉斑块负荷,应考虑用来修正无症状糖尿病患者的风险评估结果	Ⅱa	B
冠脉 CTA 中的 CAC 评分,或许可考虑用来修正无症状但有中度风险糖尿病患者的 CV 风险评估结果	Ⅱb	B
无症状糖尿病患者或许可考虑 CTCA 或功能成像(核素心肌灌注成像、应激性心脏磁共振成像、运动或药物应激性超声心动图)来筛查 CAD	Ⅱb	B
ABI 或许可考虑用来修正患者的 CV 风险评估结果	Ⅱb	B
CTCA 或磁共振成像检测颈动脉或股动脉粥样硬化斑块,或许可考虑用来修正有中、高 CV 风险糖尿病患者的 CV 风险评估结果	Ⅱb	B
不推荐进行颈动脉超声内膜 - 中层厚度筛查来评估心血管疾病风险	Ⅲ	A
不推荐常规评估循环生物标志物用于 CV 风险分层	Ⅲ	B
一般人群的风险评分不推荐用于糖尿病患者的 CV 风险评估	Ⅲ	C

注:CAC,coronary artery calcium(冠状动脉钙化);CAD,coronary artery disease(冠状动脉疾病);CTA,computed tomography angiography(计算机体层血管成像);CTCA,computed tomography coronary angiography(CT 冠状动脉血管造影);CV,cardiovascular(心血管)。

(三) 糖尿病患者中心血管疾病的预防

1. 生活方式　ADA 和欧洲糖尿病研究协会(EASD)联合科学共识倡导生活方式管理(包括健康饮食、体力活动和戒烟)作为预防和 / 或管理 T2DM 的首要措施,以降低体重和心血管风险为目标。其他组织也推荐了一些个体化管理 T2DM 的方法(表 1-4-5)。

在合并肥胖症的 T2DM 患者中,控制体重一直被认为是生活方式干预的一个重要组成部分。"Look AHEAD(糖尿病健康行动)"是一项大型临床试验,该试验的研究内容为长期体重下降对 T2DM 患者的血糖和预防 CVD 事件的作用。强化生活方式干预 1 年的结果表明,体重平均减轻 8.6%,HbA1c 显著降低,某些 CVD 危险因素减少,这种益处持续超过 4 年。然而,该试验在 2012 年因其无价值而停止,因为在各组间没有观察到 CVD 事件的差异。但是减重(至少在持续超重或中度肥胖的人)仍然是生活方式干预计划的一个重要组成部分,并且可以具有多效性。在极度肥胖者,减重手术导致长期体重下降以及减少 T2DM 发生率和病死率。

表 1-4-5　糖尿病患者改变生活方式建议

建议	推荐级别	证据等级
推荐所有糖尿病和糖尿病前期患者戒烟	I	A
推荐通过生活方式干预来延迟或预防糖尿病前期状态(如 IGT)向 2 型糖尿病的转变	I	A
推荐糖尿病前期和糖尿病患者减少热量摄入以减重	I	A
为预防和控制糖尿病,推荐进行中到高强度的体力活动,特别是有氧运动和阻力训练结合,每周运动 150 分钟以上,除非有禁忌,如有严重的合并症或预期寿命有限	I	A
地中海饮食富含多不饱和脂肪和单不饱和脂肪,可考虑用来减少 CV 事件的发生	IIa	B
不推荐通过补充维生素或微量营养素来降低糖尿病发生风险或糖尿病患者的 CVD 风险	III	B

(1)饮食:《2019 年 ESC 糖尿病管理指南》建议降低卡路里摄入量,以降低糖尿病患者的过重体重。EASD 糖尿病与营养研究组的饮食干预推荐比许多更早的饮食推荐少了一些指令性。他们提供一些饮食模式可供选择,并强调总能量的合理摄入;且以水果、蔬菜、全麦谷物和低脂蛋白为主的饮食比其在总能量中所占的精确比例更重要。同时也认为应限制盐的摄入量。

T2DM 高蛋白和高糖类饮食并无益处。

具体饮食建议包括限制饱和/反式脂肪酸和酒精的摄入,监测糖类的消耗量,以及增加膳食纤维。并不推荐常规补充抗氧化剂,如维生素 E、维生素 C 和胡萝卜素,因为缺乏有效性且需关注其长期安全性。对于喜欢高脂饮食的人,地中海饮食是可以接受的,只要脂肪来源主要来自单不饱和脂肪酸,如地中海饮食预防心血管疾病(PREDIMED)研究使用初榨橄榄油。

宏量营养素的分配推荐:

1)蛋白质:无肾病患者,总能量的 10%~20%(如患肾病,较少蛋白质)。

2)饱和及反式脂肪酸:总量<每日总能量的 10%。如果 LDL-C 水平升高,摄入量应更低,<8% 可能是有益的。

3)富含单不饱和脂肪酸的油:有益的脂肪来源,并可以提供总能量的 10%~20%,但前提是总脂肪的摄入量不超过总能量的 35%。

4)多不饱和脂肪酸:达每日总能量的 10%。总脂肪摄入量不应超过总能量的 35%。对于超重者,脂肪的摄入量<30% 可能有利于减轻体重。建议每周食用 2~3 份——最好是油性鱼类(每周)以及植物来源 Ω-3 脂肪酸(例如油菜籽油、大豆油、坚果和一些绿叶蔬菜),确保摄入足够的 Ω-3 脂肪酸。胆固醇的摄入量应<300mg/d,如果 LDL-C 水平升高,需进一步减少。反式脂肪酸的摄入量应尽可能小,最好是不要摄入工业来源的,且天然来源的摄入量应限制在<总能量的 1%。

5)糖类:应占总能量的 45%~60%。代谢特征表明糖尿病患者糖类最合适的摄入量在这个范围内。建议糖尿病患者极低糖类饮食是不正确的。糖类的量、来源和分布应选择便于长期血糖控制接近正常。胰岛素或口服降血糖药治疗的患者,用药时间和剂量应匹配糖类的量和性质。当糖类的摄入量是在推荐范围的上限时,强调食物含有丰富的膳食纤维是极其重要的,因为膳食纤维升糖指数较低。

6)蔬菜、豆类、水果和全谷类食品:应是饮食的一部分。

7)膳食纤维:摄入量应该>40g/d 或 20g/(1 000kcal·d),其中大约一半应该是可溶性纤维。纤维摄入量的最低要求:每周食用 ≥5 份富含纤维的蔬菜或水果以及每周 ≥4 份豆类。谷物类食品应该是全谷且富含纤维。

8)酒精摄入:与嗜酒者相比,少量饮酒者(酒精摄入量 ≤100g/周)引起心血管疾病的风险较低,无论伴或不伴糖尿病,但是并没有一个明确的下限(即低于多少的酒精摄入量能更多地降低心血管风险)。

过度饮酒与高甘油三酯血症和高血压有关。

9）咖啡摄入：喝咖啡>4杯/d使T2DM患者发生心血管疾病的风险降低,但应注意的是,煮沸且未经过滤的咖啡可升高LDL-C,应该尽量避免。

（2）体力活动：推荐中等至剧烈的体力活动≥150min/周,以预防和控制糖尿病。体育锻炼在预防IGT进展为T2DM,以及控制血糖和相关心血管疾病等并发症中非常重要。有氧运动和阻力训练改善胰岛素抵抗、PG、血脂、血压及其他心血管风险因素。定期锻炼是持续获益所必需的。

体力活动的最佳方式尚未明确,然而,一些随机对照试验的数据表明,需要增加医护人员的协助。系统综述发现,结构化的有氧运动或阻力训练降低T2DM患者的HbA1c约0.6%。由于HbA1c的降低与心血管事件的长期减少和微血管并发症的减少相关,因此长期锻炼导致血糖控制改善,进而可以延缓血管并发症的出现。与单独有氧运动或阻力训练相比,有氧运动和阻力训练两者结合对HbA1c的影响更有利。一项包含23项研究的荟萃分析显示,与对照组相比,结构性运动训练可使HbA1c降低0.7%。结构性锻炼>150min/周使HbA1c降低0.9%,<150min/周使HbA1c降低0.4%。总体来说,只有结合饮食控制,体力活动干预措施才能降低HbA1c水平。

（3）吸烟：会增加T2DM、心血管疾病和过早死亡的风险,应该避免。戒烟可降低心血管疾病的风险。应向吸烟的糖尿病患者提供一个结构性的戒烟计划,包括药理学支持,如有必要,例如安非他酮和伐尼克兰。

2. 血糖控制　随机对照试验证实严格的血糖控制能降低糖尿病微血管并发症的风险,也能减少多年之后CVD发生风险,虽然这种效应较小。而且,严格的血糖控制,联合有效的降压和调脂治疗,能显著缩短改善心血管事件发生率所需的时间。

（1）微血管疾病（视网膜病变、肾脏病变和神经病变）：强化血糖控制达到HbA1c 6.0%~7.0%（42~53mmol/mol）的目标,能持续减少微血管并发症的发生率和严重性。这个作用在T1DM和T2DM中均存在,虽然对于已出现并发症的T2DM患者的结果不太明显,因为需要治疗的患者数（NNT）很高。DCCT和UKPDS研究表明,HbA1c的增加与微血管并发症存在连续关系,而且这种关系并没有明显的阈值。在DCCT研究中,HbA1c下降2%（21.9mmol/mol）能显著降低视网膜病变和肾病的发生和进展风险,虽然在HbA1c<7.5%（58mmol/mol）时绝对减少量较低。UKPDS在T2DM患者中也报道了类似的关系。

（2）大血管疾病（脑动脉、冠状动脉和外周动脉疾病）：虽然血糖和微血管病变之间有很强的关联性,但对于大血管疾病的情况尚不明确。血糖在正常高值范围,HbA1c轻微升高时,血糖已能剂量依赖性地增加心血管疾病风险。然而,血糖控制对心血管疾病风险的影响仍然不明朗,近期的随机对照试验也没有提供明确的证据。其中的原因至少包括长病程T2DM患者同时存在多种伴发病,胰岛素抵抗也可能产生复杂的心血管风险表型。

（3）血糖控制的中期效应：

1）ACCORD研究：共纳入10 251例伴有心血管高风险的T2DM患者,随机分为强化控制组（HbA1c目标为6.4%）和常规治疗组（HbA1c目标为7.5%）。平均随访3.5年后,该研究因为强化组高死亡率而终止,两组死亡率分别为14人/1 000患者年和11人/1 000患者年。死亡率的增加与高心血管危险因素有关。意料之中的是,强化控制组和血糖控制欠佳的患者低血糖发生率明显增加,但低血糖对CVD结局的影响尚不明确。进一步分析认为死亡率的增加与血糖波动有关,而强化治疗也不能使血糖控制在靶目标是另一个原因。但目前正在随访的ACDORD扩展研究并不支持严重低血糖增加死亡率的假说。

2）ADVANCE研究：该研究针对11 140例伴有心血管高风险的T2DM患者,随机分为强化治疗组和常规治疗组。其中强化治疗组的目标是HbA1c 6.5%,常规治疗组的目标是HbA1c 7.3%。强化治疗组由于肾病的下降,导致主要研究终点（包括主要微血管和大血管并发症）明显下降（*HR*=0.9,95%*CI* 0.82~0.98）,但对大血管相关风险无影响（*HR*=0.94,95%*CI* 0.84~1.06）。与ACCORD研究相反,尽管ADVANCE研究HbA1c下降值类似,但并不影响患者死亡率（*HR*=0.93,95%*CI* 0.83~1.06）。

ADVANCE研究与ACCORD研究相比,严重低血糖发生率降低2/3,HbA1c达标过程更缓慢。另外,两项研究的对象基线CVD风险也不一样,ADVANCE对照组心血管事件发生率较高。

3）VADT 研究：1 791 例 T2DM 患者随机分为强化控制组或常规控制组，两组的 HbA1c 控制目标分别是 6.9% 和 8.4%。结果显示，强化控制组心血管复合终点无明显改善（HR=0.88，95%CI 0.74~1.05）。

4）ORIGIN 研究：共纳入 12 537 例伴 CVD 高风险的 IFG、IGT 或 T2DM 患者，平均年龄 63.5 岁，随机分为甘精胰岛素治疗组和标准治疗组，其中甘精胰岛素治疗组的目标是空腹血糖 5.3mmol/L（≤95mg/dl）。平均随访 6.2 年后，两组患者心血管结局发生率无明显差异，严重低血糖的发生率分别为 1/100 人年和 0.31/100 人年。甘精胰岛素治疗组体重增加 1.6kg，而标准治疗组体重下降 0.5kg。该研究也没有提示甘精胰岛素与肿瘤发生的关联性。

基于 VADT、ACCORD 和 ADVANCE 研究的荟萃分析显示，HbA1c 每减少约 1%，非致死性心肌梗死发生率有 15% 的相对危险减少（RRR），而在脑卒中或全因死亡方面无获益。但是对于短病程 T2DM 患者而言，更低的 HbA1c 基线水平和无 CVD 既往史更能从强化血糖控制中获益。ORIGIN 研究支持该结论，该研究并未证实早期接受基于胰岛素的治疗在心血管终点上有获益或危害，哪怕甘精胰岛素可以增加低血糖发生率。这提示在个体化治疗时，应该适当应用强化血糖控制策略，应该综合考虑年龄、T2DM 病程和 CVD 既往史。

（4）血糖控制的长期效应：

1）DCCT/EDIC：DCCT 研究中的强化治疗组心血管事件发生率未见显著改变。研究结束后，96% 的研究对象继续随访 11 年，参与后续的 EDIC 研究，该研究对象的主要差异是 HbA1c。在前后共 17 年的随访中，强化治疗组心血管事件危险性下降 42%（9%~63%，$P<0.01$）。

2）UKPDS 研究：虽然该研究表明强化控制血糖可以减少微血管并发症，但心肌梗死发生率只能减少 16%（P=0.052）。UKPDS 后续研究表明，心肌梗死降低率也只是 15%，但由于样本量的增加，使得该数据差异具有统计学意义。此外，对糖尿病相关终点事件的益处持续存在；心肌梗死和任何原因导致的死亡率也降低 13%。必须注意的是，该研究未对血压和血脂进行有效调控，这与当时缺乏有效的治疗药物有关。UKPDS 研究对其他危险因子的管理也是有限的。一个可能的推测是该研究比后面进行的研究更容易证明降血糖药的益处。

DCCT 和 UKPDS 研究显示，在 T1DM 和 T2DM 中：①血糖控制有助于减少长期微血管并发症；②很长期的随访才能证实其有效性；③早期血糖控制的重要性（代谢记忆）。

（5）血糖目标：糖化血红蛋白 HbA1c<7% 可减少微血管并发症，早期开始实施严格的血糖控制，可使 20 年内心血管风险降低。但 HbA1c 目标应该个体化，如果无明显的低血糖，对于糖尿病病程短且无 CVD 证据的年轻患者，HbA1c 目标应更为严格（6.0%~6.5%），但应避免出现低血糖或其他不良反应；对于长期糖尿病和预期寿命有限的老年患者，以及包括低血糖发作在内的多种合并症患者，HbA1c 目标可不必过于严格<8% 或 ≤9%。共识表明，HbA1c ≤ 7% 为目标要有针对性，需要注意患者的个体化需求。理论上，对于年轻患者和没有严重伴发症的患者，应该尽早进行严格血糖控制。个体化的标准是空腹血糖<7.2mmol/L（120mg/dl），餐后血糖<9~10mmol/L（160~180mg/dl）。自我血糖监测是成功进行降糖治疗的辅助策略，特别是接受胰岛素治疗的患者。当以近似正常的血糖为目标时，餐后血糖和空腹血糖均需要同时考虑。虽然餐后高血糖可能增加 CVD 事件的发生率，但关于餐后血糖达标是否能额外改善 CVD 结局仍是一个争论点。

综上所述，从 T2DM 心血管临床研究的结果可知，并不是每例患者都能从严格的血糖管理中获益。研究也表明对每例患者设定个体化治疗目标的重要性。

（6）降血糖药：药物的选择、联合用药及可能产生的不良反应均与药物的作用机制有关。

简单来说，降血糖药从特征上可分为以下 3 种类型：①提供胰岛素，如胰岛素、磺脲类、格列奈类、胰高糖素样肽 -1（glucagon-like peptide-1，GLP-1）受体激动药、二肽基肽酶Ⅳ（dipeptidyl peptidase Ⅳ，DPP-4）抑制药等；②胰岛素增敏剂（二甲双胍、吡格列酮）；③抑制糖吸收，如 α 葡萄糖苷酶抑制药、钠 - 葡萄糖协同转运蛋白 2（sodium-dependent glucose transporters 2，SGLT-2）抑制药等。

磺脲类、格列奈类和肠促胰岛素（GLP-1 受体激动药和 DPP-4 抑制药）都是通过刺激胰岛 β 细胞增加内源性胰岛素分泌。GLP-1 受体激动药和 DPP-4 抑制药对胃肠道和脑组织有额外的作用，增加饱腹感而获得额外的益处(GLP-1可以减轻体重,DPP-4抑制药不增加体重),但在起始治疗后,约20%的患者会出现短暂的恶心,并可以持续4~6周。

吡格列酮是PPARγ激动药,也具有部分PPARα效应,能通过改善胰岛素抵抗而降低血糖。二甲双胍属于双胍类药物,通过激活单磷酸腺苷激活蛋白激酶(AMPK)而改善胰岛素抵抗。这两类药物均能使接受胰岛素治疗的T2DM患者减少胰岛素用量,而且PROActive研究证实,吡格列酮能持续减少胰岛素需求量。

阿卡波糖减少胃肠道葡萄糖吸收,而SGLT-2抑制剂主要抑制近端肾小管葡萄糖重吸收。

给予口服降血糖药或GLP-1受体激动药皮下注射治疗后,HbA1c一般可下降0.5%~1%。但该预期值在不同个体间并不一致,这与糖尿病病程和其他因素有关。三联疗法多在二甲双胍基础上,加用吡格列酮、磺脲类、肠促胰岛素、格列奈类和糖吸收抑制药中任意两种药物。在疾病进展过程中,通常需要这种联合治疗策略。在T1DM中,强化治疗的"金标准"是基础加餐时胰岛素治疗,可以采用多次胰岛素注射方案或直接使用胰岛素泵治疗。

二甲双胍是T2DM患者的一线治疗药物,特别是肥胖患者。二甲双胍使用过程中,必须注意乳酸酸中毒的风险,特别是伴有肾功能受损和肝脏疾病的患者。一项系统评价显示,乳酸酸中毒并不常见,但尽管如此,对于估算的肾小球滤过率(eGFR)<50ml/min的患者不推荐使用二甲双胍。但学者们总是在争论一个问题,那就是这个阈值是否过于严格。英国国家卫生与临床优化研究所(NICE)指南更灵活,将使用阈值降到了eGFR<30ml/min,并建议在45ml/min时就开始减量。

为了使血糖达标,糖尿病患者在诊断后常常很快就需要联合降糖治疗。早期强化治疗可能降低心血管并发症风险,但并没有来自目前瞻性研究的证据。

关于降血糖药的心血管安全性,最早是因为罗格列酮治疗后增加心血管疾病风险,随后学者们开始关注降血糖药的心血管风险,特别是联合用药的患者。UKPDS后续10年的随访研究表明,磺脲类药物合用胰岛素治疗对心肌梗死的危险减少率(RR)为0.85,患者死亡的RR为0.87。在超重患者中使用二甲双胍治疗,心肌梗死的RR为0.67,患者死亡的RR为0.73。UKPDS研究提示二甲双胍可以改善CVD结局,并依此确立了二甲双胍在超重T2DM患者中的一线治疗地位。但是必须要强调的是,并没有明确的证据支持二甲双胍的心血管获益,而且联合使用磺脲类药物可能与CVD发病率和死亡率有关。不管怎样,荟萃分析结果显示在年轻糖尿病患者中长期治疗的益处。PROactive研究中采用吡格列酮治疗伴大血管病高风险的T2DM患者,结果显示能减少全因死亡率、致死性心肌梗死和脑卒中的二级复合终点。但是,由于PROactive研究的一级终点并没有统计学意义,这可能解释了该结果引起的争议。吡格列酮与继发于肾脏效应的液体潴留有关,这与易感个体出现外周水肿和心力衰竭的恶化有关。起始给予利尿药治疗可以减轻这个不良反应。在STOP-NIDDM实验中,对IGT患者进行阿卡波糖治疗可以减少CVD事件,包括心血管引起的死亡。格列奈类并没有在T2DM中的使用经验,但是在IGT患者中,那格列奈并不能减少致死性和非致死性心血管事件。目前没有RCT的数据表明GLP-1受体激动药、DPP-4抑制药或SGLT-2抑制剂的心血管安全性(表1-4-6~表1-4-8)。

表 1-4-6　糖尿病患者降糖治疗推荐

药物	建议	推荐级别	证据等级
SGLT-2 抑制剂	对于T2DM合并CVD或具有极高/高心血管风险的患者,推荐使用恩格列净、卡格列净或达格列净,以减少心血管疾病事件	I	A
	对于T2DM合并CVD的患者,推荐使用恩格列净降低死亡风险	I	B
GLP-1RA	对于T2DM合并CVD,或具有极高/高心血管风险的患者,推荐使用利拉鲁肽、索马鲁肽或度拉鲁肽,以减少心血管疾病事件	I	A
	对于T2DM合并CVD或具有极高/高心血管风险的患者,推荐利拉鲁肽以降低死亡风险	I	B

药物	建议	推荐级别	证据等级
双胍类	对于无心血管疾病的 T2DM 超重患者和中度心血管风险患者,考虑使用二甲双胍	Ⅱa	C
胰岛素	对于血糖显著升高(>10mmol/L 或>180mg/dl)的 ACS 患者,应考虑以胰岛素为基础的血糖控制,血糖目标根据合并症进行调整	Ⅱa	C
噻唑烷二酮	HF 患者不推荐使用噻唑烷二酮类药物	Ⅲ	A
DPP-4 抑制药	对于 T2DM 和 HF 高风险患者,不建议使用沙格列汀	Ⅲ	B

注:ACS,急性冠脉综合征;CVD,心血管疾病;DPP-4,二肽基肽酶-4;GLP-1RA,胰高血糖素样肽-1受体激动药;HF,心力衰竭;SGLT-2,钠-葡萄糖共转运蛋白2;T2DM,2型糖尿病。

表 1-4-7　糖尿病患者 ASCVD 降血糖药着重关注的主要安全性问题

药物或类别	心血管效应	心力衰竭	肾功能不全	肝功能不全	低血糖	体重
二甲双胍	获益	病情不稳定或住院的心力衰竭患者禁用	CKD 3 期减量,CKD 4~5 期禁用	转氨酶>3 倍正常值上限或重度患者禁用	无	降低
磺脲类			除格列喹酮外,其他药物 CKD 3 期即应减量或禁用;CKD 4~5 期均禁用	重度患者禁用	常见	增加
格列奈类			瑞格列奈 CKD 1~5 期均无须减量	重度患者禁用	少见	轻度增加
			那格列奈 CKD 5 期应减量慎用,米格列奈 CKD 3~5 期减量慎用			
α 糖苷酶抑制药			CKD 4~5 期禁用	重度患者禁用	无	中性或降低
TZDs	中性	NYHA Ⅱ~Ⅳ 级的患者禁用	CKD 3~5 期经验有限	转氨酶>2.5 倍正常值上限患者禁用	无	增加
DPP-4 抑制药	中性	西格列汀中性	利格列汀 CKD 1~5 期均无须减量	利格列汀安全	无	中性
		沙格列汀和阿格列汀可能增加心力衰竭住院风险	其他药物在 eGFR<50ml/(min·1.73m²) 时减量或禁用	其他药物重度患者禁用		
GLP-1 受体激动药	利司那肽中性	中性	艾塞那肽 CKD 3 期减量,CKD 4~5 期禁用;阿必鲁肽 CKD 5 期禁用;其他药物 CKD 4~5 期禁用	经验有限	无	明显降低
	利拉鲁肽获益					
	其他药物未知					
SGLT-2 抑制剂	恩格列净获益	恩格列净可降低心力衰竭住院风险	达格列净 CKD 3~5 期不推荐使用;恩格列净和坎格列净 CKD 3a 期减量,CKD 3b~5 期不推荐使用	恩格列净、达格列净安全	无	明显降低
	其他药物未知	其他药物未知		重度患者禁用坎格列净		
胰岛素	中性	中性	适当减量,个体化调整	安全	常见	增加

☐ 有益　☐ 可能有害　☐ 有害　☐ 中性　☐ 未知/不确定

注:DPP-4,二肽基肽酶 4;GLP-1,胰升糖素样肽-1;SGLT-2,钠-葡萄糖共转运蛋白 2;NYHA,纽约心脏学会;CKD,慢性肾脏病;eGFR,估算的肾小球滤过率。

表 1-4-8　糖尿病患者使用降血糖药的心血管获益血管研究

心血管结局	药物	研究名称	研究药物及其对照	主要结果	备注
获益	二甲双胍	UKPDS	二甲双胍 vs. 传统治疗(饮食为主)	在超重或肥胖的 T2DM 患者中,二甲双胍可显著降低心肌梗死风险,显著降低心血管事件复合终点(心肌梗死、猝死、心绞痛、脑卒中或周围血管疾病)风险	
		UKPDS 10 年后续随访	同上	在超重或肥胖的 T2DM 患者中,二甲双胍的心血管获益具有延续效应	
	利拉鲁肽	LEADER	利拉鲁肽 + 常规治疗 vs. 安慰剂 + 常规治疗	在伴有心血管疾病或心血管危险因素的 T2DM 患者中,利拉鲁肽可显著降低 3 项终点 MACE 和心血管死亡的风险,且不增加心力衰竭住院风险	
	恩格列净	EMPA-REG OUTCOME	恩格列净 + 常规治疗 vs. 安慰剂 + 常规治疗	在伴有心血管疾病的 T2DM 患者中,恩格列净可显著降低 3 项终点 MACE、心血管死亡及心力衰竭住院的风险	
中性	罗格列酮	RECORD	罗格列酮 + 二甲双胍或磺脲类 vs. 二甲双胍 + 磺脲类	在二甲双胍或磺脲类单药治疗血糖控制不佳的 T2DM 患者中,罗格列酮对首要复合终点(心血管疾病住院或心血管死亡)风险未见显著影响,但显著增加心力衰竭住院或死亡的风险	开放性研究设计
	吡格列酮	PROactive	吡格列酮 + 常规治疗 vs. 安慰剂 + 常规治疗	在伴有心血管疾病的 T2DM 患者中,吡格列酮对首要复合终点(全因死亡、非致死性心肌梗死、脑卒中、ACS、冠状动脉或下肢动脉的血运重建、踝关节以上的下肢截肢)风险未见显著影响,但可显著降低主要次级终点(3 项终点 MACE)的风险	
		PROactive 10 年后续随访	同上	吡格列酮对首要复合终点和主要次级终点的风险均未见显著影响	
	甘精胰岛素	ORIGIN	甘精胰岛素 vs. 常规治疗	在伴有心血管高危因素的糖代谢异常患者中,甘精胰岛素对 3 项终点 MACE 的风险未见显著影响	
	西格列汀	TECOS	西格列汀 + 常规治疗 vs. 安慰剂 + 常规治疗	在伴有心血管疾病的 T2DM 患者中,西格列汀对首要复合终点(3 项终点 MACE+ 不稳定型心绞痛住院)的风险未见显著影响,且不增加心力衰竭住院风险	
	沙格列汀	SAVOR-TIMI 53	沙格列汀 + 常规治疗 vs. 安慰剂 + 常规治疗	在伴有心血管疾病或心血管危险因素的 T2DM 患者中,沙格列汀对 3 项终点 MACE 的风险未见显著影响,但增加心力衰竭住院风险	
	阿格列汀	EXAMINE	阿格列汀 + 常规治疗 vs. 安慰剂 + 常规治疗	在既往 15~90 天内发生过 ACS 的 T2DM 患者中,阿格列汀对 3 项终点 MACE 的风险未见显著影响	
	利司那肽	ELIXA	利司那肽 + 常规治疗 vs. 安慰剂 + 常规治疗	在既往 180 天内发生过 ACS 的 T2DM 患者中,利司那肽对首要复合终点(3 项终点 MACE+ 不稳定型心绞痛住院)风险未见显著影响,且不增加心力衰竭住院风险	

注:MACE,主要心血管不良事件;3 项终点 MACE 包括心血管死亡、非致死性心肌梗死或脑卒中。ACS,急性冠脉综合征。

(7)特殊事项:

1)低血糖:对 T1DM 和 T2DM 进行强化治疗可使严重低血糖发生率增加 2~3 倍。随着糖尿病病程的增加,患者对低血糖的意识受损,增加低血糖风险,因此在降糖治疗过程中必须注意低血糖的风险。低血糖的短期风险是心律失常和心血管事件,长期危险是痴呆和认知障碍。降糖治疗所带来的结局使得大家开始讨论一个问题,即低血糖是否是糖尿病患者心肌梗死的重要危险因素。Frier 等已经广泛评论过相关问题,证实低血糖对心血管系统的不良后果,特别是心脏自主神经病变。胰岛素、格列奈类和磺脲类药物在治疗 T1DM 和 T2DM 中均可以出现低血糖。因此,应该在强调血糖达标时尽量避免出现低血糖。

2)慢性肾脏疾病的降血糖药:T2DM 中,约 25% 患者伴有慢性肾脏疾病(CKD)3~4 期(eGFR<50ml/min)。除了 CKD 与 CV 风险的相关性外,对此类患者给予降血糖药治疗时需进行有效的调整,因为某些药物不能在 CKD 中使用,有些药物需减量。二甲双胍、阿卡波糖和大部分磺脲类药物应该避免在 3~4 期 CKD 患者中使用,而胰岛素和吡格列酮应在需要时才应用于治疗。除了利格列汀(linagliptin)能很好地耐受外,其他 DPP-4 抑制药在治疗进展性 CKD 时需调整剂量。但没有研究评估 SGLT-2 抑制剂在 CKD 中的使用。

3)老年患者:老年患者伴有更高的动脉粥样硬化疾病的负担、肾功能下降和较高的共病发生率。患者期望寿命下降,特别是伴有长期并发症的患者。对于长病程老年患者或伴有较多并发症的患者,血糖控制目标不应该像年轻人和正常个体一样。如果经简单的治疗而不能达到较低的血糖目标,HbA1c 低于 7.5%~8%(58~64mmol/mol)也是可以接受的靶标。随着年龄的增加,自我管理能力、认知、心理状况、经济条件和支持系统降低,血糖控制目标也可以适当放宽。

4)个体化护理:对每个糖尿病患者,都应该评估患者生活质量的影响因素、药物的不良反应和强化降糖治疗的困难。从公共健康角度出发,哪怕平均血糖下降幅度很小,也能带来很多获益。另外,强化降糖治疗可能强加给患者相当大的负担而对患者造成伤害。应该鼓励每个患者在血糖控制和心血管危险中找到最佳的折中方案。一旦决定启动强化治疗方案,患者有权利获知更多的信息,并理解治疗的益处和风险。①强化血糖控制的长期 CVD 结局尚不明确。②多药治疗对生活质量的影响,伴有其他疾病的糖尿病患者最合适的治疗选择,特别是老年患者,目前都不清楚。③在 T2DM 中可以获得明显 CV 益处的血糖(FPG、2h PG、HbA1c)阈值尚不清楚,还没有以此为目标的研究开展。

5)降血糖药的心血管安全性评价:2008 年,美国食品药品监督管理局(FDA)发布了强制性指导意见,要求所有新批准上市的降血糖药都必须进行心血管安全性评估。根据这一要求,目前全球已开展了一系列新型降血糖药的心血管结局研究(CVOT)。传统降血糖药由于不受这条强制性要求的制约,故缺少 CVOT 证据,其心血管安全性评估通常基于针对降糖治疗策略的大型 RCT 数据或基于针对降糖疗效的多项随机对照试验的荟萃分析结果。根据目前已有的 CVOT 证据,降血糖药的心血管安全性分为获益、中性及其他 8 大类。

近期的心血管试验新证据表明,在 CVD 或高心血管风险患者中使用降血糖药可以获得心血管保护。目前明确具有心血管获益的降血糖药包括二甲双胍、恩格列净及利拉鲁肽。

二甲双胍是 T2DM 患者降糖治疗的一线药物,降糖长期使用二甲双胍可改善心血管预后,其心血管安全性证据来自 UKPDS 及其后续的 10 年随访研究。对于 CVD 或极高 / 高心血管风险的 T2DM 患者(有靶器官损伤或几种 CVD 危险因素),首选二甲双胍,其次推荐使用新型降血糖药,如胰高血糖素样肽(GLP)-1 受体激动药和钠 - 葡萄糖共转运蛋白 2(SGLT-2)抑制药(表 1-4-9,表 1-4-10)。

SGLT-2 抑制剂恩格列净是第一个通过 CVOT 证实具有明确心血管获益的新型降血糖药,PA-REG OUTCOME 研究结果显示,在常规治疗基础上,与安慰剂相比,恩格列净可显著降低主要心血管不良事件(MACE,包括心血管死亡、非致死性心肌梗死或非致死性脑卒中)风险 14%,降低心血管死亡风险 38%,降低心力衰竭住院风险 35%。

利拉鲁肽是 GLP-1 受体激动药。LESDEAR 研究结果显示,在常规治疗基础上,与安慰剂相比,利拉鲁肽可使 MACE 风险降低 13%,心血管死亡风险降低 22%,扩展的心血管事件复合终点(心血管死亡、非致死性心肌梗死、非致死性脑卒中、血运重建、不稳定型心绞痛住院或心力衰竭住院)风险降低 12% 且不增加心力衰竭住院风险。

在 T2DM 患者中,CVOT 证实心血管效应为中性的降血糖药包括罗格列酮、吡格列酮、甘精胰岛素、西格列汀、沙格列汀、阿格列汀及利司那肽。

表 1-4-9 常用非胰岛素降血糖药的主要特点及注意事项

类别	主要作用机制	药物名称	每日剂量/mg	每日给药次数	HbA1c降幅/%	低血糖事件(单药)	体重变化		注意事项
双胍类	改善 IR	二甲双胍	缓释片：500~2 000 普通片：500~2 550	1~3	1.0~1.5	无	降低		定期监测肾功能
磺脲类	促进胰岛素分泌	格列本脲	2.5~15.0	1~3	1.0~1.5	常见	增加		老年、虚弱、高热、恶心和呕吐、合并甲状腺功能亢进症、肾上腺皮质功能减退症或垂体前叶功能减退症患者慎用
		格列吡嗪	2.5~30.0	1~3					
		格列齐特	缓释片：30~120 普通片：80~320	1~2					
		格列喹酮	15~180	1~3					
		格列美脲	1~6	1					
格列奈类	促进胰岛素分泌	瑞格列奈	1~16	2~3	0.5~1.5	少见	轻度增加		随餐服用,不进餐不用药
		那格列奈	120~360	2~3					
		米格列奈	30~60	2~3					
α 糖苷酶抑制药	延缓糖类消化和吸收	阿卡波糖	150~600	3	0.5~0.8	无	中性或降低		伴有消化和吸收障碍的胃肠道疾病者慎用
		伏格列波糖	0.6~0.9	3					
TZDs	改善 IR	罗格列酮	4~8	1	1.0~1.5	无	增加		具有诱发或加重充血性心力衰竭的风险
		吡格列酮	15~45	1					
DPP-4 抑制药	增加内源性GLP-1 水平	西格列汀	100	1	0.8~1.3	无	中性		可能出现严重超敏反应(如荨麻疹、血管性水肿、剥脱性皮肤损害、支气管高反应性)
		维格列汀	50~100	1~2					
		沙格列汀	5	1					
		利格列汀	5	1					
		阿格列汀	25	1					
GLP-1 受体激动药	激动 GLP-1受体	艾塞那肽	0.01~0.02	2	0.9~1.5	无	显著降低		对这类产品的活性成分或其他任何辅料过敏者禁用
		利拉鲁肽	0.6~1.8	1					
		利司那肽	0.01~0.02	1					
		度拉唐肽	0.75~1.50	每周 1 次					
		阿必鲁肽	30~50	每周 1 次					
SGLT-2 抑制剂	增加尿糖排泄	达格列净	5~10	1	0.5~1.0	无	显著降低		可导致血容量减少,注意低血压风险
		坎格列净	100~300	1					
		恩格列净	10~25	1					

注：表中主要信息来自药品说明书,HbA1c 降幅来自参考文献。DPP-4,二肽基肽酶 4；GLP-1,胰升糖素样肽 1；SGLT-2,钠 - 葡萄糖共转运蛋白 2。

表 1-4-10　常用胰岛素的主要特点及注意事项

类别	药物名称	起效时间	达峰时间 /h	作用持续时间 /h	注意事项
人胰岛素	短效胰岛素（RD）	15~60min	2~4	5~8	注射后 30min 内必须进食有糖类的正餐或加餐
	中效胰岛素（NPH）	2.5~3.0h	5~7	13~16	作用缓慢,不能用于抢救糖尿病酮症酸中毒、糖尿病高渗综合征患者
	长效胰岛素（PZI）	3~4h	8~10	长达 20	作用缓慢,不能用于抢救糖尿病酮症酸中毒、糖尿病高渗综合征患者
	预混胰岛素（HI 30R 或 HI 70/30）	30min	2~12	14~24	注射后 30min 内必须进食有糖类的正餐或加餐
	预混胰岛素（HI 50R 或 HI 50/50）	30min	2~3	10~24	注射后 30min 内必须进食有糖类的正餐或加餐
胰岛素类似物	赖脯胰岛素	10~15min	1.0~1.5	4~5	起效快速,紧邻餐前或餐后立即给药
	门冬胰岛素	10~15min	1~2	4~6	起效快速,紧邻餐前或餐后立即给药
	谷赖胰岛素	10~15min	1~2	4~6	应在餐前 0~15min 内或餐后立即给药
	甘精胰岛素	2~3h	无峰	长达 30	不能用于治疗糖尿病酮症酸中毒患者
	地特胰岛素	3~4h	3~14	长达 24	与人胰岛素相比,注射部位反应发生率更高,多为轻微和一过性
	德谷胰岛素	—	无峰	至少 42	不能用于治疗糖尿病酮症酸中毒患者
	预混赖脯胰岛素 25	15min	0.5~1.17	16~24	起效快速,紧邻餐前或餐后立即给药
	预混门冬胰岛素 30	10~20min	1~4	14~24	起效快速,紧邻餐前或餐后立即给药
	预混赖脯胰岛素 50	15min	0.5~1.17	16~24	起效快速,紧邻餐前或餐后立即给药
	预混门冬胰岛素 50	10~20min	1~4	14~24	起效快速,紧邻餐前或餐后立即给药

注: 表中注意事项来自药品说明书,其余信息改编自《中国 2 型糖尿病防治指南(2013 年版)》,德谷胰岛素尚未在中国上市,其信息源自美国 FDA 药品说明书。

(8)降血糖药使用的原则:降糖治疗的目标不仅仅是单纯控制血糖,更重要的是减少糖尿病并发症(特别是心血管事件),降低死亡风险,从而改善患者的远期预后。生活方式干预是糖尿病患者降糖治疗的基础性措施,应贯穿于降糖治疗的始终。如果单纯生活方式干预不能使血糖控制达标,应开始药物治疗。对于合并 ASCVD 的 T2DM 患者,尤应注意心血管安全性问题,并且优先考虑选择具有心血管获益证据的降血糖药。

一线治疗:大多数国内外指南均推荐二甲双胍作为 T2DM 患者单药治疗的一线首选药物和联合治疗的基本用药,如无禁忌证且能够耐受,二甲双胍应一直保留在 T2DM 患者的降糖治疗方案中。若存在禁忌证或无法耐受,建议视患者的具体情况考虑选择具有心血管保护作用或中性的降血糖药。

联合治疗:若一线降血糖药单药治疗 3 个月不能使血糖控制达标,需考虑两种降血糖药联合治疗。根据患者的不同情况,选择个体化的联合用药方案。对于 T2DM 合并 ASCVD 患者,可优先考虑联合具有明确心血管获益证据的降血糖药(如利拉鲁肽或恩格列净)治疗,以最大限度地降低患者心血管事件和死亡的风险。若两种降血糖药联合治疗 3 个月不能使患者血糖控制达标,可考虑联合第 3 种降血糖药或者联合胰岛素治疗。

3. 糖尿病患者的血压控制目标　糖尿病患者的目标血压是将收缩压(systolic blood pressure,SBP)定为 130mmHg,如果耐受,则<130mmHg,但不低于 120mmHg。对于老年人(年龄>65 岁),SBP 的目标是 130~139mmHg,舒张压<80mmHg,但不低于 70mmHg。控制血压可降低微血管和大血管并发症的风险。2019 年 ESC 指南建议,糖尿病合并高血压病患者必须改变生活方式,同时鼓励糖尿病患者联合降

压治疗,自行监测血压。

4. 糖尿病患者的血脂管理　他汀类药物能有效地预防 CVD 事件并降低心血管死亡率。由于糖尿病患者的高风险特征,应该在个体化的基础上使用强化他汀类药物治疗。目前,他汀类药物仍然是糖尿病患者降脂治疗中最主要的方法。他汀类药物不耐受时,依折麦布或前蛋白转化酶枯草杆菌蛋白酶 /kexin 9 型抑制药(PCSK)联合他汀类药物可进一步降低糖尿病患者的低密度脂蛋白胆固醇,改善 CVD 结局并降低死亡率。在 2019 年 ESC 指南中,对于中度心血管风险的糖尿病患者,建议 LDL-C 目标<2.5mmol/L(<100mg/dl)(Ⅰa);对于高心血管风险的糖尿病患者,建议 LDL-C 目标<1.8mmol/L(<70mg/dl)(Ⅰa);对于极高心血管风险的 T2DM 患者,建议 LDL-C 目标<1.4mmol/L(<55mg/dl)(Ⅰa)。

联合降低 HbA1c、SBP 和血脂,能减少 CVD 事件 75%。对于极高 / 高风险的糖尿病患者,可考虑将阿司匹林用于一级预防。对于中度心血管风险的糖尿病患者,不建议使用阿司匹林进行一级预防(表 1-4-11,表 1-4-12)。

表 1-4-11　2019 年 ESC 指南关于糖尿病患者治疗目标的推荐

项目	2013 年指南	2019 年指南
血压目标	<140/85mmHg(Ⅰa)	建议个体化血压目标 SBP 为 130mmHg,如果耐受良好,则 SBP<130mmHg,但不低于 120mmHg(Ⅰa) 对于老年人(>65 岁),SBP 的目标为 130~139mmHg,DBP <80mmHg,但不低于 70mmHg(Ⅰa) 对于脑血管事件或糖尿病肾病高风险患者,应考虑治疗 SBP <130mmHg(Ⅱb)
血脂目标	对于高心血管风险的糖尿病患者,LDL-C 目标<2.5mmol/L(<100mg/dl)(Ⅰa) 对于极高心血管风险的糖尿病患者,LDL-C 目标<1.8mmol/L(<70mg/dl)(Ⅰa)	对于中度心血管风险的糖尿病患者,建议 LDL-C 目标 <2.5mmol/L(<100mg/dl)(Ⅰa) 对于高心血管风险的糖尿病患者,建议 LDL-C 目标 <1.8mmol/L(<70mg/dl)(Ⅰa) 对于极高心血管风险的 T2DM 患者,建议 LDL-C 目标 <1.4mmol/L(<55mg/dl)(Ⅰa)
抗血小板治疗	不建议在低心血管风险的糖尿病患者中使用阿司匹林作为一级预防(Ⅲ)	在没有明确禁忌证的情况下,极高 / 高心血管风险的糖尿病患者可考虑使用阿司匹林(75~100mg/d)进行一级预防(Ⅱb) 对于中度心血管风险的糖尿病患者,不建议使用阿司匹林进行一级预防(Ⅲ)
降糖治疗	应考虑二甲双胍作为糖尿病患者的一线治疗(Ⅱa)	二甲双胍应考虑用于无 CVD 的 T2DM 超重患者和中度心血管风险患者(Ⅱa)
血运重建	在糖尿病患者中推荐 DES 而不是 BMS(Ⅰa)	对于有或没有糖尿病的患者,建议使用相同的技术(参见《2018 年 ESC/EACTS 心肌血运重建指南》)(Ⅰa)
	对于糖尿病患者合并复杂性 CAD 患者,PCI 可被视为 CABG 的替代方案(SYNTAX 评分≤22 分)(Ⅱb)	单支或双支 CAD,无近端 LAD,行 CABG(Ⅱb)或 PCI(Ⅰa) 单支或双支 CAD,近端 LAD,行 CABG(Ⅰa)或 PCI(Ⅰa) 三支 CAD,低复杂性,行 CABG(Ⅰa)或 PCI(Ⅱb) 左主支 CAD,低复杂性,行 CABG(Ⅰa)或 PCI(Ⅰa)
	复杂 CAD 推荐 CABG(SYNTAX 评分 >22 分)(Ⅰa)	三支 CAD,中等或高复杂性,行 CABG(Ⅰa)或 PCI(Ⅲ) 左主支 CAD,中复杂性,行 CABG(Ⅰa)或 PCI(Ⅱa) 高复杂性,行 CABG(Ⅰa)或 PCI(Ⅲ)
心律失常(口服抗凝血药)的管理	建议使用 VKA 或 NOAC(例如达比加群、利伐沙班或阿哌沙班)(Ⅰa)	建议优先使用 NOAC(例如达比加群、利伐沙班、阿哌沙班或依地沙班)(Ⅰa)

注:CVD,心血管病;SBP,收缩压;DBP,舒张压;EACTS,欧洲心胸外科协会;ESC,欧洲心脏病学会;CAD,冠状动脉疾病;LAD,左前降支;CABG,冠状动脉旁路移植术;PCI,经皮冠状动脉介入治疗;LDL-C,低密度脂蛋白胆固醇;DES,药物洗脱支架;BMS,裸金属支架;NOAC,新型口服抗凝血药;T2DM,2 型糖尿病;VKA,维生素 K 拮抗药。1mmHg=0.133kPa。

表 1-4-12 对糖尿病患者管理目标的总结

危险因素	2019 年指南目标
血压	对于大多数成年人,SBP 目标为 130mmHg,如果耐受,则<130mmHg,但不低于 120mmHg(Ⅱa,B) 对于老年患者(年龄>65 岁),SBP 目标不严格,为 130~139mmHg(Ⅱa,B)
血糖控制(HbA1c)	对于大多数成年人,目标 HbA1c<7.0%(<53mmol/mol)(Ⅱa,B) 若无明显低血糖或其他治疗不良反应,则推荐更严格的 HbA1c 目标<6.5%(48mmol/mol)(Ⅱa,B) 对于老年患者,HbA1c 目标可不严格[<8%(64mmol/mol)或≤9%(75mmol/mol)](Ⅱa,B)
血脂(LDL-C)	对于极高心血管风险的糖尿病患者,目标 LDL-C<1.4mmol/L(<55mg/dl)(Ⅱa,B) 对于高心血管风险的糖尿病患者,目标 LDL-C<1.8mmol/L(70mg/dl)(Ⅱa,B) 对于中度心血管风险的糖尿病患者,目标 LDL-C<2.5mmol/L(<100mg/dl)(Ⅱa,B)
抗血小板	极高/高心血管风险的糖尿病患者(Ⅱa,B)
吸烟	强制戒烟(Ⅱa,B)
体力活动	中等至剧烈活动≥150min/周,结合有氧和阻力训练(Ⅱa,B)
体重	对于 IGT 和肥胖的糖尿病患者,减少热量摄入、控制体重以阻止糖尿病发展(Ⅱa,B)
饮食习惯	建议肥胖的 T2DM 患者减少热量摄入以减轻体重(Ⅱa,B) 对于所有糖尿病患者,没有理想的糖类、蛋白质和脂肪的卡路里百分比(Ⅱa,B)

5. 糖尿病患者合并冠状动脉疾病的治疗 糖尿病和糖尿病前期在急、慢性冠脉综合征患者中很常见,并且与冠脉综合征的预后不良有关。所有冠状动脉疾病患者应系统评估血糖状态,在糖尿病早期,强化血糖控制是对心血管更有利的保护。糖尿病合并冠状动脉疾病患者需要强化二级预防,抗血小板药是心血管疾病二级预防的基石(表 1-4-13)。

表 1-4-13 糖尿病患者急、慢性冠脉综合征的管理建议

建议	推荐级别	证据等级
DM 合并 CAD 患者,推荐使用 ACEI 或 ARB 降低心血管疾病事件的风险	Ⅰ	A
DM 合并 CAD 患者,建议使用他汀类药物治疗,以降低心血管疾病事件的风险	Ⅰ	A
建议使用阿司匹林剂量为 75~160mg/d 用于 DM 患者的二级预防	Ⅰ	A
对于接受 PCI 或 CABG 治疗,且服用阿司匹林 1 年的 DM 合并 ACS 患者,建议使用 P2Y$_{12}$ 受体阻滞药(替格瑞洛或普拉格雷)治疗	Ⅰ	A
对于接受 DAPT 或口服抗凝血药存在胃肠道出血高危风险的患者,建议联合使用质子泵抑制药	Ⅰ	A
对于阿司匹林不耐受的患者,建议使用氯吡格雷作为替代治疗	Ⅰ	B
对于 DAPT 耐受且无严重出血并发症的 DM 患者,应考虑延长 DAPT 超过 12 个月至 3 年	Ⅱa	A
对于无高危出血风险的 DM 合并 CAD 患者,应考虑在阿司匹林基础上加用第二种抗血栓药物进行长期二级预防	Ⅱa	A
DM 合并 CAD 患者可考虑使用 β 受体阻滞药	Ⅱb	B

注:DM,糖尿病;CAD,冠状动脉疾病;ACEI,血管紧张素转换酶抑制药;ARB,血管紧张素Ⅱ受体拮抗药;PCI,经皮冠状动脉介入治疗;CABG,冠状动脉旁路移植术;DAPT,双联抗血小板治疗。

在没有明确禁忌证的情况下,极高/高心血管风险的糖尿病患者可考虑使用阿司匹林(75~100mg/d)进行一级预防(Ⅱb);对于中度心血管风险的糖尿病患者,不建议使用阿司匹林进行一级预防(Ⅲ)。

关于血运重建:对于有或没有糖尿病的患者,建议使用相同的血运重建策略(参见《2018 年 ESC/EACTS 心肌血运重建指南》)(Ⅰa);单支或双支 CAD,无近端 LAD,行 CABG(Ⅱb)或 PCI(Ⅰa);单支或双支 CAD,近端 LAD,行 CABG(Ⅰa)或 PCI(Ⅰa);三支 CAD,低复杂性,行 CABG(Ⅰa)或 PCI

（Ⅱb）；左主支 CAD，低复杂性，行 CABG（Ⅰa）或 PCI（Ⅰa）；三支 CAD，中等或高复杂性，行 CABG（Ⅰa）或 PCI（Ⅲ）；左主支 CAD，中复杂性，行 CABG（Ⅰa）或 PCI（Ⅱa）；高复杂性，行 CABG（Ⅰa）或 PCI（Ⅲ）。

6. 糖尿病患者合并心力衰竭的治疗　糖尿病和糖尿病前期患者发生心力衰竭的风险增加。糖尿病患者发生射血分数降低的心力衰竭或射血分数保留的心力衰竭的风险更高；同时，心力衰竭会增加糖尿病的风险。糖尿病与心力衰竭并存将导致全因死亡和心血管疾病死亡风险增加。器械治疗对有无糖尿病患者同样有效。由于肾功能不全和高钾血症在糖尿病患者中更为普遍，因此，2019 年指南建议对某些心力衰竭药物（例如肾素 - 血管紧张素 - 醛固酮系统阻滞药）进行剂量调整（表 1-4-14）。

表 1-4-14　糖尿病患者合并心力衰竭的治疗建议

建议	推荐级别	证据等级
ACEI 和 β 受体阻滞药适用于有症状的 HFrEF 合并 DM 患者，以降低 HF 住院和死亡风险	Ⅰ	A
对于使用 ACEI 和 β 受体阻滞药治疗仍然有症状的 HFrEF 合并 DM 患者，建议使用 MRA 以降低 HF 住院和死亡风险	Ⅰ	A
与一般 HF 患者相同，对于 DM 患者建议使用 ICD、CRT 或 CRT-D 等器械治疗	Ⅰ	A
对于不耐受 ACEI，有症状的 HFrEF 合并 DM 患者，推荐使用 ARB 降低 HF 住院和死亡风险	Ⅰ	B
对于使用 ACEI、β 受体阻滞药和 MRA 治疗后，仍然有症状的 HFrEF 合并 DM 患者，推荐使用沙库巴曲 / 缬沙坦代替 ACEI 来降低 HF 住院和死亡风险	Ⅰ	B
对于有充血症状或体征的 HFpEF、HFmrEF 或 HFrEF 患者，建议使用利尿药以改善症状	Ⅰ	B
使用 CABG 进行心脏血运重建可降低 HFrEF 患者（有或无 DM）的死亡风险，建议有双支或三支血管 CAD（包括 LAD 显著狭窄）的患者使用 CABG	Ⅰ	B
对于使用 β 受体阻滞药（最大耐受剂量）、ACEI/ARB 和 MRA 后仍有症状，静息心率 ≥70 次 /min、窦性心律的 HFrEF 合并 DM 患者，推荐使用伊伐布雷定来降低 HF 住院和死亡风险	Ⅱa	B
对于 HFrEF 合并 DM 患者，不建议使用阿利吉仑（肾素抑制药），因为它有较高的低血压风险，会导致肾功能恶化、高钾血症、败血症和脑卒中	Ⅲ	B

注：ACEI，血管紧张素转换酶抑制药；HFrEF，射血分数降低的心力衰竭；DM，糖尿病；HF，心力衰竭；MRA，盐皮质激素受体阻滞药；ICD，植入型心律转复除颤器；CRT，心脏再同步治疗；CRT-D，心脏再同步治疗除颤器；ARB，血管紧张素 Ⅱ 受体拮抗药；HFpEF，射血分数保留的心力衰竭；HFmrEF，射血分数中间范围的心力衰竭。

心力衰竭中糖尿病的一线治疗应包括二甲双胍和钠 - 葡萄糖共转运蛋白 2 抑制药，而不建议使用沙格列汀、吡格列酮和罗格列酮（表 1-4-15）。

二甲双胍在心力衰竭的所有阶段都是安全的，其能降低死亡和心力衰竭住院风险。关于磺脲类药物对心力衰竭影响的数据并不一致。与二甲双胍和二肽基肽酶 -4 抑制药联合应用相比，二甲双胍联合磺脲类药物与不良事件和死亡高风险相关。然而，在 UKPDS、NAVIGATOR 和 ADOPT 研究中，并没有增加心力衰竭的证据。对于糖尿病合并心力衰竭有症状的患者，2019 年指南不推荐使用噻唑烷二酮类药物。二肽基肽酶 -4 抑制药沙格列汀显著增加了心力衰竭住院治疗的风险，不推荐用于心力衰竭患者。钠 - 葡萄糖共转运蛋白 2 抑制药能降低心力衰竭患者的住院风险和死亡风险，推荐用于心力衰竭高风险的糖尿病患者。

7. 糖尿病患者合并心律失常的治疗　心房颤动在糖尿病患者中很常见，并增加死亡率和发病率。2019 年指南对于年龄 >65 岁的糖尿病患者，建议通过脉搏触诊或可穿戴设备进行心房颤动的筛查，并通过心电图确认。建议对所有糖尿病合并心房颤动患者进行抗凝治疗。如果没有禁忌，对于年龄 >65 岁心房颤动且 CHA_2DS_2-VASc 评分 ≥2 分的糖尿病患者 [CHA_2DS_2-VASc：充血性心力衰竭（1 分），高血压（1 分），年龄 ≥75 岁（2 分），糖尿病（1 分），脑卒中或短暂性脑缺血发作（2 分），血管疾病（1 分），年龄 65~74 岁（1 分），女性（1 分）]，推荐新型口服抗凝血药。突发心脏性猝死在糖尿病患者更常见，尤其是女性。对于心力衰竭合并糖尿病的患者，应定期测量 QRS 波时限和左心室射血分数，以确定心脏再同步治疗的合理性。

表 1-4-15　2019 年指南糖尿病患者降低心力衰竭风险的治疗建议

建议	推荐级别	证据等级
推荐使用 SGLT-2 抑制剂(恩格列净、卡格列净和达格列净)降低 DM 患者的 HF 住院风险	I	A
若 eGFR 稳定且>30ml/(min·1.73m²),则应考虑使用二甲双胍用于 HF 患者的 DM 治疗	Ⅱa	C
GLP-1RA(利西拉来、利拉鲁肽、司美鲁肽、艾塞那肽和度拉鲁肽)对 HF 住院风险具有中性作用,可考虑用于 HF 患者的 DM 治疗	Ⅱb	A
DPP-4 抑制药西他列汀和利格列汀对 HF 住院风险具有中性作用,可考虑用于 HF 患者的 DM 治疗	Ⅱb	B
顽固性收缩期 HFrEF 患者可考虑使用胰岛素	Ⅱb	C
噻唑烷二酮(吡格列酮和罗格列酮)与 DM 患者发生 HF 的风险相关,不推荐用于有 HF 风险(或 HF 前期)患者的 DM 治疗	Ⅲ	A
DPP-4 抑制药沙格列汀与 HF 住院风险有关,不推荐用于有 HF 风险(或 HF 前期)患者的 DM 治疗	Ⅲ	B

注:DM,糖尿病;SGLT-2,钠-葡萄糖共转运蛋白 2;HF,心力衰竭;eGFR,估算的肾小球滤过率;GLP-1RA,胰高血糖素样肽 1 受体激动药;DPP-4,二肽基肽酶 4;HFrEF,射血分数下降的心力衰竭。

（王　敏　黄　嚣）

参考文献

［1］COSENTINO F, GRANT P J, ABOYANS V, et al. ESC Scientific Document Group. 2019 ESC Guidelines on diabetes, pre-diabetes, and cardiovascular diseases developed in collaboration with the EASD [J]. Eur Heart J, 2020, 41 (2): 255-323.

［2］XU Y, WANG L, HE J, et al. Prevalence and control of diabetes in Chinese adults [J]. JAMA, 2013, 310 (9): 948-959.

［3］WANG Q, ZHANG X, FANG L, et al. Prevalence, awareness, treatment and control of diabetes mellitus among middle-aged and elderly people in a rural Chinese population: a cross-sectional study [J]. PLoS One, 2018, 13 (6): e0198343.

［4］American Diabetes Association. Lifestyle management: standards of medical care in diabetes-2018 [J]. Diabetes Care, 2018, 41 (Suppl 1): S38-S50.

［5］American Diabetes Association. Lifestyle management: standards of medical care in diabetes-2019 [J]. Diabetes Care, 2019, 42 (Suppl 1): S46-S60.

［6］JIA W, WENG J, ZHU D, et al. Standards of medical care for type 2 diabetes in China 2019 [J]. Diabetes Metab Res Rev, 2019, 35 (6): e3158.

［7］WINDECKER S, KOLH P, ALFONSO F, et al. 2014 ESC/EACTS Guidelines on myocardial revascularization: The Task Force on Myocardial Revascularization of the European Society of Cardiology (ESC) and the European Association for Cardio-Thoracic Surgery (EACTS) Developed with the special contribution of the European Association of Percutaneous Cardiovascular Interventions (EAPCI)[J]. Eur Heart J, 2014, 35 (37): 2541-2619.

［8］JOHANSSON I, DAHLSTRÖM U, EDNER M, et al. Type 2 diabetes and heart failure: Characteristics and prognosis in preserved, mid-range and reduced ventricular function [J]. Diab Vasc Dis Res, 2018, 15 (6): 494-503.

课后习题

单项选择题

1. 目前研究证实明确具有心血管获益的降血糖药不包括（　　）。
   A. 二甲双胍　　　　　　　　　　B. 恩格列净

C. 利拉鲁肽 D. 阿卡波糖

2. 关于糖尿病合并高血压患者的血压控制目标,正确的是( )。
    A. 血压目标 SBP 为 135mmHg,如果耐受良好,则 SBP<130mmHg
    B. 血压目标 SBP 为 130mmHg,如果耐受良好,则 SBP<130mmHg,但不低于 120mmHg
    C. 对于老年人(>65 岁),SBP 的目标为 140~149mmHg,DBP<90mmHg,但不低于 80mmHg
    D. 对于老年人(>65 岁),SBP 的目标为 130~139mmHg,DBP<80mmHg,但不低于 70mmHg
3. 关于糖尿病合并冠状动脉粥样硬化性心脏病患者血脂控制目标,描述不正确的是( )。
    A. 对于中度心血管风险的糖尿病患者,建议 LDL-C 目标<2.5mmol/L(<100mg/dl)
    B. 对于高心血管风险的糖尿病患者,建议 LDL-C 目标<1.8mmol/L(<70mg/dl)
    C. 对于极高心血管风险的 T2DM 患者,建议 LDL-C 目标<1.4mmol/L(<55mg/dl)
    D. 对于极高心血管风险的 T2DM 患者,建议 LDL-C 目标<1.8mmol/L(<70mg/dl)
4. 关于糖尿病心肌病诊断的描述,最准确的是( )。
    A. 确诊糖尿病(尤其是 1 型糖尿病)
    B. 常有心力衰竭的临床表现,包括心脏扩大伴心脏收缩功能受损,心脏无扩大者则有舒张功能障碍
    C. 排除了高血压心脏病、冠心病及风湿性心脏病等其他心脏病引起的心力衰竭
    D. 必要时行心肌活检,有其他微血管病变,如视网膜、肾血管病变者可支持诊断

答案:
1. C;2. D;3. D;4. C。

第五节 肥 胖

学 习 目 标

1. 熟练使用肥胖的筛选方法及诊断。
2. 熟悉继发性肥胖的症状。
3. 了解肥胖患者正确的治疗建议并列举引起肥胖的药物。

一、肥胖的定义

肥胖是指构成身体的组成成分中,脂肪蓄积过度,超过标准体重的 20% 的病理状态。目前我国成人体重指数的切点:$18.5kg/m^2 \leqslant BMI<24kg/m^2$ 为正常体重范围,$24kg/m^2 \leqslant BMI<28kg/m^2$ 为超重,$BMI \geqslant 28kg/m^2$ 为肥胖。

二、肥胖的流行病学

1. 患病率 肥胖是一个不断扩张的世界性公共卫生问题,根据世界卫生组织的统计,自 1980 年以来,世界范围内的肥胖人数已经加倍,2008 年大约有 15 亿成人被认为肥胖。在美国,20 岁及以上的成人中有 34% 超重,34% 肥胖,6% 为极度肥胖。在澳大利亚,54% 的人被认为超重,18% 为肥胖。而目前的中国,近 14 亿总人口中大约有 1/4 超重(BMI>27.5),四次人口普查 20~59 岁肥胖的发病率:2005 年

8.6%，2005 年 10.3%，2010 年 12.3%，2014 年 12.9%，呈现逐年增长趋势。我国超重和肥胖儿童和青少年情况如何呢？两次全国随机抽查 15 个省份，儿童未发现升高趋势，2015 年数据显示男孩 10.5%，女孩9.7%。青少年则发现肥胖增加冠状动脉性心脏病（coronary heart disease，CHD）发病的风险及心血管死亡率。荟萃分析纳入了评估体重对 CHD 影响的研究，发现体重指数（body mass index，BMI）每增加 5 个单位，CHD 的发生率升高 29%。肥胖及超重人群发生 CHD 的风险因为经常同时存在其他 CHD 危险因素（如高血压、血脂异常及糖尿病）而变得复杂。

2. 死亡率　一般而言，BMI 越大，全因死亡率和心血管疾病（cardiovascular disease，CVD）的死亡率越高。其风险状况可以表示为一个 J 形曲线，随着 BMI 增加至 25kg/m² 以上，死亡率逐渐升高。对于重度肥胖患者尤其如此。已有许多大型流行病学研究评价了肥胖与死亡率的关系。迄今最大型的荟萃分析纳入了 230 项队列研究，共 3 000 余万例个体，分析发现，肥胖和超重均与全因死亡风险增加相关。随访时间最长（≥20 年）、针对健康的从不吸烟者的研究发现，BMI 为 20~22kg/m² 时的风险最低。

但也有研究显示，BMI 并不是简单与 CVD 风险相关，而是与代谢风险高低有关。但文献之间也存在不一致性。代谢风险较低的定义为男性腰围<102cm 或女性<88cm、未使用抗高血压药时血压<103/85mmHg、无糖尿病、C 反应蛋白<3mg/L，以及男性 LDL-C>1.03mmol/L 或女性 LDL-C>1.30mmol/L。

包含 54 089 个样本量的荟萃队列研究分析（随访 12.8 ± 7.2 年），当将高血糖、高血压、高脂血症与肥胖剥离计算，单独将不合并这些代谢紊乱的肥胖单列时，发现肥胖并未增加 CVD 的风险。而在 2013 年一项针对 8 项研究（对 61 386 例成人随访 10 年以上发生了大约 4 000 次不良心脏事件）的荟萃分析中，与代谢健康体重正常的成人相比，肥胖成人（包括没有显著代谢紊乱的成人）发生不良事件的风险有所升高。与体重正常代谢健康的成人相比，代谢健康（定义为没有代谢综合征中的情况）的肥胖成人中事件增加的风险升高了 24%。

来自美国的 350 万成人人群的平均 5.4 年的随访回顾，无代谢紊乱的肥胖患者也有更高的 CHD 风险（HR=1.49），更高的脑血管风险（HR=1.07），更高的心力衰竭风险（HR=1.96），而这些文献会伴随着代谢紊乱的增加进一步提高。

3. 对高血压的影响　中国西南人群调查发现，成都、重庆地区肥胖相关的高血压在 40~49 岁、50~59 岁、60~69 岁和 ≥70 岁年龄段，发病率分别为 11.8%、22.6%、30.7% 和 36.6%。

4. 对心力衰竭的影响　除了与冠状动脉性心脏病有关外，肥胖与心力衰竭也存在重要关联。伯明翰心脏研究纳入了近 6 000 例无心力衰竭病史的个体（平均年龄 55 岁），平均随访了 14 年；该研究的一项分析发现 496 例发生了心力衰竭（8.4%）。肥胖个体（BMI ≥30kg/m²）发生心力衰竭的风险大约为非肥胖受试者的 2 倍。对已确定的危险因素（如高血压、冠状动脉性心脏病、糖尿病、左心室肥厚）进行校正后，BMI 每增加 1kg/m²，男性发生心力衰竭的风险升高 5%，女性升高 7%。在大约 11% 男性患者和 14% 女性患者中，心力衰竭可能仅由肥胖引起。女性超重患者（BMI 为 25~29.9kg/m²）发生心力衰竭的风险也升高，但男性超重患者并未升高。

5. 肥胖悖论（obesity paradox）　肥胖增加许多 CVD 的危险因素，但是在许多种类的 CVD 患者，超重或者肥胖却有更好的预后。心脏呼吸适率（cardiorespiratory fitness，CRF）是这个问题的基础，更好的心脏呼吸适率能够减低 CVD 风险，而与 BMI 无关。除此之外，我们还应该更多地关注是否存在代谢紊乱及体重组成。

三、肥胖的病因

1. 遗传因素　起着允许作用，其与环境因素相互作用导致肥胖。研究表明，30%~70% 的肥胖差异可归因于遗传因素。全基因组扫描已识别出了近 50 个肥胖相关的具有多态性的基因。

2. 神经内分泌因素　过大的脂肪细胞对胰岛素敏感性降低，导致高胰岛素血症，高胰岛素血症刺激脂肪细胞；肥胖导致胰岛素抵抗，肝脏与肌肉的胰岛素受体敏感性降低，胰岛素相对缺乏，造成葡萄糖氧化减少、肌肉贮存葡萄糖能力减低;另外,肝脏生成葡萄糖增加,导致血糖升高。

3. 热量摄取过多,消耗减少 肥胖患者食欲较好,摄入热量过多,以脂肪形式在体内贮存,导致脂肪细胞的总数是正常人群的 3 倍。体脂的增加需要在较长时间内能量摄入增加以超过能量消耗。

4. 能量平衡和体重的调节紊乱 涉及中枢神经系统和交感神经系统、黑皮质素系统、营养摄入、胃肠道激素、胃肠道微生物群和脂肪组织本身。

5. 其他 社会经济地位、焦虑、抑郁与肥胖有关,俗称"压力肥"。

四、肥胖的病理生理

肥胖对能量代谢、蛋白质、糖类、脂肪代谢、维生素及矿物质代谢均有不良影响。肥胖对内分泌系统也有较大影响:不出现低血糖的高胰岛素血症、生长激素释放减少、男性患者血清睾酮水平低下雌激素水平升高(脂肪细胞通过芳香化作用将雄激素转变为雌激素)、女性则雌激素水平下降。可能存在甲状腺素抵抗,甲状旁腺功能亢进。

肥胖导致高脂血症的主要原因是高胰岛素血症,肥大脂肪细胞膜上的胰岛素受体降低了 10 倍,受体对胰岛素的敏感性也下降 5 倍,使质蛋白酶活性下降,肝脏甘油三酯酶活性及 LDL 受体活性下降,vLDL 增高及清除障碍,导致脂肪代谢紊乱。

成年人中高血压是非肥胖人的 3 倍。体内脂肪增加 10%,收缩压升高 6mmHg,舒张压升高 4mmHg。无论肥胖是否合并高血压,减重均能显著降压。体重每减轻 4.5kg,收缩压减低 10mmHg,舒张压减低 5mmHg。

高脂血症导致动脉粥样硬化,肥胖导致心输出量增加、容量负荷增加;末梢血管阻力增加;高胰岛素症或肾素与醛固酮关系异常引起的水钠潴留;神经内分泌调节紊乱;细胞膜协同转运功能缺陷,钠 - 钾泵活性异常。

肥胖人群有高脂血症、血压高、睡眠呼吸暂停、动脉粥样硬化、葡萄糖耐量下降。肥胖患者氧代谢异常,最大氧耗量增加,最大耐受时间和每千克体重的肺活量却减少,血氧利用率下降,心肺贮备能力下降。肥胖患者运动量少、心肌肥厚增加心肌耗氧量,导致更容易发生心绞痛。另外,由于内皮功能下降,形成侧支循环困难、代偿能力减低。这些均是导致冠心病并且增加冠心病死亡率的原因(表 1-5-1)。

表 1-5-1 肥胖和高血压患者心脏的结构及血流动力学变化对照

变量	肥胖	高血压	肥胖且合并高血压
心率	正常	正常	正常
血压	正常	升高	升高
心输出量	增加	正常	增加
系统性血管阻力	降低	增加	正常或增加
左心室容积	增加	正常	增加
左心室室壁应力	正常或增加	正常或增加	增加
左心室肥厚	离心	向心	杂交融合
左心室舒张功能不全	偶尔存在	多存在	偶尔存在
左心室收缩功能不全	偶尔存在	常缺少	偶尔存在
左心室衰竭	偶尔存在	偶尔存在	多见
右心室肥厚	偶尔存在	常缺少	偶尔存在
右心室扩大	偶尔存在	常缺少	偶尔存在
右心室衰竭	偶尔存在	常缺少	偶尔存在

五、肥胖的筛查和诊断

肥胖的筛查（表 1-5-2）和诊断是一项综合工程。在病史采集、体格检查、既往史、运动史、服药情况及手术史方面都有需要特别关注的部分。

表 1-5-2 肥胖筛查表

身高 _____ cm 体重 _____ kg BMI _____ kg/m²	
腰围 _____ cm 血压 收缩压 _____ mmHg,舒张压 _____ mmHg	
甘油三酯 _____ mmol/L HDL _____ mmol/L LDL _____ mmol/L	
空腹血糖 _____ mmol/L （HbA1c _____ %)	
是否有睡眠呼吸暂停 _____	
是否在使用某些（种）药物能够增加体重 _____	
是否进行常规的体育运动 _____	
是否存在导致肥胖的病因 _____	

超重和肥胖患者的评估不仅是计算 BMI：对于超重（BMI ≥ 25kg/m²）或腹型肥胖（女性腰围 ≥ 80cm，男性腰围 ≥ 85cm）的患者，应评估体重增加的原因及其相关健康风险。另外，还包括特殊的病史：体重开始增加时的年龄、与体重增加相关的事件、既往减肥尝试、膳食模式的改变、运动史、当前和过去的用药情况，以及戒烟史。药物是体重增加的常见原因，尤其是胰岛素、磺酰脲类、噻唑烷二酮类和抗精神病药、抗抑郁药、抗癫痫药。戒烟也与体重增加有关。女性妊娠、绝经、口服避孕药也与肥胖相关。

症状较常见的有食欲亢进、睡眠打鼾、困倦、乏力、气促、胸闷、心悸、怕热多汗、腹胀便秘、下肢水肿。女性提前闭经、男性性功能减退等。

体格检查：需观察脂肪分布特点（男性以颈项部、头部和躯干部为主；女性以胸部乳房、下腹部及臀部为主）、前后高（前后高>25cm 可以诊断为向心性肥胖），规范测量胸围、腰围、腹围及臀围，至少测量上臂部、背部及腹部的皮褶厚度检查（皮脂厚度计），另外寻找提示继发性肥胖的体征，包括甲状腺肿（甲状腺功能减退）、近端肌无力、紫纹、骨质疏松（库欣综合征），以及痤疮/多毛症［多囊卵巢综合征（polycystic ovary syndrome，PCOS）］等。

实验室检查：测量空腹血糖（或 HbA1c）、促甲状腺激素（thyroid stimulating hormone，TSH）、肝酶和空腹血脂、血尿酸水平。

内分泌系统功能检查：抗利尿激素水平、性激素水平、皮质醇水平检测。

瘦素水平检测。

脂肪细胞大小及数目测定。

此外，并不推荐进行常规基因检测，因为可导致肥胖的单基因疾病很罕见，且通常发生于儿童期。存在诸如库欣综合征、生长激素缺乏症和下丘脑性肥胖等疾病征象时，通过实验室检查评估下丘脑-垂体轴。

六、肥胖的诊断

1. 单纯性肥胖 也称获得性肥胖，占肥胖总人数的 95%，以过度进食、体力活动过少、行为偏差为特点，表现为全身脂肪过度增生、能够合并多种疾病的慢性疾病。

2. 继发性肥胖 约占肥胖的 5%，属于继发性肥胖，常出现于多种内分泌及代谢性疾病的发展过程中，也可以由于遗传素质、外伤及服用药物后，治疗应以处理原发病为主。

3. 下丘脑-垂体疾病继发的肥胖 先天性或遗传因素，卡尔曼（Kallman）综合征、劳-穆-比

（Laurence Moon Biedl）综合征、Astrom 综合征、科恩（Cohen）综合征、痛性肥胖病（Dercum 综合征）、弗勒赫利希（Frohlich）综合征、普拉德 - 威利（Prader-Willi）综合征等。继发的如下丘脑前部肿瘤、颅脑外伤或放疗后、感染和炎症、脑代谢疾病、退行性变及脑血管疾病、长期服用药物、环境病变或精神创伤导致下丘脑功能紊乱等。鉴别诊断需与周围靶腺疾病尤其是多发性靶腺功能减退鉴别。治疗上以原发病治疗及激素替代治疗为主。

甲状腺功能减退、皮质醇增多继发的肥胖症（幼年以腺癌居多，成年以增生或腺瘤为主）。

胰岛素增多继发肥胖。糖尿病及胰岛 β 细胞瘤。切除性腺或放疗治疗后导致肥胖。

七、肥胖的治疗

膳食疗法、运动管理、心理指导、医疗设备使用，甚至手术治疗都可以显著、有效地治疗肥胖。

1. 膳食疗法　许多类型的膳食可使体重轻微减轻，包括平衡低热量膳食、低脂低热量膳食、中等脂肪含量低热量膳食、低糖类膳食以及地中海膳食。增加膳食咨询可能有助于减轻体重，尤其是在第 1 年。采用领先技术进行的代谢研究显示，所有成人在热量摄入 <1 000kcal/d 时体重都会减轻。因此，即使担忧自己对减轻体重存在 "代谢性抵抗" 的个体，如能依从 800~1 200kcal/d 的膳食，体重也会减轻。更严格的热量控制可能会使体重减轻得更快，但对比发现，400kcal/d 和 800kcal/d 膳食配方的减重效果无差异，可能是因为前者减慢了静息代谢率。因此，我们推荐膳食摄入量 <800kcal/d。

医师和患者的持续监测对于治疗成功至关重要。医师、营养师和行为治疗师应定期回访，以评估治疗中的困难，讨论下一步措施和鼓励患者。如果在最初 6 个月体重减轻低于 5%，则应尝试其他方法。

2. 综合性生活方式干预　糖尿病预防计划（diabetes prevention program，DPP）为一种成功的生活方式综合干预项目，后被用于 Look AHEAD 研究。DPP 生活方式干预的两个主要目标是体重至少减轻 7% 和每周至少锻炼（如快走）150min。为了帮助实现这些目标，需要多种行为治疗方法，包括行为自我管理训练、采用个体化案例管理人员、小组和 / 或一对一课程、个体化依从策略，以及一个由训练、反馈和临床支持组成的网络。

3. 医疗设备　现已批准了数种设备用于治疗肥胖，适用情况有药物治疗无效或无法耐受的患者、无法或不愿接受减重手术者或用作减重手术前的过渡治疗。

（1）腹腔镜下可调胃束带术（laparoscopic adjustable gastric banding，LAGB）：通过手术，在胃上部环绕束带，减小了可容纳食物的胃腔，亦缩窄了食物进入胃肠道的入口。该系统限制了一次性进食量，并减慢了食物消化，从而减少了患者食量。

这种方法可用于肥胖不少于 5 年且非手术治疗均失败的重度肥胖患者。接受治疗的患者必须有显著改变饮食习惯和生活方式的意愿，且须符合下列三者之一：BMI>40kg/m^2、BMI>35kg/m^2 且存在体重相关并发症、超过估计理想体重至少 100 磅（45.36kg）。

（2）电刺激（迷走神经阻滞）系统：用小幅电脉冲阻滞迷走神经信号传递。迷走神经参与调节胃排空，并向大脑传递胃部空虚或充盈感的信号。迷走神经阻滞通过抑制脑和胃之间的神经信号沟通促进体重减轻。该设备减轻体重的确切机制不明。

此类系统由体内元件和体外元件构成，包括植入腹内的可充电脉冲发生器，用以向迷走神经干上放置的电极输送电信号。

使用电刺激系统的患者需满足下列 3 个条件：年满 18 岁，BMI 为 40~45kg/m^2 或 BMI 为 35~39.9kg/m^2 且存在体重相关并发症，以及过去 5 年内在督导下通过饮食和运动减重始终失败。

（3）胃内球囊系统：即在胃内放置充满盐水的球囊，以占据空间并产生饱感。该技术可与节食和锻炼联合用于 BMI 30~40kg/m^2 并伴肥胖相关共存疾病的成年患者，也可用于单凭节食和锻炼未能成功减重的成年肥胖患者。现共有 5 种胃内球囊系统，其中 3 种获得了美国 FDA 批准，这 3 种中的 2 种通过内镜放置，另一种为吞咽式，三者均需在 6 个月后通过内镜取出。

（4）胃排空（抽吸）系统：即手术置入胃造口管，每餐后经此吸出一部分胃内容物，以减少热量吸收。

该技术可用于 ≥ 22 岁、BMI 35~55kg/m² 且未能通过非手术疗法减轻并维持体重的患者,禁用于有进食障碍者。

(5)水凝胶:可以口服,每天 3 次,在胃肠内扩张以制造饱感,不会被吸收,而是经粪便排出。水凝胶适用于 BMI 25~40kg/m² 的成人体重管理,与节食和运动联合使用,使用时长不受限。一项随机试验比较了使用 2.25g/d 水凝胶的患者和使用安慰剂的患者,两组均治疗了 24 周,前者减重幅度更大(6.4% vs. 4.4%)。

4. 减重手术 适应证为 BMI ≥ 40kg/m²;BMI 35~39.9kg/m² 并伴有肥胖相关性合并症(例如糖尿病、高血压、胃食管反流病、骨关节炎等);或 BMI 30~34.9kg/m² 并伴有难以控制的 2 型糖尿病或代谢紊乱综合征(特纳综合征)。减重手术通过两种基本机制影响减重:吸收不良和容量限制。部分手术兼而有之。现在还逐渐认识到,减重手术可对能量平衡和饥饿控制的调节产生神经激素影响。

(1)容量限制:容量限制型手术通过切除术、旁路术或近端胃出口成形术而减少胃容量,从而限制热量摄入。袖状胃切除术(sleeve gastrectomy,SG)现已成为主要的容量限制性手术。2016 年,SG 在全球和美国均为最常用的减肥手术,术后 2 年时,患者的多余体重减轻(excess weight loss,EWL)预计约为 60%。

(2)吸收不良:吸收不良型手术通过缩短功能性小肠的长度而减少有效的营养素吸收,方式为绕开小肠吸收性表面或者将可促进吸收的胆胰分泌物分流。通过吸收不良型手术,可实现明显的体重减轻,这取决于功能性小肠节段的有效长度。但显著的代谢并发症,如蛋白质 - 能量营养不良和各种微量元素缺乏。

容量限制与吸收不良联合:Roux-en-Y 胃旁路术(Roux-en-Y gastric bypass,RYGB)和胆胰分流联合十二指肠转位术(BPD with duodenal switch,BPD/DS)可同时限制容量并阻碍吸收。RYGB 的预期体重减轻预计术后 2 年可减去多余体重的近 70%。

(黄 翯)

参考文献

[1] TIAN Y, JIANG C, WANG M, et al. BMI, leisure-time physical activity, and physical fitness in adults in China: results from a series of national surveys, 2000-14 [J]. Lancet Diabetes Endocrinol, 2016, 4 (6): 487-497.

[2] FLEGAL K M, KIT B K, ORPANA H, et al. Association of all-cause mortality with overweight and obesity using standard body mass index categories: a systematic review and meta-analysis [J]. JAMA, 2013, 309 (1): 71-82.

[3] Global BMI Mortality Collaboration, DI ANGELANTONIO E, SHN B, et al. Body-mass index and all-cause mortality: individual-participant-data meta-analysis of 239 prospective studies in four continents [J]. Lancet, 2016, 388 (10046): 776-786.

[4] TSAI S Y, CHEN H H, HSU H Y, et al. Obesity phenotypes and their relationships with atrial fibrillation [J]. Peer J, 2021, 9: e12342.

[5] KRAMER C K, ZINMAN B, RETNAKARAN R. Are metabolically healthy overweight and obesity benign conditions? : A systematic review and meta-analysis [J]. Ann Intern Med, 2013, 159 (11): 758-769.

[6] CALEYACHETTY R, THOMAS G N, TOULIS K A, et al. Metabolically healthy obese and incident cardiovascular disease events among 3. 5 million men and women [J]. J Am Coll Cardiol, 2017, 70 (12): 1429-1437.

[7] ZHANG Y, HOU L S, TANG W W, et al. High prevalence of obesity-related hypertension among adults aged 40 to 79 years in Southwest China [J]. Sci Rep, 2019, 9 (1): 15838.

[8] ELAGIZI A, KACHUR S, LAVIE C J, et al. An overview and update on obesity and the obesity paradox in cardiovascular diseases [J]. Prog Cardiovasc Dis, 2018, 61 (2): 142-150.

[9] KNOWLER W C, FOWLER S E, HAMMAN R F, et al. 10-year follow-up of diabetes incidence and weight loss in the diabetes prevention program outcomes study [J]. Lancet, 2009, 374 (9702): 1677-1686.

[10] DUTTON G R, LEWIS C E. The look AHEAD trial: implications for lifestyle intervention in type 2 diabetes mellitus [J]. Prog Cardiovasc Dis, 2015, 58 (1): 69-75.

单项选择题

1. 以下不是肥胖病历病史采集中特有部分的是（　　）。
   A. 体重开始增加时的年龄
   B. 与体重增加相关的事件，如特殊药物服用、戒烟史
   C. 既往减肥尝试、膳食模式的改变
   D. 运动史
   E. 睡眠时长及睡眠质量

多项选择题

2. 以下哪些是继发性肥胖的常见病因？（　　　　　）
   A. 下丘脑前部肿瘤
   B. 颅脑外伤或颅脑肿瘤放疗后
   C. 感染和炎症、脑代谢疾病
   D. 精神创伤导致下丘脑功能紊乱
   E. 周围靶腺疾病尤其是多发性靶腺功能减退

简答题

3. 列举常见的减重外科手术方法，试述他们的优缺点。

答案：
1. E；2. ABCDE；3. 略。

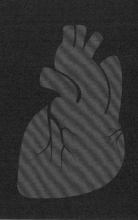

第二章
冠心病

第一节　非 ST 段抬高急性冠脉综合征

学 习 目 标

1. 掌握非 ST 段抬高急性冠脉综合征的定义及临床类型。
2. 掌握非 ST 段抬高急性冠脉综合征的诊疗流程。
3. 熟悉非 ST 段抬高急性冠脉综合征的血运重建策略。

一、定义

急性冠脉综合征（acute coronary syndrome,ACS）包括 ST 段抬高心肌梗死（ST segment elevation myocardial infarction,STEMI）、非 ST 段抬高心肌梗死（non-ST segment elevation myocardial infarction, NSTEMI）和不稳定型心绞痛（unstable angina,UA）,其中 NSTEMI 和 UA 统称为非 ST 段抬高 ACS（non-ST-elevation ACS,NSTE-ACS）。

临床上将原来的初发型心绞痛、恶化型心绞痛和各型自发性心绞痛广义的统称为 UA。UA 患者胸痛发作至少具有下述 4 项特点之一：①轻度活动或静息下长时间（>20min）心绞痛（如果不使用硝酸酯类等抗心绞痛药物）；②胸痛程度严重,难以忍受；③胸痛较前恶化（胸痛发作较前严重、时间长或频繁,或从睡眠中突然痛醒）；④约 2/3 的 UA 患者有心肌坏死证据,通常是心肌损伤生物标志物肌钙蛋白 I 或 T 和肌酸激酶同工酶增高,这部分患者诊断为 NSTEMI。

二、病理生理学

NSTE-ACS 的主要病理生理机制是冠状动脉严重狭窄和 / 或易损斑块破裂或侵蚀继发急性血栓形成,伴或不伴血管收缩、微血管栓塞,引起冠状动脉血流减少和心肌缺血或坏死。

与稳定性斑块相比,易损斑块多表现为薄纤维帽、大脂核、富含炎症因子和组织因子,更容易发生破裂。正常冠状动脉,内皮能够分泌一氧化氮和前列环素抑制血小板聚集和活化。当易损斑块破裂后,内膜下胶原暴露,诱导血小板在斑块破损处聚集和活化,活化的血小板进一步释放炎症因子和促凝物质,改变血管内膜的趋化、黏附和蛋白水解性能,引起血管收缩和血栓形成。少数 NSTE-ACS 是非动脉粥样硬化性疾病所致,如冠状动脉痉挛、栓塞或血管炎等导致的急性冠状动脉供血不足,也可以是非冠状动脉原因(如低血压、严重贫血、心动过速、严重主动脉瓣狭窄等)导致的心肌供氧 - 需氧失衡。

三、临床表现、检查和诊断

(一) 临床表现和体格检查

1. 临床表现 以加拿大心血管病学会(CCS)的心绞痛分级作为判断标准,NSTE-ACS 患者的临床特点:①长时间(>20min)的静息心绞痛;②新发心绞痛,表现为自发心绞痛或劳力性心绞痛(CCS Ⅱ级或Ⅲ级);③恶化性心绞痛,稳定型心绞痛最近 1 个月内症状加重;④心肌梗死后 1 个月内发生的心绞痛。

NSTE-ACS 患者典型临床表现为胸骨后压迫样或紧缩样疼痛,胸痛可以放射至颈部、左上肢、肩部和 / 或下颌,胸痛时间持续超过 15~20min,使用硝酸甘油可部分缓解胸痛症状。可合并有自主神经症状(如出汗、恶心和 / 或呕吐)和 / 或心力衰竭症状(如呼吸困难、晕厥、乏力、精神状态的改变)。NSTE-ACS 患者不典型临床表现:常见于女性、老年患者、年轻患者、糖尿病、痴呆和肾功能不全患者。心绞痛发作时如合并低血压或心功能不全,常提示预后不良。

2. 体格检查 NSTE-ACS 患者体格检查常无特异性表现。体格检查时可发现:面色苍白、出汗、焦虑及痛苦面容、低血压、二尖瓣关闭不全和心功能不全相关体征(如新发肺部啰音或第三心音等)。体格检查时应注意与非心源性胸痛相关疾病表现(如主动脉夹层、肺栓塞、气胸、胸膜炎、心包炎、肋软骨炎等)鉴别。

(二) 鉴别诊断

因急性胸痛就诊的急诊患者中,有 5%~10% 的 STEMI、15%~20% 的 NSTEMI、10% 的 UA、15% 的其他心血管疾病和 50% 的非心源性胸痛。NSTE-ACS 应与下列引起胸痛症状的疾病相鉴别。

1. 急性 STEMI。
2. 非粥样硬化性冠状动脉疾病 冠状动脉夹层、痉挛、栓塞。
3. 其他心血管疾病 主动脉夹层、心包炎、心肌炎、应激性心肌病、肺栓塞、肺动脉高压。
4. 胃肠道疾病 食管疾病(胃食管反流病、食管痉挛、食管炎、食管破裂)、胃部疾病(胃炎、消化道溃疡)、胆道疾病(胆囊炎、胆囊结石)、胰腺炎。
5. 骨骼肌肉疾病 创伤、肋软骨炎[蒂策(Tietze)综合征]、纤维肌痛。
6. 肺部疾病 肺炎、肺癌、气胸、胸膜炎、胸腔积液。
7. 神经源性 带状疱疹、带状疱疹后遗神经痛、神经根病。
8. 心理因素 惊恐症、疑病症。

(三) 辅助检查

1. 心电图 对于怀疑 ACS 患者,应于接诊后 10min 内行 12 导联心电图(electrocardiogram,ECG)检查(图 2-1-1),对于初始无诊断性心电图结果但仍有症状的患者,每隔 15~30min 行心电图检查。

NSTE-ACS 患者心电图可以表现为:新出现的 T 波倒置>0.2mV;≥0.05mV ST 段压低,T 波低平或伪正常化。但完全正常心电图并不能排除非 NSTE-ACS 的可能,将近 50% 的 NSTE-ACS 患者可以表现为正常心电图或心电图较前无动态改变。

2. 心脏损伤标志物 肌钙蛋白是诊断 ACS 首选的心脏损伤标志物。对于所有怀疑 NSTE-ACS 的患者,都应该在症状发生后和 3~6h 后检测肌钙蛋白(肌钙蛋白 I 或 T)。

症状发生早期肌钙蛋白阴性并不能除外心肌梗死,症状发生后 6h 肌钙蛋白 I 阴性能够排除心肌梗死诊断,但如果临床仍高度怀疑 ACS,应该在症状发生后 8~12h 再次检测肌钙蛋白。高敏肌钙蛋白检测能够提高早期尤其是前 3h 的诊断敏感性,但特异性降低(如非 ACS 原因导致心肌损伤引起的肌钙蛋白 I 增高)。如具备检测高敏肌钙蛋白条件,可采用 0h/3h 快速诊断和排除方案(图 2-1-2)或 0h/1h(图 2-1-3)快速诊断和排除方案来辅助诊断 NSTE-ACS。

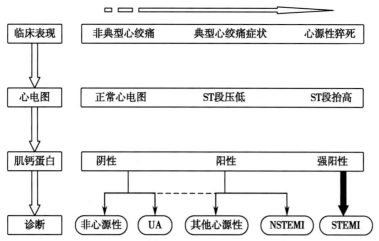

图 2-1-1　疑似急性冠脉综合征患者的初始评估流程

UA,不稳定型心绞痛;NSTEMI,非 ST 段抬高急性心肌梗死;STEMI,ST 段抬高急性心肌梗死。其他心源性包括心肌炎、应激性心肌病、心动过速等;非心源性包括肺炎或气胸等疾病可能。

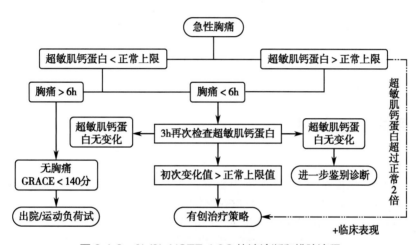

图 2-1-2　0h/3h NSTE-ACS 快速诊断和排除流程

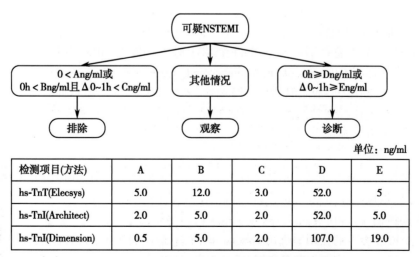

单位：ng/ml

检测项目(方法)	A	B	C	D	E
hs-TnT(Elecsys)	5.0	12.0	3.0	52.0	5
hs-TnI(Architect)	2.0	5.0	2.0	52.0	5.0
hs-TnI(Dimension)	0.5	5.0	2.0	107.0	19.0

图 2-1-3　0h/1h NSTE-ACS 快速诊断和排除流程

肌酸激酶同工酶(CK-MB,ng/dl)/肌酸激酶(CK,IU/L)≥2.5,提示心肌损伤原因导致 CK-MB 水平增高。与肌钙蛋白相比,CK-MB 在心肌梗死后迅速下降,对于判断心肌梗死时间和诊断早期再梗死,可提供辅助诊断价值。

3. 无创影像学检查

(1)胸部 X 线片:对于所有 NSTE-ACS 可能性较小的患者,都应行胸部 X 线片检查,除外肺炎、气胸、主动脉夹层或肋骨骨折等疾病可能。胸部 X 线片还有助于明确是否合并心力衰竭。

(2)经胸超声心动图:所有怀疑 NSTE-ACS 的患者,均应考虑行经胸超声心动图检查。超声心动图有助于评估左心室功能和室壁运动异常,及胸痛的鉴别诊断,如主动脉夹层、心包积液、主动脉瓣狭窄、肥厚型心肌病和肺栓塞(肺动脉高压伴急性右心室扩大)等。

对于无胸痛再发、心电图和肌钙蛋白水平正常,但疑似 NSTE-ACS 的患者,在进行有创诊疗策略前,可采用药物或运动负荷诱发缺血评估。负荷影像学检查较负荷心电图(运动平板)具有更精确的诊断价值和预后预测价值。负荷超声心动图阴性,诊断心肌缺血阴性预测价值高,常提示预后良好。

(3)心脏磁共振(cardiac magnetic resonance,CMR):可以同时评估心肌灌注和心室壁运动情况,胸痛患者如负荷 CMR 阴性,则往往预后良好。CMR 可以检测心肌瘢痕组织,可辅助与心肌炎或应激性心肌病的鉴别诊断。

(4)心肌灌注扫描(SPECT):能够显示心脏中心肌灌注减少的区域来识别血运重建区域。负荷SPECT 作用和负荷超声心动图、负荷 CMR 作用类似。

(5)冠状动脉 CT 血管成像(coronary CT angiography,CCTA):多排螺旋 CT 冠状动脉造影可以提供冠状动脉解剖结构,帮助明确有无冠心病,阴性预测价值高(通过排除冠心病排除 NSTE-ACS)。同时,可以辅助 NSTE-ACS 与主动脉夹层、肺栓塞、张力性气胸等急性胸痛疾病的鉴别诊断。

四、风险评估和危险分层

(一)缺血风险评估和危险分层

NSTE-ACS 患者进行早期危险分层,有助于指导选择合适的治疗策略。常用的危险分层模型包括TIMI、GRACE 或 PURSUIT 评分。

1. TIMI 评分　包括 7 项指标:年龄 ≥65 岁;≥3 个冠心病危险因素(肥胖、高血压、高脂血症、糖尿病、吸烟);已知患有冠心病(冠状动脉狭窄 ≥50%);使用阿司匹林超过 7d;严重心绞痛(24h 内发作 ≥2 次);心脏损伤标志物增高;ST 段抬高 ≥0.5mm。每项 1 分。TIMI 评分主要用于预测短期(14d)心脏事件(死亡、心肌梗死或紧急血运重建)风险。TIMI 评分使用简单,但识别精度不如 GRACE 评分,且无法预测 NSTE-ACS 患者远期预后。

2. GRACE 评分　源于急性冠状动脉事件全球注册资料库的 GRACE 评分较 TIMI 评分更加复杂,但是可以在线计算:https://www.outcomes-umassmed.org/grace/acs_risk2/index.html,评分组成包括年龄、Killip 分级、心率、收缩压、血清肌酐值、ST 段偏移、入院时心搏骤停和心脏损伤生物学标志物增高。GRACE 评分可用于预测住院期间及 6 个月的患者死亡率和心血管事件发生率。在 GRACE 评分基础上,GRACE 2.0 评分可直接评估患者住院期间、6 个月、1 年和 3 年的死亡率,同时提供 1 年死亡和心肌梗死的联合风险。

对于高风险的 NSTE-ACS 患者(如 TMI 评分 ≥3 分或 GRACE 评分 >140 分),尤其是合并有 ST 段压低和 / 或心脏损伤指标增高的患者,应该选择早期侵入治疗策略。

(二)出血风险评估

抗血小板药和抗凝血药的使用增加出血风险,而严重出血事件增加 NSTE-ACS 患者死亡率。目前ACS 患者评估出血风险评估模型主要是 CRUSADE 和 ACUITY 评分。

1. CRUSADE 评分　CRUSADE 评分(https://www.crusadebleedingscore.org)内容包括患者基线特征(女性、糖尿病、周围血管疾病或脑卒中)、入院时的临床参数(心率、收缩压和心力衰竭体征)和入院时实验室检查结果（血细胞比容和校正后肌酐清除率），主要用于评估 ACS 患者住院期间发生严重出血事件风险。

2. ACUITY 评分　ACUITY 评分来源于 ACUITY 和 HORIZONS-AMI 研究，包括 6 项独立的基线预测因子（女性、高龄、血清肌酐升高、白细胞计数、贫血和 NSTEMI 或 STEMI 表现）和 1 项与治疗相关参数（使用普通肝素和糖蛋白 Ⅱ b/ Ⅲ a 拮抗剂而不是单用比伐芦定）。ACUITY 评分能够评估 30d 非冠状动脉旁路移植术（coronary artery bypass graft，CABG）相关的严重出血和 1 年病死率。

（三）心电监测

恶性心律失常是导致 NSTE-ACS 早期死亡的主要原因之一。多数心律失常事件发生在症状发生 12h 内，早期使用抗栓药物和 β 受体阻滞药能够显著减少恶性心律失常的发生（<3%）。心力衰竭病史、左心室收缩功能严重减低（LVEF<30%）和冠状动脉三支病变的患者更容易发生致命的恶性心律失常。建议持续心电监测，直到明确诊断或排除 NSTEMI，UA 患者可收住普通病房，无须心电监测，NSTEMI 患者需酌情收住监护病房。对于心律失常风险低危的 NSTEMI 患者，可收住冠心病监护病房，心电监测 24h 或直至 PCI。对心律失常风险中高危（血流动力学不稳定、严重心律失常、LVEF<40%、再灌注治疗失败或合并介入治疗并发症）NSTEMI 患者，心电监测需>24h。

五、治疗

（一）一般治疗

总的原则是避免心肌氧耗增加，改善心肌供氧。

1. 休息　诊断为 NSTE-ACS 的患者，应卧床休息，避免劳累和情绪激动。

2. 吸氧　氧饱和度<90%、呼吸窘迫或其他低氧血症高危特征的 NSTE-ACS 患者，应给予辅助氧疗。

3. 吗啡和镇痛药　对于抗心绞痛治疗后仍然有持续胸痛的患者，可考虑静脉注射吗啡镇痛，减少心肌氧耗。

（二）抗心绞痛治疗

1. 硝酸酯类药物　可以用于治疗初始心绞痛或反复发作的心绞痛患者，改善肺淤血症状，同时具有降低血压的作用。

但对于右心室心肌梗死、严重主动脉瓣狭窄、梗阻性肥厚型心肌病、低血容量患者应慎用，禁止与磷酸二酯酶抑制药如米力农等联合使用。

2. β 受体阻滞药　能够缓解心绞痛症状，并改善近期心肌梗死、STEMI、非失代偿的充血性心力衰竭和稳定型心绞痛等患者的预后。因此，除非有明确的使用禁忌，如心动过缓、显著一度或二度房室传导阻滞、活动性哮喘、充血性心力衰竭或低心输出量的症状，或心源性休克风险增高（收缩压<100mmHg，心率<60 次 /min 或>110 次 /min，年龄>70 岁等），NSTE-ACS 患者均应尽早使用 β 受体阻滞药。合并高血压且无相关禁忌的患者可以使用静脉 β 受体阻滞药。

对于近期服用可卡因和甲基苯丙胺且有急性中毒征兆的患者，不推荐使用 β 受体阻滞药。

3. 钙通道阻滞药　如果使用 β 受体阻滞药和硝酸酯类药物后胸痛再发，或因非心脏原因禁忌而不能使用，则需考虑口服非二氢吡啶类钙通道阻滞药（如地尔硫䓬或维拉帕米）抗心绞痛治疗。禁忌证：左心室功能不全、心源性休克风险增加、PR 间期>0.24s 或二度 Ⅱ 型 / 三度房室传导阻滞。

避免使用快速起效的二氢吡啶类钙通道阻滞药（如硝苯地平）。

（三）抗血小板药

1. 阿司匹林　使用阿司匹林能够减少主要不良心血管事件（major adverse cardiovascular events，MACE）46%~51%。现行指南推荐 ACS 患者阿司匹林 300mg 负荷后继以 75~100mg/d 维持治疗。

尽管既往曾有指南推荐药物洗脱支架（drug-eluting stent，DES）植入后使用高剂量阿司匹林（162~325mg/d）治疗数月，但现行所有国内外指南均明确使用低剂量阿司匹林（75~100mg，81mg/d）是合理的。

2. P2Y$_{12}$受体阻滞药　除非有高出血风险,NSTE-ACS 患者应在阿司匹林基础上联用 1 种 P2Y$_{12}$ 受体阻滞药,并维持至少 12 个月。国内可供选择的 P2Y$_{12}$ 受体阻滞药包括替格瑞洛(180mg 负荷,90mg, 2 次 /d 维持)或氯吡格雷(300~600mg 负荷,75mg/d 维持)。对于合并应用口服抗凝血药的患者,推荐使用氯吡格雷。

氯吡格雷是一种前体药物,需经肝细胞色素酶 450 氧化生成活性代谢产物后,与 P2Y$_{12}$ 受体不可逆结合,抑制腺苷二磷酸(adenosine diphosphate,ADP)介导的血小板聚集。20%~25% 患者对标准剂量氯吡格雷存在不同程度的抵抗,支架内血栓和再发 ACS 风险增加,在氯吡格雷抵抗患者中,应考虑使用替格瑞洛或普拉格雷替代。针对氯吡格雷抵抗问题,目前尚未建立基于个体基因和血小板活性检测来选择合适氯吡格雷剂量的有效方案。CURRENT-OASIS 7 研究使用双倍剂量氯吡格雷策略(氯吡格雷 600mg 负荷,150mg/d × 7d,继以 75mg/d 维持),该方案能够减少心肌梗死和支架血栓风险,但不减少总体死亡或 MACE 发生率。

与氯吡格雷不同,替格瑞洛直接与 P2Y$_{12}$ 受体可逆性结合,抑制血小板作用起效更快、更强。PLATO 研究中 NSTE-ACS 亚组,替格瑞洛较氯吡格雷能够减少包括心血管和全因死亡的 MACE 发生,且不增加大出血风险。

除氯吡格雷和替格瑞洛外,P2Y$_{12}$ 受体阻滞药还有普拉格雷和坎格瑞洛。TRITON-TIMI 38 研究发现,与氯吡格雷相比,普拉格雷(60mg 负荷,10mg/d 维持)减少 ACS 患者的 MACE 发生,但增加出血风险。高龄(年龄 ≥ 75 岁)、有短暂性缺血性发作(transient ischemic attack,TIA)或脑卒中患者不推荐使用普拉格雷。出血风险增加患者比如低体重(<60kg)、出血倾向、合并使用增加出血风险药物,可考虑低剂量普拉格雷(5mg/d)。坎格瑞洛是静脉注射 P2Y$_{12}$ 受体阻滞药,直接与 P2Y$_{12}$ 受体可逆性结合,具有起效快、作用强和半衰期短(<10min)等特点。ACS 行 PCI 治疗患者中,坎格瑞洛较氯吡格雷能减少围手术期死亡、心肌梗死、支架内血栓和缺血驱动血运重建风险,但轻度增加 TIMI 出血风险。目前,坎格瑞洛主要用于 PCI 术前未用 P2Y$_{12}$ 受体阻滞药 NSTE-ACS 患者。

考虑到 P2Y$_{12}$ 受体阻滞药增加 CABG 相关出血风险,如 NSTE-ACS 患者有行急诊 CABG 可能,冠脉造影前需权衡是否应用 P2Y$_{12}$ 受体阻滞药。对于计划 CABG 患者,术前至少停用氯吡格雷或替格瑞洛 5d,停用普拉格雷 7d。

3. 双联抗血小板治疗(dual anti-platelet therapy,DAPT)　建议所有 NSTE-ACS 患者应该接受阿司匹林和一种 P2Y$_{12}$ 受体阻滞药(氯吡格雷或替格瑞洛)DAPT 至少 12 个月。如能够耐受 DAPT 治疗、无出血并发症且无高出血风险,可延长 DAPT 至 12 个月以上。NSTE-ACS 患者如植入 DES 后有出血高风险(如口服抗凝血药)、严重出血并发症高风险手术(如颅内外科手术)或伴有明显出血并发症,P2Y$_{12}$ 受体阻滞药治疗 6 个月后停用是合理的(图 2-1-4)。

4. 糖蛋白 Ⅱb/ Ⅲa 受体阻滞药(glycoprotein Ⅱb/ Ⅲa inhibitors,GPI)　不推荐早期常规使用 GPI,对于药物保守治疗患者,除非有再发缺血证据,否则不应考虑使用 GPI。对于 PCI 术前未使用双联抗血小板药的患者,应考虑使用 GPI。对于高危(肌钙蛋白增高、糖尿病等)或血栓并发症患者,PCI 术中应考虑使用 GPI。临床上可选择的 GPI 主要是阿昔单抗、依替巴肽和替罗非班。目前国内普遍使用替罗非班,和阿昔单抗相比安全性更高,规范地使用替罗非班有助于减少 MACE 发生。

5. vorapaxar　是一种新型口服抗血小板药,主要通过选择性阻断蛋白酶激活受体 -1(protease-activator receptor-1,PAR-1),减少血小板聚集和血栓形成。TRA 2P-TIMI 50 研究发现,vorapaxar 能够轻度减少心血管死亡、MI 和脑卒中风险,但增加颅内出血、严重大出血风险,亚组分析显示 MI 组 vorapaxar 获益更明显。TRA-CER 研究结果显示,ACS 患者中,除阿司匹林和氯吡格雷之外,联用 vorapaxar 并不能进一步降低心血管死亡、心肌梗死、脑卒中、再发缺血和急诊血运重建的主要终点事件,但显著增加颅内出血风险。目前 FDA 批准 vorapaxar 在心肌梗死患者中的应用,但考虑到阿司匹林和氯吡格雷外联用 vorapaxar 获益相对有限,且显著增加颅内出血风险,使用 vorapaxar 前应充分权衡缺血和出血风险比。vorapaxar 在 ACS 患者中的应用价值仍有待临床研究进一步证实。

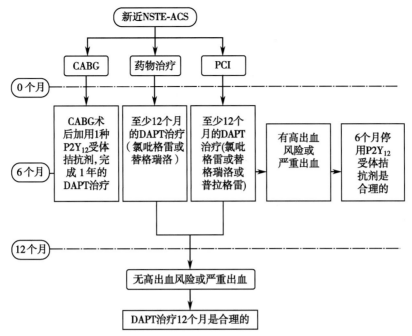

图 2-1-4　NSTE-ACS 患者双联抗血小板治疗

DAPT，双联抗血小板治疗；CABG，冠状动脉旁路移植术；PCI，经皮冠状动脉介入治疗。

(四) 抗凝血药

1. 普通肝素　抗血小板基础上，使用普通肝素（负荷后再维持）目标活化的部分凝血酶原时间（APTT）50~70s。如采取药物保守治疗策略，应该使用普通肝素抗凝 48h。如 PCI 成功且无并发症，则应考虑停用普通肝素，除非有其他抗凝指征。

如有明确肝素诱导的血小板减少症（HIT），则应使用非肝素抗凝替代（重组水蛭素、比伐芦定、磺达肝癸钠、阿加曲班）。

2. 低分子量肝素　目前依诺肝素在 NSTE-ACS 患者中的临床证据最为充分。初始药物保守治疗患者中，与普通肝素相比，依诺肝素能够减少 10% 的死亡和心肌梗死风险。对于选择药物保守治疗患者，住院期间应持续应用依诺肝素，1mg/kg 皮下注射，每 12h 一次，肌酐清除率<30ml/min 患者，减量至 1mg/（kg·d），至 8d。

对于 PCI 患者，PCI 术前使用依诺肝素针小于 2 次或距离末次依诺肝素针 8~12h，PCI 术中需要追加 0.3mg/kg 静脉注射依诺肝素剂量。

3. 比伐芦定　比伐芦定能够与凝血酶直接结合，灭活和纤维蛋白结合的凝血酶以及游离的凝血酶，抑制凝血酶介导的纤维蛋白原向纤维蛋白的转化。比伐芦定经肾脏清除，半衰期短（25min）。ISAR-REACT3 研究中，比伐芦定与普通肝素相比，NSTE-ACS 患者死亡、心肌梗死或急诊血运重建发生率类似，但比伐芦定组出血事件减少。我国 BRIGHT 研究发现，急性心肌梗死患者 PCI 术后继续使用比伐芦定维持 3~4h，较普通肝素联合 GPI 减少总不良事件和出血风险，且不增加支架内血栓风险。

4. 磺达肝癸钠　磺达肝癸钠（2.5mg/d，皮下注射）抗凝效果不劣于依诺肝素，且出血风险降低，但增加 PCI 术中导管相关血栓风险，因此，磺达肝癸钠可用于高出血风险的药物保守治疗 NSTE-ACS 患者，但不推荐 PCI 术中使用磺达肝癸钠。

5. 口服抗凝血药　NSTE-ACS 患者因心房颤动（CHADS$_2$-VASc ≥ 2 分）、静脉血栓形成、左心室血栓或机械瓣置换术后等原因，需要长期口服维生素 K 拮抗药（vitamin K antagonist，VKA）华法林或利伐沙班、达比加群等新型口服抗凝血药（novel oral anticoagulant，NOAC）抗凝治疗。WOEST 研究（含 1/3 的 NSTE-ACS 患者）结果显示，PCI 患者华法林联合氯吡格雷双联治疗较三联抗栓治疗出血事件和全因死亡率减少，且不增加血栓栓塞事件发生率。Danish 注册研究显示，接受药物治疗的 ACS 患者，三联抗栓治疗较双联抗栓治疗增加严重出血、心肌梗死或冠状动脉相关死亡的风险，且不减少缺血风险。

PIONEER AF-PCI、RE-DUAL PCI 和 AUGUSTUS 研究分别证实利伐沙班、达比加群酯和阿哌沙班等基于 NOAC 的抗栓方案较含华法林的三联抗栓治疗,能显著降低出血风险,且不增加缺血事件风险。

对于 NSTE-ACS 合并非瓣膜性心房颤动患者(CHADS$_2$-VASc ≥ 2 分)的抗栓治疗策略推荐如下(图 2-1-5):如行药物治疗或 CABG,建议使用双联抗栓治疗;如行 PCI 术,中低出血风险患者,可考虑三联抗栓治疗 4~6 周后转为双联治疗;对于高出血风险患者(如 HAS-BLED ≥ 3 分),为减少出血风险,可术后即开始双联抗栓方案,推荐 NOAC(利伐沙班 15mg/d 或达比加群酯 150mg,2 次 /d)替代华法林作为抗凝血药。所有三联抗栓治疗和含 NOAC 双联抗栓治疗中抗血小板药推荐使用氯吡格雷,避免使用替格瑞洛、普拉格雷等新型 P2Y$_{12}$ 受体阻滞药。

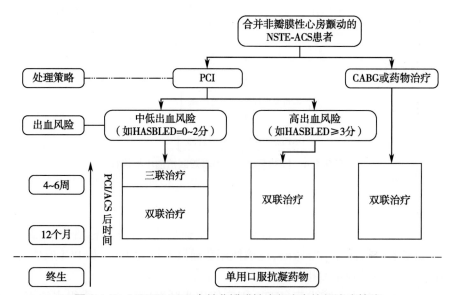

图 2-1-5　NSTE-ACS 合并非瓣膜性房颤患者抗凝治疗策略

三联治疗:一种口服抗凝血药(VKA 或 NOAC)联合双联抗血小板(阿司匹林联合氯吡格雷);双联治疗:一种口服抗凝血药联合一种抗血小板药(阿司匹林或氯吡格雷)。对于 CHADS$_2$-VASc 评分 =1(男性)或 2(女性)的 NSTE-ACS 患者,如行 PCI 治疗,可考虑 DAPT 替代三联或双联治疗。

6. 溶栓治疗　目前尚无证据显示 NSTE-ACS 患者能够从溶栓治疗中获益,临床指南不推荐 NSTE-ACS 患者行溶栓治疗。

(五) 其他药物治疗

1. 血管紧张素转换酶抑制药(angiotensin converting enzyme inhibitors,ACEI)/ 血管紧张素 Ⅱ 受体阻滞药(angiotensin Ⅱ receptor blockers,ARBs)　ACEI/ARB 对 STEMI 患者获益明确,但对于 UA/NSTEMI 患者获益数据相对较少。对于合并有收缩功能不全和充血性心力衰竭的 ACS 患者,ACEI 应用能够次选减少 20%~30% 的死亡率。

对于没有低血压、急性肾功能损伤(acute kidney injury,AKI)、过敏或双侧肾动脉狭窄的充血性心力衰竭患者,应考虑 24h 内给予 ACEI,对于无法耐受 ACEI 的患者,可考虑给予 ARBs 替代。

2. 醛固酮拮抗药　对于近期心肌梗死患者,LVEF ≤ 40% 合并充血性心力衰竭和 / 或糖尿病,在使用 β 受体阻滞药和 ACEI 的基础上,联用醛固酮拮抗药依普利酮能减少患者死亡率。

3. 他汀类药物　使用强效他汀类药物强化降脂治疗能够减少 ACS 患者 MACE 发生,推荐目标 LDL-C<70mg/dl(1.8mmol/L)。

(六) 血运重建治疗

1. 药物保守治疗

(1)冠心病患者:早期药物保守治疗策略包括最优药物治疗,抗凝、抗血小板、β 受体阻滞药和硝酸酯类药物。如果患者症状缓解,可考虑运动负荷试验。对于症状反复或持续、负荷试验高危表现或心脏收缩功能障碍患者,需考虑行冠脉造影。

(2)非动脉粥样硬化性冠脉疾病

1)冠状动脉痉挛:年轻重度吸烟者多见,症状多较重,可以是自发痉挛,也可以是乙酰胆碱、寒冷加压试验或过度换气激发,使用钙通道阻滞药(硝苯地平、地尔硫䓬或尼可地尔)或联用硝酸酯类药物能够有效预防冠状动脉痉挛。

2)自发性冠状动脉夹层: 年轻女性好发,自发性冠状动脉夹层如未导致冠状动脉完全闭塞,临床可表现为 UA,如继发血栓形成堵塞管腔或夹层血肿严重压迫管腔致血流受限,则可表现为急性心肌梗死。如 TIMI 血流 3 级以上,多建议药物保守治疗,少数血流完全堵塞,则需 PCI 或 CABG 治疗。

3)冠状动脉血栓栓塞:可能是系统性疾病导致冠状动脉血栓形成或心源性栓塞(心房颤动或心房扑动)以及其他疾病如卵圆孔未闭导致的体循环性栓塞。

4)冠状动脉微血管病变:是一种以典型的劳力性心绞痛、负荷试验表现为 ST 段压低(提示内膜下缺血)和冠状动脉造影表现为非闭塞性病变为特点的综合征。目前主要的发病机制尚未明确,治疗以硝酸酯类、β 受体阻滞药和钙通道阻滞药缓解和预防心绞痛发作为主。

2. 侵入性治疗策略 侵入性治疗策略指在最优药物治疗基础上,患者早期行冠脉造影和必要的血运重建。根据 NSTE-ACS 患者侵入性治疗策略危险分层标准(表 2-1-1),对于具有至少 1 条极高危标准患者,建议行紧急侵入性治疗策略(<2h);对于具有至少 1 条高危标准患者,建议行早期侵入性治疗策略(<24h);对于具有至少 1 条中危标准患者(或无创检查提示症状或缺血反复发作),选择行侵入性治疗策略(<72h)。首诊于非 PCI 中心的 NSTE-ACS 患者,应及时转运至 PCI 中心。低危患者无缺血表现,可考虑 12~24h 行非侵入性检查。如非侵入性检查发现有高危因素,且无冠脉造影禁忌,则考虑冠状动脉造影检查。

表 2-1-1 NSTE-ACS 患者侵入性治疗策略危险分层标准

危险分层	症状及临床表现
极高危	血流动力学不稳定或心源性休克 药物治疗无效的反复发作或持续性心绞痛 致命性心律失常或心搏骤停 心肌梗死机械并发症 急性心力衰竭 反复动态 ST-T 改变 尤其是伴有 ST 段间歇性抬高
高危	心肌梗死相关的肌钙蛋白增高或下降 动态 ST 段或 T 波改变(无论合并症状与否) GRACE 评分>140 分
中危	糖尿病;LVEF<40% 或充血性心力衰竭 早期心肌梗死后心绞痛 既往 PCI 史 既往 CABG 史 109 分<GRACE 评分<140 分
低危	无任何上述提及表现

3. PCI 在桡动脉介入治疗经验丰富的中心,首选桡动脉途径行冠状动脉造影和 PCI,支架植入建议使用新一代的 DES(依维莫司或佐他莫司等药物洗脱支架)。对于多支病变患者,可根据临床情况、合并疾病和病变严重程度(包括病变分布、特点和 SYNTAX 评分),结合当地心脏团队建设情况,选择合适的血运重建策略。

桡动脉途径较传统股动脉途径严重出血并发症、死亡、心肌梗死或脑卒中发生率显著降低。目前国内桡动脉介入比例高达 80% 以上,DES 使用率 97.3%。血栓抽吸和血流储备分数在 NSTE-ACS 中的价值不明确,不推荐常规使用。

4. CABG 左主干或三支病变(SYNTAX>32分)且左心室收缩功能减低(LVEF<50%)的患者,尤其是合并糖尿病时,CABG较PCI能够提高生存率。强化药物治疗下仍有心肌缺血,且冠状动脉病变不适合PCI时,可考虑CABG。

CABG前,可继续使用阿司匹林和普通肝素,但应停用抗血小板药氯吡格雷或替格瑞洛5d,普拉格雷7d,GPI 4h。停用抗凝血药低分子量肝素12~24h,磺达肝葵癸钠24h,比伐芦定3h,NOAC 48h。

(七)生活方式调整

建议所有患者改善生活方式,包括戒烟、健康饮食和有规律的运动。

NSTE-ACS患者可参加组织良好的心脏康复项目,提高患者治疗依从性,可获得改善生活方式包括戒烟、健康饮食、规律运动和应激管理等咨询。推荐NSTE-ACS患者参加心脏康复项目中的有氧运动(每周3次或3次以上、每次30min的规律运动),并进行运动耐量和风险评估。对于既往运动较少的患者,应在充分评估运动风险后,强烈推荐低强度锻炼开始规律运动。

(赵炎波 傅国胜)

参考文献

[1] RODRIGUEZ F, MAHAFFEY K W. Management of patients with NSTE-ACS: A comparison of the recent AHA/ACC and ESC guidelines [J]. J Am Coll Cardiol, 2016, 68 (3): 313-321.

[2] ROFFI M, PATRONO C, COLLET J P, et al. 2015 ESC Guidelines for the management of acute coronary syndromes in patients presenting without persistent ST-segment elevation: Task Force for the Management of Acute Coronary Syndromes in Patients Presenting without Persistent ST-Segment Elevation of the European Society of Cardiology (ESC)[J]. Eur Heart J, 2016, 37 (3): 267-315.

[3] LEVINE G N, BATES E R, BITTL J A, et al. 2016 ACC/AHA Guideline focused update on duration of dual antiplatelet therapy in patients with coronary artery disease: A report of the American College of Cardiology/American Heart Association Task Force on Clinical Practice Guidelines [J]. J Am Coll Cardiol, 2016, 68 (10): 1082-1115.

[4] JANUARY C T, WANN L S, CALKINS H, et al. 2019 AHA/ACC/HRS Focused Update of the 2014 AHA/ACC/HRS Guideline for the Management of Patients With Atrial Fibrillation: a report of the American College of Cardiology/American Heart Association Task Force on Clinical Practice Guidelines and the Heart Rhythm Society [J]. J Am Coll Cardiol, 2019, 74 (1): 104-132.

[5] 中华医学会心血管病学分会, 中华心血管病杂志编辑委员会. 非ST段抬高型急性冠状动脉综合征诊断和治疗指南 (2016)[J]. 中华心血管病杂志, 2017, 45 (5): 359-376.

[6] NEUMANN F J, SOUSA-UVA M, AHLSSON A, et al. 2018 ESC/EACTS Guidelines on myocardial revascularization [J]. Eur Heart J, 2019, 40 (2): 87-165.

[7] AMSTERDAM E A, WENGER N K, BRINDIS R G, et al. 2014 AHA/ACC Guideline for the Management of Patients with Non-ST-Elevation Acute Coronary Syndromes: a report of the American College of Cardiology/American Heart Association Task Force on Practice Guidelines [J]. J Am Coll Cardiol, 2014, 64 (24): e139-e228.

课后习题

单项选择题

1. 某患者,42岁,男性,主诉"反复胸骨后疼痛3d"。3d前患者开始出现阵发性胸骨后疼痛,伴有左上臂放射痛,活动后加重,休息15~20min后缓解。今休息下胸痛症状再发,伴有出汗,由救护车转来我院,途中舌下含服硝酸甘油和嚼服300mg阿司匹林后症状缓解。体格检查:体温37.2℃,血压

132/82mmHg,脉搏 72 次 /min,呼吸频率 14 次 /min。经皮氧饱和度 100%。无颈静脉充盈,心肺查体无特殊。血常规、电解质、肾功能、凝血酶原时间(PT)/ 国际标准化比值(INR)均正常,肌钙蛋白 T 轻度增高 0.50ng/ml。心电图提示窦性心律,下壁导联Ⅱ、Ⅲ、aVF 导联 ST 段压低 1.0mm。除了 β 受体阻滞药外,最应该给予的药物是(　　　)。

    A. 磺达肝癸钠　　　　　　　B. 瑞替普酶　　　　　　　C. 那屈肝素

    D. 氯吡格雷　　　　　　　　E. 替罗非班和比伐芦定

2. 某患者,68 岁,女性,因"反复呼吸困难和上腹部不适 1 周"至急诊就诊,无急性胸痛症状。既往有高血压和高脂血症病史。既往使用药物:阿司匹林片 100mg/d、氢氯噻嗪片 25mg/d、硝苯地平缓释片 60mg/d 和普伐他汀片 40mg/d。家族史:父亲 73 岁时因心肌梗死行 CABG。体格检查:体温 37.6℃,血压 123/82mmHg,脉搏 68 次 /min,呼吸频率 14 次 /min,氧饱和度 100%。颈静脉压 5cmH$_2$O。双肺听诊未闻及干、湿啰音,心脏听诊未发现有异常。血常规、电解质、肾功能和凝血功能检查无特殊。肌钙蛋白轻度增高 0.1ng/ml。心电图提示窦性心律,无明显 ST-T 改变。急诊给予阿司匹林片 300mg、氯吡格雷 300mg 负荷,并给予静脉普通肝素抗凝。最终行冠脉造影提示右冠中段局灶 90% 狭窄,左前降支和回旋支轻度狭窄。于右冠状动脉成功植入依维莫司涂层支架 1 枚。目前给予阿司匹林片 100mg/d、氯吡格雷片 75mg/d。请问,该患者抗血小板药如何调整才能够进一步减少心血管死亡风险?(　　　)

    A. 阿司匹林 300mg/d

    B. 氯吡格雷 600mg 负荷,150mg/d×7d,继以 75mg/d 维持

    C. 改为替格瑞洛 180mg 负荷,90mg 每日 2 次维持

    D. 改为普拉格雷 60mg 负荷(决定行 PCI 时),10mg/d 维持

    E. 上述都不对

答案:

1. D;2. C。

第二节　ST 段抬高心肌梗死

学 习 目 标

1. 掌握 ST 段抬高心肌梗死的诊断方法。
2. 掌握 ST 段抬高心肌梗死的急性期药物治疗方案。
3. 了解 ST 段抬高心肌梗死的再灌注治疗方法,掌握再灌注治疗的指征及方式选择。

一、定义及流行病学

急性 ST 段抬高心肌梗死(ST-segment elevation myocardial infarction,STEMI)是冠心病的一种急性表现形式,也是冠心病致死、致残的主要原因。随着经济的发展和人民生活水平的提高,动脉粥样硬化疾病发生风险渐趋增多,2001—2011 年,我国 STEMI 患者住院率增加近 4 倍(男性患者从 4.6/10 万增长至 18/10 万;女性患者从 1.9/10 万增长至 8/10 万),且农村地区急性心肌梗死病死率大幅超过城市。而发病 12h 内到达医院的 STEMI 患者有 70.8% 接受再灌注治疗,但主要为城市三级医院,县级医院的再灌注治疗率明显较低。

根据 2018 年更新的第四版"全球心肌梗死定义"标准,心肌梗死的确立需要同时满足急性心肌损伤[血清心脏肌钙蛋白(cardiac troponin,cTn)增高和/或回落,且至少 1 次高于正常值上限(URL,参考值上限值的 99 百分位值)]及至少一项急性心肌缺血的临床证据,包括:①急性心肌缺血症状;②新的缺血性心电图改变;③新发病理性 Q 波;④新的存活心肌丢失或室壁节段运动异常的影像学证据;⑤冠状动脉造影或腔内影像学检查或尸检证实冠状动脉血栓。没有缺血证据,但存在肌钙蛋白升降变化的,为急性心肌损伤;没有肌钙蛋白升降变化的,为慢性心肌损伤。通常将心肌梗死分为 5 型(表 2-2-1)。根据心肌梗死合并的急性期心电图变化,可分为 STEMI 和 NSTEMI。限于篇幅,本节所讨论的内容为 1 型心肌梗死。

表 2-2-1　心肌梗死分型

心肌梗死分型标准		
1 型		由冠状动脉粥样硬化斑块破裂或侵蚀,继发冠状动脉血栓性阻塞导致
2 型		由心肌供氧和需氧之间失平衡所致
3 型		有心肌缺血症状及新出现的心电图缺血性改变或室颤,但尚未得到 cTn 检测结果前患者已死亡,是猝死性心肌梗死
4 型	4a 型	PCI 相关心肌梗死,要求 cTn 升高>5 倍 URL(术前 cTn 正常者);或升高>20%(术前 cTn 升高但处于稳定或下降状态)且满足>5 倍 URL,并伴有新发缺血性心电图改变,新发病理性 Q 波,新的存活心肌丢失或室壁节段运动异常的影像学证据或与手术血流限制性并发症相一致的冠脉造影表现
	4b 型	冠状动脉内支架或支撑物血栓形成相关心肌梗死
	4c 型	冠状动脉内支架或支撑物再狭窄相关心肌梗死
5 型		CABG 相关的心肌梗死,要求 cTn 升高>10 倍 URL(术前 cTn 正常者);或升高>20%(术前 cTn 升高但处于稳定或下降状态)且满足>10 倍 URL

二、病理生理学

在冠状动脉粥样硬化的基础上,伴发斑块破裂(plaque rupture)或斑块糜烂(plaque erosion),并发血栓形成,导致病变血管急性闭塞,心肌供氧急性减少(图 2-2-1A)。心肌损伤会导致心脏收缩和舒张功能障碍,降低心输出量,继而导致全身和冠状动脉灌注减少。减少的冠脉灌注加剧了局部缺血,并在梗死边界区和心肌偏远区引起细胞死亡。全身灌注不足会触发反射性血管收缩,全身性炎症反应可能在限制外周血管代偿反应中起作用,并且可能进一步导致心肌功能障碍。及时的血运重建可减轻局部缺血并显著增加高生活质量的生存可能(图 2-2-1B)。

三、临床表现、检查和诊断

(一) 临床表现

1. 危险因素　STEMI 患者多有动脉粥样硬化高危因素,如高血压、糖尿病、高脂血症、吸烟、肥胖、缺乏体育运动、早发冠心病家族史等,或已有动脉硬化疾病,如脑梗死、外周动脉疾病、心绞痛病史。STEMI 发病前常有诱因,如剧烈活动、情绪激动,发病在冬春季较多,与气候寒冷、气温变化大有关。

2. 症状　STEMI 典型症状为胸骨后或心前区剧烈的压榨性疼痛,通常超过 20min,可向左上臂、下颌、颈部、背或肩部放射,常伴有恶心、呕吐、大汗和呼吸困难等。需注意部分患者症状可不典型,可表现为上腹痛、下颌痛、背痛、气急、晕厥、休克等,容易引起误诊。近年来,国内广泛推广胸痛中心的建设,多建议急诊对下颌至躯干不适的患者首诊时常规进行心电图检查,可以很好地减少漏诊。

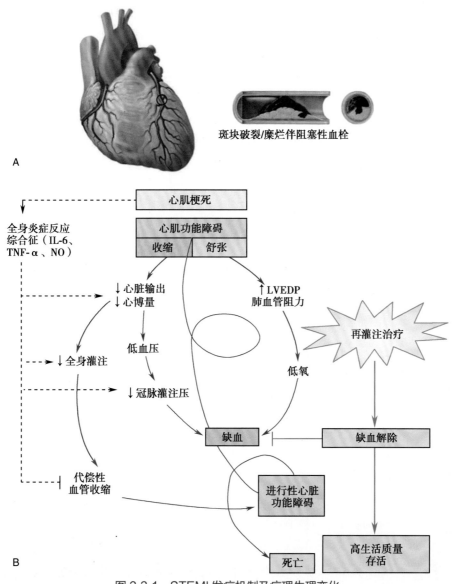

斑块破裂/糜烂伴阻塞性血栓

A

B

图 2-2-1 STEMI 发病机制及病理生理变化

除胸痛外,STEMI 患者约 1/3 可出现胃肠道症状,如恶心、呕吐等。心律失常多见(75%~95%),多发生于起病后早期,以各种室性心律失常为主。低血压、休克和心力衰竭在重症患者中亦常见。亚急性期可出现发热、乏力等全身症状。

3. 体征　STEMI 早期多缺乏特异性阳性体征。部分患者可出现心浊音界增大,听诊第一心音减弱,可闻及病理性第三或第四心音。10%~20% 患者在起病 2~3d 可闻及心包摩擦音,一般持续 1~2d 消失。若心肌梗死累及二尖瓣乳头肌,可导致急性二尖瓣关闭不全,心尖区可闻及显著收缩期杂音;造成室间隔穿孔的可在胸骨左缘闻及响亮的收缩期粗糙杂音,可伴震颤。

(二) 辅助检查

1. 心电图　心电图是诊断 STEMI 最快捷、最重要的检测工具。在标准心电图(10mm/mV,25mm/s)中,至少 2 个相邻导联的 ST 段抬高 ≥ 1mm(对 V_2~V_3 导联,<40 岁的男性需 ≥ 2.5mm, ≥ 40 岁的男性需 ≥ 2mm,女性需 ≥ 1.5mm),除外左心室肥厚或左束支传导阻滞的情况。推荐常规行 18 导联心电图检查,尤其对于下壁心肌梗死患者,需加做右胸导联(V_{3R}~V_{4R})和后壁导联(V_7~V_9)心电图。STEMI 的特征性心电图表现为 ST 段弓背向上型抬高(呈单相曲线),伴或不伴病理性 Q 波、R 波减低(正后壁心肌梗死时,ST 段变化可以不明显),常伴对应导联镜像性 ST 段压低。心电图不仅能够帮助诊断 STEMI,同时还能定位梗死部位,并大致确定相应的罪犯血管。STEMI 患者心电图表现有时可不典型,例如早

期可仅表现为超急性 T 波(异常高大且两支不对称)改变和 / 或 ST 段斜直型升高。De Winter 综合征及 Wellens 综合征患者均可呈现不典型心电图表现。因此对临床怀疑心肌梗死但首份心电图不能明确诊断的患者,需特别注意心电图的动态变化,在首份心电图后 15~30min 内复查心电图,对症状发生变化的患者随时复查心电图,与既往心电图进行比较有助于诊断。左主干病变的心电图改变、Wellens 综合征和 De Winter 综合征应视为 STEMI 的等同心电图改变(图 2-2-2)。左束支传导阻滞(left bundle branch block,LBBB)和右束支传导阻滞(right bundle branch block,RBBB)时诊断较为困难,无论是否新发,如果临床合并进行性心肌缺血症状,需采取类似 STEMI 的诊疗方式进行处理。

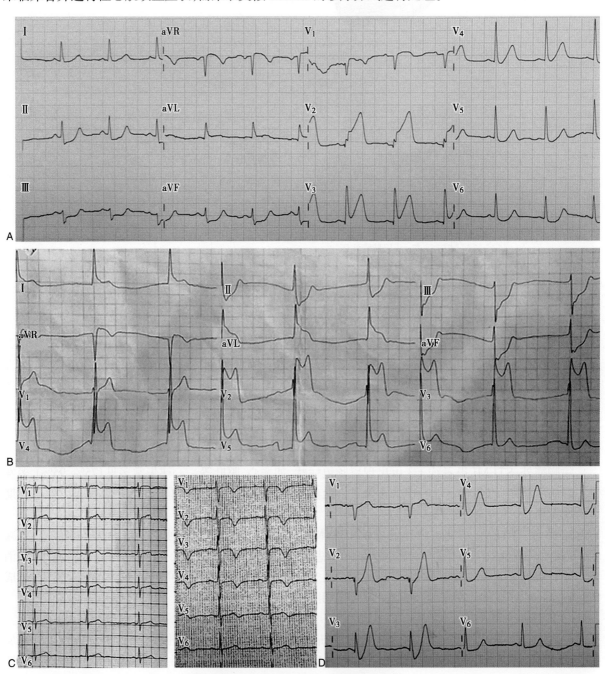

图 2-2-2 STEMI 心电图表现举例

A. 典型前间壁 STEMI 心电图表现,可见 V_2~V_3 导联 ST 段抬高伴 T 波高尖及小 q 波形成,对应下壁导联 ST 段压低; B. 一例左主干闭塞导致 STEMI 心电图,可见窦性 P 波消失,呈交界性逸搏心律,I、aVL、aVR、V_2~V_5 导联广泛 ST 段抬高,下壁导联 II、III、aVF 导联 ST 段上斜型压低;C. 一例 Wellens 综合征心电图,左图为胸痛发作当时,胸前导联心电图仅提示窦性心动过缓,未见明显缺血表现,右图为症状消失后第二天心电图,可见前壁 V_1~V_4 导联 T 波倒置,造影证实前降支近段闭塞;D. De Winter 综合征心电图,可见 V_2~V_4 导联 ST 段上斜型压低伴 T 波高尖。

2. 实验室检查

(1) 肌钙蛋白（cTn）：是诊断 ACS 首选的心脏损伤标志物。对于所有怀疑 STEMI 的患者，都应该在症状发生后和 3~6h 后检测肌钙蛋白（肌钙蛋白 I 或 T）。cTn 在发病后 3~4h 开始升高，持续时间长（cTnI，7~9d；cTnT，14d）。注意 STEMI 可根据临床症状和心电图做出早期诊断，不应等待生化检查结果再决定早期再灌注治疗方案。

(2) 肌酸激酶同工酶（CK-MB）：在发病 3~4h 开始升高，18~24h 达到高峰，3~4d 恢复正常，其峰值和峰值的提前出现是判断心肌梗死范围和评估溶栓治疗成功的重要指标。肌酸激酶（CK）在起病 6h 开始升高，24h 达峰。天门冬酸转氨酶（AST）在起病 6~12h 升高，24~48h 达峰，3~6d 恢复正常。乳酸脱氢酶（LDH）起病 8~10h 开始升高，2~3d 达峰，持续 1~2 周恢复正常。肌红蛋白在发病后最早升高（3h），但特异性较差（图 2-2-3）。

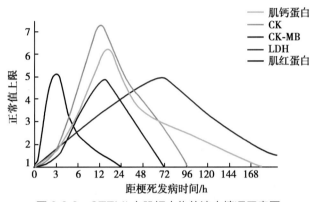

图 2-2-3　STEMI 心肌标志物的演变情况示意图

发病早期（24~48h 内）血常规可出现白细胞总数升高，以中性粒细胞为主，可持续 1~2 周，伴有红细胞沉降率加快，部分患者 C 反应蛋白（CRP）也可升高。

3. 超声心动图　超声心动图可见缺血区域心肌运动异常。该技术还能评估心脏功能，评估室间隔穿孔和乳头肌功能不全的发生，并可以帮助排除主动脉夹层。

（三）诊断及鉴别诊断

根据典型的心电图及胸痛的临床症状中，结合心肌标志物升高，STEMI 诊断一般并无困难。需注意 STEMI 的诊断不应等待心肌标志物结果，以免延误再灌注治疗。一些症状、心电图表现不典型的患者，应特别注意心电图和心肌标志物的动态演变。老年患者出现不明原因的持续胸闷、休克、心力衰竭或恶性心律失常时，都应想到 STEMI 可能，应尽早安排心电图和心肌酶谱检查。STEMI 应与可引起胸痛的其他疾病进行鉴别，尤其其他可危及生命的严重疾病，包括：

1. 主动脉夹层　常有向背部放射的严重撕裂样疼痛伴有呼吸困难或晕厥。此类患者无论心电图是否为典型的 STEMI 表现，均应警惕主动脉夹层，必须在排除主动脉夹层尤其是 A 型夹层后方可启动抗栓治疗。

2. 急性心包炎　表现为发热、胸膜刺激性疼痛，向肩部放射，前倾坐位时减轻，部分患者可闻及心包摩擦音，心电图表现 PR 段压低、ST 段呈弓背向下型抬高，无对应导联镜像性改变。

3. 肺栓塞　常表现为呼吸困难、血压降低和低氧血症。典型患者心电图可有胸前导联 T 波倒置，以及 I 导联深 S 波，III 导联 Q 波伴 T 波倒置的"$S_I q_{III} T_{III}$"现象，为右心室容量增加导致顺钟向转位的表现。

4. 气胸　可以表现为急性呼吸困难、胸痛和患侧呼吸音减弱。

5. 变异型心绞痛　可有典型的心绞痛症状和 ST 段抬高，但多为一过性，心肌酶谱一般均阴性。

（四）危险分层

危险分层是一个连续的过程。有以下临床情况应判断为高危 STEMI：①高龄，尤其是老年女性；

②有严重的基础疾病,如糖尿病、心功能不全、肾功能不全、脑血管病、既往心肌梗死或心房颤动等;③重要脏器出血病史:脑出血或消化道出血等;④大面积心肌梗死,广泛前壁心肌梗死、下壁合并右心室和/或正后壁心肌梗死、反复再发心肌梗死;⑤合并严重并发症:恶性心律失常(室性心动过速或室颤)、急性心力衰竭、心源性休克和机械并发症等;⑥院外心搏骤停。也可以采用 GRACE 评分或 TIMI 评分法(表 2-2-2)进行评分,估算早期死亡风险,两者的预测效果相当,但部分病史或理化检测结果在 STEMI 早期难以获得,限制了其应用。

表 2-2-2　TIMI STEMI 评分表

项目	分值
年龄 　≥ 75 岁 　65~74 岁	3 2
糖尿病、高血压或心绞痛	1
收缩压<100mmHg	3
心率>100 次 /min	2
Killip 分级 Ⅱ~ Ⅳ级	2
体重<67kg	1
前壁 ST 段抬高或 LBBB	1
再灌注时间>4h	1

注:得分 0~3 分,为低危;得分 4~6 分,为中危;得分 7~14 分,为高危。

四、急性期治疗

早期、快速并完全开通梗死相关动脉(infarct related artery,IRA)是改善 STEMI 患者预后的关键。应尽量缩短心肌缺血总时间,包括患者自身延误、院前系统延误和院内救治延误。

(一) 减少心肌缺血总时间

1. 通过健康教育和媒体宣传,使公众了解 STEMI 的早期症状,教育患者在发生疑似心肌梗死症状(胸痛)后尽早呼叫急救中心,及时就医,避免因自行用药或长时间多次评估症状而延误治疗,从而减少患者自身延误,缩短自发病至首次医疗接触(FMC)的时间。

2. 建立区域协同救治网络和规范化胸痛中心,使患者在 FMC 后,可以直接转运至区域胸痛中心医院或具备救治能力的医院,根据所在医院的救治能力决定早期再灌注治疗方案(直接 PCI、溶栓或转运 PCI)。FMC 后 10min 内应完成首份心电图,可通过远程传输心电图等方法在 10min 内确诊 STEMI。

3. 应在公众中普及心肌再灌注治疗知识,以减少签署治疗知情同意书时的延误。

(二) 一般治疗

1. 监护　STEMI 患者极易合并恶性心律失常,应立即监测心电、血压和血氧饱和度,观察生命体征。应具备床旁除颤设备。

2. 吸氧　高氧状态会导致或加重未合并低氧血症的 STEMI 患者的心肌损伤,故不推荐所有 STEMI 患者均进行吸氧。但对于血氧饱和度(SaO_2)低于 90% 或动脉血氧分压(PaO_2)低于 60mmHg 的患者,推荐吸氧。

3. 镇痛及缓解焦虑　疼痛及焦虑会加重交感神经兴奋,引发血管收缩,增加心肌耗氧,导致心肌缺血程度加重。对于 STEMI 患者合并剧烈胸痛者,可给予吗啡静脉注射(3mg 首剂,间隔 5min 可重复使用,最大剂量 15mg),但需注意相关低血压和呼吸抑制的不良反应。

（三）再灌注治疗

1. **再灌注策略选择** 应根据患者来院方式、当地医院的救治能力,尽快选择合适的再灌注治疗策略（图 2-2-4）。

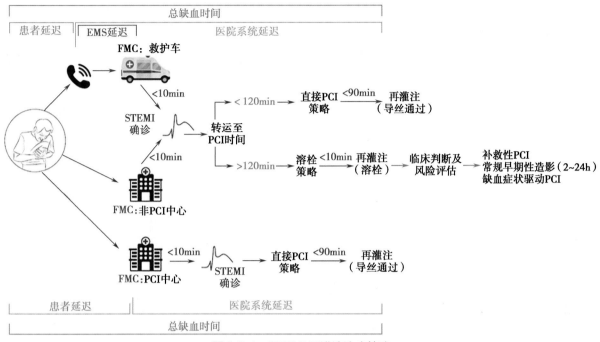

图 2-2-4 STEMI 再灌注治疗策略

（1）对于呼叫 120 急救系统,且在救护车上已能完成心电图,并通过远程传输确诊为 STEMI 的患者,若 120min 内能转运至 PCI 中心并完成直接 PCI 治疗（FMC 至导丝通过 IRA 时间<120min）,则应首选直接 PCI 治疗；若 120min 内不能转运至 PCI 中心,推荐在救护车上开始溶栓治疗,并继续转运至具有直接 PCI 能力的医院,根据溶栓结果进行后续处理。

（2）对于自行来院的患者,首诊于无直接 PCI 条件的医院,如能通过区域胸痛网络在 FMC 后 120min 内转运至区域 PCI 中心并完成再灌注治疗的,则应将患者转运至 PCI 中心实施直接 PCI,并控制患者转出时间在就诊后 30min 内［进门 - 出门（Din-Dout）时间］。若预计 FMC 至转运后完成再灌注治疗（指导丝通过 IRA 时间）>120min 的,则应在 FMC 后 30min 内开始溶栓。

（3）对于自行来院的患者,若首诊于可行直接 PCI 的医院,应在 FMC 后 90min 内完成直接 PCI 治疗。

（4）对于接受溶栓治疗的患者,应在溶栓后 60~90min 内评估溶栓有效性,溶栓失败的患者应立即行紧急补救 PCI；溶栓成功的患者应在溶栓后 2~24h 内常规行冠状动脉造影,并根据病变特点决定是否干预 IRA。根据我国国情,也可请有资质的医师到有 PCI 设备的医院行直接 PCI（时间<120min）。

2. **PCI 治疗** 对 STEMI 患者进行直接 PCI 治疗,是开通患者 IRA 最有效的方法,整体开通成功率可达 98%,对于有条件的医院（导管室可用,年 PCI 量 ≥ 100 例且主要术者年 PCI 量 ≥ 50 例）可作为首选再灌注治疗方式。

直接 PCI 的适应证：

（1）发病 12h 内的 STEMI 患者。

（2）STEMI 发病超过 12h,但①有心电图进行性缺血证据；②持续或反复胸痛伴有心电图动态变化的；③持续性或反复心肌缺血症状,伴有心力衰竭、心源性休克或致命性心律失常。

对于发病超过 48h,无心肌缺血表现、血流动力学和心电稳定的患者,目前证据不推荐对 IRA 行直接 PCI。

STEMI 直接 PCI 时推荐使用新一代药物洗脱支架,优先选择经桡动脉入路以减少穿刺并发症。对于合并多支血管病变 STEMI 患者,行急诊 IRA 血运重建同时,可根据非 IRA 病变严重程度和供血范围同期行血运重建,也可考虑出院前对非 IRA 病变行血运重建。

3. 溶栓治疗 在非直接 PCI 时代是主要的再灌注治疗手段,整体溶栓成功率在 50%~70%,当前主要适用于无法具备直接 PCI 条件下的再灌注治疗。决定是否溶栓治疗时应综合分析预期风险/效益比、发病至就诊时间、就诊时临床及血流动力学特征、合并症、出血风险、禁忌证和预期 PCI 延误时间。需注意随着梗死时间的延长,发病超过 3h 的 STEMI 患者应首先考虑行转运 PCI 治疗。

(1) STEMI 患者溶栓的适应证:①发病 12h 以内,无溶栓禁忌证的 STEMI 患者,预计 FMC 至导丝通过 IRA 时间>120min;②发病 12~24h 仍有进行性缺血性疼痛和至少 2 个相邻导联 ST 段抬高>0.1mV 的患者,若无急诊 PCI 条件,也许考虑进行溶栓治疗。

(2) STEMI 患者溶栓的禁忌证:

1) 绝对禁忌证:既往任何时间发生过颅内出血或未知原因脑卒中;近 6 个月发生过缺血性脑卒中;中枢神经系统损伤、肿瘤或动静脉畸形;近 1 个月内有严重创伤/手术/头部损伤、胃肠道出血;已知原因的出血性疾病(不包括月经来潮);明确、高度怀疑或不能排除主动脉夹层;24h 内接受非可压迫性穿刺术(如肝脏活检、腰椎穿刺)。

2) 相对禁忌证:6 个月内有短暂性脑缺血发作;口服抗凝血药治疗中;妊娠或产后 1 周;严重未控制的高血压(收缩压>180mmHg 和/或舒张压>110mmHg);晚期肝脏疾病;感染性心内膜炎;活动性消化性溃疡;长时间或有创性复苏。

(3) 溶栓药物:包括非特异性纤溶酶原激活剂和特异性纤溶酶原激活剂两大类。建议优先采用特异性纤溶酶原激活剂,对全身纤溶活性影响较小且成功率相对较高,包括重组组织型纤溶酶原激活剂阿替普酶、尿激酶原、瑞替普酶和重组人 TNK 组织型纤溶酶原激活剂(TNK-tPA)等。由于半衰期短,均需联合使用肝素(24~48h)防止 IRA 再次闭塞。非特异性纤溶酶原激活剂如尿激酶等,可直接将循环血液中的纤溶酶原转变为有活性的纤溶酶,相对特异性纤溶酶原激活剂而言再通率低、使用不方便,不推荐院前溶栓使用。常用溶栓药物的特点及用药方式见下表(表 2-2-3)。

表 2-2-3 常用溶栓药物特点及用药方式

药物	阿替普酶	瑞替普酶	RhTNK-tPA	尿激酶	尿激酶原
剂量	15mg 负荷剂量,后续 30min 内以 0.75mg/kg 静脉滴注(最多 50mg),随后 60min 内以 0.5mg/kg 静脉滴注(最多 35mg)	1 000 万 U×2 次静脉注射,每次>2min,间隔 30min	16mg 稀释后 5~10s 内注射完毕	150 万 U 稀释后 30min 内滴注完毕	总量 50mg,20mg 稀释后 3min 内静脉注射完毕,剩余 30mg 30min 内滴注完毕
负荷剂量	需	弹丸式推注	弹丸式推注	无须	需
全身纤维蛋白原消耗	轻度	中度	极小	明显	极少
90min 血管开通率/%	73~84	84	85	53	78.5
TIMI 3 级血流/%	54	60	63	28	60.8
特点	再通率高,脑出血发生率低	2 次静脉注射,使用较方便	再通率高,一次静脉注射,使用方便	不具有纤维蛋白选择性,再通率低	再通率高,脑出血发生率低

(4) 溶栓效果判断:溶栓后需密切监护,观察患者的症状、血压及心电图变化情况。临床评估溶栓成功的指标直接指标和间接指标(表 2-2-4),间接指标一般在溶栓后 60~90min 内判断,满足其中 2 条即判断溶栓成功,但其中②③组合不能判断为再通。

表 2-2-4　溶栓成功判断指标

直接指标	间接指标
冠脉造影提示 IRA 血流恢复 TIMI 2~3 级	①抬高的 ST 段回落 ≥50% ②胸痛症状缓解或消失 ③出现再灌注性心律失常,如加速性室性自主心律、室性心动过速,甚至心室颤动、房室传导阻滞、束支传导阻滞突然改善或消失,或下壁心肌梗死患者出现一过性窦性心动过缓、窦房传导阻滞,伴或不伴低血压 ④心肌坏死标志物峰值提前,如 cTn 峰值提前至发病后 12h 内,肌酸激酶同工酶峰值提前至 14h 内

(5)溶栓后 PCI:溶栓后整体原则是应尽早将患者转运到有 PCI 条件的医院,对于出现心力衰竭或休克的患者,需考虑行急诊冠脉造影和有指征的 PCI。

对于溶栓成功的患者,应在溶栓后 2~24h 内常规行冠状动脉造影并行 IRA 血运重建治疗;溶栓成功后,若缺血症状再发或有证据证实再闭塞,需行急诊冠状动脉造影和 PCI。对于溶栓失败的患者,或在任何时候出现血流动力学、心电不稳定或缺血症状加重,需立即行补救性 PCI。

对于发病时间<6h、预计 PCI 延迟 ≥60min 或 FMC 至导丝通过时间 ≥90min 的 STEMI 患者,应考虑给予半量阿替普酶后常规冠状动脉造影并对 IRA 行 PCI 治疗,相比直接 PCI 可获得更好的心肌血流灌注。

(6)并发症及处理:出血尤其是颅内出血(发生率 0.9%~1.0%)是溶栓治疗的主要风险。高龄、低体重、女性、既往脑血管疾病史、入院时血压高是颅内出血的主要危险因素。怀疑颅内出血时,应立即停止溶栓和抗栓治疗,进行急诊 CT 或磁共振检查,测定出凝血相关指标并检测血型及交叉配血,维持生命体征,启动降低颅内压等急救措施。4h 内使用过普通肝素的患者,推荐用鱼精蛋白中和(1mg 鱼精蛋白中和 100U 普通肝素);出血时间异常可酌情输注血小板。

4. 冠状动脉旁路移植术(CABG)　CABG 在 STEMI 患者中并非常规再灌注治疗方案,仅当溶栓或 PCI 治疗后仍有持续或反复的胸痛,或冠脉造影显示高危病变如左主干病变,或存在心肌梗死机械性并发症的需考虑。

(四)抗血小板治疗

STEMI 的发病机制通常是在原有冠状动脉狭窄的基础上发生斑块破裂或侵蚀,继而诱发血栓形成阻塞血管,因此,抗血小板聚集和抗凝治疗十分必要。阿司匹林联合 1 种 P2Y$_{12}$ 受体阻滞药的双联抗血小板治疗(dual antiplatelet therapy,DAPT)是抗栓治疗的基础。

1. 阿司匹林　通过抑制血小板环氧化酶使血栓素 A$_2$ 合成减少,达到抗血小板聚集的作用。无禁忌证的 STEMI 患者确诊后均应立即嚼服肠溶阿司匹林 150~300mg 负荷剂量,继以 75~100mg/d 长期维持。

2. P2Y$_{12}$ 受体阻滞药　可干扰二磷酸腺苷介导的血小板活化。氯吡格雷为前体药物,需肝脏细胞色素 P450 酶代谢形成活性代谢物,与 P2Y$_{12}$ 受体不可逆结合。替格瑞洛是一种直接作用、可逆结合的 P2Y$_{12}$ 受体阻滞药,抑制血小板效用更强、起效更快,且疗效不受基因多态性的影响。对于拟行直接 PCI 的患者,STEMI 诊断确立后应立即使用替格瑞洛(180mg 负荷剂量,后续 90mg,2 次/d)。在替格瑞洛无法获得或有禁忌证时可选用氯吡格雷[600mg 负荷剂量(年龄>75 岁负荷量 300mg),后续 75mg,1 次/d]。对于拟行溶栓治疗的患者,若年龄 ≤75 岁,STEMI 诊断确立后应立即给予 300mg 负荷剂量氯吡格雷,后续 75mg,1 次/d 治疗;如患者年龄>75 岁,则无须负荷剂量,直接 75mg,1 次/d。

3. 血小板糖蛋白(GP)Ⅱb/Ⅲa 受体阻滞药　替罗非班、依替巴肽等作为静脉及冠状动脉用药,其药效相对稳定,作用于血小板聚集的终末环节,是强效抗血小板药之一。在有效的 DAPT 及抗凝治疗情况下,不推荐 STEMI 患者造影前常规应用 GP Ⅱb/Ⅲa 受体拮抗药。高危患者或冠状动脉造影提示血栓负荷重、未给予适当负荷量 P2Y$_{12}$ 受体阻滞药的患者可静脉使用替罗非班或依替巴肽。直接 PCI 时,冠状动脉内注射替罗非班有助于减少慢血流或无复流,改善心肌微循环灌注。

（五）抗凝治疗

抗血小板聚集治疗基础上的抗凝治疗是 STEMI 治疗的重要一环，可防止血栓病变的加重。不同的初始治疗策略的抗凝方案也有所不同。

1. 对于接受 PCI 治疗的 STEMI 患者　术中均应给予肠外抗凝血药，可选择性使用普通肝素、依诺肝素或比伐芦定。

优先推荐普通肝素。静脉注射 70~100U/kg，维持活化凝血时间（ACT）250~300s。如联合使用 GP Ⅱ b/ Ⅲ a 受体拮抗药时，静脉注射普通肝素 50~70U/kg，维持 ACT 200~250s。使用肝素期间应监测血小板计数，对于肝素诱导的血小板减少症患者，推荐比伐芦定作为直接 PCI 期间的抗凝血药。

也可选择依诺肝素作为围手术期抗凝血药。确诊 STEMI 后拟行溶栓或 PCI 治疗的患者初始静脉注射 30mg（3 000U），15min 内皮下给药 1mg/kg（100U/kg），此后每 12h 给予 1mg/kg（最初两次皮下注射剂量最大为 100mg）。对已使用适当剂量依诺肝素而需 PCI 的患者，若最后一次皮下注射在 8h 内，PCI 前可不追加剂量；若最后一次皮下注射在 8~12h，应考虑使用依诺肝素 0.3mg/kg 静脉注射。高龄患者（≥75 岁）不应注射静脉负荷剂量，且皮下注射剂量减为 0.75mg/kg（最初两次皮下剂量最大为 75mg）。严重肾功能不全（肌酐清除率<30ml/min）者需进一步降低给药频率至 1 次 /d，用量为 1mg/kg。

比伐芦定是直接凝血酶抑制药，对于女性和经桡动脉介入途径患者，比伐卢定较肝素减少 30d 净不良事件，对于出血风险高的患者，比伐卢定单独应用较肝素联合 GP Ⅱ b/ Ⅲ a 受体拮抗药更优。使用方法为首剂 0.75mg/kg，继而 1.75mg/（kg·h）静脉维持，监测 ACT 300~350s，若术中 ACT 高于 350s 时，应停止或减量，并于 5~10min 后再次测定 ACT，待 ACT 恢复至安全范围时继续使用；如 ACT<225s，追加 0.3mg/kg 静脉注射。STEMI 患者行直接 PCI 治疗时需考虑静脉维持比伐卢定至 PCI 后 3~4h，以避免急性支架内血栓事件发生。

对于正在接受口服抗凝血药治疗患者合并 STEMI 时，治疗上建议行直接 PCI。术中推荐肠外抗凝治疗，并避免使用 GP Ⅱ b/ Ⅲ a 受体拮抗药。STEMI 缺血高危患者，术后抗栓方案取决于血栓栓塞风险（采用 CHA₂DS₂-VASc 评分）和出血风险（采用 HAS-BLED 或 ABC 评分）。如缺血风险明显大于出血风险，围手术期推荐三联抗栓治疗（口服抗凝血药 + 阿司匹林 + P2Y₁₂ 受体阻滞药）。

2. 对于接受溶栓治疗的患者　静脉溶栓治疗的 STEMI 患者应至少接受 48h 抗凝治疗，或接受血运重建治疗，或住院期间使用，最长不超过 8d。可根据病情选用普通肝素、依诺肝素或磺达肝癸钠。院前溶栓治疗患者优选普通肝素或依诺肝素治疗作为辅助抗凝血药。

肝素使用根据体重调整剂量，初始静脉弹丸式注射（60U/kg，最大剂量 4 000U），随后 12U/kg 静脉滴注（最大剂量 1 000U/h），持续 24~48h。维持活化的部分凝血酶原时间（APTT）为正常水平的 1.5~2.0 倍（50~70s）。

依诺肝素的使用方式与接受直接 PCI 的方式相似。年龄<75 岁的患者，弹丸式静脉注射 30mg，15min 后皮下注射 1mg/kg，继以皮下注射 1 次 /12h（前 2 次每次最大剂量不超过 100mg），用药至血运重建治疗或出院前（不超过 8d）；年龄≥75 岁的患者，不进行弹丸式静脉注射，首次皮下注射剂量为 0.75mg/kg（前 2 次每次最大剂量 75mg），其后仅需每 12h 皮下注射。如 eGFR<30ml（min·1.73m²），则不论年龄，每 24h 皮下注射 1mg/kg。

使用链激酶的患者，推荐静脉弹丸式注射磺达肝癸钠 2.5mg，之后 2.5mg/d，皮下注射，使用时间不超过 8d。如 eGFR<30ml/（min·1.73m²），则不用磺达肝癸钠。

溶栓患者行 PCI 时可继续静脉应用普通肝素，根据 ACT 结果及是否使用 GP Ⅱ b/ Ⅲ a 受体拮抗药调整剂量。

五、稳定期治疗

（一）住院及监护

所有 STEMI 患者一经确诊，无论接受何种再灌注治疗策略或未接受再灌注治疗，均需在冠心病监护病房（coronary care unit，CCU）住院，并做好心电监护，备好除颤仪。STEMI 患者发病后至少 24h 内都需要进行心电监测，重点关注心律失常和 ST 段改变。有中至高度心律失常风险的患者，如血流动力学不稳定、左心室射血分数（left ventricular ejective fraction，LVEF）<40%、再灌注心律失常、多支血管重度狭窄或 PCI 术中出现并发症，应适当延长心电监测时间。所有 STEMI 患者均应早期行超声心动图检查以评估左心室功能。

（二）药物治疗

1. 抗栓治疗　所有 STEMI 患者均需进行抗栓治疗，根据再灌注治疗方案决定具体的抗血小板药方案。DAPT 的持续时间需根据患者的缺血及出血风险，结合合并的临床情况（如合并需口服抗凝血药）综合考虑。可采用 PRECISE-DAPT 评分（http://www.precisedaptscore.com/predapt/webcalculator.html）评估出血风险，DAPT 评分（http://tools.acc.org/daptriskapp/#！/content/calculator/）评估缺血风险。PRECISE-DAPT 评分<25 分且 DAPT 评分≥2 分，患者缺血风险相对高，DAPT 至少持续 12 个月，也可考虑延长至 24~30 个月；PRECISE-DAPT 评分≥25 分，患者出血风险较大，DAPT 可减少至持续 6 个月。服用氯吡格雷期间发生急性心肌梗死的患者应替换为替格瑞洛（负荷剂量 180mg，此后 90mg，2 次 /d）。

2. β 受体阻滞药　β 受体阻滞药有利于缩小心肌梗死面积，减少复发性心肌缺血、再梗死、心室颤动及其他恶性心律失常，对降低急性期病死率有肯定的疗效。无禁忌证的 STEMI 患者应在发病后 24h 内开始口服 β 受体阻滞药，从低剂量开始，逐渐加量。心力衰竭或低心输出量、心源性休克高危患者（年龄>70 岁，收缩压<120mmHg，窦性心律、心率>110 次 /min）、PR 间期>0.24s、二度或三度房室传导阻滞、活动性哮喘或反应性气道疾病者，需暂缓或减量使用 β 受体阻滞药。STEMI 发病早期有 β 受体阻滞药使用禁忌证的患者，可在 24h 后重新评价并尽早使用。合并顽固性多形性室性心动过速，同时伴交感电风暴者，应考虑选择静脉使用 β 受体阻滞药治疗。

3. 血管紧张素转换酶抑制药（angiotensin converting enzyme inhibitor，ACEI）/ 血管紧张素 Ⅱ 受体阻滞药（angiotensin Ⅱ receptor blocker，ARB）　ACEI/ARB 通过影响心肌重塑、减轻心室过度扩张而减少心力衰竭的发生，降低死亡率。在 STEMI 最初 24h 内，对有心力衰竭证据、左心室收缩功能不全、糖尿病、前壁心肌梗死，但无低血压（收缩压<90mmHg）或明确禁忌证者，应尽早口服 ACEI。发病 24h 后，如无禁忌证，所有 STEMI 患者均应给予 ACEI 长期治疗。如患者不能耐受 ACEI，可考虑给予 ARB。收缩压<90mmHg、严重肾功能不全[血肌酐>265μmol/L（2.99mg/dl）]、双侧肾动脉狭窄、移植肾或孤立肾伴肾功能不全、对 ACEI/ARB 过敏、血管神经性水肿、妊娠期 / 哺乳期女性禁用 ACEI/ARB。

4. 降脂治疗　降脂治疗是延缓动脉粥样硬化进展的重要方式。降脂治疗的目标是使血低密度脂蛋白胆固醇（LDL-C）水平降低至 1.8mmol/L 以下，若治疗 3 个月后仍无法达到此目标值，可更改目标至较基线水平下降>50%。对于基线 LDL-C 已在 1.8mmol/L 以下的，可将降脂目标设定为较基线水平下降 30%。

（1）他汀类药物可通过降低 LDL-C 水平，起到延缓动脉粥样硬化进展、稳定冠状动脉粥样硬化斑块、保护内皮细胞功能的作用。STEMI 患者若无禁忌，需尽早启用高强度他汀类药物治疗，且无须考虑基础胆固醇水平。绝大多数患者他汀耐受性良好，极少数患者可出现肝功能异常、他汀相关肌病，通过定期监测肝功能和肌酶变化可早期排查此类并发症。

（2）胆固醇吸收抑制药：依折麦布能有效地抑制肠道内胆固醇的吸收。ACS 患者在他汀基础上加用依折麦布能够进一步降低心血管事件，且安全性和耐受性良好，不良反应轻微且多为一过性。

（3）前蛋白转化酶枯草溶菌素 9/kexin9 型（PCSK9）抑制药：PCSK9 是肝脏合成的分泌型丝氨酸蛋白酶，可与 LDL 受体结合并使其降解，从而减少 LDL 受体对血清 LDL-C 的清除。通过抑制 PCSK9，可阻止 LDL 受体降解，促进 LDL-C 的清除。PCSK9 抑制药以 PCSK9 单克隆抗体发展最为迅速，其中 alirocumab、evolocumab 和 bococizumab 研究较多。研究结果显示 PCSK9 抑制药无论单独应用或与他汀类药物联合应用，均明显降低血清 LDL-C 水平，同时可改善其他血脂指标，包括 HDL-C、Lp（a）等。对于已使用他汀类药物治疗但 LDL-C 仍无法达标的冠心病患者，联合使用 PCSK9 抑制药可进一步减少心血管不良事件。

5. 醛固酮受体阻滞药　STEMI 后已接受 ACEI 和 / 或 β 受体阻滞药治疗,但仍存在左心室收缩功能不全(LVEF ≤ 40%)、心力衰竭或糖尿病,且无明显肾功能不全[血肌酐男性 ≤ 221μmol/L(2.5mg/dl)、女性 ≤ 177μmol/L(2.0mg/dl)]、血钾 ≤ 5.0mmol/L)的患者,应给予醛固酮受体阻滞药治疗。

6. 其他　尚无临床证据显示硝酸酯类药物能够改善 STEMI 患者的长期预后。目前仅对于合并显著心绞痛、高血压或心力衰竭,且无低血压、右心室心肌梗死的患者可以使用硝酸酯类药物改善症状。目前尚无证据提示在 STEMI 急性期使用二氢吡啶类钙通道阻滞药能改善预后。STEMI 后合并难以控制的心绞痛,或者合并快室率心房颤动或扑动,如果 β 受体阻滞药无效或禁忌使用,则可应用非二氢吡啶类钙通道阻滞药。

(三) 心脏康复与教育

基于运动的心脏康复可降低 STEMI 患者的全因死亡率和再梗死,有助于更好地控制危险因素、提高运动耐量和生活质量。如患者病情允许,应在 STEMI 住院期间尽早开始康复治疗。建议患者住院期间进行运动负荷试验,客观评估运动能力,以指导日常生活或制定运动康复计划。STEMI 后早期行心肺运动试验具有良好的安全性与临床价值。建议病情稳定的患者出院后每日进行 30~60min 中等强度有氧运动(如快步行走等),每周至少 5d,并逐渐增加抗阻训练。运动锻炼应循序渐进,避免诱发心绞痛和心力衰竭。

应教育 STEMI 患者改变不良生活习惯,如戒烟、减重、增加体育运动等,同时做好冠心病二级预防,合理、规范地使用冠心病治疗药物,并定期监测。

本病早期急性期病死率较高,近年来随着诊疗技术的改进,特别是早期再灌注治疗的广泛开展,对于接受规范化治疗的患者,急性期死亡率已显著下降(图 2-2-5)。规范化的早期再灌注治疗是提高本病治疗效果的关键。

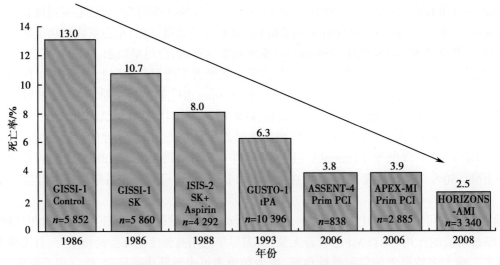

图 2-2-5　STEMI 治疗方案与死亡率变化趋势

1986—2008 年主要随机对照研究中 STEMI 的急性期死亡率,可以看到随着溶栓药物的进步、直接 PCI 的推广,死亡率逐步下降。Prim PCI,直接 PCI;SK,链激酶;tPA,组织纤溶酶原激活剂。

(金重赢　赵炎波　傅国胜)

参考文献

[1] 中华医学会心血管病学分会, 中华心血管病杂志编辑委员会. 急性 ST 段抬高型心肌梗死诊断和治疗指南 [J]. 中华心血管病杂志, 2015, 43 (5): 380-393.

［2］急性 ST 段抬高型心肌梗死诊断和治疗指南 (2019)[J]. 中华心血管病杂志, 2019, 47 (10): 766-783.

［3］中国成人血脂异常防治指南修订联合委员会. 中国成人血脂异常防治指南 (2016 年修订版)[J]. 中国循环杂志, 2016, 31 (10): 937-950.

［4］IBANEZ B, JAMES S, AGEWALL S, et al. 2017 ESC Guidelines for the management of acute myocardial infarction in patients presenting with ST-segment elevation: The Task Force for the management of acute myocardial infarction in patients presenting with ST-segment elevation of the European Society of Cardiology (ESC)[J]. Eur Heart J, 2018, 39 (2): 119-177.

［5］THYGESEN K, ALPERT J S, JAFFE A S, et al. Fourth Universal Definition of Myocardial Infarction (2018)[J]. J Am Coll Cardiol, 2018, 72 (18): 2231-2264.

［6］ZIPES D, LIBBY P, BONOW R, et al. Braunwald's Heart Disease: A Textbook of Cardiovascular Medicine [M]. 11th ed. Philadelphia: Elsevier, 2019: 2689-2895.

课 后 习 题

单项选择题

某患者,67 岁,男性。主诉"反复胸骨后疼痛 1 周,再发持续 4h"。1 周前,患者开始出现阵发胸骨后疼痛,向左肩部放射,伴大汗,活动后加重,休息 10min 后缓解。今晨活动后症状再发,持续 3h 余不缓解,家人呼叫救护车来我院,既往有高血压和糖尿病史,否认脑卒中病史及近期出血性疾病史。体格检查:体温 37.2℃,血压 92/62mmHg,脉搏 105 次 /min,呼吸频率 18 次 /min。床边心电图提示 $V_1 \sim V_4$ 导联 ST 段抬高。

1. 该患者目前首选的治疗方案是( )。
   A. 溶栓治疗
   B. 急诊 PCI 治疗
   C. 急诊 CABG
   D. 保守治疗

2. 若首诊医院无急诊 PCI 条件,最近的 PCI 中心距离首诊医院约 1h 车程,应选择的治疗方案是( )。
   A. 溶栓治疗,溶栓后立即转运 PCI 中心
   B. 直接转运行急诊 PCI 治疗
   C. 转运行急诊 CABG
   D. 保守治疗

3. 该患者需最优先给予的治疗药物是( )。
   A. 硝酸酯类
   B. 阿司匹林 + $P2Y_{12}$ 受体阻滞药
   C. 肝素
   D. β 受体阻滞药

答案:

1. B;2. A;3. B。

第三节 慢性冠脉综合征

学 习 目 标

1. 了解慢性冠脉综合征的概念及病理生理机制。
2. 掌握慢性冠脉综合征的临床类型及诊治流程。

一、定义

冠心病是以动脉粥样硬化斑块积聚为主要病理学特点的动态变化的过程,其中急性冠脉综合征(acute coronary syndrome,ACS)是冠心病进展进入不稳定期的阶段,而当采取改善生活方式、合理使用药物与血运重建等措施,使冠心病处于相对"稳定"的阶段时,可归入慢性冠脉综合征(chronic coronary syndrome,CCS)的范畴。相较于以往稳定性冠心病等概念,CCS 的提出有助于我们更为科学地认识这一阶段患者的心血管风险。非急性期冠心病的"稳定"只是相对的,存在潜在的进展风险,需要我们提高认识,动态评估,综合管理,从而改善患者的预后。

二、病理生理学

CCS 最常见的病理生理机制是在冠状动脉斑块积聚形成固定的、严重的狭窄基础上,由于心肌负荷增加,引起心肌急剧、短暂的缺血缺氧,通常为短时间的胸部不适,即为心绞痛的发生。长期心肌缺血会导致心肌局限性或弥漫性纤维化,从而产生心脏收缩和 / 或舒张功能下降,引起心脏扩大或僵硬,出现慢性心力衰竭、心律失常等一系列临床症状,即为缺血性心肌病。若 ACS 之后,或血运重建之后,通过改善生活方式、优化药物治疗等,冠状动脉粥样硬化无明显进展甚至消退,也可使 CCS 处于相对"稳定"的阶段,可表现为长期的、无典型缺血症状的状态。此外,冠状动脉痉挛、微循环功能障碍等也可导致心绞痛发生。

三、临床分类与诊断、治疗策略

临床常见的疑似或确诊的 CCS 包括以下 6 类:①有"稳定的"心绞痛症状和 / 或呼吸困难,疑似为冠心病的患者;②新出现的心力衰竭或左心室功能障碍,疑似为冠心病的患者;③ ACS 发病后 1 年内无症状或症状稳定或近期行血运重建的患者;④无论有无症状,最初诊断或血运重建后 1 年以上的患者;⑤有心绞痛症状,疑似血管痉挛或微血管疾病的患者;⑥筛查时发现冠心病的无症状患者。

(一) 有"稳定的"心绞痛症状和 / 或呼吸困难,疑似为冠心病的患者

1. 临床表现 心绞痛的症状特点。

(1)部位:胸骨体上段或中段之后,可波及心前区,约手掌大小范围,甚至横贯前胸,界限不清,可放射至下颌、颈部、左肩及左臂内侧达无名指和小指。

(2)性质:常为压迫、发闷、紧缩或胸口沉重感,有时为颈部紧缩或胸骨后烧灼感。可伴有呼吸困难、乏力、头晕、恶心等,偶伴濒死感。

(3)诱因:常由活动或情绪激动诱发,饱食、寒冷等也可诱发。

(4)持续时间:通常持续数分钟至 10 余分钟,多数情况下为 3~5min,持续仅数秒的胸痛归于心绞痛的可能性较小,一般在停止活动后或者舌下含服硝酸甘油后缓解。

典型心绞痛满足 3 项条件:①胸骨后不适,具有典型特征和持续时间;②由于活动或情绪紧张而激发;③经休息或服用硝酸甘油可缓解。若满足以上 2 项特征,则考虑为不典型心绞痛。若只满足 1 项特征或都不符合,考虑为非心源性胸痛。

依据心绞痛严重程度及其对体力活动的影响,加拿大心血管学会将稳定型心绞痛分为四级(表 2-3-1),这是确定患者功能损害和量化治疗反应的有效工具。

需要区分稳定型心绞痛与不稳定型心绞痛。不稳定型心绞痛包括:①静息型心绞痛:在休息时以及长时间(>20min)的特有性质和部位的疼痛;②新发性心绞痛:近期(2 个月)的中重度心绞痛发作(加拿大心血管学会分级 Ⅱ级或 Ⅲ级);③渐进性心绞痛:既往心绞痛,其严重程度和强度在较短的时间内逐渐加重。不稳定型心绞痛一般按照 ACS 处理,但若心绞痛为第一次发作,且在剧烈活动时发生,并在休息时缓解,则归为 CCS 处理。

表 2-3-1　加拿大心血管学会心绞痛分级

I 级	重度活动诱发的心绞痛	一般体力活动（如步行或登楼）不受限。剧烈、快速或长时间的活动后发生心绞痛
II 级	中度活动诱发的心绞痛	一般体力活动轻度受限。心绞痛发生在快速行走或上楼、上坡、餐后、寒冷、迎风逆行、情绪紧张时或醒来的最初几小时内。心绞痛发生在平地行走 2 个以上街区，以正常的速度和状态上超过 1 层普通楼梯
III 级	轻度活动诱发的心绞痛	一般体力活动明显受限。心绞痛发生在平地行走 1~2 个街区，在正常的情况下，以正常的速度上 1 层普通楼梯
IV 级	静息时心绞痛	不能从事任何体力活动，静息状态下也可发生心绞痛

心绞痛患者的体征通常不具特异性。胸痛发作时，患者可有面色苍白、出汗、痛苦焦虑面容，常见心率增快、血压上升，可能会出现第三或第四心音，以及暂时性心尖部收缩期杂音，系乳头肌缺血以致功能失调导致二尖瓣关闭不全，第二心音可有逆分裂或出现交替脉，可出现肺部湿啰音和颈静脉压升高。

2. 合并症及引起症状的其他原因　开展检查前，先评估患者的总体健康状况、合并症及生活质量。若血运重建并非可接受的合适选择，可考虑将后续检查控制在临床需要的最低限度，并采取适当的治疗措施。如果需要验证诊断结果，可选择非侵入性功能性影像学检查。如果疼痛非心绞痛性质，可能需要进行其他诊断性检查，以确定胃肠道、肺或肌肉骨骼等引起的胸痛。

3. 辅助检查

（1）实验室检查：用于明确可能的缺血原因，确定心血管危险因素，评估预后。经典的心肌损伤标志物（如肌钙蛋白或 CKMB）常为阴性，超敏肌钙蛋白可能会轻微升高，但未达 ACS 诊断标准。怀疑冠心病的患者均应测定血常规。检测甲状腺功能，甲状腺激素水平可提供与心肌缺血相关的可能原因。还应测血糖和血脂，以确定患者的心血管危险程度。此外，还应初步评估肾功能，肾功能不全可能由于相关的血管合并症导致，并对患者的预后产生潜在影响。其他检测指标包括凝血功能、同型半胱氨酸、尿酸、利钠肽（BNP 或 NT-proBNP）、炎症指标（hs-CRP）等，用于完善患者的风险评估。

（2）静息心电图及动态监测：静息 12 导联心电图是进行初始评估的必要检查。心电图通常正常或呈非特异性改变，但也不能排除心肌缺血的诊断。静息心电图可能表现为陈旧性心肌梗死或 ST-T 改变（ST 段压低和 / 或 T 波倒置）等冠心病征象。其他心电图表现主要包括左心室肥厚、束支传导阻滞、房室传导阻滞、心房颤动和室性心律失常等，均可预测患者预后较差。心肌缺血发作时，心电图可出现明显的特征性改变，出现暂时性 ST 段移位，常见 ST 段压低 0.1mV 以上，发作缓解后恢复。有时出现 T 波倒置。在平时 T 波倒置的患者，发作时 T 波可变为直立，即为"假性正常化"。室上性快速性心律失常发作期间 ST 段压低不能预示阻塞性冠心病。

不推荐使用长期的动态心电图监测和记录来代替运动试验，但可以对特定的患者考虑进行动态心电图监测，以检出与体力活动无关的心绞痛发作。动态心电图监测可以提供 CCS 患者无症状心肌缺血的证据。动态心电图监测中，提示心肌缺血的心电图改变，在女性中较常见，但与负荷试验期间的发现无关。最重要的是，针对通过动态心电图监测检出的无症状心肌缺血的治疗策略，尚未显示出明显的生存获益。

（3）静息超声心动图：超声心动图将提供有关心脏解剖结构和功能的重要信息。CCS 患者的左心室射血分数（left ventricular ejection fraction，LVEF）通常正常。若左心室功能下降和 / 或节段性室壁运动异常，可能会更加怀疑缺血性心肌损害，在已有心肌梗死的患者中，典型者根据冠脉分布范围出现左心室功能障碍。左心室舒张功能减低可能是缺血性心肌功能障碍的早期表现，也可能预示微血管功能障碍。

超声心动图也是筛查其他原因导致胸痛的重要工具，还有助于诊断并发的心脏病症，如瓣膜性心脏病、大多数心肌病、心力衰竭等。这些疾病可能与阻塞性冠心病并存。

（4）心脏磁共振成像（cardiac magnetic resonance，CMR）：当超声心动图无法明确诊断时，可对疑似冠心病患者行 CMR 检查，获得心脏解剖结构和功能的信息，以及评估既往心肌梗死患者心肌瘢痕的新成。

（5）胸部 X 线检查：常用于评估胸痛患者的病情。然而，对于 CCS，它不提供用于诊断或事件风险分层的特别信息。胸部 X 线检查可能有助于评估疑似心力衰竭的患者。胸部 X 线检查可用于伴有冠心病的肺部疾病患者，或排除非典型胸痛的其他原因。

（6）非侵入性功能学检查：用于诊断阻塞性冠心病的非侵入性功能学检查包括负荷心电图、负荷超声心动图、负荷 CMR、单光子发射计算机断层显像（single photon emission computed tomography，SPECT）、正电子发射断层成像（positron-emission tomography，PET）等。

负荷心电图的阳性标准为 ST 段水平型或下斜型压低大于 0.1mV，持续 2min。负荷心电图在左束支传导阻滞、起搏节律和预激综合征（Wolff-Parkinson-White system，WPW 综合征）的存在下没有诊断价值。在这种情况下，无法评估心电图的变化。其他混杂因素包括使用地高辛、静息心电图 ST 段压低大于 0.1mV、左心室肥厚等。运动时出现了伴随胸痛的心肌缺血相关心电图变化则提示心绞痛的可能，尤其是当这些变化发生在低负荷量和恢复期时，进一步增加了检查的特异性。运动时收缩压下降或血压不升高，二尖瓣收缩期反流性杂音的出现，或运动时出现室性心律失常等均可反映严重的冠心病，增加严重心肌缺血的可能性。杜克评分是一个有效的评分，结合运动时间、ST 段改变和运动时出现的心绞痛评分，来评估患者的风险。

杜克评分：运动时间（min）＝5×ST 段下降程度（mm）–4×心绞痛指数。

心绞痛指数计算方法：运动中无心绞痛，为 0；运动中有心绞痛，运动不受限，为 1；因心绞痛须终止运动试验，为 2。

根据杜克评分，低危组 ≥5，1 年死亡率为 0.25%；中危组 –10~4，1 年死亡率为 1.25%；高危组 ≤–11，1 年死亡率为 5.25%。

对于阻塞性冠心病，负荷成像试验的诊断价值高于负荷心电图检查。对缺血区域进行量化和定位的能力使负荷成像技术在既往接受过血运重建的患者中更受推荐。其中，心肌灌注显像最为常用。它使用 ^{201}Th 和 ^{99m}Tc 的放射性药物，采用 SPECT 结合在固定自行车或跑步机上进行运动试验检测心肌缺血，其敏感性和特异性均约为 90%。SPECT 心肌灌注成像标准建议：①无症状患者：放射性核素显像仅在心血管高危患者中应用，而对于无症状、有中度心血管风险且心电图不可解释的患者，放射性核素显像是否有效仍待验证；②有症状的患者：如果患者有一个中高等的冠心病验前概率（pretest probability，PTP），放射性核素显像更为合适。如果患者不能活动或心电图无法解释，即使是低风险的患者，也可以进行放射性核素显像检查。其他可用于诊断功能性冠心病的成像方法包括负荷 CMR 及负荷超声心动图等。

以侵入性功能学检查［血流储备分数（fractional flow reserve，FFR）］为参考，非侵入性功能学检查对于检出限制血流的冠脉狭窄具有较高的准确性。然而，功能学检查仍然不能检出与缺血无关的轻度冠脉粥样硬化，故在功能学检查阴性的情况下，应根据常用的风险评估图表和推荐，控制患者的心血管危险因素。

（7）非侵入性解剖学检查：冠状动脉 CT 血管成像（computed tomography angiography，CTA）已被证实可用于冠脉疾病的检测和定量诊断。冠状动脉 CTA 有较强的阴性预测价值，敏感度为 95%~99%，特异度为 64%~83%。对于疑似冠心病的患者，冠状动脉 CTA 的诊断与临床预后的相关性，类似于功能成像。对于多支血管病变，冠状动脉 CTA 辅以 CT-FFR，其确定需要血运重建的靶血管的准确性并不劣于冠脉造影和 FFR。对于严重心律失常、严重肾功能不全或对比剂过敏的患者，避免行冠状动脉 CTA 检查。

（8）侵入性检查：

1）冠状动脉造影：冠状动脉造影可以评估冠状动脉病变部位、范围和严重程度等，当然，冠状动脉造影在评估斑块易损性方面存在局限性。对冠状动脉解剖的侵入性评估更适合可能存在严重阻塞性冠心病的患者，特别是当症状严重（Ⅲ级或Ⅳ级的心绞痛），以及优化治疗方法未见明显成效时。其他提示需血管造影的情况包括有心绞痛的症状以及心力衰竭、发生过心搏骤停、室性心律失常、血运重建术［经皮冠状动脉介入治疗（percutaneous coronary intervention，PCI）或冠状动脉旁路移植术（coronary artery bypass graf，CABG）］后再发心绞痛、非侵入性检查诊断不确定或相互矛盾、负荷试验提示高风险等。

2)FFR：作为一种侵入性的功能学检查，FFR 可以在血管造影时评估动脉粥样硬化病变的严重程度。FFR 技术通过冠状动脉内注射血管扩张药来引起血管扩张，计算充血时远端冠状动脉压力与主动脉压力的比值。对没有缺血证据的 CCS 患者，推荐对冠状动脉造影目测直径狭窄 50%~90% 的病变行 FFR 评估。无论微循环状态如何，正常的 FFR 值为 1.0，低于 0.75 为病理性，高于 0.8 可延迟血运重建，0.75~0.8 可结合患者具体情况决定是否行血运重建。

3)腔内影像学检查：目前，较常用的冠状动脉腔内影像学检查包括血管内超声（intravascular ultrasound，IVUS）和光学相干断层成像（optical coherence tomography，OCT）等。两者可以定性、定量地评估冠状动脉及其动脉粥样硬化病变情况，精确测量冠状动脉管腔直径，评估斑块易损性，指导介入策略的制定，评估介入效果等。IVUS 与 OCT 作为冠状动脉介入治疗的辅助手段，为优化 PCI 治疗提供了重要指导价值。

4. 诊断　研究表明，可根据患者的年龄、性别、症状性质等，评估阻塞性冠心病的可能性（PTP，表 2-3-2）。PTP<15% 的患者预后良好，此类患者推迟常规检查风险不高。在评估 PTP 的基础上，可结合冠心病危险因素及相关检查结果，进一步评估评估冠心病的临床可能性（图 2-3-1）。根据上述评估，进行主要的诊断性检查方法的选择（图 2-3-2）。

表 2-3-2　根据年龄、性别、症状性质，15 815 例有症状患者的阻塞性冠心病的验前概率

年龄/岁	典型心绞痛		不典型心绞痛		非心绞痛		呼吸困难	
	男性	女性	男性	女性	男性	女性	男性	女性
30~39	3%	5%	4%	3%	1%	1%	0%	3%
40~49	22%	10%	10%	6%	3%	2%	12%	3%
50~59	32%	13%	17%	6%	11%	3%	20%	9%
60~69	44%	16%	26%	11%	22%	6%	27%	14%
≥70	52%	27%	34%	19%	24%	10%	32%	12%

注：除经典的 Diamond 和 Forrester 法外，还包括了仅有呼吸困难症状或以呼吸困难为主要表现的患者；检前概率>15% 者首选非侵入性检查，5%~15% 者进行冠心病的临床可能性评估后可考虑进行相应诊断性检查。

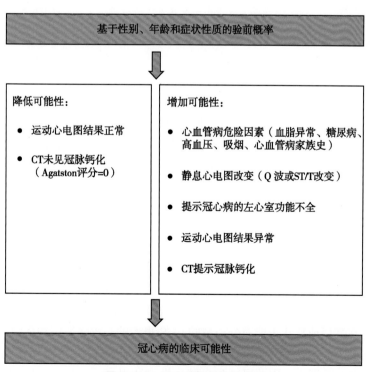

图 2-3-1　冠心病的临床可能性

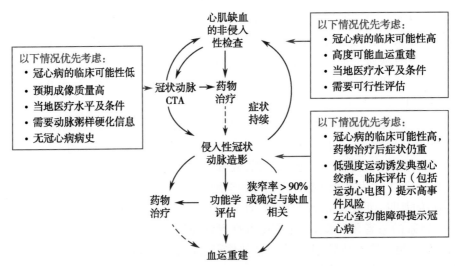

图 2-3-2　有症状的疑似阻塞性冠心病的主要诊断性检查方法选择

5. 事件风险评估　对每位接受疑似冠心病评估或新诊断为冠心病的患者需要进行事件风险评估,因为这将影响治疗决策。风险分层可用于识别事件风险高的患者,可用诊断冠心病的检查方法评估事件风险(表 2-3-3)。所有患者均应通过临床评估、通过静息超声心动图行左心室功能评估,以及在多数情况下通过非侵入性检查行心肌缺血或冠脉解剖评估,来进行心血管事件风险分层。高事件风险定义为每年心源性死亡率>3%,低事件风险定义为每年心源性死亡率<1%。

表 2-3-3　对于确诊的 CCS 患者,不同检查方法的高事件风险定义

检查方法	高事件风险定义
运动心电图	杜克评分高危组
SPECT 或 PET 灌注显像	缺血面积≥左心室心肌的 10%
负荷超声心动图	16 个节段中≥3 个出现负荷诱发的运动减弱或无运动
心脏磁共振	16 个节段中≥2 个出现负荷灌注缺损或≥3 个出现多巴酚丁胺引起的功能障碍
冠状动脉 CTA 或冠脉造影	伴近段狭窄的三支血管病变、左主干病变或前降支近段病变
侵入性功能学检查	FFR≤0.8,瞬时无波形比(iwFR)≤0.89

6. 治疗

(1)生活方式管理:健康的生活方式可降低心血管事件的风险。改善生活方式的内容包括戒烟、限制饮酒[建议非妊娠期女性每天饮用酒精不超过 15g(相当于 50 度白酒 30ml)、男性每天不超过 25g(相当于 50 度白酒 50ml)]、健康饮食(饮食中富含蔬菜、水果、全谷物,限制饱和脂肪酸的摄入占总能量摄入比例<10%,低盐等)、规律作息、适当运动(每天 30~60min 中等强度有氧运动,每周运动≥5d),维持适当体重(体重指数 18.5~24.9kg/m²),避免情绪激动,对于≥65 岁的冠心病患者,可考虑每年接种流感疫苗等。

(2)药物治疗:药物治疗的目的是改善心肌缺血,预防不良事件发生。最佳治疗定义为患者症状控制满意,依从性最大,不良事件发生率最低。

1)抗心肌缺血:基于相关证据,β 受体阻滞药、钙通道阻滞药(calcium channel blocker,CCB)可作为一线抗心肌缺血药物,可根据患者的血压、心率等情况进行个体化选择,必要时初始就进行上述两类药物的联合使用。二线的抗心肌缺血药物包括硝酸酯类、伊伐布雷定、尼可地尔、雷诺嗪、曲美他嗪等,用于减少对一线用药不耐受、存在禁忌或症状未能充分控制的 CCS 患者的心绞痛发作频率,并提高其运动耐量。

β 受体阻滞药通过抑制心脏 β 受体,降低心率、血压和心肌收缩力,从而降低心肌耗氧量,还可通过延长舒张期以增加缺血心肌灌注。因此可减少心绞痛发作和提高运动耐量。应用 β 受体阻滞药期间心

率宜控制在 55~60 次 /min。

CCB 是一类通过抑制 L 型钙离子通道来扩张冠状动脉,增加冠状动脉血流量,降低心肌耗氧量的药物。CCB 对血管痉挛性心绞痛尤其有效。非二氢吡啶类 CCB(维拉帕米和地尔硫䓬)在一定程度上降低心肌收缩力、心率和房室传导。二氢吡啶类 CCB(硝苯地平、氨氯地平和非洛地平)对血管的选择性更好,具有良好的动脉舒张作用,不良反应较少。目前,尚未显示出 CCB 可以降低 CCS 患者的主要发病率终点或死亡率。

硝酸甘油能快速缓解稳定型心绞痛的症状。镇痛和抗缺血作用与静脉扩张和心脏舒张充盈减少进而改善心内膜下灌注有关。冠状动脉血管舒张和抗冠脉痉挛可能有助于症状的缓解。短效硝酸酯类应根据具体情况用于急性心绞痛发作。长效硝酸酯类可降低心绞痛的发生频率和严重程度,并延长心绞痛发作前的运动时间。

伊伐布雷定是窦房结起搏电流选择性抑制药,可减慢心率,从而延长心脏舒张期,改善冠脉灌注、降低心肌耗氧,对心肌收缩力及血压无明显影响。在 CCS 患者的心肌缺血治疗中,伊伐布雷定并不逊于阿替洛尔或氨氯地平。但伊伐布雷定未能降低心血管死亡、心肌梗死等事件终点。

尼可地尔是烟酰胺的硝酸盐衍生物,它同时也是一种 ATP 敏感性钾通道开放剂,可使血管平滑肌松弛和血管舒张,从而改善心绞痛症状,并减少心绞痛患者心血管事件的发生,改善临床预后。

雷诺嗪是一种抗心绞痛药物,其作用机制尚不十分清楚,但它能改变钠依赖性钙通道,从而减少心肌缺血时细胞内钙超载。对于难治性心绞痛患者,在其他缓解心绞痛药物治疗的基础上加用雷诺嗪,可有效改善心绞痛症状。雷诺嗪不改变心率或血压,但可能影响心电图 QT 间期。

曲美他嗪是一种哌嗪类衍生物,可通过调节心肌能量底物,提高葡萄糖有氧氧化比例,改善心肌对缺血的耐受性及左心功能,缓解心绞痛。荟萃分析表明,曲美他嗪与其他抗心绞痛药物联合治疗,与每周平均心绞痛发作次数减少、每周使用硝酸甘油量减少、ST 段压低达到 1mm 的时间更长相关,与其他治疗稳定型心绞痛的药物相比,总运动量更大,峰值运动时的运动时间更长。

CCS 患者长期抗心肌缺血药物治疗的分步策略见图 2-3-3。在每步疗效欠佳或耐受性差时,可以考虑走向下一步。该分步策略需个体化考量,可根据实际情况酌情调整。

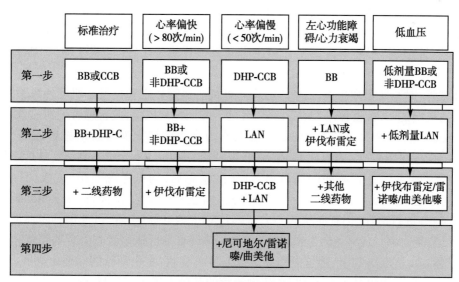

图 2-3-3　CCS 患者长期抗心肌缺血药物治疗的分步策略
BB,β 受体阻滞药(beta-blocker);CCB,钙通道阻滞药(calcium channel blocker);DHP-CCB,二氢吡啶类钙通道阻滞药(dihydropyridine calcium channel blocker);LAN,长效硝酸酯类药(long-acting nitrate)。

2)预防事件:此类药物可改善 CCS 患者预后,预防心肌梗死、死亡等不良心血管事件的发生,主要包括抗血小板药、调血脂药、β 受体阻滞药、血管紧张素转换酶抑制药(angiotensin converting enzyme inhibitor,ACEI)和血管紧张素受体阻滞药(angiotonin receptor blocker,ARB)等。

抗血小板药：每天 75~150mg 的阿司匹林是预防动脉血栓形成的药物基础，可以减少心脏性猝死、再发心肌梗死和脑卒中的风险。无 ACS 及 PCI 病史的 CCS 患者，推荐上述剂量阿司匹林的长期口服。若不能耐受阿司匹林，建议选择口服 $P2Y_{12}$ 受体阻滞药（如氯吡格雷）。接受 PCI 治疗后，建议给予双联抗血小板药治疗（dual antiplatelet therapy，DAPT），即阿司匹林基础上合用 $P2Y_{12}$ 受体阻滞药 6 个月。PCI 或 ACS 后病情稳定的 CCS 患者，可根据临床危险因素或风险评分评价缺血和出血风险。若存在较高缺血风险［如伴有弥漫性多支病变的冠心病合并至少以下 1 项：需要药物治疗的糖尿病；复发性心肌梗死；外周动脉疾病；肾小球滤过率 15~59ml/（min·1.73mm²）的慢性肾脏病］而出血风险不高，可考虑延长 DAPT 疗程。若存在较高出血风险［如颅内出血、缺血性脑卒中或其他颅内疾病病史；近期胃肠道出血或可能存在胃肠道失血导致贫血或与出血风险增加相关的其他胃肠道疾病；肝衰竭；有出血情绪或凝血功能障碍；高龄或虚弱；需透析治疗的肾衰竭或肾小球滤过率<15ml/（min·1.73mm²）等］而缺血风险不高，可考虑缩短 DAPT 疗程。既往 1~3 年前有心肌梗死病史的缺血高危患者，可考虑采用阿司匹林联合替格瑞洛（每天 2 次，每次 60mg）长期治疗。

抗凝血药：对于合并心房颤动的 CCS 患者，若为 CHA_2DS_2-VASc 评分 ≥ 2 分的男性或 CHA_2DS_2-VASc 评分 ≥ 3 分的女性，需要长期进行抗凝治疗。对于非瓣膜性心房颤动患者，优先选择新型口服抗凝血药；CHA_2DS_2-VASc 评分 ≥ 1 分的男性或 CHA_2DS_2-VASc 评分 ≥ 2 分的女性，也可考虑选择口服抗凝血药。具备口服抗凝血药用药指征的 PCI 后并发心房颤动的 CCS 患者，若缺血风险大于出血风险，考虑由阿司匹林、氯吡格雷及口服抗凝血药组成的三联抗栓治疗 1~6 个月，随后减为氯吡格雷联合口服抗凝血药的双联抗栓治疗，PCI 后 12 个月时减为单用口服抗凝血药治疗。接受非复杂性 PCI 的 CCS 患者，缺血风险较低或出血风险大于缺血风险时，可于 PCI 后 1 周内停用阿司匹林，使用氯吡格雷联合口服抗凝血药进行双联抗栓治疗至 PCI 后 12 个月，随后减为单用口服抗凝血药。抗栓治疗需个体化评估，根据缺血及出血风险评估结果而决定各阶段用药持续时间。

调血脂药：大量证据表明，缺血风险的下降与低密度脂蛋白胆固醇（low density dipoprotein-chlolesterol，LDL-C）的降幅相关。对于 CCS 患者，若无禁忌，需根据血脂基线水平首选起始剂量为中等强度的他汀类调血脂药，推荐以 LDL-C 为首要干预靶点，目标值 LDL-C<1.8mmol/L。若 LDL-C 水平不达标，可与其他调血脂药［如胆固醇吸收抑制药依折麦布，及必要时前蛋白转化酶枯草溶菌素 9 型（proprotein convertase subtilisin/kexin type 9，PCSK9）抑制药等］联合应用。如果 LDL-C 基线值较高，现有调血脂药标准治疗 3 个月后难以降至基本目标值，可考虑将 LDL-C 至少降低 50% 作为替代目标。若 LDL-C 基线值已在目标值以内，可将其 LDL-C 从基线值降低 30%。LDL-C 达标后不应盲目停药或减量。

β 受体阻滞药：对心肌梗死患者，β 受体阻滞药可将心血管死亡和再发心肌梗死风险降低 30%。对于合并慢性心力衰竭的 CCS 患者，β 受体阻滞药有助于降低死亡风险，改善患者生活质量。

ACEI 或 ARB：研究显示，ACEI 类药物可使无心力衰竭的稳定型心绞痛患者或高危冠心病患者的主要终点事件（心血管死亡、心肌梗死、脑卒中等）风险降低。对于 CCS 患者，尤其是合并高血压、LVEF ≤ 40%、糖尿病或慢性肾脏病的高危患者，排除禁忌后，均可考虑使用 ACEI（不耐受 ACEI 时，使用 ARB）。对于已使用 ACEI/ARB、β 受体阻滞药、盐皮质激素受体阻滞药（mineralcorticoid recept antagonist，MRA）等进行治疗，仍有症状的心力衰竭（LVEF ≤ 40%）患者，可使用脑啡肽酶抑制药 -ARB（沙库巴曲缬沙坦）复方制剂代替 ACEI 或 ARB，以进一步降低非卧床患者心力衰竭住院和死亡的风险。

（3）血运重建：对于 CCS 患者，最佳的药物治疗是缓解症状、制止动脉粥样硬化进展、预防动脉血栓形成的关键。血运重建（PCI 或 CABG）需在药物治疗的基础上考虑，其目标是缓解症状，改善预后。既往指南推荐对于最佳药物治疗下仍有持续缺血症状的 CCS 患者进行血运重建。FAME2 研究表明，对导致心肌缺血（FFR<0.80）的冠脉狭窄病变行 PCI 并联合药物治疗有明显且持续的临床获益，与单纯药物治疗相比，其紧急血运重建比例及自发性心肌梗死发生率明显降低，这些新证据也减少了对 CCS 患者血运重建的限制。若评估认为血运重建的获益大于风险，可考虑血运重建（图 2-3-4）。根据患者及病变特点选择相应的治疗策略：①单支或双支病变，若未累及前降支近段，PCI 优先，CABG 谨慎考虑；若累及前降支近段，PCI 及 CABG 均可考虑。②左主干病变，SYNTAX 评分 ≤ 22 分者，PCI 或 CABG 均

可考虑;SYNTAX 评分 23~32 分者,CABG 优先,PCI 也可考虑;SYNTAX 评分 ≥ 33 分者,考虑 CABG。③三支病变未合并糖尿病,SYNTAX 评分 ≤ 22 分者,PCI 或 CABG 均可考虑;SYNTAX 评分 > 22 分者,考虑 CABG;三支病变合并糖尿病,SYNTAX 评分 ≤ 22 分者,CABG 优先,PCI 谨慎考虑;SYNTAX 评分 > 22 分者,考虑 CABG。

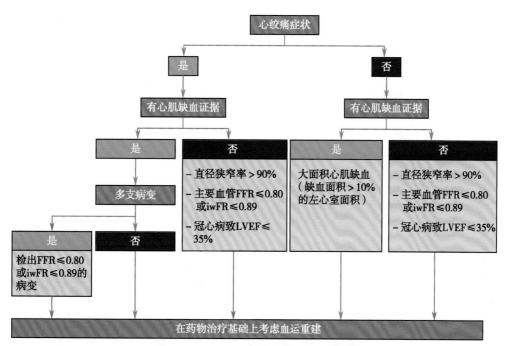

图 2-3-4　CCS 患者血运重建决策流程图

综上,对于有心绞痛症状、疑似冠心病的患者,可逐步进行评估与诊断,并进行合理的治疗(图 2-3-5)。

(二)新出现的心力衰竭或左心室功能障碍,疑似为冠心病的患者

由于心肌损伤和心肌缺血的病理生理机制可导致收缩功能不全,CCS 患者若出现心力衰竭症状,多数 LVEF 降低(<40%)。

1. 病史　①心力衰竭症状,如运动耐量减低、劳力性呼吸困难等;②既往冠心病相关事件,包括心肌梗死与血运重建术;③主要心血管合并症,如心房颤动、高血压、瓣膜功能障碍等;④非心血管合并症,如糖尿病、慢性肾脏病、贫血、肿瘤等;⑤当前的药物治疗、依从性、耐受性等。

2. 体格检查　评估患者营养状况、血压、心律、心率、心脏杂音、心力衰竭的相关体征等。

3. 辅助检查

(1)实验室检查:血常规、电解质、肝肾功能、利钠肽(BNP 或 NT-proBNP)、凝血功能等。

(2)心电图:心律、心率、传导异常、心肌缺血迹象等。

(3)影像学检查:①超声心动图:心脏结构与功能;②胸部 X 线检查:心脏大小、肺淤血、胸腔积液等;③冠状动脉检查:若尚未明确是否存在冠心病,行冠状动脉 CTA 或冠状动脉造影,评估血运重建的可能性。

4. 治疗

(1)针对心力衰竭的药物治疗:①利尿药,充分利尿以缓解症状;② ACEI、ARB 或脑啡肽酶抑制药 -ARB 复方制剂;③ β 受体阻滞药;④ MRA;⑤硝酸酯类等。

(2)针对冠心病的药物治疗:详见本节。

(3)心脏再同步治疗(cardiac resynchronization therapy,CRT)/ 植入型心律转复除颤器(implantable cardioverter defibrillator,ICD):在优化药物治疗的基础上,若符合指征,可考虑 CRT/ICD 植入(详见第五章),可缓解症状、降低心力衰竭发病率、提高生存率。

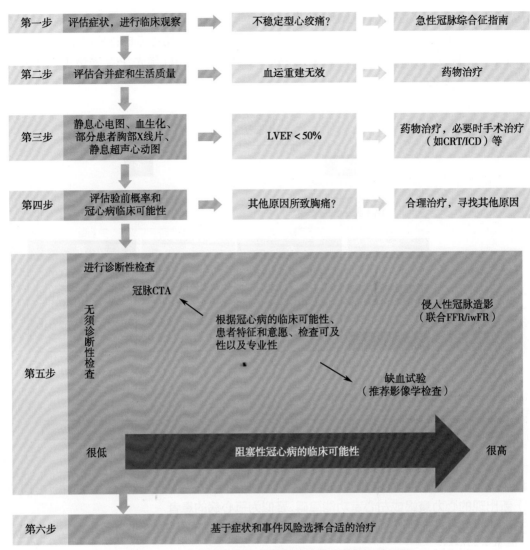

图 2-3-5　有心绞痛症状,疑似冠心病患者的诊治流程图

(4)伴有血流动力学意义的主动脉瓣狭窄或二尖瓣关闭不全的患者,可能需要经皮或手术干预治疗。

(5)血运重建:在优化药物治疗的基础上,评估症状、冠脉解剖和风险等状况后,若获益大于风险,可考虑血运重建。

(三) ACS 发病后 1 年内无症状或症状稳定或近期行血运重建的患者

ACS 稳定后和/或血运重建后<1 年的患者,应接受密切的监测、随访,第 1 年每 3~6 个月随访 1 次。这一阶段的患者发生并发症的风险高,需要根据病情及时调整药物等治疗方案。若患者出现左心室收缩功能不全,必须在介入治疗后及时(如 8~12 周内)重新评估左心室功能。心脏功能可能通过药物治疗及血运重建改善,也可能因伴发其他心血管疾病而恶化。因此,需要识别和处理其他危险因素。血运重建后可考虑心肌缺血的非侵入性评估,明确是否存在残余心肌缺血,进行必要的治疗方案调整。

(四) 无论有无症状,最初诊断或血运重建后 1 年以上的患者

为评估患者风险,即便患者无症状,也应进行年度评估。评估内容包括患者总体的临床状况、用药依从性以及心血管风险。风险评分恶化的患者可能需要更严格的诊疗措施。

对于无症状的患者,每年评估临床状况、心血管风险因素目标的控制情况、相关合并症情况等。每 3~5 年可行非侵入性心肌缺血评估,若非侵入性风险分层表明存在较高风险,且考虑血运重建以改善预后,可采用经皮冠状动脉造影,必要时使用 FFR。除了某些特殊情况(如观察 CABG 术后桥血管的通畅性)外,不推荐冠状动脉 CTA 作为已确诊冠心病患者的常规随访检查。

对于有症状的患者,若出现不能由其他可逆原因(如长期心动过速、心肌炎等)解释的左心室收缩功能下降,可考虑重新评估冠心病的情况;对于新发症状或症状恶化的患者,推荐使用负荷成像检查,或负荷心电图进行危险分层;对于严重的冠心病患者,尤其是难治性心绞痛等症状,或有高风险临床特征时,推荐使用经皮冠状动脉造影(必要时使用 FFR/iwFR)进行危险分层。

(五) 有心绞痛症状,疑似血管痉挛或微血管疾病的患者

与非阻塞性冠状动脉病变相关的心绞痛会增加不良临床事件的风险。使用系统化的评估方法,探索非阻塞性冠心病患者的微循环和血管舒缩功能异常,可提高诊断率,并指导相应治疗,减少心绞痛症状发生。

1. 血管痉挛性心绞痛 对于主要在静息时发生心绞痛症状,并保留劳力耐受的患者,应怀疑血管痉挛性心绞痛。若症状在夜间和清晨发作为主,血管痉挛性心绞痛可能性更高。除了吸烟较多外,患者通常比劳力性心绞痛者更年轻,心血管危险因素更少,对于冠脉内支架通畅而有持续性心绞痛发作者,也应考虑冠状动脉痉挛的可能。

血管痉挛性心绞痛的诊断基于心绞痛发作期间(通常是休息时)检出短暂性缺血性 ST 段改变。由于此类心绞痛多数为自限性,常规 12 导联心电图记录到心肌缺血有困难,可考虑通过动态心电图监测提高诊断的成功率。对于疑似血管痉挛性心绞痛且已记录到心电图改变的患者,可通过冠状动脉 CTA 或冠状动脉造影排除固定性冠状动脉狭窄的存在。对于冠状动脉造影正常或为非梗阻性病变,且有冠状动脉痉挛临床征象时,可采用冠状动脉内药物(乙酰胆碱或麦角新碱)激发试验加以识别。试验阳性标准:同时符合以下三条:①心绞痛症状;②缺血性心电图改变;③心外膜血管的强烈收缩。若可激发心绞痛的发生,但造影时没有明显心外膜血管痉挛,伴或不伴 ST 段改变,表明可能存在微血管痉挛。

治疗上,需控制心血管危险因素,改变生活方式,首选 CCB 和长效硝酸酯类药物。

2. 微血管性心绞痛 微血管性心绞痛通常与运动有关,在非侵入性检查中提示心肌缺血,冠状动脉 CTA 或冠状动脉造影未发现狭窄,或仅有与功能无关的轻中度狭窄(40%~60%)。在没有心外膜血管阻塞性病变的情况下,继发性微血管性心绞痛可能由心脏或全身性疾病引起,包括左心室肥大(如肥厚型心肌病、高血压性心脏病)或炎症性病变(如心肌炎、血管炎)等。

对于有明确心绞痛症状,非侵入性功能学检查异常,且冠状动脉 CTA 或冠状动脉造影提示冠状动脉无严重狭窄者,需要评估微血管功能,包括是否存在微循环传导受损及是否存在小动脉调节异常。评估微循环传导的检查:①经胸多普勒超声心动图(左前降支血流成像)、CMR(心肌灌注指数)或 PET 非侵入性测量冠状动脉血流储备(coronary flow reserve,CFR)。②冠状动脉造影时,有创测量 CFR 及冠状动脉微循环阻力指数(index of microcirculatory resistance,IMR)。CFR<2.0 或 IMR ≥ 25 提示微循环功能异常。评估小动脉调节异常需要选择性冠状动脉内注射乙酰胆碱,可触发微血管痉挛,从而评估冠状动脉循环中的内皮功能。

微血管性心绞痛者,若 CFR<2.0 或 IMR ≥ 25,且乙酰胆碱激发试验阴性,可使用 β 受体阻滞药、ACEI、他汀类药物等,同时需要改善生活方式等。对于乙酰胆碱注射后出现心绞痛症状及心电图改变,但无严重心外膜血管收缩,提示微血管痉挛可能,可考虑抗痉挛药物治疗。

(六) 筛查时发现冠心病的无症状患者

对无症状成年人进行心血管风险评估,有助于筛查无症状冠心病患者。我国学者利用中国动脉粥样硬化性心血管疾病风险预测(prediction for ASCVD Risk in China,China-PAR)研究新近随访的大样本队列数据,建立了用于心血管疾病 10 年风险和终生风险评估的 China-PAR 模型,并提出了适合中国人的风险分层标准(见第一章第一节),可用于心血管风险评估。同时,重视早发心血管疾病家族史及家族性高胆固醇血症的筛查。可以考虑利用 CT 评估冠脉钙化、超声检测颈动脉粥样硬化斑块及踝肱指数作为风险修正因子。对于无症状的高风险成人(如有糖尿病病史、冠心病家族史或既往风险评估表明冠心病高风险),可考虑使用功能成像或冠状动脉 CTA 进行心血管风险评估。对于无症状的成年人,可以考虑使用负荷心电图进行风险评估。

四、危险因素管理

1. 血压管理　高血压是最普遍的心血管危险因素，与 CCS 密切相关。对于所有 CCS 患者，需要进行生活方式调整，控制体重，增加体育锻炼，限盐，戒烟，限酒。CCS 合并高血压，诊室血压目标值为(120~130)/(70~80)mmHg。对于合并冠心病的高血压患者，首选 β 受体阻滞药及 ACEI/ARB 类药物。对于症状性心绞痛患者，首选 β 受体阻滞药及 CCB 类药物。不推荐 ACEI 与 ARB 联合降压，因为可能会增加肾脏不良事件的风险。

2. 血脂管理　所有 CCS 患者在无禁忌条件下，均需接受他汀类药物治疗。以 LDL-C 为首要干预靶点，目标值 LDL-C<1.8mmol/L。若 LDL-C 水平不达标，可与其他调血脂药(如依折麦布、PCSK9 抑制药等)联合应用。如果 LDL-C 基线值较高，现有调血脂药标准治疗 3 个月后难以降至基本目标值，可考虑将 LDL-C 至少降低 50% 作为替代目标。若 LDL-C 基线值已在目标值以内，可将其 LDL-C 从基线值降低 30%。

3. 血糖管理　对于糖尿病病程较短、预期寿命较长的 CCS 患者，HbA1c 目标值为<7%。对于年龄较大、糖尿病病程较长、存在低血糖高危因素患者，HbA1c 目标值可适当放宽至<8.0%。对于慢性疾病终末期患者，HbA1c 目标值可放宽至<8.5%。推荐钠 - 葡萄糖共转运蛋白(sodium-glucose cotransporter, SGLT)-2 抑制药及胰高血糖素样肽(Glucagon-like peptide, GLP)-1 受体激动药等药物，研究表明上述药物可减少心血管事件发生。

(邱福宇　赵炎波　傅国胜)

参考文献

［1］ KNUUTI J, WIJNS W, SARASTE A, et al. 2019 ESC Guidelines for the diagnosis and management of chronic coronary syndromes [J]. Eur Heart J, 2020, 41 (3): 407-477.

［2］ CAMPEAU L. Letter: grading of angina pectoris [J]. Circulation, 1976, 54 (3): 522-523.

［3］ HAFFNER S M. Coronary heart disease in patients with diabetes [J]. N Engl J Med, 2000, 342 (14): 1040-1042.

［4］ PEKKANEN J, LINN S, HEISS G, et al. Ten-year mortality from cardiovascular disease in relation to cholesterol level among men with and without preexisting cardiovascular disease [J]. N Engl J Med, 1990, 322 (24): 1700-1707.

［5］ FRIED L F, SHLIPAK M G, CRUMP C, et al. Renal insufficiency as a predictor of cardiovascular outcomes and mortality in elderly individuals [J]. J Am Coll Cardiol, 2003, 41 (8): 1364-1372.

［6］ NYGÅRD O, NORDREHAUG J E, REFSUM H, et al. Plasma homocysteine levels and mortality in patients with coronary artery disease [J]. N Engl J Med, 1997, 337 (4): 230-236.

［7］ KRAGELUND C, GRØNNING B, KØBER L, et al. N-terminal pro-B-type natriuretic peptide and long-term mortality in stable coronary heart disease [J]. N Engl J Med, 2005, 352 (7): 666-675.

［8］ ZEBRACK J S, MUHLESTEIN J B, HORNE B D, et al. C-reactive protein and angiographic coronary artery disease: independent and additive predictors of risk in subjects with angina [J]. J Am Coll Cardiol, 2002, 39 (4): 632-637.

［9］ DAVIES R F, GOLDBERG A D, FORMAN S, et al. Asymptomatic Cardiac Ischemia Pilot (ACIP) study two-year follow-up: outcomes of patients randomized to initial strategies of medical therapy versus revascularization [J]. Circulation, 1997, 95 (8): 2037-2043.

［10］ STONE P H, CHAITMAN B R, FORMAN S, et al. Prognostic significance of myocardial ischemia detected by ambulatory electrocardiography, exercise treadmill testing, and electrocardiogram at rest to predict cardiac events by one year (the Asymptomatic Cardiac Ischemia Pilot [ACIP] study)[J]. Am J Cardiol, 1997, 80 (11): 1395-1401.

［11］ NAGUEH S F, SMISETH O A, APPLETON C P, et al. Recommendations for the evaluation of left ventricular diastolic function by echocardiography: an update from the American Society of Echocardiography and the European Association of Cardiovascular Imaging [J]. Eur Heart J Cardiovasc Imaging, 2016, 17 (12): 1321-1360.

［12］ MARK D B, SHAW L, HARRELL F E Jr, et al. Prognostic value of a treadmill exercise score in outpatients with suspected coronary artery disease [J]. N Engl J Med, 1991, 325 (12): 849-853.

［13］ BECKER C R. Noninvasive assessment of coronary atherosclerosis by multidetector-row computed tomography [J]. Expert Rev Cardiovasc Ther, 2004, 2 (5): 721-727.

［14］ COLLET C, ONUMA Y, ANDREINI D, et al. Coronary computed tomography angiography for heart team decision-making in multivessel coronary artery disease [J]. Eur Heart J, 2018, 39 (41): 3689-3698.

［15］ DI CARLI M, CZERNIN J, HOH C K, et al. Relation among stenosis severity, myocardial blood flow, and flow reserve in patients with coronary artery disease [J]. Circulation, 1995, 91 (7): 1944-1951.

［16］ PIJLS N H, DE BRUYNE B, PEELS K, et al. Measurement of fractional flow reserve to assess the functional severity of coronary artery stenoses [J]. N Engl J Med, 1996, 334 (26): 1703-1708.

［17］ NEUMANN F J, SOUSA-UVA M, AHLSSON A, et al. 2018 ESC/EACTS Guidelines on myocardial revascularization [J]. Eur Heart J, 2019, 40 (2): 87-165.

［18］ REEH J, THERMING C B, HEITMANN M, et al. Prediction of obstructive coronary artery disease and prognosis in patients with suspected stable angina [J]. Eur Heart J, 2019, 40 (18): 1426-1435.

［19］ CHENG V Y, BERMAN D S, ROZANSKI A, et al. Performance of the traditional age, sex, and angina typicality-based approach for estimating pretest probability of angiographically significant coronary artery disease in patients undergoing coronary computed tomographic angiography: results from the multinational coronary CT angiography evaluation for clinical outcomes: an international multicenter registry (CONFIRM)[J]. Circulation, 2011, 124 (22): 2423-2432, 1-8.

［20］ FOLDYNA B, UDELSON J E, KARÁDY J, et al. Pretest probability for patients with suspected obstructive coronary artery disease: re-evaluating Diamond-Forrester for the contemporary era and clinical implications: insights from the PROMISE trial [J]. Eur Heart J Cardiovasc Imaging, 2019, 20 (5): 574-581.

［21］ JUAREZ-OROZCO L E, SARASTE A, CAPODANNO D, et al. Impact of a decreasing pre-test probability on the performance of diagnostic tests for coronary artery disease [J]. Eur Heart J Cardiovasc Imaging, 2019, 20 (11): 1198-1207.

［22］ SHAW L J, BERMAN D S, PICARD M H, et al. Comparative definitions for moderate-severe ischemia in stress nuclear, echocardiography, and magnetic resonance imaging [J]. JACC Cardiovasc Imaging, 2014, 7 (6): 593-604.

［23］ JOHNSON N P, TÓTH G G, LAI D, et al. Prognostic value of fractional flow reserve: linking physiologic severity to clinical outcomes [J]. J Am Coll Cardiol, 2014, 64 (16): 1641-1654.

［24］ MONTALESCOT G, SECHTEM U, ACHENBACH S, et al. 2013 ESC guidelines on the management of stable coronary artery disease: the Task Force on the management of stable coronary artery disease of the European Society of Cardiology [J]. Eur Heart J, 2013, 34 (38): 2949-3003.

［25］ BELSEY J, SAVELIEVA I, MUGELLI A, et al. Relative efficacy of antianginal drugs used as add-on therapy in patients with stable angina: a systematic review and meta-analysis [J]. Eur J Prev Cardiol, 2015, 22 (7): 837-848.

［26］ SAVONITTO S, ARDISSINO D. Selection of drug therapy in stable angina pectoris [J]. Cardiovasc Drugs Ther, 1998, 12 (2): 197-210.

［27］ PADALA S K, LAVELLE M P, SIDHU M S, et al. Antianginal therapy for stable ischemic heart disease: a contemporary review [J]. J Cardiovasc Pharmacol Ther, 2017, 22 (6): 499-510.

［28］ HEIDENREICH P A, MCDONALD K M, HASTIE T, et al. Meta-analysis of trials comparing beta-blockers, calcium antagonists, and nitrates for stable angina [J]. JAMA, 1999, 281 (20): 1927-1936.

［29］ TARDIF J C, FORD I, TENDERA M, et al. Efficacy of ivabradine, a new selective I (f) inhibitor, compared with atenolol in patients with chronic stable angina [J]. Eur Heart J, 2005, 26 (23): 2529-2536.

［30］ RUZYLLO W, TENDERA M, FORD I, et al. Antianginal efficacy and safety of ivabradine compared with amlodipine in patients with stable effort angina pectoris: a 3-month randomised, double-blind, multicentre, noninferiority trial [J]. Drugs, 2007, 67 (3): 393-405.

［31］ Effect of nicorandil on coronary events in patients with stable angina: the Impact Of Nicorandil in Angina (IONA) randomised trial [J]. Lancet, 2002, 359 (9314): 1269-1275.

［32］ LING H, PACKARD K A, BURNS T L, et al. Impact of ranolazine on clinical outcomes and healthcare resource utilization in patients with refractory angina pectoris [J]. Am J Cardiovasc Drugs, 2013, 13 (6): 407-412.

［33］ PENG S, ZHAO M, WAN J, et al. The efficacy of trimetazidine on stable angina pectoris: a meta-analysis of randomized clinical trials [J]. Int J Cardiol, 2014, 177 (3): 780-785.

[34] BONACA M P, BHATT D L, COHEN M, et al. Long-term use of ticagrelor in patients with prior myocardial infarction [J]. N Engl J Med, 2015, 372 (19): 1791-1800.

[35] 中国成人血脂异常防治指南修订联合委员会. 中国成人血脂异常防治指南 (2016 年修订版)[J]. 中华心血管病杂志, 2016, 44 (10): 833-853.

[36] KERNIS S J, HARJAI K J, STONE G W, et al. Does beta-blocker therapy improve clinical outcomes of acute myocardial infarction after successful primary angioplasty？ [J]. J Am Coll Cardiol, 2004, 43 (10): 1773-1779.

[37] FOX K M. Efficacy of perindopril in reduction of cardiovascular events among patients with stable coronary artery disease: randomised, double-blind, placebo-controlled, multicentre trial (the EUROPA study)[J]. Lancet, 2003, 362 (9386): 782-788.

[38] MCMURRAY J J, PACKER M, DESAI A S, et al. Angiotensin-neprilysin inhibition versus enalapril in heart failure [J]. N Engl J Med, 2014, 371 (11): 993-1004.

[39] XAPLANTERIS P, FOURNIER S, PIJLS N, et al. Five-year outcomes with PCI guided by fractional flow reserve [J]. N Engl J Med, 2018, 379 (3): 250-259.

[40] JESPERSEN L, HVELPLUND A, ABILDSTRØM S Z, et al. Stable angina pectoris with no obstructive coronary artery disease is associated with increased risks of major adverse cardiovascular events [J]. Eur Heart J, 2012, 33 (6): 734-744.

课 后 习 题

单项选择题

1. 某患者,男性,48 岁,因 "反复活动后胸痛 6 个月" 来院就诊。患者爬坡或搬重物时感胸骨后闷胀,伴气促,休息时缓解,每次持续 5min,发作性质、程度无明显变化。既往有高血压和高脂血症病史,未规律服药。体格检查:心率 62 次/min,血压 170/96mmHg,两肺呼吸音清,未闻及啰音,心律齐,未闻及病理性杂音,双下肢无水肿。辅助检查:总胆固醇 6.12mmol/L,低密度脂蛋白胆固醇 3.63mmol/L,甘油三酯 1.42mmol/L,肌钙蛋白 I 阴性。静息心电图:窦性心律,未见明显 ST-T 改变。负荷心电图试验显示,在峰值运动期间,V_4~V_6 导联 ST 段水平型压低 0.2mV,在运动时出现血压升高。行冠状动脉造影,显示回旋支近段 95% 狭窄。其余冠状动脉未见明显狭窄。以下说法正确的是(　　)。

　　A. 给予 CCB 和 ACEI 类药物联合降压,目标血压水平 140/90mmHg 以下

　　B. 给予他汀类药物口服,目标低密度脂蛋白胆固醇水平 2.6mmol/L 以下

　　C. 应首选阿司匹林联合替格瑞洛抗血小板聚集

　　D. 需行血运重建,首选 PCI

2. 某患者,女性,52 岁,因 "反复胸痛 3 年" 来院就诊。活动或情绪激动时易发,休息及情绪平静后缓解,性质、程度无明显变化。既往高血压病史。1 年前冠状动脉 CTA 提示右冠状动脉近段钙化病变,管腔 50% 狭窄。目前口服阿司匹林肠溶片每晚 1 次,每次 0.1g;阿托伐他汀片每晚 1 次,每次 20mg;缬沙坦胶囊每日 1 次,每次 80mg;美托洛尔缓释片每日 1 次,每次 47.5mg;单硝酸异山梨酯片每日 2 次,每次 20mg,仍有胸痛发作。体格检查:心率 55 次/min,血压 126/72mmHg,两肺呼吸音清,未闻及啰音,心律齐,未闻及病理性杂音,双下肢无水肿。辅助检查:肌钙蛋白阴性;静息心电图:窦性心律,未见明显 ST-T 改变。心脏超声:轻度二尖瓣反流,LVEF 56%。冠脉造影:右冠状动脉近段 70% 狭窄伴明显钙化,左前降支中段 40% 狭窄。以下说法错误的是(　　)。

　　A. 可行右冠状动脉 FFR 测定后再决定是否行血运重建

　　B. 可行右冠状动脉 IVUS 或 OCT 检查,评估钙化斑块,明确管腔狭窄程度,指导下一步方案

　　C. 若行右冠状动脉血运重建,首选 PCI

　　D. 左前降支中段病变行 FFR 测定后决定是否行血运重建

答案:

1. D。

解析:本例患者冠心病诊断明确,血压目标值为 130/80mmHg 以下,低密度脂蛋白胆固醇水平目标值为 1.8mmol/L 以下,或在原来基础上下降 50% 以上。患者为稳定型心绞痛,CCS 患者 PCI 术后建议阿司匹林联合氯吡格雷抗血小板聚集,替格瑞洛主要用于 ACS 患者。患者为非前降支近段的单支血管病变,狭窄程度已达 90% 以上,心电图负荷试验已提示局部心肌缺血,且与冠脉狭窄部位所支配的心肌范围一致,可以直接血运重建,且优先考虑 PCI,故选 D。

2. D。

解析:本例患者冠心病诊断明确,两种抗心绞痛药物联合使用后仍有胸痛症状,遂行冠脉造影检查,右冠状动脉临界病变,在无其他缺血证据条件下,建议 FFR 测定,根据 FFR 结果决定是否血运重建,造影提示右冠状动脉病变钙化明显,腔内影像学检查(IVUS 和 OCT)可较造影更为精确地评估钙化病变的严重程度,以及管腔狭窄情况,指导后续治疗策略的制定。患者为非前降支近段的单支血管病变,PCI 优先推荐。左前降支直径狭窄程度<50%,故无须行 FFR 测定,该处病变不建议血运重建处理,故选 D。

第三章
外周血管疾病

第一节 下肢动脉硬化闭塞症

学习目标

1. 了解下肢动脉硬化闭塞症的病因及病理生理改变。
2. 掌握下肢动脉硬化闭塞症的临床表现、诊断、分型、治疗。

一、概述

下肢动脉硬化闭塞症(arteriosclerotic obliterans, ASO),又称外周动脉疾病(peripheral arterial disease, PAD),是全身动脉硬化病变的重要组成部分,也是一种高发病。美国 70 岁以上人群的发病率为 10% 左右,37~69 岁发病率为 1%~2%,平均每年约有 10 万人次因此病接受某种方式的外科干预。因为下肢动脉硬化闭塞治疗中需要考虑的因素错综复杂,包括不同的病因、解剖异常、缺血程度、伴随基础疾病、功能状态以及经济因素,导致下肢动脉硬化闭塞症的治疗决策非常具有挑战性。下肢动脉硬化闭塞症的患者根据缺血程度可分为间歇性跛行患者和严重下肢缺血(CLI)患者,两者其实是同一疾病在不同进展时期的不同表现,但是手术结果差异显著。在治疗的同时,不能忽视患者全身动脉硬化的整体治疗。间歇性跛行的患者 1 年、5 年、10 年的心脑血管意外事件分别是 12%、42%、65%。因此,所有下肢动脉硬化及闭塞症的患者都需要积极进行整体干预,而且通常可以获益。

二、流行病学

美国卫生营养协会进行的一项调查研究发现,在随机抽取的 2 174 名实验者中,以踝肱指数(ABI ≤ 0.9)为标准,在 50~59 岁人群中发病率约为 2.5%,而在 70 岁以上人群中发病率可高达 14.5%。此外,还有一项国外的尸检报告发现有 15% 男性和 5% 女性下肢动脉主干存在 50% 以上的狭窄。也就是说,这意味着临床每发现一个有症状的下肢动脉硬化闭塞症,就意味着同时存在另外 3~4 个无症状的患者存在。美国加利福尼亚州南部进行的一项研究发现,随着 PAD 严重程度的增加,男性发病率高于女性越来越明显。但是,在以 ABI 作为诊断标准的 PAD 研究中,男女性别差异不大,即使在已确定跛行发病率高于女性的研究中也是如此(图 3-1-1)。

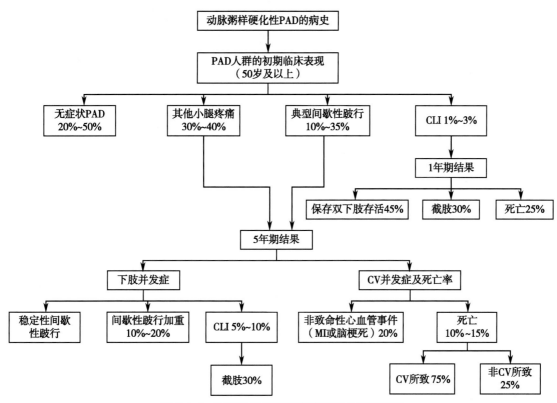

图 3-1-1 下肢动脉硬化闭塞症患者 5 年期预后

三、病因及病理生理改变

与下肢动脉硬化闭塞症相关的危险因素主要有年龄、性别、高血脂、高血压、肥胖、吸烟、糖尿病、遗传、高同型半胱氨酸、慢性肾功能不全等。关于动脉硬化的病理生理改变主要有以下几种学说：①渗入假说，血液中的脂质尤其是胆固醇渗入血管内膜，引起炎症反应，结缔组织和细胞增生而形成病灶。②有很多研究提示氧化应激与动脉粥样硬化的发病关系密切。③血流冲击中动脉分叉部位造成的剪切力，或者某些特殊部位由于血流动力学因素造成动脉壁慢性机械性损伤。④有研究提示，细胞因子的异常分泌可能导致动脉硬化形成。⑤有研究认为，病毒可能对内皮细胞的损伤和改变宿主的脂质代谢过程触发动脉硬化产生并加速其形成。

主要病理表现为内膜出现粥样硬化斑块，中膜变性或者钙化，血管腔内有继发血栓形成，最终可致血管管腔狭窄甚至完全闭塞。根据病变的解剖部位，大致可分为三型：①主髂动脉型；②主髂股动脉型；③累及主髂及其远端动脉的多节段型，部分病例可伴有动脉扩张型疾病。

四、临床表现

下肢动脉硬化闭塞症的临床表现主要是因为肢体缺血所致，大部分是慢性过程，部分可见急性缺血。此外，这些缺血导致的症状很容易与其他疾病相混淆。需要重视与运动系统、泌尿系统、神经系统相关疾病相鉴别。

早期症状多为肢体发凉，寒冷刺激可以导致血管痉挛加重缺血产生疼痛，称为温差性疼痛。后期肢体皮温明显降低、色泽苍白或者发绀。长期缺血可以引起皮肤及其附件的营养性改变、感觉异常及肌萎缩。

间歇性跛行是本病的典型临床症状之一。表现为活动后加重了下肢缺血症状，从而产生肌肉疼痛、痉挛或疲乏无力。停止活动或者行走，休息一段时间之后才能症状缓解，再反复继续出现上述症状。从开始行走到疼痛出现的时间称为"跛行时间",其行走距离称为"跛行距离"。其发生机制是动脉硬化闭塞之后血流供氧只能满足静息状态组织需要,运动后肌肉耗氧量显著增加之后,由于血供不足,无法及时将代谢产物乳酸等带走,导致肌肉酸痛。休息后,血流改善,将代谢产物运走后症状缓解或消失。

静息痛是在下肢动脉硬化闭塞症到了后期,在静息状态下肢体血供也无法满足组织代谢需要,就会出现持续性疼痛,一般从肢体的最远端足趾开始,其后也可以发展到足底和踝部。静息痛在夜间尤其明显,患者通常无法平卧,被迫坐位,肢体下垂来缓解疼痛,严重地影响睡眠和日常生活质量。

晚期可以出现足趾发绀,毛发稀疏、脱落,如病变继续发展,可能发生溃疡和坏疽。溃疡和坏疽的部位一般发生在足趾尖、两趾间或者受压的部位。可以累及踝部和小腿,一般不会超过膝关节。多发生干性坏疽,部分合并感染者可以产生湿性坏疽。

其他症状:主髂动脉闭塞可以产生阳痿、臀部间歇性跛行,亦可导致肌肉萎缩和关节僵直和挛缩。

患侧肢体皮温低下是本病有特征的体征之一,触诊的时候手背和指背比手掌感觉更灵敏。部分股动脉狭窄可以在腹股沟区听诊到血管杂音。动脉搏动存在与否是本病的诊断关键信息之一,正确判断动脉搏动至关重要。检查时避免将检查者的指动脉搏动误认为患者动脉搏动。

五、诊断与分型

根据详细的病史询问,年龄一般在 50 岁以上,是否有吸烟史、高血压、高血脂、糖尿病等病因。间歇性跛行和静息痛是本病的重要诊断依据。体征方面未触及动脉搏动或者搏动微弱。皮肤温度凉,肤色苍白,毛发稀疏,足趾溃疡等。结合相应的辅助检查容易获得正确的诊断。

但是相同的症状和体征也需要和以下这些疾病相鉴别:①血栓闭塞性脉管炎;②神经源性跛行;③多发性大动脉炎;④关节炎;⑤静脉性溃疡等。

Fontaine 和 Rutherford 分级能比较客观地评估下肢缺血的状态,一般 2 级以上的肢体缺血才考虑积极的外科干预(表 3-1-1)。

表 3-1-1　慢性下肢缺血的 Fontaine 和 Rutherford 分级

Fontaine	Rutherford	临床表现	客观指标
0	0	无症状,无明显血流动力学改变的闭塞性病变	运动平板试验/加强试验结果正常
I	1	轻度间歇性跛行	可完成平板试验,试验后踝动脉压力>50mmHg,但较正常值至少低 25mmHg
	2	中度间歇性跛行	症状位于 1 和 3 之间
	3	重度间歇性跛行	不能完成平板试验,试验后踝动脉压力<50mmHg
II	4	缺血性静息痛	静息踝动脉压力<40mmHg,踝或中足血流容积描记曲线平坦或几乎无搏动 趾动脉压<30mmHg
III	5	轻微组织缺失,难治性溃疡,局限性坏疽并伴有弥散足部缺血	静息踝动脉压力<60mmHg,踝或中足血流容积描记曲线平坦或几乎无搏动 趾动脉压<40mmHg
	6	中足以上水平主要组织缺失,无法挽救的足部功能丧失	静息踝动脉压力<60mmHg,踝或中足血流容积描记曲线平坦或几乎无搏动 趾动脉压<40mmHg

为了规范下肢动脉质量方案的选择,泛大西洋介入协会共识委员会(Trans-Altlantic Inter-Society consensus committee,TASC)在 2007 年制定 TASC Ⅱ分级。尽管如今介入技术突飞猛进,完全和 10 多年前不可同日而语,但是 TASC Ⅱ分级对于下肢动脉闭塞治疗的选择还是有一定的指导意义(图 3-1-2)。指南推荐

A 级病变选择腔内治疗,B 级病变腔内治疗患者获益更多,C 级病变手术治疗患者获益更多,D 级病变应该选择开放手术治疗。

六、非侵入性辅助检查

1. 踝肱指数(ABI) 是客观评价缺血严重程度方法中最简便和最具可重复性的方法。ABI>0.9 为正常;0.9~0.4 通常为轻度缺血;<0.4 提示重度缺血。ABI 诊断下肢动脉疾病的敏感度为 75%、特异度为 86%。但由于糖尿病或终末期慢性肾脏疾病患者动脉硬化严重,ABI 诊断的敏感性较差,当 ABI 临界值处于 0.9~1.0 时,需要进一步辅助检查来明确下肢动脉疾病的诊断。

2. 多普勒超声(DUS) 有很多优点,它可以提供解剖学和血流动力学信息,可以判断斑块的性质,但其敏感度较低,对于狭窄超过 50% 的病变,DUS 的敏感度为 85%~90%,而特异度>95%;而且 DUS 受限于操作者的熟练程度以及其并不能在空间上整体显示整条血管路径。因此,术前还需要其他的影像学检查评估。通常超声多普勒应用于术后随访效果显著。

3. 计算机体层血管成像(CTA) 研究表明,当主髂动脉狭窄大于 50% 时,CTA 的敏感度和特异度分别为 96% 和 98%,而对股、腘动脉相应的特异度和敏感度为 97% 和 94%。CTA 可以清楚地显示钙化、支架、旁路血管和伴随的动脉瘤,但其存在一些限制,如放射、肾毒性、过敏等。严重的钙化可能使得 CTA 结果无法反映真实血管情况,特别是对严重钙化的膝下动脉病变的评估中。

4. 磁共振血管成像(MRA) 当动脉节段性狭窄或闭塞时,MRA 的敏感度和特异度最高,可达 95%,但 MRA 倾向于夸大狭窄程度,它无法显示动脉钙化,因此,有助于对高度钙化的病变进行狭窄程度的评估。2017 年 ESC 指南指出,在一些经验丰富的中心,MRA 对于膝下动脉疾病诊断的准确性要高于 DUS 和 CTA。

5. 其他检测手段 2011 年 ESC 指南和 2017 年 ESC 指南都提出了足趾收缩压、TBI、ABI 和经皮氧分压均有助于疾病诊断,可作为适当的补充检查方法。

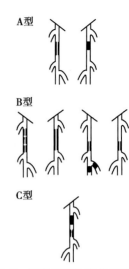

图 3-1-2 股腘动脉病变 TASC Ⅱ 分级
A 型,单处狭窄,长度 ≤10cm;单处闭塞,长度 ≤5cm。B 型,多处狭窄或闭塞病变,每处 ≤5cm;单处狭窄或闭塞(长度 ≤15cm),未累及膝下胫动脉;单处或多处病变,胫动脉未受累并可用作旁路手术时的远端流出道;钙化严重的闭塞(≤5cm);单处腘动脉狭窄。C 型,多处狭窄或闭塞病变,总长度>15cm,伴或不伴有严重的钙化;两次腔内治疗后复发,仍需要治疗的狭窄和闭塞。

七、侵入性诊断检查

数字减影血管造影(DSA)作为血管外科疾病诊断的金标准,各大指南均将其放在了重要的位置。经皮外周动脉介入手术或旁路搭桥远端通畅情况都需要 DSA 的辅助,因为其他影像学检查均无法探查踝关节或足背动脉节段的旁路血管情况,DSA 是术前、术后观察膝下流出道的重要手段。但是 DSA 系有创检查,有一定的并发症发生率,而且造影剂过敏者禁用,肾功能不全者慎用,血管低流量患者足部血管可视性有限。通常将 DSA 检查和治疗放在同时进行。

八、治疗

1. 控制危险因素 高血压、高血脂、糖尿病等危险因素影响疾病等发生和发展,应尽早控制这些危险因素。药物治疗或其他手段之前,需要强调戒烟的重要性,戒烟配合规律锻炼是提高跛行距离最显著的方法,其对于股动脉病变的患者尤其有效。而对于有间歇性跛行症状的患者,吸烟可能会致疾病恶化及增加截肢的风险。

2. 运动疗法　也是非手术治疗中的重要措施,虽然不能提高患者踝肱指数,但是可以改善患者的间歇性跛行距离。提高患者心肺功能,改善微循环,提高组织对缺氧的耐受。

3. 药物治疗　他汀类药物对于下肢动脉疾病患者有重要意义。多个研究表明,在有心血管事件或慢性肢体重度缺血的患者中,他汀类药物可以改善心脑血管疾病的预后。此外,数个荟萃分析结果表明,他汀类药物可以减轻疼痛和改善最大跛行距离。他汀类药物可以减少下肢动脉疾病患者不良事件的发生。由于钙通道阻滞药或血管紧张素转换酶抑制药/血管紧张素受体阻滞药(ACEI/ARB)有潜在扩张周围动脉的作用,其被视为下肢动脉疾病患者合并高血压时的首选药物。但有荟萃分析结果指出,ACEI 可以提高患者的最大无痛步行距离;但其中 6 个随机对照试验中有 2 个无法完成,因此该结果并不可信。在一项随机对照试验中,维拉帕米有利于提高下肢动脉疾病患者的跛行距离。β 受体阻滞药对于患者的疾病症状改善、截肢率等没有显著影响,但由于下肢动脉疾病患者常合并有心力衰竭等疾病,β 受体阻滞药被推荐用于下肢动脉疾病患者。对于有症状的下肢动脉疾病,推荐抗血小板治疗,包括阿司匹林或氯吡格雷。2017 年 ESC 指南中将氯吡格雷治疗优于阿司匹林作为 Ⅱb 级推荐,值得后续临床关注。此外,当腹股沟以下下肢动脉病变血运重建尤其支架植入后,阿司匹林和氯吡格雷的双重抗血小板作用作为 Ⅱa 级推荐,值得后续临床借鉴。另外,需要强调,对于没有症状的下肢动脉硬化闭塞症,由于缺乏证据显示抗血小板治疗有效,因此不推荐抗血小板治疗用于无症状的下肢动脉硬化闭塞的预防和治疗。

4. 外科手术治疗　2017 年,ESC 指南不再按照 TASC Ⅱ 分级决策方案,简化为以 25cm 为界限的长段和短段病变选择,进一步给予腔内治疗更多的证据和推荐,强调外科手术仍旧不可缺少。如果股深动脉循环良好,通过运动治疗跛行可获得改善而大多不需要积极手术干预。如果需要干预,<25cm 狭窄或闭塞病变腔内治疗首选作为 Ⅰ 级推荐。就目前现有的研究,仍旧把支架植入作为 Ⅱa 级推荐;至于药物涂层球囊和药物涂层支架由于目前随访时间有限,结果有待进一步分析,因此尚作为 Ⅱb 级推荐,是否优于现有支架需要等待远期随访结果。对于长段股浅动脉病变(>25cm)患者、无高危手术风险、自体大隐静脉良好和预期寿命>2 年,可选择旁路搭桥手术作为 B 级证据 Ⅰ 级推荐;而且将大隐静脉作为股腘搭桥优选材料作为 A 级证据 Ⅰ 级推荐,其 5 年通畅率超过 80%,优于人工血管 67% 的通畅率,因此强调股腘搭桥仍旧在长段病变中的优势。然而,对于>25cm 病变,当外科手术存在相对禁忌证时,腔内治疗也可选择 Ⅱb 级推荐。因此,推荐股腘动脉长短病变均尝试腔内治疗,推荐选择大隐静脉的外科手术搭桥治疗长段病变。腔内治疗在股腘区仍旧面临远期通畅率和支架耐久性改变的挑战;动脉减容治疗、药物涂层球囊和新支架设计未来有望改善该区域的远期通畅率。

5. 血管腔内治疗　腔内治疗具有创伤小、恢复快、修复符合生理等特点,很多中心已经选择腔内治疗作为首选的血运重建方法。经皮穿刺血管腔内成型和/或血管腔内支架术已经广泛临床应用,相对于手术而言,腔内治疗的并发症发生率和死亡率均低。随着设备不断改进、技术逐步改善,腔内治疗已经形成了一个完整的治疗措施和方案,主要包括以下几个方面:数字减影血管造影(DSA)设备、技术和软件的不断升级;制作精细顺应性好的导丝、导管、血管鞘;各种用途的球囊和药物涂层球囊(DCB);各种类型的支架、覆膜支架和药物洗脱支架等器材。腔内治疗的主要技术包括:穿刺点的选择、穿越病变部位、合适的球囊扩张、造影决定支架植入与否。随着新技术和新设备的不断临床应用,血管腔内减容设备崭露头角。这些设备包括斑块旋切术,激光减容术等,结合药物球囊期望获得腔内治疗术后等远期通畅率等提高。

6. 干细胞和基因治疗　目前疗效不确切,尚在研究中,缺乏足够的证据,不作为推荐治疗手段。

九、小结

下肢动脉硬化闭塞症是全身动脉硬化中的一个环节,因此,需要控制相关的危险因素,包括吸烟、高血压、高血脂、糖尿病、高同型半胱氨酸等,在治疗过程中也要评估患者整体健康状况包括心脑血管情况。治疗方式的选择根据不同的患者全身情况、社会背景和不同的病变部位需要个体化的设计。层出不穷的新技术和新设备为血管腔内治疗提供了更多的选择。

(朱越峰　朱军慧)

［1］ 汪忠镐. 汪忠镐血管外科学 [M]. 杭州: 浙江科学技术出版社, 2010.

［2］ CULL D L, MANOS G, HARTLEY M C, et al. An early validation of the Society for Vascular Surgery lower extremity threatened limb classification system [J]. J Vasc Surg, 2014, 60 (6): 1535-1541.

［3］ SR M J L, CONTE M S, ARMSTRONG D G, et al. The Society for Vascular Surgery Lower Extremity Threatened Limb Classification System: risk stratification based on wound, ischemia, and foot infection (WIfI)[J]. J Vasc Surg, 2014, 59 (1): 220-234. e1-e2.

［4］ XU D, ZOU L, XING Y, et al. Diagnostic value of ankle-brachial index in peripheral arterial disease: a meta-analysis [J]. Can J Cardiol, 2013, 29 (4): 492-498.

［5］ ABOYANS V, CRIQUI M H, ABRAHAM P, et al. Measurement and interpretation of the ankle-brachial index: a scientific statement from the American Heart Association [J]. Circulation, 2012, 126 (24): 2890-2909.

［6］ TEHAN P E, SANTOS D, CHUTER V H. A systematic review of the sensitivity and specificity of the toe-brachial index for detecting peripheral artery disease [J]. Vasc Med, 2016, 21 (4): 382-389.

［7］ FOWKES F G, MURRAY G D, BUTCHER I, et al. Ankle brachial index combined with Framingham Risk Score to predict cardiovascular events and mortality: a meta-analysis [J]. JAMA, 2008, 300 (2): 197-208.

［8］ COLLINS R, CRANNY G, BURCH J, et al. A systematic review of duplex ultrasound, magnetic resonance angiography and computed tomography angiography for the diagnosis and assessment of symptomatic, lower limb peripheral arterial disease [J]. Health Technol Assess, 2007, 11 (20): iii-iv, xi-xiii, 1-184.

［9］ MET R, BIPAT S, LEGEMATE D A, et al. Diagnostic performance of computed tomography angiography in peripheral arterial disease: a systematic review and meta-analysis [J]. JAMA, 2009, 301 (4): 415-424.

［10］ MENKE J, LARSEN J. Meta-analysis: accuracy of contrast-enhanced magnetic resonance angiography for assessing steno-occlusions in peripheral arterial disease [J]. Ann Intern Med, 2010, 153 (5): 325-334.

［11］ F PIEPOLI M. 2016 European Guidelines on cardiovascular disease prevention in clinical practice: The Sixth Joint Task Force of the European Society of Cardiology and Other Societies on Cardiovascular Disease Prevention in Clinical Practice (constituted by representatives of 10 societies and by invited experts)[J]. Int J Behav Med, 2017, 24 (3): 321-419.

［12］ JUERGENS J L, BARKER N W, HINES E A Jr. Arteriosclerosis obliterans: review of 520 cases with special reference to pathogenic and prognostic factors [J]. Circulation, 1960, 21: 188-195.

［13］ AUNG P P, MAXWELL H G, JEPSON R G, et al. Lipid-lowering for peripheral arterial disease of the lower limb [J]. Cochrane Database Syst Rev, 2007, 2007 (4): CD000123.

［14］ WESTIN G G, ARMSTRONG E J, BANG H, et al. Association between statin medications and mortality, major adverse cardiovascular event, and amputation-free survival in patients with critical limb ischemia [J]. J Am Coll Cardiol, 2014, 63 (7): 682-690.

［15］ MOMSEN A H, JENSEN M B, NORAGER C B, et al. Drug therapy for improving walking distance in intermittent claudication: a systematic review and meta-analysis of robust randomised controlled studies [J]. Eur J Vasc Endovasc Surg, 2009, 38 (4): 463-474.

［16］ KUMBHANI D J, STEG P G, CANNON C P, et al. Statin therapy and long-term adverse limb outcomes in patients with peripheral artery disease: insights from the REACH registry [J]. Eur Heart J, 2014, 35 (41): 2864-2872.

［17］ SHAHIN Y, BARNES R, BARAKAT H, et al. Meta-analysis of angiotensin converting enzyme inhibitors effect on walking ability and ankle brachial pressure index in patients with intermittent claudication [J]. Atherosclerosis, 2013, 231 (2): 283-290.

［18］ VLACHOPOULOS C, TERENTES-PRINTZIOS D, ABOYANS V, et al. Angiotensin converting enzyme inhibitors and walking distance: Have we walked the whole distance？ [J]. Atherosclerosis, 2016, 252: 199-200.

［19］ BAGGER J P, HELLIGSOE P, RANDSBAEK F, et al. Effect of verapamil in intermittent claudication a randomized, double-blind, placebo-controlled, cross-over study after individual dose-response assessment [J]. Circulation, 1997, 95 (2): 411-414.

[20] WALLEN M P, HALL A, DIAS K A, et al. Impact of beta-blockers on cardiopulmonary exercise testing in patients with advanced liver disease [J]. Aliment Pharmacol Ther, 2017, 46 (8): 741-747.

[21] INDES J E, PFAFF M J, FARROKHYAR F, et al. Clinical outcomes of 5 358 patients undergoing direct open bypass or endovascular treatment for aortoiliac occlusive disease: a systematic review and meta-analysis [J]. J Endovasc Ther, 2013, 20 (4): 443-455.

[22] BOSIERS M, DELOOSE K, CALLAERT J, et al. BRAVISSIMO: 12-month results from a large scale prospective trial [J]. J Cardiovasc Surg (Torino), 2013, 54 (2): 235-253.

[23] YE W, LIU C W, RICCO J B, et al. Early and late outcomes of percutaneous treatment of TransAtlantic Inter-Society Consensus class C and D aorto-iliac lesions [J]. J Vasc Surg, 2011, 53 (6): 1728-1737.

[24] GOODE S D, CLEVELAND T J, GAINES P A, et al. Randomized clinical trial of stents versus angioplasty for the treatment of iliac artery occlusions (STAG trial)[J]. Br J Surg, 2013, 100 (9): 1148-1153.

[25] MURPHY T P, CUTLIP D E, REGENSTEINER J G, et al. Supervised exercise versus primary stenting for claudication resulting from aortoiliac peripheral artery disease: six-month outcomes from the claudication: exercise versus endoluminal revascularization (CLEVER) study [J]. Circulation, 2012, 125 (1): 130-139.

[26] BALLOTTA E, LORENZETTI R, PIATTO G, et al. Reconstructive surgery for complex aortoiliac occlusive disease in young adults [J]. J Vasc Surg, 2012, 56 (6): 1606-1614.

[27] BREDAHL K, JENSEN L P, SCHROEDER T V, et al. Mortality and complications after aortic bifurcated bypass procedures for chronic aortoiliac occlusive disease [J]. J Vasc Surg, 2015, 62 (1): 75-82.

[28] ANTONIOU G A, SFYROERAS G S, KARATHANOS C, et al. Hybrid endovascular and open treatment of severe multilevel lower extremity arterial disease [J]. Eur J Vasc Endovasc Surg, 2009, 38 (5): 616-622.

[29] DOSLUOGLU H H, LALL P, CHERR G S, et al. Role of simple and complex hybrid revascularization procedures for symptomatic lower extremity occlusive disease [J]. J Vasc Surg, 2010, 51 (6): 1425-1435. e1.

[30] KAVANAGH C M, HEIDENREICH M J, ALBRIGHT J J, et al. Hybrid external iliac selective endarterectomy surgical technique and outcomes [J]. J Vasc Surg, 2016, 64 (5): 1327-1334.

[31] COLLINS R, ARMITAGE J, PARISH S, et al. MRC/BHF Heart Protection Study of cholesterol-lowering with simvastatin in 5963 people with diabetes: a randomised placebo-controlled trial [J]. Lancet, 2003, 361 (9374): 2005-2016.

[32] GRAHAM I, ATAR D, BORCH-JOHNSEN K, et al. European guidelines on cardiovascular disease prevention in clinical practice: full text. Fourth Joint Task Force of the European Society of Cardiology and other societies on cardiovascular disease prevention in clinical practice (constituted by representatives of nine societies and by invited experts)[J]. Eur J Cardiovasc Prev Rehabil, 2007, 14 (Suppl 2): S1-S113.

[33] CATAPANO A L, REINER Z, DE BACKER G, et al. ESC/EAS Guidelines for the management of dyslipidaemias The Task Force for the management of dyslipidaemias of the European Society of Cardiology (ESC) and the European Atherosclerosis Society (EAS)[J]. Atherosclerosis, 2011, 217 (1): 3-46.

课 后 习 题

单项选择题

某患者,男性,75 岁。左下肢间歇性跛行半年,加重伴静息痛 1 个月。吸烟史,每天 1 包,共 50 年。体格检查:双下肢皮肤苍白,皮温低,左足第 2、3 趾发黑坏疽。双侧股动脉未及搏动。左侧踝肱指数(ABI)0.26,右侧 ABI 0.55。该患者动脉硬化性闭塞症为 Fontaine 分级第几期? (   )

A. 第 0 期　　　　　　　　B. 第 Ⅰ 期　　　　　　　　C. 第 Ⅱ 期

D. 第 Ⅲ 期　　　　　　　　E. 第 Ⅳ 期

答案:

D。

第二节　颈动脉疾病

一、简介

全球范围内,脑卒中是三大死亡原因之一,且是导致神经源性疾病的首要原因。预防脑卒中是脑血管疾病治疗的首位目标。脑卒中的定义:急性的局灶性大脑功能丧失,症状持续超过 24h(或导致死亡),且无血管源意外的明显病因。短暂性脑缺血发作(transient ischemic attack,TIA)除症状持续时间小于 24h 外,其他定义相同。深入了解脑卒中发生的病理生理机制、影像学检查的进步、手术和介入技术的提高以及证实这些技术的安全性和有效性的大规模临床试验,是使用外科手段预防脑卒中的决定性因素。

二、流行病学

脑血管病是全球第二大死亡原因,具有高死亡率、致残率和复发率的特点,是威胁人群健康的主要病种之一,也是造成残疾的主要原因。世界卫生组织数据显示,2015 年约有 670 万人死于脑血管病,占全球死亡总数的 11.7%。我国死因监测数据集数据显示,2016 年脑血管病导致的死亡在总人群死亡中高居第二位,在农村人群中高居第一位,城市人群中居第三位。

脑卒中的危险因素包括年龄增长、吸烟、高血压、缺血性心脏病、心源性栓塞、短暂性脑缺血发作(TIA)发作史、糖尿病、外周血管病变、高血浆纤维蛋白原和高胆固醇血症。

三、发病机制和病理生理学

(一) 发病机制

1. 动脉粥样硬化斑块　无症状的颈动脉斑块患者有发生 TIA 或脑卒中的风险。其中,动脉狭窄程度、斑块密度以及斑块进展情况都和脑卒中发生的风险程度相关。有证据显示,颈动脉狭窄大于 80% 并伴有柔软、低回声斑块的患者,或颈动脉狭窄度从低于 80% 进展到 80% 以上的患者,有较高的脑卒中发生率。

良性的脂纹病变进展成纤维斑块。脂质在动脉壁持续浸润,导致巨噬细胞聚集、生长因子生成,同时引起炎症反应和斑块增大。蛋白溶解酶释放引起巨噬细胞溶解,伴随脂质进一步浸润。在脂质聚集部位,坏死碎片、进行性慢性炎症和钙化最终导致复合斑块形成。动脉壁炎症和愈合反复循环造成动脉壁斑块和新生血管形成(图 3-2-1)。斑块内出血可以"愈合",重启巨噬细胞浸润、钙化、纤维化和斑块进化的过程。同样,斑块内出血可以导致斑块突然膨胀而形成动脉狭窄或闭塞,或者斑块破裂造成栓塞。如果斑块发生破裂,形成的斑块表面溃疡可以成为血小板聚集和其他血栓碎片堆积的部位,造成更多的血管栓塞事件(图 3-2-2)。

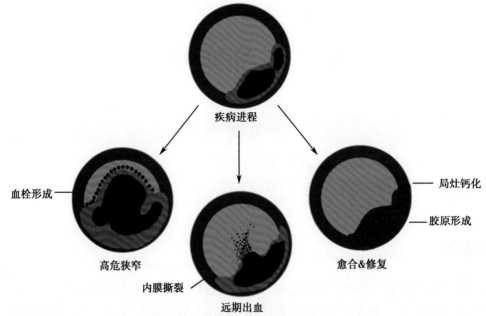

图 3-2-1　动脉粥样硬化斑块病理生理

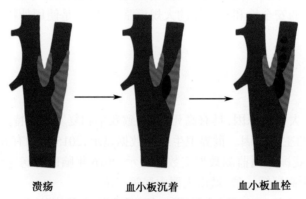

| 溃疡 | 血小板沉着 | 血小板血栓 |

图 3-2-2　动脉粥样硬化斑块溃疡血栓形成

　　2. 脑卒中和 TIA　颈动脉斑块可以导致脑卒中或 TIA，其中最常见的机制是血栓或斑块脱落导致的栓塞。另一个导致 TIA 和脑卒中的发病机制可能是脑组织低灌注。由于脑血管系统具有自我调节功能，使得脑灌注可以维持在一个稳定的范围。因此，低灌注 TIA 只发生在严重多血管病变的患者中。当颅外动脉一至数支血管出现闭塞或主干动脉狭窄，患者即对低血压缺乏自我调节机制而可以导致脑缺血，如晕厥、近似晕厥或出现局部血流不足的症状。

　　3. 椎基底动脉供血不足　椎基底动脉供血不足伴随锁骨下动脉窃血，往往是常见的导致脑缺血的血流动力学改变。椎动脉开口近端的锁骨下动脉发生闭塞时，手臂运动时的血管扩张会引起血流阻力增大，导致同侧椎动脉出现倒流，从而造成窃血和引起后循环症状，如复视、双盲、晕厥等。当手臂休息后，症状又会消退。严重的锁骨下动脉闭塞，可以在没有手臂运动的情况下发生窃血现象。血流动力学改变引起的 TIA 更多发生在椎基底动脉疾病中，而不是颈动脉疾病。

　　4. 非动脉粥样硬化性疾病　动脉粥样硬化占颅外血管疾病原因的 90% 以上，但仍有一些其他疾病也可以导致脑血管症状（表 3-2-1）。这些疾病主要通过破坏血流动力学和造成栓塞而导致 TIA 或脑卒中。慢性炎症性动脉炎（放射性动脉炎、巨细胞动脉炎、Takayasu 动脉炎）导致动脉中膜增厚而引起动脉进展性狭窄。创伤性和自发性颈动脉夹层可以通过影响管腔而导致缺血，但更多的情况是来源于夹层瓣和假性动脉瘤的血栓栓塞。同样，肌纤维退变可以通过内膜不规则引起栓塞和管腔狭窄而导致缺血。颈动脉扭曲在成年人群中有 16%~34% 的发生率，但很少成为脑血管症状的主要原因。

表 3-2-1　常见脑血管病变的非动脉粥样硬化原因

常见的导致的脑血管症状的非动脉粥样硬化原因
颈动脉扭曲或弯折
颈动脉瘤
自发性动脉夹层
创伤后动脉夹层
肌纤维发育不良
放射性动脉炎
巨细胞性动脉炎
Takayasu 动脉炎
颈动脉栓塞

（二）病理生理学

动脉硬化斑块逐渐增大，导致颈动脉狭窄，动脉内径减少 50% 以上时产生压力梯度，流量减少。斑块表面血栓形成或斑块内发生出血可引起颈动脉急性闭塞。斑块在发展过程中可能破裂，向动脉腔内排出碎片引起脑栓塞；脱落碎片的斑块部位形成溃疡，溃疡处极易形成血小板血栓，这种血栓如果脱落则引起脑栓塞。动脉硬化斑块的好发部位是颈总动脉分叉、颈内动脉开口膨大部和颈外动脉开口处等。

（三）自然病程

1. 无症状性颈动脉疾病　颈动脉硬化预示着患者有可能发生 TIA 或者脑卒中。而发生的风险和颈动脉病变的严重程度有关。相关研究结果显示，颈动脉狭窄程度和心脏缺血事件发生率相关，与神经系统疾病之间也存在线性关系。同时，研究资料表明，狭窄程度和斑块形态与无症状性颈动脉疾病的临床预后存在关联。斑块进展也与临床结果有关。药物治疗能改变无症状性颈动脉疾病的自然病程。他汀类药物可以减慢胆固醇水平正常患者的颈动脉斑块进展，并降低 TIA 和脑卒中的发生率。

2. 有症状性颈动脉疾病　有症状的颈动脉粥样硬化疾病的自然进程其实没有被真正认识。其原因主要是现代的观点往往认为伴有 TIA 或脑卒中的患者具有外科手术治疗的适应证。

四、临床表现与诊断

1. TIA　是一侧大脑半球颈内动脉供血区的局灶性缺血引起的症状。症状持续时间小于 24h 可恢复，一般仅持续数分钟。TIA 可以是血栓栓塞或是狭窄和闭塞引起。颈动脉病变导致的 TIA 的临床症状有眼部症状（可以表现为一过性的单眼黑矇或视野缺损）、言语障碍（包括构音障碍、中枢性言语障碍、失语）、运动障碍（可以表现为一侧肢体轻度笨拙、肢体无力、偏瘫）、感觉障碍（表现为一侧肢体麻木或麻痹），也可表现为头晕或意识丧失伴随上述症状。影像学检查脑组织无梗死性病灶。

2. 可逆性缺血性神经功能障碍（reversible ischemic neurologic deficit，RIND）　指神经功能障碍持续 24h 以上，但于 1 周内恢复的脑缺血发作。影像学检查脑组织有梗死性病灶。

3. 缺血性脑卒中　脑缺血神经障碍恢复时间超过 1 周或有脑卒中后遗症，并具有相应的神经系统症状、体征和影像学特征。

4. 脑缺血　患者在伴有颅外血管严重狭窄或闭塞时，脑血流动力学改变可引起相关脑部症状。临床症状包括直立性晕厥、双目失明、共济失调、头昏、眩晕等。脑动脉灌注不足通常在体位改变时发生，例如突然从坐位改成立位时发生。

5. 椎基底动脉功能不全　椎基底动脉病变的临床表现往往多样且模糊。但是仍可以表现为缺血区域相关的临床综合征。椎基底动脉或后循环缺血的临床表现见表 3-2-2。

表 3-2-2　椎基底动脉或后循环缺血的临床表现

症状	头晕或晕眩
	复视
	无法站立
	双侧肢体无力
	双侧肢体交替无力
	双侧麻木
	对侧肢体无力
	对侧肢体感觉异常或麻木
	双侧视野缺损
	耳鸣或耳聋
	记忆力减退
	难以看到另一侧
	共济失调步态
体征	眼球震颤
	垂直凝视麻痹
	不良共轭凝视
	眼肌麻痹
	眼球斜视
	双侧肢体乏力
	对侧肢体乏力（左侧面部、右身或反之）
	对侧肢体感觉缺失
	单侧凝视麻痹
	第Ⅵ、Ⅶ对脑神经麻痹
	健忘症
	偏盲、双侧偏盲

五、影像学检查

1. 多普勒超声（DUS）　对于大部分颈内动脉狭窄的颈动脉疾病患者，彩色多普勒超声检查为首选检查方式。DUS 成本较低，使用便捷，敏感度可靠，且无创。它可确定大多数患者的颈动脉狭窄程度和斑块形态。静脉注射造影剂可以提高诊断的准确性。

多普勒超声的检查也有局限性，在脑血管疾病中的检查范围仅限于颅外颈动脉，因而在排除其他位置病变时相对不可靠。颅外多普勒超声只能提供有关椎动脉血流动力学的基本信息，而无法提供关于基底动脉系统的信息，它并不能很好地显示椎动脉全程。

2. 磁共振成像（MRI）和血管造影（MRA）　MRA 的优点是无创，不需要碘造影剂，可避免电离辐射。MRI 可用于分析斑块形态，尤其是动脉粥样硬化斑块的结构。它可以高灵敏度和高特异性鉴定富含脂质的坏死核和纤维囊，并且可以区分完整的厚、薄或破裂的纤维帽。MR 还可以显示特定的斑块成分，包括斑块内的钙、脂质、纤维细胞成分或血栓。

MR 的局限性在于它不能用于有金属植入物（心脏起搏器、植入型心律转复除颤器、金属支架、关节置换）的患者，并且在不合作的患者、幽闭恐惧症患者中的使用受到一定限制。

3. CT 血管造影（CTA）　螺旋 CT 图像的快速采集可提供出色的定时和对比度管理，并提供可在多个平面上查看的高质量图像。CTA 的扫描速度非常快，可提供亚毫米级的空间分辨率（对比增强型 MRA 的分辨率为 0.3mm vs.0.8mm），比增强型 MRA 的价格便宜，图像处理时间更短，能使软组织、骨骼和血管同时显影，能够快速显示血管异常是否由血管闭塞引起，对血管钙化的识别较为敏感。

CTA 在识别钙化方面较为敏感，但在颈动脉斑块形态（尤其是脂质成分或溃疡）方面，CTA 似乎不如 DUS 成像或 MRA 可靠。对碘造影剂有变态反应是 CTA 的禁忌证,同时对于肾功能不全的患者,行 CTA 检查必须谨慎。

4. 血管造影(DSA) 颈动脉血管造影是颅外脑血管疾病患者诊断的金标准。常规血管造影通常应用于拟行 CEA 但缺乏其他影像学检查的患者,其他影像学检查结果相互矛盾的患者或考虑进行 CAS 的患者。DSA 可提供准确、客观且易于解释的高质量成像。它可以观察从主动脉弓到颅内血管的病变。

但是,DSA 作为侵入性检查,有相关并发症的风险,不适合作为脑血管疾病患者的筛查手段。对碘造影剂有变态反应是 DSA 的禁忌证。

六、治疗

1. 非手术治疗 颈动脉狭窄行保守药物治疗的目的是减少脑卒中和心血管事件的发生频率和严重程度,提高生活质量,从而改善预后。对于无症状性颈动脉狭窄的患者来说,药物治疗是一种可行的选择,而对于高危比如狭窄程度高或者症状无法难以控制的患者,侵入性干预治疗策略更为有效。无论是否计划进行干预,均建议治疗高血压、高胆固醇血症和努力戒烟,以降低总体心血管风险和脑卒中风险。

(1)抗血小板药:对于非心脏栓塞性缺血性脑卒中或 TIA 并伴有颈动脉粥样硬化的患者,建议使用抗血小板药。常规剂量的阿司匹林可有效地预防高危患者发生脑缺血发作,氯吡格雷也有相似的效果。不推荐使用阿司匹林和氯吡格雷的组合。

(2)调血脂药:他汀类药物(HMG-CoA 还原酶抑制药)降脂治疗可降低有动脉粥样硬化患者的脑卒中率。有研究表明,他汀类药物疗法可降低 15%~30% 脑卒中的风险。

对于冠心病或者症状性动脉粥样硬化疾病的患者,低密度脂蛋白(LDL)目标值应控制在 100mg/dl 以内;对于具有多种危险因素的高危人群,LDL 目标值应控制在 70mg/dl 以内。

(3)血压控制:血压升高会增加脑卒中的风险,对于无症状性颈动脉粥样硬化的高血压患者,建议通过生活方式和抗高血压药物治疗将血压降至目标值 140/90mmHg。对于新发的缺血性脑卒中患者,血压的大幅度降低也可能会减少脑灌注。但是对于有缺血性脑卒中或 TIA 并超过超急性期的患者,仍然建议血压控制在 140/90mmHg 之内。

(4)血糖控制:在心血管健康研究中,空腹血糖水平升高可导致颈动脉粥样硬化患者脑卒中的风险增加。胰岛素抵抗与动脉粥样硬化研究和社区动脉粥样硬化风险研究显示,糖尿病与颈动脉内膜中膜厚度及其进展有关。

建议糖尿病患者将血糖控制在接近正常的血糖水平(目标 HbA1c 为 7%),以减少微血管并发症,并降低脑卒中以外的大血管并发症。

(5)戒烟:吸烟是脑动脉粥样硬化的重要危险因素,被动吸烟也可能导致脑卒中风险增加。戒烟可迅速降低缺血性不良事件的发生风险。通常在戒烟 5 年后,戒烟者的脑卒中风险可降低至接近从未吸烟者。

2. 手术治疗 颈动脉狭窄的主要手术方式包括颈动脉内膜剥脱术(CEA)和颈动脉支架植入术(CAS)。

(1)颈动脉内膜剥脱术(CEA):是目前唯一可以达到去除动脉粥样硬化斑块、重建正常管腔和血流的方法。CEA 的适应证主要为有症状的颈动脉狭窄,包括一过性黑矇、TIA 或脑卒中,以及无症状的颈动脉狭窄>80%。

对于无神经症状的颈动脉狭窄患者,侵入性治疗首选颈动脉内膜剥脱术。1998 年就同时有北美与欧洲的两个研究显示 CEA 能显著预防脑梗死卒中的发生,近期更新的 ACST I 结果也证实了 CEA 对无症状患者的长期疗效。而对于神经症状性颈动脉狭窄,NASCET 和 ECST 均显示 CEA 在症状性颈动脉狭窄的患者中获益,缩小的直径>50%。在两项研究中,随着狭窄程度的增加,药物治疗组脑卒中风险以及因此 CEA 获得的益处随之增加。这些试验的结果牢固地将 CEA 确立为严重颈动脉狭窄患者的治疗选择,并在整个医学界被广泛接受。

常见的手术并发症包括颅神经损伤、伤口相关并发症、围手术期脑卒中、再狭窄以及植入物(补片)感染。NASCET 研究发现,面神经下颌支损伤率为 2.2%,迷走神经损伤率为 2.5%,副神经损伤率为 0.2%,舌下神经损伤率为 3.7%。总的神经损伤率为 8.6%,其中 92% 为轻度损伤,且能在 4 周内恢复。围手术期脑卒中定义为术中患者麻醉苏醒后或术后新发脑卒中病灶。术后脑卒中最常见的原因是颈内动脉血栓形成、高灌注综合征、颅内出血。

(2)颈动脉支架植入术:适应证与颈动脉内膜剥脱术的适应证相似,无症状的颈动脉狭窄>80% 和有症状的颈动脉狭窄>50%。CAS 是否优于 CEA 尚未得到证实。SAPPHIRE 试验结果显示,相比于颈动脉内膜剥脱术,颈动脉支架植入术降低了脑卒中、死亡和心肌梗死构成的复合终点事件发生率。SPACE、EVA-3S 和 CREST 研究评估 30d 内脑卒中事件的发生率,均未能证明 CAS 不劣于 CEA。SPACE、EVA-3S 和 CREST 研究中颈动脉支架组的围手术期脑卒中率高于开放手术组,因而对于大多数患者来说,开放手术是更好的选择。

对于存在明显合并症的患者,如有严重的心肺疾病导致全身麻醉风险较高,既往颈部手术、放疗史,开放手术后再狭窄,颈部活动受限,狭窄位置较高开放手术难以处理,CAS 可能更为合适。与无保护的 CAS 相比,脑保护可显著降低手术相关的脑卒中发生率。

(3)远端阻断球囊:是通过在病变远端的颈内动脉置入球囊来阻断血流,球囊充气后反复冲洗并抽吸来除去斑块和碎屑。主要缺点:需要在无保护情况下通过病变,球囊会损伤血管壁,少部分患者对颈内动脉阻断不能耐受,以及存在血管痉挛的风险。

(4)远端滤器:远端滤器形如保护伞,放置在颈内动脉病变远端,捕获任何 CAS 过程中产生的碎屑。滤器既可以通过导丝,也可以经其自身专用的输送系统置入,手术结束时使用专用的回收装置进行收回。远端滤器的主要优点是可维持脑供血。缺点包括需要在无保护情况下通过病变,有时难以通过致密或扭曲的病变,存在碎屑堵塞以及难以保证与动脉壁紧密贴附从而捕获全部碎屑。

(5)近端阻断装置:通常包含两个顺应性球囊,一个球囊放在颈总动脉,另一个放在颈外动脉中。通过导管侧孔产生的持续血液分流以及单独的股静脉通路实现颈内动脉血液逆流。近端阻断装置的优点包括无须穿过病变。缺点包括技术困难,需要额外的静脉通路以及部分患者难以耐受。

(6)MO.MA 装置(Invatec,Roncadelle,意大利)是近端脑保护装置。通过使用两个顺应性球囊将颈外动脉和颈总动脉进行血管内夹紧来实现顺行及逆行血流中断,MO.MA 设备可在进行涉及颈内动脉(ICA)和/或颈动脉分叉病变的血管成形术和支架植入过程时提供栓塞保护。在最初的金属丝穿过狭窄之前以及在整个支架植入过程中都建立了脑保护,然后通过抽血清除内含的栓塞碎片。

经颈动脉血运重建术(TCAR)是一种新的用于颈动脉血运重建的混合技术,该技术可使外科医师直接进入颈总动脉,暂时性阻塞颈总动脉(CCA)并逆转颈总动脉、颈外动脉和颈内动脉的顺行血流,从而在进行颈动脉支架植入时保护大脑。该方法可防止栓塞,主要通过避免在主动脉弓内进行血管内操作以及在进行任何病变操作之前及整个支架植入过程中都提供强大的血流逆转。

(柯雪鹰 朱越峰 朱军慧)

参考文献

[1] WHO. Cardiovascular disease (CVDs)[EB/OL].[2022-05]. http://www. who. int/zh/news-room/fact-sheets/detail/cardio-vascular-disease-(cvds).

[2] 中国疾病预防控制中心慢性非传染性疾病预防控制中心, 国家卫生和计划生育委员会统计信息中心. 中国死因监测数据集 [M]. 北京: 中国科学技术出版社, 2017.

[3] ABURAHMA A F, SRIVASTAVA M, STONE P A, et al. Critical appraisal of the Carotid Duplex Consensus criteria in the

diagnosis of carotid artery stenosis [J]. J Vasc Surg, 2011, 53 (1): 53-59, discussion 59-60.

[4] SITZER M, ROSE G, FÜRST G, et al. Characteristics and clinical value of an intravenous echo-enhancement agent in evaluation of high-grade internal carotid stenosis [J]. J Neuroimaging, 1997, 7 (suppl 1): S22-S25.

[5] FERRER J M, SAMSÓ J J, SERRANDO J R, et al. Use of ultrasound contrast in the diagnosis of carotid artery occlusion [J]. J Vasc Surg, 2000, 31 (4): 736-741.

[6] YUAN C, MITSUMORI L M, FERGUSON M S, et al. In vivo accuracy of multispectral magnetic resonance imaging for identifying lipid-rich necrotic cores and intraplaque hemorrhage in advanced human carotid plaques [J]. Circulation, 2001, 104 (17): 2051-2056.

[7] HATSUKAMI T S, ROSS R, POLISSAR N L, et al. Visualization of fibrous cap thickness and rupture in human atherosclerotic carotid plaque in vivo with high-resolution magnetic resonance imaging [J]. Circulation, 2000, 102 (9): 959-964.

[8] GRØNHOLDT M L. B-mode ultrasound and spiral CT for the assessment of carotid atherosclerosis [J]. Neuroimaging Clin N Am, 2002, 12 (3): 421-435.

[9] HANKEY G J, WARLOW C P, MOLYNEUX A J. Complications of cerebral angiography for patients with mild carotid territory ischaemia being considered for carotid endarterectomy [J]. J Neurol Neurosurg Psychiatry, 1990, 53 (7): 542-548.

[10] DAVIES K N, HUMPHREY P R. Complications of cerebral angiography in patients with symptomatic carotid territory ischaemia screened by carotid ultrasound [J]. J Neurol Neurosurg Psychiatry, 1993, 56 (9): 967-972.

[11] LEONARDI M, CENNI P, SIMONETTI L, et al. Retrospective study of complications arising during cerebral and spinal diagnostic angiography from 1998 to 2003 [J]. Interv Neuroradiol, 2005, 11 (3): 213-221.

[12] DIENER H C, BOGOUSSLAVSKY J, BRASS L M, et al. Aspirin and clopidogrel compared with clopidogrel alone after recent ischaemic stroke or transient ischaemic attack in high-risk patients (MATCH): randomised, double-blind, placebo-controlled trial [J]. Lancet, 2004, 364 (9431): 331-337.

[13] BUCHER H C, GRIFFITH L E, GUYATT G H. Effect of HMGcoA reductase inhibitors on stroke. A meta-analysis of randomized, controlled trials [J]. Ann Intern Med, 1998, 128 (2): 89-95.

[14] SACCO R L, ADAMS R, ALBERS G, et al. Guidelines for prevention of stroke in patients with ischemic stroke or transient ischemic attack: a statement for healthcare professionals from the American Heart Association/American Stroke Association Council on Stroke: co-sponsored by the Council on Cardiovascular Radiology and Intervention: the American Academy of Neurology affirms the value of this guideline [J]. Stroke, 2006, 37 (2): 577-617.

[15] SMITH N L, BARZILAY J I, SHAFFER D, et al. Fasting and 2-hour postchallenge serum glucose measures and risk of incident cardiovascular events in the elderly: the Cardiovascular Health Study [J]. Arch Intern Med, 2002, 162 (2): 209-216.

[16] WAGENKNECHT L E, D'AGOSTINO R J R, SAVAGE P J, et al. Duration of diabetes and carotid wall thickness. The Insulin Resistance Atherosclerosis Study (IRAS)[J]. Stroke, 1997, 28: 999-1005.

[17] DOBS A S, NIETO F J, SZKLO M, et al. Risk factors for popliteal and carotid wall thicknesses in the Atherosclerosis Risk in Communities (ARIC) Study [J]. Am J Epidemiol, 1999, 150 (10): 1055-1067.

[18] SHINTON R, BEEVERS G. Meta-analysis of relation between cigarette smoking and stroke [J]. BMJ, 1989, 298 (6676): 789-794.

[19] GORDON T, KANNEL W B, MCGEE D, et al. Death and coronary attacks in men after giving up cigarette smoking. A report from the Framingham study [J]. Lancet, 1974, 2 (7893): 1345-1348.

[20] BARNETT H J, TAYLOR D W, ELIASZIW M, et al. Benefit of carotid endarterectomy in patients with symptomatic moderate or severe stenosis. North American Symptomatic Carotid Endarterectomy Trial Collaborators [J]. N Engl J Med, 1998, 339 (20): 1415-1425.

[21] Randomised trial of endarterectomy for recently symptomatic carotid stenosis: final results of the MRC European Carotid Surgery Trial (ECST)[J]. Lancet, 1998, 351 (9113): 1379-1387.

[22] SCHNEIDER P A, NAYLOR A R. Asymptomatic carotid artery stenosis—medical therapy alone versus medical therapy plus carotid endarterectomy or stenting [J]. J Vasc Surg, 2010, 52 (2): 499-507.

[23] BARNETT H, TAYLOR D W, HAYNES R B, et al. Beneficial effect of carotid endarterectomy in symptomatic patients with high-grade carotid stenosis [J]. N Engl J Med, 1991, 325 (7): 445-453.

[24] YADAV J S, WHOLEY M H, KUNTZ R E, et al. Protected carotid-artery stenting versus endarterectomy in high-risk patients [J]. N Engl J Med, 2004, 351 (15): 1493-1501.

［25］RINGLEB P A, ALLENBERG J, BRÜCKMANN H, et al. 30 day results from the SPACE trial of stent-protected angioplasty versus carotid endarterectomy in symptomatic patients: a randomised non-inferiority trial [J]. Lancet, 2006, 368 (9543): 1239-1247.

［26］MAS J L, CHATELLIER G, BEYSSEN B, et al. Endarterectomy versus stenting in patients with symptomatic severe carotid stenosis [J]. N Engl J Med, 2006, 355 (16): 1660-1671.

［27］HOPKINS L N, ROUBIN G S, CHAKHTOURA E Y, et al. The Carotid Revascularization Endarterectomy versus Stenting Trial: credentialing of interventionalists and final results of lead-in phase [J]. J Stroke Cerebrovasc Dis, 2010, 19 (2): 153-162.

［28］HOBSON R W 2nd, HOWARD V J, ROUBIN G S, et al. Credentialing of surgeons as interventionalists for carotid artery stenting: experience from the lead-in phase of CREST [J]. J Vasc Surg, 2004, 40 (5): 952-957.

［29］GARG N, KARAGIORGOS N, PISIMISIS G T, et al. Cerebral protection devices reduce periprocedural strokes during carotid angioplasty and stenting: a systematic review of the current literature [J]. J Endovasc Ther, 2009, 16 (4): 412-427.

［30］VOS J A, VAN DEN BERG J C, ERNST S M, et al. Carotid angioplasty and stent placement: comparison of transcranial Doppler US data and clinical outcome with and without filtering cerebral protection devices in 509 patients [J]. Radiology, 2005, 234 (2): 493-499.

［31］MYLA S, BACHARACH J M, ANSEL G M, et al. Carotid artery stenting in high surgical risk patients using the FiberNet embolic protection system: the EPIC trial results [J]. Catheter Cardiovasc Interv, 2010, 75 (6): 817-822.

［32］KWOLEK C J, JAFF M R, LEAL J I, et al. Results of the ROADSTER multicenter trial of transcarotid stenting with dynamic flow reversal [J]. J Vasc Surg, 2015, 62 (5): 1227-1234.

课后习题

单项选择题

1. 某患者,女性,60 岁,既往有高血压病史半年,此次因"头晕 2d"入院。患者 2d 前无明显诱因出现反复头晕,发作时伴视物旋转,不敢睁眼,每次发作持续数秒钟缓解,头晕症状与体位改变有明确关系,无耳鸣及听力下降,无视物重影,无肢体活动障碍。神经系统查体未及阳性体征。辅助检查:头颅 CT 示腔隙性脑梗死。双侧颈动脉彩超:双侧颈动脉内膜增厚伴斑块形成,双侧颈动脉球部狭窄(狭窄率 50%~70%)。为明确诊断,下一步首选采用何种检查?(　　　)

    A. 磁共振成像(MRI)　　　　　　　　B. 磁共振血管造影(MRA)

    C. CT 血管造影(CTA)　　　　　　　　D. 颈动脉血管造影(DSA)

    E. 病理检查

2. 某患者行头颈 CTA 检查示:右侧颈内动脉起始部见钙化及软斑块,狭窄约 80%。左侧颈总动脉中段见条形软斑块,狭窄约 25%,颈内动脉起始部见混合斑块,狭窄约 90%。进一步行 DSA 检查示:右侧颈内动脉起始部重度狭窄,狭窄程度约 85%,狭窄长度约 16mm,海绵窦段轻度狭窄,狭窄程度约 50%;眼动脉段可见小动脉瘤,指向外侧,瘤颈直径约 1.0mm,瘤高约 1.0mm。下一步最佳治疗方案是(　　　)。

    A. 抗血小板治疗　　　　　　　　　　B. 颈动脉内膜剥脱术(CEA)

    C. 颈动脉支架植入术(CAS)　　　　　D. 溶栓治疗

    E. 动脉瘤栓塞术

答案:

1. C;2. B。

第三节　内脏动脉瘤

学 习 目 标

1. 了解内脏动脉瘤的病因。
2. 掌握内脏动脉瘤的诊断和治疗。

一、概述

内脏动脉瘤是指除了主髂动脉系统外位于腹腔内器官的动脉瘤,包括腹腔干动脉、肠系膜上动脉、肠系膜下动脉及其分支的动脉瘤。也有文献将肾动脉的动脉瘤归于内脏动脉瘤。1970 年,Stanley 等发表了一篇综述,回顾了文献中发表的 1 500 例肠系膜动脉瘤的患病率、诊断和治疗的临床经验。最近,对有关患病率、诊断和治疗的人口统计学数据进行了概述。近 1/3 的内脏动脉瘤与其他非内脏动脉瘤相关,累及胸主动脉、腹主动脉、肾动脉、髂动脉、下肢动脉和颅内动脉的频率逐渐降低。内脏动脉的真性动脉瘤较假性动脉瘤少见,但仍然是一种的重要的血管疾病,其中近 22% 表现为临床急症,其中 8.5% 可导致死亡。

在过去 30 年内,由于影像学和血管腔内技术的进步,内脏动脉瘤的诊断及治疗策略需要重新定义。由于高级成像功能的广泛使用,如高分辨率计算机断层扫描(computed tomography angiography,CTA)、磁共振血管造影(magnetic resonance angiography,MRA)、超声检查和血管造影(digital subtraction angiography,DSA),内脏动脉瘤的检出率增加。选择性动脉造影仍然是计划治疗中最有价值的检查,但用于诊断和手术计划的无创成像技术变得越来越重要。尽管外科手术仍然是大多数内脏动脉瘤的主要治疗方法,尤其是在破裂的情况下,但是目前普遍采用血管腔内的干预治疗。血管腔内方法不但可以用于控制动脉瘤破裂出血,并且无症状性动脉瘤的预防性治疗已经很常见(尤其是嵌入胰腺或肝实质内的侧支循环良好的动脉瘤)。栓塞已成为高手术风险患者或难以手术入路部位动脉瘤的首选治疗方法。

二、流行病学

在普通人群中,内脏动脉瘤的发病率为 0.1%~2%,而一旦发生动脉瘤破裂,死亡率可达到 25%~100%。脾动脉瘤的患病率估计为(0.1~100)/1 000,脾动脉瘤是较常见的内脏动脉瘤之一。腹腔动脉和肠系膜上动脉的动脉瘤较少见,估计发生率为 0.13/1 000。在肠系膜上动脉及其分支的动脉瘤中,没有关于患病率的数据,但是这种动脉瘤似乎极为罕见。肾动脉瘤的确切患病率尚不清楚,但可能较低。在一项对 8 500 例因非肾脏疾病接受血管造影的患者进行的研究中,患病率为 0.9%。瑞典研究者估计一项尸检研究的患病率为 0.7%~0.9%。

不同部位的动脉瘤在发病率和发病特点上有所区别(表 3-3-1)。临床上最常见的是脾动脉瘤,约占所有内脏动脉瘤的 60%,其次是肝动脉瘤(20%)、肠系膜上动脉瘤(6%)、腹腔干动脉瘤(4%)、胃和胃网膜动脉瘤(4%)、空肠和回肠动脉瘤(3%);胰十二指肠动脉瘤和胃十二指肠动脉瘤非常少见,分别为 2% 和 1.5%,但这两种动脉瘤的破裂率极高,可达到 80%~100%,是最危险的内脏动脉瘤;肠系膜下动脉瘤发生率不足 1%,多为个案报道。

表 3-3-1　内脏动脉瘤的相对发生率

动脉位置	动脉瘤发生率 /%
脾	60.0
肝脏	20.0
肠系膜上	5.5
腹腔	4.0
胃或胃网膜	4.0
空肠、回肠或结肠	3.0
胰十二指肠或胰腺	2.0
胃十二指肠	1.5
肠系膜下	少见

三、病因学

动脉瘤可由多种动脉病变或疾病引起,最常见的原因是动脉粥样硬化、纤维发育不良、中膜变性、创伤、结缔组织疾病,如结节性多关节炎或埃勒斯 - 当洛斯(Ehlers-Danlos)综合征、感染(表 3-3-2)。

表 3-3-2　内脏动脉瘤的病因

真性动脉瘤
1. 动脉粥样硬化
2. 慢性创伤
3. 感染或炎症:细菌性心内膜炎
4. 原发性高血压
5. 结缔组织疾病:马方综合征,埃勒斯 - 当洛斯(Ehlers-Danlos)综合征,系统性红斑狼疮,贝赫切特综合征,肌纤维发育不良,抗 α_1- 蛋白酶缺乏症
6. 血管炎性疾病:多发性结节性动脉炎,大动脉炎,川崎病,韦格纳肉芽肿病
7. 高血流状态:门静脉高压,妊娠,膈肌中脚压迫综合征
假性动脉瘤
1. 腹部创伤
2. 局部感染和炎症:急慢性胰腺炎,胆道感染,腹腔内感染
3. 医源性损伤:外科手术,内镜治疗,血管腔内手术

许多真性内脏动脉瘤是由于动脉退变或动脉粥样硬化,组织病理标本表现为动脉壁平滑肌减少、弹力纤维分解和动脉中层缺乏。但与其他部位动脉瘤不同的是,动脉粥样硬化导致的内脏动脉瘤<50%,即使大多数内脏动脉瘤存在动脉粥样硬化表现,认为是继发性表现。炎症也是发生动脉瘤的重要原因之一,可以是原发的自身免疫性血管炎,也可以是细菌性心内膜炎栓子对内脏动脉的作用,或者是胰腺炎或消化性溃疡对血管的破坏。自身免疫性血管炎引起的内脏动脉瘤是多发性的,瘤体直径常<1cm,绝少出现动脉瘤破裂;感染引起的内脏动脉瘤,其预后则有不可预测性,常有致命性的瘤体破裂,多需外科治疗。而假性内脏动脉瘤大多数与外伤、医源性损伤、局部炎症病变或感染有关。

内脏动脉瘤通常呈囊状动脉瘤,病变好发于动脉分叉处。与腹主动脉瘤和下肢动脉不同,有明显的性别倾向,男女比例为1:4。病理均表现为获得性血管壁结构紊乱,包括弹力纤维断裂、平滑肌细胞丢失和弹性膜破裂。

第一个促成因素是存在系统性动脉纤维发育不良。肾动脉中膜纤维发育不良的患者表现出脾动脉瘤的频率是正常人群的6倍。年轻患者的内脏动脉瘤往往多发,可能说明存在胶原性血管疾病的可能性,如埃勒斯-当洛斯(Ehlers-Danlos)综合征和多发性结节性动脉炎,多表现为累及肝动脉、肠系膜动脉和肾动脉等多支内脏动脉,瘤壁偏薄弱而易于破裂。

第二个促成因素血流动力学改变,如门静脉高压常伴脾大、合并脾动脉瘤,最常见于接受原位肝移植术的患者,所以有人建议在肝移植前对所有患者进行脾动脉瘤筛查。而胰十二指肠动脉瘤和胃十二指肠动脉瘤的患者中约有30%的病例存在近端腹腔干或肠系膜上动脉的狭窄或闭塞。

第三个因素是反复妊娠对血管的影响,激素导致血管壁妊娠性改变可能与中膜缺损和动脉瘤脾动脉瘤形成有关,可能与马方综合征相关的妊娠血管并发症的潜在影响相似。

四、诊断学

1. 临床表现　内脏动脉瘤起病隐匿,早期没有任何症状,多数偶然在影像学检查时被发现。较大的动脉瘤可产生局部压迫症状,临床上因动脉瘤就诊的患者多表现为腹痛,根据病变所在位置的不同,可表现为上腹部、脐周或腰痛。疼痛性质多为隐痛,有时表现为阵发性绞痛,可伴有恶心、呕吐等非特异消化道症状,肝动脉瘤压迫胆道可表现为腹痛、黄疸、胆绞痛的三联征。内脏动脉瘤可以向腹腔破裂导致出血性休克,或穿向邻近器官或组织结构,如胰腺或胃肠道,出现相应消化道出血症状,一部分患者就诊时即出现血压降低、休克等危及生命情况。

2. 影像学检查　近年来,随着CTA、MRA技术快速发展和普及,内脏动脉瘤易被早期发现。超声检查是最基本的无创检查方法,不仅能提供动脉瘤的解剖位置信息,而且能反映动脉瘤实时血流动力学变化,但是受限于腹腔气体、肥胖等原因,诊断的敏感性降低,特别是瘤径较小的内脏动脉瘤无法诊断,临床多用于动脉瘤的随访。经动脉插管的数字减影动脉造影是诊断内脏动脉瘤的"金标准",并可以同时进行血管腔内治疗,但由于是有创伤性检查,故不作为单纯诊断的常规检查方法。

五、治疗

1. 治疗指征　内脏动脉瘤的治疗指征取决于动脉瘤的大小、解剖部位及临床状况,即动脉瘤的破裂风险。妊娠期间脾动脉破裂是一种灾难性事件,产妇死亡率约为70%,胎儿死亡率超过75%,而在非妊娠患者中,动脉瘤破裂手术治疗后的死亡率低于25%。肝移植患者若脾动脉瘤破裂后的死亡率大于50%。文献报道肝动脉瘤有高达44%的破裂率,但总体约为20%,而死亡率大于35%,因此所有肝动脉瘤的手术似乎是合理的,除非存在妨碍手术的异常风险。腹腔干动脉瘤破裂概率为13%。超过90%的胃十二指肠动脉瘤发现时表现为血管急症,近70%与严重胃肠道出血相关、30%为腹腔内出血。总之,由于容易破裂概率较高,以下内脏动脉瘤存在强烈的手术治疗指征:①所有假性内脏动脉瘤;②症状性真性内脏动脉瘤;③随访期内生长较快的动脉瘤,瘤体直径增长超过5mm/年;④育龄期女性的脾动脉瘤,无论大小、是否有症状,都应积极治疗;⑤胰十二指肠和胃十二指肠动脉瘤,无论大小,应尽早治疗;⑥计划行肝移植治疗患者发现的内脏动脉瘤。无症状的内脏动脉瘤,一般认为如瘤体直径>20mm,推荐进行外科治疗;<20mm时,推荐控制血压等内科保守治疗密切随访。目前随着血管腔内技术进步,有部分专家推荐对于无症状性的内脏动脉瘤,综合患者的全身状况,动脉瘤的病因、大小、位置、形态,微创治疗的难易程度,风险小、获益大的动脉瘤应考虑积极治疗,降低随访中的意外破裂风险。

2. 治疗方法　在腔内治疗技术成熟以前,传统外科手术是治疗内脏动脉瘤的主要手术方式,但因其存在创伤大、恢复慢、费用高、住院时间长、并发症多等缺点,目前正逐渐被血管腔内手术替代。

（1）外科手术：对于特殊部位、无法腔内治疗或腔内治疗失败，特别是破裂动脉瘤抢救，外科治疗仍然是主要的治疗方法。传统的开放性手术包括出入瘤动脉的单纯结扎、动脉瘤旷置术、动脉瘤切除血管间置移植术或旁路术等。1953年，Debakey和Cooley报道了世界上首例采用动脉瘤旷置术治疗感染性肠系膜上动脉瘤。

单纯动脉切除术：大多数具有破裂征象的内脏动脉瘤急诊手术时，由于存在丰富的侧支循环，仅需简单结扎动脉瘤而不考虑重建。如对于侧支循环丰富的动脉瘤，如脾动脉前段、中段的动脉瘤、胃网膜动脉瘤、胰十二指肠动脉瘤、胃十二指肠动脉瘤，可以直接结扎，不必进行血管重建，不会因此引起远端的组织坏死。

动脉瘤切除和血管重建术：对于营养主干的内脏动脉瘤，为保证内脏血供的通路，则需考虑血管重建，如肠系膜上动脉。门静脉占肝脏供血的70%，肝动脉占30%，在处理肝固有动脉瘤时，尤其存在肝硬化患者，应积极考虑血管重建。重建的方式有动脉瘤切除后端-端吻合、间置移植、旁路移植。移植材料以自体静脉首选，亦可应用人工血管，但感染性动脉瘤采用人工血管时应慎重。

（2）腔内手术：血管腔内技术的进步开创了内脏动脉瘤治疗的新时代，具有住院时间短和恢复快等优点。在患者无法开放手术的情况下，也可实施血管腔内手术，如重症胰腺炎所致的脾动脉假性动脉瘤及实质脏器内部动脉瘤等。对于存在心肺等重要器官功能不全，开放手术不耐受或存在禁忌的患者，血管腔内手术也是理想的选择。目前腔内手术已经成为内脏动脉瘤治疗的一线方法。腔内治疗的目的是把动脉瘤和体循环隔绝开，避免高压血流引起瘤体破裂导致急性大出血，同时保留内脏的血液供应。主要方法有弹簧圈栓塞、覆膜支架植入和注射凝血酶、"胶"或微粒填塞。

常用的技术是"三明治技术"，即应用弹簧圈、"栓塞胶"、微粒等材料封堵与动脉瘤关联的流入和流出动脉，应用于侧支循环丰富、动脉瘤隔绝不会引起器官缺血的病例。先将导管超选进入动脉瘤远端动脉，选用推送式释放弹簧圈或者可控弹簧圈栓塞后回退导管至近端动脉进行栓塞。通常选用0.035inch系统的造影导管和栓塞材料，对于远端动脉瘤或载瘤动脉较长、明显迂曲的动脉瘤可以选用微导管（0.018inch系统），多数可以到达目标动脉。对于载瘤动脉直径大者，也可用新型栓塞材料如血管塞，其优点是栓塞确切、效率高，但是需要更大口径的输送导管或者血管鞘。

另一种技术是在瘤腔内填充弹簧圈、"栓塞胶"等材料，诱发瘤腔内形成血栓，从而达到阻断血流、封闭动脉瘤的目的。既封堵了动脉瘤，又保留了载瘤动脉的血流，因此可以用于一些终末动脉、实质脏器内动脉瘤的治疗。特别适用于窄瘤颈的囊性动脉瘤，对于宽瘤颈动脉瘤可以采用裸支架或球囊辅助下的栓塞术，防止弹簧圈的移位或过度充填。对于瘤体较大、出现压迫症状者不适合，因为动脉瘤虽然会血栓化、破裂概率减小，但体积通常不会变小，症状仍然存在。

为保留载瘤动脉，最大限度保证靶器官血供，如肾动脉瘤缺少丰富的侧支循环，单纯栓塞后可能导致严重的缺血梗死，可以考虑置入覆膜支架隔绝动脉瘤。但这种技术对载瘤动脉直径、扭曲程度、动脉瘤解剖及输送系统要求高。通常适用于近中段动脉瘤，位于非分叉部位，流入道和流出道管径相似，有足够锚定区。覆膜支架隔绝后的早期效果较理想，能够保留远端器官的血流，瘤体在封堵后压力和直径逐渐缩小，可减轻局部压迫症状。支架植入后关于抗血小板和抗凝血药的使用仍未达成一致。但术后远期效果不确切，仍存在内漏、瘤体破裂及继发感染等风险。

六、小结

内脏动脉瘤罕见，临床发现时通常并发破裂出血，而发生破裂时往往是致命的。内脏动脉瘤在普通人群中发生率较低，对其自然史知之甚少，这些仅有治疗数据使临床治疗变得困难。开放外科修复术曾经是内脏动脉瘤的标准治疗，目前血管腔内手术作为其首选治疗。考虑到介入治疗后永久性闭塞和二次手术率相对较高问题，必须对腔内治疗的内脏动脉瘤患者进行密切随访。

（胡国华 朱越峰 朱军慧）

［1］ STANLEY J C, THOMPSON N W, FRY W J. Splanchnic artery aneurysms [J]. Arch Surg, 1970, 101 (6): 689-697.

［2］ SHANLEY C J, SHAH N L, MESSINA L M. Common splanchnic artery aneurysms: splenic, hepatic, and celiac [J]. Ann Vasc Surg, 1996, 10 (3): 315-322.

［3］ CARR S C, MAHVI D M, HOCH J R, et al. Visceral artery aneurysm rupture [J]. J Vasc Surg, 2001, 33 (4): 806-811.

［4］ UPCHURCH G R Z G, STANLEY J C. Splanchnic artery aneurysms [M]//RUTHERFORD R B. Vascular surgery [M]. 6th ed. Philadelphia: Elsevier, Saunders, 2005: 1565-1580.

［5］ HONG Z, CHEN F, YANG J, et al. Diagnosis and treatment of splanchnic artery aneurysms: a report of 57 cases [J]. Chin Med J (Engl), 1999, 112 (1): 29-33.

［6］ PILLEUL F, BEUF O. Diagnosis of splanchnic artery aneurysms and pseudoaneurysms, with special reference to contrast enhanced 3D magnetic resonance angiography: a review [J]. Acta Radiol, 2004, 45 (7): 702-708.

［7］ WAGNER W H, ALLINS A D, TREIMAN L, et al. Ruptured visceral artery aneurysms [J]. Ann Vasc Surg, 1997, 11 (4): 342-347.

［8］ YAMAKADO K, NAKATSUKA A, TANAKA N, et al. Transcatheter arterial embolization of ruptured pseudoaneurysms with coils and n-butyl cyanoacrylate [J]. J Vasc Interv Radiol, 2000, 11 (1): 66-72.

［9］ SALAM T A, LUMSDEN A B, MARTIN L G, et al. Nonoperative management of visceral aneurysms and pseudoaneurysms [J]. Am J Surg, 1992, 164 (3): 215-219.

［10］ PASHA S F, GLOVICZKI P, STANSON A W, et al. Splanchnic artery aneurysms [J]. Mayo Clin Proc, 2007, 82 (4): 472-479.

［11］ TULSYAN N, KASHYAP V S, GREENBERG R K, et al. The endovascular management of visceral artery aneurysms and pseudoaneurysms [J]. J Vasc Surg, 2007, 45 (2): 276-283, discussion 283.

［12］ CORDOVA A C, SUMPIO B E. Visceral Artery aneurysms and pseudoaneurysms—should they all be managed by endovascular techniques？ [J]. Ann Vasc Dis, 2013, 6 (4): 687-693.

［13］ BUSUTTIL R W, BRIN B J. The diagnosis and management of visceral artery aneurysms [J]. Surgery, 1980, 88 (5): 619-624.

［14］ GELABERT H A B R. Celiac, hepatic and splenic artery aneurysms [M]//ERNST C B, STANLEY J C. Current therapy in vascular surgery. Philadelphia: Decker, 1991: 733-740.

［15］ STANLEY J C, RHODES E L, GEWERTZ B L, et al. Renal artery aneurysms. Significance of macroaneurysms exclusive of dissections and fibrodysplastic mural dilations [J]. Arch Surg, 1975, 110 (11): 1327-1333.

［16］ THAM G, EKELUND L, HERRLIN K, et al. Renal artery aneurysms. Natural history and prognosis [J]. Ann Surg, 1983, 197 (3): 348-352.

［17］ SHANLEY C J, SHAH N L, MESSINA L M. Uncommon splanchnic artery aneurysms: pancreaticoduodenal, gastroduodenal, superior mesenteric, inferior mesenteric, and colic [J]. Ann Vasc Surg, 1996, 10 (5): 506-515.

［18］ NOSHER J L, CHUNG J, BREVETTI L S, et al. Visceral and renal artery aneurysms: a pictorial essay on endovascular therapy [J]. Radiographics, 2006, 26 (6): 1687-1704.

［19］ STANLEY J C, FRY W J. Pathogenesis and clinical significance of splenic artery aneurysms [J]. Surgery, 1974, 76 (6): 898-909.

［20］ OHTA M, HASHIZUME M, UENO K, et al. Hemodynamic study of splenic artery aneurysm in portal hypertension [J]. Hepatogastroenterology, 1994, 41 (2): 181-184.

［21］ CAILLOUETTE J C, MERCHANT E B. Ruptured splenic artery aneurysm in pregnancy. Twelfth reported case with maternal and fetal survival [J]. Am J Obstet Gynecol, 1993, 168 (6 Pt 1): 1810-1811, discussion 1811-1813.

［22］ GANGAHAR D M, CARVETH S W, REESE H E, et al. True aneurysm of the pancreaticoduodenal artery: a case report and review of the literature [J]. J Vasc Surg, 1985, 2 (5): 741-742.

［23］ SALO J A, AARNIO P T, JÄRVINEN A A, et al. Aneurysms of the hepatic arteries [J]. Am Surg, 1989, 55 (12): 705-709.

［24］ ECKHAUSER F E, STANLEY J C, ZELENOCK G B, et al. Gastroduodenal and pancreaticoduodenal artery aneurysms: a complication of pancreatitis causing spontaneous gastrointestinal hemorrhage [J]. Surgery, 1980, 88 (3): 335-344.

[25] STONE W M, ABBAS M A, GLOVICZKI P, et al. Celiac arterial aneurysms: a critical reappraisal of a rare entity [J]. Arch Surg, 2002, 137 (6): 670-674.

[26] MANDELBAUM I, KAISER G C, LEMPKE R E. Gastric intramural aneurysm as a cause for massive gastro-intestinal hemorrhage [J]. Ann Surg, 1962, 155 (2): 199-203.

[27] GIBB W R, ARCHER T J, VAN DER WALT J D. Haemoperitoneum caused by a dissecting aneurysm of the left gastro-epiploic artery [J]. Postgrad Med J, 1982, 58 (677): 185-186.

[28] FANKHAUSER G T S W, NAIDU S G. The minimally invasive management of visceral artery aneurysms and pseudoaneurysms [J]. J Vasc Surg, 2011, 53: 966-970.

[29] SPILIOPOULOS S, SABHARWAL T, KARNABATIDIS D, et al. Endovascular treatment of visceral aneurysms and pseudoaneurysms: long-term outcomes from a multicenter European Study [J]. Cardiovascular&Interventional Radiology, 35 (6): 1315-1325.

课 后 习 题

单项选择题

1. 某患者,男性,62 岁,以 "腹痛 6h" 入院。患者自述上腹部隐痛,呈持续性,无放射痛,与进食无明显关系,正常进食、排便规律,无黑便。既往有高血压病、糖尿病病史 20 年,吸烟史 30 年,平均 20 支 /d。3 个月前曾在当地医院因胰腺癌行根治手术。入院体格检查:血压 120/80mmHg,心率 70 次 /min,神志清,精神可,上腹部轻压痛,无反跳痛,肠鸣音可闻及,3 次 /min。腹部 CT 平扫提示脾动脉中段瘤样突起。以下说法正确的是(　　　)。

  A. 首选考虑脾动脉真性动脉瘤   B. 需要腹部立位平片检查

  C. 腹部彩超排除阑尾炎   D. 腹腔动脉 MRA 是首选检查

  E. 腹腔动脉 DSA 是金标准

2. 某患者,女性,29 岁,腹部不适 1 个月。自述近 1 个月来饮食、睡眠差,感腹部胀痛不适,进食后明显,无腹泻。既往无高血压病史,2 年前曾剖宫产,育有一子,近期有准备二胎意愿。入院体格检查:血压 110/74mmHg,心率 65 次 /min,神志清,精神可,脐周轻压痛,无反跳痛,肠鸣音可闻及,3 次 /min。腹部动脉 CTA 提示胃十二指肠动脉局部瘤样突起,最大径 18mm。以下说法不正确的是(　　　)。

  A. 动脉瘤与妊娠有关   B. 瘤径较小继续观察

  C. 不选择腹腔镜探查   D. 首选血管腔内介入治疗

  E. 术后需要密切随访

答案:

1. D;2. B。

第四节　自发性孤立性内脏动脉夹层

学 习 目 标

1. 了解自发性孤立性内脏动脉夹层的病因。

2. 掌握自发性孤立性内脏动脉夹层的诊断和治疗。

一、概述

腹腔内脏动脉夹层根据来源主要分为主动脉夹层累及内脏动脉和自发性内脏动脉夹层。前者多见,其治疗处理见主动脉夹层相关章节,而自发性孤立性内脏动脉夹层(spontaneous isolated visceral artery dissection,SIVAD)相对较为少见。SIVAD 指孤立发生于腹腔干、肠系膜上动脉、肠系膜下动脉等及其分支的夹层,而主动脉不受累,其中肠系膜上动脉夹层最多见,腹腔干动脉夹层次之。由于 SIVAD 发病率低,缺乏典型的症状、体征,临床往往对 SIVAD 认识不够充分,早期诊断困难,容易漏诊、误诊。

近年来,随着 CTA 等影像诊断技术的进步,在无症状患者的腹腔动脉 CTA 中检出,或者患者因腹痛入院需要排除肠系膜缺血性疾病进行评估时,SIVAD 的发病率逐渐上升。早期提倡剖腹手术进行血管重建,但创伤较大,近年有人提出只要有症状都进行腔内干预,也有多篇报道采用主要保守治疗。

二、流行病学

内脏动脉夹层流行病学数据较少,似乎具有区域差异,因为 SIVAD 大部分临床文献资料多来源于亚洲国家,如中国、韩国和日本。但是通过检索系统回顾性报道 688 例 SIVAD(包括 572 例肠系膜上动脉夹层和 125 例腹腔干夹层)发现,其中 143 例(21%)来自美国,29 例来自法国,10 例来自巴西,7 例来自以色列,这些研究并未明确种族差异。

三、病因学

本病的发病原因和机制尚未明确,多数研究认为相关的危险因素包括:高血压、动脉粥样硬化、动脉中层坏死或变性、创伤、妊娠、肌纤维发育不良、结缔组织疾病、自身免疫疾病、血管炎和肿瘤等(表3-4-1)。另外,多数患者有吸烟史,与 SIVAD 的相关性尚待验证。SIVAD 好发于中年男性,85% 为男性,平均年龄为 55 岁,39% 合并有高血压,而较少合并糖尿病(8%,95%CI 6%~11%)。这与包括 596 例的一篇回顾性研究和包括 622 例的中国病例研究一致,发病平均年龄为 55 岁,43% 合并高血压和 89% 为男性患者。SIVAD 患者中合并高血压的比率明显小于主动脉夹层,提示两者发病机制可能不同。

临床数据表明,肠系膜上动脉夹层近端破口通常距离起始 1.5~3cm,该处肠系膜上动脉位于胰腺下缘,由相对固定段移行到活动段的部位,此处的血流剪切力较大,这个解剖学特点可能导致内膜撕裂继而夹层形成。在流体动力学方面,肠系膜上动脉与主动脉的夹角也可能是一个考虑的因素。

表 3-4-1　SIVAD 患者的危险因素

危险因素	例数 / 例（%）	95% CI/%
男性	586/688（85）	82~88
高血压	250/633（39）	36~43
吸烟	174/456（38）	33~43
血脂异常	78/397（20）	16~24
糖尿病	32/410（8）	6~11
心脏疾病	27/357（8）	5~11

四、诊断学

SIVAD 的临床症状多变,大多数有症状的患者表现为腹痛(91%),然而 26% 患者并没有明显的临床症状。主要症状包括肠缺血和腹腔内出血。临床表现为突发上腹部剧痛,常伴有恶性、呕吐、腹泻等消化道症状,甚至血便。部分腹腔干动脉夹层可表现为胸痛。也有患者存在腹部胀痛、慢性绞痛症状,夹层破裂致失血性休克较少见。

临床症状与受累血管的血供范围、受累血管是否狭窄、受累脏器缺血耐受程度、侧支循环、夹层进展阶段及稳定性等因素相关。腹腔动脉存在大量侧支循环,腹腔干动脉通过胰十二指肠下动脉、胃十二指肠动脉与肠系膜上动脉交通,肠系膜上动脉通过 Riolan 弓与肠系膜下动脉交通,所以 SIVAD 患者的腹痛程度与脏器缺血程度往往不一致。

如内脏动脉夹层处于稳定阶段,或者夹层假腔内血栓形成,真腔尚通畅,患者的临床症状表现相对较轻,腹痛等往往呈现一过性。若急性夹层进展造成真腔狭窄、闭塞,侧支循环较差,或者夹层动脉瘤破裂,患者将表现出明显的受累脏器缺血症状,如腹痛、恶心、呕吐,主要由于血管内膜撕裂、肠缺血以及夹层周围炎症刺激内脏神经丛导致。这时腹部症状较明显,不易缓解,而腹肌紧张、压痛及反跳痛的临床体征表现不明显,即症状与体征的“分离”。如转为慢性,随着假腔内血栓形成,血管痉挛及脏器缺血情况逐渐缓解,患者症状减轻。肠黏膜缺血坏死亦可出现腹泻、便血等消化道症状,进展至肠缺血坏死则有压痛、反跳痛等腹膜炎刺激征出现。肠鸣音是肠道活力的间接反应,肠缺血早期活跃,晚期麻痹。

五、影像学

SIVAD 患者的诊断主要依靠影像学检查,实验室检查无特异性,无助于早期诊断。腹部立位平片和腹腔超声常无阳性发现,临床上作为鉴别诊断排除其他腹腔疾患的手段。MRA 扫描时间长,容易受到腹部呼吸运动、肠道蠕动等因素影响,成像欠清晰。内脏动脉的 CT 血管造影为无创检查,扫描时间短、范围大,既可以清晰显示血管腔内情况,又可以观察血管壁和腹腔邻近病变,目前已成为 SIVAD 临床首选的诊断及治疗前决策依据、随访检查的手段。腹部血管 DSA 为有创检查,可以清楚地显示夹层破口的位置、受累血管范围、真腔大小和分支血供,为内脏动脉夹层诊断的金标准,可以同时进行腔内介入治疗,但目前较少单纯作为 SIVAD 的诊断手段。

肠系膜上动脉夹层是发病率相对高的 SIVAD,其 CTA 影像学表现比较典型:动脉管腔可见内膜片形成,管腔呈现双腔结构,动脉壁内可见半月形结构即假腔,可有破口与真腔相通。而腹主动脉及其他内脏动脉无夹层病变。Sakamoto 等根据 CTA 结果提出 4 种分型:Ⅰ型(可见入口和再入口撕裂,假腔通畅)、Ⅱ型(仅可见入口撕裂,假腔通畅)、Ⅲ型(假腔血栓形成和溃疡样突起)和Ⅳ型(假腔闭塞,无溃疡样突起)。后来 Yun 等根据 SIVAD 的影像特点提出 3 种类型:Ⅰ型为真假腔均通畅,假腔的入口和出口开放;Ⅱ型指夹层的真腔通畅,而假腔血流不通畅,Ⅱa 型假腔无出口,Ⅱb 型假腔内血栓形成;Ⅲ型为肠系膜上动脉闭塞。Yun 分型中的Ⅱb 型包括了 Sakamoto 分型的Ⅲ和Ⅳ型,对于指导临床治疗似乎更合理(图 3-4-1)。

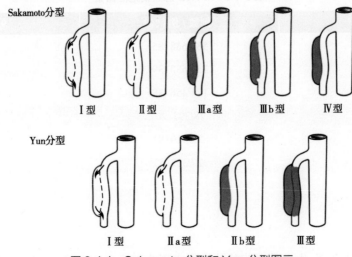

图 3-4-1 Sakamoto 分型和 Yun 分型图示

六、治疗

SIVAD 的治疗目的是预防脏器缺血坏死或动脉破裂出血。目前 SIVAD 的治疗没有统一标准,主要依据医师的选择倾向、内脏动脉解剖形态、脏器缺血程度和腹部症状,治疗措施包括 3 个方面:保守治疗、介入治疗和开放手术。对于无症状的 SIVAD,应采用抗凝、抗血小板和控制血压等治疗;对于症状型患者,最初可进行药物治疗和密切的临床观察,当怀疑存在脏器缺血时,再选择腔内介入治疗;对于药物治疗无反应的症状型患者和疑似脏器缺血者,考虑进行腔内血运重建。

1. 保守治疗 尽管 SIVAD 患者多表现为急性腹痛,但大多数无须立即手术干预治疗。

一般治疗即基础治疗,包括禁食、水,肠外营养,使胃肠道休息。药物治疗包括抗凝、抗血小板、降血压等,主要防止真腔血栓形成和假腔扩大。控制血压可以防止夹层的进一步进展,保证脏器的血供。对于 SIVAD 患者初期进行抗凝治疗越来越被临床接受,而症状缓解后是否继续抗凝、抗血小板目前还存在分歧,多数中心倾向于短期应用以保证动脉主干通畅。国外研究表明 688 例(75%)SIVAD 患者通过保守治疗缓解,主要是禁食、补液、止痛、控制血压,使用肝素抗凝、抗血小板药,维生素 K 拮抗药,或者少数人不抗凝。只有 134 例(20%)患者最终进行腔内介入,40 例(6%)剖腹重建血管、肠切除 1.3%,总体住院死亡率 0.6%。另一项研究数据表明,在中国人群中 402 例 SIVAD 大部分选择了保守治疗 254 例(63%),其中腔内治疗 135 例(34%),而开放手术 13 例(3%)。保守治疗对于患者进行介入和手术治疗风险小,成功概率高。多数患者经过保守治疗在 6 个月内可症状缓解至消失,影像学上表现内脏动脉重塑即夹层真腔扩大、假腔血栓化或者消失。

2. 腔内治疗 当保守治疗效果不佳,症状逐渐反复加重、间隔愈来愈短或者怀疑出现持续脏器缺血时,应该考虑立即腔内介入治疗。目前血管腔内介入治疗已经作为内脏动脉夹层动脉瘤,或存在肠缺血的 SIVAD 经保守治疗无效者的首选治疗。腔内介入的方法主要是指支架植入及夹层动脉瘤瘤体弹簧圈栓塞术。2000 年 Leung 等最早应用支架植入治疗急性孤立性肠系膜动脉夹层。Froment 等推荐腔内介入可作为肠系膜上动脉夹层的首选治疗。针对 SIVAD 的腔内介入治疗中,覆膜支架和裸支架均有广泛应用。覆膜支架植入是借鉴主动脉夹层腔内修复的理念,以封堵夹层的近端破口、重塑真腔,保证动脉远端内脏血供,但由于内脏动脉解剖学条件如内径较小、远近段差别大、与主动脉夹角小、扭曲及侧支较多等特点,覆膜支架选择余地较小,在 SIVAD 急性期临床较少应用。目前裸支架由于可选择类型较多,具有良好的弹性和输送性,加上 SIVAD 的破口往往较小,贴壁内膜片同样可以达到封堵效果,保留了侧支循环,因此裸支架在临床应用较多。而因为内脏动脉远近内径差别大,夹层累及较长,往往需要多枚即 2 个及以上支架。自膨式支架和球扩式支架的选择主要基于病变部位、动脉形态及术者偏好等,如要求精确定位的短段病变,可考虑球扩式支架。同主动脉夹层一样,支架的直径选择不必要考虑放大率,因为内脏动脉内径较小,在发生夹层后,常合并炎症反应而较薄弱,支架的输送和释放过程要轻柔,否则支架的剪切力可能造成动脉夹层破裂。慢性夹层动脉瘤如瘤体大于 2cm,同样可以选择覆膜支架或裸支架植入,瘤内行弹簧圈栓塞。

3. 开放手术 随着腔内技术的发展,开放手术越来越少,往往作为无法进行腔内手术或介入失败后的选择。开放手术指征包括:保守治疗后症状不缓解持续加重,夹层动脉瘤进展、破裂,腹腔出血,肠坏死、急性腹膜炎等需急诊开腹手术干预情况。在怀疑肠缺血坏死情况下,应果断选择开放手术,避免造成肠坏死穿孔、急性腹膜炎的严重后果。手术方式包括坏死肠段切除、夹层动脉瘤切除、自体或人工血管旁路术、血管内膜固定补片成形术及取栓术等较早已在临床应用。有人回顾性分析 10 年间的 77 例 SIVAD,其中没有一例需要肠切除,只有 2 例患者做了内脏动脉转流手术,具有较好的通畅率。但是,开放手术由于存在创伤大、术中出血、吻合口狭窄、腹腔感染等并发症,临床上作为症状性 SIVAD 的次选方案。

七、随访

SIVAD 出院后进行长期随访监测是必需的,可以选择 CTA、MRA 或者血管超声(取决于当地医疗条件),其中首选 CTA 进行随访,有利于观察血管重构、支架通畅率等情况。当前认为 SIVAD 的自然病程并不完全清楚,最主要的远期并发症是形成夹层动脉瘤、动脉狭窄或闭塞。因为夹层动脉壁较薄弱,可以预见数年内容易形成动脉瘤,如动脉瘤直径大于 2cm,破裂概率较大,往往需要再次介入干预。在 35 项中期随访研究中(中位随访时间为 21 个月),637 例患者仅仅 7 例需要再次介入手术和 5 例再次开放手术,说明再次干预率较小。

八、小结

自发性孤立性内脏动脉夹层在临床较少见,其病因及发病机制不明,似乎不同于主动脉夹层。目前认为,SIVAD 经过药物治疗甚至是一般治疗观察后大部分症状会缓解,对于保守治疗失败优先选择腔内介入治疗,术前建议进行腹腔动脉 CTA 评估、设计手术方案,介入失败或肠缺血坏死者可选择开放手术。SIVAD 都须长期随访,及时处理夹层动脉瘤。

(胡国华　朱越峰　朱军慧)

参考文献

［1］ DIMUSTO P D, OBERDOERSTER M M, CRIADO E. Isolated celiac artery dissection [J]. J Vasc Surg, 2015, 61 (4): 972-976.

［2］ GARRETT H E Jr. Options for treatment of spontaneous mesenteric artery dissection [J]. J Vasc Surg, 2014, 59 (5): 1433-1439. e1-e2.

［3］ LUAN J Y, GUAN X, LI X, et al. Isolated superior mesenteric artery dissection in China [J]. J Vasc Surg, 2016, 63 (2): 530-536.

［4］ BJÖRCK M, KOELEMAY M, ACOSTA S, et al. Editor's choice-management of the diseases of mesenteric arteries and veins: clinical practice guidelines of the European Society of Vascular Surgery (ESVS)[J]. Eur J Vasc Endovasc Surg, 2017, 53 (4): 460-510.

［5］ MUSSA F F, HORTON J D, MORIDZADEH R, et al. Acute aortic dissection and intramural hematoma: a systematic review [J]. JAMA, 2016, 316 (7): 754-763.

［6］ WU Z, YI J, XU H, et al. The significance of the angle between superior mesenteric artery and aorta in spontaneous isolated superior mesenteric artery dissection [J]. Ann Vasc Surg, 2017, 45: 117-126.

［7］ MIN S I, YOON K C, MIN S K, et al. Current strategy for the treatment of symptomatic spontaneous isolated dissection of superior mesenteric artery [J]. J Vasc Surg, 2011, 54 (2): 461-466.

［8］ GOBBLE R M, BRILL E R, ROCKMAN C B, et al. Endovascular treatment of spontaneous dissections of the superior mesenteric artery [J]. J Vasc Surg, 2009, 50 (6): 1326-1332.

［9］ SAKAMOTO I, OGAWA Y, SUEYOSHI E, et al. Imaging appearances and management of isolated spontaneous dissection of the superior mesenteric artery [J]. Eur J Radiol, 2007, 64 (1): 103-110.

［10］ YUN W S, KIM Y W, PARK K B, et al. Clinical and angiographic follow-up of spontaneous isolated superior mesenteric artery dissection [J]. Eur J Vasc Endovasc Surg, 2009, 37 (5): 572-577.

［11］ KO S H, HYE R, FRANKEL D A. Management of spontaneous isolated visceral artery dissection [J]. Ann Vasc Surg, 2015, 29 (3): 470-474.

［12］ OTSUKA H, SATO T, AOKI H, et al. Optimal management strategy for spontaneous isolated dissection of a visceral artery [J]. Vascular, 2018, 26 (2): 169-174.

［13］ YAMAGUCHI H, MURATA S, ONOZAWA S, et al. Strategy for the treatment of spontaneous isolated visceral artery dissection [J]. Eur J Radiol Open, 2019, 6: 9-15.

［14］ FROMENT P, ALERCI M, VANDONI R E, et al. Stenting of a spontaneous dissection of the superior mesenteric artery: a new therapeutic approach？［J］. Cardiovasc Intervent Radiol, 2004, 27 (5): 529-532.

［15］ LEUNG D A, SCHNEIDER E, KUBIK-HUCH R, et al. Acute mesenteric ischemia caused by spontaneous isolated dissection of the superior mesenteric artery: treatment by percutaneous stent placement [J]. Eur Radiol, 2000, 10 (12): 1916-1919.

［16］ NEYCHEV V, KROL E, DIETZEK A. Unusual presentation and treatment of spontaneous celiac artery dissection [J]. J Vasc Surg, 2013, 58 (2): 491-495.

［17］ KANG U R, KIM Y H, LEE Y H. Endovascular stent graft for treatment of complicated spontaneous dissection of celiac artery: report of two cases [J]. Korean J Radiol, 2013, 14 (3): 460-464.

［18］ CHEN Z L, ZHANG X C, PAN G R, et al. Clinical Features and therapeutic options for isolated visceral artery dissection [J]. Ann Vasc Surg, 2016, 30: 227-235.

［19］ KUTLU R, ARA C, SARAC K. Bare stent implantation in iatrogenic dissecting pseudoaneurysm of the superior mesenteric artery [J]. Cardiovasc Intervent Radiol, 2007, 30 (1): 121-123.

［20］ WANG H T, YU Z H, TU C, et al. Interventional treatment of isolated dissection of the celiac artery: A case report and literature review [J]. Medicine (Baltimore), 2018, 97 (24): e11026.

［21］ ZHANG X, SUN Y, CHEN Z, et al. Therapeutic regimen options for isolated superior mesenteric artery dissection [J]. Vasc Endovascular Surg, 2012, 46 (3): 277-282.

［22］ MORGAN C E, MANSUKHANI N A, ESKANDARI M K, et al. Ten-year review of isolated spontaneous mesenteric arterial dissections [J]. J Vasc Surg, 2018, 67 (4): 1134-1142.

［23］ PARK Y J, PARK K B, KIM D I, et al. Natural history of spontaneous isolated superior mesenteric artery dissection derived from follow-up after conservative treatment [J]. J Vasc Surg, 2011, 54 (6): 1727-1733.

课 后 习 题

单项选择题

1. 某患者,男性,55 岁。以"腹痛 12h"为主诉入院。患者自述 12h 前搬重物后出现腹部剧烈疼痛,呈持续性,无放射痛,伴恶心、呕吐,未进食,排便规律,无黑便。既往无高血压、心脏病病史,有吸烟、饮酒史 10 年。3 个月前入院体格检查:血压 100/80mmHg,HR 90 次/min,神志清,精神可,全腹部无明显压痛,无反跳痛,肠鸣音可闻及。腹部 CTA 提示腹主动脉内膜光滑,肠系膜动脉起始处稍增宽,可见内膜片。以下说法不正确的是（　　）。

    A. 首选考虑肠系膜上动脉夹层   B. 诱因可为腹内压骤然增高

    C. 吸烟和饮酒是内脏动脉夹层的危险因素   D. 部分内脏动脉夹层患者不存在高血压

    E. 内脏动脉夹层可表现症状和体征分离

2. 某患者,女性,45 岁,因"腹胀不适 1 个月"入院。自述近 1 个月来感腹胀不适,进食后尤为明显,无腹痛、腹泻,无恶心、呕吐,无黑便。既往无高血压病史,1 年发现肠系膜上动脉夹层保守治疗。入院体格检查:血压 130/74mmHg,心率 75 次/min,神志清,精神可,腹部无压痛,无反跳痛,肠鸣音可闻及。腹部动脉 CTA 提示肠系膜动脉起始距腹主动脉 25mm 处可见一破口,远段通畅,动脉内可见内膜片、真假腔,假腔内无血栓化,动脉局部瘤样变直径 22mm。以下说法不正确的是（　　）。

    A. 诊断考虑肠系膜上动脉夹层动脉瘤   B. 根据 CT 影像 Sakamoto Ⅲa 型

    C. 腹胀与内脏神经丛受刺激有关   D. 不建议保守治疗观察

    E. 可选择腔内介入治疗

答案:

1. C;2. B。

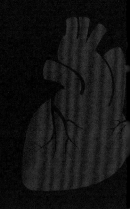

第四章
急性主动脉综合征

学 习 目 标

1. 掌握主动脉综合征的概念和分型、主动脉综合征的诊断流程。
2. 熟悉主动脉综合征的介入治疗。

急性主动脉综合征（acute aortic syndrome，AAS）是以"主动脉性疼痛"为主要临床表现，但病因、病理生理学机制不完全相同的一组急性主动脉病变，主要包括主动脉夹层（aortic dissection，AD）、主动脉壁内血肿（intramural hematoma，IMH）、主动脉穿透性溃疡（penetrating atherosclerotic ulcer，PAU）。虽然发病机制不同，但可以合并存在或相互转变。急性主动脉综合征起病急骤、病情危重，死亡风险高，临床中容易漏诊和误诊，因此需要及时正确诊断，早期合理治疗，以改善预后，挽救生命。

一、流行病学

主动脉疾病主要是老年性疾病，随着全球老龄化趋势更为常见。西方国家急性主动脉综合征年发病率（2.6~3.5）/10 万，国内没有具体的流行病学数据。主动脉夹层为主要病因，占急性主动脉综合征的62%~88%。男性占 65%，发病率高于女性；发病年龄国外平均为 65 岁，国内发病年龄低于国外，平均为 51 岁。急性主动脉夹层预后不佳，自然病程中，若不经任何治疗，24h 内死亡率为 30%，48h 内死亡率50%，3 个月内死亡率累计高达 90%；若同时累及重要血管分支引起脏器缺血，死亡率更高。

二、病因和病理生理学

主动脉是体循环的动脉主干、全身最大的动脉，连接心脏与人体体循环中各个重要器官的血液输送通道。主动脉按解剖走行，分为升主动脉、主动脉弓和降主动脉。正常主动脉壁结构富有弹性膜和弹性纤维，主要由 3 层结构组成，包括内膜、中膜和外膜，心室舒张期主动脉的弹性回缩可起到"二次泵"作用，将血液推到远端，保持血液流动的连续性。

主动脉壁中膜的结构性或功能性的退行性改变，导致主动脉壁结构的完整性受损，是急性主动脉综合征发生、发展的关键因素。由于高血压等因素导致的血流剪切力和压力的机械应力，增加了主动脉损伤的风险。

1760 年，Nicholls 医师在尸检中首次发现急性主动脉夹层。主要病理改变是主动脉中层的退行性病变或者囊性坏死导致的内膜撕裂。根据统计，老年患者中约 70% 以上合并有高血压，青年患者主要致病因素是马方综合征，其他一些致病因素包括主动脉瓣狭窄、主动脉缩窄、二瓣型主动脉瓣、埃勒斯 - 当洛斯(Ehlers-Danlos)综合征、吸食可卡因、妊娠、医源性等。经典的主动脉夹层指主动脉内膜撕裂,血液通过内膜撕裂口进入主动脉壁内,导致血管壁分层,病变向近段或远段主动脉剥离,形成由内膜片分隔并存在交通口的真假"双腔"主动脉,远段主动脉或主动脉分支血管通常同时存在再破口。主要因素包括高血压,血流剪切力对血管壁的损伤,若同时合并主动脉壁中层结构异常、顺应性降低,容易导致夹层的发生。升主动脉运动最多、主动脉弓部位的几何结构复杂,因此这两个部位最容易发生夹层。

1920年,Krukenberg等首先描述了主动脉壁内血肿,在临床上与主动脉夹层难于区分,临床怀疑为主动脉夹层的病例中,有10%~30%实际上是主动脉壁内血肿。在病理基础和发病机制上主动脉壁内血肿具有许多不同于主动脉夹层的特点,前者血肿位于中膜与外膜之间,无内膜破裂,无血流交通,但可进展为后者,被认为是主动脉夹层的先兆。主要病理学改变是主动脉滋养血管及中膜营养血管自发破裂,或者动脉粥样硬化斑块破裂形成溃疡造成内膜断裂,血液渗入血管壁中层,具体病因也不明确,主要认为与高血压和主动脉粥样硬化有关系。

1934年,Sheanan等首次描述了主动脉穿通性溃疡,1986年,Stanson等进一步明确了其特点和定义。发病的平均年龄较主动脉夹层大,常见于60岁以上的老年患者,存在高血压及弥漫性动脉粥样硬化和广泛钙化。主要病理改变是主动脉粥样硬化斑块穿透内膜或内弹力板,破入中膜,一般伴有周围血肿形成,通常位于外膜下。病变可单发、多发,形态不一。可进展形成假性动脉瘤、主动脉夹层或动脉瘤,甚至发生破裂。

这三种疾病虽然病理生理学机制不完全相同,但均以主动脉中层破坏为特征,临床以主动脉性疼痛特点为共同表现。因此,1998年Vilacosta等第一次提出了急性主动脉综合征这个概念(图4-1-1)。其中主动脉夹层病变最为常见,占62%~88%;主动脉壁内血肿占10%~30%;主动脉穿通性溃疡占2%~8%。它们可以合并存在或相互演变(图4-1-2)。

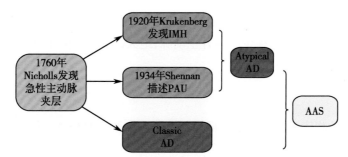

图4-1-1　急性主动脉综合征概念的产生

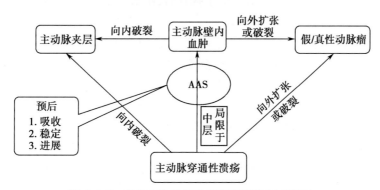

图4-1-2　急性主动脉综合征各疾病的相互演变

三、分类

根据主动脉夹层解剖学的形态结构,有下列分型(图4-1-3)。

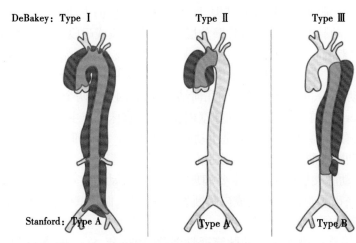

图 4-1-3 主动脉夹层分型

1. DeBakcy 分型 根据原发内破口起源与夹层累及范围分类。Ⅰ型内破口位于升主动脉,夹层范围广泛,同时累及降主动脉;Ⅱ型内破口位于升主动脉,夹层范围局限于升主动脉;Ⅲ型内破口位于锁骨下动脉以远降主动脉,夹层局限于膈上降主动脉为Ⅲa,同时累及腹主动脉为Ⅲb。

2. Stanford 分型 A 型指夹层累及升主动脉,B 型指升主动脉不受累。内膜撕裂口好发于主动脉应力最强的部位,A 型夹层一般位于升主动脉近心端,B 型夹层一般位于左锁骨下动脉开口以远降主动脉起始端。

根据夹层发生的病程分期:急性期症状发生 2 周以内,亚急性期症状发生 2 周至 3 个月,慢性期症状发生 3 个月以上或偶然发现。

主动脉壁内血肿和主动脉穿通性溃疡参照 Stanford 分型分为 A 型和 B 型。壁内血肿大部分位于降主动脉,占 50%~85%;而穿通性溃疡很少出现升主动脉,绝大部分位于降主动脉,占 90% 以上。

四、临床表现

急性主动脉综合征的临床表现与病变的部位、范围、程度及主要分支血管、主动脉瓣、心包等受累情况有关。

典型的临床表现为发病急骤,一发作即达高峰的剧烈胸痛,呈撕裂样或刀割样,难以忍受,疼痛可随着病变的进展向其他部位转移。A 型疼痛常位于胸骨后,B 型疼痛常位于两肩胛骨之间的背痛,部分患者同时出现腹痛症状。约 5% 患者无疼痛表现。

30%~50% 患者出现面色苍白、出冷汗、心率增快、神志改变等休克样表现,但与一般休克不同,血压常常较高。血压若明显下降,多见于夹层破入胸腔或腹腔,出现失血性休克。

10%~20% 急性患者伴有晕厥,可由于心脏压塞、脑血管阻塞或主动脉压力感受器兴奋性增高引起。10%~30% 患者出现肢体无脉或搏动减弱,主要是由于夹层累及头臂动脉或髂动脉等分支血管或真腔严重受压导致。当肠系膜上动脉受累导致肠缺血时,可出现腹痛、恶心、呕吐等急腹症表现,甚至肠坏死,出现中毒性休克。当肾动脉受累时,可出现肾功能不全。A 型夹层可累及心包、主动脉瓣或冠状动脉,出现心脏压塞、主动脉瓣关闭不全和心绞痛等症状和体征。少数患者肋间动脉受累时可突发截瘫。

五、诊断和辅助检查

临床上急性主动脉综合征应当尽快与急性冠脉综合征相鉴别,因两者治疗原则不同,后者需要抗栓治疗等,而对于前者,抗栓治疗是有害的。若患者临床特点为典型的撕裂样剧烈疼痛,伴高血压,上纵隔增宽,约96%以上患者可以诊断为急性主动脉综合征。

2010年ACCF/AHA发布的主动脉疾病指南指出,根据危险因素、发病特征和辅助检查,总结出主动脉夹层的风险评估工具,高危特征包括①高危基础疾病或情况,如马方综合征(或其他结缔组织病)、主动脉疾病家族史、已知主动脉瓣疾病、已知胸主动脉瘤以及既往进行主动脉操作;②高危胸、背或腹部疼痛,突发疼痛、疼痛剧烈、呈撕裂样或尖锐性疼痛;③高危体格检查:有灌注缺损证据:脉搏短绌、四肢收缩压有差异、局灶神经病变体征伴疼痛、主动脉反流性杂音、低血压或休克。2014年欧洲心脏病学会(ESC)发布的主动脉疾病指南,将上述特征量化,如果具备某高危特征类别中的任意一条,则该特征计1分,最高分为3分。同时提出了急性主动脉综合征的诊疗流程图,适用于急诊室和胸痛中心,首次提出将急性胸痛根据血流动力学是否稳定分为两组,以此决定下一步的诊断和治疗计划(图4-1-4)。血流动力学不稳定则建议行经胸超声心动图(transthoracic echocardiography,TTE)或经食管超声心动图(transoesophageal echocardiography,TEE)或计算机断层扫描摄影术(CT)检查明确或排除;血流动力学稳定则根据危险因素分层,2~3分为高度可能性,建议行经TTE,如无法确定,则行主动脉CT;0~1分为低度可能,建议检查D-二聚体、TTE和胸部X线检查,下一步可能还需行主动脉CT、TEE或MRI以确诊。

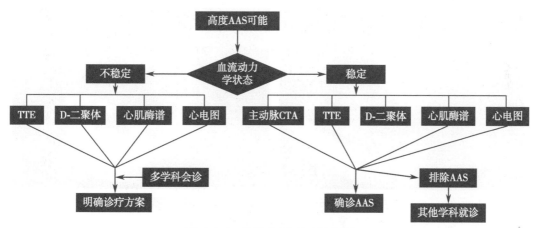

图4-1-4　急性AAS诊疗流程图

因此,急性主动脉综合征的确诊主要依赖于影像学检查手段。诊断的目标主要:明确疾病诊断、类型和累及范围和程度,内膜撕裂口部位,区别真假腔,主要分支血管受累情况(包括冠状动脉、头臂动脉、腹腔干、肠系膜动脉、肾动脉和下肢动脉等),主动脉瓣反流情况,血液是否外渗入或破入心包腔、胸腔或腹腔等方面。

随着现代影像学技术的发展,超声心动图、CT和MRI等无创性技术已经替代血管造影成为急性主动脉综合征的主要检查方法,每一种技术在准确性、特异性、诊断速度、获取方便性、安全性及价格方面都有自身的优点与不足,但选择何种检查方案,需要结合患者的具体情况、就诊医院的条件以及选择的治疗方法,遵循优选应用的原则,从而达到效益最大化。

(一)心电图

心电图可见长期高血压引起的左心室肥厚劳损改变,病变累及冠状动脉时可出现急性心肌缺血或急性心肌梗死改变。大约1/3冠状动脉受累的患者心电图正常,其余表现为非特异性ST-T段改变或特异性ST-T段抬高、压低或T波倒置。A型病变中约15%患者心电图存在心肌缺血的改变,5%患者存在急性心肌梗死的证据。因此对于怀疑主动脉病变和心电图存在心肌缺血改变的患者,在进行溶栓之前,必须行影像学检查。

(二)胸部X线片

常规的胸部X线检查可以表现为主动脉结或上纵隔增宽,钙化内移,主动脉迂曲等征象,60%~90%患者有胸部X线片异常表现,但仍有10%~20%的患者胸部X线片表现完全正常。部分患者胸部X线片可观察到胸腔积液存在。

(三) 超声心动图

超声心动图(图 4-1-5)对诊断 A 型病变有重要意义,而且能够同时评价主动脉瓣的结构和功能,探测心包和胸腔积液等情况。超声简便易行,可在急诊室或手术室进行。

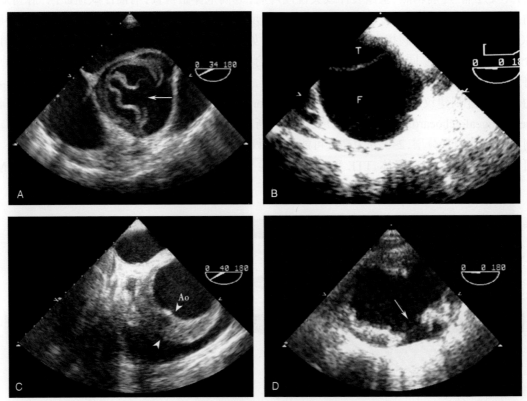

图 4-1-5 急性主动脉综合征在超声心动图中的表现
A. A 型 AD;B. B 型 AD;C. IMH;D. PAU。

经胸超声心动图对降主动脉探查受限,但可以发现主动脉远端的病变,敏感性和特异性分别为60%~80% 和 63%~96%,对 A 型病变其敏感性更高,可达 78%~100%。同时能够评价 A 型病变的心脏并发症,如主动脉瓣反流、心脏压塞、心功能不全等。

经食管超声心动图能够探查除升主动脉远端和主动脉弓近端以外的胸主动脉,其敏感性和特异性可分别高达 99% 和 98%;可较好地显示内膜撕裂口,敏感性为 77%~89%;能够较好地显示左、右冠状动脉近端,有利于观察冠状动脉是否受累。同时也能很好地评价 A 型病变的心脏并发症。

血管内超声将探头送入主动脉腔内进行检查,能够对管壁直接显像,并能显示经食管超声存在的盲区,其敏感性和特异性接近 100%;并能够更好地显示主动脉分支的受累情况和评价真假腔的血流动力学情况。

超声诊断主动脉夹层的直接征象是主动脉壁剥离产生的内膜片和形成的真假腔。多普勒可显示管腔内方向相反的二束血流,其间可见血流交通,即破口的位置。一般真腔较小,假腔较大,假腔内血流信号少,速度低,表现为多少不等增强回声团的附壁血栓形成。

超声诊断主动脉壁内血肿的特征是主动脉壁局部增厚,壁内无回声区,无夹层内膜片,无与主动脉腔相通的多普勒血流信号。

超声诊断主动脉穿通性溃疡的主要表现为血管壁增厚和斑块形成,及边缘不规则"火山口"样的溃疡形成。

(四) CT

由于螺旋 CT 的临床应用及后处理技术的发展,诊断准确性比普通 CT 大大提高,目前是除超声心动图外的主要急诊检查手段。20 世纪 90 年代对普通、增强 CT 的对比研究发现，其敏感性和特异性分别为 90% 和 85%，目前多排螺旋 CT 不仅减少了普通 CT 的呼吸伪影和主动脉搏动伪影，而且提高了时间分辨率和空间分辨率，扫描后的二维和三维重建图像更好地显示主动脉及分支的解剖结构和空间位置关系，因此敏感性达 90% 以上，特异性接近 100%。

　　CT 的主要优点是能同时观察冠状动脉、头臂动脉、腹主动脉等主动脉主要分支的受累情况，以及确定有无外渗和破裂预兆等需要及时干预的"急诊干预指征"，如心包、胸腔积血等；不足之处是不能判断主动脉瓣反流、心室壁运动功能。

　　主动脉夹层的 CT（图 4-1-6，图 4-1-7）直接征象是内膜片分割的真假双腔，内膜片可呈"飘带征"，通常假腔直径大于真腔。CT 平扫可以发现主动脉管径增宽，主动脉壁钙化，钙化向管腔内移位大于 2~3mm；增强扫描可见撕裂内膜片表现为低密度线条状影，将血管分为真假两腔；造影剂从真腔向假腔射入的"喷射征"是内膜破口的可靠征象。CT 还可显示假腔内附壁血栓和主动脉分支受累情况。通过采集的原始图像数据，应用多平面、最大密度投影、表面遮盖法等重建法，多方位、多平面、任意旋转角度来显示主动脉的全貌，能够准确地判断夹层的类型、破口位置、累及范围、真假腔、分支累及等情况。

　　主动脉壁内血肿 CT（图 4-1-8）的最重要征象为主动脉壁呈新月或环形增厚大于 5mm，无内膜撕裂。CT 平扫呈略高于主动脉管壁组织密度的软组织阴影，CT 值 50~87Hu，范围可局限于主动脉管壁局部，亦可累及主动脉管壁全程。增强 CT 由于主动脉腔明显强化，主动脉壁（包括血肿）在其衬托下表现为新月或环形的中等密度区。其他 CT 可见内膜钙化移位，内膜钙化影与主动脉外缘距离增宽；主动脉壁内血肿厚度在随访中呈动态变化；主动脉管腔可正常或轻度受压，部分病例还可能因主动脉管壁变薄弱而有所扩张。主动脉壁内血肿与内膜破口封闭、假腔由血栓完全填充的主动脉夹层的鉴别比较困难。

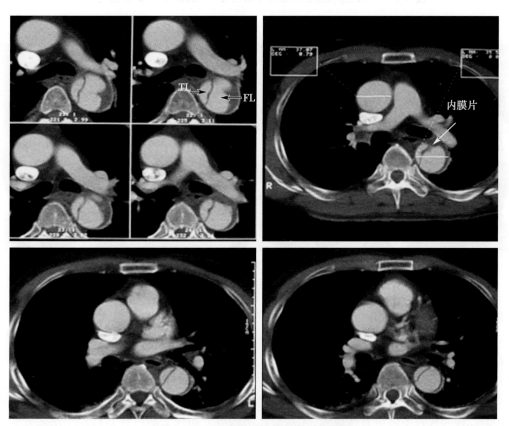

图 4-1-6　主动脉夹层在 CT 中的表现

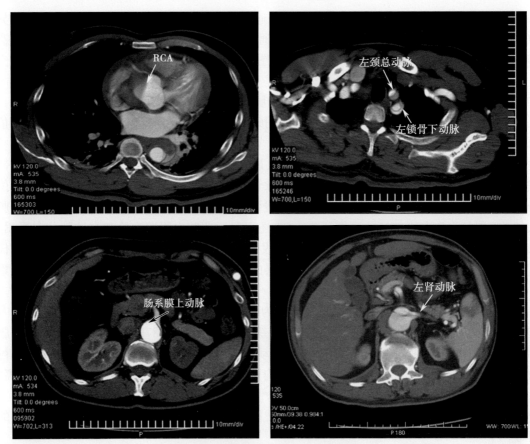

图 4-1-7　主动脉夹层分支血管受累在 CT 中的表现（不同分支受累）

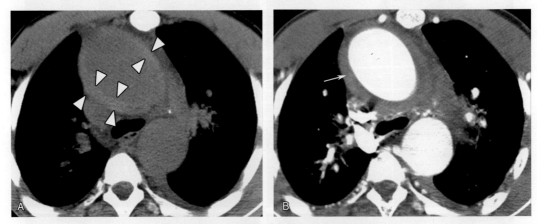

图 4-1-8　主动脉壁内血肿在 CT 中的征象

A. 平扫；B. 增强。

主动脉穿通性溃疡的 CT 增强扫描（图 4-1-9）主要表现为血流从血管腔囊袋样凸出，与主动脉腔呈同一强度的对比剂增强，呈龛影样改变，一般同时伴有周围壁内血肿的形成。当溃疡范围较大时，使主动脉管腔呈动脉瘤样扩张改变。

（五）MRI

MRI（图 4-1-10）诊断急性主动脉综合征的准确性被认为在目前影像学手段中最高，敏感性和特异性高达 100%，其大视野多体位直接成像，无须对比增强等方面优于超声和 CT，但不足之处是不适于血流动力学不稳定的患者和禁忌行 MRI 检查的患者。常规的自旋回波序列和梯度回波电影序列，由于耗时过长，空间分辨率低，呼吸和主动脉搏动伪影严重，受心功能影响，在主动脉病变应用中具有一定的

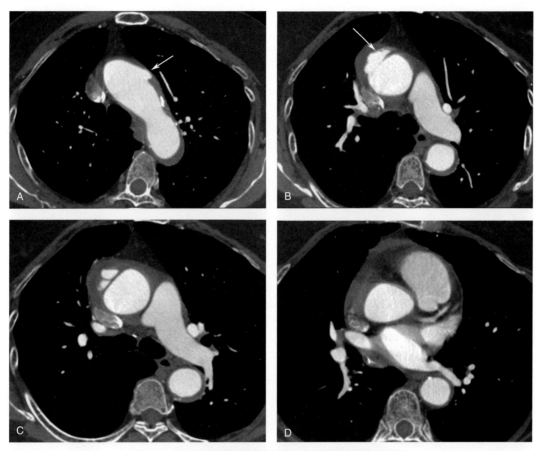

图 4-1-9　主动脉穿通性溃疡在 CT 增强扫描中的表现

局限性,尤其是急症病例。随着 MR 血管成像技术的长足发展,快速和超快速 MRI 扫描序列,结合 CE MRA 技术,是目前主动脉病变 MRI 的主要成像技术。

主动脉夹层的 MRI 和 MRA 检查可明确显示内膜片、内破口,主动脉双腔和假腔内血栓及分支受累等主要征象。

1. 自旋回波序列,真腔血流快呈低信号,假腔因血流缓慢表现为中至高等信号,两者之间呈中等信号的条状结构为内膜片,内膜破口表现为内膜片连续性中断;假腔内血栓和假腔内缓慢血流两者较难鉴别,均表现为中等至高等信号,但血栓在不同心动周期和体位信号强度和形状无变化。

2. 电影序列可补充自旋回波序列的不足,有助于观察真假腔的血流动态,鉴别缓慢血流以及主动脉瓣关闭不全。电影序列显示破口更清楚,表现为真假腔之间的血流喷射,于该部位形成无信号或低信号区;电影序列中血流表现为中或中至低信号,假腔内附壁血栓呈中至高或高信号,较自旋回波序列容易区分;主动脉瓣关闭不全,表现为心室舒张期于左心室区,因反流血液涡流所致的无信号或低信号区。

3. 三维动态造影增强 MRA 具有较高的对比度和更少的运动伪影,能够很好地显示主动脉夹层的各项信息,其三维血管重建显示主动脉弓及头臂动脉分支、腹主动脉及主要分支血管受累情况,优于常规 MRI 及电影 MPI。

常规 T_1 和 T_2 加权自旋回波序列对主动脉壁内血肿的诊断具有优良价值,典型表现是主动脉壁呈新月或环形增厚,沿主动脉长轴延伸,其内可见血肿所具有的 MR 信号强度特点。急性或亚急性血栓,假腔内高信号可夹杂有不规则低信号区;慢性血肿表现为高信号。信号强度的变化主要与血肿的氧合或高铁血红蛋白含量、红细胞完整性和水合状态以及血细胞比容等因素的变化有关,因此根据血肿的信号可判断血肿的形成时间。电影梯度回波序列可发现血肿内由于内膜的微小破口产生的微小血流信号。

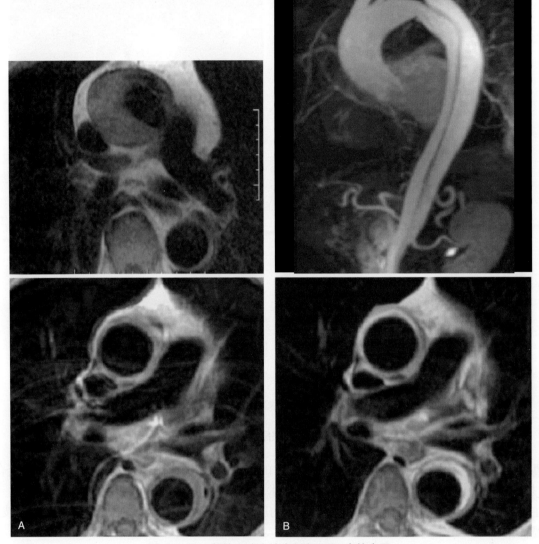

图 4-1-10　急性主动脉综合征在 MRI 中的表现
A. IMH 急性期,等信号;B. IMH 亚急性期,高信号。

　　主动脉穿通性溃疡的 MRI 显示主动脉壁上凸出的局部溃疡龛影,表现为局部血流信号的流空。在常规自旋回波序列基础上,辅以电影序列和 MR 血管造影技术能够更精确地显示溃疡病变。

　　(六) 主动脉造影

　　逆行性主动脉造影是 20 世纪 60—80 年代主动脉夹层确诊的首要技术和金标准,敏感性达 90%,特异性 95% 以上。随着 CT、MRI 等无创技术的发展,因其侵入性操作准备时间长和造影对比剂的使用,已经不推荐作为诊断检查手段,但是监测和指导主动脉介入治疗的必要手段。

　　主动脉夹层的造影的主要征象是主动脉呈双腔,一般真腔多受压变窄,假腔扩张,剥离可呈螺旋状;内膜片表现为充有造影对比剂双腔间的线条状负影,有时假腔充盈不全或延缓则难以衬托内膜片负影;内破口表现为局部造影对比剂由真腔向假腔内喷射或外溢;显示主动脉分支是否受累及其与夹层的关系,是动力型或静力型缺血;还可以显示主动脉瓣反流和冠状动脉等情况。

　　主动脉壁内血肿的造影表现可完全正常,主动脉造影对于壁内血肿的诊断没有帮助。

　　主动脉穿通性溃疡的造影表现为主动脉壁向外有造影对比剂充盈的囊袋状凸出影,呈龛影,不伴内膜片和主动脉双腔表现。但不能对管壁的细节加以判断,而且受体位原因导致的重叠,一些小溃疡容易漏诊。

部分患者在外科手术前,需要行冠状动脉造影以了解冠状动脉情况。

(七) 生物学标记物检测

目前急性主动脉综合征特异性血清学标记物是研究的一项热点。循环中的平滑肌肌球蛋白重链,急性主动脉夹层主动脉中层平滑肌受损后释放入血,发作后几小时内血清浓度增高。相关研究发现,近端夹层发作 3h 内,与健康志愿者对比,其敏感性和特异性分别为 91% 和 98%。D- 二聚体水平检测,其阴性预测价值高于阳性预测价值,血浆 D- 二聚体<0.5μg/ml 可排除急性主动脉综合征,准确性达93%~98%,但其升高诊断特异性不高。CRP 在急性主动脉夹层患者中明显升高,可作为危险程度评估的参考指标。其他包括纤维蛋白原、基质金属蛋白酶及基因 ACE、ACE2、ACTA2、MYH11、FBN1、FBN2、TGF-β 等检测可提供诊断信息。

六、治疗和预后

急性主动脉综合征预后差,具有潜在危险性,甚至危及生命的严重疾病。

急性 A 型主动脉夹层,发作后 24~48h 内每小时死亡率 1%~2%,仅内科保守治疗 24h 和 48h 时死亡率分别为 20% 和 30%,外科手术治疗的死亡率为 15%~35%。回顾性调查分析显示,外科手术治疗 30d、1 年和 5 年的生存率分别为 81%、74% 和 63%。B 型主动脉夹层院内 30d 死亡率 10%,保守治疗 4~5 年生存率为 60%~80%,10 年生存率为 40%~45%;而急性 B 型夹层的外科手术死亡率较高,为 35%~75%。夹层若累及重要血管分支引起脏器缺血,其死亡率更高。

急性主动脉壁内血肿约 30% 发生主动脉破裂,A 型多于 B 型,慢性一般病情稳定或自然吸收(图 4-1-11)。Murray 等报道累及升主动脉的壁内血肿 80% 有并发症形成,特别是发展成典型夹层,而降主动脉的壁内血肿仅 12% 有危及生命的并发症发生。A 型壁内血肿的手术死亡率约为 14%,药物治疗死亡率约为 36%,而 B 型壁内血肿的手术死亡率约为 14%,药物治疗死亡率约为 20%,两者无显著差异。

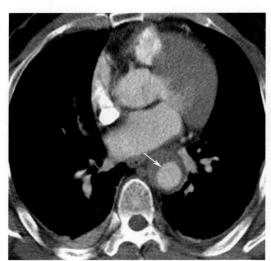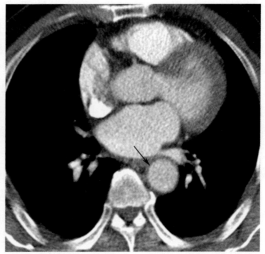

图 4-1-11　急性主动脉综合征在 MRI 中的表现

主动脉穿通性溃疡的自然预后不清楚,存在争议。Harris 等认为进展缓慢,发生破裂等威胁生命的并发症发生率较低,但大部分报道认为预后不良,甚至比主动脉夹层更差,40%~50% 有症状的急性患者可形成主动脉夹层或破裂,严重威胁患者生命。两者存在偏倚由患者的选择性差异引起,Harris 等报道的多数患者无胸痛等症状。

主动脉综合征的治疗方法有 3 种:药物治疗、外科手术治疗和介入治疗。总的治疗原则是 A 型病变选择外科手术治疗,B型病变根据不同情况选择药物保守治疗、介入治疗或外科手术治疗。

(一) 药物治疗

药物治疗是基本治疗方式,应贯穿于整个治疗过程中,主要目的是止痛,降低心率,控制血压,降低左心室心肌收缩力,减轻血流剪切力对血管壁的进一步损害,从而防止主动脉病变的进一步扩展。

1. 缓解疼痛 患者通常表现为急性撕裂样剧烈疼痛,减轻缓解疼痛有利于控制患者病情。

2. 控制血压 在保证患者重要组织、器官血流的有效灌注情况下,尽可能将收缩压维持在100~120mmHg。重度高血压需要使用血管扩张药,如硝普钠持续静脉泵入降低患者血压,然后逐步过渡到口服抗高血压药。

3. 控制心率 将患者心率控制在60次/min左右。主要使用β受体阻滞药,β受体阻滞药禁忌时可考虑使用钙通道阻滞药。

(二) 外科手术

外科手术是A型病变的主要治疗手段,主要目的是防止主动脉发生破裂或心脏压塞,纠正主动脉瓣反流和避免心肌缺血。

急性A型主动脉夹层一经诊断,均应接受积极手术治疗。长期随访结果表明,A型主动脉夹层外科手术的治疗效果明显优于内科保守治疗。

手术中选择合适的动脉插管位置对于体外循环及术中脑灌注尤为重要,推荐腋动脉作为首选的动脉插管位置,对于头臂血管有显著变异者,可行股动脉和颈动脉插管等插管方法。外科手术需停循环手术,术中脑保护的主要方法为低温脑灌注,但过低的全身温度不仅延长了手术时间,还会带来严重的缺血再灌注损伤、凝血功能损害、输血量增加、肺损伤等并发症,推荐中低温停循环联合选择性顺行性脑灌注的脑保护方式。

A型病变常累及主动脉根部,涉及冠状动脉,主动脉瓣和主动脉窦等重要解剖结构,不同病变有不同的主动脉根部重建方式,保留主动脉窦的升主动脉替换术和主动脉根部替换术。主动脉根部替换术又包括主动脉根部复合术(如Bentall手术)和保留主动脉瓣的主动脉根部替换术(如David术)。累及主动脉弓部的病变,根据孙氏细化分型指导处理,简单S型病变采用升主动脉替换加部分主动脉弓替换术,复杂C型病变采用全主动脉弓替换加支架象鼻手术(即孙氏手术)。

国内A型主动脉夹层的手术死亡率为3.1%~15.5%,术后早期并发症主要有呼吸系统并发症、急性肾衰竭、神经系统并发症、出血、脏器功能不全、感染等,急性期手术死亡和并发症发生率更高。

因为降主动脉的血管分支多而且供应重要脏器灌注,因此,对于B型病变,一般不建议行外科治疗。据统计,B型主动脉夹层急性期行主动脉置换外科手术死亡率为10%~20%,合并肾脏或肠系膜缺血的患者外科手术死亡率可高达50%,外科手术不能改善患者预后,疗效也并不优于内科疗法。

(三) 胸主动脉腔内修复术

胸主动脉腔内修复术(thoracic endovascular aortic repair,TEVAR)是B型病变的主要治疗手段(图4-1-12)。治疗目的是封闭内膜撕裂口,阻断真假腔之间血流的交通,扩张真腔,压缩假腔,从而促使假腔血栓化,真腔扩大,防止假腔的破裂和改善远端缺血分支血管的血供。

TEVAR是20世纪90年代初发展起来治疗急性主动脉综合征的新途径,开创了急性主动脉综合征治疗的里程碑。1991年Parodi等开展应用支架治疗腹主动脉瘤,1994年Dake等将这一技术应用于胸降主动脉瘤,1999年Nienaber与Dake又将这一技术治疗B型主动脉夹层。随着支架的改进与技术的成熟,这一微创技术在国内外广泛使用,成为B型急性主动脉综合征的主要治疗手段。

B型病变患者,若无明显临床症状及终末器官缺血等表现,且影像学无病变进展表现时,可暂时行内科药物保守治疗,同时进行密切随访。如出现下列因素:合并内脏缺血、肢体缺血;疼痛无法控制;主动脉直径不断增大;PAU病变直径超过20mm,深度超过10mm;IMH范围扩大、膨出;胸腔积液不断增加;IMH和PAU并存,预示主动脉病变进展,病变复杂,应及早行TEVAR手术。

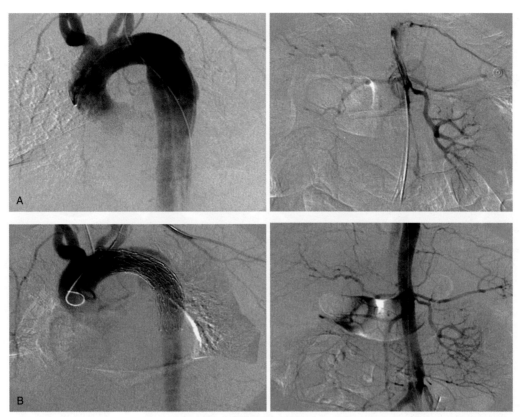

图 4-1-12　TEVAR 手术

A. TEVAR 术前；B. TEVAR 术后。

对于锚定区不足（包括左锁骨下动脉受累）的 B 型患者，推荐采用直视支架象鼻手术（加左颈总动脉 - 左锁骨下动脉转流）、Hybrid 手术或附加技术（如烟囱技术）治疗，是否直接封闭左锁骨下动脉尚有争议。

A 型病变被认为是全腔内修复治疗的禁忌证。但对于经多学科会诊考虑完全不适合或不能耐受外科或杂交手术的患者，如高龄（>70 岁）、ASA 分级 ≥ Ⅳ级、心功能分级（NYHA 分级）≥ Ⅲ级、重要脏器功能障碍等，为挽救患者生命，可考虑行 TEVAR。对于 A 型病变，介入技术上均存在一定缺陷，术后主动脉发生破裂、内漏、脑卒中、支架近端再发逆行撕裂等并发症发生率高。国内外关于 Stanford A 型 AD 腔内治疗的文献报道较少，均为小样本或个案研究。

TEVAR 的主要并发症包括逆行性 A 型主动脉夹层、内漏、脑卒中、截瘫等。国内外荟萃分析结果表明，TEVAR 治疗 B 型主动脉夹层的手术成功率 97%~99%，术后 30d 死亡率 2.2%~3.55%，近、中期疗效良好。与药物治疗相比，TEVAR 可提高急性 B 型主动脉夹层患者的 5 年生存率。TEVAR 是否应作为非复杂性 B 型 AD 的首选治疗仍有较大争议，随访研究远期效果值得肯定，但需要更多循证医学研究证据支持。

七、随访

急性冠脉综合征患者，无论是采取药物保守治疗、外科手术或 TEVAR 的治疗方法，可能出现新发夹层、脏器缺血、动脉瘤形成或破裂等并发症，因此需要定期和长期随访，定期影像学随访尤为关键（图 4-1-13），建议 1、3、6 和 12 个月定期复查，如病变稳定，则以后每年检查一次。密切的随访有助于定期监测病变的动态变化及主动脉重塑情况，评估脏器功能以及发现影响预后的危险因素，为调整治疗药物或再次手术干预提供依据，改善患者的远期预后。

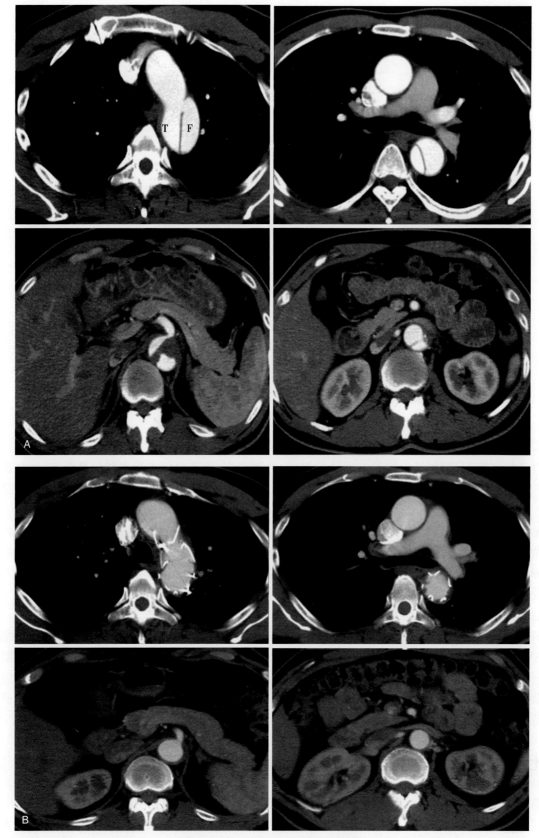

图 4-1-13　TEVAR 术后 CT 随访

A. B 型主动脉夹层, 累及至肾动脉开口; B. TEVAR 术后 4 个月, 夹层完全消失。

八、小结

急性主动脉综合征是累及主动脉的严重和紧急病变,导致急性胸痛所带来的一系列临床问题,常发病急骤、病情凶险,在临床诊疗工作中,容易漏诊和误诊,对患者造成严重不良后果。因此早期诊断和合适治疗非常重要。

目前国内对于急性主动脉综合征的救治仍然面临诸多问题:诊疗不及时,从发病到诊断,从诊断到治疗,花费时间比较长;诊疗不规范,部分医师对疾病认识不足,简单化处理,耽误了病情;技术不成熟,许多医院没有条件开展外科或介入治疗技术,患者由于病情危重,无法转运得到救治。

因此,对于急性主动脉综合征,需要进一步加强对患者的宣传教育,进一步提高医师的技术力量,制订以患者为中心的个体化治疗方案,以提高急性主动脉综合征的整体救治水平。

(俞飞成 田莉莉)

参考文献

[1] 中国医师协会心血管外科分会大血管外科专业委员会. 主动脉夹层诊断与治疗规范中国专家共识 [J]. 中华胸心血管外科杂志, 2017, 33 (11): 641-654.

[2] HIRATZKA L F, BAKRIS G L, BECKMAN J A, et al. 2010 ACCF/AHA/AATS/ACR/ASA/SCA/SCAI/SIR/STS/SVM Guidelines for the diagnosis and management of patients with thoracic aortic disease. A Report of the American College of Cardiology Foundation/American Heart Association Task Force on Practice Guidelines, American Association for Thoracic Surgery, American College of Radiology, American Stroke Association, Society of Cardiovascular Anesthesiologists, Society for Cardiovascular Angiography and Interventions, Society of Interventional Radiology, Society of Thoracic Surgeons, and Society for Vascular Medicine [J]. J Am Coll Cardiol, 2010, 55 (14): e27-e129.

[3] ERBEL R, ABOYANS V, BOILEAU C, et al. 2014 ESC Guidelines on the diagnosis and treatment of aortic diseases: Document covering acute and chronic aortic diseases of the thoracic and abdominal aorta of the adult. The Task Force for the Diagnosis and Treatment of Aortic Diseases of the European Society of Cardiology (ESC)[J]. Eur Heart J, 2014, 35 (41): 2873-2926.

[4] VILACOSTA I, ARAGONCILLO P, CAÑADAS V, et al. Acute aortic syndrome: a new look at an old conundrum [J]. Postgrad Med J, 2010, 86 (1011): 52-61.

[5] 中国医师协会心血管外科分会大血管外科专业委员会. 急性主动脉综合征诊断与治疗规范中国专家共识 (2021 版) [J]. 中华胸心血管外科杂志, 2021, 37 (5): 257-269.

[6] NIENABER C A. The role of imaging in acute aortic syndromes [J]. Eur Heart J Cardiovasc Imaging, 2013, 14 (1): 15-23.

[7] VON KODOLITSCH Y, CSÖSZ S K, KOSCHYK D H, et al. Intramural hematoma of the aorta: predictors of progression to dissection and rupture [J]. Circulation, 2003, 107 (8): 1158-1163.

[8] EGGEBRECHT H, PLICHT B, KAHLERT P, et al. Intramural hematoma and penetrating ulcers: indications to endovascular treatment [J]. Eur J Vasc Endovasc Surg, 2009, 38 (6): 659-665.

[9] SUZUKI T, DISTANTE A, ZIZZA A, et al. Diagnosis of acute aortic dissection by D-dimer: the International Registry of Acute Aortic Dissection Substudy on Biomarkers (IRAD-Bio) experience [J]. Circulation, 2009, 119 (20): 2702-1707.

[10] 孙立忠, 李建荣. 我国 StanfordA 型主动脉夹层诊疗进展与挑战 [J]. 中华外科杂志, 2017, 55 (4): 241-244.

课 后 习 题

简答题

1. 急性主动脉夹层解剖学分类依据是什么?

2. 急性主动脉综合征的共同发病机制及易患因素是什么？

答案：

1. 根据内膜破口位置和夹层累及的范围或受影响的主动脉部位进行分类，包括 DeBakey 和 Stanford 分型。

2. 主动脉中层的破坏，包括先天性易患因素［如马方综合征、埃勒斯 - 当洛斯（Ehlers-Danlos）综合征、Loeys-Dietz 综合征等］和获得性易患因素（高血压、医源性、妊娠、吸食可卡因等）。

第五章
心力衰竭

第一节 心力衰竭的病理生理学变化

学习目标

1. 掌握心力衰竭的神经体液机制。
2. 掌握心力衰竭左心室重塑机制。

心力衰竭(heart failure,HF)是各种心脏结构或功能性疾病导致心室充盈和/或射血功能受损,心输出量不能满足机体组织代谢需要,表现为肺循环和/或体循环淤血,器官、组织灌注不足的临床综合征。

在心脏泵血能力下降初期,由于代偿机制的激活,患者多呈无症状或较轻症状。但长期过度的代偿反而有害,其中以神经体液和受体的调节最为显著。随着病情进展,神经激素和细胞因子系统的持续激活导致心肌一系列病理改变,统称为左心室重塑。尽管对心力衰竭的发生机制已经进行了大量研究,但没有发现一种单一的病理生理机制可以充分解释心力衰竭的持续进展。

一、神经体液机制

当心脏排血量不足时,机体启动神经体液机制进行代偿。但神经体液机制的长期过度激活,则会对心脏和循环产生不良影响而导致心功能恶化。

1. 交感神经系统(sympathetic nervous system,SNS)激活 健康人静息时交感神经是低兴奋性的,对心率的变化有很强的适应性。但在心力衰竭患者中,心输出量的降低或低血压通过动脉压力感受器引起的减压反射激活交感神经-肾上腺系统,使肾上腺儿茶酚胺分泌增多,从而导致:

(1)心肌 β_1 受体兴奋导致心率增快,增强心肌收缩力,从而提高心输出量。

(2)心肌 α_1 受体也被激活,全身外周血管收缩,静脉收缩增加回心血量,选择性小动脉收缩起维持血压的作用。上述改变虽可部分代偿心力衰竭血流动力学异常,但同时也导致心脏前后负荷和心肌耗氧增加。

(3)交感神经张力持续及过度的增高可引起 β 受体下调,使 β 受体介导的腺苷酸环化酶活性降低。

(4)过高的儿茶酚胺对心肌细胞有直接毒性作用,促进细胞凋亡和心肌重构。

(5)肾交感神经活性增高引起肾灌注压下降,刺激肾素释放,激活肾素-血管紧张素-醛固酮系统。

由此可见,交感神经系统激活可能在短期内对心功能的代偿有帮助,但从长期来看,会导致心功能恶化。

2. 肾素 - 血管紧张素 - 醛固酮系统的激活　肾素 - 血管紧张素 - 醛固酮系统(renin-angiotensin-aldosterone system, RAAS)的激活晚于交感神经系统。心力衰竭导致肾脏低灌注,肾小球旁器的肾素分泌增加。肾素将循环中的血管紧张素原转化成血管紧张素 I(Ang I)。机体的血管紧张素转换酶(ACE)将 AngI 转变成具有生物活性的血管紧张素 II(Ang II)。Ang II 可使心肌收缩力增强,外周血管收缩,Ang II 还可增加交感神经释放肾上腺素和促进肾上腺皮质球状带分泌醛固酮,增加水钠潴留。

Ang II 和醛固酮短期内对增加循环容量、维持循环稳定起重要作用。但 RAAS 系统的长期过度激活引起心肌细胞肥大和血管平滑肌增生,促进心脏、肾等器官的纤维化,导致血管顺应性降低和心室僵硬度增加。这些不利因素的长期作用引起心血管系统组织重构,加重心力衰竭的恶化。

3. 肾脏相关神经体液机制改变　心力衰竭进展期的一个重要特征就是肾脏相关的水钠潴留增加,心脏容量负荷超载。肾脏相关神经体液机制的过度激活在心脏和血管重塑中发挥重要作用。

(1)精氨酸升压素(arginine vasopressin, AVP):在调节水代谢和血浆渗透压方面具有强大的作用。心力衰竭时,心房牵张感受器敏感性下降和肾交感神经兴奋等因素,引起垂体后叶释放的抗利尿激素 - 精氨酸升压素(AVP)增加,具有减少排水和收缩外周血管的作用。

AVP 主要通过血管平滑肌的 V_1 受体参与血管的收缩调控;并通过肾脏集合管和髓袢升支粗段的 V_2 受体增加顶膜的水通道的囊泡插入率起抗利尿作用。AVP V_2 受体阻滞药、V_{1a} 或 V_2 受体阻滞药、V_{1a}/V_2 受体选择性或非选择性拮抗剂可以减轻患者水钠潴留、减少低钠血症的发生。

(2)心力衰竭时,还有一些拮抗调节的神经体液因子被激活,以抵消血管收缩性神经激素的有害影响。其中,利钠肽是最重要的拮抗因子之一。

利钠肽主要有心房钠肽(ANP)和脑钠肽(BNP)。ANP 和 BNP 作用于利钠肽受体 A,产生抑制交感神经系统和 RAAS 系统、扩张血管、利尿排钠、抗心肌肥大和纤维化等一系列心脏保护作用。心力衰竭时,室壁张力增加,ANP 和 BNP 反应性增加,作用于肾脏和周围循环系统,通过抑制肾素和醛固酮的分泌、增加水钠排泄,从而减轻心脏的负担。同时,BNP 增高水平也被用于心力衰竭诊断和预后评估。

脑啡肽酶是利钠肽的主要降解途径。沙库巴曲 - 缬沙坦钠片是首个血管紧张素受体 - 脑啡肽酶抑制药,同时具有 RAS 阻断药和脑啡肽酶抑制药的作用。其中的沙库巴曲组分可通过减少降解提高利钠肽水平,从而发挥心脏保护作用。另外,美国 FDA 已批准重组人 BNP(rhBNP)应用于急性心力衰竭的治疗。

4. 其他相关的神经体液机制　外周血管收缩增强正是心力衰竭进展的标志,而调控血管舒张的神经体液因子可以部分拮抗血管收缩因子的效应。调控血管舒张的神经体液因子包括一氧化氮(NO)、缓激肽、肾上腺髓质素、脂肪炎症因子(apelin)、前列腺素 PGI_2 和 PGE_2 等。心力衰竭进展时,血管中这些介导舒张反应的因子分泌不足,从而加重了外周血管收缩。

炎症介质不仅在免疫系统中表达,在心肌重塑中也发挥重要作用。促炎因子与 RAAS 系统发生大量的交互作用,Ang II 能通过 NF-κB 通路提高肿瘤坏死因子表达;促炎因子也可以通过 ACE 和胃促胰酶使 RAS 系统兴奋增加。在心力衰竭患者中,肿瘤坏死因子和 IL-6 等促炎因子在循环中水平升高,并与心力衰竭患者的不良预后密切相关。相反,心力衰竭患者中,抗炎细胞因子(如 IL-10)的血浆浓度降低,且与心力衰竭的严重程度更直接相关,提示促炎细胞因子和抗炎细胞因子表达的不平衡可能有助于疾病的进展。

二、左心室重塑

尽管神经激素机制解释了心力衰竭进展中大部分的问题,但临床证据表明它还不能完全解释心力衰竭发展的机制。在心功能受损、心腔扩大、心肌肥厚的过程中,心肌细胞、胞外基质等发生的相应变化称为心室重塑。

左心室重塑是心力衰竭发生、发展的基本病理机制,与后期左心室功能恶化直接相关。在该过程中,一方面,心肌细胞出现形态和功能学的异常变化,且坏死、凋亡、自噬等死亡途径导致心肌细胞数量进行性减少,降低心脏收缩功能;另一方面,心肌细胞外基质纤维化程度增加,心室顺应性下降,使心功能进一步恶化。

1. 心肌细胞生物功能学的变化 衰竭的心肌细胞发生了很多重要的变化,导致心脏收缩功能的进行性下降,包括 *α-MHC* 基因表达下降,*β-MHC* 表达增加,肌小节逐步丧失,心肌细胞中骨架蛋白改变,兴奋收缩偶联和能量代谢改变,以及 β- 肾上腺素信号途径敏感度下降等。

(1)心肌细胞肥大:心肌细胞通过两种模式发生反应性肥大。在压力超负荷发生心肌肥厚时,心室壁应力增加,心肌细胞截面积增加,室壁增厚,这种模式称为"向心性肥厚"。而容量超负荷引起肥厚时,舒张期室壁应力增加,导致心肌细胞长度增加,左心室扩张这种重塑也称"离心性肥厚"。

(2)兴奋收缩偶联改变:兴奋收缩偶联指由心肌动作电位触发引起心肌细胞收缩和舒张的生理反应。正常心肌细胞内 Ca^{2+} 瞬变幅度可呈频率依赖性增加,心脏收缩功能可随着刺激频率增加。但在衰竭的心肌中,心率升高后反而出现心肌细胞的 Ca^{2+} 瞬变幅度降低,心肌收缩力下降。

衰竭心肌细胞内 Ca^{2+} 瞬变幅度的减少继发于肌质网中 Ca^{2+} 的耗竭,这是细胞钙稳态失衡的结果:①肌质网 RyRs 通道的 Ca^{2+} 渗漏增加;Ca^{2+} 渗漏还可激活 NCX 导致净内向电流产生延迟后除极(DADs)触发心律失常的发生。②肌质网钙泵 SERCA2a 蛋白水平和功能降低,导致肌质网 Ca^{2+} 再摄取和胞质 Ca^{2+} 清除功能受损,肌质网 Ca^{2+} 储备减少;③心肌细胞膜 Na^+/Ca^{2+} 交换体(NCX)代偿性表达增加。过度代偿可导致肌质网的 Ca^{2+} 储备量进一步降低,减弱细胞收缩力。另外,NCX 活性增加可导致 DADs 和心律失常增加。

心力衰竭心肌细胞中,晚 I_{Na} 增加、I_{Ca} 增加、短暂外向钾电流(I_{to})和内向整流钾电流(I_{k1})减少,可导致动作电位时限的延长,心脏电触发活动增加。这也是心律失常增加的一个重要原因。

(3)收缩和调节蛋白异常:心肌兴奋收缩偶联不仅依赖于 Ca^{2+} 稳态调控机制,肌小节作为心肌收缩舒张的最终"效应器"也扮演了重要角色。肌小节主要相关蛋白表达、磷酸化水平及构型的重构是心脏收缩功能异常的主要机制之一。肌球蛋白条重链(myosin heavy chain,MHC)有 α-MHC 和 β-MHC 两种亚型。α-MHC 较 β-MHC 的 ATP 活性高,收缩能力强。在心力衰竭患者心肌中 α-MHC/β-MHC 比值显著降低。

(4)蛋白骨架异常:细胞骨架和膜相关蛋白在心力衰竭发病中起着重要作用。失去细胞骨架、肌膜之间的联动完整性,以及与细胞外基质的连接,将导致心肌细胞水平和心肌水平的收缩功能障碍。扩张型心肌病患者的肌联蛋白表达降低,而细胞骨架蛋白结蛋白、黏着斑蛋白和肌营养不良蛋白等膜相关蛋白升高。

(5)β 受体脱敏:心力衰竭患者心肌的 β 受体密度下调,对 β 受体激动剂引起的收缩反应显著下降,并且与心力衰竭的严重程度相关。β 受体脱敏对心力衰竭既有利又有害。在收缩力下降时,脱敏可能不利,但这同时可以减少心肌能量消耗,减轻长期肾上腺素能刺激的有害影响。

(6)线粒体生物学异常:心肌作为"血泵",是全身耗能最大、线粒体含量最丰富的组织器官。心力衰竭时,心肌细胞线粒体数目减少且体积减小,线粒体 DNA 受到损伤并发生突变,与氧化磷酸化密切相关的蛋白表达和活性降低,ROS 生成增加,线粒体内膜通透性增加,导致线粒体膜电位降低,ATP 生成减少并激活坏死途径。

维持正常的线粒体形态和功能取决于线粒体融合和分裂的动态平衡。在终末期扩张型心肌病、冬眠心肌中观察到了异常小而破碎的线粒体,提示在衰竭心脏中线粒体融合减少,导致氧气消耗减少和线粒体代谢的改变,ATP 生成受损。线粒体动力学的异常还可能通过细胞凋亡和自噬信号途径导致细胞死亡。

2. 左心室结构的改变 心肌细胞生物学的上述变化是心肌重塑过程中引起左心室扩张和心力衰竭的主要原因。此外,心肌重塑时左心室在横向应力下的异常扩张,从扁长的椭圆形变为球形,引发心脏机械力负荷增加,室壁变薄,心肌低灌注,二尖瓣环扩大,瓣膜功能性反流增加等后果。这些结构性改变不依赖于神经体液因素,并导致心肌能量负荷加重,使心脏进一步扩大和左心室功能恶化(图 5-1-1)。

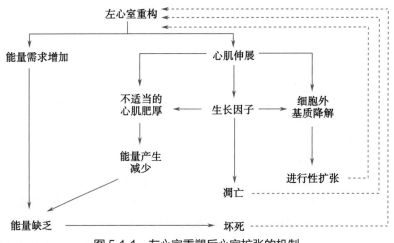

图 5-1-1　左心室重塑后心室扩张的机制

3. 左心室重塑的可逆性　一部分心力衰竭患者接受了药物或器械治疗后,其异常的细胞生物学特性、细胞外基质和心脏形状重塑出现了逆转。某些患者的心脏参数甚至回归到基线。更重要的是,这些患者随后的临床过程与较少的心力衰竭事件相关。

未来的研究可能需要更全面了解和分析心力衰竭的病理生理学,特别是在左心室重塑过程中的细胞 - 细胞相互作用,以及控制左心室逆转重塑过程的复杂相互作用。在这方面,新兴的系统生物学领域利用网络理论来描述基因、蛋白质和代谢物之间的相互关系及如何决定细胞、组织和器官水平上的功能变化,这可能使研究人员加快寻找新靶点的步伐,并提高临床试验成功的可能性。

(赖东武　杨　莹)

参考文献

［1］ HARTUPEE J, MANN D L. Neurohormonal activation in heart failure with reduced ejection fraction [J]. Nat Rev Cardiol, 2017, 14 (1): 30-38.

［2］ ZIPES D, LIBBY P, BONOW R, et al. Braunwald's Heart Disease: A Textbook of Cardiovascular Medicine [M]. 11th ed. Philadelphia: Elsevier, 2019.

［3］ BYKU M, MANN D L. Neuromodulation of the failing heart: lost in translation? [J]. JACC Basic Transl Sci, 2016, 1 (3): 95-106.

课 后 习 题

单项选择题

1. 精氨酸升压素(AVP)受体阻滞药通过何种机制起作用? (　　)

　　A. 心房利钠肽系统　　　　　　　　　　B. RAAS 系统

　　C. V_{1a} 或 V_2 受体介导水通道开放　　　D. 交感神经系统

2. 沙库巴曲 - 缬沙坦通过何种机制起作用? (　　)

　　A. 抑制脑啡肽酶和阻断 RAS 系统

　　B. 抑制利钠肽系统和阻断 RAS 系统

　　C. 抑制交感系统和阻断 RAS 系统

　　D. 抑制 AVP 受体和阻断 RAS 系统

3. 下列与心力衰竭左心室重构、心脏功能下降无关的是（　　　）。
   A. α-MHC 表达下降
   B. β-MHC 表达下降
   C. 兴奋收缩偶联和能量代谢改变
   D. β- 肾上腺素信号途径敏感度下降

答案：

1. C；2. A；3. B。

第二节　心 肌 疾 病

学 习 目 标

1. 了解心肌疾病的定义和分类。
2. 了解常见心肌病的类型、诊疗方式。

一、定义

　　心肌病是一组不同原因导致的心肌疾病，是心力衰竭主要发病率和死亡率主要原因。常有心室扩张和收缩力受损（左心室和 / 或右心室）；典型的左心室壁厚度正常，患病率为 $1:2\,500$。心肌病的分类体系复杂，根据心肌特征和病因对疾病状态进行分类。扩张型心肌病（dilated cardiomyopathy，DCM）、限制型 / 浸润性心肌病和肥厚型心肌病（hypertrophic cardiomyopathy，HCM）的病因、诊断和治疗是本章的主题，每种类型心肌病的若干特征列于表 5-2-1。

表 5-2-1　各种心肌病特点

类型	扩张型心肌病	限制型 / 浸润性心肌病	肥厚型心肌病
定义	心室增大 / 收缩力下降	顺应性下降 / 心室充盈受损	在没有压力负荷的情况下标记左心室肥厚
常见原因	冠心病（缺血性心肌病）	心肌浸润（心肌淀粉样变性，结节病，血色病）	家族性
	瓣膜性（瓣膜性心肌病）	心肌内膜（Löeffler's 心内膜炎）	斑片的，零星的
	自发性		
	家族性		
	感染性		
	毒性		
经典心脏超声表现	心室增大 ± 血栓	心室壁厚度增加	左心室非对称性增厚
	左心室射血分数下降	双房增大	SAM 征
	二尖瓣反流		左心室流出道梯度

二、病因

1. 心脏自身原因　缺血/冠状动脉疾病(CAD);瓣膜性心脏病(即主动脉瓣关闭不全或二尖瓣关闭不全引起的慢性容积超载);特发性[可能是未确诊的基因突变(titin)或感染性原因];家族性包括20%~35%的扩张型心肌病(dilated cardiomyopathy,DCM):收缩性肌节、核膜和转录辅活化蛋白等的突变(定义为两个或两个以上密切相关家庭成员不明原因的扩张型心肌病)。

2. 感染性

(1)病毒(即柯萨奇病毒、腺病毒、巨细胞病毒、人类免疫缺陷病毒)。

(2)细菌(即莱姆病)、真菌、寄生虫(恰加斯病,典型的左心室心尖动脉瘤)。

3. 毒性的

(1)酒精、可卡因。

(2)化疗药物:蒽环类药物(剂量>550mg/m^{2}时风险增加)、环磷酰胺、曲妥珠单抗。

4. 心动过速性心肌病　往往与心率及心动过速持续时间成正比。

5. 应激诱发(Takotsubo)　典型的心尖球形(其他可能的变体);更年期妇女对心理或生理压力的反应。

6. 左心室致密化不全(left ventricular noncompaction)　明显的小梁,尤其是左心室心尖部分。

7. 限制型/浸润性心肌病　可表现为扩张型心肌病和限制型心肌病的混合。在晚期疾病中,左心室收缩功能障碍更为常见。

8. 致心律失常性右心室心肌病(ARVC)　纤维脂肪组织替代,也可能涉及左心室。

9. 代谢　甲状腺功能减退、嗜铬细胞瘤、肢端肥大症、硫胺素缺乏症。

10. 围生　妊娠最后1个月至分娩后前5个月。

11. 自身免疫　胶原血管疾病(即系统性红斑狼疮、硬皮病、多发性肌炎、类风湿关节炎、结节性多动脉炎)。

12. 特发性巨细胞性心肌炎　可能是暴发性的。

13. 嗜酸性粒细胞　过敏(轻度)或急性坏死(重度)。

三、诊断评估和治疗

(一)病史、体检和诊断评估

1. 病史询问

(1)某些病因引起的胸痛(冠状动脉疾病、心肌炎)。

(2)诱发疾病的酒精或药物使用史,当前或过去的化疗暴露,以及患者执行日常活动的能力。

(3)仔细询问家族史大于等于三代。

2. 症状和体征　左心力衰竭和/或右心力衰竭的症状和体征(呼吸困难、端坐呼吸、颈静脉扩张,下肢水肿);最强搏动点位置弥漫性和侧向位移、S3奔马律、杂音(MR)。

3. 辅助检查　包括常规检查和特异性检查。

(1)常规检查

1)12导联心电图(ECG):评估R波进展不良、Q波、左心房扩大、束支传导阻滞、心房颤动(房颤)。

2)胸部X线片(CXR):心脏轮廓增大,胸腔积液,Kerley B线。

3)经胸超声心动图(图5-2-1):左心室舒张,左心室射血分数(LVEF)降低,左心室整体或局部运动减弱,二尖瓣反流(乳头肌移位和不完全二尖瓣关闭),右心室舒张和运动减弱,左心室血栓。

4)实验室研究:全血计数、血清电解质、血尿素氮和血清肌酐,空腹血糖或HBA1c,尿分析,血脂谱,肝功能检查和促甲状腺激素。

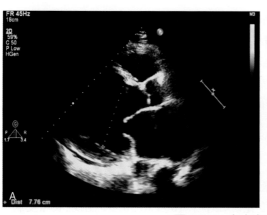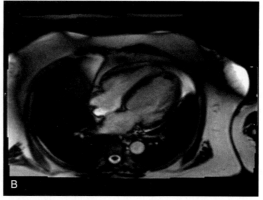

图 5-2-1 左心室血栓(左心室造影)

5)测定利钠肽(BNP 和 NT-proBNP)：在紧急情况下心力衰竭诊断不确定的患者中可能有用。

(2)特异性评估

1)缺血性(CAD)：负荷试验：阴性十分有用,有较高的假阳性率。

2)冠状动脉计算机断层扫描(CT)：在低预测性时最有用。

3)冠状动脉造影：应在心绞痛或缺血患者中进行,除非患者不能进行任何类型的血运重建(Ⅰ类推荐,B 级证据)；对于胸痛可能是心脏或不是心脏原因还没有进行冠状动脉解剖评估和没有血管重建禁忌证的患者(Ⅱa 类推荐,C 级证据)；对于已知或怀疑冠心病但没有心绞痛的患者是合理的,除非患者不能接受任何类型的血运重建(Ⅱa 类推荐,C 级证据)。

4)心脏磁共振成像(MRI)：用于评价心肌炎或浸润性疾病。

5)铁研究、抗核抗体(ANA)、血清蛋白电泳(SPEP)、HIV、硒、硫胺素等基于对特定原因的临床怀疑。

6)心肌内膜活检：新发心力衰竭持续时间<2 周,并血流动力学受损(Ⅰ类推荐,B 级证据)。持续 2 周至 3 个月的新发心力衰竭,新发室性心律失常、二度或三度心脏传导阻滞或在 1~2 周内对常规治疗无反应(Ⅰ类推荐,B 级证据)。不应作为常规评估的一部分进行(Ⅲ类推荐,C 级证据)。

4. 筛查家庭成员是否患有家族性 DCM(排查其他更常见的原因,即排除 CAD、心脏毒性药物等) 明确一位家族成员患病需考虑基因检测进行家庭筛查和管理；建议对无症状的一级亲属进行 DCM 临床筛查(病史、体检、心电图、超声心动图)；筛查间隔取决于基因型状态；建议对所有有家族性扩张型心肌病的患者和家庭进行遗传和家庭咨询。

(二)治疗和预后

1. 药物治疗 β受体阻滞药、血管紧张素转换酶抑制药(ACEI)或血管紧张素受体阻滞药(ARB)、醛固酮拮抗药。

2. 器械治疗 植入型心律转复除颤器、心脏再同步治疗植入器械治疗前需要考虑可逆性原因。

3. 免疫抑制治疗巨细胞性心肌炎、嗜酸性粒细胞病、胶原血管。

4. 心脏移植 预后取决于病因,缺血性心肌病最差。总的来说,扩张型心肌病是最常见的心脏移植的病因。

四、常见心肌病的诊断、治疗

(一)限制型和浸润性心肌病

1. 诊断 因心包疾病的易感性而导致受损的心室充盈(限制型充盈),心室容积正常或减小,伴有双心房扩大；左心室壁厚度正常或增加。

2. 病因

(1)心肌渗透的淀粉样变：原发性,家族性(甲状腺素转换),老年；多见于男性,平均年龄约 60 岁；评估全身症状和体征(肾病综合征、周围神经病变、巨舌症等)。

(2)结节病：传导异常、心律失常(即室性心动过速)；约 5% 结节病患者心肌受累的临床证据(20%~30% 尸检显示心脏受累)。

(3)血色素沉着症：肝功能异常、糖尿病、皮肤色素沉着。

(4)储存疾病：戈谢病(Gaucher disease)、[法布雷病(Fabry disease)神经病理性疼痛、出汗受损、皮疹；可模拟 HCM]、黏多糖病、糖原贮积病。

(5)自身免疫性：硬皮病、多发性肌炎、皮肌炎。

(6)糖尿病：弗里德赖希共济失调(步态异常)。

(7)特发性：心内膜心肌炎；利弗勒心内膜炎(嗜酸性粒细胞增多综合征)，温和气候，有栓塞潜能的壁血栓，常见于热带地区(非洲)，嗜酸性粒细胞水平变化。在小于 10 岁和 30 岁时出现双峰发病率峰值；超声心动图显示左心室和 / 或右心室心尖纤维化，巨大心房，限制性为主；二尖瓣血流的多普勒充盈模式(在 Loeffler's 也可以看到类似的发现，也可能有局部基底后室壁增厚)；辐射，5- 羟色胺，类癌，麦角生物碱，5- 羟色胺激动剂。

3. 病史 / 体检和诊断评估(右心衰竭表现 > 左心衰竭)

(1)对利尿药不敏感的周围水肿。

(2)心动过速(如室性心动过速)。

(3)合并血栓栓塞并发症。

(4)伴有肝颈静脉回流的颈静脉压升高；$S_4 \pm S_3$。

(5)水肿：骶骨、腹水、下肢水肿。

4. 辅助检查

(1)12 导联心电图：淀粉样变中会出现低电压、假梗死型异常 Q 波、心律失常(房性或室性)、传导异常引起的低电压。

(2)胸部 X 线片：正常大小的心脏轮廓，双房增大。

(3)经胸超声心动图：常有双室壁厚增加；双房放大；减速时间短(<160ms)；二尖瓣和三尖瓣反流；舒张早期峰值组织(E')多普勒速度降低(<10cm/s)。超声心动图特征(图 5-2-2)：淀粉样蛋白沉积(颗粒状心肌结构)，双心室壁增厚，瓣膜增厚，心包小积液 - 肉瘤样，基底间隔室壁运动异常。

(4)心脏 MRI：晚期钆增强模式(图 5-2-3)淀粉样变：弥漫于两个心室，特别是心内膜下。

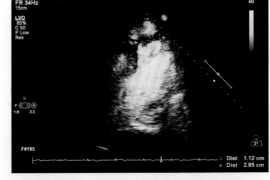

图 5-2-2　心肌淀粉样变性心脏超声表现

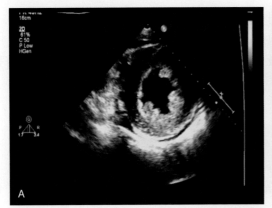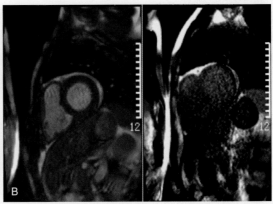

图 5-2-3　心肌淀粉样变性心脏磁共振延迟增强表现

（二）肥厚型心肌病

1. 定义　肥厚型心肌病常有显著的左心室肥厚（LVH），典型者左心室壁厚≥15mm（和／或右心室肥厚），没有产生血流动力学压力负荷过重引起的肥厚原因。可见左心室形态多变；常见的几何变量包括：向心／非阻塞性；室间隔占优势±梗阻（31.3∶1室间隔与后壁厚度比）心尖为主；患病率0.2%（1/500）。可见以心肌细胞纤维紊乱和肥大为特征的病理改变。左心室流出道梗阻可由以下因素引起：肥厚室间隔、二尖瓣前叶收缩前运动（SAM）和乳头肌位置异常。左心室流出道梗阻随着预负荷的降低（容积损耗）或收缩力的增加而增加。

2. 病因学　区分HCM与其他导致左心室肥厚（left ventricular hypertrophy，LVH）的原因：高血压、主动脉狭窄、运动员心脏、法布雷病、结节病、左心室致密化不全。

HCM与运动员心脏比较：

（1）在等长（压力）训练引起的同心左心室肥厚病例中最难区分；与等张（容积）训练引起的偏心左心室肥厚重叠较少。

（2）"灰色区域"低压壁厚13~15mm。

（3）倾向运动员心脏有扩张的左心室腔、对称性左心室肥厚，训练去除后左心室肥厚改善，无心脏性猝死家族史。

HCM中50%为散发性／基因突变阴性，50%为家族性，可清楚地识别基因突变。

家族性：心肌肌节基因的常染色体显性突变（即b-肌球蛋白重链、心肌肌钙蛋白等）。

3. 病史、体检和诊断评估　多数无症状。可有呼吸困难，可能是舒张期功能不全或由SAM引起的二尖瓣反流所致。还可能有心绞痛，可由无心外膜冠状动脉的微血管功能障碍引起；动脉疾病或伴发冠心病；心悸或晕厥，心律失常（房性或室性）；心脏性猝死（sudden cardiac death，SCD），每年1%。SCD的危险因素评估列于表5-2-2。

表5-2-2　SCD危险因素

不能解释的晕厥个人病史
SCD家族病史
左心室壁厚度大于30mm
活动后左心室收缩压增加<20mmHg
动态心电图提示室性心律失常
心脏磁共振可能有延迟增强

主要临床特点：

（1）双频颈动脉脉搏（双峰）。

（2）左胸骨下缘收缩期渐弱杂音可增加。

（3）瓦尔萨尔瓦动作和站立（降低预载）。

（4）可能存在心尖完全收缩期杂音（MR）。

（5）12导联心电图：电压标准可有左心室肥厚和ST段及T波异常。

（6）V_5~V_6导联中显著的T波倒置提示心尖肥厚型心肌病的可能。

（7）经胸超声心动图：①典型壁厚315mm或隔后：壁厚比31.3∶1；②梗阻性肥厚型心肌病（hypertrophic obstructive cardiomyopathy，HOCM）的SAM和后向MR（图5-2-4）；③主动脉瓣收缩期中期关闭；④动态、晚高峰LVOT梯度（匕首形），以HOCM为单位。

（8）压力测试：如果出现胸痛或心绞痛等症状，评估血压对运动和缺血的反应。

（9）动态心电图监测：评估亚临床室性心律失常。

（10）心脏磁共振成像：评估左心室肥厚和延迟超强化（图5-2-5）。

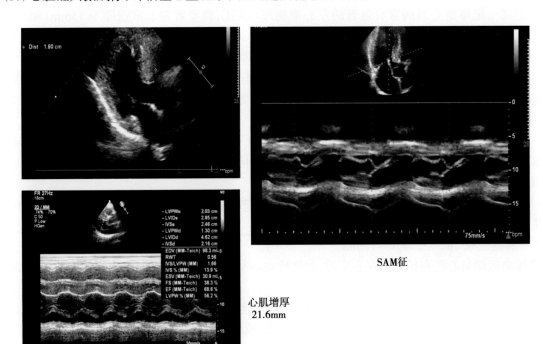

SAM征

心肌增厚
21.6mm

图5-2-4　肥厚型心肌病：SMA征

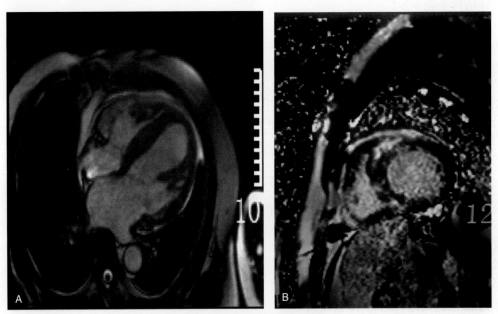

图5-2-5　肥厚型心肌病
心肌增厚（A）瘢痕，可见延迟增强（B）。

4. 心导管

（1）冠状动脉造影排除有症状的冠心病患者合并冠心病的可能性为中至高等（Ⅰ类推荐，C级证据）。

（2）测量LVOT压力梯度。

（3）Brockenbrough征：收缩后搏动显示脉压降低（由于收缩力增加和梗阻导致收缩压降低）。

5. 治疗和预后

（1）缓解症状药物疗法（负性肌力／变时性）：β受体阻滞药、维拉帕米和／或二异丙胺。

（2）尽量避免使用血管扩张药和利尿药，避免使用地高辛。

（3）无论 CHADS₂ 评分如何，考虑在房颤时用华法林抗凝。

（4）竞技体育限制：仅能参加ⅠA级运动（高尔夫、台球、保龄球、板球、冰壶、步枪）。

（5）如果阻塞性生理和症状对药物治疗无效，考虑手术切除间隔或对手术风险高的患者进行乙醇间隔消融。

在一项非随机的回顾性评估中，对 65 岁以下的 HOCM 患者，无复发症状的生存期倾向于切除间隔而非消融（89% vs. 71%，$P=0.01$）；手术成功与非常低的死亡率相关（间隔切除术<1%，消融术 0~4%）。

（6）需要永久起搏器的高级别房室传导阻滞，10%~20% 接受间隔消融的患者可发生。

（7）缩短房室传导延迟的双腔起搏器（如果起搏器显示有其他原因，则有用；不是一线治疗）。

（8）如果至少存在一个危险因素（表 5-2-2），则通常考虑用于 SCD 预防的 ICD。

（9）家庭筛查：建议将家庭遗传评估和遗传咨询作为 HCM 患者评估的一部分（Ⅰ类推荐，B 级证据）。建议对 HCM 患者的一级亲属（Ⅰ类推荐，B 级证据）进行筛查（临床，有或没有基因检测）。在指标患者中进行基因检测是合理的，有助于识别有发展 HCM 风险的一级家庭成员（Ⅱa 类推荐，B 级证据）。当指标患者没有明确的致病性突变（Ⅲ类推荐，B 级证据）时，在亲属中不显示基因检测。

（10）临床筛查：经胸超声心动图和心电图。

年龄<12 岁：可选，除非症状、患者是竞技运动员或家庭中的高危人群。

年龄 12—18—21 岁：每 12~18 个月。

年龄>18~21 岁：每 5 年或在出现症状时（可具有高风险特征的家庭）。

（三）缺血性心肌病

往往是由于冠脉血管病变引起的心肌病。诊断除病史外，治疗上需要心力衰竭药物治疗同时解决缺血冠脉病变。后期可出现室壁瘤，需在处理冠脉血管的同时进行心脏性猝死评估。

（四）扩张型心肌病

排除原因心肌病可见心脏扩大，常有左心或全心增大，心室壁变薄，心脏射血分数下降。治疗同一般心肌病。需在药物治疗的同时进行器械治疗。

（叶炀 杨莹）

参考文献

［1］ WATKINS H, ASHRAFIAN H, REDWOOD C. Inherited cardiomyopathies [J]. N Engl J Med, 2011, 364 (17): 1643-1656.

［2］ MCMURRAY J J. Clinical practice. Systolic heart failure [J]. N Engl J Med, 2010, 362 (3): 228-238.

［3］ MARON B J, TOWBIN J A, THIENE G, et al. Contemporary definitions and classification of the cardiomyopathies: an American Heart Association Scientific Statement from the Council on Clinical Cardiology, Heart Failure and Transplantation Committee; Quality of Care and Outcomes Research and Functional Genomics and Translational Biology Interdisciplinary Working Groups; and Council on Epidemiology and Prevention [J]. Circulation, 2006, 113 (14): 1807-1816.

［4］ FELKER G M, THOMPSON R E, HARE J M, et al. Underlying causes and long-term survival in patients with initially unexplained cardiomyopathy [J]. N Engl J Med, 2000, 342 (15): 1077-1084.

［5］ HUNT S A, ABRAHAM W T, CHIN M H, et al. 2009 focused update incorporated into the ACC/AHA 2005 Guidelines for the Diagnosis and Management of Heart Failure in Adults: a report of the American College of Cardiology Foundation/American Heart Association Task Force on Practice Guidelines: developed in collaboration with the International Society for Heart and Lung Transplantation [J]. Circulation, 2009, 119 (14): e391-e479.

［6］ COOPER L T, BAUGHMAN K L, FELDMAN A M, et al. The role of endomyocardial biopsy in the management of cardiovascular disease: a scientific statement from the American Heart Association, the American College of Cardiology, and the European Society of Cardiology Endorsed by the Heart Failure Society of America and the Heart Failure Association of the European Society of Cardiology [J]. Eur Heart J, 2007, 28 (24): 3076-3093.

［7］ HERSHBERGER R E, LINDENFELD J, MESTRONI L, et al. Genetic evaluation of cardiomyopathy--a Heart Failure Society of America practice guideline [J]. J Card Fail, 2009, 15 (2): 83-97.

［8］ SEWARD J B, CASACLANG-VERZOSA G. Infiltrative cardiovascular diseases: cardiomyopathies that look alike [J]. J Am Coll Cardiol, 2010, 55 (17): 1769-1779.

［9］ SELVANAYAGAM J B, HAWKINS P N, PAUL B, et al. Evaluation and management of the cardiac amyloidosis [J]. J Am Coll Cardiol, 2007, 50 (22): 2101-2010.

［10］ KIM J S, JUDSON M A, DONNINO R, et al. Cardiac sarcoidosis [J]. Am Heart J, 2009, 157 (1): 9-21.

［11］ AMMASH N M, SEWARD J B, BAILEY K R, et al. Clinical profile and outcome of idiopathic restrictive cardiomy-opathy [J]. Circulation, 2000, 101 (21): 2490-2496.

［12］ MARON B J. Hypertrophic cardiomyopathy: a systematic review [J]. JAMA, 2002, 287 (10): 1308-1320.

［13］ MARON B J. Distinguishing hypertrophic cardiomyopathy from athlete's heart physiological remodelling: clinical signif-icance, diagnostic strategies and implications for preparticipation screening [J]. Br J Sports Med, 2009, 43 (9): 649-656.

［14］ MARON B J. Contemporary insights and strategies for risk stratification and prevention of sudden death in hypertrophic cardiomyopathy [J]. Circulation, 2010, 121 (3): 445-456.

［15］ GERSH B J, MARON B J, BONOW R O, et al. 2011 ACCF/AHA guideline for the diagnosis and treatment of hypertro-phic cardiomyopathy: executive summary: a report of the American College of Cardiology Foundation/American Heart Association Task Force on Practice Guidelines [J]. Circulation, 2011, 124 (24): 2761-2796.

［16］ MITCHELL J H, HASKELL W, SNELL P, et al. Task Force 8: classification of sports [J]. J Am Coll Cardiol, 2005, 45 (8): 1364-1367.

［17］ SORAJJA P, VALETI U, NISHIMURA R A, et al. Outcome of alcohol septal ablation for obstructive hyper-trophic cardiomyopathy [J]. Circulation, 2008, 118 (2): 131-139.

［18］ CHANG S M, NAGUEH S F, SPENCER W H 3rd, et al. Complete heart block: determinants and clinical impact in patients with hypertrophic obstructive cardiomyopathy undergoing nonsurgical septal reduction therapy [J]. J Am Coll Cardiol, 2003, 42 (2): 296-300.

课 后 习 题

单项选择题

1. 一名 62 岁男子出现数月进行性呼吸困难和下肢水肿。他还报告说四肢麻木,站立时头晕眼花。图 5-2-2 显示了经胸超声心动图胸骨旁长轴视图。下列哪个诊断是正确的? ( )

    A. 12 导联心电图 QRS 波电压升高

    B. 肾脏疾病少见,图 5-2-2 TTE 心尖四腔切面加对比剂以更好地描绘左心室心尖的边界

    C. 腹部脂肪垫抽吸是一个有用的诊断程序

    D. 心脏受累预示着预后较好

2. 心包狭窄与限制型心肌病的鉴别诊断具有重要的治疗意义。以下是限制型心肌病的所有典型特征,除外:( )。

    A. 左室和右室压力峰值与呼吸不一致

    B. 超声心动图壁厚增加

    C. 肺动脉高压

    D. 正常心包的 CT 或 MRI 表现

3. 一名 19 岁的男子篮球运动员在篮球比赛中晕厥。经胸超声心动图与肥厚性梗阻性心脏病的诊断是一致的图 5-2-3。在这种情况下,以下所有因素都是可接受的心源性猝死(SCD)危险因素,除非:( )。

    A. 不明原因晕厥病史

B. SCD 家族史

C. 运动后收缩压增加 20mm

D. 最大左心室壁厚度 ≥ 20mm

答案:

1. C;2. A;3. D。

第三节　射血分数下降的心力衰竭的处理

学 习 目 标

1. 掌握 HFrEF 的药物治疗和非药物治疗。
2. 掌握 HFrEF 的治疗流程。

一、心力衰竭的流行病学

心力衰竭是各种心脏疾病的严重表现或晚期阶段,病死率和再住院率居高不下。目前全球心力衰竭患者数已近 2 300 万人。在欧美国家,心力衰竭患者将近 470 万人(占总人口的 1.5%~2.0%),随着年龄增长而增加,65 岁以上人群的患病率为 6%~10%。2003 年的流行病学调查显示,我国 35~74 岁成人心力衰竭患病率为 0.9%。我国人口老龄化加剧,冠心病、高血压、糖尿病、肥胖等慢性病的发病呈上升趋势,医疗水平的提高使心脏疾病患者生存期延长,导致我国心力衰竭患病率呈持续升高趋势。China-HF 研究显示,住院心力衰竭患者的病死率为 4.1%。心力衰竭患者的主要死亡原因依次为左心衰竭(59%)、心律失常(13%)和心脏性猝死(13%)。

二、心力衰竭的病因学

我国的流行病学调查显示,冠心病已成为心力衰竭的最主要病因,原发性高血压占其次。风湿性心脏病比例趋于下降,但瓣膜性心脏病仍不可忽视。在射血分数降低的心力衰竭中,有 20%~30% 患者病因不明,这些患者归因为非缺血性、扩张型或特发性心肌病。先前有病毒感染或毒素接触或化疗药物使用史,也能导致扩张型心肌病。有证据证实,许多扩张型心肌病是继发于特定的遗传缺陷,最常见于细胞骨架异常。大多数家族性扩张型心肌病是常染色体显性遗传。

三、心力衰竭的分类与分级

1. 分类

(1)左心衰竭、右心衰竭、全心衰竭:左心衰竭是由左心功能障碍导致,以肺循环淤血为主要特征,临床上较常见。右心衰竭以体循环淤血为主要表现,主要见于肺源性心脏病、先天性心脏病。左、右心功能障碍同时出现,则表现为全心衰竭。

(2)根据左心室射血分数(LVEF)分类:LVEF<40% 者,为射血分数降低的心力衰竭(HFrEF),即收缩性心力衰竭;LVEF ≥ 50% 者,称为射血分数保留的心力衰竭(HFpEF),即舒张性心力衰竭;LVEF 为 40%~50% 者,称为射血分数中间值的心力衰竭(HFmrEF),此类患者临床特征、病理生理、治疗和预后尚

不明确,单列此组有利于对其开展相关研究。

(3)根据心力衰竭发生的时间、速度分类:慢性心力衰竭和急性心力衰竭。多数急性心力衰竭患者住院治疗后症状部分缓解,而转为慢性心力衰竭;慢性心力衰竭患者常因各种诱因急性加重而需住院治疗。

2. 分级

(1)纽约心脏病协会(NYHA)心功能分级是临床常用的心功能评估方法,常用于评价患者的症状随病程或治疗而发生的变化。

Ⅰ级:活动不受限。日常体力活动不引起明显的气促、疲乏或心悸。

Ⅱ级:活动轻度受限。休息时无症状,日常活动可引起明显的气促、疲乏或心悸。

Ⅲ级:活动明显受限。休息时可无症状,轻于日常的活动即引起显著气促、疲乏、心悸。

Ⅳ级:休息时也有症状,任何体力活动均会引起不适。如无须静脉给药,可在室内或床边活动者为Ⅳa级;不能下床且需静脉给药支持者为Ⅳb级。

(2)心力衰竭是进展性疾病,根据心力衰竭发生、发展过程,分为4个阶段。该分期方法强调了心力衰竭前期预防的重要性。

A期(前心力衰竭阶段):指具有心力衰竭高危因素,但尚无器质性心脏病,无心力衰竭症状的患者(如糖尿病、原发性高血压患者)。

B期(前临床心力衰竭阶段):指已有器质性心脏病,但无心力衰竭症状和体征的患者(如既往有心肌梗死病史和左心室肥厚的患者)。

C期(临床心力衰竭阶段):指有心力衰竭症状的器质性心脏病患者(如既往有心肌梗死且存在呼吸急促和乏力的患者)。

D期(难治性终末期心力衰竭阶段):需要特殊干预措施的难治性心力衰竭患者(如等待心脏移植的难治性心力衰竭患者)。

(3)6min步行试验:通过测试慢性心力衰竭患者的运动耐量,评价心力衰竭严重程度和疗效。要求患者在平直走廊尽快行走,测定6min步行距离:以<150m、150~450m、>450m为界限,分为重度、中度和轻度心力衰竭。

四、心力衰竭的治疗策略

慢性HFrEF治疗目标是改善临床症状和生活质量,预防或逆转心脏重构,减少再住院率,降低死亡率。一般性治疗包括去除心力衰竭诱发因素、调整生活方式、限钠等。一旦患者发展为结构性心脏病(B~D期),射血分数降低的心力衰竭患者的治疗选择取决于其NYHA心功能分级。对于无心力衰竭症状的左心室收缩功能不全患者(Ⅰ级),治疗目标应该是通过阻断神经内分泌系统来减缓心肌重塑。对于有明显症状的心力衰竭患者(Ⅱ~Ⅳ级),首要的目标应该是减轻体液潴留、改善心功能、联合神经内分泌干预,减少病情恶化和死亡的风险。

(一)心力衰竭的一般治疗和管理

临床医师需要评估和纠正导致患者左心室结构和功能异常的可逆因素,同时积极筛查和治疗高血压、糖尿病、冠心病等相关合并症,减少心力衰竭恶化的风险。

心力衰竭急性失代偿最常见的原因是饮食未控制和不当地减少抗心力衰竭药物剂量。心力衰竭患者需戒烟和限制每日饮酒量。对怀疑为酒精性心肌病的患者,应无限期戒酒。需避免极端温度和重体力活动,并避免使用导致心力衰竭恶化的某些药物。例如,非甾体抗炎药(NSAID)等。

失代偿期患者需卧床休息,多做被动运动以预防深静脉血栓形成。临床情况改善后,在不引起症状的情况下,应鼓励进行适度的日常运动训练。

对轻度或稳定期心力衰竭患者,一般不主张严格限制钠摄入。对症状性心力衰竭患者,进行限钠(每日2~3g)。对中、重度心力衰竭患者,需要严格限钠(每日<2g)。对轻、中度症状者,常规限制液体

并无益处,而对于严重低钠血症(血钠<130mmol/L)患者,应限制水摄入量<2L/d。应告知患者自行定期监测体重,若体重在 3d 内增加超过 3~4 磅(1 磅 =0.45kg),应提醒医师或调整利尿药剂量。

患者自我管理的知识和技巧缺乏也是心力衰竭患者反复住院的重要原因之一。通过患者教育,能提高患者的自我管理能力和药物依从性,有助于改善生活方式(Ⅰ类推荐,B级证据)。患者教育的主要内容包括心力衰竭常识、症状监控、药物治疗及依从性、饮食和生活方式指导干预等。慢性心力衰竭的运动康复安全、有效。对于 NYHA 心功能Ⅰ~Ⅲ级的稳定性 HFrEF 患者,指南推荐进行有规律的有氧运动,以改善症状、提高活动耐量(Ⅰ类推荐,A级证据),并可降低心力衰竭住院风险(Ⅰ类推荐,A级证据)。

(二)心力衰竭的药物治疗

半个多世纪以来,心力衰竭药物治疗理念经历多次演变:从 20 世纪 50—60 年代的"解剖学阶段",到 20 世纪 70 年代"血流动力学阶段",再到 20 世纪 90 年代以后,基于心力衰竭基础及临床研究的突破,心力衰竭治疗理念进入"神经体液治疗阶段",逐渐采用 ACEI/ARB、β 受体阻滞药、醛固酮拮抗药的"金三角"治疗方案。近年来,随着脑啡肽酶抑制药、I_f 通道抑制药、钠 - 葡萄糖共转运蛋白 -2 抑制药等新型药物的临床研究结果公布,心力衰竭治疗策略又实现了重要突破。

1. 利尿药 利尿药可消除水钠潴留,有效地缓解心力衰竭患者的呼吸困难及水肿,改善运动耐量。利尿药能够有效地改善患者症状,但对长期生存预后的结果尚不明确。有液体潴留证据的心力衰竭患者均应使用利尿药(Ⅰ类推荐,C级证据)。

(1)利尿药的分类:常用的利尿药分为噻嗪类利尿药、祥利尿药、保钾利尿药和血管升压素 V_2 受体阻滞药几大类。①祥利尿药作用于髓祥升支粗段,是明显体液潴留患者的首选。最常用呋塞米,而托拉塞米、布美他尼口服生物利用度更高;②噻嗪类利尿药作用于远曲小管近端和祥升支远端,仅适用于有轻度液体潴留、伴有高血压且肾功能正常的心力衰竭患者;③保钾利尿药常与前两类合用加强利尿作用并减少低钾,包括阿米洛利、氨苯蝶啶、螺内酯和依普利酮;④血管升压素 V_2 受体阻滞药(考尼伐坦和托伐普坦),通过抑制水通道进入集合管上皮细胞的顶端膜,降低集合管吸收水的能力,而对尿钠无影响。该药对顽固性水肿或低钠血症者疗效更显著,推荐用于常规利尿药治疗效果不佳、有低钠血症或有肾功能损害倾向的患者(Ⅱa类推荐,B级证据)。

(2)利尿药的用法:利尿药的使用应从低剂量开始,逐渐加量以缓解液体负荷过重状态。对于肾功能正常的收缩性心力衰竭患者,呋塞米的起始剂量一般是 40mg,而要达到足够的利尿作用,则需要增加剂量到 80~160mg。布美他尼或托拉塞米的口服生物利用度则较高,可能是更好的选择。静脉应用利尿药对于迅速缓解充血是必要的,而且可在门诊安全使用。在短效祥利尿药发挥利尿作用后,与单次大剂量给药方式相比,增加用药频率至每天 2 次或 3 次的利尿效果更明显。一般根据患者对利尿药的反应调整剂量,以体重每天减轻 0.5~1.0kg 为宜(出入量负平衡)。充血状态缓解后,应调整剂量并以最小有效剂量长期维持。每天体重的变化是最可靠的监测指标。调整利尿药 1~2 周后,应复查血钾和肾功能。

(3)利尿药治疗的不良反应:心力衰竭患者接受利尿药治疗时应常规监测利尿药的不良反应,包括电解质代谢紊乱、血容量不足、氮质血症等。

利尿药导致的低钾、低镁血症是心力衰竭患者发生严重心律失常的常见原因,可口服或静脉给药纠正。应用醛固酮受体阻滞药,尤其是与 ACEI 或 ARB 类药物联用时,应关注高钾血症的风险。低钠血症一般可通过更严格的限水来纠正。使用托伐普坦应监测血钠,避免血浆渗透压迅速升高而继发渗透性脱髓鞘综合征。

由噻嗪类利尿药引起的轻度血糖升高或高脂血症通常无临床意义,容易控制。对高尿酸血症患者,可考虑生活方式干预和加用降尿酸药。痛风发作时可用秋水仙碱,尽量避免用非甾体抗炎药。过度使用利尿药会导致血压下降、运动耐量降低、疲劳感增加以及肾功能受损。在容量不足的患者中,低血压症状通常能够通过减少利尿药的剂量或使用次数得到缓解。

(4)利尿药抵抗的处理:当中等量祥利尿药无法达到降低细胞外液量预期值时,该心力衰竭患者可能被认为是利尿药抵抗。处理方法:①增加祥利尿药剂量;②静脉注射联合持续静脉滴注;③ 2 种及 2

种以上利尿药联合使用,如在袢利尿药基础上加噻嗪类利尿药,也可加用血管升压素 V_2 受体阻滞药;④应用增加肾血流的药物,如小剂量多巴胺或重组人利钠肽,改善利尿效果和肾功能、提高肾灌注(Ⅱb类推荐,B 级证据);⑤纠正低血压、低氧血症、代谢性酸中毒、低钠血症、低蛋白血症、感染等,尤其注意纠正低血容量;⑥超滤治疗。

2. **肾素 - 血管紧张素 - 醛固酮系统抑制药**

(1)ACEI:ACEI 可通过拮抗负责将血管紧张素 Ⅰ 转化为血管紧张素 Ⅱ 的酶的作用,从而达到干预 RAS 激活的效果。随机对照试验证实,ACEI 能显著降低 HFrEF 患者的住院风险和死亡率,改善症状和运动能力。国内外指南一致推荐,在 HFrEF 患者中,无论有无症状,无论有无冠心病,均推荐使用 ACEI,除非有禁忌证或不能耐受(Ⅰ类推荐,A 级证据)。

ACEI 应尽早使用,从小剂量开始,如患者可以耐受,逐渐递增,每隔 2 周剂量倍增 1 次,直至达到最大耐受剂量或目标剂量。对于病情稳定的患者,可在 ACEI 未达到足量的情况下加用 β 受体阻滞药。

ACEI 的不良反应与 RASS 抑制相关。①肾功能异常:轻微氮质血症大多数无须调整剂量。如果出现肌酐升高>30%,应减量;若升高>50%,应停用。②高钾血症:当患者服用补钾药物或保钾利尿药时,应关注血钾升高。③低血压:无症状性低血压通常不需要改变治疗。对于症状性低血压,可调整或停用其他有降压作用的药物。④干咳(10%~15%):与激肽作用增强相关,可考虑换为 ARB 类药物。⑤血管神经性水肿(1%):需终生禁用 ACEI。

(2)ARB:ARB 可拮抗血管紧张素 Ⅱ 作用于血管紧张素 Ⅰ 型受体的作用。该类受体对几乎全部与血管紧张素 Ⅱ 相关的心肌重构作用有关。三种可用于临床的 ARB(缬沙坦、氯沙坦以及坎地沙坦)在心力衰竭患者的相关研究中使用最多。部分研究表明,ARB 在逆转左心室重构、改善患者症状、降低心力衰竭发病率和住院次数,以及降低死亡率方面的作用与 ACEI 相同。

我国心力衰竭指南推荐 ARB 用于不能耐受 ACEI(咳嗽、皮疹、血管性水肿)的 HFrEF 患者(Ⅰ类推荐,A 级证据);对因其他适应证已服用 ARB 的患者,如随后发生 HFrEF,可继续服用 ARB(Ⅱa 类推荐,A 级证据)。

(3)血管紧张素受体 - 脑啡肽酶抑制药(ARNI):利钠肽系统失衡也是心力衰竭进展的重要发病机制,激活利钠肽系统可用于治疗和预防心力衰竭的进展。沙库巴曲 - 缬沙坦钠片是首个血管紧张素受体 - 脑啡肽酶抑制药。它是由沙库巴曲和缬沙坦两种成分以 1:1 摩尔比例结合而成的盐复合物,同时具备 RAAS 阻滞药和脑啡肽酶抑制药的作用,能够更全面地干预神经内分泌系统。其中,沙库巴曲作为前体经过肝脏酶代谢后,产生具有活性的脑啡肽酶抑制药产物 LBQ657,调节利钠肽系统,减少利钠肽的降解(升高利钠肽水平),从而发挥促进排钠利尿、舒张血管、抑制心肌肥厚、抑制肾素和醛固酮的分泌、抑制交感和 RAAS 系统激活的作用。

随着 PARADIGM-HF、PIONEER、TRANSITION 研究等大型临床研究数据的相继出炉,证实了 ARNI 在心力衰竭治疗中疗效的优越性。PARADIGM-HF 试验显示,与依那普利相比,沙库巴曲 - 缬沙坦钠片可显著降低心力衰竭患者心血管死亡风险 20%,心力衰竭住院风险 21%,全因死亡风险 16%,显著改善心力衰竭患者的症状和生活质量。

新版欧美及我国的心力衰竭指南相继对 ARNI 作了 Ⅰ 类推荐。我国心力衰竭指南中,对 NYHA 心功能 Ⅱ~ Ⅲ 级、有症状的 HFrEF 患者,若能够耐受 ACEI/ARB,推荐以 ARNI 替代 ACEI/ARB,以进一步减少心力衰竭的发病率及死亡率(Ⅰ,B)。在未使用 ACEI/ARB 的有症状 HFrEF 患者中,如血压能够耐受,虽然首选 ARNI 也有效,但缺乏循证医学证据支持,因此从药物安全性考虑,临床应用需审慎。

对于 ACEI/ARB 未治疗的患者,沙库巴曲 - 缬沙坦应以小剂量起始(50mg,每天 2 次)给药;对于 ACEI/ARB 耐受的患者,沙库巴曲 - 缬沙坦应以中等剂量(100mg,每天 2 次)给药。沙库巴曲 / 缬沙坦的靶剂量为 200mg,每日 2 次。每 2~4 周剂量加倍,逐渐滴定至目标剂量。ARNI 禁忌与 ACEI 联合使用(Ⅲ类,增加血管神经性水肿的风险)。对于从 ACEI 转为 ARNI 的患者,应在启动 ARNI 治疗之前至少停用 ACEI 36h。起始治疗和剂量调整后应监测血压、肾功能和血钾。

ARNI 的不良反应有低血压(18%)、高钾血症(12%)、咳嗽(5%)和极低的血管水肿发生率,相关处理同 ACEI。ARNI 慎用情况:血肌酐>221μmol/L(2.5mg/dl)或 eGFR<30ml(min·1.73m²);血钾>5.4mmol/L;症状性低血压(收缩压<95mmHg)。ARNI 使用禁忌:有血管神经性水肿病史、双侧肾动脉严重狭窄、妊娠期或哺乳期妇女、重度肝损害(Child-Pugh 分级 C 级)、胆汁性肝硬化和胆汁淤积、已知 ARB 或 ARNI 过敏者。

(4)醛固酮受体阻滞药:研究证实,在心力衰竭标准治疗基础上加用,可使 NYHA 心功能 Ⅱ~Ⅳ级(EF<35%)的 HFrEF 患者获益,改善生活质量,降低全因死亡、心血管死亡、猝死和心力衰竭住院风险。我国心力衰竭指南对于 LVEF≤35%、使用 ACEI/ARB/ARNI 和 β 受体阻滞药治疗后仍有症状的 HFrEF 患者(Ⅰ类推荐,A 级证据),以及急性心肌梗死后且 LVEF≤40%,有心力衰竭症状或合并糖尿病者(Ⅰ类推荐,B 级证据),推荐使用醛固酮受体阻滞药。

醛固酮受体阻滞药应从小剂量开始使用,螺内酯应从 12.5~25mg/d 起始,逐渐加量直至临床试验显示的有效量(25~50mg/d)。醛固酮受体阻滞药的不良反应主要是肾功能恶化和高钾血症。补钾药物应在醛固酮受体阻滞药起始应用后逐渐停用。之后需定期监测,复查血钾和肾功能。螺内酯还可引起男性乳房疼痛或乳房增生症(10%),为可逆性,可考虑应用依普利酮替代。

3. 交感神经系统阻滞药 临床试验证实,HFrEF 患者长期应用 β 受体阻滞药(琥珀酸美托洛尔、比索洛尔及卡维地洛),能改善心肌重构,显著改善患者症状和生活质量,降低全因死亡率、心力衰竭住院率和猝死风险。对于病情相对稳定的 HFrEF 患者,我国心力衰竭指南推荐使用 β 受体阻滞药,除非有禁忌证或不能耐受(Ⅰ类推荐,A 级证据)。

比索洛尔和琥珀酸美托洛尔均可竞争性拮抗 β₁ 受体;比索洛尔是第二代高选择性 β₁ 受体阻滞药。琥珀酸美托洛尔具有控释和较长半衰期的特性,其药理特性优于酒石酸美托洛尔。短效酒石酸美托洛尔不推荐长期应用于心力衰竭治疗。卡维地洛则可阻断 α、β₁ 和 β₂ 受体。

(1)β 受体阻滞药的用法:β 受体阻滞药在心力衰竭病情相对稳定后,应尽早使用,从小剂量起始,每隔 2~4 周可剂量加倍,逐渐达到指南推荐的目标剂量或最大可耐受剂量,并长期维持。滴定的剂量及过程需个体化,要密切观察心率、血压、体重、呼吸困难、淤血的症状及体征。

CIBIS-Ⅲ研究结果提示,在初发的轻、中度心力衰竭患者中,使用比索洛尔不劣于依那普利作为起始治疗的策略。尽管这两种策略(β 受体阻滞药和 ACEI 作为起始治疗)总体安全状况是相似的,目前的指导方针仍然建议从 ACEI 开始,然后添加 β 受体阻滞药。

有 10%~15% 的心力衰竭患者因液体潴留加重或症状性低血压而无法耐受 β 受体阻滞药。对于有液体潴留的患者,必须同时使用利尿药,突然停药会导致病情恶化。对于心动过缓(心率 50~60 次/min)和血压偏低(收缩压 85~90mmHg)的患者,可减少剂量;对于严重心动过缓(心率<50 次/min)、严重低血压(收缩压<85mmHg)和休克患者应停用,并在出院前再次启动 β 受体阻滞药治疗。

(2)β 受体阻滞药的不良反应:多发生在初始治疗的几天内,表现为体重增加、低血压、乏力、心力衰竭恶化等症状,可考虑将 β 受体阻滞药减量。如出现显著窦性心动过缓,心率<50 次/min 或出现二度及以上房室传导阻滞,β 受体阻滞药应予以减量甚至停药。

4. 伊伐布雷定 心率过快与心血管事件风险增加相关。伊伐布雷定通过选择性抑制窦房结起搏离子通道电流 I_f 而起到抑制心率的作用。对于不能耐受 β 受体阻滞药或使用 β 受体阻滞药心率仍控制不佳的心力衰竭患者,伊伐布雷定可提供新的选择。SHIFT 研究显示,伊伐布雷定可使各类心力衰竭患者的心血管死亡和心力衰竭再住院风险降低约 18%,并显著改善患者左心功能和生活质量。SHIFT 研究的中国亚组分析显示,联合伊伐布雷定平均治疗 15 个月,心血管死亡或心力衰竭住院复合终点的风险降低 44%。

我国心力衰竭指南中推荐,NYHA 心功能 Ⅱ~Ⅳ级、LVEF≤35% 的窦性心律 HFrEF 患者,合并以下情况之一可加用伊伐布雷定:①已使用 ACEI/ARB/ARNI、β 受体阻滞药、醛固酮受体阻滞药,β 受体阻滞药已达到目标剂量或最大耐受剂量,心率仍≥70 次/min(Ⅱa 类推荐,B 级证据);②心率≥70 次/min,对 β 受体阻滞药禁忌或不能耐受者(Ⅱa 类推荐,C 级证据)。

伊伐布雷定的起始剂量为 2.5mg,每日 2 次。治疗 2 周后,根据静息心率调整剂量,每次剂量增加 2.5mg,使患者的静息心率控制在 60 次 /min 左右,最大剂量 7.5mg,每日 2 次。对合用 β 受体阻滞药、地高辛、胺碘酮的患者,特别是长 QT 综合征患者,应监测心率和 QT 间期。避免与强效细胞色素 $P_{450}3A4$ 抑制药合用(如唑类抗真菌药、大环内酯类抗生素)。

伊伐布雷定的不良反应最常见为光幻症和心动过缓。如发生视觉功能恶化,应考虑停药。心率<50 次 /min 或出现相关症状时应减量或停用。禁忌证:①病态窦房结综合征、窦房传导阻滞、二度及以上房室传导阻滞、治疗前静息心率<60 次 /min;②血压<90/50mmHg;③急性失代偿性心力衰竭;④重度肝功能不全;⑤房颤 / 心房扑动(房扑);⑥依赖心房起搏。

5. 钠 - 葡萄糖共转运蛋白 -2 抑制剂　钠 - 葡萄糖共转运蛋白 -2(SGLT-2)是一种高容量、低亲和力的葡萄糖转运蛋白,占肾脏葡萄糖再吸收的 90%。SGLT-2 抑制剂通过抑制肾小管上的 SGLT-2,在减少葡萄糖重吸收的同时,还可增加尿钠排泄、降低心脏前后负荷。最新证据表明,HFrEF 患者无论是否合并糖尿病,使用 SGLT-2 抑制剂都能显著改善心力衰竭预后。而对于心力衰竭合并糖尿病的患者,目前得到了国内外的最新指南或专家共识的强力推荐。2019 年公布的 DAPA-HF 研究对 HFrEF 患者(伴或不伴 2 型糖尿病)中应用 SGLT-2 抑制剂的心力衰竭结局进行了观察。结果显示,在心力衰竭标准治疗基础上,达格列净显著降低心血管死亡或心力衰竭恶化(因心力衰竭住院或紧急就诊)风险达 26%,其中心血管死亡风险显著下降 18%,心力衰竭恶化风险显著下降 30%。并且显著降低心力衰竭患者全因死亡风险,改善患者生活质量评分。该结果证实,非糖尿病心力衰竭人群也同样可以从 SGLT-2 抑制剂治疗中获益。2020 年公布的 EMPEROR-Reduced 研究中,HFrEF 患者使用恩格列净治疗后,心血管死亡或因心力衰竭住院的综合风险较安慰剂组显著低 25%,这一差异主要与降低 31% 的心力衰竭住院风险有关。2020 年公布的 VERTIS CV 研究显示,2 型糖尿病合并 ASCVD 患者使用 SGLT-2 抑制剂 ertugliflozin,并不增加心血管事件风险,且较安慰剂组降低 30% 心力衰竭首发和复发住院风险。SGLT-2 抑制剂改善心力衰竭的机制尚未完全明确,这不能单纯地用降糖作用所解释,还可能是继发于其他作用机制,包括肾保护作用、增强利尿效率、改善心脏代谢等。在使用过程中,还需关注酮症酸中毒、急性肾损伤、生殖器感染、骨折等潜在风险。

6. 心力衰竭的对症治疗药物　如前所述,ACEI/ARB/ARNI、β 受体阻滞药和 MRA 应作为 HFrEF 患者的标准治疗。当予上述药物的优化治疗后,仍然有持续症状或进行性恶化的患者,可考虑加用其他药物或机械治疗。对症治疗的药物包括正性肌力药物和血管扩张药等。这些药物可在短期内增加心输出量,缓解组织低灌注,改善患者症状,但并不能明确改善患者的生存预后。

长期静脉使用正性肌力药物,甚至可能扩大心肌能量的供需矛盾,加重心肌损害,增加死亡率。所以,使用正性肌力药物时应注意:①血压降低伴低心输出量或低灌注时应尽早使用,而当器官灌注恢复和 / 或淤血减轻时则应尽快停用;②药物的剂量和静脉滴注速度应根据患者的临床反应进行调整,强调个体化治疗;③血压正常、无器官和组织灌注不足的急性心力衰竭患者不宜使用;④因低血容量或其他可纠正因素导致的低血压患者,需先去除这些因素再权衡使用。

洋地黄类药物是最常用的正性肌力药物。适用于接受了标准治疗,仍有持续症状的 HFrEF 患者(Ⅱa 类推荐,B 级证据);特别是对合并快心室率房颤 / 房扑的患者,洋地黄类药物具有较好的应用指征。大多数患者,尤其是老年人、肾功能不全患者以及身材消瘦患者的地高辛用量应在 0.125mg/d,同时血浆地高辛药物浓度应低于 1.0ng/ml。还需关注缓慢 / 阻滞 / 异位性心律失常、视物模糊、黄绿视、恶心、呕吐等地高辛中毒不良反应。

其他正性肌力药有多巴胺、多巴酚丁胺、米力农等。左西孟旦是一种新型的钙增敏药,它通过与心肌肌钙蛋白 C 结合产生正性肌力作用,不影响心室舒张功能,而且还具有扩张血管的作用,对 HFrEF 患者能够起到改善症状、减少住院率的效果。血管扩张药物,如硝酸异山梨酯等,在慢性心力衰竭治疗中并不作为常规推荐,对于合并冠心病心绞痛或高血压的患者可考虑对症使用。血管扩张药物禁用于心脏流出道或瓣膜狭窄的患者。

（三）心力衰竭的非药物治疗

1. 植入型心律转复除颤器（ICD） 半数的中重度心力衰竭患者死于恶性心律失常导致的心脏性猝死。既往有恶性心律失常发作的慢性心力衰竭患者是 ICD 植入的 I 类适应证。而在无恶性心律失常的轻、中度心力衰竭患者中，预防性植入 ICD 也可有效降低猝死风险。中国 2018 年心力衰竭指南对 ICD 植入推荐适应证：

（1）二级预防：慢性心力衰竭伴低 LVEF，曾有心脏停搏、心室颤动或伴血流动力学不稳定的室性心动过速（I 类推荐，A 级证据）。

（2）一级预防：

1）缺血性心脏病患者，优化药物治疗至少 3 个月，心肌梗死后至少 40d，或血运重建至少 90d，且预期生存期>1 年：LVEF ≤ 35%，NYHA 心功能 II 或 III 级，推荐植入 ICD（I 类推荐，A 级证据）；LVEF ≤ 30%，NYHA 心功能 I 级，推荐植入 ICD（I 类推荐，A 级证据）。

2）非缺血性心力衰竭患者，优化药物治疗至少 3 个月，且预期生存期>1 年：LVEF ≤ 35%，NYHA 心功能 II 或 III 级，推荐植入 ICD（I 类推荐，A 级证据）；LVEF ≤ 35%，NYHA 心功能 I 级，可考虑植入 ICD（IIb 类推荐，B 级证据）。

2. 心脏再同步化治疗（CRT） 部分心力衰竭患者存在房室、室间或室内收缩不同步，导致心功能恶化。中国 2018 心力衰竭指南推荐，心力衰竭患者经过药物优化治疗至少 3 个月后，如仍存在以下情况应该进行 CRT 治疗，以改善症状及降低病死率。

（1）窦性心律，QRS 时限 ≥ 150ms，左束支传导阻滞（LBBB），LVEF ≤ 35% 的症状性心力衰竭患者（I 类推荐，A 级证据）。

（2）窦性心律，QRS 时限 ≥ 150ms，非 LBBB，LVEF ≤ 35% 的症状性心力衰竭患者（IIa 类推荐，B 级证据）。

（3）窦性心律，QRS 时限 130~149ms，LBBB，LVEF ≤ 35% 的症状性心力衰竭患者（I 类推荐，B 级证据）。

（4）窦性心律，130ms ≤ QRS 时限<150ms，非 LBBB，LVEF ≤ 35% 的症状性心力衰竭患者（IIb 类推荐，B 级证据）。

（5）需要高比例（>40%）心室起搏的 HFrEF 患者（I 类推荐，A 级证据）。

（6）对于 QRS 时限 ≥ 130ms，LVEF ≤ 35% 的房颤患者，如果心室率难控制，为确保双心室起搏可行房室结消融（IIa 类推荐，B 级证据）。

（7）已植入起搏器或 ICD 的 HFrEF 患者，心功能恶化伴高比例右心室起搏，可考虑升级到 CRT（IIb 类推荐，B 级证据）。

双心室起搏是心脏同步化治疗的经典方法。在此基础上，对房室间期正常的 LBBB 患者，进行优化的单左心室起搏可能提高 CRT 应答率。此外，左心室多部位起搏较左心室单部位起搏临床效果更好。

希氏束起搏（His bundle pacing，HBP）是近年来起搏治疗的新进展。HBP 通过纠正希氏 - 浦肯野系统传导病变，比双心室起搏更符合生理性。随着手术工具的改进，HBP 的成功率近年来有了较大提高，但其远期疗效和对生存率的影响有待大规模临床试验证实。中国新版心力衰竭指南推荐 HBP 用于以下患者：①左心室导线植入失败患者；② CRT 术后无应答患者；③药物控制心室率不理想的房颤伴心力衰竭，且经导管消融失败或不适合房颤消融，需要房室结消融控制心室率的患者；④慢性房颤伴心力衰竭，需要高比例心室起搏（>40%）的患者。

3. 体外超滤治疗 对于严重液体潴留，尤其是存在利尿药抵抗的患者，可考虑使用体外超滤机去除体液中多余的水分，使用效果显著。由于体外超滤液体流速缓慢，在患者血液从血管外转移至血管内的过程中，患者循环血容量维持稳定。因此，神经激素系统不会被过度激活（图 5-3-1）。

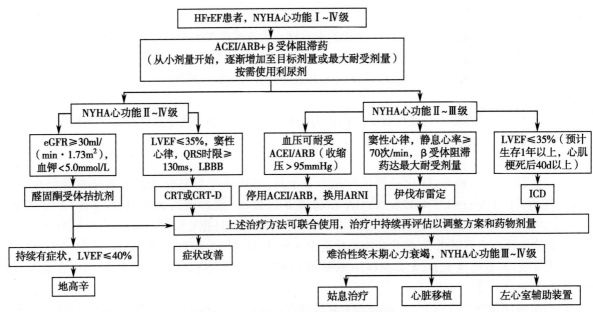

图 5-3-1　慢性 HFrEF 患者的治疗流程

HFrEF，射血分数降低的心力衰竭；NYHA，纽约心脏病协会；ACEI，血管紧张素转换酶抑制药；ARB，血管紧张素 II 受体阻滞药；eGFR，估算的肾小球滤过率；LVEF，左心室射血分数；LBBB，左束支传导阻滞；CRT，心脏再同步治疗；CRT-D，心脏再同步治疗除颤器；ARNI，血管紧张素受体 - 脑啡肽酶抑制药；ICD，植入型心律转复除颤器。

（赖东武　杨 莹）

参考文献

［1］中华医学会心血管病学分会心力衰竭学组, 中国医师协会心力衰竭专业委员会, 中华心血管病杂志编辑委员会. 中国心力衰竭诊断和治疗指南 2018 [J]. 中华心血管病杂志, 2018, 46 (10): 760-789.

［2］ZIPES D, LIBBY P, BONOW R, et al. Braunwald's Heart Disease: A Textbook of Cardiovascular Medicine [M]. 11th ed. Philadelphia: Elsevier, 2019.

［3］PONIKOWSKI P, VOORS A A, ANKER S D, et al. 2016 ESC Guidelines for the diagnosis and treatment of acute and chronic heart failure: The Task Force for the diagnosis and treatment of acute and chronic heart failure of the European Society of Cardiology (ESC). Developed with the special contribution of the Heart Failure Association (HFA) of the ESC [J]. Eur J Heart Fail, 2016, 18 (8): 891-975.

［4］SEFEROVIC P M, PONIKOWSKI P, ANKER S D, et al. Clinical practice update on heart failure 2019: pharmaco-therapy, procedures, devices and patient management. An expert consensus meeting report of the Heart Failure Association of the European Society of Cardiology [J]. Eur J Heart Fail, 2019, 21 (10): 1169-1186.

［5］YANCY C W, JESSUP M, BOZKURT B, et al. 2017 ACC/AHA/HFSA Focused Update of the 2013 ACCF/AHA Guideline for the Management of Heart Failure: A Report of the American College of Cardiology/American Heart Association Task Force on Clinical Practice Guidelines and the Heart Failure Society of America [J]. Circulation, 2017, 136 (6): e137-e161.

［6］VAN DER MEER P, GAGGIN H K, DEC G W. ACC/AHA versus ESC guidelines on heart failure: JACC guideline comparison [J]. J Am Coll Cardiol, 2019, 73 (21): 2756-2768.

课后习题

单项选择题

1. 我国的流行病学调查显示, 心力衰竭的最主要病因为（　　　　）。

  A. 冠心病   B. 原发性高血压

  C. 风湿性心脏病   D. 遗传性心肌病

2. 以下哪个患者的心衰分期为 B 期？（　　　）

  A. 有心力衰竭症状的器质性心脏病患者

  B. 需要特殊干预措施的难治性心力衰竭患者

  C. 已有器质性心脏病，但无心力衰竭症状和体征的患者

  D. 具有心力衰竭高危因素，但尚无器质性心脏病，无心力衰竭症状的患者

3. 下列哪个药物可以明确改善 HFrEF 患者长期生存预后？（　　　）

  A. 呋塞米   B. 托伐普坦

  C. 沙库巴曲 / 缬沙坦   D. 左西孟旦

答案：

1. A；2. C；3. C。

第四节　射血分数保留的心力衰竭的处理

学 习 目 标

1. 掌握射血分数保留的心力衰竭的诊断依据。

2. 掌握射血分数保留的心力衰竭的治疗原则。

3. 了解射血分数保留的心力衰竭治疗的最新进展。

  射血分数保留的心力衰竭（heart failure with preserved ejection fraction，HFpEF）定义为左心室舒张期主动松弛能力受损和心肌顺应性降低，至舒张期充盈受损，心输出量减少，左心室舒张末期压增高所致心力衰竭相应症状和 / 或体征，左心室射血分数（left ventricular ejection fraction，LVEF）正常或接近正常（≥ 50%）。

一、诊断

  诊断 HFpEF 依赖于三点：患者具有充血性心力衰竭的症状和体征；左心室收缩功能正常或轻微异常；具有左心室舒张功能不全的客观证据。

  关于充血性心力衰竭的症状和体征、左心室收缩功能的评估这里不再赘述，下面重点描述左心室舒张功能不全的客观证据。

（一）左心室舒张功能的有创性检查

  左心室松弛、充盈、舒张功能不全的证据可通过介入性心导管检查获得。肺毛细血管楔压（pulmonary capillary wedge pressure，PCWP）> 15mmHg（静息）和 > 25mmHg（运动）。

（二）超声评价左心室舒张功能减低

  对于 LVEF ≥ 50% 的患者，舒张功能可能正常，也可能异常。为了确定是否存在舒张功能不全，应用以下 4 条规则来确定是否存在舒张功能不全。如果不到 50% 的可测量参数符合标准，则视为舒张功能正常；超过 50% 的可测量参数符合标准，则视为舒张功能不全；如果 50% 的可测量参数符合标准，则舒张功能的诊断并不确定（图 5-4-1）。

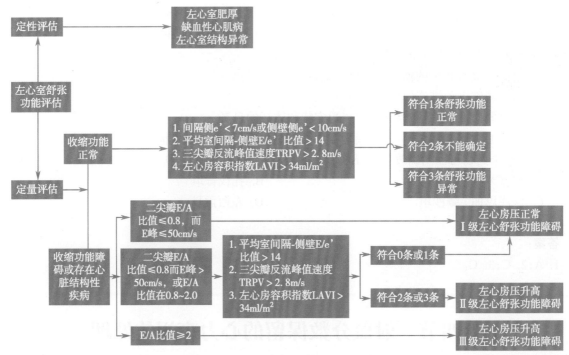

图 5-4-1　左心室舒张功能超声评估

1. e' 速度　组织多普勒（tissue doppler imaging，TDI）显示左心室侧壁侧和室间隔侧的二尖瓣环运动频谱，分别测量间隔侧和侧壁侧舒张早期二尖瓣环运动速度 e'，间隔侧 e'<7cm/s 或侧壁侧 e'<10cm/s 提示异常。

2. 平均室间隔 - 侧壁 E/e' 比值　TDI 显示左心室侧壁侧和室间隔侧的二尖瓣环运动频谱，分别测量间隔侧和侧壁侧 e'，取两者平均值作为室间隔 - 侧壁 e'，脉冲多普勒显示二尖瓣口血流频谱，测量 E 峰，两者比值>14 提示异常。

3. 三尖瓣反流峰值速度（tricuspid regurgitation peak velocity，TRPV）　连续多普勒显示三尖瓣反流频谱，测量反流峰值速度，TRPV>2.8m/s 提示异常（该标准不应该用于严重肺疾病患者）。

4. 左心房容积指数（left atrial volume index，LAVI）　收缩期双平面 Simpson's 法测量左心房容积，LAVI= 左心房容积 / 体表面积，体表面积（m^2）=0.006 1× 身高（cm）+0.012 8× 体重（kg）−0.152 9，LAVI>34ml/m^2 提示异常（该标准不应该用于房颤患者）。

LVEF<50% 的患者，二尖瓣血流指标对估计左心房压力非常有用，需要进一步评估舒张早期二尖瓣流入血流速度 E 与心房收缩期二尖瓣流入血流速度 A 比值，进行左心室舒张功能分级。E/A 比值≤0.8，而 E 峰≤50cm/s，提示左心室舒张功能减低 I 级；E/A 比值≥2，提示左心室舒张功能减低 III 级。而二尖瓣 E/A 比值≤0.8 而 E 峰>50cm/s，或 E/A 比值为 0.8~2.0 的患者，需要结合上述 2~4 这三个参数进行评估。

（三）利钠肽升高的评价标准

窦性心律时，N 末端脑钠肽前体（NT-proBNP）>220pg/ml 或 BNP>80pg/ml；房颤心律时，NT-proBNP>660pg/ml 或 BNP>240pg/ml。

（四）心脏磁共振检查

心脏磁共振检查比较超声心动图的优势在于可以观察到更多切面，且对左心室容积、左心房容积、左心室质量等指标的测量更为准确（图 5-4-2）。心力衰竭患者的常规磁共振成像检查包括从心底到心尖的短轴切面和两腔、三腔、四腔的长轴切面。磁共振成像对于左心室充盈情况的观察和超声心动图没有太大区别。对于左心房、左心室容积和左心室质量的微小变化，磁共振成像检查优于超声。另外，磁共振成像检查对于心肌疾病的类型具有重要的鉴别意义，例如缺血性、炎症性或浸润性心肌病等。

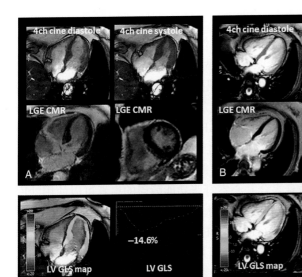

	HFpEF	Control
LVEDVI/(ml·m⁻²)	63	76
LVESVI/(ml·m⁻²)	25	32
SVI/(ml·m⁻²)	42	44
LVEF/%	61	58
CI/(L·m⁻²)	2.6	2
LV mass index/(g·m⁻²)	43	40
ECV/%	34.9	31.6
LV-GLS/%	−14.6	−23.3
LAEDVI/(ml·m⁻²)	32	36
LAESVI/(ml·m⁻²)	17	17
LAEF/%	46	54
LA strain/%	−14.6	−21.0
RAESVI/(ml·m⁻²)	12	20
RAEDVI/(ml·m⁻²)	26	41
RAEF/%	54	51
nPFR	1.25	2.27

图 5-4-2　HFpEF 患者和健康对照的典型心脏磁共振图像

81 岁女性 HFpEF 患者（A）和 62 岁健康女性对照（B）的心脏磁共振成像电影回放以及延迟增强心脏磁共振图像未见异常。两者的左心室容积、射血分数和质量均正常（C）。然而，HFpEF 患者（D）与健康对照（E）相比，左心室整体纵向应变显著降低（−14.6% vs. −23.3%），细胞外的体积分数增高（34.9% vs. 31.6%）。

二、治疗

HFpEF 患者的治疗主要针对症状、心血管基础疾病和合并症、心血管疾病危险因素，采取综合性治疗手段。

（一）纠正液体潴留

利尿药可缓解肺淤血和外周水肿症状，但不宜过度使用，以免前负荷过度降低而导致低血压。

（二）逆转左心室肥厚

血管紧张素转换酶抑制药、血管紧张素Ⅱ受体阻滞药、β受体阻滞药等治疗，可以逆转左心室肥厚，改善心室舒张功能。然而，HFpEF 临床试验未能证实血管紧张素转换酶抑制药、血管紧张素Ⅱ受体阻滞药、β受体阻滞药改善 HFpEF 患者预后和降低心血管病死率。

（三）积极控制高血压、血糖、体重

血压目标<130/80mmHg；积极治疗糖尿病；肥胖者要减轻体重。

（四）冠心病血运重建治疗

由于心肌缺血可以损害心室的舒张功能，冠心病患者若有症状性或可证实的心肌缺血，应考虑冠脉血运重建。

（五）控制房颤心率和心律

心动过速时舒张期充盈时间缩短，心输出量降低。心脏舒张期通常被分为等容舒张期、快速充盈期、缓慢充盈期以及房缩期。对正常的心脏而言，大部分左心室充盈发生于舒张早期。当左心室舒张受损时，左心室充盈向舒张晚期偏移且变得依赖于左心房的收缩功能。这解释了心脏舒张功能不全患者在房颤时所见的显著临床恶化。建议慢性房颤应控制心室率，同时房颤转复并维持窦性心律可能有益。

（六）不宜使用地高辛

除非合并收缩功能不全，或快室率房颤患者用来减慢心室率。

（七）其他

1. 血管紧张素受体 - 脑啡肽酶抑制药（ARNI） 沙库巴曲缬沙坦作为全球首个 ARNI 类药物，可以同时作用于心力衰竭的两大神经内分泌系统（肾素 - 血管紧张素 - 醛固酮系统和利钠肽系统），有助于改善心力衰竭症状、降低心血管事件的发生率和死亡率。欧洲专家共识推荐沙库巴曲缬沙坦替代血管紧张素转换酶抑制药 / 血管紧张素 Ⅱ 受体阻滞药，用以降低接受优化心力衰竭药物治疗后仍然有症状、非卧床、射血分数下降的心力衰竭患者的心力衰竭入院和死亡风险。PARAGON-HF 试验显示沙库巴曲缬沙坦未能显著降低 LVEF ≥ 45% 心力衰竭患者的心力衰竭住院和心血管死亡的主要终点（$P=0.06$），也没有显著降低心力衰竭住院风险；亚组分析显示 LVEF ≤ 57% 患者主要终点降低 22%（$P=0.03$），女性患者风险降低 27%（$P<0.006$）。由此可见，虽然收缩期心力衰竭合并心室舒张功能障碍的患者可以使用沙库巴曲缬沙坦，但不意味着沙库巴曲缬沙坦是 HFpEF 治疗最重要的药物。

2. 钠 - 葡萄糖共转运蛋白 2（SGLT-2）抑制剂 正在进行的 EMPEROR-Preserved 试验在 HFpEF 伴和不伴 2 型糖尿病患者中评价恩格列净对肾功能、心血管死亡、全因死亡和再住院等事件的影响。尽管 SGLT-2 抑制剂改善 HFpEF 的临床试验还没有揭晓，已有循证医学依据证实在 LVEF<40% 心力衰竭患者中，达格列净能降低心力衰竭恶化住院或心血管死亡复合终点 26%、心力衰竭恶化风险 30%，且 SGLT-2 抑制剂降低心外膜脂肪组织功能异常，针对 HFpEF 病理生理机制，况且 2 型糖尿病也是 HFpEF 的重要危险因素，因此我们有理由推测 SGLT-2 抑制剂可能成为治疗 HFpEF 的新型药物。

3. 心脏康复 HFpEF 患者参与运动训练可改善功能状态，但现有证据有限。一项荟萃分析纳入了 6 项关于运动训练的随机对照试验，共 276 例 HFpEF 患者。与对照组相比，运动训练改善了患者的运动能力［即 VO_2，加权均数差值为 2.72ml/（kg·min），95% CI 1.79~3.65］和明尼苏达 HF 生活质量评分（加权均数差值为 –3.97，95% CI –7.21~–0.72），但射血分数和舒张功能指标（E/A 比值）无显著变化。

尽管运动训练对心功能无明显改善，但仍然是唯一能明确改善 HFpEF 患者运动能力和生活质量的措施，因此，建议能够运动的患者参加心脏康复训练，包括动态运动训练。

4. 自我管理 建议限制钠摄入量，推荐患者接种肺炎球菌疫苗，推荐所有年龄 ≥ 6 个月的患者每年接种流感疫苗。

（栾 毅 杨 莹）

参考文献

［1］DUQUE E R, BRIASOULIS A, ALVAREZ P A. Heart failure with preserved ejection fraction in the elderly: pathophysiology, diagnostic and therapeutic approach [J]. J Geriatr Cardiol, 2019, 16 (5): 421-428.

［2］PIESKE B, TSCHÖPE C, DE BOER R A, et al. How to diagnose heart failure with preserved ejection fraction: the HFA-PEFF diagnostic algorithm: a consensus recommendation from the Heart Failure Association (HFA) of the European Society of Cardiology (ESC)[J]. Eur Heart J, 2019, 40 (40): 3297-3317.

［3］ITO H, ISHIDA M, MAKINO W, et al. Cardiovascular magnetic resonance feature tracking for characterization of patients with heart failure with preserved ejection fraction: correlation of global longitudinal strain with invasive diastolic functional indices [J]. J Cardiovasc Magn Reson, 2020, 22 (1): 42.

［4］廖玉华, 杨杰孚, 张健, 等. 舒张性心力衰竭诊断和治疗专家共识 [J]. 临床心血管病杂志, 2020, 36 (1): 1-10.

［5］SEFEROVIC P M, PONIKOWSKI P, ANKER S D, et al. Clinical practice update on heart failure 2019: pharmacotherapy, procedures, devices and patient management. An expert consensus meeting report of the Heart Failure Association of the European Society of Cardiology [J]. Eur J Heart Fail, 2019, 21 (10): 1169-1186.

［6］SOLOMON S D, MCMURRAY J J V, ANAND I S, et al. Angiotensin-neprilysin inhibition in heart failure with preserved ejection fraction [J]. N Engl J Med, 2019, 381 (17): 1609-1620.

［7］ANKER S D, BUTLER J, FILIPPATOS G S, et al. Evaluation of the effects of sodium-glucose co-transporter 2 inhibition with empagliflozin on morbidity and mortality in patients with chronic heart failure and a preserved ejection fraction: rationale for and design of the EMPEROR-Preserved Trial [J]. Eur J Heart Fail, 2019, 21 (10): 1279-1287.

［8］MCMURRAY J J V, SOLOMON S D, INZUCCHI S E, et al. Dapagliflozin in patients with heart failure and reduced ejection fraction [J]. N Engl J Med, 2019, 381 (21): 1995-2008.

［9］PANDEY A, PARASHAR A, KUMBHANI D J, et al. Exercise training in patients with heart failure and preserved ejection fraction: meta-analysis of randomized control trials [J]. Circ Heart Fail, 2015, 8 (1): 33-40.

课后习题

简答题

1. 如何诊断 HFpEF？
2. 左心室舒张功能不全的客观证据有哪些?

答案：

1. 诊断 HFpEF 依赖以下三点：患者具有充血性心力衰竭的症状和体征；左心室收缩功能正常或轻微异常；具有左心室舒张功能不全的客观证据。

2. 左心室舒张功能不全的客观证据：

（1）PCWP>15mmHg（静息）和>25mmHg（运动）。

（2）对于 LVEF ≥ 50% 的患者,超声符合 3 条及以上可诊断。

1）舒张早期二尖瓣环运动速度 e',间隔侧 e'<7cm/s 或侧壁侧 e'<10cm/s。

2）平均室间隔 - 侧壁 E/e' 比值>14。

3）三尖瓣反流峰值速度>2.8m/s。

4）左心房容积指数>34ml/m^2。

LVEF<50% 的患者,舒张早期二尖瓣流入血流速度 E/ 心房收缩期二尖瓣流入血流速度 A 比值 ≤ 0.8,而 E 峰 ≤ 50cm/s,提示左心室舒张功能减低 I 级；E/A 比值 ≥ 2,提示左心室舒张功能减低 Ⅲ 级。而二尖瓣 E/A 比值 ≤ 0.8 而 E 峰>50cm/s,或 E/A 比值在 0.8~2.0 的患者,需要结合上述 2~4 这 3 个参数进行评估。

（3）窦性心律时,NT-proBNP>220pg/ml 或 BNP>80pg/ml；房颤心律时,NT-proBNP>660pg/ml 或 BNP>240pg/ml。

（4）心脏磁共振依据。

第五节 心脏移植

学习目标

1. 了解心脏移植的适应证和禁忌证。
2. 了解心脏移植术前评估的主要内容。
3. 掌握心脏移植围手术期常见并发症的识别与处理。

心力衰竭是各种心脏疾病发展的终末阶段,目前已有药物及器械治疗手段尚不能有效治疗终末期心力衰竭患者。心脏移植（heart transplantation,HT）是终末期心力衰竭患者唯一有效的根治手段。自 Christiaan Barnard 于 1967 年 12 月进行首例人对人的心脏移植以来,最初阶段,美国的大多数心脏外科项目都因心脏移植手术后的第 1 年内生存率低而放弃该手术,但斯坦福大学和弗吉尼亚医学院仍保留这一手术。目前使用的很多临床技术都是 20 世纪 70 年代在斯坦福大学形成的。随着手术技术水平的提高、改进和免疫抑制领域的发展,心脏移植的现代期始于 1980 年,这一年引入了基于环孢素的免疫抑制治疗。随着环孢素的应用,存活率显著提高,心脏移植成为了被认可且广泛使用的治疗方案。目前心脏移植已成为治疗终末期心脏病的有效手段,术后 1 年生存率近 85%,中位生存时间达 11 年,远期存活率令人满意。下面将立足浙江大学医学院附属邵逸夫医院的临床实践从心脏移植供体与受体的选择标准、手术操作、围手术期管理、术后随访、心脏移植的康复治疗及远期预后 6 个方面进行简要介绍。

一、病例选择标准

2005 年 ACC/AHA 的心力衰竭指南(2009 年重点更新版未改变)和 2012 年欧洲心脏病学会推荐,对于可能符合心脏移植条件的难治性终末期心力衰竭患者应转诊行心脏移植。2006 年加拿大心血管学会和 2010 年美国心力衰竭协会的指南推荐,对于重度心力衰竭、有严重影响日常活动能力的难治性心绞痛或者室性心律失常,且药物治疗、装置治疗或其他手术治疗后仍无法控制的特定患者,应进行心脏移植的评估。在结合各大指南和权威专家推荐的基础上,浙江大学医学院附属邵逸夫医院制定了心脏移植供体和受体的纳入标准,具体如下。

(一) 心脏移植供体的纳入标准

1. 年龄 男性<35 岁,女性<40 岁(此项条件可放宽)。

2. 组织免疫配型 ABO 型必须一致,若受体 PRA>10%,则供受体的淋巴细胞交叉配合试验应该阴性。

3. 体重与受心者相差<±20%。

4. 无心脏病史和可能累及心脏的胸外伤史。

5. 心脏听诊检查未见明显杂音。

6. 心电图和胸部 X 线片正常。

7. 病毒血清血检查(乙肝、丙肝、梅毒和艾滋病抗体检测,CMV 和 EBV 抗体检测)阴性。

8. 非恶性肿瘤患者。

9. 无明显和潜在的感染病灶。

10. 非胰岛素依赖性糖尿病患者。

11. 无明显的高血压和动脉硬化。

(二) 心脏移植受体纳入标准

1. 受体纳入标准及入院时评价

(1)一切心脏病用其他内、外科方法均无法治愈,预计在短期内无法避免死亡者均适合作心脏移植,但是他们必须能够经受大型手术的巨大创伤,并平安渡过移植术后的恢复阶段。因此,受体必须满足以下条件才符合受体纳入标准:

1)患有不可逆的、进行性的、致死性的心脏疾病。

2)除心脏移植外目前无更好和有效的治疗方法。

3)无接受心脏移植的禁忌证。

4)能够耐受心脏移植手术。

5)患者本人及其家属对心脏移植有充分的理解和同意。

(2)受体入院时评价检查

1)实验室检查:血型鉴定、血液常规、凝血功能、生化、免疫机制、微生物、肿瘤系列检测。

2)影像学:B 超、X 线、CT、MRI、ECT。

2. 心脏移植的适应证 一切心脏病用其他内外科方法无法治愈,预计在 6~12 个月无法避免死亡者均是心脏移植的适应证。

（1）终末期心力衰竭伴或不伴有室性心律失常，经系统完善的内科治疗或常规外科手术均无法使其治愈，预测寿命<1年。

（2）其他脏器（肝、肾、肺等）无不可逆性损伤。

（3）患者及其家属能理解与积极配合移植手术治疗。

（4）适合心脏移植的常见病症

1）晚期原发性心肌病，包括扩张型、肥厚型与限制型心肌病，以及慢性克山病等。

2）无法用旁路移植手术或激光心肌打孔治疗的严重冠心病。

3）无法用纠治手术根治的复杂先天性心脏病，如左心室发育不良等。

4）无法用换瓣手术治疗的终末期多瓣膜病者。

5）其他难以手术治疗的心脏外伤、心脏肿瘤等。

6）心脏移植后移植心脏广泛性冠状动脉硬化、心肌纤维化等。

3. 心脏移植的绝对禁忌证

（1）全身有活动性感染病灶。

（2）近期患心脏外恶性肿瘤。

（3）肺、肝、肾有不可逆性功能衰竭。

（4）严重全身性疾患（如全身结缔组织病等），生存时间有限。

（5）供受者之间 ABO 血型不一致。

（6）经完善的内科治疗后，测肺动脉平均压>8.0kPa（60mmHg），肺血管阻力（PVR）>8WU。

（7）血清 HIV 阳性者。

（8）不服从治疗或滥用毒品、酒精中毒者。

（9）精神病及心理不健康者。

（10）近期有严重肺梗死史。

4. 心脏移植的相对禁忌证

（1）年龄>65 岁者。

（2）陈旧性肺梗死。

（3）合并糖尿病。

（4）脑血管及外周血管病变。

（5）慢性肝炎。

（6）消化性溃疡病、憩室炎。

（7）活动性心肌炎、巨细胞性心肌炎。

（8）心脏恶病质（如体质差、贫血、低蛋白血病、消瘦等）。

二、手术基本操作过程

心脏移植术术中操作主要包括受者病心切除、术前供心准备以及供心移植，术前供心准备参照中国心脏移植供心获取与保护技术规范（2019 版）（图 5-5-1）。供心移植目前较为常用的原位心脏移植术式主要包括双腔静脉法、双房法以及全心法心脏移植。以下主要摘自中华医学会器官移植学分会制定的中国心脏移植术操作规范（2019 版），对操作步骤及常用术式的操作要点做一概述。

（一）受者病心切除要点

既往未实施过胸骨劈开术的受者，通常在供心到达前 1h 做皮肤切口；既往实施过心脏手术，则将时间延长至 2h，以便有充足时间进行二次开胸及分离粘连，完全解剖、游离受者自身心脏。动、静脉插管应尽量靠近远心端，上、下腔静脉及左心房后壁切除应保留足够的残端，便于吻合。

（二）术前供心准备操作要点

1. 双腔静脉法心脏移植术要点 双腔静脉法是目前临床应用最普遍的心脏移植术式。此术式要求完全切除供心右心房,制作左心房及上、下腔静脉袖口,吻合供、受者左心房袖口,分别行上、下腔静脉断端吻合。上腔静脉吻合多在左心房吻合及下腔静脉吻合后进行。持续评估供、受者之间各吻合口差异非常重要,以便及时调整缝合针距,适当折叠富余的组织完成吻合。大血管保留长度要适当,避免其过长发生曲张,过短产生张力。双腔静脉法吻合能够降低房性心律失常及三尖瓣关闭不全的发生风险,血流动力学效果更佳。吻合顺序可选择:①左心房-下腔静脉-上腔静脉-肺动脉-主动脉;②左心房-主动脉-左心排气-开放主动脉-心脏复跳-下腔静脉-肺动脉-上腔静脉(图5-5-1A)。

2. 双房法心脏移植术要点 原位心脏移植经典术式即双房法心脏移植术。该术式包括左心房、右心房、主动脉和肺动脉吻合4个基本步骤。吻合顺序可选择:①左心房-右心房-肺动脉-主动脉;②左心房-右心房-主动脉-开放主动脉-心脏复跳-肺动脉。在左上肺静脉水平开始第1针完成左心房吻合。右心房吻合方法与左心房吻合类似,在房间隔的最上端或最下端开始吻合,最后缝线在房间隔的前外侧壁中部系紧打结。左心房后壁的缝合务必仔细以保证术后不出血,心脏复跳后该处出血不易检查,止血困难(图5-5-1B)。

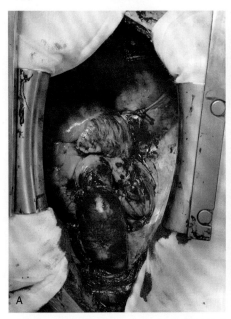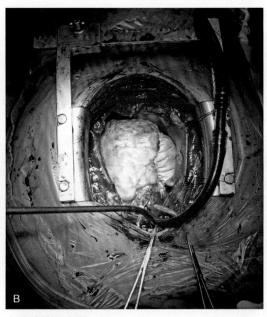

图 5-5-1 心脏移植示意图
A. 双腔法移植术后;B. 双房法移植术后(浙江大学医学院附属邵逸夫医院心脏外科王岳主任提供)。

3. 全心法心脏移植术要点 全心法将受者左、右心房全部切除,能更好地恢复心脏的生理功能。但该术式有6个吻合口,吻合时间相对延长,2个肺静脉开口与左心房吻合要求一次完成后不出血。

4. 再次心脏移植术 再次心脏移植术可酌情选择上述3种术式。由于首次移植所形成的粘连,游离心脏和分离粘连时可导致出血或心脏停搏。术中应尤其注意:①先仔细游离右心房和主动脉;②必要时行股动、静脉插管建立体外循环,降低手术风险;③可采用电刀切除受者心脏,以减少出血。

5. 异位心脏移植要点 有关心脏移植最早的实验研究就是将异体心脏移植到颈部或腹部,故称为异位心脏移植。胸腔内异位心脏移植又称并列心脏移植。

并列心脏移植优点:①保留的受者心脏已经适应了肺动脉高压,保留病心可以减轻移植心脏的负荷,有助于预防移植早期右心衰竭,故认为适合合并肺动脉高压及严重右心衰竭的受者;②移植心脏术后一旦发生并发症,如急性排斥反应等,受者原有心脏还可以暂时维持生命;③移植心脏可以帮助受者度过急性心力衰竭期,甚至可能出现受者心脏疾病治愈可能;④由于严重肺动脉高压,需要立即进行心脏移植,且短时间无法获得体质量相匹配的供心时,可用小供者心脏并列移植。

并列心脏移植缺点:①两个并列心脏使血液分流,心内血流变慢,容易发生心内血栓,引起全身器官栓塞,术后需要终生抗凝;②若术后供心出现排斥反应,保留的受者心脏功能可能掩盖移植心脏功能的恶化,使术后排斥反应难以被尽早发现和处理;③移植术后解剖关系的改变,增加了心内膜心肌活检的难度;④若受者心脏因原发病变不能控制而不得不切除时,二次手术难度增加。

6. 安装心室辅助装置后心脏移植 安装心室辅助装置后进行心脏移植具有挑战性。所有受者须行胸部ＣＴ检查,以确定流出道的位置及走向。在胸骨切开前,须分离股动、静脉以备插管。进入胸腔时,应将胸膜及心脏小心分开以安全放置牵引器。重点是上、下腔静脉及主动脉的分离,后续操作步骤可能需要在体外循环下完成。由于存在空气进入血液循环的风险,分流前应对心尖及左心房进行处理,最后应夹紧流出管道以防止反流。

三、围手术期管理

(一)术前评估

以下内容主要参照《心脏病学实践2019(全6册)》第四分册,心脏移植适应证章节中的内容。

1. 受体评估的相关指标及建议

(1)心肺运动试验:建议不存在心肺运动试验禁忌证的候选者采用心肺运动试验进行入选评估。最大心肺运动量定义为在最佳药物治疗下呼吸交换率(RER)>1.05,并且达到无氧阈。对于不能耐受β受体阻滞药的患者,以峰值氧耗量(peak VO$_2$)≤14ml/(kg·min)为入选参照标准。对于使用β受体阻滞药的患者,以峰值氧耗量≤12ml/(kg·min)为入选参照标准。对于年轻患者(<50岁)及女性患者,考虑使用其他替代标准与最大氧耗量联合指导入选标准,包括最大氧耗量≤50%预计值。

对于次极量心肺运动试验(RER<1.05),使用CO$_2$通气当量斜率(VE/VCO$_2$ slope)>35作为移植入选标准。

对于肥胖患者(BMI>30kg/m^2),可以考虑使用去脂体重校正最大氧耗量。去脂体重校正VO$_2$<19ml/(kg·min)可以作为评估预后的最佳阈值。

(2)使用心力衰竭预后评分:心力衰竭预后评分(heart failure survival score,HFSS)应与心肺运动试验一起进行,以确定预后并指导移动患者移植。HFSS在高风险到中等风险范围内估计的1年生存率应被视为合理的移植切入点。

(3)诊断性右心导管术(right-heart catheterization,RHC):建议对所有成人候选人进行RHC,主要以了解RVP、PVR等,准备列入心脏移植并定期进行移植。不提倡儿童受者定期检测RHC。

当测定肺动脉收缩压≥50mmHg,应使用血管扩张药治疗,如果血管扩张药治疗不成功,需持续血流动力学检测,如果各种药物治疗均未达到可接受的血流动力学,并且左心室辅助装置不能有效改善,推断肺动脉高压不可逆时,需考虑心肺联合移植的必要。

(4)肾功能不全的评估:肾功能应在最近药物治疗下评估,估算肾小球滤过率(eGFR)或肌酐清除率。由于患者血肌酐是动态变化的,目前美国2/3中心将血肌酐>3mg/dl定为心脏移植的绝对禁忌证。德国43%中心将血肌酐>5mg/dl定为心脏移植的绝对禁忌证。同时对肌酐升高或eGFR下降患者,需进行初步的诊断性检查,包括肾脏超声、尿蛋白定量以及肾血管性疾病的评估。不可逆肾功能障碍[eGFR<30ml/(min·1.73m^2)]是单纯心脏移植的相对禁忌证。

(5)其他合并症的评估:患者年龄(>70岁)、肥胖(BMI>35kg/m^2)、癌症、糖尿病(糖化血红蛋白>7.5%)、外周血管疾病(严重的症状性脑血管疾病)等情况均需在移植术前充分评估。

2. 移植前特殊情况的评估及建议

(1)紧急心脏移植:根据病情严重程度的不同,通常将受者可分为两类,①Ⅰ类为严重的心源性休克;②Ⅱ类为多器官功能进行性下降。此两类患者接受急诊心脏移植术后短期死亡率均较择期心脏移植患者明显升高(Ⅰ类、Ⅱ类院内死亡率分别为42%和29%),超过择期心脏移植患者的2倍。

(2)机械循环辅助过渡至心脏移植:机械循环辅助装置(mechanical circulatory support,MCS)主要包括主动脉内球囊反搏(intra-aortic balloon pump,IABP)、心室辅助装置(ventricular assist device,VAD)、体外膜肺氧合(extracorporeal membrane oxygenation,ECMO)、全人工心脏。国际范围内,MCS过渡至心脏

移植的数量占所有心脏移植的比例接近 50%。MCS 过渡至心脏移植与无须 MCS 过渡的候选者心脏移植术后早期及中长期生存率相似。

ECMO 过渡至心脏移植的成功率显著低于 VAD。因此，对准备使用 ECMO 过渡至心脏移植的受者，术前应谨慎评估。

（3）再移植：心脏再次移植是所有成人移植中的一小部分，约占所有移植 3%。虽然近期的结果有所改善，但再移植仍保持在 1 年最高死亡率组，并且也是长期预测的重要死亡指标。2007 年约翰逊等就再次移植的适应证达成了共识：有缺血或心力衰竭症状的慢性重症 CAV，没有症状但有中至重度左心室功能障碍的 CAV 或没有主动排斥证据的症状性移植物功能障碍的发生是再次移植的适应证。

（4）限制型心肌病（restrictive cardiomyopathy，RCM）：将 RCM 患者列入心脏移植等待名单的决定应考虑具体的预后指标（左心室收缩功能障碍、心房扩大、肺动脉高压和低心输出量的存在和程度）。

（5）心脏淀粉样变性：在心血管和血液学团队之间建立合作关系的有经验的研究中心，可考虑选择因 AL 淀粉样变性而不适合进行疾病特异性治疗的心力衰竭患者。多学科团队合作非常重要，必须仔细评估心外器官对淀粉样蛋白的累及。严重的心脏外淀粉样器官功能障碍应被视为治疗 HT 的禁忌证。

（6）先天性心脏病（先心病）：只有在成人先心病和移植均有既定医疗和外科经验的中心才能进行先心病心脏移植。所有先心病候选人应详细评估胸腔内异常的位置和解剖结构（通过心脏磁共振成像或胸部计算机断层扫描），以指导手术策略、PVR 评估以及确定所有可能的肺动脉流量评估主要静脉和动脉以及胸壁静脉侧支通畅情况等。在某些解剖和生理情况下，应考虑为心脏移植的禁忌证。

（二）围手术期相关并发症及处理

心脏移植术后 30d 内死亡的最常见原因是 MODS，占 70%；移植物功能衰竭，占 20%；脓毒血症，占 10%。以下概述了心脏移植围手术期可见的并发症。

1. 围手术期血流动力学不稳定

（1）供体因素：供体年龄较大、体重与受体不匹配、原发的心脏疾病、脑死亡对供体心脏的损伤、缺血和缺血再灌注损伤。

（2）受体因素：肺动脉高压，术前多器官功能衰竭，存在抗供体组织抗原抗体所致超急性排斥反应，供、受体血型不匹配，高龄、高致敏患者（多次输血），术前使用辅助装置。

（3）手术因素：术中广泛出血而输注大量的血制品，CPB 激活全身炎症反应，解剖梗阻。

2. 移植物功能障碍或衰竭

（1）原发性移植物功能障碍（primary graft dysfunction，PGD）：定义为术后 24h 内发生的，与超急性排斥反应、心脏压塞、肺动脉高压或因不可控的术中出血导致大量血制品的输注无关的左心室、右心室或双心室功能不全。据 47 个心脏移植中心报道，PGD 发生率为 7.4%~30%。

（2）原发性移植物功能衰竭（primary graft failure，PGF）：是一种综合征，在心脏移植术后早期，移植心脏无法满足受体的循环要求，表现在左心室充盈压足够的前提下出现低血压和低心排，术后即刻需要使用大剂量的正性肌力药物或机械辅助维持心脏功能。PGF 发生率在 10%~20%，前期研究表明，肾功能不全影响围手术期移植物功能。对于撤除体外循环困难或者术后心输出量不足的受者，ECMO 是最行之有效的机械辅助手段。时机是 ECMO 治疗成功的关键，术后早期 ECMO 应用非常重要，目前 ECMO 在 HT 术后早期的应用主要依据血流动力学指标及血管活性药物用量方面因素。

3. 感染　肺部感染是心脏移植术后常见并发症。移植术后 1 年，感染导致死亡约占 12%。病原体常为细菌及病毒，真菌少见。有中心报道，婴幼儿更易罹患更严重的慢性感染，免疫抑制治疗使受者更易感染，尤其是机会致病菌感染，因此需要保持免疫抑制治疗与抗感染治疗平衡。

4. 术后排斥反应　术后排斥反应破坏血流动力学稳定，影响长期存活率。心内膜活检是诊断排斥反应的金标准。排斥反应的诊断主要依据临床症状评估，包括易激怒、疲劳、心力衰竭、心律失常，心电图和超声心动图变化。免疫抑制方案采用环孢素＋钙调磷酸酶抑制药，鉴于环孢素 A 的不良反应，2009 年 6 月后采用他克莫司治疗。

5. 同种异体血管病变　移植血管病变年发生率在 5%~10%。心脏移植受体的预后在很大程度上取决于心脏同种异体血管病变（allograft vasculopathy，CAV）的发生与否。CAV 可以最早在术后 3 个月出现，血管造影提示移植术后 1 年发生率 20%，5 年发生率 40%~50%。CAV 是由于血管平滑肌细胞的内膜新生引起的。典型的病变表现为影响整个冠脉血管床的向心性缩窄，病变从心外膜向心肌内血管节段扩展，引起三级血管的逐渐变细和闭塞。大多数患者由于去神经并不会有心绞痛症状，CAV 的首发症状可能为心肌缺血或梗死、心力衰竭、室性心律失常或猝死。

6. 肾功能不全　在一项 70 000 例非肾脏移植的器官移植受体人群的大型注册研究中，慢性肾功能不全的 10 年发生率约为 16%。钙调神经磷酸酶抑制药相关的早期肾功能不全有许多可能的原因，包括钙调神经磷酸酶抑制药介导的肾前性血管收缩，内皮素 -1 的水平升高（强有力的内皮收缩剂），NO 生成减少，肾脏对血浆毒素水平改变的适应能力的变化。一旦早期肾功能不全发生，进展性肾衰竭似乎无法阻止。近期有一些评估钙调神经磷酸酶抑制药替代 m-TOR 抑制药西罗莫司或依维莫司对肾脏功能影响和排斥反应的临床试验正在进行。

7. 恶性肿瘤　有报道称，在 1 272 例心脏移植病例中发现各种肿瘤生长 66 例，约占 5%（66/1 272）。心脏和其他器官移植后最常见的恶性肿瘤是淋巴细胞增殖性淋巴瘤，好发部位为淋巴结，依次为小肠、肺脏和肝脏，与免疫抑制药的应用、免疫力降低有关。自从环孢素应用以后更常见，环孢素治疗组发生淋巴瘤的时间较早，平均不足 6 个月，所以免疫抑制药的用量应以控制患者不发生排斥反应的最低剂量为原则。移植后一旦发生恶性肿瘤，预后不良。

8. 三尖瓣关闭不全　除了右心衰竭和肺动脉阻力高的原因外，常见的原因是不正确的心内膜活检或多次心内膜活检造成的三尖瓣腱索、乳头肌断裂和三尖瓣叶穿孔。在植入心脏时受体的右心房和供心的右心房位置对合不正确或过度扭转，也可能是右心房吻合口瘢痕收缩以至三尖瓣口不在一个水平面，处于不自然的状态，久而久之关闭不全愈趋严重。

9. 移植后高血压　移植后早期数日内常出现头痛、恶心、呕吐等高血压症状，是由移植后心脏功能很快就好转，心输出量大量增加，而术前存在的周围血管阻力还未能及时降低所引起的。尤其当移植心脏大于受体体重所需要求时更多见。一般经过对症治疗后逐渐消退。后期的高血压常与环孢素有关。

四、术后管理

心脏移植受者在移植手术结束后即转运至重症监护室进行严密的术后监测，术后管理是影响心脏移植疗效的关键因素之一。受者术前大多心功能不良，肺动脉压力增高，病情危重复杂，而且移植心脏无神经支配，术中、术后使用大量免疫抑制药，因此较常规体外循环心脏手术的术后监护及处理，既有共性，也有其自身特点。

（一）心脏移植术后常规监测推荐

一般监测包括意识观察，瞳孔大小及对光反射，体温、皮肤、四肢末梢的温度、颜色、弹性及水肿情况，动脉搏动，肝脏的大小、质地及腹水，肢体活动，出凝血时间，心包纵隔及胸腔引流情况，胃液颜色，尿量及尿色，血电解质及酸碱，血乳酸，血糖，血常规，血清肝酶学、白蛋白及肌酐、尿素氮等，需严密监测这些体征及检测指标的变化。

1. 循环系统的监测　严密监测患者生命体征及血流动力学变化以维持循环稳定在移植术后尤为重要。心脏移植术后早期的主要循环监测指标包括患者的心率（律）、心音、肝脏大小变化、尿量、连续记录 12 导联心电图、有创动脉血压、肺动脉压、右心房压（RAP）或中心静脉压（CVP）、左心房或者肺动脉楔压（PCWP）、心输出量（CO）、床边心脏彩超等。

2. 呼吸系统的监测　移植受者因术前心功能差，肺部长期淤血，肺水肿，支气管黏膜纤毛运动减弱，局部抵抗力下降，术中体外循环时间偏长，术后服用免疫抑制药，常会并发肺部并发症。良好的呼吸功能可解决机体氧需求和氧供给的矛盾，是循环稳定的前提，因此呼吸系统的监测和管理十分重要。呼吸功能监测可分为通气量和力学监测、波形监测、通气功能监测、氧合功能监测及呼吸功监测等。

3. 排斥反应的监测

(1)心内膜心肌活检：心内膜心肌活检(EMB)是诊断心脏移植后排斥反应的金标准。第 1 次 EMB 一般在心脏移植术后 7~9d 完成。ISHLT 指南推荐在移植后前 6~12 个月定期行 EMB 监测排斥反应。

(2)AlloMap 基因诊断技术：AlloMap 基因诊断技术原理是从与移植物排斥反应相关的上万种基因的表达中筛选出高度特异性的 68 种基因,再通过临床反验证和分析,最后采用了 20 个基因的表达结果定型为 AlloMap 分析系统。在心脏移植术后 6 个月至 5 年间,对于低危受者,可适当采用此技术排除 2R 级及以上级别的急性细胞排斥反应。

(3)免疫学监测：对受者体内参与排斥反应的免疫细胞及某些免疫分子的变化进行检测,对判断是否会出现排斥反应和指导移植受者免疫治疗方案的制订有重要意义。

(4)免疫抑制药药物浓度监测：为了预防排斥反应的发生,心脏移植术后常规应用免疫抑制药。现一般采用以他克莫司或环孢素为基础的两联或三联免疫抑制方案。监测血中他克莫司谷值浓度(C_0),谷值测定为晨服药前半小时抽血送检。

(二) 心脏移植术后常规治疗和常规并发症处理

心脏移植术后管理除了要维持循环、呼吸及重要脏器功能的稳定,使供、受体相互适应,监测排斥反应和预防感染,更要帮助受者初步认识移植后的生活状态,进行心理及健康教育,为回归社会做准备。

1. 维持循环稳定　应用前述的循环系统监测手段后,根据监测结果适当使用血管活性药物,加强容量管理,优化心脏功能。主要包括术后血管活性药物使用,纠正心律失常治疗,容量管理,机械辅助支持循环,术后早期移植心脏右心功能不全的处理等。

2. 呼吸管理　回 ICU 后。给予心脏移植术后患者容量或压力控制呼吸机辅助呼吸,其应用原则基本上同常见心内直视手术后患者,但应考虑尽早拔除气管插管以减少肺部感染的风险。

3. 感染的预防及处理　移植术后大量免疫抑制药的使用,在避免受者发生排斥反应的同时,也使受者对病原微生物的抵抗力明显下降。感染是心脏移植受者的早期死亡的主要原因之一,因此术后监护工作中积极预防和早期治疗感染非常重要,且预防重于治疗,同时应注意合理使用免疫抑制药。

4. 抗感染治疗　术后感染的病原体种类较免疫功能正常的受者有所不同。移植术后 1 个月内感染病原体仍以细菌为主,注意与手术、重症监护相关的感染相鉴别。1 个月后,CMV 和真菌成为新的主要病原体。移植晚期需要重视条件致病菌,它们造成的严重感染有时会导致死亡。

5. 预防肾功能不全　急性肾功能不全是心脏移植术后常见的并发症。术后肾功能监测十分重要。

尿量是反映术后肾功能状态的重要指标,需注意监测。治疗需维持足够的尿量。若术前存在明确的肾功能不全或术后出现无尿、少尿或者血清肌酐在移植后 2~4h 快速上升时,可考虑早期血液透析,且延迟使用钙调磷酸酶抑制药(CNI)类抗排斥药物。

(三) 术后随访流程

心脏移植术后随访的目的是监测是否发生排斥反应和不良事件,受者管理的目标是增进其对疾病的认识,积极参与并实现部分自我管理,提高依从性并获得长期生存和较高的生活质量。本节主要摘自中华医学会器官移植学分会制定的中国心脏移植术后随访技术规范(2019 版)的主要内容。

1. 随访频率　移植中心应对心脏移植受者进行终身随访。随访频率应根据术后时间和临床表现决定。若受者恢复顺利,术后随访第 1 个月每 7~10 天 1 次;第 2 个月每 14 天 1 次;术后 2 年每个月 1 次;2 年后每 3~6 个月 1 次。如果出现免疫抑制药血药浓度不稳定、不良反应、感染和排斥反应等并发症,以及存在棘手的医学或社会心理异常等问题,随访频率应随之增加,除了常规门诊随访以外,每 1~2 年还应行进一步的临床评估。

2. 随访内容　随访项目：①完整的病史采集及体格检查;②血液、尿液检测;③心电图、超声心动图检查;④冠状动脉造影和血管内超声或冠状动脉 C T 检查(每 1~2 年 1 次);⑤各移植中心自行制定流程进行心内膜心肌活检;⑥根据检查结果分析并进行药物调整。

五、心脏移植的康复治疗

尽管心脏移植受者的生存率得到了显著提高,但现有文献均报道心脏移植受者的心脏功能水平异常。虽然在移植后大约 2 个月时患者的运动能力会迅速提高,许多患者可恢复正常活动且生存质量改善,但其运动功能仍然比正常低 30%~40%。限制移植后运动能力的因素包括心脏去神经支配导致的变时性功能不全、左心室和 / 或右心室收缩和 / 或舒张功能障碍、外周血管功能受损,以及骨骼肌排列紊乱。

1. 接受心脏康复训练的时机 现有证据支持在心脏移植后尽早安排患者接受门诊心脏康复训练。虽然关于心脏移植后接受心脏康复的最佳时机的现有资料有限,但有数据显示早期接受心脏康复计划有益。较早接受心脏康复训练可降低体脂含量、腰围和体重指数。其可降低受者因肥胖和糖尿病而在移植后接受内科治疗的风险。

2. 移植心脏康复方案 康复小组必须依靠临床判断和自感劳累分级量表(rating of perceived exertion,RPE),即 Borg 量表,来指导运动疗法。也可采用经验性工作负荷强度,只要随着时间的推移,强度逐渐增加。

理想情况下,适合接受心脏移植的患者在进入移植名单后及移植前应尽快开始训练。训练方案应包括有氧训练和阻力运动。心力衰竭患者可安全地进行有氧训练。对于状态稳定的门诊患者,各大指南均推荐在整个等候移植期间将运动作为药物治疗的辅助疗法。

移植后应立刻按顺序进行一系列训练。

(1)在拔除胸导管和起搏器导线之前,康复训练主要包括被动和主动活动度锻炼,同时进行诱发性肺活量训练以促进清除呼吸道黏液和分泌物。

(2)一旦患者可以离开床坐椅子,则可进行腿部抬高和骨盆带训练,这对于准备将重心由坐位转为站位很有用。

(3)一旦患者能够站立,则可开始步行,最初可在患者房间内进行,逐渐进展至在病房间的公共区域中。进行这些训练的前提是在该阶段患者正在接受遥测监控。应通过 RPE 持续评估运动强度,更常使用 RPE(Borg)量表。

(4)在出院前,如果没有发生同种异体移植排斥,患者可能能够通过固定式自行车测力计和 / 或跑步机进行锻炼。我们倾向于在出院前对患者进行心肺运动检测,以更好地制订门诊运动处方。

(5)出院后运动处方(移植后的运动处方)包括强度、持续时间、频率和加大训练力度。对于接受康复训练的患者,还应给予特定的运动方式,例如移植 6 周(胸骨切口愈合所需的时间)后进行阻力训练。

在完成初始的心脏康复方案后,应重复进行心肺运动试验,以便升级运动处方。应鼓励患者将锻炼和活动作为一种生活方式。应监督患者对体力活动的依从性,方法与监督患者对药物治疗的依从性相似。

六、心脏移植的远期预后

1. 移植术后结局 尽管长期存活的障碍仍在,但由于对受者与供者的仔细筛选、免疫抑制的进步以及对机会性感染的预防及治疗,几十年来移植受者的结局已经有所改善。然而,显著的生存改善在很大程度上局限于头 6~12 个月,第 1 年后的年死亡率无改善。死亡的主要原因包括移植物失功、机会性感染、急性同种异体移植物排斥反应、心脏同种异体移植物血管病(CAV)、淋巴瘤和其他恶性肿瘤。根据国际心肺移植协会(International Society for Heart and Lung Transplantation,ISHLT)登记中心每年发布的成人心脏移植报告的数据,原位心脏移植和再移植后成人的当前生存情况概述如下。

(1)首次心脏移植后的结局:在 20 世纪 80 年代早期,文献报道的移植后 1 年生存率几乎为 70%,中位生存期是 5.3 年。自那以后,患者生存情况稳步改善。一项登记报道发现,1982 年至 2013 年 6 月,成人和儿科心脏移植的中位生存期为 11 年。自 2002 年以来,心脏移植后的生存率与 20 世纪八九十年代执行的移植相比已有所改善,国际上移植后 1 年生存率接近 85%。显著改善局限于头 6~12 个月,之后的长期死亡率为每年 3.4%,很大程度上保持不变。鉴于受者的风险情况和供者年龄仍在增加,所以生存情况的改善可能不止于此。

(2)心脏再移植后的结局:鉴于有些因素会限制移植物的长期存活,所以心脏移植受者中一小部分经过高度筛选的患者(约占移植受者的 3%)被认为适宜行再移植。自 1982 年以来,世界范围内的心脏再移植率一直保持稳定,占成人心脏移植手术量的 2%~4%。再移植的结局比首次心脏移植差,1 年和 10 生存率分别为 70% 和 38%。

2. 影响心脏移植患者预后的危险因素

(1)影响首次心脏移植患者预后的危险因素:受者方面,术前需机械辅助循环支持或透析进行终末器官支持、既往输注血制品或者近期发生需要静脉给予抗生素的感染、先天性心脏病史、心脏瓣膜病史、行再次移植的患者、移植前血清肌酐水平和总胆红素水平高、受者年龄特定区段(与生存率之间呈曲线或 U 形关系,18~29 岁和 60~69 岁及 ≥ 70 岁的受者生存率比 30~59 岁的患者更差)、术前临床情况不稳定均为增加死亡率的危险因素。术后患者出现急性排异反应、移植心脏冠状动脉血管病变以及急慢性移植物功能衰竭是影响心脏移植患者近期及远期生存率的主要因素。

供者方面,供者年龄大(呈线性关系)和供心缺血时间延长(曲线关系,缺血超过 200min 时风险增加)都与受者的 1 年死亡率增加有关。若供者存在高血压且合并左心室肥大或供者心电图显示左心室肥大,则受者的短期结局变差。相比需要其他机械循环支持以过渡到移植的患者,需要 ECMO 支持的患者的生存情况要差得多。

此外,移植术后出现高血压、高脂血症、糖尿病和肾功能不全都可见于相当一部分心脏移植受者。这些因素均影响患者的预后。

(2)影响心脏再移植患者预后的危险因素:再移植后的预后与两个重要变量相关:移植物失功而再移植的原因,以及首次与二次心脏移植之间的间隔。因 CAV 而再移植的患者其预后最好,因原发性移植物失功而再移植的患者其预后最差,后者主要是由于再移植后第 1 年内的死亡率非常高。移植间隔时间不足 2 年的患者,其生存率低于移植间隔时间更长的患者(60% vs. 75%)。

七、小结

对于很多最佳药物治疗后仍有症状的终末期心力衰竭患者,心脏移植是首选治疗。心脏移植从患者筛选到围手术期管理,再到术后康复及随访治疗,需要心脏外科、心脏内科、重症监护科、感染科、康复科、精神卫生科、肾内科、肿瘤科等多科室协作,共同参与患者的治疗及管理,因此难治性心力衰竭患者有心脏移植意愿的可转诊至有心脏移植资质,且有多学科合作团队的综合性医院诊治。目前心脏移植后的中位生存时间是 11 年,在当今现代医学的时代,随着心脏移植术水平的不断提高和应用的不断推广,手术的成功率和近、远期存活率在不断提高,已成为大型医疗中心晚期心力衰竭的一种重要的非药物治疗方法。

(杨 莹)

参考文献

[1] HUNT S A, ABRAHAM W T, CHIN M H, et al. 2009 focused update incorporated into the ACC/AHA 2005 Guidelines for the Diagnosis and Management of Heart Failure in Adults: a report of the American College of Cardiology Foundation/ American Heart Association Task Force on Practice Guidelines: developed in collaboration with the International Society for Heart and Lung Transplantation [J]. Circulation, 2009, 119 (14): e391-e479.

［ 2 ］ MCMURRAY J J, ADAMOPOULOS S, ANKER S D, et al. ESC Guidelines for the diagnosis and treatment of acute and chronic heart failure 2012: The Task Force for the Diagnosis and Treatment of Acute and Chronic Heart Failure 2012 of the European Society of Cardiology. Developed in collaboration with the Heart Failure Association (HFA) of the ESC [J]. Eur Heart J, 2012, 33 (14): 1787-1847.

［ 3 ］ ARNOLD J M, LIU P, DEMERS C, et al. Canadian Cardiovascular Society consensus conference recommendations on heart failure 2006: diagnosis and management [J]. Can J Cardiol, 2006, 22 (1): 23-45.

［ 4 ］ LINDENFELD J, ALBERT N M, BOEHMER J P, et al. HFSA 2010 comprehensive heart failure practice guideline [J]. J Card Fail, 2010, 16 (6): e1-e194.

［ 5 ］ 中华医学会器官移植学分会. 中国心脏移植供心获取与保护技术规范 (2019 版)[J]. 中华移植杂志 (电子版), 2019, 13 (1): 8-10.

［ 6 ］ 中华医学会器官移植学分会. 中国心脏移植术操作规范 (2019 版)[J]. 中华移植杂志 (电子版), 2019, 13 (1): 11-14.

［ 7 ］ 张健. 心脏移植的适应证 [J]. 心肌病与心力衰竭, 2019: 38-45.

［ 8 ］ CHUNG J C, TSAI P R, CHOU N K, et al. Extracorporeal membrane oxygenation bridge to adult heart transplantation [J]. Clin Transplant, 2010, 24 (3): 375-380.

［ 9 ］ JASSERON C, LEBRETON G, CANTRELLE C, et al. Impact of heart transplantation on survival in patients on venoarterial extracorporeal membrane oxygenation at listing in France [J]. Transplantation, 2016, 100 (9): 1979-1987.

［ 10 ］ MARASCO S F, LO C, MURPHY D, et al. Extracorporeal life support bridge to ventricular assist device: the double bridge strategy [J]. Artif Organs, 2016, 40 (1): 100-106.

［ 11 ］ VANDERLAAN R D, MANLHIOT C, CONWAY J, et al. Perioperative factors associated with in-hospital mortality or retransplantation in pediatric heart transplant recipients [J]. J Thorac Cardiovasc Surg, 2014, 148 (1): 282-289.

［ 12 ］ KANE D A, THIAGARAJAN R R, WYPIJ D, et al. Rapid-response extracorporeal membrane oxygenation to support cardiopulmonary resuscitation in children with cardiac disease [J]. Circulation, 2010, 122 (11 Suppl): S241-S248.

［ 13 ］ KELLY R B, HARRISON R E. Outcome predictors of pediatric extracorporeal cardiopulmonary resuscitation [J]. Pediatr Cardiol, 2010, 31 (5): 626-633.

［ 14 ］ DIPCHAND A I, KIRK R, EDWARDS L B, et al. The registry of the International Society for Heart and Lung Transplantation: Sixteenth Official Pediatric Heart Transplantation Report—2013; focus theme: age [J]. J Heart Lung Transplant, 2013, 32 (10): 979-988.

［ 15 ］ KULIKOWSKA A, BOSLAUGH S E, HUDDLESTON C B, et al. Infectious, malignant, and autoimmune complications in pediatric heart transplant recipients [J]. J Pediatr, 2008, 152 (5): 671-677.

［ 16 ］ GOSSETT J G, CANTER C E, ZHENG J, et al. Decline in rejection in the first year after pediatric cardiac transplantation: a multi-institutional study [J]. J Heart Lung Transplant, 2010, 29 (6): 625-632.

［ 17 ］ RUSSO M J, CHEN J M, HONG K N, et al. Survival after heart transplantation is not diminished among recipients with uncomplicated diabetes mellitus: an analysis of the United Network of Organ Sharing database [J]. Circulation, 2006, 114 (21): 2280-2287.

［ 18 ］ SCHMAUSS D, WEIS M. Cardiac allograft vasculopathy: recent developments [J]. Circulation, 2008, 117 (16): 2131-2141.

［ 19 ］ LONZE B E, WARREN D S, STEWART Z A, et al. Kidney transplantation in previous heart or lung recipients [J]. Am J Transplant, 2009, 9 (3): 578-585.

［ 20 ］ GONZÁLEZ-VÍLCHEZ F, de PRADA J A, EXPOSITO V, et al. Avoidance of calcineurin inhibitors with use of proliferation signal inhibitors in de novo heart transplantation with renal failure [J]. J Heart Lung Transplant, 2008, 27 (10): 1135-1141.

［ 21 ］ 中华医学会器官移植学分会. 中国心脏移植术后随访技术规范 (2019 版)[J]. 中华移植杂志 (电子版), 2019, 13 (1): 24-27.

［ 22 ］ OSADA N, CHAITMAN B R, DONOHUE T J, et al. Long-term cardiopulmonary exercise performance after heart transplantation [J]. Am J Cardiol, 1997, 79 (4): 451-456.

［ 23 ］ DEGRE S G, NISET G L, De SMET J M, et al. Cardiorespiratory response to early exercise testing after orthotopic cardiac transplantation [J]. Am J Cardiol, 1987, 60 (10): 926-928.

［ 24 ］ DAIDA H, SQUIRES R W, ALLISON T G, et al. Sequential assessment of exercise tolerance in heart transplantation compared with coronary artery bypass surgery after phase Ⅱ cardiac rehabilitation [J]. Am J Cardiol, 1996, 77 (9): 696-700.

［25］ MARZOLINI S, GRACE S L, BROOKS D, et al. Time-to-referral, use, and efficacy of cardiac rehabilitation after heart transplantation [J]. Transplantation, 2015, 99 (3): 594-601.

［26］ GIANNUZZI P, TEMPORELLI P L, TAVAZZI L, et al. EAMI—exercise training in anterior myocardial infarction: an ongoing multicenter randomized study. Preliminary results on left ventricular function and remodeling. The EAMI Study Group [J]. Chest, 1992, 101 (5 Suppl): 315S-321S.

［27］ GIANNUZZI P, TAVAZZI L, TEMPORELLI P L, et al. Long-term physical training and left ventricular remodeling after anterior myocardial infarction: results of the Exercise in Anterior Myocardial Infarction (EAMI) trial. EAMI Study Group [J]. 1993, 22 (7): 1821-9.

［28］ PIÑA I L, APSTEIN C S, BALADY G J, et al. Exercise and heart failure: A statement from the American Heart Association Committee on exercise, rehabilitation, and prevention [J]. Circulation, 2003, 107 (8): 1210-1225.

［29］ O'CONNOR C M, WHELLAN D J, LEE K L, et al. Efficacy and safety of exercise training in patients with chronic heart failure: HF-ACTION randomized controlled trial [J]. JAMA, 2009, 301 (14): 1439-1450.

［30］ WHELLAN D J, O'CONNOR C M, PINA I. Training trials in heart failure: time to exercise restraint [J]. Am Heart J, 2004, 147 (2): 190-192.

［31］ BALADY G J, WILLIAMS M A, ADES P A, et al. Core components of cardiac rehabilitation/secondary prevention programs: 2007 update: a scientific statement from the American Heart Association Exercise, Cardiac Rehabilitation, and Prevention Committee, the Council on Clinical Cardiology; the Councils on Cardiovascular Nursing, Epidemiology and Prevention, and Nutrition, Physical Activity, and Metabolism; and the American Association of Cardiovascular and Pulmonary Rehabilitation [J]. Circulation, 2007, 115 (20): 2675-2682.

［32］ BALADY G J, ADES P A, BITTNER V A, et al. Referral, enrollment, and delivery of cardiac rehabilitation/secondary prevention programs at clinical centers and beyond: a presidential advisory from the American Heart Association [J]. Circulation, 2011, 124 (25): 2951-2960.

［33］ STEHLIK J, EDWARDS L B, KUCHERYAVAYA A Y, et al. The Registry of the International Society for Heart and Lung Transplantation: Twenty-eighth Adult Heart Transplant Report—2011 [J]. J Heart Lung Transplant, 2011, 30 (10): 1078-1094.

［34］ LUND L H, EDWARDS L B, KUCHERYAVAYA A Y, et al. The registry of the International Society for Heart and Lung Transplantation: thirty-first official adult heart transplant report—2014; focus theme: retransplantation [J]. J Heart Lung Transplant, 2014, 33 (10): 996-1008.

［35］ BARGE-CABALLERO E, SEGOVIA-CUBERO J, ALMENAR-BONET L, et al. Preoperative INTERMACS profiles determine postoperative outcomes in critically ill patients undergoing emergency heart transplantation: analysis of the Spanish National Heart Transplant Registry [J]. Circ Heart Fail, 2013, 6 (4): 763-772.

［36］ GROETZNER J, KACZMAREK I, MUELLER M, et al. Freedom from graft vessel disease in heart and combined heart-and kidney-transplanted patients treated with tacrolimus-based immunosuppression [J]. J Heart Lung Transplant, 2005, 24 (11): 1787-1792.

课 后 习 题

单项选择题

1. 以下不是心脏移植的绝对禁忌证的是（　　）。
   A. 严重固定性肺高压　　　　　　　　　B. 当前患恶性肿瘤
   C. 活动性感染　　　　　　　　　　　　D. 高龄

2. 心脏移植后早期（第 1 年内）死亡的主要原因不包括（　　）。
   A. 原发性移植物失功能
   B. 感染
   C. 心脏同种异体移植物血管病（CAV）
   D. 排斥反应

3. 心脏移植术后 30d 内死亡的最常见原因是（ 　　 ）。

    A. MODS
    B. 移植物功能衰竭

    C. 脓毒血症占 10%
    D. 感染

4. 对于晚期心力衰竭、优化药物治疗包括使用 β 受体阻滞药后日常活动仍严重受限且接受心脏康复训练后多次测量峰值耗氧量（VO_2）均小于等于多少我们推荐转诊行心脏移植？（ 　　 ）

    A. ≤ 10~12ml/（kg·min）
    B. ≤ 12~14ml/（kg·min）

    C. ≤ 14~16ml/（kg·min）
    D. ≤ 16~18ml/（kg·min）

5. 心脏移植术后维持性免疫抑制方案最常用的两种药物是（ 　　 ）。

    A. 环孢素和他克莫司
    B. 环孢素和吗替麦考酚酯

    C. 西罗莫司和替麦考酚酯
    D. 他克莫司和麦考酚钠

答案：

1. D；2. C；3. A；4. A；5. A。

第六节　肺动脉高压

学习目标

1. 了解肺动脉高压的定义及诊断方法。
2. 了解肺动脉高压的药物及手术治疗方式。

一、概念

肺动脉高压（pulmonary hypertension，PH）系指肺动脉压力异常升高，其原因可为心力衰竭、肺实质病变、肺血管病变、血栓栓塞、药物使用、病毒感染、免疫性疾病等多种综合因素，最终引发肺小动脉重构，导致肺血管阻力增加的一类恶性血管疾病。疾病早期较为隐匿，诊断相对困难，治疗手段有限，预后较差。其中特发性肺动脉高压（IPAH）是肺动脉高压的一种，特指没有任何原因（包括遗传、病毒、药物）而发生的肺动脉高压。

肺动脉高压的诊断标准：在海平面状态下，静息时右心导管检查肺动脉收缩压>30mmHg（1mmHg=0.133kPa）和 / 或肺动脉平均压>25mmHg，或者运动时肺动脉平均压>30mmHg。

肺动脉高压患者肺动脉可发生结构重建，其严重程度和预后有一定相关性。肺动脉及微细肺动脉的主要病理改变是中膜肥厚、弹性肺动脉扩张及内膜粥样硬化。肺血管内皮损伤是关键的危险因素，其中内皮的损伤包括内皮功能障碍、凝血功能异常、血管收缩或舒张因子失衡，如内皮素、一氧化氮（NO）等可导致炎症反应，从而导致肺血管收缩、血管平滑肌细胞增殖、血栓形成并加剧血管损伤。

二、辅助检查

1. 心电图　肺动脉高压患者的心电图表现缺乏特异性，其中包括电轴右偏、I 导联出现 S 波、右心室高电压以及右胸前导联出现 ST-T 波改变，有助于提示肺动脉高压。

2. 胸部 X 线检查　肺动脉高压患者胸部 X 线检查可能有肺动脉段凸出及右下肺动脉扩张，伴有外周肺血管稀疏，称为截断现象，以及右心扩大。

3. 超声心动图　超声心动图是肺动脉高压患者最主要的无创检查手段。超声心动图检查的右心房大小、左心室舒张末期内径等是评估病情严重程度、治疗疗效和预后的重要指标,所以超声心动图在肺动脉高压病因诊断中具有重要价值。

4. 肺部 CT、肺灌注扫描　肺部 CT、肺灌注扫描是诊断肺栓塞、肺血管畸形等肺血管疾病重要的无创检查手段,另外也是鉴别特发性肺动脉高压的重要方法(图 5-6-1)。

5. 右心导管检查　右心导管检查是诊断肺动脉高压的金标准,也是为疾病制定诊疗方案的重要依据。对病情相对稳定、WHO 肺动脉高压功能分级在 Ⅰ ～ Ⅲ 级以及没有明确禁忌证的患者,应积极进行右心导管检查。右心导管检查时的项目包括:右心房压、右心室压、肺动脉压(收缩压、舒张压和平均压)、肺毛细血管楔压、肺血管阻力、心输出量、体循环压和体循环阻力及各部位的氧饱和度等。

6. 肺动脉造影　肺动脉造影是诊断肺动脉栓塞及肺血管炎的金标准,在肺动脉高压诊断和分类中具有重要价值。肺动脉造影显示的肺血管末端的血液充盈情况对于判断患者肺动脉高压是否与小动脉闭塞相关具有重要临床实用价值。

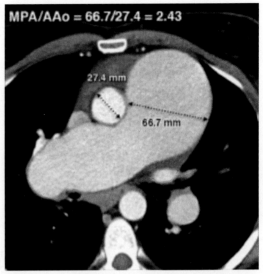

图 5-6-1　一例特发性肺动脉高压女性患者的肺部 CT,提示肺主动脉扩张以及肺主动脉/升主动脉比值增大

三、诊断

肺动脉高压最常见的症状为劳力性呼吸困难,其他常见症状包括心绞痛、晕厥、头晕、易疲劳等。在患者具有肺动脉高压的典型症状时,首先需要提高医师对肺动脉高压的诊断意识,判断以及评估患者是否存在肺高压的危险因素;并完善常规检查,如心电图、超声心动图、肺 CTA、右心导管检查等,对肺动脉高压明确诊断。

四、治疗

(一) 传统治疗

利尿药的使用应十分谨慎,在短期改善患者症状之后,应逐渐减量并停用,因右心室的充盈压对维持足够心输出量非常关键。使用华法林时应将部分凝血酶原活动度的国际标准比值(INR)控制在 1.8~2.5,以预防肺血管血栓形成。

针对患者能否使用钙通道阻滞药(CCBs)的选择上,我们需要做急性肺血管反应试验,若为阳性,则提示小肺动脉痉挛;如果试验阴性,则提示血管重塑是主要病理基础,若使用 CCBs,则可能导致体循环血压下降、肺动脉压力升高、心力衰竭加重、诱发肺水肿等危险。服用 CCBs 时应该完善 24h 动态心电图,评估患者的基础心率,基础心率较慢的患者选择二氢吡啶类;基础心率较快的患者选择非二氢吡啶类药物,如地尔硫䓬。

(二) 靶向治疗

对急性肺血管扩张试验结果阴性,病情稳定的肺动脉高压患者,可建议采用前列环素类药物、内皮素受体拮抗药、磷酸二酯酶 -5 抑制药等新型血管扩张药进行靶向治疗或联合治疗。

目前国内可以使用的靶向治疗药物有波生坦、西地那非和万他维等。

1. 内皮素受体阻滞药　波生坦是非选择性内皮素受体阻滞药,目前国内外大量的研究报道已经证实,波生坦可以明确治疗特发性肺动脉高压、先心病相关肺动脉高压、慢性血栓栓塞性肺动脉高压、结缔

表 5-7-7　心内恶性原发肿瘤的特征及治疗

发病率	特征	并发症	治疗
肉瘤 罕见	多数发生在右心房(80%)或心包,可出现持续性心脏杂音、心力衰竭、心脏压塞、腔静脉阻塞	循环障碍,心力衰竭	姑息疗法(病程进展迅速)
几乎所有的心脏恶性肿瘤都是肉瘤 影响:男性>女性(65%~75%)	横纹肌肉瘤 发生于小于20岁的患者 可发生于任何一个心腔 可能是多心腔累及	心律失常 死亡	手术切除 放疗 化疗

表 5-7-8　心外良性原发性肿瘤的特征及治疗

发病率	特征	并发症	治疗
胸腺瘤	出现在心包内,但不是来自心脏组织	引起心脏压塞	手术切除
畸胎瘤 通常发生在婴儿	肿瘤一般有蒂附着于主动脉或肺动脉根部,多生长于心包,极少出现在心肌内或心腔内 位于前纵隔(90%)或后纵隔	通常无症状	有症状的手术切除 如果引起心脏压塞,可能需要紧急心包穿刺术

（邱福宇　杨　莹）

参考文献

［1］BURKE A, TAVORA F. The 2015 WHO Classification of tumors of the heart and pericardium [J]. J Thorac Oncol, 2016, 11 (4): 441-452.

［2］LAM K Y, DICKENS P, CHAN A C. Tumors of the heart. A 20-year experience with a review of 12, 485 consecutive autopsies [J]. Arch Pathol Lab Med, 1993, 117 (10): 1027-1031.

［3］MOLINA J E, EDWARDS J E, WARD H B. Primary cardiac tumors: experience at the University of Minnesota [J]. Thorac Cardiovasc Surg, 1990, 38 (Suppl 2): 183-191.

［4］TAZELAAR H D, LOCKE T J, MCGREGOR C G. Pathology of surgically excised primary cardiac tumors [J]. Mayo Clin Proc, 1992, 67 (10): 957-965.

［5］LARRIEU A J, JAMIESON W R, TYERS G F, et al. Primary cardiac tumors: experience with 25 cases [J]. J Thorac Cardiovasc Surg, 1982, 83 (3): 339-348.

［6］MO R, MI L, ZHOU Q, et al. Outcomes of surgical treatment in 115 patients with primary cardiac tumours: a 15-year experience at a single institution [J]. J Thorac Dis, 2017, 9 (9): 2935-2941.

［7］MALESZEWSKI J J, ANAVEKAR N S, MOYNIHAN T J, et al. Pathology, imaging, and treatment of cardiac tumours [J]. Nat Rev Cardiol, 2017, 14 (9): 536-549.

［8］李敏, 郭晨, 吕永会, 等. 常见心脏肿瘤的诊疗思路 [J]. 心血管病学进展, 2019, 40 (1): 100-103.

［9］BUSSANI R, DE-GIORGIO F, ABBATE A, et al. Cardiac metastases [J]. J Clin Pathol, 2007, 60 (1): 27-34.

［10］AL-MAMGANI A, BAARTMAN L, BAAIJENS M, et al. Cardiac metastases [J]. Int J Clin Oncol, 2008, 13 (4): 369-372.

［11］VANDER SALM T J. Unusual primary tumors of the heart [J]. Semin Thorac Cardiovasc Surg, 2000, 12 (2): 89-100.

［12］ELBARDISSI A W, DEARANI J A, DALY R C, et al. Embolic potential of cardiac tumors and outcome after resection: a case-control study [J]. Stroke, 2009, 40 (1): 156-162.

［13］REYNOLDS T. The Echocardiographer's pocket reference [M]. 3rd ed. Phoenix: School of Cardiac Ultrasound, Arizona Heart Institute, 2007.

［14］KUHL H P, HANRATH P. The impact of transesophageal echocardiography on daily clinical practice [J]. Eur J Echocardiogr, 2004, 5 (6): 455-468.

[15] ZANOBINI M, DELLO RUSSO A, SACCOCCI M, et al. Endomyocardial biopsy guided by intracardiac echocardiography as a key step in intracardiac mass diagnosis [J]. BMC Cardiovasc Disord, 2018, 18 (1): 15.

[16] FATHALA A, ABOUZIED M, ALSUGAIR A A. Cardiac and pericardial tumors: A potential application of positron emission tomography-magnetic resonance imaging [J]. World J Cardiol, 2017, 9 (7): 600-608.

[17] HUDZIK B, MISZALSKI-JAMKA K, GLOWACKI J, et al. Malignant tumors of the heart [J]. Cancer Epidemiol, 2015, 39 (5): 665-672.

[18] PARASKEVAIDIS I A, MICHALAKEAS C A, PAPADOPOULOS C H, et al. Cardiac tumors [J]. ISRN Oncol, 2011, 2011: 208929.

[19] YIN L, YU S S, WU H L, et al. An atypical right atrial myxoma with spontaneous rupture [J]. Int Heart J, 2016, 57 (2): 262-264.

[20] KAYANÇIÇEK H, KHALIL E, KESKIN G, et al. Ten years'clinical experience of cardiac myxoma: diagnosis, treatment, and clinical outcomes [J]. Anatol J Cardiol, 2018, 19 (2): 157-158.

[21] SARRAJ A, GONZALEZ A R, CALLE VALDA C M, et al. Cryotherapy in benign heart tumors [J]. Am J Cardiova Thorac Surg, 2016, 1 (1): 1-2.

[22] 艾凤英, 王大新, 耿铜, 等. 原发性心脏肿瘤研究进展 [J]. 中华全科医学, 2018, 16 (11): 1890-1893.

[23] 李林林, 郭宏伟, 魏柯, 等. 心脏脂肪瘤的临床特征及外科治疗结果 [J]. 实用老年医学, 2019, 33 (1): 33-35.

[24] 张桃桃, 张华, 张娇娇, 等. 心脏乳头状弹力纤维瘤 2 例临床病理观察 [J]. 诊断病理学杂志, 2019, 26 (1): 19-21.

[25] GENGENBACH S, RIDKER P M. Left ventricular hemangioma in Kasabach-Merritt syndrome [J]. Am Heart J, 1991, 121 (1 Pt 1): 202-203.

[26] RESTREPO C S, VARGAS D, OCAZIONEZ D, et al. Primary pericardial tumors [J]. Radiographics, 2013, 33 (6): 1613-1630.

课 后 习 题

单项选择题

1. 心脏最常见的原发性肿瘤是( )。
   A. 纤维瘤　　　　B. 心脏乳头样弹性纤维瘤　　　　C. 肉瘤
   D. 间皮瘤　　　　E. 黏液瘤

2. 心脏黏液瘤最常见的临床表现是( )。
   A. 晕厥　　　　B. 水肿　　　　　　　　C. 乏力不适等全身症状
   D. 栓塞　　　　E. 心律失常

答案:

1. E。

解析:黏液瘤是最常见的原发性心脏肿瘤,占原发性肿瘤的 30%~50%。

2. C。

解析:黏液瘤最常见的症状是乏力不适、体重减轻、低热和隐痛等全身症状。

第八节　难治性终末期(D 期)心力衰竭

　　大多数 HFrEF 患者对有循证医学依据的药物或非药物治疗均有良好的反应。然而,有部分患者即便予以合理的药物及器械治疗后,患者的症状仍无明显改善。美国心脏病学会基金会(American College of Cardiology Foundation, ACCF)/美国心脏协会(American Heart Association, AHA)的指南中,将根据指南最佳内科治疗后仍有严重症状的慢性 HF 患者归为 D 期心力衰竭(heart failure, HF)。

一、难治性心力衰竭的评估

疑似晚期 HF 患者的评估方法包括询问病史、体格检查和诊断性试验,这有助于确定 HF 的严重程度并排除引起难治性症状的其他病因。建议通过以下方法来诊断和评估晚期 HF。

1. 病史采集和体格检查　评估晚期 HF 患者的症状和体征。

2. 实验室检查　①血液检查,如血清电解质(尤其是血钠浓度)、全血细胞计数(complete blood count, CBC)、肾功能(如 BUN 和血清肌酐)、甲状腺功能检测、血清白蛋白、肝功能检测(血清胆红素和血清转氨酶水平)、血清 BNP 或 NT-proBNP 水平。②胸部 X 线片,评估肺水肿并排除呼吸困难的其他潜在原因。③经胸超声心动图检查,评估左、右心室及瓣膜功能的动态变化,这些变化可能引起症状加重。④运动试验,包括 6min 步行试验和/或心肺运动试验。⑤右心导管检查,该检查也有助于确诊晚期 HF,但是否施行该检查取决于患者是否适合接受晚期疗法以及患者的治疗目标。

3. 评估可逆病因和促发因素　难治性心力衰竭的潜在可逆病因包括缺血性心脏病、重度瓣膜狭窄或关闭不全、心包疾病(如缩窄性心包炎)和可逆性心肌病(如应激性心肌病)。促发因素包括重度贫血、甲状腺疾病和睡眠呼吸暂停。

二、难治性心力衰竭的治疗

在确诊终末期心力衰竭之前,应对所有可能有关情况予以明确,并确保所有有适应证的治疗方案均已尝试。难治性 HFrEF 患者的专门治疗策略包括静脉给予血管扩张药和正性肌力治疗、超滤、机械循环支持、包括心脏移植在内的手术,以及姑息治疗。

(一) 优化循证治疗

疑似难治性 HFrEF 治疗的第一步是确认所有一般情况管理(容量和钠管理,活动管理,康复管理)和常规循证策略(包括药物治疗和装置治疗,如心脏再同步治疗和植入型心律转复除颤器)都是最佳,并且可促进病情的相关疾病已得到诊治。

(二) 特定难治性心力衰竭症状的治疗方法

1. 难治性容量超负荷　如果初始静脉用袢利尿药的疗效不佳,则第一步是优化袢利尿药给药方案。例如,利尿药剂量加倍直至出现利尿作用或到最大推荐剂量;加用另一种利尿药,增强袢利尿药的效果;可选静脉用氯噻嗪、口服美托拉宗或盐皮质激素受体阻滞药(例如螺内酯或依普利酮)或联合使用托伐普坦治疗。改变利尿药给药方法,如静脉注射联合持续静脉滴注。静脉持续和多次应用可避免因为袢浓度下降引起的钠水重吸收。应用增加肾血流的药物,如小剂量多巴胺或重组人利钠肽,改善利尿效果和肾功能,提高肾灌注,该方法目前指南推荐级别不高(Ⅱb 类推荐,B 级证据)。纠正低血压、低氧血症、代谢性酸中毒、低钠血症、低蛋白血症、感染等,尤其注意纠正低血容量。

若以上积极利尿治疗方案后仍存在明显容量超负荷,可考虑进行超滤治疗。体外超滤直接从血浆抽出水和电解质,形成与血浆晶体渗透压相等的超滤液,而各种利尿药均产生低张尿,尿钠浓度低于血浆。因此,排出等量的体液时超滤的排钠量更多,排钠作用优于利尿药。同时超滤能够根据患者液体潴留程度,可控地清除过剩的体液,是纠正水钠潴留的有效方法。特别是近 10 年来超滤技术的进步,为临床提供了更好的治疗工具,显示了良好的临床应用前景,已成为慢性心力衰竭利尿药治疗的重要补充或替代。主要适用于心力衰竭伴利尿药抵抗或利尿药缓解淤血症状效果不满意的患者;心力衰竭伴明显液体潴留的患者;以及因近期液体负荷明显增加,导致心力衰竭症状加重的患者。图 5-8-1 为超滤工作原理示意图。

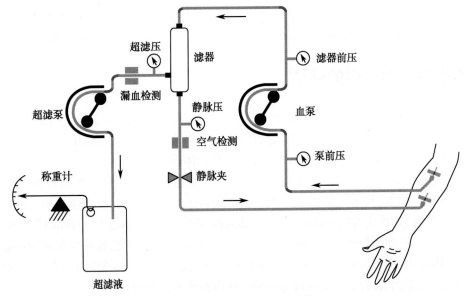

图 5-8-1　超滤工作原理示意图

2. 低心输出量的治疗方法

(1) 对于低心输出量伴灌注不足证据(例如四肢发冷、脉压窄、尿量低、意识模糊)的难治性 HFrEF 患者,治疗包括血管扩张药,正性肌力药和血管加压药物,这些方法作为姑息疗法短期治疗,以缓解症状。血管扩张药主要包括硝酸甘油、硝普钠和奈西立肽。奈西立肽与硝普钠一样,可均衡扩张动脉和静脉。对于无明显低血压或心源性休克的患者,如果常规治疗后仍有症状,尝试用奈西立肽替代其他血管扩张药(硝酸甘油或硝普钠)可能有帮助。正性肌力药治疗只对心肌收缩力下降的患者有潜在价值。射血分数正常的心力衰竭不需要正性肌力支持。正性肌力药物的使用详见本章第三节。难治性心力衰竭合并显著低血压的患者中,血管加压药治疗可暂时作为维持体循环血压和终末器官灌注的措施,但要以增加后负荷和降低心输出量为代价。血管加压药应该仅用于优化充盈压且酌情使用正性肌力药后仍持续存在低血压伴其所致终末器官低灌注症状或证据的患者。在特定的患者,有创监测有助于评估充盈压和全身血管阻力。血管加压药包括去甲肾上腺素、大剂量多巴胺[>5μg/(kg·min)]和血管升压素。

(2) 如果最佳药物治疗和装置治疗(包括心脏再同步治疗)后仍存在难治性 HFrEF,应评估其是否适合机械循环支持用作心脏移植的过渡治疗或作为不适合心脏移植患者的目标(或永久)治疗。

机械循环支持的装置可分为短期和长期两大类。短期机械循环支持装置包括主动脉内球囊反搏(intra-aortic balloon pump,IABP)、经皮循环辅助装置(如 Tandem Heart、Impella)和体外膜肺氧合(extracorporeal membrane oxygenation,ECMO)。长期机械循环支持装置包括左心室辅助装置(left ventricular assist device,LVAD)和双心室支持装置(例如全人工心脏)。

IABP 主要用于急性心肌梗死、严重心肌缺血以及急性重症心肌炎导致的血流动力学障碍引起的顽固性心力衰竭。支持 IABP 用于其他原因引起的难治性心力衰竭的证据很少。IABP 能够简便、快速地植入,最便宜,适合短期使用。然而,其只能提供很小的血流动力学支持,因而存在局限性。对于药物治疗无效的急性心力衰竭或心源性休克患者,可短期(数天至数周)应用机械循环辅助治疗,包括经皮心室辅助装置和体外膜肺氧合装置(extracorporeal membrane oxygenation,ECMO)。经皮心室辅助装置(例如 Impella、Tandem Heart)是持续血流泵,其提供的血流动力学支持比 IABP 更大。Impella 是一种导管内的微型轴流泵,横跨主动脉瓣,将血液从左心室泵入主动脉。Tandem Heart 是一种经皮由左心房至主动脉辅助装置,是带旋转叶轮的离心泵,将一根静脉导管穿过房间隔插入左心房,并将一根动脉导管插入髂股动脉系统。美国 FDA 批准该装置用于 6h 的支持,而欧洲委员会批准其用于长达 30d 的支持。静脉-动脉体外膜肺氧合(veno-arterial extracorporeal membrane oxygenation,VA ECMO)是一种心肺支持系统,除了帮助血液向前流动外,还使用人工膜肺从静脉血中去除二氧化碳并加入氧。VA ECMO 最常用于心源性休克时需要心脏和肺支持的患者。ECMO 系统提供的支持可长达 30d。

长期机械循环支持装置可用于等待心脏移植前的过渡治疗和部分严重心力衰竭患者的永久替代治疗（最终治疗）。植入的绝大多数长期机械循环支持装置是 LVAD。在罕见情况下，等待心脏移植的患者可使用双心室辅助装置或全人工心脏进行双心室支持。其他所有药物疗法治疗失败的重度 HF 患者可置入持久 LVAD。

（3）心脏移植推荐于某些难治性终末期心力衰竭患者。心脏移植的适应证和禁忌证详见本章第五节。

三、姑息治疗和临终关怀

姑息治疗适用于经积极的药物和非药物治疗后仍有严重的心力衰竭症状导致生活质量长期低下和反复住院治疗的患者；失去了机械循环辅助支持和心脏移植机会的患者；心源性恶病质的患者；临床判断已接近生命终点的患者。终末期心力衰竭管理的重点是最大限度地减轻患者痛苦和呼吸困难，利尿药对缓解症状十分重要，应持续至生命末期。应加强人文关怀，关注患者需求。还应考虑适时停用部分药物或关闭 ICD 功能，考虑恰当的复苏处理。

（杨　莹）

参考文献

［1］YANCY C W, JESSUP M, BOZKURT B, et al. 2013 ACCF/AHA guideline for the management of heart failure: a report of the American College of Cardiology Foundation/American Heart Association Task Force on Practice Guidelines [J]. J Am Coll Cardiol, 2013, 62 (16): e147-e239.

［2］中华医学会心血管病学分会心力衰竭学组, 中国医师协会心力衰竭专业委员会, 中华心血管病杂志编辑委员会. 中国心力衰竭诊断和治疗指南 2018 [J]. 中华心血管病杂志, 2018, 46 (10): 760-789.

［3］BOURGE R C, TALLAJ J A. Ultrafiltration: a new approach toward mechanical diuresis in heart failure [J]. J Am Coll Cardiol, 2005, 46 (11): 2052-2053.

［4］JASKI B E, HA J, DENYS B G, et al. Peripherally inserted veno-venous ultrafiltration for rapid treatment of volume over-loaded patients [J]. J Card Fail, 2003, 9 (3): 227-231.

［5］LIANG K V, HINIKER A R, WILLIAMS A W, et al. Use of a novel ultrafiltration device as a treatment strategy for diuretic resistant, refractory heart failure: initial clinical experience in a single center [J]. J Card Fail, 2006, 12 (9): 707-714.

［6］心力衰竭超滤治疗专家组. 心力衰竭超滤治疗建议 [J]. 中华心血管病杂志, 2016, 44 (6): 477-482.

［7］BAYLISS J, NORELL M, CANEPA-ANSON R, et al. Untreated heart failure: clinical and neuroendocrine effects of introducing diuretics [J]. Br Heart J, 1987, 57 (1): 17-22.

［8］THIELE H, ZEYMER U, NEUMANN F J, et al. Intraaortic balloon support for myocardial infarction with cardiogenic shock [J]. N Engl J Med, 2012, 367 (14): 1287-1296.

［9］DANDEL M, KNOSALLA C, HETZER R. Contribution of ventricular assist devices to the recovery of failing hearts: a review and the Berlin Heart Center Experience [J]. Eur J Heart Fail, 2014, 16 (3): 248-263.

［10］FELDMAN D, PAMBOUKIAN S V, TEUTEBERG J J, et al. The 2013 International Society for Heart and Lung Transplantation Guidelines for mechanical circulatory support: executive summary [J]. J Heart Lung Transplant, 2013, 32 (2): 157-187.

［11］MCILVENNAN C K, MAGID K H, AMBARDEKAR A V, et al. Clinical outcomes after continuous-flow left ventricular assist device: a systematic review [J]. Circ Heart Fail, 2014, 7 (6): 1003-1013.

［12］LEVIN A P, JARAMILLO N, GARAN A R, et al. Outcomes of contemporary mechanical circulatory support device configurations in patients with severe biventricular failure [J]. J Thorac Cardiovasc Surg, 2016, 151 (2): 530-535. e2.

课后习题

单项选择题

1. 以下哪项不是难治性心力衰竭的治疗策略？（   ）
   A. 静脉给予血管扩张药和正性肌力药物治疗严重固定性肺高压
   B. 超滤治疗
   C. β受体阻滞药治疗
   D. 机械循环支持

2. 超滤治疗不适用于（   ）。
   A. 心力衰竭伴利尿药抵抗或利尿药缓解淤血症状效果不满意的患者
   B. 心力衰竭伴明显液体潴留的患者
   C. 因近期液体负荷明显增加,导致心力衰竭症状加重的患者
   D. 因严重肾功能不全少尿引起重度水肿患者

3. 以下哪些属于长期机械循环支持？（   ）
   A. IABP   B. Impella   C. ECMO   D. LVAD

多项选择题

4. 血管加压药主要包括（   ）。
   A. 去甲肾上腺素   B. 异丙肾上腺素
   C. 大剂量多巴胺   D. 血管升压素

5. 以下哪些是难治性心力衰竭的一般情况管理？（   ）
   A. 容量和钠管理   B. 活动管理
   C. 康复管理   D. 机械装置使用管理

答案：
1. C；2. D；3. D；4. ACD；5. ABC。

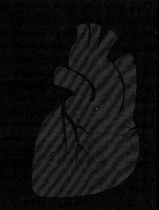

第六章
心律失常与心脏电生理

第一节　抗心律失常药

学 习 目 标

1. 了解抗心律失常药的机制和分类。
2. 了解抗心律失常药的临床作用。

心肌细胞以规律、协调的方式产生电活动和传播，并触发有组织的心肌收缩。当电活动的起源部位、心率、心搏节律以及冲动传导等任一项异常，便可扰乱正常的心脏节律，引起心律失常。常见的系统性诱因包括电解质异常（低钾、低镁）、低氧、激素水平异常（如甲状腺功能亢进）、药物和毒性物质（乙醇和咖啡因）等。

有的心律失常无症状、无害，无须治疗，但有的心律失常如室上性或室性心动过速可产生临床症状，影响正常生活，甚至猝死，需要积极、有效的治疗。除了针对系统性诱因治疗以外，心律失常的治疗包括药物治疗和非药物治疗两大策略。随着心脏电生理和起搏技术的飞速发展，非药物治疗包括导管消融、植入型除颤仪、起搏器等，越来越多的患者从中获益；而 CAST、SWORD 等临床研究结果的公布提示，抗心律失常药在器质性心脏病中的使用价值一度受到人们的质疑，但也因此更加重视抗心律失常药治疗的指征和风险/获益比，药物治疗仍有不可代替的作用，在心律失常的急诊处理、长期治疗中，抗心律失常药治疗仍是一线方案。

心律失常的病理生理机制主要为折返、自律性升高与后除极。所以心律失常的药物主要从消除折返、降低自律性、消除后除极这三方面着手。目前的药物分类仍基于辛格 - 威廉姆斯（Singh-Vaughan Williams）分类（图 6-1-1）。1970 年由布拉马 -N- 辛格在牛津大学博士候选人期间提出。辛格在离开牛津大学之后，在迈尔斯·沃恩·威廉姆斯的实验室完成该分类，此后该分类法一直是抗心律失常药的主流分类法。

一、Ⅰ类——钠通道阻滞药

Ⅰ类抗心律失常药药物最明显的不良作用是致心律失常作用，所有Ⅰ类药物都可使室性心动过速恶化，同时也倾向于抑制心室收缩力。Ⅰ类药物的这些不良作用更可能发生在有结构性心脏疾病的患者中，因此对这类患者，一般不推荐用Ⅰ类药物。

（一）Ⅰa类
减慢心率，抑制 0 相钠内流，部分阻断钾离子，延长动作电位时限，延长不应期。

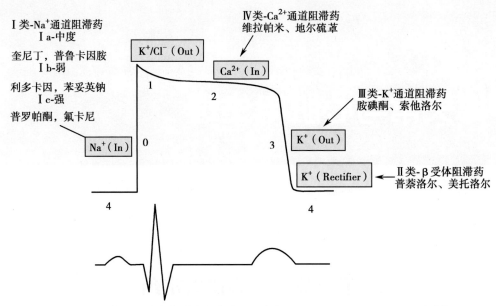

图 6-1-1 抗心律失常药对动作电位的影响（Singh-Vaughan Williams 分类）

代表药物：

1. 奎尼丁 是最早应用的抗心律失常药。

作用：抑制 Na$^+$ 通道，降低心房肌、心室肌和浦肯野纤维的自律性，抑制以心房、心室肌传导，对窦房结、房室结的影响较小，延长不应期；具有抗胆碱作用，可降低迷走神经的张力；降低心肌收缩力。

常用剂量：0.2~0.3g，3~4 次 /d。

特点：瞬时外向钾电流（Ito 电流）的过强是 Brugada 综合征患者的根本机制，奎尼丁兼有 Na$^+$ 通道阻滞及 I$_{to}$ 阻滞作用，因而成为治疗 Brugada 综合征的有效药物。但该药安全范围小，用量个体差异大，不良反应较多。

不良反应：金鸡纳反应，如头晕、耳鸣；胃肠道反应，如恶心、呕吐、腹泻；变态反应，如皮疹、发热、血小板减少等；心血管反应，如引起心电图 QT 间期延长，T 波倒置。QRS 波增宽，可出现尖端扭转型室性心动过速、心室颤动（室颤），甚至猝死。

2. 普鲁卡因胺

作用：具有局部麻醉作用，其抗心律失常作用和临床应用基本与奎尼丁相似。

常用剂量：一次 0.1g 缓慢静注 5 分钟，必要时每隔 5~10 分钟重复一次，总量不得超过 10~15mg/kg；或者 10~15mg/kg 静脉滴注 1 小时，然后以每小时 1.5~2mg/kg 维持。

特点：对迷走神经作用较弱；降压作用更为明显；对房性心律失常作用弱于奎尼丁，对室性心律失常与奎尼丁相似。目前仅用于危及生命的持续性室性心动过速，以及利多卡因无效而又不宜电转复律的室性心动过速。

不良反应：延长 QT 间期；促心律失常作用；长期使用可引起抗核抗体效价升高，甚至出现狼疮样综合征等不良反应。用药期间若心室率明显下降，或出现发热、寒战、皮疹、胸腔或心包积液等，应立即停药。

（二）Ⅰb 类

不减慢心率，轻度抑制 0 相钠内流，不直接阻断钾通道，缩短动作电位时限，缩短复极时间。

代表药物：

1. 利多卡因

作用：同属于中效酰胺类局部麻醉药，对短动作电位时限的心房肌无效，仅适用于室性心律失常。

常用剂量：可按 1~1.5mg/kg 作为首次负荷量静脉注射 2~3min，必要时每 5min 重复 1~2 次，用负荷量后，以 1~4mg/min 的滴速静脉滴注。

不良反应:如静脉滴注速度过快,可出现嗜睡、头痛、视物模糊、感觉异常、肌肉抽搐、惊厥、呼吸停止。剂量过大时,引起血压下降、窦性停搏、房室传导阻滞。肝功能衰竭患者慎用。

2. 美西律

作用:不延长除极和复极,可用于 QT 间期延长的室性心律失常。用于慢性室性快速心律失常包括室性期前收缩以及室速。

常用剂量:临床一般为口服制剂,口服 1 次 50~200mg,400~600mg/d,或每 6~8h 一次。以后可酌情减量维持。

不良反应:静脉用药不良反应发生率高于口服,可出现窦性心动过缓或窦性停搏、室内传导阻滞、胃肠道反应等不良反应;神经系统反应,可见头晕、嗜睡、感觉异常等。

3. 苯妥英钠

作用:抑制心室肌和浦肯野纤维的动作电位时限,治疗量加速房室与室内传导,大剂量减慢传导;抑制交感神经兴奋性;主要用于三环类抗抑郁药过量时心脏传导障碍和洋地黄中毒所致的室性及室上性心律失常;因能稳定脑细胞膜的功能及增加脑内抑制性神经递质 5- 羟色胺(5-HT)和 γ- 氨基丁酸(GABA)的作用,能防止异常放电的传播而同时具有抗癫痫的作用。

常用剂量:口服 100~300mg/d,分 1~3 次服用;静脉注射:中止心律失常 100mg/ 次,10~15min 后可重复至心律失常中止或出现不良反应,总量不超过 500mg/d。

不良反应:行为改变、笨拙或步态不稳,思维混乱,发音不清,手抖,神经质或烦躁易怒,停药一般能消失。其他如牙龈肥厚、出血、面容粗糙,毛发增生。用药过量可出现视物模糊或复视等。久用骤停可使癫痫加剧或诱发癫痫持续状态。

(三) I c 类

减慢心率,强烈抑制 0 相钠内流,不直接阻断钾通道,对复极时间影响小,轻度延长动作电位时限。

代表药物:

1. 普罗帕酮

作用:主要作用于快 Na^+ 通道,抑制快 Na^+ 内流,大剂量亦能抑制慢 Ca^{2+} 通道,具有膜稳定作用,能缩短浦肯野纤维的有效不应期。主要用于预防和治疗室性和室上性异位搏动,室性或室上性心动过速、预激综合征、电复律后室颤发作等。

常用剂量:口服治疗量 300~900mg/d,分 4~6 次服用;维持量 300~600mg/d,分 2~4 次服用。静脉给药适用于治疗阵发性室性心动过速及室上性心动过速,1~1.5mg/kg 或 70mg 加入 5% 葡萄糖注射液中稀释,于 10min 内缓慢静脉注射,必要时 10~20min 重复 1 次,总量不超过 210mg。

不良反应:不良反应较少,以下情况应禁用:窦房结功能障碍;二度或三度房室传导阻滞,双束支传导阻滞(除非已有起搏器);心源性休克。

注意事项:普罗帕酮单次大剂量或过多维持量均有中毒可能,引起从恶心、呕吐到癫痫发作、昏迷、呼吸抑制和心血管衰竭伴多种心电图改变,包括窦性心动过缓、窦性停搏、心房颤动、PR 间期延长、室内传导异常、室性心动过速和心搏骤停。除洗胃和支持治疗外,有文献报道,患者在出现心电图 QRS 时限延长且怀疑普罗帕酮中毒后使用 5% 碳酸氢钠试验治疗,可协助缩短 QRS 时限和改善血流动力学。

2. 氟卡尼

作用:延长 QRS 及 H-V 间期,轻度延长 QT 间期。可减慢房室旁路的传导。可终止预激综合征引起的心动过速。

常用剂量:每次 50~100mg,每日 2 次,根据病情可逐渐增量,最大剂量不超过每日 600mg。静脉注射 1~2mg/kg,稀释后 5min 注入,15min 后重复 0.5~1mg/kg。

不良反应:临床治疗窗较窄,大剂量可导致视力障碍,治疗期间可出现 QRS 波显著延长;负性肌力作用明显,心力衰竭患者慎用。

二、Ⅱ类——β 受体阻滞药

机制：抑制 β 肾上腺素能受体，减慢舒张期自动除极，抑制心肌细胞自律性，缩短动作电位时限，减慢传导、减慢心率和减慢房室传导速度，降低交感神经效应。同时还具有降低血压、改善心肌缺血、改善心脏功能和左心室射血分数的作用，因此在心血管治疗中占有重要地位。

该类药物能提高心室颤动的阈值和降低 β 受体兴奋剂所致的室性心律失常，用于心房颤动、心房扑动患者的心室率控制，以及治疗窦性心动过速、室上性心动过速等。

β 受体分为三类：$β_1$ 受体主要分布于心肌，激动引起心率和心肌收缩力增加；$β_2$ 受体存在于支气管和血管平滑肌，激动引起支气管扩张、血管舒张等；$β_3$ 受体主要存在于脂肪细胞，激动引起脂肪分解。这些效应均可被 β 受体阻滞药所阻断和拮抗。

代表药物：

（一）非选择性 β 受体阻滞药

同时阻断 $β_1$ 和 $β_2$ 受体。

普萘洛尔：非选择性竞争性地抑制肾上腺素 β 受体的作用，使心脏的收缩力与收缩速度下降，减慢传导系统的传导速度，使心脏对运动或应激的反应减弱。

主要适用于：高血压；心绞痛（如劳力性心绞痛）；心律失常，如室上性快速心律失常、室性心律失常，特别是与儿茶酚胺有关及洋地黄控制不佳的房扑、房颤的心室率控制；肥厚型心肌病，可降低流出道压差，减轻心绞痛、心悸与晕厥等症状；嗜铬细胞瘤，联合 α 受体阻滞药用于控制心动过速；甲状腺功能亢进症，控制心率过快及甲状腺危象；作为心肌梗死的二级预防。

禁忌证：支气管哮喘；心源性休克；二、三度房室传导阻滞；重度或急性心力衰竭；窦性心动过缓；对本品过敏。

（二）选择性 $β_1$ 受体阻滞药

对 $β_2$ 受体影响小或几乎无影响。

1. 阿替洛尔（又名氨酰心安） 为选择性 $β_1$ 受体阻滞药。对血管及支气管平滑肌的 $β_2$ 受体抑制较弱。无内源性抑制交感神经活性，半衰期 6~9h。

适用于心动过速合并高血压的患者。

可影响胎儿血流动力学状态而导致妊娠早期胎儿宫内发育受限，因此妊娠期不推荐选用。

2. 美托洛尔 对 $β_1$ 受体有选择性阻断作用，对 $β_2$ 受体阻断作用很弱。无内在拟交感活性和膜稳定作用，半衰期 3~4h，具有亲脂性，主要经肝脏代谢。能通过血 - 脑脊液屏障，脑脊液中的浓度约为血浓度的 70%。

目前主要应用于轻、中度原发性高血压，劳力性心绞痛、心肌梗死后的Ⅱ级预防、心律失常等。静脉注射对心律失常，特别是室上性心律失常也有效。

禁忌证：严重的窦性心动过缓，二、三度房室传导阻滞，低血压，中重度心力衰竭，支气管哮喘。

3. 比索洛尔 高选择性 $β_1$ 肾上腺能受体阻滞药，在治疗剂量范围内，没有明显的膜稳定作用或内在拟交感作用。对 $β_1$ 受体的选择性是阿替洛尔的 4 倍。半衰期是 9~12h，大约 50% 的剂量在尿中以原形排出，其余的以无活性的代谢物排泄。

禁忌证同美托洛尔。

4. 艾司洛尔 为超短效、高选择性的 $β_1$ 受体阻滞药，减慢心率，降低收缩压，起效速度快，作用时间短，5min 后达最大效应，主要适用于围手术期出现的心动过速，如快速室上性心律失常，如房颤、房扑或窦性心动过速等，负荷量为 0.5mg/（kg·min），继以 0.05mg/（kg·min）静脉滴注维持。

使用本药前先稀释，尽量通过大静脉给药，避免小静脉给药。

（三）阻断 $α_1$ 和 β 受体

卡维地洛：卡维地洛是一种有多种作用的神经体液拮抗剂，具备非选择性的 β 受体阻滞、α 受体阻滞和抗氧化特性。通过选择性地阻滞 α_1 肾上腺能受体而扩张血管,通过血管扩张作用减少外周阻力和通过 β 受体阻滞抑制肾素 - 血管紧张素 - 醛固酮系统,降低血浆肾素活性,没有内在拟交感活性,具有膜稳定特性。

卡维地洛片口服后很快被吸收,大约 1h 可达到最大血清浓度,半衰期 6~10h,主要通过胆道由粪便排出,少部分以代谢产物形式经肾脏排出。

目前主要用于高血压治疗,以及有症状的充血性心力衰竭,以降低死亡率和心血管事件。

三、Ⅲ类——钾通道阻滞药

可延长心肌细胞动作电位时限,通过延迟复极时间延长动作电位从而延长不应期和 QT 间期,终止各种微折返,能有效地防颤、抗颤。此类药物以阻滞 I_K 为主,偶可增加 I_{Na},使动作电位时间延长。

代表药物:

(一)胺碘酮

胺碘酮属于多通道阻滞药,可表现出 Ⅰ ~ Ⅳ 类所有抗心律失常药的药理作用。包括轻度阻滞钠通道,阻滞钾通道(同时抑制快、慢成分的延迟整流钾电流 I_{ks}、I_{kr},抑制作用呈心率依赖性,同时延长心房、心室的动作电位时限,延长 QT 间期,但基本不诱发 TdP),阻滞 L 型钙通道(抑制早期后除极和延迟后除极),非竞争性阻断 α/β 受体(扩张冠状动脉,增加血流量,减少心肌氧耗),有类似 β 受体阻滞药的抗心律失常作用,但作用较弱,因此可与 β 受体阻滞药合用。

胺碘酮吸收慢,半衰期长,口服起效和清除较慢,长期口服治疗后半衰期可达 60d,但静脉使用后半衰期很短。个体差异大,生物利用度为 30%~50%,血药浓度和剂量线性相关。具有高度脂溶性,广泛分布于肝、肺、脂肪、皮肤等组织,主要通过肝脏代谢,几乎不经肾脏排除,可用于肾功能减退的患者而无须调整剂量。

胺碘酮与一些药物有相互作用,使用时需注意。胺碘酮可使地高辛浓度升高;延迟华法林的代谢,与华法林合用时需增加 INR 的监测;由于在 P 糖蛋白水平的竞争,胺碘酮使达比加群的血药浓度增加 12%~60%。

胺碘酮有广泛的抗心律失常作用,抑制窦房结和房室交界区的自律性,减慢心房、房室结和房室旁路的传导,延长心房、心室肌的动作电位时限和有效不应期,临床上应用于各种房性和室性心律失常。特别是能适用于冠心病以及心力衰竭合并心律失常的患者。

1. 胺碘酮的不良反应及处理

(1)甲状腺功能障碍:发生率较高,为 1%~22%。甲状腺功能减退症(甲减)和甲状腺功能亢进症(甲亢)的比例为 3∶1。其临床症状可能被掩盖,较为隐匿。一般最常见且最早出现的改变是促甲状腺素(TSH)增高。

发生机制:大量碘使甲状腺激素水平明显改变,抑制 T3、T4 合成释放;分子结构相似,干扰甲状腺功能。

治疗:①甲状腺功能异常:甲状腺功能改变不是停药指征,可不停药,不治疗;②伴轻度症状:减药;③明显症状且甲状腺功能异常:停药;④严重者,加其他积极治疗,甲减者使用甲状腺素片,甲亢者给予甲巯咪唑、激素等。

(2)肺纤维化:与长期大剂量用药有关,近年来明显减少。日服量 ≥600mg,服用 0.5~1 年者,有可能出现肺纤维化。其机制与磷脂沉着、变态反应相关。停药后大部分可逆,少数不可逆;激素治疗有争议。

(3)心脏不良反应:心动过缓发生率为 1%~3%,尖端扭转型室性心动过速(TdP)发生率低于 0.5%,还可出现低血压。临床表现包括心悸、血流动力学不稳定、头晕、黑矇,甚至猝死。

治疗措施包括减药、停药、其他药物治疗、电转复、补钾、补镁等。

(4)药物相互作用:胺碘酮主要经 CYP450 3A4 代谢,与其他通过该途径代谢的药物合用时应特别注意,必要时减量使用,例如地高辛、氢氯噻嗪、地尔硫䓬、维拉帕米、硝苯地平、氨氯地平、尼莫地平、卡维地洛、比索洛尔、氯吡格雷、阿托伐他汀等。

（5）部分患者合并睡眠障碍。

注：本品不宜与盐水配伍，一般与糖水配伍；静脉使用胺碘酮有继发静脉炎的可能，尽量使用大静脉或中心静脉，或者降低胺碘酮的配伍浓度；低血压患者慎用；合并低钾血症有继发恶性心律失常的可能。

使用胺碘酮后需监测心电图 QT 间期、血钾和肝功能。若甲状腺基线功能正常，建议第一次甲状腺功能的复查安排在用药后 3~6 个月。

2. 适应证和注意事项　鉴于胺碘酮在心律失常药物治疗中的重要地位，2019 年 4 月，我国发布了《胺碘酮规范应用专家建议》，强调了胺碘酮的适应证和注意事项。

（1）心房颤动的复律治疗：2016 年 ESC 房颤处理指南中，对于缺血性和 / 或结构性心脏病患者，推荐胺碘酮用于房颤复律（Ⅰ类推荐，A 级证据）；为增加电复律成功率并预防房颤复发，应考虑使用胺碘酮、氟卡尼、伊布利特或普罗帕酮进行预治疗（Ⅱa 类推荐，B 级证据）。

2014 年 ACC 房颤指南中，口服胺碘酮是房颤药物复律的一种合理选择（Ⅱa 类推荐，B 级证据）。

2017 年 ESC ST 段抬高心肌梗死治疗指南中，在不稳定的近期房颤发作患者中，静脉注射胺碘酮可用于促进电复律成功和 / 或降低电复律后房颤早期复发的风险（Ⅰ类推荐，C 级证据）。

（2）室性心律失常的治疗：2015 年 AHA 心肺复苏及心血管急救指南中，对于心肺复苏、电除颤或血管活性药物难以纠正的室颤 / 无脉性室性心动过速患者，可推荐使用胺碘酮（Ⅱb 类推荐，B 级证据）。

2017 年 ESC ST 段抬高心肌梗死治疗指南中，推荐静脉注射胺碘酮治疗复发性多形性室性心动过速（Ⅰ类推荐，C 级证据）；静脉注射胺碘酮应考虑用于血流动力学不稳定反复电复律的复发性室性心动过速（Ⅰa 类推荐，C 级证据）。

规范同时指出，器质性心脏病患者猝死的一级和二级预防均应首选植入型心律转复除颤器（ICD），这部分患者用胺碘酮可减少 ICD 放电。

对于非持续性心律失常，胺碘酮等抗心律失常药一般不应作为首选用药，此类患者常合并严重器质性心脏病，需要用 β 受体阻滞药，对心功能不全者 β 受体阻滞药仍需剂量达标。如果首先使用胺碘酮，可能出现心动过缓，而影响 β 受体阻滞药的剂量调整，在器质性心脏病或心力衰竭标准治疗已到位，还有非持续性室性心律失常且有症状时，才考虑使用胺碘酮。

对于室性期前收缩，特别是在轻症或没有器质性心脏病的患者，一般不应使用胺碘酮治疗。从缓解症状角度，使用 β 受体阻滞药，短期使用其他抗心律失常药可能有效。

（二）索他洛尔

2019 年 9 月，中国生物医学工程学会心律分会心律失常药物工作委员会组织国内专家制定了《索他洛尔的临床应用专家共识》。索他洛尔兼有 Ⅱ 类及 Ⅲ 类抗心律失常药的特性，适应证广，长期用药安全性良好。可一线用于预防心房颤动（左心室功能正常且无结构性心脏病，或伴有冠心病和左心室肥厚的心房颤动患者）复发，对于室性心律失常、房性期前收缩、房性心动过速也有较好疗效，也可用于植入型心律转复除颤器（ICD）术后的长期辅助治疗。

索他洛尔口服剂量由 40~80mg，每日 2 次起始，逐步加量至 160mg，每日 2 次；在用药最初 3d，需监测 QT 间期。肾功能不全患者服药间隔时间需要根据肌酐清除率（Ccr）调整。使用时应该避免和延长 QT 间期的其他药物联合使用。

1. 室上性心律失常

（1）心房颤动：

1）对左心室功能正常且无结构性心脏病的心房颤动患者，推荐索他洛尔维持窦性心律，预防心房颤动复发（Ⅰ类推荐，A 级证据）。

2）对伴有冠心病、瓣膜性心脏病和左心室肥厚，需要长期节律控制的心房颤动患者，亦推荐使用索他洛尔预防心房颤动复发（Ⅰ类推荐，A 级证据）。

3）对于心脏术后存在心房颤动风险的患者，可以使用索他洛尔预防心房颤动发作（Ⅱa 类推荐，B 级证据）。

4）对心房颤动电复律失败或早期复发的病例，可以考虑在择期复律前给予索他洛尔（Ⅱb 类推荐，

C 级证据)。

5) 对合并心脏收缩功能不全的心房颤动患者，不推荐使用索他洛尔（Ⅲ类推荐，A 级证据）。

（2）房性期前收缩、房性心动过速、阵发性室上性心动过速：

1) 静脉给予索他洛尔可以考虑用于终止阵发性室上性心动过速（Ⅱb 类推荐，C 级证据）。

2) 对于症状明显且其他药物治疗无效的房性期前收缩，可以考虑口服索他洛尔（Ⅱb 类推荐，C 级证据）。

2. 室性心律失常

（1）对于植入 ICD 后有频繁室速或室颤发作的患者，推荐索他洛尔作为辅助治疗，减少 ICD 放电（Ⅰ类推荐，B 级证据）。

（2）对于心脏结构和心功能正常的症状性室性期前收缩、非持续性室速患者，足量 β 受体阻滞药或非二氢吡啶类钙通道阻滞药效果不佳，可改用索他洛尔（Ⅱa 类推荐，C 级证据）。

（3）对于心功能正常，合并结构性心脏病的症状性室性期前收缩、非持续性室速患者，可以使用索他洛尔治疗（Ⅱa 类推荐，C 级证据）。

（4）对于缺血或非缺血性心肌病患者，可以使用索他洛尔预防室速复发（Ⅱa 类推荐，C 级证据）。

（5）对于致心律失常性右心室心肌病合并室性心律失常的患者，可以使用索他洛尔（Ⅱa 类推荐，B 级证据）。

（6）对于不宜使用 ICD 或胺碘酮治疗的室性心律失常患者，可以考虑使用索他洛尔（Ⅱb 类推荐，C 级证据）。

（7）对于心肺复苏过程中难治性室颤患者，不推荐使用索他洛尔（Ⅲ类推荐，B 级证据）。

（三）伊布利特

伊布利特为一种新型的Ⅲ类抗心律失常药，属于 I_{kr} 阻滞药，促进平台期缓慢钠内流和钙内流。静脉给药，82% 经尿液排出，18% 从粪便排出，肝功能受损时药物清除可能减少。对血流动力学影响不大。在有效性与安全性方面有双重性，一方面，可有效抗心律失常；另一方面，延长 QT 间期，特别是中层 M 心肌细胞复极时间明显延长，跨室壁的复极离散度增大，从而引发 TdP。

根据《伊布利特临床应用中国专家共识（2010）》，其适应证：

1. 充分的循证医学证据证实，伊布利特能有效地转复新发生的房扑或房颤，房扑转复率 54%~87%，房颤的转复率 31%~77%。推荐其为无器质性心脏病患者房扑或房颤药物复律的一线药物。

2. 伊布利特对房扑或房颤转复治疗的疗效优于普鲁卡因胺、普罗帕酮、索他洛尔，同时也能避免这些药物引发的低血压。伊布利特对房扑的转复率明显高于胺碘酮，在房颤复律方面两者疗效相当。

3. 伊布利特可作为房颤直流电转复前的辅导用药，预先应用能有效地提高电转复的成功率和预防复律后房颤的早期复发。对于直接电复律或其他药物不能转复的房颤或房扑，可以尝试伊布利特转复治疗；仍未成功时，可继续在伊布利特的有效期间内进行再次电复律，可提高电转复率，降低复发率。

4. 对于心脏外科术后发生的房颤或房扑，伊布利特可作为药物复律治疗的首选药物。

5. 对血流动力学稳定、经旁路前传的房颤患者，可用伊布利特复律。

6. 伊布利特在老年患者（≥65 岁）应用有较好的安全性。

7. 伊布利特可有效转复心力衰竭患者伴发的房颤或房扑，但同时应密切监测室性心律失常的发生。

8. 伊布利特可用于起搏植入术中或术后新发生的房颤或房扑的治疗。

9. 伊布利特可用于心导管术中新发生的房颤或房扑的治疗，以及房颤导管消融术中或术后房颤的复律治疗。

10. 伊布利特可试用于单形性房性心动过速、阵发性室上性心动过速、房颤消融术后房性心动过速的治疗。

常用剂量：体重>60kg 的患者，用 0.9% 氯化钠将 1.0mg 的伊布利特稀释至 20ml 后持续 10min 缓慢匀速静脉注射；体重<60kg 患者，维持以 0.01mg/kg 的用量持续 10min 缓慢匀速静脉注射，心律失常停止后立即停药。若心律失常仍然存在，在间隔 10min 或以上时再给予相同剂量静脉注射一次。

禁忌证：①药物过敏史；②多形性室速病史；③未植入起搏器的病态窦房结综合征，二度或二度以上的房室传导阻滞；④ QTc 间期>440ms。

伊布利特引发 TdP 的处理：多数 TdP 发生在静脉注射伊布利特 45min 内，因此，用药过程中经治医师需在床旁密切观察 45min 以上，少数 TdP 发生在给药 2h 后，故心电监护需持续 4h 以上，除颤器应处于备用状态。

短阵发作的 TdP 除立即停药外，还应及时静脉给予硫酸镁或补钾，一旦发生持续性 TdP 或室颤时，应立即行直流电复律。

(四) 决奈达隆

决奈达隆主要为胺碘酮的衍生物，具有与胺碘酮相似的电生理作用，决奈达隆亦为多通道抑制药，对钠、钾、钙离子通道和 β 受体等均有阻滞作用。决奈达隆缺少胺碘酮的碘自由基，不会产生甲状腺、肺、肝、皮肤的不良反应。

近期研究结果显示，决奈达隆预防房颤复发疗效适中，不如胺碘酮，还增加永久房颤的不良事件；ANDROMEDA 研究将决奈达隆用于新发或未完全控制的不稳定心力衰竭患者（NYHA 分级，Ⅲ~Ⅳ级），预期随访 2 年，结果在首例患者入组 7 个月后，该研究便因决奈达隆组死亡率明显高于安慰剂组而提前终止。ATHENA 试验将决奈达隆预后改善作用的研究人群限定在 NYHA Ⅳ级之外的房颤和房扑患者，在平均随访(21±5)个月后，决奈达隆组和安慰剂组主要终点发生率分别为 31.9% 和 39.4%（$HR=0.76, P<0.001$）；全因死亡率分别为 5.0% 和 6.0%（$HR=0.84, P=0.18$）；心血管死亡率分别为 2.7% 和 3.9%（$HR=0.71, P=0.03$）。因此，决奈达隆成为第一个经临床研究证实能够改善心血管终点事件的抗心律失常药。指南推荐决奈达隆可以用于阵发性和持续性房颤或房扑患者维持窦性节律，推荐用量为 400mg、2 次 /d；不宜用于 NYHA Ⅲ~Ⅳ级患者，或前 4 周内有失代偿性心衰的房颤患者或永久性房颤患者；应用决奈达隆期间应关注心率、QT 间期和肝功能。

四、Ⅳ类——钙通道阻滞药

主要通过阻滞慢钙通道，减少 Ca^{2+} 内流而使窦房结的兴奋性下降，房室结传导性下降，不应期延长，有一定的负性肌力作用。

代表药物：

1. 维拉帕米

适应证：轻、中度高血压；各种类型心绞痛，包括稳定及不稳定心绞痛，以及冠状动脉痉挛所致的如变异型心绞痛；房性期前收缩或阵发性室上性心动过速，以及分支型室速；肥厚型心肌病。

常用剂量：口服 240~320mg/d，分 3~4 次服用。静脉注射，一般起始剂量为 5~10mg，如无效，则在首剂 15~30min 后再给药 5~10mg。一日总量不超过 50~100mg。

静脉注射速度不宜过快，否则有心脏停搏的风险，必须在持续心电监测和血压监测下，缓慢静脉注射至少 2min。病态窦房结综合征、二度或三度房室传导阻滞患者禁用；禁用于预激合并房颤以及严重心力衰竭或低血压患者。

2. 地尔硫䓬 为非二氢吡啶类钙通道阻滞药，作用于 L 型钙通道，扩张冠状动脉，抑制心脏收缩力，降低心肌耗氧量，抑制窦房结和房室结。临床上应用于轻、中度高血压，改善冠心病患者的心肌缺血，改善冠状动脉痉挛及治疗变异型心绞痛；以及心房颤动时心室率的控制。

常用剂量：静脉给药可用于控制心房颤动的心室率，即初量 10mg 或 0.15~0.25mg/kg。在 3min 内缓慢注射，15min 后可重复，也可按 5~15μg/(kg·min)的速度静脉滴注。

但经过半个世纪的发展，按照经典分类法，很多抗心律失常药已经不能被归类。如，临床长期用于治疗心律失常的洋地黄、阿托品、异丙肾上腺素和腺苷等，极有应用前景的抑制窦房结频率的伊伐布雷定等。在过去的 50 年，人们加深了对心律失常机制的认识，尤其是离子电流的生物分子基础，如：膜离子通道亚基和细胞内离子转运调控蛋白的发现，并明确了它们的功能，为认识已有药物的药学机制和研发新药提供了新靶点。2018 年 10 月，来自牛津大学、北京大学和剑桥大学的几位学者通过总结抗心律失常药 50 年来的进展,通过汇总目前临床和研究领域心脏电生理的药物靶点,如特异性离子通道、离子转运蛋白、离子泵、细胞内调节蛋白等,根据临床应用和在研药物数据,提出了抗心律失常药的现代分类系统。这一工作发表于国际心血管学术期刊《循环》(*Circulation*)。新分类系统不仅对经典的四类药物(Ⅰ～Ⅳ类)分类进行了拓展,还增加了与异常心率(0 类)、机械牵张(Ⅴ类)、细胞间通信(Ⅵ类)以及上游靶点相关的药物(Ⅶ类)的 4 个新类别。

五、0 类——HCN 通道阻滞药

代表药物:

伊伐布雷定:降低窦房结的自律性。

适应证:稳定型心绞痛,慢性心力衰竭且心率 ≥ 70 次 /min。

六、小结

Ⅰ类——电压门控钠离子通道阻滞药

代表药物:

Ⅰa:奎尼丁、阿义马林、丙吡胺。

Ⅰb:利多卡因、美西律。

Ⅰc:普鲁帕酮、氟卡尼。

Ⅰd:雷诺嗪。

Ⅱ类——自主神经抑制与激活剂

Ⅱa:非选择性 β 受体阻滞药,如卡维地洛、普萘洛尔;选择性 β_1 受体阻滞药,如阿替洛尔、比索洛尔、美托洛尔等。

Ⅱb:非选择性 β 肾上腺素能受体激动药,如异丙肾上腺素。

Ⅱc:毒蕈碱型 M_2 受体抑制药,如阿托品、山莨菪碱、东莨菪碱。

Ⅱd:毒蕈碱型 M_2 受体激动药,如卡巴胆碱、毛果芸香碱、地高辛。

Ⅱe:腺苷 A_1 受体激动药,如腺苷和 ATP。

Ⅲ类——钾离子通道阻滞与开放药

Ⅲa:电压门控钾离子通道阻滞药,如胺碘酮为非选择性钾离子通道阻滞药,伊布利特为 HERG 通道介导的快速钾离子阻滞药。

Ⅲb:代谢依赖的钾离子通道开放药,尼可地尔。

Ⅲc:Transmitter 依赖的钾离子通道阻滞药,BMS 914392(房颤适应证)。

Ⅳ类——钙离子触控调节剂

Ⅳa:膜表面钙离子阻滞药,包括非选择性表面钙通道阻滞药(苄普地尔)、L 型钙通道阻滞药(维拉帕米、地尔硫䓬)、T 型钙通道阻滞药(无临床获批药物)。

Ⅳb:细胞内钙通道阻滞药,如氟卡尼。

Ⅳc:肌质网钙离子 -ATP 酶激动剂,无临床获批药物。

Ⅳd:膜表面离子交换抑制药,无临床获批药物。

Ⅳe:磷酸激酶和磷酸化酶抑制药,无临床获批药物。

Ⅴ类——机械敏感性通道阻滞药(氨茴酸)

Ⅵ类——缝隙连接通道阻滞药

甘珀酸钠(生胃酮)可减慢心室、心房、房室结及旁路的传导。

Ⅶ类——上游靶向调节剂

ACEI:改善结构与电重构。

ARB：改善结构与电重构。

ω-3 脂肪酸：改善结构与电重构，减少心肌梗死后心律失常。

他汀类：改善结构与电重构，减少心肌梗死后心律失常。

新的抗心律失常药分类方法着重于理解药物的靶点和药理作用，有助于针对不同的心律失常机制更精准地选择合适的药物，也为新药的研发指出了方向。

（于 路 蒋晨阳）

参考文献

［1］ GREENE H L, RODEN D M, KATZ R J, et al. The cardiac arrhythmia suppression trial: first CAST. then CAST-Ⅱ [J]. J Am Coll Cardiol, 1992, 19 (5): 894-898.

［2］ WALDO A L, CAMM A J, DERUYTER H, et al. Effect of d-sotalol on mortality in patients with left ventricular dysfunction after recent and remote myocardial infarction. The SWORD Investigators. Survival With Oral d-Sotalol [J]. Lancet, 1996, 348 (9019): 7-12.

［3］ KLONER R A. A salute to our founding editor-in-chief Bramah N. Singh, MD, DPhil, DSc, FRCP [J]. J Cardiovasc Pharmacol Ther, 2009, 14 (3): 154-156.

［4］ 胺碘酮规范应用专家建议专家写作组. 胺碘酮规范应用专家建议 [J]. 中华内科杂志, 2019, 58 (4): 258-264.

［5］ KIRCHHOF P, BENUSSI S, KOTECHA D, et al. 2016 ESC Guidelines for the management of atrial fibrillation developed in collaboration with EACTS [J]. Eur Heart J, 2016, 37 (38): 2893-2962.

［6］ JANUARY C T, WANN L S, CALKINS H, et al. 2019 AHA/ACC/HRS focused update of the 2014 AHA/ACC/HRS guideline for the management of patients with atrial fibrillation: A Report of the American College of Cardiology/ American Heart Association Task Force on Clinical Practice Guidelines and the Heart Rhythm Society [J]. Heart Rhythm, 2019, 16 (8): e66-e93.

［7］ IBANEZ B, JAMES S, AGEWALL S, et al. 2017 ESC Guidelines for the management of acute myocardial infarction in patients presenting with ST-segment elevation: The Task Force for the management of acute myocardial infarction in patients presenting with ST-segment elevation of the European Society of Cardiology (ESC)[J]. Eur Heart J, 2018, 39 (2): 119-177.

［8］ NEUMAR R W, SHUSTER M, CALLAWAY C W, et al. Part 1: Executive Summary: 2015 American Heart Association Guidelines Update for Cardiopulmonary Resuscitation and Emergency Cardiovascular Care [J]. Circulation, 2015, 132 (18 Suppl 2): S315-S367.

［9］ 中国生物医学工程学会心律分会心律失常药物工作委员会. 索他洛尔抗心律失常中国专家共识 [J]. 中国循环杂志, 2019, 34 (8): 741-751.

［10］ 中国生物医学工程学会心律分会, 中国医药生物技术协会心电学技术分会, 中国医师协会心血管内科医师分会. 伊布利特临床应用中国专家共识 (2010)[J]. 中国心脏起搏与心电生理杂志, 2011, 25 (1): 1-11.

［11］ KØBER L, TORP-PEDERSEN C, MCMURRAY J J, et al. Increased mortality after dronedarone therapy for severe heart failure [J]. N Engl J Med, 2008, 358 (25): 2678-2687.

［12］ LEI M, WU L, TERRAR D A, et al. Modernized classification of cardiac antiarrhythmic drugs [J]. Circulation, 2018, 138 (17): 1879-1896.

课 后 习 题

单项选择题

1. 某患者，男性，46 岁，多次突发胸闷伴晕厥，12 导联心电图见图 6-1-2。

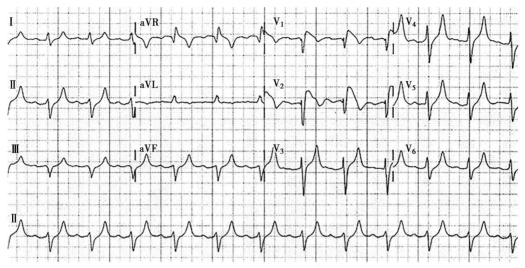

图 6-1-2　某患者 12 导联心电图

针对该疾病,下列可用于控制发作的药物有（　　）。

A. 索他洛尔　　　　B. 普罗帕酮　　　　　　C. 奎尼丁　　　　　D. 胺碘酮

2. 某患者,男性,28 岁,反复心悸 3 年,再发 2h 入院。12 导联心电图见图 6-1-3。

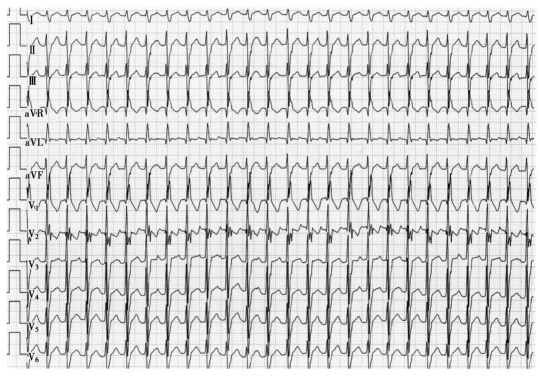

图 6-1-3　某患者 12 导联心电图

对患者心动过速转律最有效的药物为（　　）。

A. 胺碘酮　　　　　B. 普罗帕酮　　　　　　C. 美托洛尔　　　　D. 维拉帕米

3. 下列叙述错误的是（　　）。

A. 胺碘酮可减慢房室结及浦肯野纤维的传导速度

B. 维拉帕米是抗心律失常药中的Ⅳ类药

C. Ⅱ类抗心律失常药主要是 β 受体阻滞药

D. 普鲁卡因胺是Ⅱ类抗心律失常药

4. 具有抗癫痫作用的抗心律失常药是(　　　)。

  A. 利多卡因   B. 卡维地洛   C. 苯妥英钠   D. 奎尼丁

答案:

1. C;2. D;3. D;4. C。

第二节　心房颤动与心房扑动

学 习 目 标

1. 了解心房颤动与心房扑动的发病机制和临床特征。
2. 掌握心房颤动和心房扑动的处理原则。
3. 掌握抗凝适应证和抗凝血药的选择。

一、心房颤动

心房颤动(房颤)是临床上最常见的快速性心律失常之一。

房颤患者心电图有以下特征:RR 间期无规律、不相等;虽然部分导联可观察类似 P 波的电活动,但并没有明显的 P 波,而代之以颤动的 f 波(图 6-2-1)。

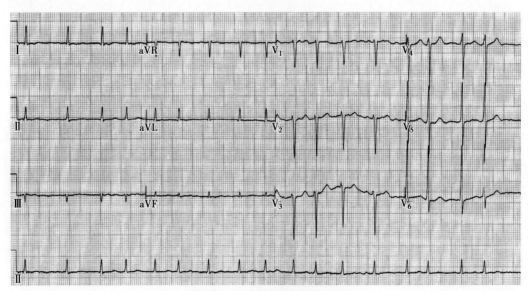

图 6-2-1　心房颤动体表心电图

房颤存在心输出量减少及心房、心耳血栓形成导致脑和其他体循环栓塞等不良后果。此外,受影响的患者心力衰竭风险、死亡风险均增加。房颤在男性中更为普遍,并且随着年龄而增长。

高血压心脏病与冠心病是发达国家房颤患者最常见的基础疾病。虽然风湿性心脏病现在较罕见,但其房颤的发病率非常高。

(一)分类

目前广泛采用 2014 年美国 AHA/ACC/HRS 提供的房颤分类。

1. 阵发性房颤　发作后 7d 内自行或 48h 内通过干预可终止的房颤。

2. 持续性房颤　发作持续时间超过 7d 的房颤；虽然患者服药等治疗后维持为窦性心律，仍属于持续性房颤。

3. 长程持续性房颤　发作持续时间超过 1 年的房颤。

4. 永久性房颤　患者和临床医师共同决策、不再追求恢复窦性节律的持续性房颤，反映了患者和医师对于房颤治疗商讨达成的一致态度。如重新考虑节律控制，按长程持续性房颤处理。

(二) 发病机制

房颤发生的电生理机制包括触发机制和维持机制。在触发机制中，入心大静脉特别是肺静脉异常电活动是近年来被公认的房颤重要发生机制；房颤维持机制尚不明确，目前的认识主要包括多子波折返、颤动样传导、转子等。

心房基质改变是房颤发生发展、阵发性向持续性进展的基础。在房颤进程中，伴随着心房的电重构和组织重构，前者表现为电生理及离子通道特征的改变，后者主要包括心房肌细胞和细胞外基质等纤维化、淀粉样变、细胞凋亡等组织结构改变。另外，一些研究表明，心脏自主神经系统、RAAS 系统等的失平衡也会加重心房重构，促进房颤的发生和维持。

(三) 临床特征

1. 症状　并非所有的房颤患者都有症状。在有症状的患者中，房颤相关的症状也是多种多样，典型症状包括心悸、疲劳、乏力、头晕、头昏、视物模糊、运动耐量下降、排尿增多或轻度呼吸困难。严重的症状包括休息时呼吸困难、心绞痛、前兆晕厥或晕厥。此外，也有一些患者可能出现房颤引起的并发症表现，包括脑卒中、其他体循环栓塞事件症状或心力衰竭的相关表现(肺淤血、肺水肿、外周性水肿、体重增加、腹水等)。

2. 体征　房颤患者体征主要包括心律绝对不齐、第一心音强弱不等、脉率不齐、脉搏短绌等。另外，还需关注是否合并存在瓣膜性疾病(如二尖瓣狭窄杂音)，以及房颤可能引起的并发症体征，包括脑卒中、心力衰竭等体征。

3. 辅助检查

(1)实验室检查：初步评估时应关注血电解质、甲状腺功能、肝功能、肾功能、血常规等。甲状腺功能亢进是房颤的重要原因之一，低钾血症也是快速性心律失常的重要诱因。脑钠肽(BNP)检查可以评估是否合并心力衰竭，心肌标志物等检查可以鉴别房颤发生是否与心肌损伤相关(如感染累及、心肌炎、心包炎等)。

(2)心电图：可证实房颤的存在，是做出诊断的必要手段。如果是阵发性房颤，在房颤未发作时，常规心电图不能明确，可选用动态心电图、带记录功能的动态心脏监护仪、植入型心电循环记录器，甚至智能心电记录设备等进行识别。除诊断外，动态心电记录设备也可以用来将症状与心律失常联系起来，评估房颤负荷、心率控制情况等。

(3)超声心动图：经胸超声心动图用于评价左、右心房大小，左、右心室的大小与功能；检测可能的瓣膜性心脏病、左心室肥厚及心包疾病；估算右心室收缩压。经食管超声心动图对识别左心房或左心耳血栓更为敏感，可用于进行药物复律或电复律之前，以及导管消融或左心耳封堵等左心房操作前确定有无禁忌。

(4)其他心脏检查：对于合并缺血性心脏病待排的患者，运动负荷试验是合理的。它也有助于指导房颤的药物治疗，因为合并冠心病的房颤患者用药是有讲究的。此外，运动负荷试验可有助于评估在运动过程中房颤心室率控制的充分性。

(四) 管理

1. 危险因素和合并疾病管理　可干预危险因素和合并疾病：高血压、持续性心肌缺血、心脏瓣膜病、慢性阻塞性肺疾病、慢性肾脏病、肥胖、睡眠呼吸暂停、甲状腺功能亢进、吸烟、饮酒等。

不可干预危险因素和合并疾病：年龄、性别、家族史、种族、基因遗传等。

对于可干预危险因素和合并疾病的有效管理，是房颤整体管理的重要组成部分。

2. 脑卒中预防

(1)抗凝患者选择：每个房颤患者都应该评估是否需要长期抗凝治疗来预防系统性栓塞。需要接受抗凝治疗的对象包括：

1)瓣膜性房颤。瓣膜性房颤定义：中重度二尖瓣狭窄或人工瓣膜(机械瓣)房颤。

2)非瓣膜性房颤，CHA_2DS_2-VASc 评分(表 6-2-1)，男性 ≥2 分，女性 ≥3 分。

表 6-2-1　CHA_2DS_2-VASc 评分表

危险因素	积分
充血性心力衰竭 / 左心室功能障碍(C)	1
高血压(H)	1
年龄 ≥75 岁(A)	2
糖尿病(D)	1
脑卒中 / 短暂性脑缺血 / 血栓栓塞病史(S)	2
血管疾病(V)	1
年龄 65~74 岁(A)	1
女性(Sc)	1

3)房颤合并肥厚型心肌病。

4)接受电复律或药物复律前后。直流电和药物心脏复律时血栓栓塞预防：①对于 ≥48h 的房颤或房扑患者或房颤持续时间不清者，无论 CHA_2DS_2-VASc 评分和复律使用何种方法，至少在复律前 3 周和复律后 4 周用华法林(INR 2.0~3.0)或 NOAC 进行有效抗凝治疗；②房颤或房扑持续 ≥48h 或持续时间不清者，当血流动力学不稳定需要立即复律，同时应尽快启动抗凝治疗并至少持续至复律后 4 周，除非合并抗凝禁忌证；③对于持续时间 <48h 的房颤或心房扑动，CHA_2DS_2-VASc 评分男性 ≥2 分，女性 ≥3 分，在复律前，尽早使用肝素、NOAC，复律后需长期抗凝治疗；CHA_2DS_2-VASc 评分男性为 0 分和女性 1 分，可立即复律，但在复律前需使用肝素、NOAC 治疗，复律后需要口服抗凝治疗 4 周。

5)心腔内有血栓或有自发超声回声现象。

6)房颤消融术后。

在抗凝治疗开始前应评估房颤患者的抗凝出血风险，普遍采用 HAS-BLED 评分来衡量(表 6-2-2)。评分 ≥3 分提示出血风险增高，但不应视为抗凝治疗的禁忌证，应注意排查并纠正增加出血风险的可逆因素。同时需考虑其他出血危险因素，如贫血、血小板数目减少或功能异常、肾脏疾病需透析或肾移植后、肝硬化、肿瘤、遗传因素等出血危险因素。

表 6-2-2　HAS-BLED 评分表

临床特点	积分
高血压(H)	1
肝肾功能异常(各 1 分)(A)	1 或 2
脑卒中(S)	1
出血史或出血倾向(B)	1
INR 值易波动(L)	1
老年(年龄 >65 岁)(E)	1
药物或嗜酒(各 1 分)(D)	1 或 2

(2)抗凝血药选择：经典口服抗凝血药是维生素 K 拮抗药华法林，服药期间需检测凝血功能。研究证实控制国际标准化比值 INR 2~3，目标治疗比例(TTR) ≥70%，可有效预防脑卒中事件，并不明显增加

出血的风险。

非维生素 K 口服抗凝药（non-vitamin K oral anticoagulant，NOAC）包括直接凝血酶抑制药（达比加群）以及 Xa 因子抑制药（利伐沙班、阿哌沙班、依度沙班等）。

对于瓣膜性房颤，建议采用华法林抗凝。选用 NOAC 时需关注患者肾功能情况，根据血肌酐清除率调整用药剂量，对于合并终末期慢性肾脏病或正在接受透析治疗的房颤患者，目前 NOAC 证据不足，推荐采用华法林。

普通肝素或低分子量肝素静脉或皮下用药可作为短期抗凝治疗。

（3）非药物抗栓治疗：左心耳是房颤患者血栓的主要形成部位，可通过干预左心耳来预防房颤患者血栓栓塞风险。

经皮左心耳封堵患者选择：CHA_2DS_2-VASc 评分 ≥ 2 分（女性 ≥ 3）的非瓣膜性房颤患者，同时具有以下情况之一。①不适合长期规范抗凝治疗；②长期规范抗凝治疗的基础上仍发生血栓栓塞事件；③HAS-BLED 评分 ≥ 3。

对于不能接受抗凝或存在抗凝禁忌的房颤患者，或接受外科房颤治疗患者，或局限性左心耳内血栓形成内科介入禁忌的患者，也可考虑选择行外科左心耳切除或结扎术（图 6-2-2）。

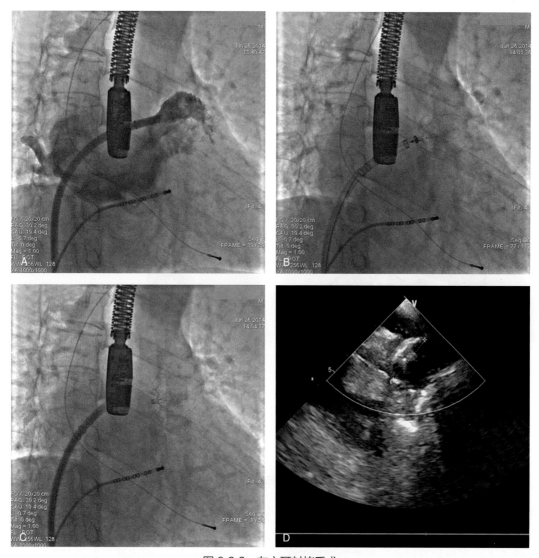

图 6-2-2　左心耳封堵手术

A. 左心耳造影（右前斜 30°，足位 20°）；B. 封堵器送至左心耳；C. 封堵器释放脱离后；
D. 经食管心脏超声提示封堵完全，未见残余血流。

3. 心室率控制　心室率控制是房颤管理的主要策略,为非紧急复律房颤的优先治疗策略。

心室率控制目标:宽松目标——静息心率<110 次 /min;严格目标——静息心率<80 次 /min。临床研究提示,两种目标策略的主要复合终点并无显著性差异,因此,结合患者个体情况,若患者心室率较难控制时,采用宽松目标也是可取的。

控制心室率药物:常使用减慢房室结传导的药物,如 β 受体阻滞药、非二氢吡啶类钙通道阻滞药(维拉帕米、地尔硫䓬)、洋地黄类及某些抗心律失常药(如胺碘酮)。

房室结消融 + 植入永久起搏器:对于心室率快、症状明显,且药物治疗效果不佳,同时转复窦律不合适的患者,可以考虑房室结消融 + 植入永久起搏器。近年来探索的希浦系统近端起搏(希氏束起搏或左束支起搏),可最大程度接近生理性起搏。

4. 节律控制　节律控制是尝试转复房颤为窦性心律并维持窦性心律。主要包括药物复律、电复律、导管消融等手段。随着房颤进展,节律控制的成功率会进一步下降。

药物控制:主要的抗心律失常药为Ⅰc 类(氟卡尼、普罗帕酮等)和Ⅲ类(胺碘酮、伊布利特等)。虽然窦性心律优于房颤心律,但房颤是增龄性疾病,当房颤进展后,药物转复并维持窦性心律往往较为困难,且需考虑抗心律失常药的不良反应,总体临床预后并不显著优于心室率控制策略。

电复律:对于血流动力学不稳定的房颤、房颤合并旁路前传伴快心室率,以及有症状的持续性或长程持续性房颤患者,可考虑同步电复律转为窦性心律。

无论是药物复律或电复律,复律前后都要个体化评估抗凝治疗(见抗凝部分)。

经导管房颤消融治疗:近年来大量临床研究证实,导管消融治疗房颤对于维持窦性心律、减少房颤负荷、改善房颤症状、提高患者运动耐量和生活质量方面显著优于抗心律失常药。经导管消融治疗房颤在各指南中推荐级别越来越高,特别是对于阵发性房颤。导管消融房颤的能源主要包括射频和冷冻,将来可能还有脉冲场。消融策略方面,目前最为广泛接受的是环肺静脉隔离术(图 6-2-3)。对于阵发性房颤,常规采用肺静脉隔离术;对于持续性房颤,单纯肺静脉隔离的远期成功率仍不理想,辅助线消融、基质改良等策略往往会被采用,但目前肺静脉外消融策略的临床获益仍需充分的临床研究证实。

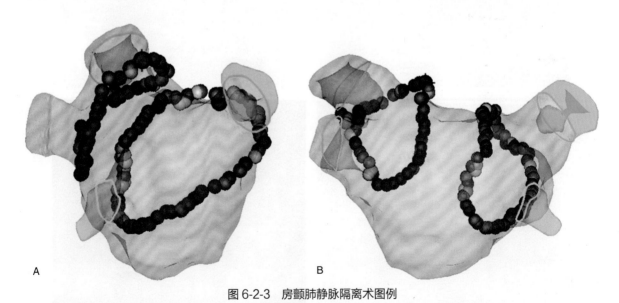

A　　　　　　　　　　　　　　　　B

图 6-2-3　房颤肺静脉隔离术图例

5. 外科手术治疗　外科治疗房颤历史悠久,早于导管消融,传统术式以迷宫手术疗效最为确切。虽然迷宫手术的近、远期效果良好,但存在创伤较大、并发症较高等不足,随着导管消融的广泛应用,单纯房颤迷宫手术的开展相对较少。胸腔镜辅助下的微创外科房颤手术、房颤内外科联合的杂交手术,是近几年来选择较多的外科术式。

二、心房扑动

心房扑动(房扑)是多以约 300 次/min 的心房率和与之相应的约 150 次/min 心室率的一种心律失常。在有些情况下,心房率可低至 200 次/min,也可高达 350 次/min。可以导致心悸、呼吸急促、疲劳或头晕等症状,以及由于心房血栓形成的风险增加,引起脑和/或全身性栓塞,由于合并出现心动过速型心肌病而出现心力衰竭的症状。房扑与房颤经常在相同的情况下发生,但较房颤少见。房扑可能是一种稳定的心律,可能是介于窦性心律与房颤之间的自身心律失常,也可能是房颤患者接受抗心律失常药治疗后的规则心律,还可能与其他多种室上性心律失常有关。

(一) 分类

1. 典型房扑　是指三尖瓣峡部依赖的大折返房扑。三尖瓣峡部是位于下腔静脉口和三尖瓣环之间的右心房组织区域。根据通过三尖瓣峡部的激动方向不同,可分为顺时针折返和逆时针折返两种类型,两者在体表心电图上扑动波的极性相反。

2. 非典型房扑　房扑折返环不依赖三尖瓣峡部。

(二) 发病机制

房扑的电生理机制为大折返,房扑发生可由房性期前收缩触发,或其他心动过速,如室上速、房颤等触发。典型房扑折返环依赖于三尖瓣峡部,非典型房扑折返环的缓慢传导区常为瘢痕组织。心房纤维化区域、外科手术瘢痕可能成为缓慢传导区,参与心房扑动折返机制。临床上可见有依赖二尖瓣峡部、左心房顶部、右心房游离壁手术瘢痕所致峡部等折返的房扑。

(三) 临床特征

1. 症状　典型的主诉包括心悸、疲劳、头晕、和/或胸闷、气短。较不常见的主诉包括显著呼吸困难、心绞痛、低血压、焦虑、晕厥(罕见)。这些症状在很大程度上源于快速心室率。

2. 体征　主要包括心动过速、低血压、出汗与充血性心力衰竭体征。偶尔,心脏听诊可闻及心律不齐、瓣膜杂音或奔马律。房扑波(A 波)可在颈静脉搏动检查中以与心房频率一致的速度看到。颈动脉窦按摩试验可引起房室传导阻滞加重,从而有助于明确诊断。

3. 辅助检查

(1)实验室检查:类似于房颤患者。

(2)心电图:心率通常为 300 次/min(220~340 次/min)。窦性 P 波消失,代之以 Ⅱ、Ⅲ 和 aVF 导联中呈锯齿状的扑动波(F 波)。在无房室结功能障碍的情况下,房室传导可为 2∶1,即心室率通常是心房率的一半,当心房率为 300 次/min 时,心室率 150 次/min。因此,临床上心室率 150 次/min 的窄 QRS 波心动过速需与房扑 2∶1 传导鉴别。其他比率下传也是可见的,房室偶比率(如 2∶1 或 4∶1 的传导)比奇比率(如 3∶1 或 5∶1)更常见。

超声心动图:经胸超声心动图用于评价左右心房大小,左右心室的大小与功能;检测可能的瓣膜性心脏病、左心室肥厚及心包疾病;经食管超声心动图对识别左心房或左心耳血栓,可能在心脏复律患者的选择中起重要作用,就像在房颤中一样。

其他心脏检查:运动负荷试验有时可用于运动引起的心房扑动,评估相关的缺血性心脏病或确定与运动相关的最大心率,从而有助于指导药物治疗。如果症状不是特异性的,可以使用动态心电图或事件记录器来识别心律失常,识别触发事件,检测相关的房性心律失常,并确定平均和最快心率。有时候常规心电图的心房波不典型,对明确心房扑动不具有说服力,有必要进行电生理学检查以确定心律失常是否为心房扑动。

4. 并发症　房扑的严重并发症包括心肌缺血、头晕或晕厥、心力衰竭(左心室收缩功能保留或减弱)、脑卒中或体循环栓塞。

(四) 管理

1. 脑卒中预防　房扑患者抗凝的方法与房颤相同。虽然全身性栓塞的风险可能比房颤低一点,但在房扑中抗凝与房颤相似。使用 CHA_2DS_2-VASc 评分系统的风险分层来决定使用口服抗凝治疗。

2. 心室率控制　房扑的心率控制与房颤一样,通常需要使用非二氢吡啶类钙通道阻滞药或 β 受体阻滞药,地高辛相对较少使用。一般来说,房扑比房颤更难影响心率控制,使用药物后房扑患者常常"卡"在房室传导 2∶1 的心律。胺碘酮也可以作为一种独特的室率控制剂,特别是在急诊患者中,但由于存在潜在的不良反应,一般不长期使用。

房室结消融和起搏器植入在房扑患者中很少应用,但在药物难治性病例中也是一种治疗选择。

3. 节律控制　对于无明显可逆性病因的房扑患者,由于房扑的高复发率,以及导管消融治疗高成功率和低并发症发生率,经导管射频消融是大多数患者的首选治疗方法。

药物方面,由于潜在的不良反应,大多数患者不太愿意考虑使用抗心律失常药。值得注意的是,采用 Ⅰa 类和 Ⅰc 类药物时可能会导致更快房室传导的房扑心律。胺碘酮能降低房扑的心房率,也较少导致 1∶1 房室传导。对于已植入永久性起搏器的患者,可通过程序刺激终止房扑。在存在心室预激前传的情况下,快室率房扑患者应采用静脉注射伊布利特转复。

电复律治疗可用于首次发生房扑的患者,以及计划导管消融的患者。

无论是药物复律还是电复律,对于房扑持续时间超过 48h 或持续时间未知者,同房颤处理原则,转律前需规范抗凝 3 周或经食管超声心动图排除血栓。

窦性心律维持,房扑转复窦性心律后仍容易复发。转律后,应用抗心律失常药(Ⅰa、Ⅰc、Ⅲ类),以及 β 受体阻滞药等抑制房性期前收缩、房颤等触发因素。

经导管射频消融是大多数患者的首选治疗方法,特别是对于典型房扑患者,射频导管消融治疗优于长期的药物治疗。

(蒋汝红　蒋晨阳)

参考文献

［1］ JANUARY C T, WANN L S, ALPERT J S, et al. 2014 AHA/ACC/HRS guideline for the management of patients with atrial fibrillation: a report of the American College of Cardiology/American Heart Association Task Force on practice guidelines and the Heart Rhythm Society [J]. Circulation, 2014, 130 (23): e199-e267.

［2］ HAÏSSAGUERRE M, JAÏS P, SHAH D C, et al. Spontaneous initiation of atrial fibrillation by ectopic beats originating in the pulmonary veins [J]. N Engl J Med, 1998, 339 (10): 659-666.

［3］ MANDAPATI R, SKANES A, CHEN J, et al. Stable microreentrant sources as a mechanism of atrial fibrillation in the isolated sheep heart [J]. Circulation, 2000, 101 (2): 194-199.

［4］ NARAYAN S M, KRUMMEN D E, SHIVKUMAR K, et al. Treatment of atrial fibrillation by the ablation of localized sources: CONFIRM (Conventional Ablation for Atrial Fibrillation With or Without Focal Impulse and Rotor Modulation) trial [J]. J Am Coll Cardiol, 2012, 60 (7): 628-636.

［5］ IWASAKI Y K, NISHIDA K, KATO T, et al. Atrial fibrillation pathophysiology: implications for management [J]. Circulation, 2011, 124 (20): 2264-2274.

［6］ SHEN M J, ZIPES D P. Role of the autonomic nervous system in modulating cardiac arrhythmias [J]. Circ Res, 2014, 114 (6): 1004-1021.

［7］ IRAVANIAN S, DUDLEY S C Jr. The renin-angiotensin-aldosterone system (RAAS) and cardiac arrhythmias [J]. Heart Rhythm, 2008, 5 (6 Suppl): S12-S17.

［8］ LIP G Y, NIEUWLAAT R, PISTERS R, et al. Refining clinical risk stratification for predicting stroke and thromboembolism in atrial fibrillation using a novel risk factor-based approach: the euro heart survey on atrial fibrillation [J]. Chest, 2010, 137 (2): 263-272.

［9］ PISTERS R, LANE D A, NIEUWLAAT R, et al. A novel user-friendly score (HAS-BLED) to assess 1-year risk of major bleeding in patients with atrial fibrillation: the Euro Heart Survey [J]. Chest, 2010, 138 (5): 1093-1100.

［10］ JANUARY C T, WANN L S, CALKINS H, et al. 2019 AHA/ACC/HRS Focused Update of the 2014 AHA/ACC/HRS Guideline for the management of patients with atrial fibrillation: A Report of the American College of Cardiology/American Heart Association Task Force on Clinical Practice Guidelines and the Heart Rhythm Society in Collaboration With the Society of Thoracic Surgeons [J]. Circulation, 2019, 140 (2): e125-e151.

［11］ 黄从新, 张澍, 黄德嘉, 等. 左心耳干预预防心房颤动患者血栓栓塞事件: 目前的认识和建议-2019 [J]. 中国心脏起搏与心电生理杂志, 2019, 33 (5): 385-401.

［12］ VAN GELDER I C, GROENVELD H F, CRIJNS H J, et al. Lenient versus strict rate control in patients with atrial fibrillation [J]. N Engl J Med, 2010, 362 (15): 1363-1373.

［13］ WANG S, WU S, XU L, et al. Feasibility and efficacy of his bundle pacing or left bundle pacing combined with atrioventricular node ablation in patients with persistent atrial fibrillation and implantable cardioverter-defibrillator therapy [J]. J Am Heart Assoc, 2019, 8 (24): e014253.

［14］ FREUDENBERGER R S, WILSON A C, KOSTIS J B. Comparison of rate versus rhythm control for atrial fibrillation in patients with left ventricular dysfunction (from the AFFIRM Study)[J]. Am J Cardiol, 2007, 100 (2): 247-252.

［15］ CALLANS D J. Apples and oranges: comparing antiarrhythmic drugs and catheter ablation for treatment of atrial fibrillation [J]. Circulation, 2008, 118 (24): 2488-2490.

［16］ VERMA A, JIANG C Y, BETTS T R, et al. Approaches to catheter ablation for persistent atrial fibrillation [J]. N Engl J Med, 2015, 372 (19): 1812-1822.

［17］ YANG B, JIANG C, LIN Y, et al. STABLE-SR (Electrophysiological Substrate Ablation in the Left Atrium During Sinus Rhythm) for the treatment of nonparoxysmal atrial fibrillation: a prospective, multicenter randomized clinical trial [J]. Circ Arrhythm Electrophysiol, 2017, 10 (11):. e005405.

［18］ WEIMAR T, SCHENA S, BAILEY M S, et al. The cox-maze procedure for lone atrial fibrillation: a single-center experience over 2 decades [J]. Circ Arrhythm Electrophysiol, 2012, 5 (1): 8-14.

［19］ WOLF R K, SCHNEEBERGER E W, OSTERDAY R, et al. Video-assisted bilateral pulmonary vein isolation and left atrial appendage exclusion for atrial fibrillation [J]. J Thorac Cardiovasc Surg, 2005, 130 (3): 797-802.

［20］ MAHAPATRA S, LAPAR D J, KAMATH S, et al. Initial experience of sequential surgical epicardial-catheter endocardial ablation for persistent and long-standing persistent atrial fibrillation with long-term follow-up [J]. Ann Thorac Surg, 2011, 91 (6): 1890-1898.

［21］ SPECTOR P, REYNOLDS M R, CALKINS H, et al. Meta-analysis of ablation of atrial flutter and supraventricular tachycardia [J]. Am J Cardiol, 2009, 104 (5): 671-677.

课后习题

多项选择题

某患者,男性,76 岁,因"反复心悸 2 年,再发加重 3d"入院。2 年前开始患者出现心悸不适,伴头晕,3d 前感心悸明显,伴头晕、气急、乏力、不能平卧。1 周前有腹泻病史,既往有高血压、糖尿病史。体格检查:体重 75kg,血压 75/54mmHg,心率 155 次/min,肺部听诊可闻及湿啰音,心律绝对不齐,S₁ 强弱不等。外周大动脉搏动弱。

1. 患者入急诊室后,需要紧急进行的检查包括( )。

  A. 心电图   B. 心肌标志物

  C. 冠脉 CT   D. 心脏超声

  E. 肝、胆、脾、胰 B 超   F. 电解质和肝肾功能

  G. 胸部 CT 平扫

2. 患者心电图检查提示快室率房颤;心脏超声提示左心房、左心室扩大,二尖瓣重度关闭不全,EF 36%;血 K⁺ 3.5mmol/L,肌酐清除率 10ml/min,心肌标志物阴性。以下治疗正确的有( )。

  A. 吸氧,心电监护

B. 立即静脉给予β受体阻滞药控制心室率

C. 静脉给予普罗帕酮转律

D. 患者房颤发作时间超过48h,经食管心脏超声排除血栓后方考虑电复律

E. 患者房颤发作时间超过48h,给予3周规范化抗凝后考虑电复律

F. 皮下给予低分子量肝素抗凝

G. 电复律

3. 患者电复律治疗后转为窦性心律,关于抗凝,以下决策正确的是( )。

A. 患者电复律后,给予4周的抗凝治疗

B. 患者需长期抗凝治疗,选用华法林抗凝,控制INR 2~3

C. 患者需长期抗凝治疗,可选用利伐沙班抗凝

D. 患者需长期抗凝治疗,可选用阿哌沙班抗凝

E. 患者需长期抗凝治疗,可选用达比加群抗凝

F. 患者需长期抗凝治疗,可选用依度沙班抗凝

G. 阿司匹林预防脑卒中

答案:

1. ABDF;2. AFG;3. BD。

第三节 阵发性室上性心动过速

学 习 目 标

1. 掌握室上性心动过速的定义及分类。
2. 掌握房室结折返性心动过速、房室折返性心动过速发生机制的异同之处。
3. 掌握预激综合征的心电图特点。
4. 熟悉窄QRS波心动过速鉴别流程。
5. 了解导管消融治疗室上性心动过速的原理和步骤。

室上性心动过速(supraventricular tachycardia,SVT)简称室上速,是心室(希氏束)以上任何部分发生的心动过速。狭义的室上速特指阵发性室上速(paroxysmal supraventricular tachycardia,PSVT),包括房室结折返性心动过速(atrioventricular nodal re-entrant tachycardia,AVNRT)、房室折返性心动过速(atrioventricular re-entrant tachycardia,AVRT)和房性心动过速(atrial tachycardia,AT)。根据ACC/AHA/ESC和中华医学会心电生理和起搏分会制订的指南,依据心内电生理检查结果,将室上速分为①窦性快速心律失常:生理性窦性心动过速(窦速)、不适当窦性心动过速、窦房结折返性心动过速、直立位心动过速综合征;②AVNRT:典型AVNRT(慢快型)和不典型AVNRT(快慢型、慢慢型、左侧变异慢快型);③局灶性和非阵发性交界性心动过速;④AVRT;⑤局灶性房性心动过速及多源性房性心动过速;⑥大折返性房性心动过速(房扑):非峡部依赖房扑和峡部依赖房扑。SVT人群的流行病学研究有限。在一般人群中,SVT患病率为2.25/1 000,发病率为35/10万人年。女性患SVT的风险是男性的2倍,年龄≥65岁的人发展为SVT的风险是年轻人的5倍以上。在导管消融的患者中,AVNRT是继房颤之后最常见的疾病,再次是AVRT和房扑。女性AVNRT较男性多见(70:30),反之AVRT则男性更多见(45:55)。

一、病因与发病机制

AVNRT 和 AVRT 多发生于无器质性心脏病的患者,而房扑和房性心动过速多见于器质性心肺疾病的患者。室上速的发病率较难精确统计,约为 2.5‰。室上速的发病机制目前主要认为:①冲动起源异常,如不恰当窦性心动过速及某些类型的房性心动过速;②触发活动,如多源性房性心动过速;③折返机制,已激动的心肌区域恢复兴奋性后由传导来的兴奋再激动即为折返。

折返性心律失常形成的条件:①解剖学或功能上的折返环路;②单向阻滞及传导延缓;③激动折返时间超过环路的不应期,如 AVNRT、AVRT 及典型房扑等。

二、临床表现

室上速的症状包括心悸、乏力、头晕、胸部不适、呼吸困难、黑矇,晕厥罕见。症状的轻重主要与心室率的快慢、心动过速的持续时间、是否有基础心脏疾病以及患者的耐受性和敏感性有关。晕厥是最严重的症状,主要因室上速时心室率过快或者因心脏自律性受到抑制,室上速终止时出现长间歇所致。预激伴房颤以及主动脉瓣狭窄,梗阻性肥厚型心肌病伴有室上速发作,以及室上速伴血管迷走性反射时可导致晕厥。

心悸是室上速的主要症状,首先需要区分心悸是否为规则的,规则的多为室上性,不规则的则可能是期前收缩,房颤或多源性房性心动过速。规则的心动过速且反复呈发作性的,即突发突止,常为阵发性心动过速,最常见的是 AVNRT 和 AVRT。如果为逐渐地加速和终止,多为非阵发性心动过速。窦性心动过速时应当注意患者是否有应激因素,如发热、贫血等。室上速持续发作也可导致心动过速相关性心肌病。询问病史时应当包括发作频率、方式、持续时间、诱发因素、发作时伴随症状、有无其他心脏疾患等。在一些患者中,可以出现多尿症状(可能是心房牵张引发了心房利钠肽分泌),但这种情况在房颤中更为常见。突然发病更可能提示 AVNRT 或 AVRT,不过房性心动过速也可能以这种方式出现。折返性心动过速往往比房性心动过速发作的持续时间更长。明确描述的颈部撞击(所谓的"青蛙征")或"衬衫拍打"可能提示心房和心室收缩对三尖瓣的竞争性影响,提示可能 AVNRT 发作。

三、诊断、鉴别诊断及发作时急症处理

室上速最重要的诊断依据是心动过速发作时的心电图,12 导联心电图最佳。如果窦性心电图为预激综合征则强烈支持 AVRT。动态心电图或事件记录仪只在记录时有心动过速发作才有意义。经食管的电生理检查对于诊断也有帮助,但是如果要进行心内的电生理检查,则不用先行经食管电生理检查。患者发作时的特点也有助于诊断,自律性、局灶性房性心动过速的特征在于逐渐加速(温醒现象),然后是减速(冷却现象);折返性心动过速的发作特点在于突然发作,突然终止(突发突止)。

根据心动过速时心电图表现,可以把心动过速分为窄 QRS 波心动过速(<120ms)和宽 QRS 波心动过速(≥120ms)。窄 QRS 波心动过速绝大部分为室上速,但起源于分支或高位间隔的室速 QRS 波也可以相对较窄(图 6-3-1)。如果为窄 QRS 波心动过速,并且频率规整,看不到明显的逆行 P 波 AVNRT 的可能性最大,如果在 V_1 导联终末出现伪 r' 波或者肢体导联(下壁导联)出现伪 s 波,基本可以判断为 AVNRT。如果 P 波出现在 ST 段上,则需要看 RP 间期,≤90ms 可能是 AVNRT,>90ms 则 AVRT 可能性大。如果 RP 间期>PR 间期,则首先考虑房性心动过速,当然也应考虑不典型 AVNRT 和持续交界性反复心动过速。实际上,心电图鉴别诊断多是根据概率进行的(图 6-3-2)。宽 QRS 波定义为 QRS 波时限 ≥120ms。宽 QRS 波多见于室速,但也有部分室上速表现为宽 QRS 波,如逆向性 AVRT,室上速合并束支传导阻滞或差异性传导等。宽 QRS 波心动过速有多种鉴别流程(图 6-3-3),有多种心电图表现支持室速的表现,但不在本章节讨论之内。

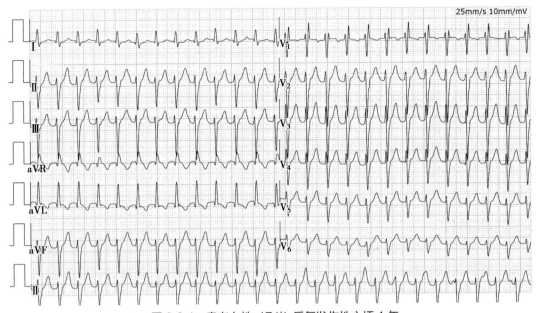

图 6-3-1　患者女性,17 岁,反复发作性心悸 1 年

QRS 波时限为 114ms,表现为右束支合并左前分支传导阻滞图形,为起源于左后分支室速。

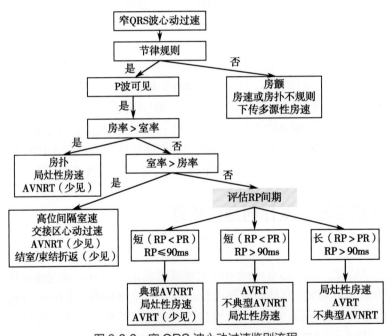

图 6-3-2　窄 QRS 波心动过速鉴别流程

　　维持血流动力学稳定是心动过速急诊处理的首要原则。血流动力学不稳定的心动过速需要紧急直流电同步复律。血流动力学稳定的窄 QRS 波心动过速的处理可以首先刺激迷走神经,如(改良)瓦尔萨尔瓦动作,刺激咽部产生呕吐反射,将面部浸入冷水,也可以进行颈动脉按摩(慎用),老年人应尽量避免,以防发生脑卒中。如果不能终止,则可静脉用药,国际上对于窄 QRS 波心动过速建议首选腺苷。而国内因腺苷不常规备用,通常首先选用维拉帕米或普罗帕酮。腺苷作用速度快,静脉注射后很快起效,且其代谢快,头晕、胸闷的不良反应会很快消失,不会出现长时间的窦性停搏。也有助于鉴别诊断,静脉快速注射后可以终止心动过速,多数是折返性的(AVNRT 或 AVRT),如果可以见到房室传导阻滞,则为房性心动过速或房颤,如果先慢后快则为窦性心动过速或者非阵发性交界区的心动过速,其禁忌证是严重支气管哮喘。预激患者则需要慎用,防止出现预激伴快速心室率的房颤。维拉帕米[0.075~0.15mg/kg

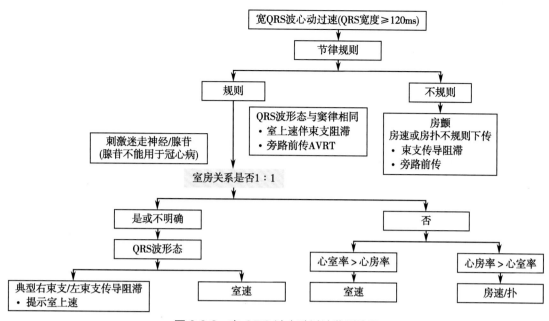

图 6-3-3　宽 QRS 波心动过速鉴别流程

静脉注射（平均 5~10mg）超过 2min] 或静脉应用地尔硫䓬已被证明在 64%~98% 患者中能有效终止室上速，但与低血压风险相关。对于血流动力学不稳定、左心室射血分数降低、怀疑室速或预激性房颤的患者中避免应用。β 受体阻滞药，如短效艾司洛尔 [0.5mg/kg 静脉注射或 0.05~0.3mg/（kg·min）静脉滴注] 或美托洛尔（2.5~15mg 静脉注射）在降低心动过速方面比终止心动过速更有效。

对于任何持续性宽 QRS 波心动过速，导致低血压、精神状态剧烈改变、胸痛、急性心力衰竭症状或有休克的迹象，建议同步心脏电复律。对于血流动力学稳定的宽 QRS 波心动过速（病因不明）的药物选择，可在医院内使用静脉普鲁卡因胺或胺碘酮。

四、常见类型

（一）窦性快速性心律失常

窦性心动过速（窦速）的共同特点是发作时的心电图 P 波同窦性心律相同或者非常近似。窦性心动过速定义为窦性心律，心率 >100 次 /min。在心电图上，P 波在 Ⅰ、Ⅱ 和 aVF 导联正向，aVR 导联负向，在 V_1 导联双向 / 负向。

1. 生理性窦性心动过速　决定因素是生理性的（劳累、压力或妊娠），也可能继发于其他疾病或药物作用。12 导联心电图表现为正常窦性心律的典型 P 波形态。明确并消除病因是生理性窦性心动过速的治疗方法。治疗时应注意寻找引起心动过速的原因，如运动和情绪激动引起的交感神经兴奋，以及贫血、发热、血容量不足、乙醇、尼古丁、咖啡因、阿托品、氨茶碱、沙丁胺醇、抗肿瘤药物多柔比星和柔红霉素也可以引起窦性心动过速。特别需要注意的是甲状腺功能亢进。在去除原发疾病的基础上可以服用 β 受体阻滞药。

2. 不恰当窦性心动过速　是指持续性的窦性心律增快，与运动情绪和药物无关或者不成比例。动态心电图有诊断价值，参考诊断标准：①日间心率持续 ≥ 100 次 /min，并且随活动心率异常增加，而夜间心率大多正常；②心动过速是持续性，而非阵发性；③P 波形态和心内激动顺序同窦性心律一致；④排除了继发性的原因。此病女性多见，症状包括心悸、胸痛、气短等。β 受体阻滞药是一线治疗方法，如效果不好，可以改用维拉帕米。伊伐布雷定作为一种选择性窦房肌细胞"起搏器电流"阻滞药能够直接减慢心率，已被几个小型研究证实是安全有效的。对于症状严重并且药物疗效欠佳的患者，可以采用导管消融的方法改良窦房结，但浙江大学医学院附属邵逸夫医院的经验认为消融效果欠理想，而且有出现膈神经和窦房结损伤的风险。

3. 窦房结折返性心动过速　目前,窦房结折返性心动过速是窦房结内的折返还是窦房结同周围心房组织间的折返还有争论。参考诊断标准:①心动过速和相关的症状是阵发性的;②P波形态与窦性心律相同或近似;③心内激动顺序同窦性相同;④可以由房性期前收缩诱发或者终止;⑤可以用腺苷或者刺激迷走神经的方法终止(图6-3-4)。

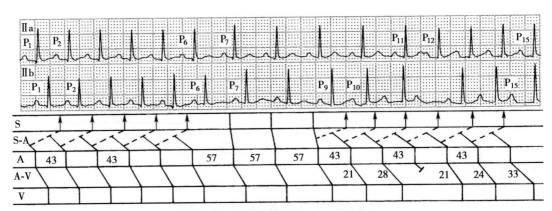

图 6-3-4　患者男性,63 岁,心律不齐

Ⅱa、Ⅱb 导联系同时不连续记录,Ⅱa 导联 P_1、P_7~P_{11} 为窦性 P 波,其 P-P 间期 0.57s,频率 105 次 /min;P_2~P_6、P_{12}~P_{15} 为提早出现 P'-QRS-T 波,P' 形态与窦性 P 波一致,P'-P' 间期 0.43s,频率 140 次 /min,呈等周期代偿间歇(P_6-P_7 间期 0.57s)。Ⅱb 导联显示 P_1、P_7~P_9 为窦性 P 波,P_2~P_6、P_{10}~P_{15} 为提早出现 P'-QRS-T 波,P' 形态与窦性 P 波一致,P'-P' 间期 0.43s,频率 140 次 /min,呈等周期代偿间歇(P_6-P_7 间期 0.57s);P_{10}~P_{15} 搏动的 P'-R 间期由 0.21s → 0.28s → P' 波下传受阻 QRS 波脱漏或由 0.21s → 0.24s → 0.33s 逐搏延长。心电图诊断:①窦性心动过速(105 次 /min);②频发短阵性窦房结折返性心动过速(140 次 /min),偶伴干扰性二度 I 型房室传导阻滞。

治疗可以采用刺激迷走神经的方法终止发作,也可以服用 β 受体阻滞药、胺碘酮、维拉帕米。对心房最早激动部位(以 P 波为依据)进行针对性的导管消融可有效、安全地治疗窦房结折返性心动过速。

4. 体位性直立性心动过速综合征　通常是指站立时间超过 30s 后心率增加>30 次 /min(或 12~19 岁心率增加>40 次 /min),且没有直立性低血压(收缩压下降超过 20mmHg)的临床综合征。

所有患者应首先尝试非药物治疗。这些措施包括停用可能加重症状的药物,如去甲肾上腺素抑制药,通过增加盐和液体的摄入增加血容量,通过穿着紧身的衣物减少静脉血池容量等。如果非药物方法证实无效,可以针对某些特定方面进行药物治疗。强烈怀疑有低血容量的患者,如果可以耐受,应每天喝水 ≥2~3L,食盐摄入量应增加到 10~12g/d。米多君为非选择性 β 受体阻滞药(低剂量普萘洛尔),溴吡斯的明、伊伐布雷定可能有效。理想情况下,伊伐布雷定应与 β 受体阻滞药联合用于长期治疗。

(二) 房室结折返性心动过速(AVNRT)

AVNRT 是最常见的一种阵发性室上速。AVNRT 的折返环路尚未完全阐明,但多数学者认为位于房室交界区,由房室结自身和结周心房肌构成的功能相互独立的快径路(传导速度快,不应期短)和慢径路(传导速度慢,不应期长)组成(双径路),AVNRT 只是沿用了既往的命名习惯。心房期前刺激有房室结双径路传导曲线反应不同于文氏传导,表现为传导曲线中断,即 A_2-H_2 间期延长 "跳跃"(延长值 ≥50ms)。有组织学和电生理学证据表明绝大多数人存在 "双径路" 现象。人类房室结的左右下延伸以及其易化的心房 - 房室结传入,为慢径路(缓慢传导)提供了解剖学基础。Koch 三角其下缘为冠状窦口,前缘为三尖瓣隔瓣,后缘为 Todaro 腱,其顶点为中心纤维体,其内有希氏束通过(图 6-3-5)。缓慢传导(慢径路)是折返性心动过速的必要条件,当缓慢传导的传导时间大于快径路的不应期时,快径路可再次激动形成折返。因为心房、心室不是折返环的参与部分,AVNRT 可表现为房室之间关系多变,甚至分离。多发生于没有器质性心脏病的患者,女性多于男性,频率常为 140~250 次 /min。阵发性心悸、头晕和四肢乏力是常见的临床表现。

AVNRT 发作时心电图可以看到心动过速相关的 ST 段压低,RR 间期变化以及 QRS 电交替。AVNRT 的心电图诊断标准,特异性高,中度敏感,与房性心动过速和 AVRT 不同:V_1 导联终末伪 r' 波和下壁导联伪 s 波,aVL 导联切迹和 aVR 导联终末伪 r' 波(图 6-3-6)。如果心动过速由心房异位搏动引发,则初始(异位)P 波通常不同于随后的(逆向)P 波。根据心动过速发作时前传心室和逆传心房的传导路径,AVNRT 可分为典型 AVNRT(慢 - 快型)和非典型 AVNRT(快 - 慢型或慢 - 慢型)(表 6-3-1),中间存在未能分型部分。快 - 慢型和慢 - 慢型 AVNRT 之间的区别并没有过多的实际意义,某些非典型 AVNRT 无法按照描述的标准进行分类。还有证据表明,慢 - 快型 AVNRT 中的快径与快 - 慢型 AVNRT 的快径成分不同。

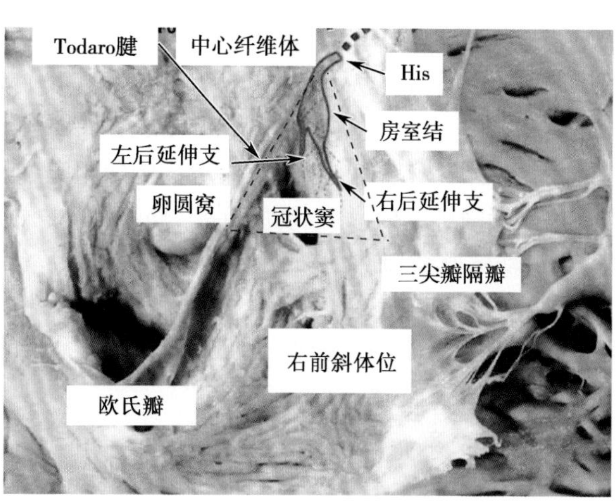

图 6-3-5　Koch 三角解剖示意图
红色虚线区域为 Koch 三角,其顶点为房室结。

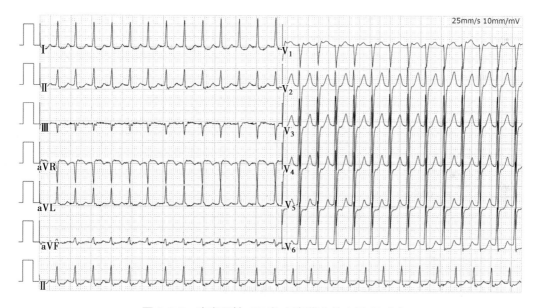

图 6-3-6　患者男性,65 岁,反复发作性心悸 10 余年
心动过速心电图为窄 QRS 波心动过速。V_1 导联伪 r 波和下壁导联伪 s 波,aVL 导联切迹和
aVR 导联伪 r 波,提示逆传 P 波融合其中,提示典型 AVNRT(慢 - 快型)。

表 6-3-1　房室结折返性心动过速(AVNRT)的分类

	HA 间期 /ms	VA(His)间期 /ms	AH 间期 /ms	AH 间期 /HA 间期
典型 AVNRT(慢 - 快型)	≤70	≤60	<200	>1
非典型 AVNRT				
快 - 慢型	>70	>60	<200	<1
慢 - 慢型	>70	>60	>200	>1

注:VA 间期,体表心电图心室激动起始至希氏束电图最早心房激动。

由于导管消融成功率极高,已成为反复发作 AVNRT 治疗的首选。慢径路改良在典型和非典型 AVNRT 中均有效。通常采用联合解剖标测和电标测的方法,从右侧间隔,在 Koch 三角的下部(慢径区域,可标测得缓慢传导慢径电位)进行消融(图 6-3-7),少数情况下需在冠状窦内顶部或左侧间隔部对左后延伸支消融。AVNRT 心腔内电图希氏束(快径区域,典型 AVNRT)或冠状窦口(慢径区域,非典型 AVNRT)逆传 A 波最早,故 A 波激动呈向心性传导(图 6-3-8)。慢径路消融改良治疗 AVNRT 的成功率为 97%,复发率为 1.3%~4%,房室传导阻滞的风险<1%。导管消融的其他并发症主要与血管穿刺(如血肿、深静脉血栓形成、动脉穿孔、动静脉瘘、气胸)、导管操作(如瓣膜损伤、栓塞、冠状窦或心肌壁穿孔、冠状动脉撕裂、血栓形成)或射频损伤(如房室传导阻滞、心肌穿孔、冠状动脉痉挛或堵塞,短暂性脑缺血发作或脑血管意外)等原因有关。虽然导管消融的严重并发症发生率较低,但在健康的室上速患者中仍是难以接受的。随着三维电解剖标测系统的引入,导管消融术的有效性和安全性得到了进一步提升。

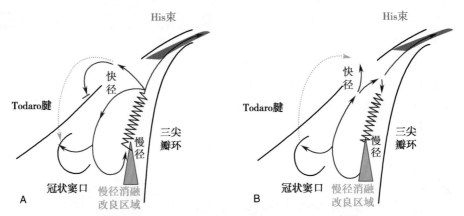

图 6-3-7　Koch 三角区的解剖及 AVNRT 示意图

A. 典型 AVNRT(慢 - 快型);B. 非典型 AVNRT(快 - 慢型)。

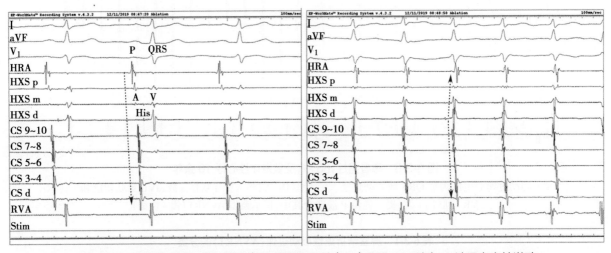

图 6-3-8　典型 AVNRT(慢 - 快型),快径逆传 A 波(His)最早,AV 融合,A 波呈向心性激动

体表心电图:P 波,心房激动;QRS 波,心室激动波。心腔内图:A 波,心房激动;V 波,心室激动波;
HRA,高位右心房;His,His 导管;CS,冠状窦;RVA,右心室心尖。

　　长期药物防治室上速发作仅适用于 AVNRT 反复发作而不愿或不能接受消融治疗的患者。非二氢吡啶类钙通道阻滞药、β 受体阻滞药和地高辛是 AVNRT 预防性治疗的常用药物。Ⅰ 类抗心律失常药(氟卡尼和普罗帕酮)可作为无器质性心脏病 AVNRT 预防复发的二线药。Ⅲ 类抗心律失常药(胺碘酮、索他洛尔、多非利特)虽可有效预防 AVNRT 复发,但胺碘酮的心外不良反应和其他Ⅲ类药物的致心律失常不良反应(如扭转型室速)而不宜应用。对于器质性心脏病、左心室肥大、左心室功能不全,预防 AVNRT 只能选择胺碘酮。

（三）交界性心动过速

1. 局灶性交界性心动过速　局灶性交界性心动过速起源于房室结或希氏束,心房及心室均不参与。心电图特征:心率 110~250 次 /min,窄 QRS 或典型的束支传导阻滞图形,常存在房室分离,但也可看到 1∶1 逆传的现象。电生理检查显示每次心室除极前均有希氏束波(H 波)。根据其对 β 受体阻滞药和钙通道阻滞药的反应,这类心律失常的电生理机制可能是异常自律性或触发活动。局灶性交界性心动过速是一种少见的心律失常,有原发或先天的性质。患者心脏结构多正常,也可以有先天性心脏结构异常,如房间隔缺损(房缺)或室间隔缺损。这类患者常常症状明显,尤其是心动过速发作无休止时可以引起心力衰竭。抗心律失常药治疗快速局灶性交界性心动过速相关资料较少,β 受体阻滞药和氟卡尼可以减慢或终止心动过速,长期口服治疗也有一定的疗效。导管消融可以根治。

2. 非阵发性交界性心动过速(non-paroxysmal junctional tachycardia,NPJT)　非阵发性交界性心动过速是一种窄 QRS 波心律失常,心率 70~120 次 /min,其发生机制可以是高位交界区自律性增高或者触发机制,有典型的"温醒"及"冷却"现象,不能被起搏终止。这种心动过速最重要的特征是其可能存在严重的病理状态,如洋地黄中毒、低钾血症、心肌缺血或出现于心脏手术之后,还可能在慢性阻塞性肺疾病伴低氧血症及心肌炎时出现。与频率较快的局灶性交界性心动过速不同,非阵发性交界性心动过速常有 1∶1 的房室关系。在某些情况下,尤其是洋地黄中毒时,可能见到房室结前传的文氏现象。治疗非阵发性交界性心动过速主要是纠正基础病因。β 受体阻滞药或钙通道阻滞药治疗非阵发性交界区心动过速持续发作可能有效。

（四）房室折返性心动过速(AVRT)

AVRT 的折返环路在解剖学上分为两个部分:第一个是房室结 - 希浦系统,第二个是房室间的异常连接,也称旁路(accessory pathway,AP)。这两部分各有其不同的不应期和传导时间,特定时间的房性期前收缩或者室性期前收缩可以触发该折返性心动过速。在极少数情况下,该折返环由两个旁路组成。AVRT 的典型旁路是房室结外连接心房和心室肌的通道(Kent 束)。虽然旁路的类型多样,但最常见的是沿着二尖瓣或三尖瓣环连接心房和心室的旁路。二尖瓣左侧游离壁旁路占 60%,二尖瓣或三尖瓣环间隔旁路占 25%,三尖瓣环右侧游离壁旁路占 15%。由于二尖瓣前叶附着区缺乏心室肌连接,左侧旁路通常位于二尖瓣后叶附着区域。位于前间隔附近区域的旁路邻近希氏束和 AVN,少部分位于心外膜或远离瓣环(图 6-3-9)。旁路具有不同于房室结传导的电生理特性,类似于心肌细胞,旁路通常表现出快速传导(非典型旁路除外),即"全"或"无"的传导特性。

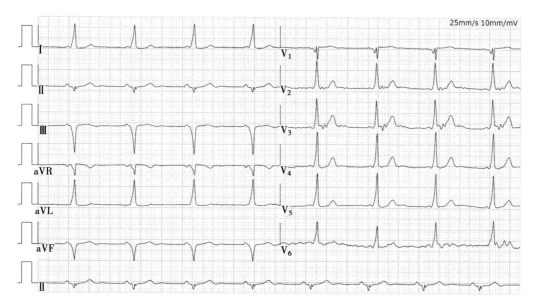

图 6-3-9　患者男性,32 岁,反复发作性心悸不适半年

心电图提示 B 型预激,下壁导联(Ⅱ、Ⅲ、aVF 导联)δ 波负向,起始缓慢,Ⅲ导联 S 波最深,
提示后间隔心外膜旁路,心中静脉消融成功。

旁路如只具有逆向传导功能,称为隐匿性;而具有前向传导功能的旁路,则称为显性。显性旁路在心电图上表现为有预激图形(QRS 波起始 δ 波),预激程度取决于经由房室结、希氏束和旁路传导的程度。AVRT 以房室结的传导方向分为顺向和逆向 AVRT(图 6-3-10)。与 AVNRT 不同,AVRT 是"大折返"型心动过速,心房和心室都参与折返。

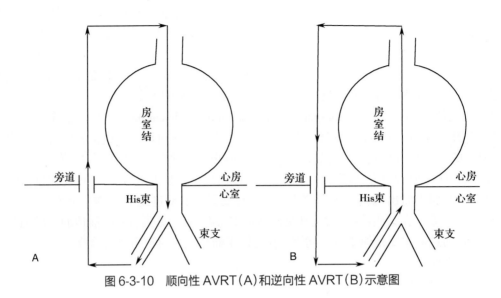

图 6-3-10　顺向性 AVRT(A)和逆向性 AVRT(B)示意图

1. 预激综合征(Wolff-Parkinson-White syndrome,WPW 综合征)　预激综合征是指存在明显的导致心室预先激动(预激)的旁路,并伴有反复发作的快速性心律失常。在窦性心律时,静息心电图的典型表现为:①短 PR 间期(≤120ms);② QRS 波的起始粗钝,有顿挫或有切记("δ 波");③宽大畸形 QRS 波(>120ms)。预激综合征多见于结构正常的心脏。

预激综合征可简单分为 A 型和 B 型。A 型的预激波和 QRS 波在 V$_1$ 导联均向上,而 B 型 V$_1$ 导联的预激波和 QRS 波的主波则均向下(图 6-3-11);前者提示左心室或右心室后底部心肌预激,而后者提示右心室前侧壁心肌预激。根据心电图预激波形态,结合体表心电图 QRS 波形态可以定位旁路位置(图 6-3-12)。预激在体表心电图上可以是间歇性的,少数病例甚至可以永久消失。此外,预激的程度可能取决于旁路的位置以及房室结的传导特性。

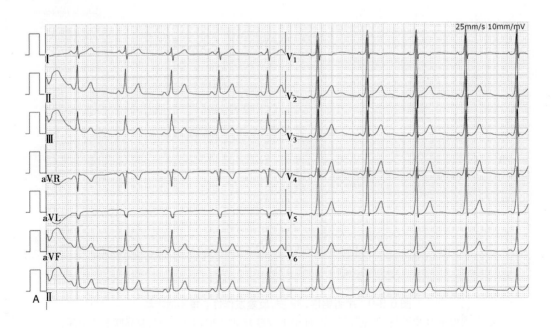

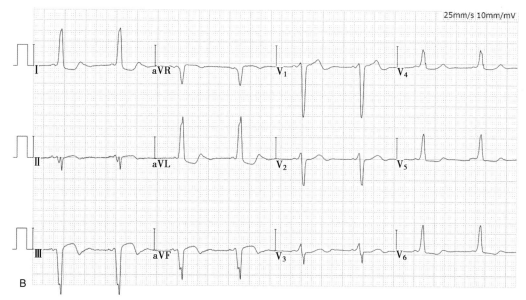

图 6-3-11　A 型预激（A），左侧游离壁（前侧）旁路和 B 型预激（B），三尖瓣环 5 点钟旁路（右后间隔）

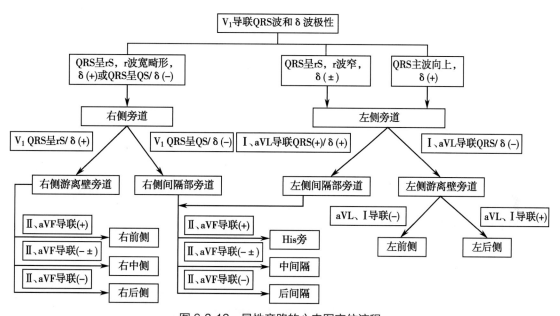

图 6-3-12　显性旁路的心电图定位流程

2. 顺向型房室折返性心动过速（orthodromic AVRT）　顺向型 AVRT 占全部 AVRT 的 90%，占全部持续性室上速的 20%~30%。折返激动通过 AVN-HPS 从心房传导至心室，组成折返环的前传支，激动经旁路从心室传至心房，作为折返环路的逆传支。顺向型的 AVRT 往往是一种快速性心动过速，频率多超 150 次/min，很少的情况下可至>220 次/min。心动过速时（图 6-3-13），心电图表现特征：①RP 间期恒定，通常（但并非总是）高达心动过速周长的 1/2；②窄 QRS 波；③功能性束支传导阻滞通常与旁路同侧，尤其是在年轻患者（年龄<40 岁）中；④ ST 段压低。心内电生理图提示 A 波经由旁路逆传，旁路附近 A 波最早出现，呈"偏心性"传导（图 6-3-14）。

持续性交界性反复性心动过速（permanent junctional reciprocating tachycardia，PJRT）是一种罕见的由隐匿性旁路参与的反复性心动过速。这种旁路最初由 Coumel 描述，通常位于后间隔区域，具有逆向递减传导的特性。PJRT 是一种长 RP 心动过速，因其心房激动经旁路逆传产生，其特征是 Ⅱ、Ⅲ、aVF 导联表现为较深的逆行 P 波。持续不断的 PJRT 可能导致心动过速型心肌病（tachycardia mediated cardiomyopathy，TMC），通常在成功的射频导管消融治疗后消失，年轻患者尤为明显。强烈推荐有症状的患者或可能与 TMC 有关的左心室射血分数降低的患者行导管消融治疗。

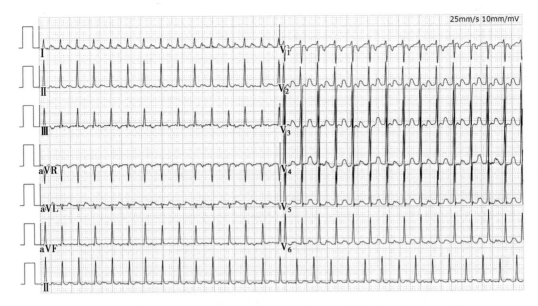

图 6-3-13　窄 QRS 波心动过速,节律规整,90ms＜RP＜PR,支持 AVRT 诊断

V₁ 导联逆传 P 波负向,支持右侧旁路,Ⅱ、Ⅲ、aVF 导联逆 P 正向,提示高位旁路,

心内电生理检查证实为三尖瓣环 11 点钟旁路。

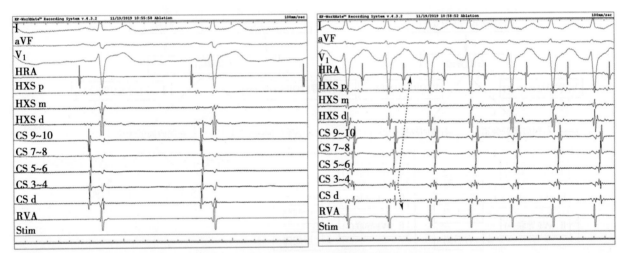

图 6-3-14　患者男性,32 岁,反复发作性心悸半年

心动过速时心内电图显示逆传 A 波呈偏心性激动(冠状窦电极 3~4 逆传 A 波最早)

3. 逆向型房室折返性心动过速(antidromic AVRT)　逆向型 AVRT 占预激综合征的 3%~8%。折返激动通过旁路由心房前传进入心室;同时,逆向传导通过房室结或其他旁路,其通常位于对侧位置,以确保折返径路的距离更长,确保折返环路的各个部分的不应期均恢复。在 30%~60% 的自发性逆向型 AVRT 患者中,可以检测到多旁路(显性或隐匿性)存在,其在 AVRT 过程中或可作为逆传途径。逆向 AVRT 心电特征:①宽 QRS 波(完全预激);② RP 间期很难评估,因为逆行 P 波通常在 ST-T 段内。

4. 预激伴房颤　阵发性房颤存在于 50% 的预激综合征患者中,可能是患者的心律失常表现形式。这些患者通常很年轻,没有结构性心脏病。高频率 AVRT 可能潜在地引发房颤。在预激综合征患者中,房颤伴快速心室率,激动通过具有短前传不应期的显性旁路传导至心室,是一种潜在的危及生命的心律失常,因其存在蜕化至室速的潜在可能。如果旁路的前向不应期短,心室率可以极快,从而导致室颤。因为心房频率快而不规则,导致通过旁路前传与房室结下传融合程度不一,导致 QRS 波形态多变,呈间歇性预激或完全性预激表现(图 6-3-15)。房颤合并预激应引起足够重视,宜当作急症心律失常处理,血流动力学不稳定者需紧急电复律,药物治疗上需首选延缓旁路前传药物,普鲁卡因胺国内难以获得,如前所述,胺碘酮并不如想象中安全,普罗帕酮亦可考虑。已经明确,约 1/3 的预激综合征患者合并房颤,患者多数年龄较轻和无器质性心脏病,外科或射频消融旁路后部分患者的房颤发作亦消失。

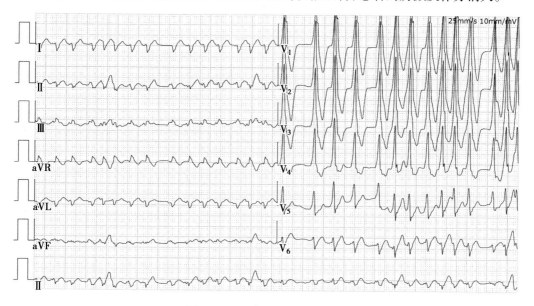

图 6-3-15　房颤合并预激心电图

患者男性,56 岁,因反复心悸、胸闷伴黑矇 1 年入院。因旁路前传与
房室结下传融合程度不一,导致 QRS 波形态多变。

5. 预激的非典型形式　非典型的旁路(也称 Mahaim 纤维),连接右心房或房室结与右心室,右心室插入点进入或接近右束支(图 6-3-16),因其电生理特性类似于房室结,有时被称作"副房室结"。其中大多数是房束性或结室性,但也可以是房束性、房室性、结束性或结室性,这取决于它们的变化的近端和远端插入点。左侧非典型旁路也有描述,但罕见。非典型旁路通常包含类房室结组织,导致其具有递减传导的特性,并通过三尖瓣环侧面连接心房和束支,但在极少数病例中位于后间隔部位。非典型旁路通常只有前向传导,隐匿性传导纤维也有报道。非典型旁路的特征:①基线正常的 QRS 波或不同程度的具有左束支传导阻滞形态的明显预激;②程序性心房起搏,起搏周期缩短,导致明显的预激,伴 AH 间期增加,HV 间隔缩短;③房束旁路导致的逆向 AVRT 通常产生水平或向上的 QRS 电轴,但也可能表现为正常电轴,这取决于旁路插入右束支的方式和与左前分支融合的方式;④在室上速发作时,右束支电位提前于希氏束激动(图 6-3-16)。

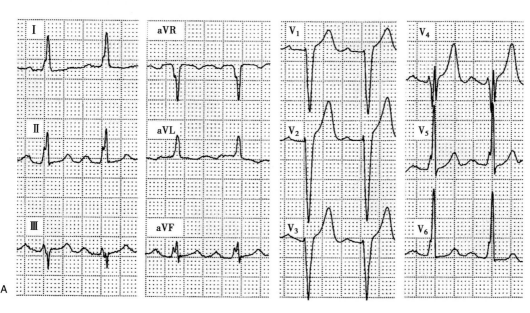

A

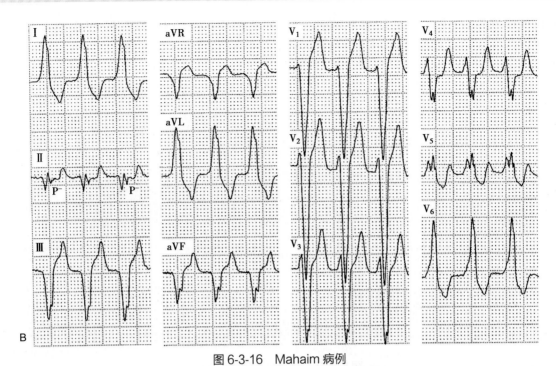

图 6-3-16　Mahaim 病例

A. Mahaim 患者窦性心律时心电图表现为 PR 延缓；B. Mahaim 介导的逆向性 AVRT（左束支传导阻滞图形）。

标测定位旁路纤维的近端和远端插入点，在大多数情况下可以显示旁路电位从而指导消融。导管消融术成功率高，复发率低，因此推荐用于所有反复发作的症状性心动过速患者，特别是由隐匿性结束或结室旁路导致的无休止性心动过速。基于预后原因的预防性消融并不被常规推荐，即使是在体表心电图显示预激或束支传导阻滞的患者中也不推荐，因为由于递减性传导特性，通过旁路的快速传导的可能性较小。

6. AVRT 的治疗　腺苷应谨慎用于 AVRT，因其有导致快速房颤的潜在可能。房颤伴快速心室率也可能诱发室颤，因此应随时进行电复律。在顺向型和逆向型 AVRT 中，药物治疗可以针对折返环的一个组成部分，房室结（β 受体阻滞药、地尔硫䓬、维拉帕米或依曲帕米）或旁路（伊布利特、普鲁卡因胺、普罗帕酮或氟卡奈德）。逆向型 AVRT 与恶性预激综合征相关，由旁路快速前向传导所致，因此主要作用于旁路的药物应作为首选。此外，在同时应用旁路作为顺行和逆行传导支的逆向 AVRT 中，作用于房室结的药物是无效的。

在出现预激合并房颤的患者中，通常需要紧急心脏复律，使用电复律的阈值较低。相对于房室结，旁路具有较短的不应期，因此电激动优先通过旁路传导。因此，任何房室结阻断药（腺苷、维拉帕米、地尔硫䓬、β 受体阻滞药或地高辛）都应避免在预激状态下使用，因为它们可能会增加室颤的风险。伊布利特可以转复预激性房颤或延迟旁路传导。即使不能恢复窦性心律，影响旁路传导的药物，如普鲁卡因胺、普罗帕酮或氟卡尼也可以使用。然而，Ⅰc 类药物应该谨慎使用，因为它们会对房室结产生影响。在预激性房颤中，静脉注射胺碘酮可能不像之前认为的那么安全，因为已有报道指出胺碘酮可致旁路传导增强和室颤，在 2019 ESC 室上速指南中推荐地位有所下降。普鲁卡因胺在这种情况下似乎更安全。

在 3~10 年的随诊中，预激综合征患者的心脏性猝死发生率为 0.15%~0.39%。心搏骤停作为预激综合征的首发症状不多见。预激综合征伴房颤患者发生心脏性猝死多是由于过快的心室率，虽然预激综合征患者猝死的年发生率不高，但应积极建议其接受射频消融治疗。对已猝死的预激综合征患者的回顾性研究已证实有以下情况者属于高危状态：①在自发或诱发的房颤中心室率过快，RR 间期<250ms；②有心动过速病史；③存在多条旁路；④合并埃布斯坦（Ebstein）畸形。间歇性预激综合征的特点是体表心电图 δ 波可以突然消失，QRS 波正常化，说明旁路具较长的不应期，不易发生室颤。在应用普鲁卡因胺后预激综合征消失，也可能属低危险患者。无症状仅表现为心电图心室预激者，电生理检查高危特征：房颤时最短预激性 RR 间期 ≤250ms，旁路有效不应期 ≤250ms，多旁路，可诱发 AVRT。非侵入性检查低危特征：运动或药物试验时静息心电图和动态心电监测表现为可诱发或间歇预激消失。高危患

者建议采取更加积极的导管消融治疗。

对于宽 QRS 波心动过速,处理原则不同,并且急性期处理同长期预防也不同。当宽 QRS 波心动过速较难鉴别时(图 6-3-17),可当作室速处理。依布利特、普鲁卡因胺或氟卡尼能够减慢旁路传导,是推荐的药物,但国内使用很少。国内普罗帕酮是最常用的药物之一,但心功能不全或左心室射血分数<40%者禁用。预激综合征患者发生房性心动过速或房扑,可 1:1 经旁路传导,更不能使用房室结抑制性药物,应该应用具有抑制旁路传导作用的药物。长期预防可以应用阻断房室结传导的药物,如地高辛、维拉帕米、β 受体阻滞药、腺苷等;用于抑制旁路传导的抗心律失常药如 I 类(普鲁卡因胺、内吡胺、和氟卡尼)和Ⅲ类抗心律失常药(伊布利特、索他洛尔和胺碘酮)。胺碘酮还有较多的心外不良反应,因此并不推荐作为长期防治 AVRT 的药物,除非伴有器质性心脏病不适宜导管消融治疗的情况。

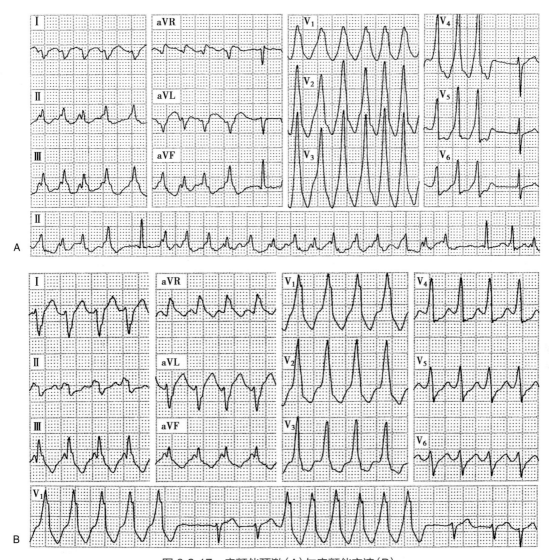

图 6-3-17　房颤伴预激(A)与房颤伴室速(B)

预激综合征患者特别是在心律失常发作时血流动力学不稳定者,应该把导管消融作为一线治疗。导管消融旁路的成功率大多在 95% 左右。导管消融左游离壁旁路的成功率略高于其他位置的旁路。旁路导管消融中与操作有关的死亡率为 0~0.2%,术中难以避免的三度房室传导阻滞发生率为 0.2%~1.0%,多数发生于靠近房室结的间隔旁路消融,心脏压塞的发生率是 0.1%~1.1%,虽然发生率较低,这在正常心脏结构患者中仍然是难以接受的。随着三维电解剖标测系统的应用,导管消融的有效性和安全性得到进一步提高。对于无症状但心电图有预激图形的患者,电生理检查和导管消融对这类患者的意义尚存在争议,指南建议进行电生理检查并进行危险分层,根据危险分层来决定进一步治疗。对于高风险职业的患者,则必须予以消融治疗,如公共汽车司机、飞行员、水下作业人员等。

(五) 局灶性房性心动过速及多源性房性心动过速

局灶性房性心动过速是指起源于心房的某一局灶部位规律性的心动过速,心房激动由该起源部位向心房其他部位呈离心性传导,心房率通常在 100~250 次/min。其发病率不高,在射频消融室上速患者中的比例为 10%~15%。局灶性房性心动过速可以呈短阵性、非持续性、阵发持续性或无休止性。局灶性房性心动过速患者的临床一般为良性过程,但如呈无休止性房性心动过速,可以导致心动过速性心肌病。在成年人,局灶性房性心动过速多见于基础心脏疾病患者,也可见于正常心脏者。房性心动过速时心房和心室通常为 1:1 关系(1:1 房室传导),如伴有房室传导阻滞,多见于洋地黄过量、低钾血症等。局灶性房性心动过速时,心电图常表现为长 RP 心动过速,即 P' 波一般位于心动过速周长的后半段,但 P 波常由于落在前一个 QRS 波的 T 波上而变得不易识别。PR 间期的变化一般与房性心动过速的频率有关。如出现房性心动过速伴房室传导阻滞,则可以排除 AVRT,此外也不支持 AVNRT。在房性心动过速发作中,P 波之间多有等电位线,以此可与房扑鉴别(即房扑时的心房波为无等电位线的锯齿样或正弦波样形态)。然而,如果心房率过快或伴有房内传导障碍,P' 波宽大和等电位线消失,则与房扑难以鉴别。应该强调,即使房性心动过速时心电图有清晰 P' 波和等电位线,也不能完全排除大折返性房性心动过速,尤其当存在复杂的器质性心脏病(手术矫正)或房颤射频消融术后。虽然要明确房性心动过速的确切起源部位需要进行心内标测,但是由于房性心动过速时 P' 波形态多与窦性 P 波不同,因此根据局灶性房性心动过速时体表 12 导联心电图的 P' 波形态,可以初步判定其起源部位(图 6-3-18)。P 波在 aVL 导联呈正相或者双向,V₁ 导联呈负相或者双向,提示右心房起源;P' 波在 aVL 和 I 导联呈负相,V₁ 导联呈正相,提示左心房起源。此外,下壁导联 P' 波负相,提示激动由足向头部方向传导;反之下壁导联 P' 波呈正相,提示激动由头部向足方向传导。起源于高位终末峭或右上肺静脉房性心动过速的 P' 波形态可以与窦性心律的 P 波形态相似。然而后者的 P 波在 V₁ 导联多呈正相。心内标测表明,局灶性房性心动过速的起源点并非为无规律或随机分布,而是多集中在某些特定的解剖区域,多是不同组织交界区。局灶性心动过速可以起源于两个心房的任何部位,但正常心率下的特定好发部位是界峭、冠状窦口、心耳、三尖瓣环和二尖瓣环,以及连接心房的上腔静脉和肺静脉等。房性心动过速开始发作时常有频率的逐渐增加和/或房性心动过速终止前有频率的逐渐降低,上述现象提示自律性异常可能是局灶性房性心动过速的主要机制。一些药物也可引起局灶性房性心动过速,最常见的药物是洋地黄。这种房性心动过速的特点是房性心动过速发作时常伴有房室传导阻滞,因此心室率并不太快。

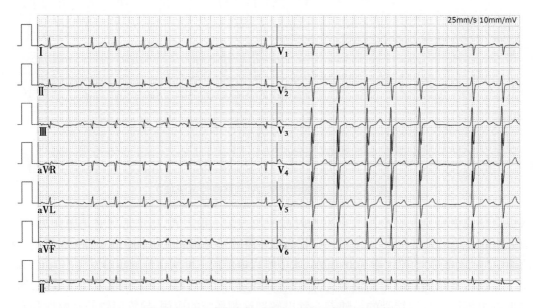

图 6-3-18　患者女性,59 岁,反复心悸、胸闷 1 年

心电图提示窦律伴频发短阵房性心动过速,房性心动过速时 V₁ 导联 P 波正相,提示左心房起源,下壁导联
(Ⅱ、Ⅲ、aVF 导联)正相,提示上部起源,后证实为左心房后壁近房顶部局灶房性心动过速。

局灶性房性心动过速的治疗有多种选择,但已有报道认为,不管是阵发性房性心动过速,还是无休止性房性心动过速,药物治疗的效果均不理想。房性心动过速急性期,静脉注射腺苷类药物可以终止大多数局灶性房性心动过速,腺苷敏感性房性心动过速通常是局灶性的。部分病例应用后房性心动过速不终止,但会出现房室传导阻滞。静脉给予β受体阻滞药或钙通道阻滞药可以使小部分病例的房性心动过速终止。静脉给予Ⅰa、Ⅰc或Ⅲ类药物(索他洛尔和胺碘酮)可以通过直接抑制异位灶的自律性或延长动作电位时限而终止房性心动过速发作。对于没有心力衰竭表现的患者,可以考虑静脉给予Ⅰa或Ⅰc类药物,对于心功能不全的患者,最好静脉应用胺碘酮。心房起搏和电复律:对于自律性房性心动过速,心房起搏可以使起搏后的心动过速频率出现一过性下降,但不能终止心动过速。同样,直流电复律对其也无效。而直流电复律对于其机制为微折返或触发自律性的房性心动过速有效,因此对于药物无效的患者可以试用电复律治疗。同时需评估有无可逆性因素。关于长期药物治疗,有研究建议,首先使用钙通道阻滞药或β受体阻滞药,因为已证明这些药物有效且不良反应较小。如果这些药物无效,尝试Ⅰa、Ⅰc类药物(氟卡尼或普罗帕酮)与房室结阻滞药合用或应用Ⅲ类药物(索他洛尔和胺碘酮)可能有效,但是要考虑到可能的促心律失常危险和药物的不良反应。由于房性心动过速多发生于有器质性心脏病的老年人,因而在应用Ⅰc类药物之前要谨慎。

随着心脏三维电解剖标测系统的引入,不管局灶性房性心动过速的机制是异常自律性、触发活动还是微折返,都可以通过导管消融其局灶起源点而得到根治,而且目前已经成为持续性房性心动过速尤其是无休止房性心动过速的首选治疗方法,其成功率为80%~90%,复发率<10%。在国内外有经验的医疗中心,其严重并发症发生率很低(1%~2%),主要有心脏穿孔、右侧和左侧膈神经的损伤和窦房结功能障碍等。在房间隔或Koch三角消融房性心动过速时,要注意避免损伤房室结,主动脉无冠状窦位于房间隔中上部,可在此消融起源前房间隔的房性心动过速。对于药物无效或无休止性房性心动过速,尤其当出现心动过速性心肌病时,导管消融其局灶起源点是最佳治疗。

多源性房性心动过速为一种不规律的房性心动过速,其特点是P波形态多变(3种或3种以上)、频率不一,节律不整,有时不易与房颤鉴别。这种心律失常的最常见原因是肺部疾病,其次是代谢或电解质紊乱和由洋地黄过量所致。抗心律失常药效果欠佳。由于多存在严重的肺部疾病,因此通常禁忌使用β受体阻滞药,部分病例钙通道阻滞药有效。而治疗一般针对原发肺部疾病和/或纠正电解质代谢紊乱。慢性期治疗可以应用非二氢吡啶类钙通道阻滞药,而电复律或抗心律失常药治疗等均无效或者效果差。

(六)大折返房性心动过速

房扑和局灶性房性心动过速是根据心电图表现来定义的:房扑具有持续的有规律的电活动,频率为250~350次/min。心电图最常见锯齿波,而局灶性房性心动过速可见有等电位线分离的P波。心电图出现扑动样表现主要见于心房内大折返环路,但也可能是微折返。因此,有时将房扑看作是一种特殊的房性心动过速。

五、特殊人群室上速的处理

1. 妊娠期室上速 妊娠前3个月应避免任何抗心律失常药使用,如果必须使用,可选用选择性β_1受体阻滞药(阿替洛尔除外),孕后期可按照优先顺序选择β_1受体选择性阻滞药(阿替洛尔除外)或维拉帕米预防非预激综合征室上速发生,也可服用氟卡尼或普罗帕酮预防无缺血、结构性心脏病、非预激综合征性室上速发作。食管调搏及直流电复律都可安全用于终止室上速发作。随着心脏三维电解剖标测技术发展,已无须X线引导下完成室上速导管消融,妊娠期接受导管消融术(无X线)是安全、有效的。年轻女性室上速患者推荐妊娠前接受导管消融治疗。

2. 合并先天性心脏病室上速 合并先天性心脏病患者因其心脏解剖位置异常,室上速导管消融有一定难度,术前需作完善心脏结构位置评估,建议至经验丰富的中心行导管消融治疗。

3. 儿童室上速 因幼儿心脏尚未发育完全且难以评估导管消融对心肌损伤长期效果,不建议幼儿行室上速导管消融。药物控制不佳的儿童室上速患者可在经验丰富的中心行导管消融术治疗。

（张 培 蒋晨阳）

参考文献

［1］ BRUGADA J, KATRITSIS D G, ARBELO E, et al. 2019 ESC Guidelines for the management of patients with supraventricular tachycardia The Task Force for the management of patients with supraventricular tachycardia of the European Society of Cardiology (ESC)[J]. Eur Heart J, 2020, 41 (5): 655-720.

［2］ PAGE R L, JOGLAR J A, CALDWELL M A, et al. 2015 ACC/AHA/HRS Guideline for the management of adult patients with supraventricular tachycardia: executive summary: a report of the American College of Cardiology/ American Heart Association Task Force on Clinical Practice Guidelines and the Heart Rhythm Society [J]. J Am Coll Cardiol, 2016, 67 (13): 1575-1623.

［3］ CABRERA J A, SÁNCHEZ-QUINTANA D. Cardiac anatomy: what the electrophysiologist needs to know [J]. Heart, 2013, 99 (6): 417-431.

［4］ ZIMETBAUM P, JOSEPHSON M E. Evaluation of patients with palpitations [J]. N Engl J Med, 1998, 338 (19): 1369-1373.

［5］ KATRITSIS D G, JOSEPHSON M E. Differential diagnosis of regular, narrow-QRS tachycardias [J]. Heart Rhythm, 2015, 12 (7): 1667-1676.

［6］ CRAWFORD T C, MUKERJI S, GOOD E, et al. Utility of atrial and ventricular cycle length variability in determining the mechanism of paroxysmal supraventricular tachycardia [J]. J Cardiovasc Electrophysiol, 2007, 18 (7): 698-703.

［7］ KNIGHT B P, EBINGER M, ORAL H, et al. Diagnostic value of tachycardia features and pacing maneuvers during paroxysmal supraventricular tachycardia [J]. J Am Coll Cardiol, 2000, 36 (2): 574-582.

［8］ KISTLER P M, ROBERTS-THOMSON K C, HAQQANI H M, et al. P-wave morphology in focal atrial tachycardia: development of an algorithm to predict the anatomic site of origin [J]. J Am Coll Cardiol, 2006, 48 (5): 1010-1017.

［9］ KATRITSIS D G, SEPAHPOUR A, MARINE J E, et al. Atypical atrioventricular nodal reentrant tachycardia: prevalence, electrophysiologic characteristics, and tachycardia circuit [J]. Europace, 2015, 17 (7): 1099-1106.

［10］ KATRITSIS D G, JOSEPHSON M E. Classification of electrophysiological types of atrioventricular nodal re-entrant tachycardia: a reappraisal [J]. Europace, 2013, 15 (9): 1231-1240.

［11］ KATRITSIS D G, MARINE J E, CONTRERAS F M, et al. Catheter Ablation of Atypical Atrioventricular Nodal Reentrant Tachycardia [J]. Circulation, 2016, 134 (21): 1655-1663.

［12］ JACKMAN W M, WANG X Z, FRIDAY K J, et al. Catheter ablation of accessory atrioventricular pathways (Wolff-Parkinson-White syndrome) by radiofrequency current [J]. N Engl J Med, 1991, 324 (23): 1605-1611.

［13］ PAMBRUN T, EL BOUAZZAOUI R, COMBES N, et al. Maximal pre-excitation based algorithm for localization of manifest accessory pathways in adults [J]. JACC Clin Electrophysiol, 2018, 4 (8): 1052-1061.

［14］ KATRITSIS D G, WELLENS H J, JOSEPHSON M E. Mahaim accessory pathways [J]. Arrhythm Electrophysiol Rev, 2017, 6 (1): 29-32.

［15］ PAPPONE C, VICEDOMINI G, MANGUSO F, et al. Wolff-Parkinson-White syndrome in the era of catheter ablation: insights from a registry study of 2169 patients [J]. Circulation, 2014, 130 (10): 811-819.

［16］ OBEYESEKERE M N, LEONG-SIT P, MASSEL D, et al. Risk of arrhythmia and sudden death in patients with asymptomatic preexcitation: a meta-analysis [J]. Circulation, 2012, 125 (19): 2308-2315.

［17］ PAPPONE C, SANTINELLI V, MANGUSO F, et al. A randomized study of prophylactic catheter ablation in asymptomatic patients with the Wolff-Parkinson-White syndrome [J]. N Engl J Med, 2003, 349 (19): 1803-1811.

简答题

某患者,男性,23 岁,因体检发现心电图异常就诊。心电图见图 6-3-19。

1. 该患者的心电图诊断是什么?

2. 患者因应征入伍需要行导管消融治疗,消融术中最大的风险是什么?

3. 该类型患者导管消融的指征如何?

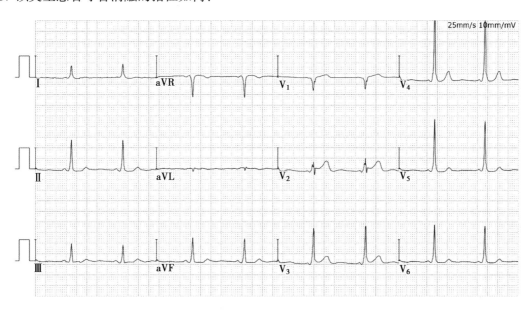

图 6-3-19　某患者心电图

答案:

1. 心电图提示心室预激。

2. 体表心电图提示旁路位于希氏束旁,消融治疗存在房室传导阻滞风险。

3. 若患者存在心动过速发作,可行射频消融治疗。若无心动过速发作,可评估旁路有效不应期＞250ms,或间歇性预激等特点,可不消融治疗。

第四节　室性心动过速

学 习 目 标

1. 掌握室性心动过速的分类。

2. 了解不同室性心动过速的发病机制。

3. 掌握室性心动过速的诊断和鉴别诊断方法。

4. 掌握不同室性心动过速的处理流程和治疗方法。

室性心动过速(室速)是指起源于希氏束以下水平,包括左、右心室肌希浦系统在内的,连续 3 个或以上的快速性的心律失常,最常发生于结构性心脏病患者。在心电图、心脏超声和冠状动脉造影正常的患者中发生率约为 10%[特发性室速(idiopathic ventricular tachycardia,IVTS)]。室速的病因、临床预后和治疗策略各不相同。室速与室上性心动过速(室上速)的临床和体表心电图鉴别往往是一个挑战,但对治疗具有实质性意义。

一、定义与分类

2017 年 AHA/ACC/HRS 室性心律失常管理指南将室性心动过速定义为起源于心室的,心室率>100次/min(周长<600ms)的≥3 个连续心搏的心律失常,分为以下几类。

1. 持续性室速 持续时间>30s 或因血流动力学损害而需要在 30s 内终止的室速。
2. 非持续性室速 ≥3 个连续心搏,可以自发终止。
3. 单形性室速 QRS 波形态固定的室速。
4. 多形性室速 QRS 波形态不固定,呈现多种形态的室速。
5. 双向性室速 在额面电轴上室速的 QRS 波出现电交替,常见于洋地黄中毒或儿茶酚胺相关的多形性室速。

根据临床表现、电生理特点和病因,室性心律失常的分类详见表 6-4-1。

表 6-4-1 室性心律失常分类

临床表现		
血流动力学稳定	无症状	患者无心律失常引起的任何症状
	轻微症状	心悸、心脏停搏感或心搏不适感
血流动力学不稳定	晕厥前兆	晕厥前症状,如头晕、眩晕、乏力、黑矇,有要晕倒感
	晕厥	突然意识丧失
	心脏性猝死	不可预测的循环衰竭、骤停引起突然死亡,多由心律失常导致,从症状出现到死亡在 1h 内
	心搏骤停	不可预测的心脏泵功能突然停止,多由心律失常导致,经过积极治疗干预后可逆转
电生理特点		
非持续性室速		连续 3 个或以上室性期前收缩,持续时间<30s,心室率>100 次/min,可自行终止的室性心律失常
	单形性	QRS 波形态单一
	多形性	QRS 波形态不断变化,RR 间期在 600~180ms
持续性室速		持续时间>30s,或因血流动力学损害而需要在 30s 内终止的室速
	单形性	QRS 波形态单一,稳定不变
	多形性	QRS 波形态不断变化,RR 间期在 600~180ms
无休止室速		持续发作数小时,各种干预措施均不能终止的室速
束支折返性室速		心脏传导系统,束支-浦肯野纤维与心室肌共同参与的折返性心动过速,QRS 波多呈左束支传导阻滞形态,常见于心肌病患者
双向性室速		室速 QRS 波形态在额面电轴交替变化,常见于洋地黄中毒
尖端扭转性型室速		室速的 QRS 波波峰围绕等电位线扭转,常与 QT 或 QTc 间期延长相关;典型患者的室速出现在"短-长-短"配对间期后
室扑		心室率>300 次/min,节律规整,QRS 波形态呈单形性
室颤		心室率>300 次/min,节律不规则,QRS 波形态和振幅有较大变异
室速电风暴		在 24h 发生 3 次或 3 次以上的持续性室速,每次都需要干预后才能够终止

二、病因及发作机制

(一) 危险因素

1. 心血管疾病　肥厚型心肌病(HCM)是最容易发生持续性室速和SCD的器质性心脏病之一,非持续性室速(NSVT)的发生率为20%~30%,在有晕厥或心搏骤停发作史的HCM患者中,70%~80%有NSVT发作,HCM合并NSVT的患者,每年猝死率为8%~10%。扩张型心肌病(DCM)无症状性NSVT发生率为40%~70%,大多数左心室功能下降的DCM患者可发生NSVT,这些人群猝死的风险也较高。在心脏瓣膜病患者中,主动脉瓣狭窄和严重二尖瓣反流患者,NSVT的发生率为25%。在心力衰竭患者中,30%~80%有NSVT。在心肌梗死后48h至1个月,NSVT发生率为5%~10%,且NSVT的发生与新发和陈旧性心肌梗死患者死亡率明显增加有关。接近90%的持续性单形性室速发生于结构性心脏病患者,如缺血性心脏病、HCM、DCM、先天性心脏病和瓣膜病等,以缺血性心脏病最为常见。

2. 药物和毒物作用　许多室性心动过速是由于药物或毒物引起,如洋地黄类、抗心律失常药(尤其是Ⅰ类和Ⅲ类抗心律失常药,如奎尼丁)、拟交感胺药物、罂粟碱、三环类抗抑郁药物等,均可诱发室性心动过速。凡是可引起QT间期延长的药物,均有致TdP的可能。

3. 电解质代谢紊乱和酸碱平衡失调　低钾血症、高钾血症、低镁血症及酸中毒等常常成为室性心动过速的诱因,即使在无明显器质性心脏病的患者中也常常诱发室性心动过速,在有器质性心脏病的患者中更容易发生室性心动过速。

4. 其他　长QT综合征、Brugada综合征等,室速是常见症状,往往是心脏性猝死的高危人群。

(二) 发病机制

1. NSVT发生的主要机制是触发活动,本质是细胞内cAMP水平增高,细胞内钙离子水平增加,导致其介导的触发活动发生。折返可能是慢性冠心病NSVT的发生机制,其本质是激动传导延缓和单向阻滞。

2. 持续性单形性室速可发生于无结构性心脏病和结构性心脏病患者,基础心脏疾病及相关临床资料常可提示其潜在的发生机制及室速起源部位。根据室速的发生机制,可分为自律性增高、触发活动及折返3大类。局灶起源室速如特发性右心室流出道室速与自律性增高及触发活动有关。折返性室速的折返环路通常位于心肌病变组织和/或瘢痕组织内,其介导的心动过速如陈旧性心肌梗死后室速多为大折返性室速。若折返环较小或位于心外膜的大折返伴心内膜出口,可表现为局灶起源室速。部分心室肌病变可导致异常自律性升高。

3. 长QT综合征、短QT综合征、儿茶酚胺敏感性多形性室速、Brugada综合征和早期复极综合征(ERS)等遗传性心律失常综合征患者的心脏并无结构性变化,但常发生多形性室性心动过速或心室颤动。研究显示,儿茶酚胺敏感性多形性室速的相关基因突变目前已证实有6种、长QT综合征相关的突变基因证实至少有10种;短QT综合征的相关基因证实有5种、Brugada综合征至少与12种基因异常有关,而编码心肌细胞钠通道的 *SCN5A* 基因突变是最主要的病因;ERS被认为与心外膜短暂外向钾电流(I_{to})电流增强有关。

4. 合并结构性心脏病的多形性室速或室颤最多见于冠心病,其次为DCM、致心律失常性右心室心肌病(ARVC)、复杂先天性心脏病、瓣膜病和心肌炎等。多形性室速或室颤的电生理机制主要为折返。室颤的发生需要触发因素和维持基质。无论是否存在结构性心脏病,室颤容易被反复出现、联律间期较短、形态固定的室性期前收缩诱发。触发室颤的室性期前收缩最常见于浦肯野纤维和右心室流出道,与触发活动尤其是早后除极有关。目前关于室颤的触发和维持机制学说较多,每种学说都不能完全解释室颤过程中的所有现象。

5. 电风暴的发病机制

(1)交感神经过度激活:大量儿茶酚胺释放,改变了细胞膜离子通道的构型,使大量钠、钙离子内流,钾离子外流,引起各种心律失常,特别是恶性室性心律失常,由于恶性室性心律失常反复发作,以及频繁的电击治疗,进一步加重脑缺血,导致中枢性交感兴奋,使电风暴反复持久,不易平息。

（2）β 受体的反应性增高：β 受体介导的儿茶酚胺效应在心力衰竭和心肌梗死的发展过程中起着不可忽视的作用，可导致恶性室性心律失常；β 受体激活，使心肌复极离散度增加，触发室性心律失常。

（3）希浦系统传导异常：起源于希浦系统的异位激动不仅能触发和驱动室速、室颤，而且由于可能出现的逆向传导会导致正向传导阻滞，促使室速 / 室颤反复发作，不易终止。房室传导阻滞伴束支传导阻滞、H 波分裂、HV 间期>170ms 等均为发生心室电风暴的电生理基质。

（4）心脏交感神经的分布异常：心肌梗死后心脏交感神经再分配发生很大变化，导致心脏的时空异质性增大，易于发生室速、室颤。

（5）其他：在非器质性心脏病中，血钾、血镁过低或过高，重度酸中毒，可使心肌细胞电紊乱而诱发室速 / 室颤而致电风暴；创伤、不适当运动、恐惧、焦虑等心理异常也可引起电风暴；药物如洋地黄、抗心律失常药等对心肌有毒性，可致恶性心律失常而诱发。

三、诊断和鉴别诊断

（一）诊断标准

典型的室速根据发作时的心电图或动态心电图结合其基础心脏情况即可以诊断。

1. 症状　室速的临床表现与室速发作时的心室率、持续时间、基础心脏病和心功能状态有关。NSVT 有时可以没有症状，持续性单形性室速发作时常伴有血流动力学障碍或低血压、心绞痛、晕厥等。室颤或无脉性室速是心搏骤停的常见形式。

2. 心电图表现

（1）3 个或以上的室性期前收缩连续出现。

（2）QRS 波形态畸形，时限>0.12s，ST-T 波方向与 QRS 波主波方向相反。根据 QRS 波形态分为单形或多形性室速。

（3）心室率通常为 100~250 次 /min。

（4）心房独立活动与 QRS 波无固定关系，形成房室分离。

（5）部分患者可见心室夺获与室性融合波：室速发作时少数室上性冲动可下传至心室，产生心室夺获，表现为在 P 波之后，提前发生一次正常的 QRS 波。室性融合波的 QRS 形态介于窦性与异位心室搏动之间，其意义为部分夺获心室。心室夺获和室性融合波的存在为诊断室性心动过速提供重要依据。

（6）心室颤动的波形、振幅与频率均极不规则，无法辨认 QRS 波、ST 段与 T 波。

（7）室速 / 室颤风暴：是指 24h 内自发的室速 / 室颤≥3 次。

（二）鉴别诊断

需要与宽 QRS 型室上性心动过速鉴别，包括室上性心动过速伴束支传导阻滞、室内差异性传导以及房室正路逆传型 AVRT。

1. 鉴别诊断的原则

（1）首先判断血流动力学状态。若不稳定，直接电复律。

（2）血流动力学稳定者，询问病史，查阅可及的既往病历材料，了解既往发作情况、诊断和治疗措施。陈旧性心肌梗死伴有新发生的宽 QRS 波心动过速，极可能为室速。

（3）通过 12 导联心电图寻找房室分离证据。若有房室分离，则可明确为室速。若无房室分离或无法判断，不要求急性情况下精确诊断，按照室速处理。

2. 宽 QRS 波心动过速鉴别诊断

（1）病史：既往有结构性或冠心病病史者优先考虑室速。

（2）临床检查：血流动力学稳定性和体检结果均不足以区分宽 QRS 波心动过速的病因。

1）颈静脉检查可显示室速患者房室分离引起的"a"波。

2）出现第三心音可能更倾向于室速，但不足以确诊。

（3）鉴别诊断：①室速；②室上性心动过速伴异常；③预激；④其他原因：不良药物反应（如洋地黄中

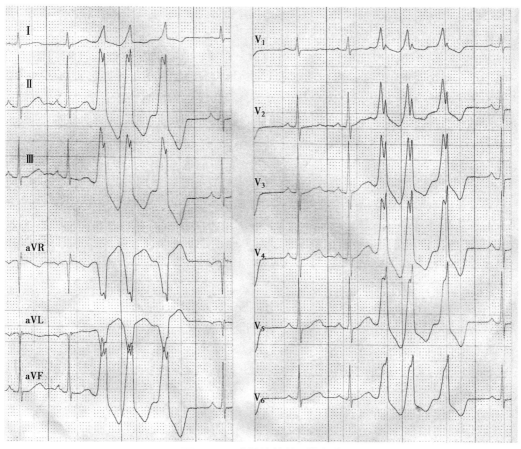

图 6-4-3　非持续性单形性室速

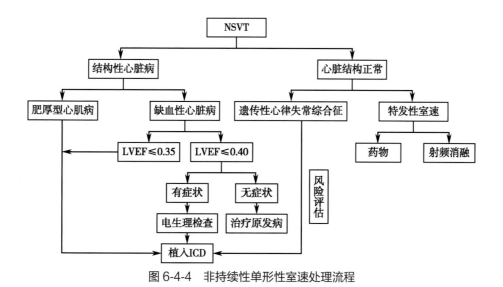

图 6-4-4　非持续性单形性室速处理流程

（三）多形性室速或室颤

无结构性心脏病的多形性室速或室颤可能预示有遗传性心律失常综合征倾向，如长 QT 综合征、短 QT 综合征、儿茶酚胺敏感性室速、Brugada 综合征或早期复极综合征。需行心电图、动态心电图（Holter）、运动心电图、药物试验、基因检测等检查明确，并结合患者症状进行危险分层。而对于合并结构性心脏病患者，急性冠脉综合征（ACS）和陈旧性 Q 波心肌梗死是多形性室速或室颤的主因。此外，还包括心肌病、左心室功能异常、左心室肥厚、非特异性 ST-T 异常、非持续性室性心律失常、高血压、高血脂、吸烟、肥胖、糖耐量异常、老年和饮酒等。QRS 波时限长或碎裂 QRS 波是缺血性心肌病心脏性猝死、ICD

电击和全因死亡率的预测因子,左束支传导阻滞(LBBB)伴碎裂 QRS 波具有特殊的预后意义。

多形性室速或室颤的治疗具体包括以下几个方面:

1. ICD 植入 ICD 作为不可逆性多形性室速或室颤患者的主要治疗措施,对于有可能在短时间内再发持续性多形性室速或室颤但不适合植入 ICD 的患者,可考虑穿戴式心律转复除颤器(WCD)治疗。急性心肌梗死伴 LVEF<35% 的患者在发病后的前 3 个月及血运重建时存在心脏性猝死高风险,WCD 可获益,并应分别在 40d 及 90d 后再评估是否为 ICD 的适应证。此外,在 ICD 植入技术方面,新型的皮下 ICD(S-ICD)既可提供有效除颤治疗,又避免了血管损伤、极大减少起搏器感染的概率,是未来发展的方向。

2. 抗心律失常药 β 受体阻滞药虽可能有助于稳定急性心肌缺血患者的症状,但由急性心肌缺血所致的多形性室速或室颤的首要治疗方法为冠状动脉血运重建。β 受体阻滞药尚被推荐用于长 QT 综合征和儿茶酚胺敏感性多形性室速。特发性心室颤动、Brugada 综合征、短 QT 综合征和早期复极综合征等患者,奎尼丁可有效预防多形性室速或室颤的复发。维拉帕米联合 β 受体阻滞药可尝试用于治疗儿茶酚胺敏感性多形性室速,氟卡尼联合 β 受体阻滞药可尝试用于 3 型长 QT 综合征和儿茶酚胺敏感性多形性室速。

3. 导管消融治疗 由一种或几种形态室性期前收缩触发多形性室速或室颤,可行导管消融治疗。对于无结构性心脏病和心肌梗死患者,同一形态室性期前收缩触发的多形性室速或室颤,消融靶点多在左、右心室浦肯野纤维。对于反复发作多形性室速或室颤的 Brugada 综合征患者,可对右心室流出道的心外膜基质进行消融。需要强调的是,即使针对多形性室速或室颤触发机制的导管消融获得成功,ICD 植入仍然需要。

2016 年室性心律失常中国专家共识对多形性室速或室颤的处理流程见图 6-4-5。

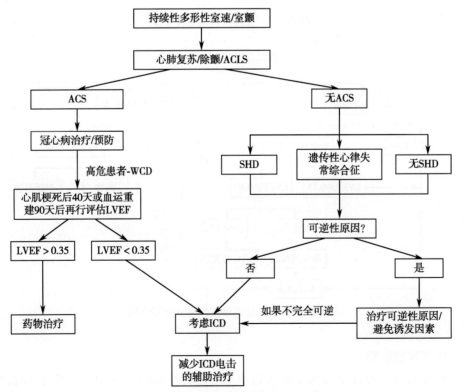

图 6-4-5 多形性室速或室颤处理流程

(四)特殊类型室速

1. 特发性室速 临床上最常见的特发性室速是特发性左心室室速和右心室流出道室速。前者又称维拉帕米敏感室速或分支性室速,发作呈阵发性,预后良好。急性发作时可静脉注射维拉帕米,如无效,可考虑胺碘酮,经导管射频消融治疗可根治,成功率在 90% 以上。后者多为典型的左束支传导阻滞伴电轴向下的心电图表现,与运动相关。症状明显者可使用药物治疗,首选 β 受体阻滞药或钙通道阻滞药,如无效,可选择胺碘酮。药物治疗无效时可选择经导管射频消融治疗,成功率在 90% 以上。

2. 致心律失常性右心室心肌病伴发的室速　常见于年轻男性,室速心电图表现为左束支传导阻滞图形,运动多为诱因。症状明显的患者可给予抗心律失常药治疗,首选索他洛尔,也可选用胺碘酮或其他抗心律失常药。药物无效时可选择导管消融治疗,但术后随着心肌病进展,可能有新的室速发生,猝死高危患者需植入 ICD。

3. 双向性室速　儿茶酚胺敏感的多形性室速,可以首选 β 受体阻滞药,应达到最大耐受剂量,可运动试验随访疗效和调整剂量,对于该类患者植入 ICD 是有效的。地高辛中毒引起的双向性室速,治疗首选地高辛抗体。

(五) 特殊情况下的室性心律失常

2016 年室性心律失常中国专家共识对特殊情况下的室性心律失常的诊断及处理分别做了详细的推荐。常见的为冠心病合并室性心律失常。ACS 及急性心肌梗死后期的室性心律失常仍然是猝死的主要原因,并多发生在入院前,因此 ACS 患者院前阶段及住院期间的心脏性猝死预防与处理至关重要。血运重建、电除颤、电转律、药物、导管消融、ICD 都是控制室性心律失常的重要手段。可考虑心室程序电刺激评估心肌梗死后早期(10d 内)心脏性猝死的风险,并根据左心室功能评估心肌梗死后 ICD 植入的时机。对于心肌梗死后稳定冠心病患者,应根据危险分层选择最佳管理策略,结合血运重建、抗心律失常药、导管消融及 ICD 等手段尽可能降低室性心律失常及猝死的发生率。

对于妊娠合并室性心律失常,结构性心脏病患者妊娠明显增加风险,若室性心动过速发生于妊娠最后 6 周或产后早期,应除外围生期心肌病的可能。计划妊娠的女性,症状性心动过速应在妊娠前行导管消融治疗,良性心律失常出现时,应安慰患者,同时应避免咖啡因、吸烟和酒精等刺激物。因妊娠期头 3 个月胎儿致畸作用最强,药物治疗应尽可能推迟至妊娠晚期应用,且用最低有效剂量。对于长 QT 综合征妊娠女性,因心脏事件风险明显增高,推荐妊娠期和产后全程服用 β 受体阻滞药,除非存在明确的禁忌。血流动力学不稳定的室速或室颤的妊娠女性应直接电复律或除颤。对于药物治疗无效或难以耐受的心动过速,可在有经验的心脏中心尝试导管消融,需注意消融过程中应做好胎儿放射线保护。此外,植入 ICD 的女性可以成功妊娠。如果妊娠期间有 ICD 适应证,为避免 X 线辐射,可考虑应用 S-ICD。

五、疾病管理

(一) 随访与评估

对于有器质性心脏病合并室速发作后的患者,应对患者进行定期的评估,基本评估内容应包括询问基础疾病治疗情况,有无再发心悸等心律失常发作的症状,药物治疗情况,是否规律坚持服用药物以及药物不良反应监测。建议患者每 3 个月随访 1 次。检查内容应包括:

1. 规范化的药物治疗,包括对于 LVEF 降低的心力衰竭(HFrHF,定义为 LVEF ≤ 40%),推荐使用 β 受体阻滞药、盐皮质激素受体拮抗药(MRA)和血管紧张素转换酶抑制药(ACEI)/ 血管紧张素 II 受体阻滞药(ARB)/ 血管紧张素受体 - 脑啡肽酶抑制药(ARNI)降低 SCD 和全因死亡率,督促患者规律服药并根据血压、心率、心律情况调整改善预后的药物的治疗方案。

2. 长期口服胺碘酮治疗的患者服药的第 1 年应每 3 个月随访 1 次,评价心律失常的控制是否稳定,有无不良反应发生;此后需每 6 个月就诊 1 次。至少每 6 个月进行甲状腺功能及胸部 X 线片、肝功能检查,必要时评估呼吸功能。如发现甲状腺功能异常或胸部 X 线片、呼吸功能异常,应建议患者转至专科医院就诊。服用胺碘酮期间,QT 间期均有不同程度的延长,且可出现 T 波切迹、U 波等。如果没有任何其他延长 QT 间期的因素(如低钾血症、低镁血症、合用其他延长 QT 间期的药物等),单纯由胺碘酮所致,可密切观察。没有明确的减量或停药的 QT 间期阈值。

3. 至少每 3 个月进行电解质、肝肾功能及心电图的评估,每 6 个月进行 1 次动态心电图及超声心动图的评估。如发现异常,建议患者转至专科医院就诊。

4. ICD 植入的患者,如发生 ICD 放电或出现心悸、黑矇等症状,应尽快转诊至专科医院。即使无放电,也应定期(一般半年到 1 年)到医院进行 ICD 的测试。

5. 对于年轻(年龄<40 岁)不明原因 SCD、不明原因的近乎溺死或复发性晕厥患者,若无缺血性或其他结构性心脏病,建议患者进一步至专科医院评估遗传性心律失常综合征。

6. 生活方式管理,包括对结构性心脏病患者的健康宣教、健康生活方式宣教及心脏康复管理。

(二) 预防

1. 一级预防　健康生活方式宣教。

2. 二级预防　早发现、早诊断、早治疗。

3. 三级预防　定期检查,规范治疗,优化药物治疗方案,按时门诊随诊。

(三) 健康教育

1. 改善生活方式。

2. 了解室性心动过速的危险因素和常见症状。

3. 掌握症状的判断和到医院就诊的时机。

(刘　强　蒋晨阳)

参考文献

［1］ 中华医学会心电生理和起搏分会, 中国医师协会心律学专业委员会. 2020 室性心律失常中国专家共识 (2016 共识升级版)[J]. 中华心律失常学杂志, 2020, 24 (3): 188-258.

［2］ Al-KHATIB S M, STEVENSON W G, ACKERMAN M J, et al. 2017 AHA/ACC/HRS Guidelines: management of ventricular arrhythmia and prevention of sudden cardiac death [J]. Circulation, 2018, 138 (13): 210-271.

［3］ 郭继鸿. 宽 QRS 波心动过速鉴别诊断新流程 [J]. 临床心电学杂志, 2009, 18 (6): 457-469.

课 后 习 题

单项选择题

1. 某患者,男性,64 岁,因急性前壁心肌梗死行急诊冠脉血运重建,在前降支近端植入药物洗脱支架,血管造影结果良好。在术中患者出现持续的室速并退化为室颤,予行紧急电除颤。术后患者因肺水肿予利尿治疗。术后心电图表现为左束支传导阻滞,QRS 波时限为 180ms。术后第二天经胸心脏超声显示左心室射血分数为 20%,前壁运动减弱;而术前心脏超声显示射血分数正常。在临床改善后,开始使用 β 受体阻滞药、血管紧张素转换酶抑制药和螺内酯治疗。下列说法最准确的是(　　　　)。

　　A. 此时需要植入双心室起搏器和除颤器

　　B. 需要植入除颤器,指征是心肌梗死和左心室射血分数低于 30%

　　C. 需要植入除颤器,指征是心肌梗死、左心室射血分数低于 40% 和室速发作

　　D. 目前不需要植入除颤器

2. 某患者,女性,31 岁,反复心悸 2 周。患者否认头晕、晕厥。心电图显示宽 QRS 波心动过速,呈左束支传导阻滞形态和电轴下偏。检查 12 导联心电图提示正常的窦性心律;超声心动图、心脏磁共振均正常。患者否认有心脏性猝死家族史。下面最合适的下一步治疗措施是(　　　　)。

　　A. 植入心律转复除颤器

　　B. 予索他洛尔治疗

C. 予 β 受体阻滞药或钙通道阻滞药,并考虑导管消融

D. 予胺碘酮治疗

3. 某患者,男性,63 岁,5 年前前壁心肌梗死病史。心脏超声提示左心室射血分数为 33%。患者否认心绞痛,既往除支架植入处血管病变外,无残余冠脉血管病变。患者目前接受最大耐受剂量的 β 受体阻滞药、血管紧张素转换酶抑制药和螺内酯治疗。患者诉中等量活动后有轻度劳累和呼吸困难。检查心电图提示窦性心律,QRS 波时限为 90ms,并有一阵非持续性室速,共 5 个心搏。以下描述正确的是(　　　　)。

A. 有植入除颤器指征,由于有心力衰竭症状史(NYHA 心功能分级Ⅱ~Ⅲ级)、心肌梗死病史和左心室射血分数 ≤35%

B. 有植入除颤器指征,由于有非持续性室性心动过速和左心室射血分数 ≤40% 的缺血性心肌病病史

C. 胺碘酮抗心律失常治疗可以作为植入型心律转复除颤器的替代选择

D. 此时需要植入双心室起搏器和除颤器

答案:

1. D;2. C;3. A。

第五节　心脏传导系统疾病

学习目标

1. 熟悉心脏传导系统解剖。

2. 了解心律失常发生的病因和电生理现象的解剖基础。心脏传导系统疾病的诊断和治疗原则。起搏治疗最新进展。

3. 掌握常见传导系统疾病的心电图表现。

一、心脏传导系统解剖

心肌细胞按形态和功能可分为两类:普通心肌细胞和特殊心肌细胞。普通心肌细胞主要构成心房壁和心室壁的大部分,主要生理功能为收缩。特殊心肌细胞具有自律性和传导性,主要生理功能是产生和传导兴奋冲动,控制心脏的节律活动。特殊心肌细胞构成了心脏的传导系统,包括窦房结、房室交界区、所有的传导束(结间束、房间束、房室束、左右束支)和浦肯野纤维系统(图 6-5-1)。

1. 窦房结　位于右心房与上腔静脉连接处的心外膜下,多呈长梭形,有窦房结动脉通过,是心脏的第一起搏点,自律性最强。窦房结细胞主要由起搏细胞和过渡细胞构成。窦房结成为心脏的主导起搏点,主要通过抢先占领和超速驱动压抑两种机制实现。抢先占领机制是由于窦房结起搏细胞自律性在心脏传导系统中兴奋性最高,潜在起搏点未产生兴奋冲动之前就已经被窦性兴奋冲动所占领,故其本身的自律性不能表现出来。如果窦房结出现病变或自律性降低,亚起搏点的兴奋性就表现出来,出现期前收缩等。超速驱动压抑,就是窦房结对于潜在起搏点可产生一种直接的抑制作用。在自律性很高的窦房结的兴奋驱动下,潜在起搏点"被动"兴奋的频率远远超过它们本身的自动兴奋频率。潜在起搏长时间的"超速"兴奋的结果,出现了抑制效应;一旦窦房结的驱动中断,心室潜在起搏点需要一定的时间才能从被压抑状态中恢复过来,出现它本身的自动兴奋。例如,当窦房结对心室潜在起搏点的控制突然中断后,首先会出现一段时间的心室停搏,然后心室才能按其自身潜在起搏点的节律发生兴奋和搏动,发

生逸搏心律等。另外,超速压抑的程度与两个起搏点自动兴奋频率的差别呈平行关系,频率差别愈大,抑制效应愈强,驱动中断后,停搏的时间也愈长。因此,当窦房结兴奋停止或传导受阻后,首先由房室交界区兴奋点代替窦房结作为起搏点,而不是由心室传导组织代替;因为窦房结和房室交界区的自动兴奋频率差距较小,超速压抑的程度较小。因此,在人工起搏的情况下,如因故需要暂时中断起搏器时,在中断之前其驱动频率应该逐步减慢,以避免发生心搏暂停。

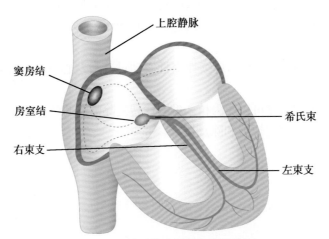

图 6-5-1　心脏传导系统解剖示意图

2. 结间束　为连结窦房结与房室结的传导束,可分前、中、后结间束。

(1)前结间束:从窦房结头部发出,向左前行,弓状绕过上腔静脉和右心房前壁,在这里分为 2 束纤维。一束继续延伸进入左心房体部和左心耳,成为房束(Bachman 束)。窦房结发出的兴奋主要由此束传向左心房,故也常称为房间束。此束如果受损,可引起心房内传导阻滞(延缓)。另外,它也是窦房结兴奋传至房室结的主要通道,该结间束相对稳定,路程最短,传导速度最快。

(2)中结间束(Wenckebach 束):从窦房结尾部发出,呈弓状绕过上腔静脉后方,下行进入房间隔后部,然后沿房间隔右侧下降进入房室结后上缘。

(3)后结间束(Thorel 束):从窦房结尾部发出后进入界嵴,向下至下腔静脉,越过冠状窦口至房室结后上方,而后急转直下入房室结下部。

3. 房室结　位于房间隔右后下方,冠状窦开口之前,三尖瓣隔瓣附着处上方。因细胞间是简单的桥粒,无闰盘,激动通过房室结时传导变慢,发生 0.05~0.1s 的生理性延迟,以保证心房收缩之后才开始心室收缩。房室交界区是心脏第二级起搏点,自律性次于窦房结。

许多复杂的心律失常在此区域发生,因此房室结具有重要的临床意义。

4. 希氏束、束支及浦肯野纤维网　是房室结的延续部分,穿过中央纤维体,沿室间隔膜部后下缘下行,在室间隔肌部的顶端分为左右束支。

(1)右束支:细长,呈圆索状,宽约 1mm,起于房室束分叉部的末端,从室间隔膜部下缘的中部向前下弯行,经过右心室圆锥状乳头肌的后面,到达前乳头肌根部分支分布于右心室壁。因右束支从房室束分出较晚,主干较长,容易受损(多种因素影响)而发生右束支传导阻滞。

(2)左束支:粗短,在室间隔左侧心内膜下延伸 5~10mm,分出左前分支、左后分支。

以后又发现左束支还有左间隔支。因右束支、左前分支细长,仅有左冠状动脉前降支供血,因此容易出现传导阻滞。而左后分支短粗,由右冠状动脉后降支及左冠状动脉前降支的双重血液供应,所以不容易发生阻滞。

(3)浦肯野纤维网:由左右束支的亚分支在心内膜下交织而成。主要分布于室间隔中下部心尖、乳头肌和游离心室壁的下部、室间隔上部。

5. 附加传导束　是引起预激波形和房室折返形成的解剖学基础。

(1)房室副束(肯特束,Kent 束):是经左、右房室环而连接心房和心室的肌束。多在左、右心室的侧壁,少数在间隔,一般由心肌构成,无延迟作用,容易将激动提早传入心室,从而引起典型的预激波形和综合征。心电图特点:PR间期<12ms,QRS波畸形,起始有预激波。

(2)房束副束(杰姆氏束,James束):为后结间束的大部分纤维及前、中结间束的一部分纤维,绕过房室结之主体止于其下部,或连于房室束,称为杰姆氏旁路,即房束副束。房束副束是发生变异型预激综合征的解剖学基础(目前有争议)。心电图特点:PR间期缩短,QRS波正常。

(3)结室副束和束室副束(马海姆纤维,Mahaim纤维):为由房室结、房室束发出,直接进入室间隔的纤维。心电图特点:PR间期正常,QRS波起始有预激波。

6. 各部位传导速度

(1)窦房结:50mm/s。

(2)结间束→心房肌:800~1 000mm/s。

(3)结间束→房室结:850~1 700mm/s。

(4)房室结:100~200mm/s。

(5)希氏束:4 000mm/s。

(6)浦肯野纤维:2 500~4 000mm/s。

(7)心房肌:400mm/s。

二、心脏传导系统疾病病因机制、临床表现和心电图诊断

心脏传导系统疾病常是全身或心脏病变的一部分,也可以独立发生,表现为缓慢性心律失常。冠心病、心肌病、心肌炎、全身性疾病(如糖尿病、淀粉样病变心脏累及)以及自身免疫系统疾病等均可累及心脏传导系统导致其病变。心脏传导系统疾病的病因常见包括有出血、纤维化、脂肪浸润、淀粉样变性、炎症、肿瘤、肥厚型心肌病样变、心神经病、发育异常等。缓慢性心律失常以窦房结自律性降低或心脏传导功能障碍为特征,表现为心动过缓、心脏停搏,并可以出现逸搏及逸搏心律;也可以表现为心脏的传导阻滞。心脏激动产生异常主要指窦房结相关疾病,心脏激动传导异常主要包括窦房传导阻滞、房室传导阻滞、室内传导阻滞。一般患者可无症状,严重的缓慢性心律失常可造成低血压、心绞痛、心力衰竭加重以及晕厥等血流动力学障碍。缓慢性心律失常的处理不仅要考虑心律失常本身,还要综合其基础疾病及纠正诱发因素等临床症候。通过控制心律失常达到稳定血流动力学状态、改善症状、拯救生命的目的。对危及患者生命的心律失常需紧急处理,对非危及生命危害较小的心律失常要谨慎处理,以防抗心律失常药的致心律失常作用,加重心律失常的危害。缓慢性心律失常的典型症状主要列于表6-5-1。

表6-5-1　缓慢性心律失常的典型症状

心动过缓的典型症状	
持续性心动过缓	间歇性心动过缓
由于脑血流低灌注	
• 易疲劳	• 晕厥,先兆晕厥
• 易激怒,疲乏,不能集中注意力	• 头晕,眩晕
• 冷漠,健忘,认知障碍	• 头晕目眩,视物模糊
• 头晕,眩晕	
由于其他机制	
• 气促,心力衰竭	• 与运动无关的突发性呼吸困难和胸痛
• 运动耐量下降(变时性功能不全)	• 心悸(不规则心律)

(一) 窦性心动过缓

1. 窦房结自律性降低引起的心动过缓称为窦性心动过缓(sinus bradycardia),一般定义为心理<60次/min。可见于生理情况,如运动员及中、老年人。当发生显著的心动过缓(<40次/min)时多为病理情况,例如病态窦房结综合征及一些药物(β受体阻滞药、地高辛等)也可以引起窦性心动过缓。常见的窦性心动过缓常见机制列于表6-5-2。

表 6-5-2 心动过缓常见机制

内在因素

特发性退化或老化

缺血性心肌病

浸润性病变:结节病,淀粉样变性,血色病

胶原血管疾病:系统性红斑狼疮,风湿性关节炎,硬皮病

先天性窦房结或房室结缺陷

感染:心肌炎,心内膜炎,南美锥虫病,白喉,革兰阴性菌败血症,伤寒,莱姆病

罕见遗传性疾病:合并心肌病(核纤层蛋白病,肌强直性营养不良,结蛋白病,线粒体异常,Danon病,Anderson-Fabry病,*PRKAG2*突变)或传导缺陷

手术创伤:换瓣手术,经皮主动脉置换

导管消融造成的房室传导阻滞

外在因素

体育锻炼

迷走发射:血管迷走性,颈动脉窦综合征,情境相关(排尿排便,吞咽,胃肠刺激,咳嗽,餐后)

特发阵发性房室传导阻滞

药物中毒

可卡因及其他药物滥用

电解质失衡:低钾血症,高钾血症

代谢紊乱:甲状腺功能减退,低体温症,神经性厌食症,神经衰弱

神经障碍:颅内压增高,中枢神经系统肿瘤

睡眠窒息症

2. 心电图表现 ①窦性P波;②P波频率<60次/min;③可伴有窦性心律不齐(图6-5-2)。

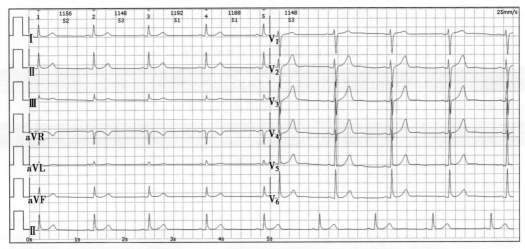

图 6-5-2 患者男性,57岁,窦性P波,频率52次/min,窦性心动过缓

(二) 窦性停搏

窦房结在一定时间内不能产生激动称为窦性停搏(sinus arrest),又称为窦性静止(sinus standstill)。窦性停搏见于迷走神经突然受到反射性刺激时,如按压颈动脉窦或眼球,刺激胃肠道、咽部、气管插管

等,也可见于洋地黄、奎尼丁等药物过量或冠心病(尤其是急性心肌梗死)、急性心肌炎、高血钾、病态窦房结综合征等。停搏时间过久,而异位节律点又不发生激动,则可产生急性心源性脑缺血综合征,需要急救。

窦性停搏可分为:

1. 短暂性窦性停搏 在窦性心律的基础上,突然出现一较长的 P-P 间期,且长 P-P 间期与基本的窦性 P-P 间期无倍数关系,长时间的停搏常伴有逸搏及逸搏心律(图 6-5-3,图 6-5-4)。

2. 永久性窦性停搏 心电图上无窦性 P 波,窦房结电图记录不到电活动,心律为逸搏心律。

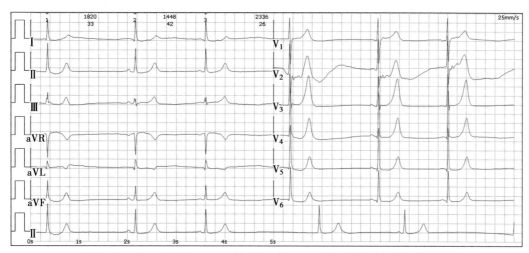

图 6-5-3 患者女性,65 岁,心室率 34 次 /min, Ⅱ 导联窦性 P 波间歇出现,
过缓的房室交界性逸搏(26 次 /min),提示间歇性窦性停搏

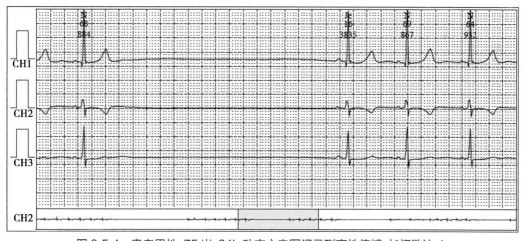

图 6-5-4 患者男性,75 岁,24h 动态心电图记录到窦性停搏,长间歇达 4s

(三) 窦房结功能障碍

1. 窦房结功能障碍(sinus node dysfunction,SND) 早期又称病态窦房结综合征,最早于 1968 年由 Ferrer 提出,指窦房结及其周围组织(包括心房室交界区及其他部位)病变,导致窦房结冲动形成障碍和 / 或冲动传出障碍而产生心律失常(主要是窦性心动过缓、窦性停搏及窦房传导阻滞)和一系列临床表现的综合征。其病程发展极为缓慢,致使一部分人适应了逐渐发展的心动过缓,有些患者的病变达到一定程度时,仍然可以没有症状出现。有症状者常因较明显的心动过缓导致心脏、脑等脏器供血不足而出现胸闷、头晕、黑矇、晕厥以及心动过速发作导致心悸、心绞痛等,注意与冠心病鉴别。Ferrer 认为本综合征有 6 种表现形式:①窦性停搏伴房性或交界性心律;②原因不明的持久性窦性心动过缓;③长时间窦性停搏,下位起搏点不起搏而停搏;④与药物无关的窦房传导阻滞;⑤房颤未治疗时心室率缓慢;

⑥房颤电转复后,窦房结不起搏。对明确病因的患者,应积极消除基本病因,如积极治疗急性心肌梗死、心肌炎、恢复电解质平衡等。对不能明确病因的患者,以对症治疗为主。对于反复发生阿-斯(Adams-Stokes)综合征者,需要植入心脏起搏器治疗。

2. 心电图表现

(1)持续而显著的窦性心动过缓,心率常<50次/min,并非由药物引起,常伴有变时功能不全。

(2)频繁的窦性停搏或窦房传导阻滞。

(3)心动过缓-心动过速综合征(bradycardia-tachycardia syndrome,慢-快综合征),指窦性心动过缓与室上性快速性心律失常交替出现,后者常为心房扑动、心房颤动、房性心动过速。快速性心律失常停止后常出现长时间(>2s)的窦性停搏(图6-5-5)。

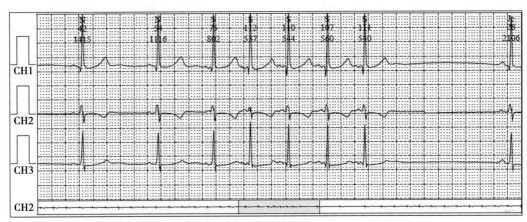

图6-5-5 快速性心律失常停止后常出现长时间(>2s)的窦性停搏

(4)逸搏心律:在心动过缓的基础上常出现逸搏和逸搏心律。当窦房结因某种原因未能及时发出激动或产生激动过缓,以及窦性激动传导发生障碍时,有下级起搏点产生新的激动,暂时控制整个心脏或一部分心脏的活动,称为逸搏。逸搏是一种生理性代偿机制之一,表明心脏具有产生激动的后备能力。有时为了避免心室停搏过久,房室交界区便发出一系列的激动,不得不永久地代替窦房结的功能,成为基本节律点,形成房室交界性逸搏心律。另外,当窦房结与房室交界区同时受到抑制,不能发出激动或发出的激动被阻不能下传至心室时,则心室内节律点可被迫发出1~2次或一系列激动,为室性逸搏或室性逸搏心律。临床上以房室交界性逸搏最为多见,室性逸搏次之,房性逸搏较少见。逸搏是一种保护性机制,无须处理,主要是积极寻找和处理造成逸搏的病因。

3. 其他诊断方法

(1)动态心电图:目前认为是最好的诊断工具,可以24h或48h或更长时间连续监测,可以发现最慢及最快的心率及心动过速的发作。此法简便、安全、有效。

(2)窦房结功能激发试验

1)运动试验:根据患者状况可选用活动平板试验或床边运动试验。运动中或运动后监测心率,如窦性心律、心率>90次/min,认为窦房结功能尚好,如<90次/min为窦房结功能不良。

2)阿托品试验:先作常规心电图,然后静脉注射1~2mg阿托品,同时心电监护心率,在20min内窦性心律、心率达不到90次/min者为阳性,提示窦房结功能障碍,可有假阳性。窦性心律、心率大于90次/min者为阴性,常为迷走神经张力增高而引起的心动过缓。

(3)电生理检查:常用的检查项目包括以下几种。

1)窦房结恢复时间(sinus node recovery time,SNRT):从最后一个心房起搏波至第一个恢复的窦性心房波之间的时间。

2)校正的窦房结恢复时间(corrected sinus node recovery time,CSNRT):窦房结恢复时间减去起搏前窦性周期时间。

3)窦房传导时间(sinoatrial conduction time,SACT):窦房结激动通过窦房交界区传到心房肌的时间。

阳性标准：①SNRT>2 000ms；②CSNRT>550ms；③SACT>115ms。

窦房结功能障碍常出现一系列的心电图表现，往往以持续而显著的心动过缓为特征，在此基础上可以突然出现快速性室上性心律失常（慢-快综合征），电生理检查虽然是重要的诊断指标，但不是诊断的唯一标准，也不像以往认为的那样可靠。诊断时应结合临床表现、体征及临床检查综合判断，以免误诊。

（四）窦房传导阻滞

窦房结发出的激动传出到达心房的时间延长或不能传出的现象称为窦房传导阻滞（sinoatrial exit block），简称窦房阻滞。发病率约为 1%。由于体表心电图记录不到窦房结电位，故根据窦性 P-P 间期的改变特征而推测诊断。阻滞程度分为三度。

1. 一度窦房传导阻滞　表现为窦房传导时间延长。普通心电图上无法诊断，仍表现为正常窦性 P 波，P-P 间期正常，P-R 间期正常。

2. 三度窦房传导阻滞　即完全性窦房传导阻滞。每次窦性激动均不能传出，普通心电图上无法与窦性停搏相鉴别。

3. 二度窦房传导阻滞　分为二度 I 型及二度 II 型。

（1）二度 I 型（文氏型）窦房传导阻滞：典型二度 I 型窦房传导阻滞表现为：

1）窦房传导时间逐渐延长，但每次延长的增量在逐搏缩短，使 P-P 周期逐渐缩短，最后发生一次心房漏搏，出现一个长的窦性 P-P 间期。

2）长 P-P 间期<最短窦性 P-P 间期的 2 倍。

3）在文氏周期的短 P-P 间期中，第一个 P-P 间期最长，末一个最短。

4）上述现象重复出现（图 6-5-6）。

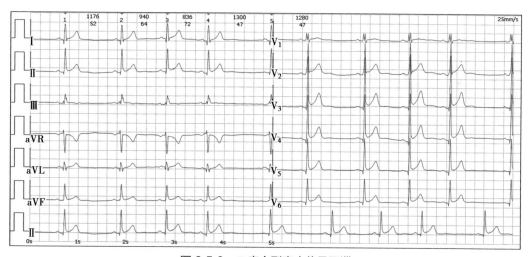

图 6-5-6　二度 I 型窦房传导阻滞
P-P 间期逐渐缩短，最后发生一次心房漏搏，出现一个长的窦性 P-P 间期。

（2）二度 II 型窦房传导阻滞

1）在规则的窦性 P-P 间期中突然出现长的 P-P 间期，长 P-P 间期是短 P-P 间期的整倍数。常见的是 2 倍或 3 倍。

2）常出现逸搏（图 6-5-7）。

（五）房室传导阻滞

激动自心房向心室传导的过程中出现传导延缓或中断的现象称为房室传导阻滞（atrioventricular block，AVB）。这种阻滞可以是一过性、间歇性或持久性的。阻滞程度可分为三度：一度通常指激动传导延迟；二度可理解为激动的间歇性传导，以上两种均为不完全性的；三度为完全性阻滞。阻滞部位可在房室传导系统的各处。阻滞部位越低，起搏点自律性越慢，稳定性越差，危险性也越大。

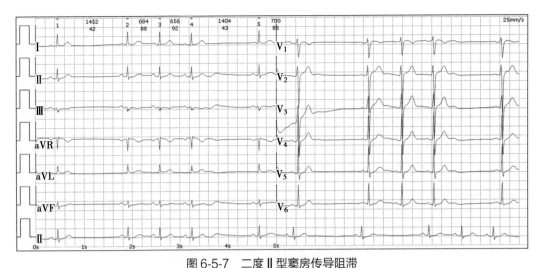

图 6-5-7　二度 II 型窦房传导阻滞

心房率 90 次 /min，心室率 68 次 /min，长 P-P 间期是短 P-P 间期的 2 倍。

后天性房室传导阻滞最常见的病因是特发性纤维化及传导系统硬化，约占新发房室传导阻滞患者的 50%。这在年轻患者中称为 Lenègre 病，是由于缓慢纤维化和与之相关的缓慢进展导致完全性心脏传导阻滞。在老年患者中称为 Lev 病，是由于心脏传导系统附近的纤维结构进行性钙化导致的传导系统疾病。这可能经常以右束支传导阻滞（RBBB）伴左前分支传导阻滞的双束支传导阻滞形式开始，然后进展为完全性心脏传导阻滞。慢性病变或急性心肌梗死引起的缺血性心脏病占房室传导阻滞患者的 40% 以上。急性心肌梗死患者中，5% 可发展为二度房室传导阻滞，6% 可发展为完全性心脏传导阻滞。房室传导阻滞也可以由迷走神经张力增高引起（睡眠、颈动脉窦按摩、疼痛、运动训练），通常伴有缓慢的窦性心律。其他引起房室传导阻滞的病因包括心肌炎、心肌病、浸润性疾病、神经肌肉疾病、风湿病、甲状腺功能障碍（甲亢和甲减）、心脏肿瘤和高钾血症。先天性心脏传导阻滞在出生时诊断，与后天性相比，通常伴有快速心室率。医源性房室传导阻滞包括抑制房室结的药物（β 受体阻滞药、钙通道阻滞药、地高辛、胺碘酮和腺苷）、心脏手术和经皮介入术（包括经皮瓣膜置换术、室间隔乙醇消融术、心律失常导管消融术和室间隔缺损封堵术）。

完全性心脏传导阻滞和二度房室传导阻滞患者可以有多种临床症状。通常患者症状与相关器官灌注下降有关。常见的症状有头晕、眩晕、乏力、意识模糊和晕厥，还可以表现为与活动耐量下降和心绞痛样疼痛相关的气短。心肌梗死引起的阻滞可能表现为胸痛和牵涉痛。症状发作可能是渐进性的，也可能是突发的；还有部分患者的症状不明显，直到进行体力活动时才出现，这是因为体力活动时不能增加足够的心输出量来满足氧需要。诊断主要采集详细病史，尤其是针对患者症状开始时的病史，它可能提示了心动过缓的发病时间。相关的症状（如胸痛）应该评估有无缺血性心脏病的可能。详细回顾用药史；需要识别抑制房室结的药物，用药剂量、频率、患者的耐受性、处方的调整也应该考虑。体格检查首先应该注意生命体征，尤其是心率（起搏以前的心率）和血压。部分患者有心动过缓而血压正常，也有部分患者有明显的低血压。颈部体格检查颈静脉搏动可能表现为与心房收缩、三尖瓣关闭相一致的"大炮 A 波"。肺部体格检查通常正常，但部分患者可能有与心力衰竭相一致的表现如啰音，需要快速处理，提示更明显的疾病进展。心脏体格检查可以发现心动过缓，并且可能有强弱不等的 S_1。心房和心室收缩不协调导致容量负荷过重可能出现 S_3。还应该注意有无心脏杂音，因为瓣膜性心内膜炎可能引起反流性疾病，炎症也可以浸润传导系统。

1. **一度房室传导阻滞**　一度房室传导阻滞（first-degree atrioventricular block）又称为房室传导延迟，定义为 P-R 间期＞0.20s。其阻滞部位主要在房室结，少量可能与束支甚至更远的浦肯野纤维相关。健康人群中的发病率为 0.65%。多为良性，研究发现延长的 P-R 间期可增加房颤发生的风险。

心电图表现：P-R 间期 ≥ 0.21s，儿童（14 岁以下）≥ 0.18s，每个 P 波后均伴有 QRS 波（图 6-5-8）。当 P-R 间期达不到上述标准时还应注意：

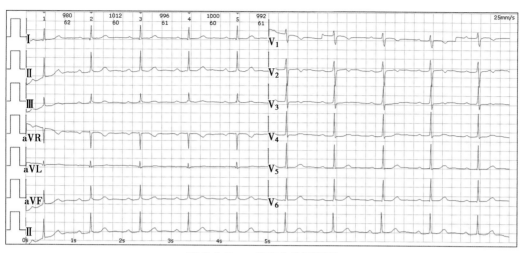

图 6-5-8　一度房室传导阻滞

患者女性,57 岁,PR 间期 240ms。

(1)P-R 间期随心率而改变,心率增快可以引起 P-R 间期缩短,反之则延长。超过相应心率的 P-R 间期上限值也可以诊断。

(2)P-R 间期虽在正常范围,但在心率相似的情况下,P-R 间期较过去延长 0.04s 以上或心率增快时 P-R 间期不缩短,反比原来延长 0.04s 以上也可以诊断。

(3)P-R 间期显著延长,P 波与 T 波重叠而看不到 P-R 间期时易误认为交界区心律。

2. 二度房室传导阻滞　二度房室传导阻滞(second-degree atrioventricular block)表现为室上性激动间歇不下传,导致部分 P 波后无相应的 QRS 波,呈现一定的房室传导比率,通常以 P 波数与其下传心室数的比率来表示房室传导阻滞的程度。可以见到 2 个 P 波下传 1 个、3 个 P 波下传 2 个、4 个 P 波下传 3 个等,分别称为 2:1、3:2、4:3 房室传导。二度房室传导阻滞分为Ⅰ型和Ⅱ型。

(1)二度Ⅰ型房室传导阻滞:又称为文氏现象(Wenckebach phenomenon),也叫莫氏(Mobitz)Ⅰ型房室传导阻滞。其特点是传导逐渐减慢直至传导中断而结束一次文氏周期(Wenckebach cycle)。房室传导文氏周期指先后两次 QRS 波脱落后的第一个下传的 P-P 之间的间期。阻滞部位也主要在房室结(图 6-5-9)。

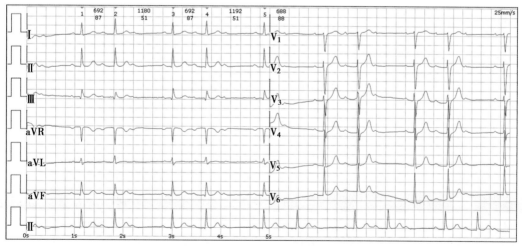

图 6-5-9　二度Ⅰ型房室传导阻滞

患者男性,64 岁,二尖瓣关闭不全术后。

典型文氏现象:①P 波规律出现;②P-R 间期进行性延长,直至一个 P 波下传受阻而使相应的 QRS 波脱落;③在一个文氏周期中以第个 P-R 间期的增量最大,此后进行性缩短,导致 R-R 间期进行性缩短;

④QRS 波脱落形成的长 R-R 间期小于最短 R-R 间期的 2 倍；⑤文氏周期反复出现。

由于典型文氏现象的 P-P 间期固定，而房室结的相对不应期延长，故激动到达越早（即 R-P 间期越短），就越靠近有效不应期，下传心室所需的时间（P-R 间期）也越长，形成了 R-P 间期与 P-R 间期的反比关系。若激动到达过早，落在房室结的有效不应期则 P 波不能下传，导致 QRS 波脱落，结束一个文氏周期，形成一长的间歇。

长间歇的出现使房室结得以充分休息，当下一次 P 波激动到达房室结时能以正常速度下传心室，形成文氏周期开始的正常 P-R 间期。文氏周期的第二个 P-R 间期增量最大是由于其前周期最长，当第一个 P 波的激动正常下传后即引起房室交界区产生最长的不应期，对其后激动传导的影响也最大（Ashman 现象）。

由于窦房结及房室结均受自主神经调节，可使其频率及不应期发生变化，故临床上典型文氏现象少见，大多数都是不典型文氏现象。

不典型文氏现象：①P-R 间期不呈进行性延长；②P-R 间期的增量不呈进行性减少；③R-R 间期不呈进行性缩短；④QRS 波脱落后的 P-R 间期不缩短；⑤文氏周期结尾的长间歇可显著延长或缩短；⑥以反复心搏终止文氏周期。

在文氏周期中，凡是符合上述任何一条者均为不典型文氏现象。

（2）二度Ⅱ型房室传导阻滞（莫氏Ⅱ型阻滞）：阻滞部位几乎都发生在房室结以下，而结下阻滞时能够下传心室的激动时间通常是相同的。因此心电图表现为：①下传的 P-R 间期固定；②窦性 QRS 波间断脱落（图 6-5-10）。二度Ⅱ型房室传导阻滞需要与房性期前收缩未下传鉴别（P-P 间期不同）。在房颤患者中，长间歇大于 5s 通常提示存在潜在的二度Ⅱ型房室传导阻滞。

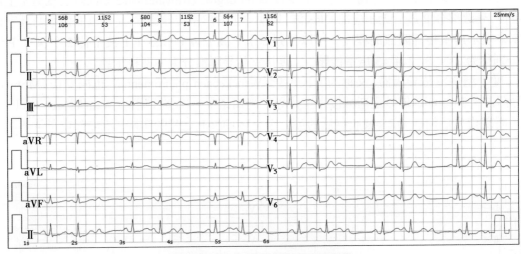

图 6-5-10 二度Ⅱ型房室传导阻滞

患者女性，67 岁，二度Ⅱ型 3∶1 传导。

二度Ⅰ型和二度Ⅱ型房室传导阻滞的鉴别点见表 6-5-3。

表 6-5-3 二度Ⅰ型和二度Ⅱ型房室传导阻滞的鉴别点

参数	莫氏Ⅰ型（房室结）	莫氏Ⅱ型（希浦系统）
典型的 QRS 波	窄	宽（束支传导阻滞）
P-R 间期	长，逐渐延长	正常
对颈动脉窦按摩的反应	加重	改善
对活动的反应	改善	加重
对阿托品的反应	改善	加重

（3）其他表现形式：

1）2∶1 或 3∶1 房室传导：这种表现形式也称 2∶1 或 3∶2 房室传导阻滞。阻滞可以是二度Ⅰ型，也可以是二度Ⅱ型，鉴别要点是增快心率（药物或运动），P 波下传增多为二度Ⅰ型，若阻滞增多则为二度Ⅱ型。其机制是Ⅰ型阻滞部位通常在房室结，在自主神经调节下不应期会发生变化，交感神经兴奋使心率加快、不应期变短，故下传增多。Ⅱ型阻滞部位在结下，不应期不受自主神经调节，故心率加快，阻滞增多。

2）高度房室传导阻滞：当房室间传导的比率 ≥3∶1 时称为高度房室传导阻滞。心电图特点：①房室传导比例 ≥3∶1；②P-R 间期通常固定；③常伴有交接性或室性逸搏。根据发生机制，二度房室传导阻滞因为存在应激期，故有正常的 P-R 间期。若 P-R 间期均延长，说明应激期消失，这种情况只有在合并一度房室传导阻滞时可以出现。因此，一度和二度房室传导阻滞可以合并存在（图 6-5-11）。

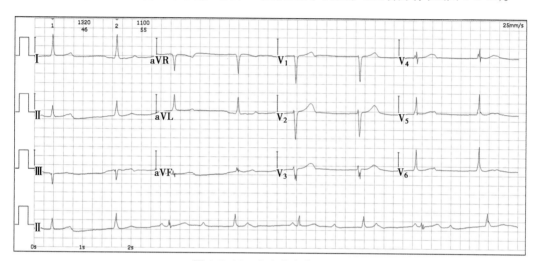

图 6-5-11　高度房室传导阻滞

患者女性，57 岁，房室传导比例为 3∶1；P-R 间期固定；间歇性房室交界性逸搏。

3. 三度房室传导阻滞　室上性激动全部不能下传心室称为三度房室传导阻滞（third-degree atrioventricular block），即完全性房室传导阻滞。心电图表现：①P 波与 QRS 波按各自固有的频率发放激动；②P 波与 QRS 波无关，导致 P-R 间期不固定；③心房率大于心室率；④出现交接性或室性逸搏心律，心室率常小于 45 次 /min（图 6-5-12）。

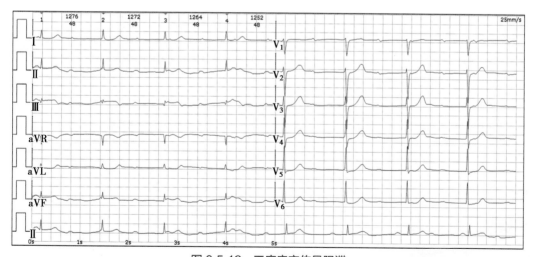

图 6-5-12　三度房室传导阻滞

患者男性，80 岁，心房率 83 次 /min，心室率 47 次 /min，房室交界性逸搏心律。

诊断中还应注意：

（1）心室率>60 次 /min 应考虑干扰性房室脱节的存在。

（2）当出现正常范围的 P-R 间期时，只要不引起 R-R 间期的缩短（心室夺获）即认为该次 P 波未下传。

（3）心房颤动时出现慢而规则的心室律为合并三度房室传导阻滞的特征。

4. 房室传导阻滞的发生机制　由于不同的致病因素引起了不同程度的不应期改变，故可以出现不同程度的房室传导阻滞。一度房室传导阻滞是由于房室传导系统相对不应期异常延长，心动周期无应激期；二度Ⅰ型房室传导阻滞是由于房室传导系统的有效不应期轻度延长，相对不应期明显延长，有应激期；二度Ⅱ型房室传导阻滞是由于房室传导系统的有效不应期显著延长，无或有很短的相对不应期，有应激期；三度房室传导阻滞是由于房室传导系统的有效不应期明显延长，占据了整个心动周期，无相对不应期及应激期（图 6-5-13）。

房室传导阻滞通常见于器质性心脏病的患者，也见于药物影响、电解质代谢紊乱及个别迷走神经张力增高的正常人。

（1）一度及二度Ⅰ型房室传导阻滞：常见病因为心肌炎、心肌缺血（尤其是下壁心肌梗死）及一些传染病，如白喉、伤寒、病毒性感染等，阻滞部位多位于房室结。可见于个别的正常人，尤其是运动员，也见于迷走神经张力增高和药物所致。阻滞部位在房室结内的预后较好，在结下部位的预后差。在治疗方面，主要是针对病因治疗，心率慢且有明显症状者可给予阿托品、麻黄碱等治疗。

（2）二度Ⅱ型及三度房室传导阻滞：病因同上。阻滞部位多在结下，故预后差。治疗除了针对原发病外，常需安装临时或永久性心脏起搏器。

（六）室内传导阻滞

希氏束以下的室内传导系统发生的传导阻滞称为室内传导阻滞（intraventricular block），包括右束支、左束支、左前分支、左后分支及左间隔支的阻滞，可以是一过性、间歇性或持久性的，也可以呈单支或多支阻滞。

正常情况下，激动经左右束支同时使左、右心室除极，而形成正常的 QRS 波。如发生左、右束支或分支传导阻滞，除极顺序将发生改变，使 QRS 波的形态发生变化。当一侧传导时间较对侧延长 0.04~0.06s 以上时，则可以引起左右心室明显不同步除极，出现大于等于 120ms 的 QRS 波。

1. 左束支传导阻滞　左束支短而粗，由双侧冠状动脉分支供血，不易发生阻滞，如发生阻滞，则多为器质性病变引起，较右束支传导阻滞少见。左束支传导阻滞（Left bundle branch block，LBBB）时，室间隔除极是从右向左进行的，形成向左的第 1 向量（起始向量），使左侧导联记录出正向波，右侧导联记录出负向波，正常向右的起始向量（q 波）消失；继之激动沿右束支快速使整个右心室除极形成向右向量及激动，同时沿室间隔缓慢使部分左心室除极，两者综合后形成稍向右的第 2 向量，使右侧导联电位稍升高，左侧导联电位稍降低；最后只有左心室缓慢的除极形成向左的第 3 向量，使左侧导联再次记录出正向波，右侧导联再次记录出负向波，即形成 R 波及 S 波的切迹。由于除极顺序的改变，导致复极顺序跟着改变（继发性改变），出现与 QRS 波主波相反的 ST-T 向量（图 6-5-14）。

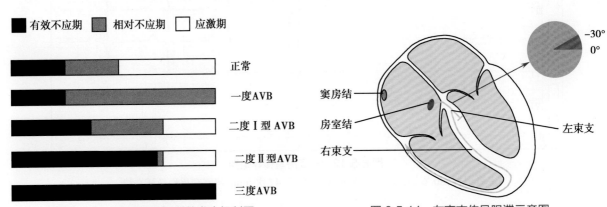

图 6-5-13　房室传导阻滞的发生机制图

图 6-5-14　左束支传导阻滞示意图
左束支传导阻滞，左心室除极化障碍，右束支传导正常。

（1）完全性左束支传导阻滞心电图表现：

1）QRS 波形态改变，V₁、V₂ 导联呈 QS 或 rS 型（r 波极小），S 波宽而深，Ⅰ、aVL、V₅、V₆ 导联呈 R 型，R 波宽大，顶端有切迹，左侧导联通常无 q 波。

2）QRS 波时限 ≥ 120ms。

3）ST-T 方向与 QRS 波主波方向相反（图 6-5-15）。

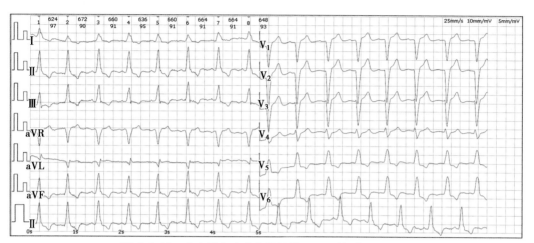

图 6-5-15 完全性左束支传导阻滞，QRS 波时限 153ms

（2）不完全性左束支传导阻滞心电图表现：图形与完全性左束支传导阻滞相似，QRS 波时限<120ms，诊断时应排除左心室肥大，间歇出现这种图形有助于诊断（图 6-5-16，图 6-5-17）。

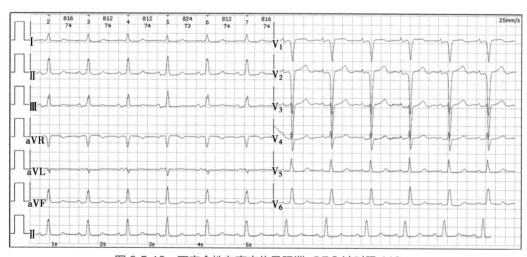

图 6-5-16 不完全性左束支传导阻滞，QRS 波时限 116ms

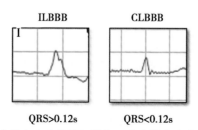

图 6-5-17 完全性左束支传导阻滞与不完全性左束支传导阻滞的区别

2. 左束支分支传导阻滞 左束支有三个分支，即左前、左后及左间隔分支。正常情况下，当激动通过右束支及左束支的三个分支到达心室后,左间隔分支分布的室间隔肌先激动形成很小的起始向量,经左前、左后分支及右束支传导的激动引起右心室及左心室的大部分心肌除极,它们的向量相互综合形成了 QRS 波主体向量环的方位在左后下,这与左心室的解剖位置相一致。

由于向量的相互综合,使得额面的 QRS 向量环多呈狭长形。在左前或左后分支传导阻滞时,激动经左间隔分支引起的除极向量通常被忽略。当左间隔分支传导阻滞时,由于其分布的心肌延迟除极,在大部分心室肌除极结束后才开始除极,因此受到其他部位心肌除极向量的影响小,故产生的除极向量相应增大,因此可改变 QRS 环的方位。

分支的末梢通过浦肯野纤维网相互联结,在发生一支阻滞时,激动仍可以通过传导系统传导,故 QRS 波时限不增宽。由于左前及左后分支为上下分支,阻滞时主要影响额面,以肢体导联上 QRS 波形态的改变为特征。左间隔分支为水平分支,阻滞时主要影响横面,以胸前导联上 QRS 波形态的改变为特征。

(1)左前分支传导阻滞:左前分支分布在心脏的前上区域。左前分支传导阻滞(left anterior fascicular block,LAFB)时,激动通过左后分支、右束支首先使左心室后下壁及右心室除极,两者的综合向量指向右下,形成较小的第 1 向量,使 I、aVL 导联出现 q 波、II、III、aVF 导联出现 r 波;继之激动通过左后分支经浦肯野纤维网传至左前分支分布的心肌并使其单独除极,失去了其他部位向量的综合,故形成指向左上的较大的第 2 向量,使 I、aVL 导联出现 R 波、II、III、aVF 导联出现 S 波(图 6-5-18)。

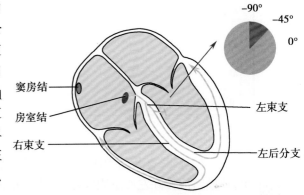

图 6-5-18 左前分支传导阻滞示意图
左前分支传导阻滞,左束支其余部分传导正常。

心电图表现:

1)电轴明显左偏达 -30°~-90°,左偏超过 -45°者诊断价值增高。

2)QRS 波在 II、III、aVF 导联呈 rS 型,I、aVL 导联呈 qR 型,$R_{aVL} > R_I$。

3)QRS 波时限正常(图 6-5-19)。

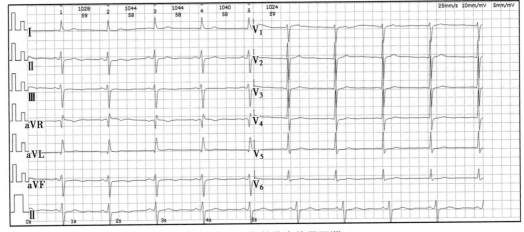

图 6-5-19 左前分支传导阻滞

(2)左后分支传导阻滞:左后分支分布在心脏的后下区域。左后分支传导阻滞(left posterior fascicular block,LPFB)时,激动通过左前分支、右束支首先使左心室前上壁及右心室除极,两者的综合向量指向左上,形成较小的第 1 向量,使 I、aVL 导联出现 r 波、II、III、aVF 导联出现 q 波;继之激动通过左前分支经浦肯野纤维网传至左后分支分布的心肌并使其单独除极,因失去了其他部位向量的综合,故形成指向右下的较大的第 2 向量,使 I、aVL 导联出现 S 波、II、III、aVF 导联出现 R 波(图 6-5-20)。

心电图表现:

1)电轴右偏 +90°~+180°。

2)I、aVL 导联呈 rS 型、II、III、aVF 导联呈 qR 型。

3)QRS 波时限正常。

诊断时应排除引起电轴右偏的其他原因,如右心室肥大、慢性肺部疾病、广泛侧壁心肌梗死等,作出诊断前应结合临床综合判断,间歇出现时有助于诊断。

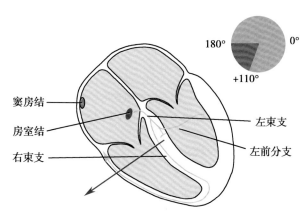

图 6-5-20 左后分支传导阻滞示意图
左后分支传导阻滞,左束支其余部分传导正常。

3. 右束支传导阻滞 在右束支传导阻滞(right bundle branch block,RBBB)时,起始向量不受影响,除极时形成由左后指向右前的第 1 向量,使右侧导联记录出正向波,左侧导联记录出负向波;继之激动沿左束支快速使整个左心室除极形成大的向左向量及激动同时沿室间隔缓慢使部分右心室除极形成小的向右向量,两者综合后形成向左的第 2 向量,使左侧导联记录正向波,右侧导联记录负向波;最后只有右心室缓慢的除极形成向右的第 3 向量,使右侧导联再次记录出正向波,左侧导联再次记录出负向波。由于除极顺序的改变,导致复极顺序跟着改变,出现继发性的 ST-T 改变(图 6-5-21)。

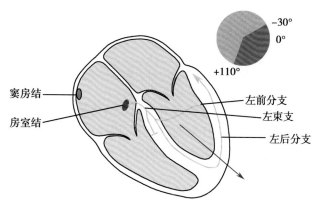

图 6-5-21 右束支传导阻滞示意图
右束支传导阻滞,右心室除极化障碍。

(1)完全性右束支传导阻滞心电图表现:

1)QRS 波时限 ≥ 120ms。

2)V₁、V₂ 导联呈 rSR'、rsR' 或 rsr' 型(M 型),V₅、V₆ 导联呈宽(≥ 0.04s)而不深的 S 波。

3)ST-T 方向与 QRS 波终末传导延缓部分的方向相反(图 6-5-22)。

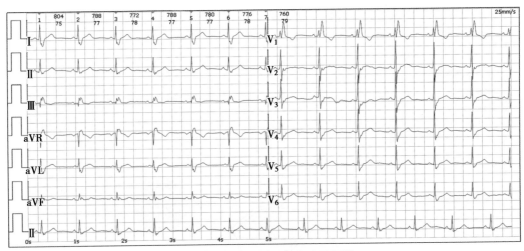

图 6-5-22　完全性右束支传导阻滞

患者男性,50 岁,QRS 波时限 136ms。

(2)不完全性右束支传导阻滞心电图表现:

1)V_1 导联呈 rSr' 型,r'<r 或 r'/S<1。

2)QRS 波形态类似完全性右束支传导阻滞,但 QRS 波时限<0.09s。

3)V_1 导联无明显 ST-T 改变(图 6-5-23)。

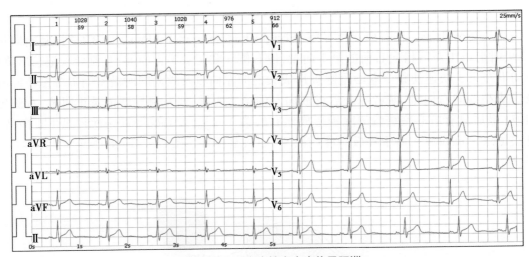

图 6-5-23　不完全性右束支传导阻滞

4. 双侧束支传导阻滞　右束支及左束支或其分支出现的传导阻滞称为双侧束支传导阻滞。

(1)完全性左束支传导阻滞:因常伴有 H-V 时间延长,说明这种阻滞常伴有右束支的传导延迟,因此作为双侧束支传导阻滞对待。当完全性左束支传导阻滞合并电轴显著左偏时,表明阻滞在两个分支,左前分支较左后分支传导更加缓慢(图 6-5-24)。

(2)右束支合并左前分支传导阻滞:在临床上常见。当激动在右束支及左前分支内受阻时,激动则沿左后分支下传,先激动左心室后下壁,再通过浦氏纤维网传至左前分支分布的左心室前上壁并使其除极,最后激动穿过室间隔使右心室除极。因此,QRS 波的前半部分为左前分支传导阻滞的特点,后半部分为右束支传导阻滞的特点。心电图表现符合两者的诊断标准(图 6-5-25,图 6-5-26)。

(3)右束支合并左后分支传导阻滞:临床上少见。当激动在右束支及左后分支内受阻时,心室的激动顺序是先左心室前上壁,再是左心室后下壁,最后是右心室除极。心电图表现符合两者的诊断标准,但应排除右束支传导阻滞合并右心室肥大(图 6-5-27,图 6-5-28)。

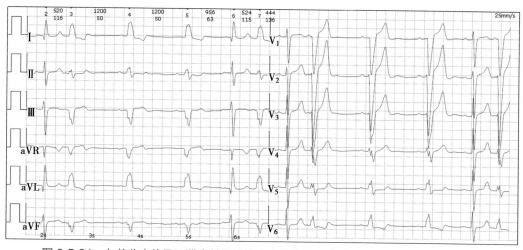

图 6-5-24　左前分支传导阻滞合并间歇性完全性传导阻滞,提示左后分支传导阻滞导致

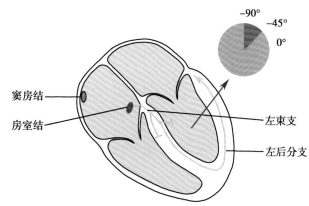

图 6-5-25　右束支传导阻滞合并左前分支传导阻滞示意图
左前分支传导阻滞,左束支其余部分传导正常,右束支传导阻滞,右心室除极化障碍。

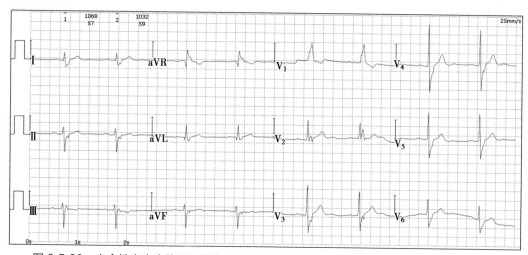

图 6-5-26　完全性右束支传导阻滞合并左前分支传导阻滞,电轴 −81°,QRS 波时限 153ms

（4）交替性左、右束支传导阻滞:左、右束支传导阻滞交替性出现时表示左束支及右束支同时存在病变。

5. 室内三分支传导阻滞　右束支、左前分支、左后分支同时阻滞时称为室内三支阻滞。体表心电图可表现为一个束支和 / 或分支完全阻滞,其余为不完全阻滞。表现形式为束支及分支传导阻滞伴不完全性房室传导阻滞。

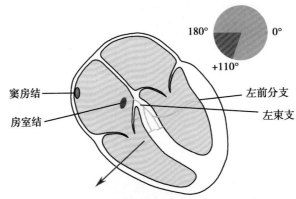

图 6-5-27　右束支合并左后分支传导阻滞示意图

左后分支传导阻滞,左束支其余部分传导正常,右束支传导阻滞,右心室除极化障碍。

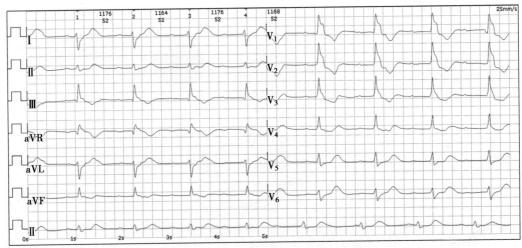

图 6-5-28　右束支合并左后分支传导阻滞

(1)右束支及左前分支传导阻滞伴房室传导阻滞:较常见。右束支与左前分支常为完全性阻滞,同时伴有一度或二度房室传导阻滞,房室传导阻滞的阻滞部位在左后分支(图 6-5-29)。

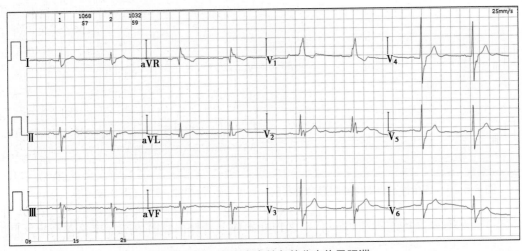

图 6-5-29　右束支合并左前分支传导阻滞

(2)右束支及左后分支传导阻滞伴房室传导阻滞:较少见,右束支与左后分支常为完全性阻滞,同时伴有一度或二度房室传导阻滞,房室传导阻滞的阻滞部位在左前分支。这种心电图表现不能明确一度或二度房室传导阻滞一定是位于分支部位,但是室内两支发生完全阻滞后再发生不完全性房室传导阻滞其阻滞部位通常在另一分支,确诊需希氏束电图。

6. 其他室内传导阻滞 当 QRS 波时限 ≥ 120ms 时,图形既不符合左束支传导阻滞,又不符合右束支传导阻滞时,即归为不定型室内传导阻滞,或称为非特异性室内传导阻滞(图 6-5-30)。

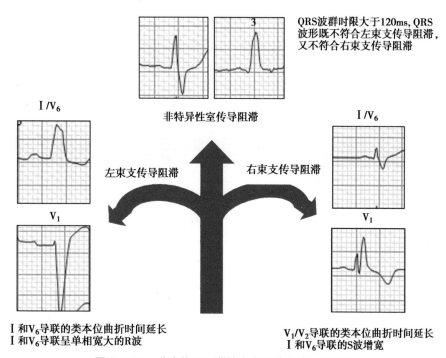

图 6-5-30 分支传导阻滞的心电图诊断流程示意图

三、心脏传导系统疾病的治疗

1. 缓慢性心律失常治疗 心动过缓的首要处理与节律有关。患者症状与心动过缓或高度房室传导阻滞有关时,直接的处理是增加心室率,有代表性的是临时起搏。一旦病情稳定后,根据病因决定下一步治疗。基本实验室检查都应该包括评估电解质、甲状腺功能、肾功能和心肌缺血。任一项异常都应该积极治疗,因为纠正潜在疾病(高钾血症、甲状腺功能功能异常等)可能改善传导功能,从而排除需要永久性起搏。有活动性心肌缺血或梗死的证据应该进行心脏导管检查,必要时行介入治疗。现在的心脏外科手术也可能引起窦房结功能异常,出现心动过缓,尤其是交界性心动过缓,但通常可以随时间改善。

详细回顾用药史在评估心动过缓的患者中十分重要,尤其是应用多种药物的老年患者。药物可以引起房室传导阻滞(也可能加重房室传导阻滞),应该特别关注。药物调整和患者的耐受性(双倍剂量)也应该注意,器官功能的改变可能引起药物浓度升高。这时所有能做的是减量或停用药物,一旦药物浓度下降,房室传导功能可能改善。但是个别患者需要应用适当的药物拮抗剂才能有效。

最后,有持续性心动过缓症状的患者可能需要植入永久性起搏器。从 20 世纪中期开始,随着心脏外科的快速发展,生物医学工程师和临床医师共同努力,促生了应用人工方式刺激心肌的装置以求针对性治疗缓慢性心律失常。最初的心肌刺激装置是大型的外部设备,技术的发展使得电子线路开始微型化,最终演变成了完全可植入装置——植入型心脏起搏器。

2. 缓慢性心律失常起搏器植入适应证 由美国心脏病学会(ACC)、美国心脏病协会联合会(AHA)、北美心脏起搏和电生理学会(NASPE)组成的联合委员会将起搏器指征分为"应该要植入""也许要植入"和"不需要植入"。有些起搏器植入是确切无疑可以获益的,而有些情况下则需要斟酌。自 2002 年至今,无论是 ACC/AHA/NASPE 还是 ESC 所推出的植入性心脏起搏器的指南,针对缓慢性心律失常起搏器植入指征无原则上的更改和更新。2013 年欧洲心律学会 / 欧洲心脏病学会(EHRA/ESC)公布了新的心脏起搏器治疗指南。该指南的公布标志着国际领域对心脏起搏治疗理念的进一步更新。与既往指南相比,新指南中关于起搏的适应证削减。本章主要根据 2013 年 ESC 心脏起搏指南介绍永久性心脏起搏器在缓慢性心律失常中的适应证。

指南按照持续性缓慢性心律失常的起搏指征、间歇性缓慢性心律失常的起搏指征、疑似心动过缓——束支传导阻滞患者起搏治疗指征、无证据的反射性晕厥患者心脏起搏指征、不明原因晕厥的心脏起搏治疗指征以及特殊条件下的起搏适应证六大类分别进行阐述(表 6-5-4)。

表 6-5-4 持续性缓慢性心律失常患者的起搏指征

建议	推荐级别	证据水平
窦房结病变:症状明确是由于心动过缓导致时,建议起搏治疗	I	B
窦房结病变:症状貌似是由于心动过缓引起时,即使证据不是决定性的,仍可考虑起搏治疗	IIb	C
窦房结病变:对于无症状或可逆缓慢性窦性心律失常的患者,不推荐起搏治疗	III	C
获得性房室传导阻滞:无论是否伴有症状,对于三度或二度II型房室传导阻滞患者,建议起搏治疗	I	C
获得性房室传导阻滞:对于伴有临床症状或电生理检查发现阻滞位于希氏束内或希氏束以下的二度I型房室传导阻滞,可考虑起搏治疗	IIa	C
获得性房室传导阻滞:对于可逆原因导致的房室传导阻滞,不推荐起搏治疗	III	C

(1)持续性缓慢性心律失常患者的起搏指征:

1)心动过缓症状与证据完全相关,就是病态窦房结综合征起搏治疗的 I 类适应证,通常并无"心跳停多少秒"就是植入起搏器指征的绝对"金标准"。注意:必须药物引起的窦性心动过缓者,如有症状,也是 I 类适应证。

2)心动过缓导致的症状变异很大,因尽量排除其他干扰因素。植入起搏器前与患者充分沟通病情,降低临床风险。伴有其他心脏疾病的老年人,有时很难证实症状与窦房结病变之间的因果关系,需要详细询问病史,综合考虑后决定(IIb 类推荐)。

3)获得性房室传导阻滞,无论是否伴有症状,对于三度或二度II型房室传导阻滞患者,建议起搏治疗。若已检测到以上类型的心律失常,则需要考虑传导阻滞是否可逆。可逆性的原因(例如电解质代谢紊乱)需先予纠正。有些疾病可能经过其自然病程而缓解[例如莱姆(Lyme)病],有些房室传导阻滞有望恢复(例如急性下壁心肌梗死等),可观察等待后决定。有的情况下(例如结节病、淀粉样变、神经肌肉疾病),即使房室传导阻滞暂时恢复,但考虑到疾病可能不断进展,仍需植入起搏器(I 类推荐)。

4)获得性房室传导阻滞,对于伴有临床症状或电生理检查发现阻滞位于希氏束内或希氏束以下的二度I型房室传导阻滞,可考虑起搏治疗(IIa 类推荐)。

5)对于无症状或可逆缓慢性窦性心律失常的患者,不推荐起搏治疗,其中包括:患者无症状;患者虽有心动过缓的症状,但证实并非由窦性心动过缓引起的;由非必须药物引起的症状性心动过缓等情况。对于可逆原因导致的房室传导阻滞,不推荐起搏治疗,如在睡眠呼吸暂停综合征中可发生窦性停搏长间歇和房室传导阻滞。如果没有症状,这种情况是可逆的,并不需要起搏;如果有症状,则有起搏适应证(III 类推荐)。

（2）间歇性缓慢性心律失常患者的起搏指征（表6-5-5）：

表 6-5-5　间歇性缓慢性心律失常患者的起搏指征

建议	推荐级别	证据水平
窦房结病变（包括慢-快综合征）：对已证实由于窦性静止或窦房阻滞出现临床症状的窦房结病变患者，建议起搏治疗	I	B
间歇性/阵发性房室传导阻滞（包括房颤慢心室传导）：对间歇性/阵发性三度或二度房室传导阻滞患者，建议起搏治疗	I	C
反射性心脏抑制性晕厥：对年龄≥40岁，出现反复无预兆的反射性晕厥，且已证实症状由窦性静止或房室传导阻滞或两者联合所致的患者，应考虑起搏治疗	IIa	B
无症状的停搏（窦性静止或房室传导阻滞）：对有晕厥史，且证实存在因窦性静止、窦房阻滞或房室传导阻滞所致>6s的停搏而无症状的患者，应考虑起搏治疗	IIa	C
对于可逆原因所致心动过缓的患者，不建议进行起搏治疗	III	C

1）对已证实由于窦性静止或窦房传导阻滞出现临床症状的窦房结病变患者，建议起搏治疗（I类推荐），包括慢-快综合征。慢-快综合征主要表现为在窦性心动过缓的基础上出现各种房性快速性心律失常，如房性心动过速、房扑和房颤，其中多数为阵发性房颤。窦房结对运动或应激无反应或反应低下即为变时性功能不全，需要植入频率应答型起搏器予以纠正。频率适应性起搏器是变时性功能不全患者重要的治疗方法。

2）对间歇性/阵发性三度或二度房室传导阻滞患者，建议起搏治疗（I类推荐）。心动过缓间歇性发作时，更因考虑是否由可逆原因引发。在发生房颤的情况下，如果出现过长的间歇（例如>5s），则应考虑存在高度房室传导阻滞，此时平均心室率也应较慢，建议起搏治疗。快室率房颤偶发的长RR间期不是起搏适应证。

3）对年龄≥40岁，出现反复无预兆的反射性晕厥，且已证实症状由窦性静止或房室传导阻滞或两者联合所致的患者，应考虑起搏治疗（IIa类推荐）（起搏器对于心脏抑制反射型患者较有效）；对有晕厥史，且证实存在因窦性静止、窦房传导阻滞或房室传导阻滞所致>6s的停搏而无症状的患者，应考虑起搏治疗。

4）对于可逆原因所致心动过缓的患者，如药物中毒、急性心肌炎等，不建议进行起搏治疗（III类推荐）。

（3）疑似心动过缓——束支传导阻滞患者起搏治疗指征（表6-5-6）：

表 6-5-6　疑似心动过缓——束支传导阻滞患者起搏治疗指征

建议	推荐级别	证据水平
束支传导阻滞，不明原因晕厥和异常电生理检查（electrophysiologic study，EPS）：对有晕厥、束支传导阻滞、EPS发现HV间期≥70ms，在递增心房起搏或药物试验时出现二度或三度希氏束-浦肯野系统阻滞	I	B
交替性束支传导阻滞：对于交替性束支传导阻滞伴或不伴症状的患者，建议起搏治疗	I	C
束支传导阻滞，不明原因晕厥，无诊断性调查：对部分不明原因的晕厥伴有束支传导阻滞患者，可考虑进行起搏治疗	IIb	B
无症状的束支传导阻滞：对于无症状的束支传导阻滞患者，不建议进行起搏治疗	III	B

1）对有晕厥、束支传导阻滞、EPS发现HV间期≥70ms，在递增心房起搏或药物试验时出现二度或三度希氏束-浦肯野系统阻滞，建议起搏治疗（I类推荐）。反复晕厥发作是双分支和三分支传导阻滞常见的表现，患者症状有时是合并室速引起的，必要时行电生理检查评定；对于束支传导阻滞和严重左心室收缩功能不全的患者，应考虑植入CRT；对于既往发生过心肌梗死的束支传导阻滞患者，尤其建议进

行 EPS 及程控心室刺激。如果诱发出持续性室速,则应植入 ICD 而非起搏器。

2)对于交替性束支传导阻滞伴或不伴症状的患者,建议起搏治疗(Ⅰ类推荐)。这类患者心搏并不慢,但出现症状或进展为三度房室传导阻滞时发生猝死机会较大,因此需要植入。

3)对部分不明原因的晕厥伴有束支传导阻滞患者,可考虑进行起搏治疗(Ⅱb 类推荐)。老年束支传导阻滞患者和不明原因晕厥患者可从经验性起搏器治疗中获益,尤其是晕厥不可预知(无或有较短前驱症状)或在仰卧位 / 活动时发生晕厥的患者,此类情况需要和患者充分沟通病情。

4)对于无症状的束支传导阻滞患者,不建议进行起搏治疗(Ⅲ类推荐)。

(4)无证据的反射性晕厥患者心脏起搏指征:

1)对于心脏抑制为主的颈动脉窦综合征和反复发作的无预兆晕厥患者,建议起搏治疗(Ⅰ类推荐)。起搏器只能减少心脏抑制型患者的晕厥概率及相关并发症(如晕厥导致的创伤),不能防止先兆晕厥复发。必须使用双腔起搏器以提供足够的血流动力学支持。

2)对于直立倾斜试验诱发出心脏抑制反应,临床伴有反复频繁发作的晕厥,年龄>40 岁,其他治疗无效的患者,可考虑起搏治疗(Ⅱb 类推荐)。

3)对于无心脏抑制证据的患者,不建议心脏起搏治疗(Ⅲ类推荐)。起搏器对于血管抑制型反射患者无效。

(5)不明原因晕厥的心脏起搏治疗指征:对于反复发生不明原因晕厥或在常规活动后跌倒的患者,不应先进行经验性心脏起搏,而是应考虑植入式循环记录仪(ILR)监测,以便记录到自行复发(表 6-5-7)。

表 6-5-7　不明原因晕厥的心脏起搏治疗指征

建议	推荐级别	证据水平
不明原因晕厥,三磷酸腺苷试验阳性:起搏治疗对减少晕厥复发也许有效	Ⅱb	B
不明原因晕厥:对于不明原因晕厥,不伴有心动过缓或传导阻滞依据的患者,不建议进行起搏治疗	Ⅲ	C
不明原因跌倒:对于不明原因跌倒的患者,不建议进行起搏治疗	Ⅲ	B

(6)特殊条件下的起搏适应证:指南还分别阐述了特殊条件下的起搏器指征,包括心脏外科手术、经胸主动脉瓣置换术(TAVI)和心脏移植术后起搏指征;儿童和先天性心脏病患者的起搏治疗指征;肥厚型心肌病患者的起搏指征;妊娠期起搏;一度房室传导阻滞的起搏指征;用于终止房性快速性心律失常的起搏指征等。以下就急性心肌梗死患者永久起搏指征做阐述。

急性心肌梗死并发的房室传导阻滞多在 2~7d 内自行消失。永久起搏不影响此类患者预后,不推荐使用。无法恢复者,建议永久起搏治疗(Ⅰ类推荐)(表 6-5-8)。对于前壁心肌梗死并发新出现的束支传导阻滞和短暂性房室传导阻滞患者,无论是否进行永久性起搏,其近期、远期的死亡率均很高。此类患者常伴有心力衰竭和严重的收缩功能不全,评估其植入心脏再同步治疗除颤器(CRT-D)的适应证更为恰当。

表 6-5-8　急性心肌梗死患者永久起搏指征

建议	推荐级别	证据水平
少数患者的房室传导阻滞会成为永久性,这些患者的起搏指征同前述"获得性房室传导阻滞患者的起搏指征"	Ⅰ	C
并发于心肌梗死急性期的高度或完全性房室传导阻滞消失后不建议进行起搏治疗	Ⅲ	B

起搏器适应证评估因具体情况具体分析,以患者是否能获益为原则。注意以下几点:①持续性心动过缓多由于自身病态窦房结综合征或房室传导阻滞;间歇性或阵发性心动过缓原因比较复杂,如频率

依赖、自主神经、神经反射等。缓慢心律失常在决定治疗措施前必须先明确是否原因可逆。②一旦排除可逆原因，就应根据缓慢心律失常的严重性（如阻滞类型和阻滞部位）及症状相关性决定是否心脏起搏。③有时患者心率并不慢（如交替性束支传导阻滞或三分支传导阻滞），为预防高概率心源性晕厥，也必须植入起搏器。④短暂的长停搏间歇引起的晕厥，虽然诱因可能可逆（如迷走兴奋等），平素传导系统功能正常，但因不能完全避免再次发生，也应植入起搏器。

四、现代起搏器简介及心脏起搏治疗新进展

1. 现代起搏器简介　起搏系统由脉冲发生器和起搏电极导线两部分组成，脉冲发生器是心脏起搏系统的核心。通常根据其功能分为 Brady（心动过缓）脉冲发生器（即传统意义上的治疗缓慢性心律失常的心脏起搏器）和 Tachy（心动过速）脉冲发生器（即 ICD），前者用于治疗缓慢性心律失常，而后者用于终止快速室性心律失常。

Brady 脉冲发生器发展至今，经历了漫长的过程，心脏起搏模式也经历了从非生理到生理的过程。20 世纪 50 年代为固定频率起搏（VOO），到 20 世纪 60 年代出现了按需型心室起搏器（VVI）。1979 年在心房跟踪起搏器基础上又发明了同步心室抑制型起搏器，随后研制成功房室全能型（DDD）起搏器。20世纪 80 年代初又开始使用频率适应性起搏器。而现在，随着电子技术和传感器技术的快速发展以及微信息处理器的广泛应用，起搏器的体积越来越小，功能越来越强大，更加智能和接近生理性。2003 年全数字起搏器的应用，使起搏器贮存容量及诊断功能得到了进一步提升。

当代起搏器的临床应用在近 40 年来得到了快速发展，除了治疗心动过缓等基本功能外，也开始应用到心力衰竭、快速房性心律失常及非心电性疾病，如预防阵发性房性快速心律失常及血管迷走性晕厥，减轻梗阻性肥厚型心肌病的流出道梗阻等，改善患者症状，提高生活质量。现代的心脏起搏器远非传统概念中的起搏器，起搏治疗已成为心脏疾病中重要的不可缺少的治疗手段。

2. 心脏起搏器治疗新进展　植入型心脏起搏器的发明及相关技术的发展，对于缓慢性心律失常的治疗具有划时代的意义。近年来，随着技术的不断进步，心脏起搏领域有了快速的发展。

（1）无导线心脏起搏器：传统起搏器由脉冲发生器和电极导线构成，由于存在导线断裂和造成感染的风险，是起搏器并发症的主要来源。因此无电极导线起搏器应运而生，传统起搏器可能存在的风险和缺点见表 6-5-9。

表 6-5-9　传统起搏器面临的挑战

并发症	发生率	影响
导线脱位	2.2%~3.7%	增加起搏阈值、失夺获或者感知不良等
气胸（80% 需要插管）	1.6%~2.6%	呼吸困难,延长住院时间
导线穿孔	少于1%	心脏压塞,死亡
静脉血栓	1%~3%	大部分无症状
慢性导线故障	5 年发生率2%~4%	起搏或感知功能不良,需要干预
血肿需要手术排出	<0.5%	延长住院时间,再次手术增加感染风险
皮肤溃烂（更换脉冲发生器）	0.8%~0.9%	整个系统（机器和导线）需要全部取出
感染	单腔<1%,双腔 1%~2%	有效治疗需移除整个系统

无导线起搏器不需要电极导线，可直接植于右心室，进行 VVI 起搏。它的优点有很多，如创伤小、植入操作简单、降低手术和 X 线曝光时间、减少住院时间、减少相关并发症（如感染、血管并发症、起搏器囊袋血肿、破溃、疼痛）等。目前，世界上最小的新型无导线起搏器只有胶囊大小，因此也被称为起搏胶囊，预估使用寿命为 12 年，具有完整的自动阈值管理、远程监测系统和频率应答功能，不需要额外的程控附

件。新型无导线起搏器拥有特殊的感受器,可以感知心房收缩、触发 VVI 起搏,从而提供房室同步的心室起搏功能。无导线起搏器的原理主要为:①超声能量传输方式;②磁能量传输方式。再加上直接采用了传统电刺激的方法植入心肌,避免了间接的能量转换,也避免了囊袋制作导致的风险。

目前所有无导线起搏器均为心室单腔起搏(微型无导线起搏器)或双室起搏(左心室仅有超声能量传输方式),尚无传统的 DDD 起搏模式。无导线起搏器临床应用刚起步,对包括植入过程、起搏器是否脱落、感染后如何移除和临床效果等都需要大规模的临床研究验证。

(2)起搏治疗晕厥:晕厥分为神经反射性晕厥(血管迷走性晕厥)、直立性低血压晕厥以及心源性晕厥(缓慢性晕厥)三类。其中,血管迷走性晕厥又可分为心脏抑制型(15%)、血管抑制型(25%)和混合型(60%)三种类型,心脏抑制型最适宜起搏器治疗。血管迷走性反射是一个过度的减压反射,减压反射的中枢位于延髓。传统起搏治疗晕厥的要点在于,一旦发生心搏骤停,应立即采取高频起搏。由于相关的实验和观察基本都是个体的对比研究,因此起搏器传统治疗晕厥方法的推荐等级为Ⅱb。

近年来新推出了起搏器闭环刺激新技术治疗晕厥,其机制:患者交感兴奋,在体内发生过度减压。反射前,交感神经兴奋使自身心率增快、心肌收缩力增强,进而激活闭环传感器,使起搏器以较高的传感器频率工作,当患者发生心率骤降时,预防晕厥发生。由于与之相关的试验(SPAIN、INVASY)都显示可靠性良好,因此 2018 ESC 晕厥的诊断和管理指南将其推荐等级升为Ⅱa。

(3)磁共振兼容起搏器:过去 20 年磁共振成像(magnetic resonance imaging,MRI)技术不断发展,使其日益成为一个重要的影像学方法。磁共振有突出的优点:没有电离辐射,多方位成像(横断面、冠状面、矢状面和斜面),解剖结构细节显示较好,对组织结构的细微病理变化更敏感(如骨髓的浸润、脑水肿),由信号强度可以确定组织的类型(如脂肪、血液和水),组织对比优于 CT。目前磁共振已广泛应用于神经系统、骨骼肌、头颈部、复杂先天性心脏病的检查,最近 MR 又成功应用于心肌结构、室壁运动、心肌灌注等的评价。接受这项检查的患者数量在迅速增加。另外,因为心血管疾病的高发病率,老年人口数量的增加,越来越多的患者接受植入心脏起搏器和除颤起搏器。有文献报道植入上述装置的患者,在装置使用期间有 50%~75% 可能需要作 MRI 检查。目前植入心血管装置患者接受 MRI 检查的安全性仍存在争议。这些患者如果接受检查有安全风险,盲目地拒绝检查则可能得不到有用的临床资料。

一直以来,心血管植入型电子器械(CIED)患者被列为 MRI 检查的禁忌证。MRI 对 CIED 患者物理学的影响是多方面的。① MRI 强磁场的机械作用力:临床常用的 MRI 场强有 1.5T、3.0T,含 1 种或多种磁性金属,如铁、钴、镍及 3 种元素的合金,可对 CIED 产生直接吸引作用。②磁场热效应损伤:磁场中产生的感应电流,经起搏导线传导转换成热能,可导致周围心肌热损伤,包括心肌水肿和瘢痕形成,致起搏阈值改变。③电池干扰作用:MRI 磁场可干扰起搏器的簧片,产生不可预知的簧片开关功能转换,导致非同步起搏,引起严重的心律失常,磁共振场强越高,风险越大。目前的 MRI 兼容设备大多限于 1.5T 以下的设备。为了解决 CIED 患者不能接受 MRI 检查的难题,各家起搏器公司对传统 CIED 进行了改进,研制可以兼容 MRI 的脉冲发生器和导线。近年来随着心律学、电子材料学、计算机医学应用学等科学技术的快速进步和 MRI 兼容 CIED 的出现,MRI 已不再把起搏器等 CIED 患者拒之门外。MRI 兼容 CIED 原理是通过最小化使用电磁材料,改进内部电流,改进簧片开关及导线滤波等方法,以增强抗干扰能力。而且在行 MRI 之前,需通过程控仪将患者 CIED 的工作模式调整为 MRI 工作下的安全模式。MRI 结束检查之后,再次将植入电子设备恢复到 MRI 检查以前的设置。MRI 兼容的 CIED 必须满足安全性和有效性两方面的要求,安全性要达到降低 MRI 检查风险事件;有效性要求在保障安全的前提下减少伪影,同时诊断信息不受影响。

2017 年,发表于《新英格兰杂志》上的 MAGNASAFE 研究是非 MRI 兼容起搏器 /ICD 植入患者进行 MRI 扫描的安全性研究,纳入 21 个中心 1 500 例已行非兼容磁共振起搏器或 ICD 植入的患者,28.4% 为起搏依赖患者。从整体结果来看,1.5T 磁共振检测并不会导致非抗磁共振起搏器及 ICD 设备和电极的功能损失。此外多项临床研究显示,MRI 兼容 CIED 在 MRI 环境下的安全性和有效性是确定的。目前主流的起搏器厂家都推出了经认证的 MRI 兼容的起搏器,代表了起搏器发展方向。但 MRI 兼容的 ICD 和 CRT 的制作较起搏器复杂,目前选择受限。相信未来将会有更多、更好的 MRI 兼容的 ICD

和 CRT 面世。

(4)生理性起搏:传统的心脏起搏技术通常将起搏导线植入在右心室心尖部,并带动心脏搏动。这一方法使无数缓慢心律失常患者从中获益,但由于人工起搏电传导与生理状态下电传导方向不同,可引起心室不同步并导致心室重构,增加心力衰竭和心房颤动的发生率。生理性起搏是指人工心脏起搏器在保证患者基本心率的同时,通过起搏器不同的类型、各种起搏方式、电极导管的各种位置、不同间期的算式等方法,获得各心腔之间最好的同步性、最理想的电生理稳定性、最佳的心输出量,使起搏节律及血流动力学效果最大限度地近似心脏的正常生理状态。生理性起搏已经经历了房室同步起搏、变时性起搏、心室同步起搏三个历史时期,但是严格意义上来说,以上起搏方式只能称为尽量接近生理性起搏,而不是真正意义上的生理性起搏。因此,这一领域的学者一直在寻找真正生理状态的起搏新技术。

希氏束又称房室束,起自房室结,是心脏传导系统的重要组成部分,因此探索生理性起搏时大家都不约而同地关注它,并形成了希氏束起搏技术。应用这一技术让激动沿传导系统下传,保持了相对正常的心室电激动顺序和心室收缩的同步性,是真正意义上的生理性起搏。2000 年,国外学者首次将希氏束起搏应用于临床,让生理性起搏现出曙光,立刻引起了轰动。希氏束起搏方式于 2018 年写入美国心动过缓和心脏传导延迟指南,指南指出对于获得性二度Ⅱ型房室传导阻滞、高度房室传导阻滞或三度房室传导阻滞且不是由可逆或生理原因引起的患者,无论有无症状,均建议植入永久起搏器。同时,如确定患者的临床症状与心动过缓有确切联系前提下,则是安装起搏器的强烈指征。而对于起搏器依赖的患者,传统的右心室心尖部起搏往往会导致其心肌细胞及心室重构,从而增加其心力衰竭、房颤的风险,甚至增加其死亡率。而在右心室其他部位进行起搏亦未见较好的疗效。通过双心室起搏(BiV)的 CRT 证实对于左心室功能不全,合并束支传导阻滞,尤其是左束支传导阻滞(LBBB)的患者有较好的疗效。然而,通过双心室起搏而实现的心脏再同步化治疗无效率较高,对于 QRS 波时限正常的患者或者合并右束支传导阻滞(RBBB)的患者往往不能从中受益。因此,此类患者推荐希氏束起搏作为 BiV 的替代术式。

遗憾的是,希氏束本身的解剖和电生理特点,使得希氏束起搏存在起搏阈值偏高、操作困难且耗时长等不足。左束支是希氏束的重要分支,它在穿过室间隔膜部后呈扇形分支走行于室间隔左侧心内膜下,分布较广,为起搏提供了更好的条件。国内学者黄伟剑教授率先在 1 例心力衰竭患者治疗中成功尝试了左束支起搏。1 年后的随访显示,患者心功能、心脏结构得到明显改善。随后,大量希浦系统起搏临床研究崛起,研究表明,左束支区域起搏是一项生理性起搏新技术,目前它能最大限度地在保证起搏安全性的基础上(与希氏束相比)保持左心室电同步,主要适用于起搏依赖伴或不伴心力衰竭的患者,以减少远期因非生理性起搏导致的心力衰竭发生率,甚至改善已经出现的与心脏电传导异常相关的心力衰竭(尤其左束支传导阻滞者)(图 6-5-31)。随着器械的不断改进、临床研究证据的积累,其未来的发展非常值得期待。

(5)生物起搏和基因治疗:20 世纪 90 年代天然起搏细胞中超极化激活的环核苷酸门控(HCN)通道的 4 种异构体克隆成功,为传导系统生物起

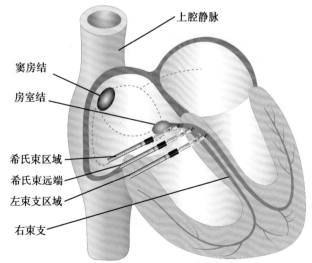

图 6-5-31 希浦系统起搏解剖示意图

搏治疗带来了曙光。目前,采用 HCN 通道的一个异构体携带具有潜在产生自发电活动和心率自主调节作用的"funny"电流 I(f)进行基因和细胞治疗,已经在动物实验中观察到有效生物。采用成人间质干细胞作为平台携带起搏细胞基因的在体研究,在心肌细胞中也证实了功能性缝隙连接的生成,并观察到有效而持续的起搏电流的扩布。这些结果令人鼓舞,其方法有望应用于临床研究。

(张杰芳 蒋晨阳)

参考文献

［1］ANDERSON R H, YANNI J, BYETT M R, et al. The anatomy of the cardiac conduction system [J]. Clin Anat, 2010, 22 (1): 99-113.

［2］KENNEDY A, FINLAY D D, GULDENRING D, et al. The cardiac conduction system: generation and conduction of the cardiac impulse [J]. Crit Care Nurs Clin North Am, 2016, 28 (3): 269-279.

［3］JAMES T N. Structure and function of the sinus node, AV node and His bundle of the human heart: part I -structure [J]. Prog Cardiovasc Dis, 2002, 45 (3): 235-267.

［4］PONNUSAMY S S, ARORA V, NAMBOODIRI N, et al. Left bundle branch pacing: a comprehensive review [J]. J Cardiovasc Electrophysiol, 2020, 31 (9): 2462-2473.

［5］HUANG W, CHEN X, SU L, et al. A beginner's guide to permanent left bundle branch pacing [J]. Heart Rhythm, 2019, 16 (12): 1791-1796.

［6］CHEN K, LI Y. How to implant left bundle branch pacing lead in routine clinical practice [J]. J Cardiovasc Electrophysiol, 2019, 30 (11): 2569-2577.

［7］VIJAYARAMAN P, PANIKKATH R, MASCARENHAS V, et al. Left bundle branch pacing utilizing three dimensional mapping [J]. J Cardiovasc Electrophysiol, 2019, 30 (12): 3050-3056.

［8］WEINHAUS A J. Handbook of cardiac anatomy, physiology, and devices [J]. J Cardiac Surg, 2006, 21 (3): 59-59.

［9］JOSEPHSON M E. 临床心脏电生理学技术和理论 [M]. 郭继鸿, 张萍, 译. 3 版. 天津: 天津科技翻译出版公司, 2005.

［10］陈新. 临床心律失常学: 电生理和治疗 [M]. 北京: 人民卫生出版社, 2000.

［11］LLOYD M A, MURPHY J G. Mayo clinic cardiology: board review questions and answers [M]. Rochester: Mayo Clinic Scientific Press, 2007.

［12］沈法荣, 郑良荣, 徐耕. 现代心脏起搏治疗学 [M]. 上海: 上海科学技术出版社, 2004.

［13］BAROLD S S, STROOBAND T R, SINNAEVE A F. Cardiac pacemakers and resynchronization step-by-step: an illustrated guide [M]. New Jersey: Wiley-Blackwell, 2010.

［14］DAVIES A, SCOTT A. Starting to read ECGs [M]. New York: Springer, 2014.

课 后 习 题

简答题

1. 简述完全性左束支传导阻滞的心电图特点。
2. 诊断心律失常分别有哪些有创和无创的方法?

答案:

1. 完全性左束支传导阻滞的心电图表现有: ① QRS 波形态改变, V_1、V_2 导联呈 QS 或 rS 型(r 波极小), S 波宽而深, I、aVL、V_5、V_6 导联呈 R 型, R 波宽大, 顶端有切迹, 左侧导联通常无 q 波; ② QRS 波时限 ≥ 0.12s; ③ ST-T 方向与 QRS 波主波方向相反。

2. 诊断心律失常无创方法有: ① 12 导联体表心电图是最常用的方法; ②动态心电图检查, 包括 24h 动态心电图、长程动态心电图; ③运动诱发心电图检查; ④食管心电图包括食管调搏; ⑤颈动脉窦按摩试验。

诊断心律失常有创方法有: 心内电生理检查。

第六节 植入性心脏除颤治疗

全世界每年约有 1 700 万例心血管疾病相关的死亡人数,其中心脏性猝死(sudden cardiac death, SCD)占 25%。在美国,每年大约有 45 万人死于心脏性猝死。我国心脏性猝死的流行病学调查显示,发生率为 41.84/10 万。若以 14 亿人口推算,每年我国心脏性猝死的总人数约为 54.4 万人。心脏性猝死通常随着年龄增长而增加,多由恶性心律失常所致,约 80% 以上患者为多形性室性心动过速(室速)或心室颤动(室颤)。成功除颤的时机非常短暂,1min 内电除颤成功率高达 90%,5min 后下降至 50%,7min 后约 30%,9~11min 后下降至仅 10%。如何快速有效终止致死性心律失常,是预防心脏性猝死的重要治疗手段。

一、植入型心律转复除颤器(ICD)的发展历史

1947 年就有学者发明了电除颤仪器及技术,通过除颤仪发放的高电能除颤脉冲终止室性心律失常,恢复窦性心律,使患者起死回生。然而有学者研究发现,体外除颤器发放的高除颤电能仅有 10% 到达心脏,起到有效转律的作用,其余 90% 均消耗在从胸壁到心脏的途中。因此,1970 年 Michel Mirowski 提出了自动植入式电除颤器(AID)的概念,即如果可以将除颤电极直接贴靠心脏,那么通过发放很低能量直接作用在心肌上也可能成功转律,这可以使除颤仪的体积大大缩小且可植入体内并终生佩戴。而后 Mirowski 针对室性心动过速提出了植入型自动复律除颤器(AICD)的设想并加以研究。1980 年 2 月 4 日,美国约翰霍普金斯医院植入了人类历史上首例植入型心律转复除颤器(implantable cardioverter defibrillator,ICD)——一位 57 岁急性心肌梗死的女性患者,因反复晕厥,多次室颤而成功在腹部植入了 ICD。虽然第一代 ICD 体积较大,且需要外科医师开胸后植入,但这是人类在征服心脏性猝死的征程上迈出的有历史性意义的一大步,为恶性心律失常开辟了一个全新的治疗领域。1985 年,美国食品药品监督管理局(FDA)正式批准 ICD 应用于临床。我国于 1992 年植入了国内首例 ICD。随着技术的不断发展,ICD 体积变得越来越小,重量越来越轻,而且可通过微创不开胸的方法将 ICD 经静脉途径植入体内,手术流程明显简化、改良。至今,ICD 已从单腔发展至双腔及三腔 ICD(即 CRT-D)。

ICD 主要包括脉冲发生器和识别诊断心律失常并释放能量的电极导线系统。ICD 可按照预先程控和输入的各种诊断和治疗程序进行有效工作,预防心脏性猝死。ICD 可为患者进行持续的心电监测,同时实时进行心律的分析与诊断,第一时间及时准确地诊断室速、室颤的发生。一旦恶性心律失常诊断成立,ICD 立即自动启动电刺激,终止恶性心律失常,低能量转复室速(即电刺激终止室速,简称 ATP 治疗),高能量终止室颤等有效治疗,有效终止了致死性心律失常。目前临床上应用的 ICD 功能上也从第一代发展到第四代 ICD,具有电击除颤(即针对室颤或致血流动力学恶化的室速)、抗心动过速起搏(即针对室速)、抗心动过缓起搏(即针对心动过缓,类似于普通起搏器)等多种功能。

二、ICD 相关临床试验

20 世纪末,一系列大型临床研究肯定了 ICD 的疗效,ICD 已经成为预防心脏性猝死的一线治疗手段。对已经发生过心搏骤停的患者实施预防,称为二级预防;对未发生过心搏骤停的高危人群实施预防,称为一级预防。

二级预防的代表性研究主要有 AVID 研究、CASH 研究及 CIDS 研究,证明了 ICD 能明确改善室速、

室颤患者的生存率,而抗心律失常药并不能改善这些患者的生存率。其中 AVID 研究(antiarrhythmics versus implantable defibrillators,抗心律失常药与 ICD)是国际上第一个比较抗心律失常药与 ICD 对致命性室性心律失常的治疗效果的大规模前瞻性随机试验。研究纳入了 1 016 例曾有心搏骤停或持续性室速伴晕厥病史的患者,通过比较抗心律失常药与 ICD 对致命的室性心律失常患者的治疗效果发现, ICD 治疗效果显著优于抗心律失常药,可延长患者寿命超过 3 个月。研究建议,对于有致命室性心律失常的患者,ICD 应作为一线治疗。德国汉堡开展的一项心搏骤停研究 CASH 研究(cardiac arrest study Hamburg)则进一步评价了何种治疗(ICD、普罗帕酮、美托洛尔、胺碘酮)对持续性室速或室颤最有效。 CASH 研究发现,普罗帕酮组死亡率远远高于 ICD 组(29% vs. 12%,P=0.012),故该组于 1992 年提前终止试验;平均随访 2 年,ICD 组的总死亡率较抗心律失常药(美托洛尔、胺碘酮)组相比降低 37%。同时, ICD 组猝死发生率明显低于药物组。来自加拿大的 CIDS 研究(Canadian Implantable Defibrillator Study)纳入了有过心搏骤停,不能耐受或经电生理检查确认与持续性室速相关的晕厥患者后随访发现,ICD 与胺碘酮相比 3 年内有效降低总死亡率 19.6%(P=0.072)。

　　一级预防的代表性研究主要有 MADIT、MADIT-Ⅱ、MUSTT、DEFINITE、SCD-HeFT 等。 MADIT、MADIT-Ⅱ、MUSTT 研究主要纳入缺血性心肌病的高危患者。1996 年 12 月发表在《新英格兰杂志》的 MADIT 研究是第一项心脏性猝死一级预防的前瞻性随机对照研究,共 32 个欧美国家的医学中心参加。研究对于心肌梗死后、左心室射血分数(LVEF)≤ 35% 伴非持续性室速的患者, 比较 ICD 与传统药物治疗对生存率的影响。研究发现,与常规药物治疗相比,ICD 的植入显著降低了心血管事件死亡风险达 54%(P=0.009)。因此,基于 MADIT 研究的结果,FDA 于 1996 年批准了 ICD 的植入指征。MADIT-Ⅱ 研究则进一步发现,对心肌梗死 4 周后、LVEF ≤ 30% 的高危患者, ICD 植入显著降低了心血管事件死亡风险达 31%(P=0.016),且 ICD 的长期效果得到了临床验证。 此外,MUSTT 研究(Multicenter UnSustained Tachycardia Trial,多中心非持续性室速试验)发现, 对于冠心病、LVEF ≤ 40% 伴无症状的非持续性室速患者,ICD 治疗显著降低电生理检查(EP)诱发出室速患者的死亡率,而 EP 指导下的抗心律失常药治疗则不能改善患者生存率。DEFINITE 研究 (defibrillators in non-ischemic cardiomyopathy treatment evaluation)则证明了 ICD 植入可显著降低非缺血性心脏病伴心功能不全(LVEF ≤ 35%)的患者的总死亡率(34%)及心律失常死亡率(74%)。 SCD-HeFT 研究(Sudden Cardiac Death in Heart Failure Trial)也进一步证明了对于 LVEF ≤ 35% 的轻中度心力衰竭(NYHA 心功能Ⅱ~Ⅲ级)患者,ICD 比最佳药物治疗更有先降低心力衰竭患者的总死亡率(23%)。

三、ICD 植入适应证指南

　　1980 年发展至今,随着多个临床试验研究结论公布,ICD 植入适应证指南也在逐渐更新、扩展。 最早的 ICD 植入指征(1980 年)建议,至少有两次 SCD 发作病史才是 ICD 治疗的适应证。随后 ICD 指南也在Ⅰ级和Ⅱ级适应证中,强调了药物和 / 或其他治疗(如外科手术和 / 或导管射频消融)无效, 或不可耐受药物治疗或难以预测药物治疗的疗效,才是 ICD 治疗的适应证。近年来,循证医学研究结果和众多回顾性研究分析则进一步肯定了 ICD 疗效,ICD 适应证得到扩展。美国心脏协会 / 美国心脏病学会 / 美国心律学会(AHA/ACC/HRS)发布的 2017 年室性心律失常(VA)患者管理和心脏性猝死(SCD)预防指南在关于室性心律失常的治疗和猝死预防方面,进一步强调了 ICD 的价值。该指南除了对常见的引起猝死的疾病如缺血性心肌病(IHD)(表 6-6-1)、非缺血性心肌病(NICM)(表 6-6-2)、 致心律失常性右心室心肌病(ARVC)(表 6-6-3)、肥厚型心肌病(HCM)(表 6-6-4)、离子通道疾病 (表 6-6-5)等做出推荐外,还对一些较罕见的疾病如神经肌肉疾病、心脏结节病的管理做出相应的推荐 (表 6-6-6~ 表 6-6-10)。

表 6-6-1　缺血性心脏病（IHD）患者猝死二级预防和一级预防的 ICD 治疗推荐

推荐级别	证据水平	推荐内容
IHD 患者猝死二级预防的 ICD 治疗推荐		
I	B- 随机（R）	IHD 患者因非可逆原因的室速 / 室颤导致心搏骤停或出现血流动力学不稳定的室速，预期生存时间>1 年，推荐植入 ICD
I	B- 非随机（NR）	IHD 患者出现非可逆原因导致的血流动力学稳定的室速，预期生存时间>1 年，推荐植入 ICD
I	B-NR	IHD 患者出现不明原因的晕厥，电生理检查可诱发出持续性单形性室速，预期生存时间>1 年，推荐植入 ICD
II a	B-NR	因冠脉痉挛导致心搏骤停复苏后，药物治疗无效或不能耐受，预期生存时间>1 年，推荐植入 ICD
II b	B-NR	因冠脉痉挛导致心搏骤停复苏后，预期生存时间>1 年，在药物治疗基础上，植入 ICD 是合理的
IHD 患者猝死一级预防的 ICD 治疗推荐		
I	A	IHD 导致的 LVEF ≤35%，心肌梗死 40d 及血运重建 90d 后，经最佳药物治疗 NYHA 心功能 II 级或 III 级，预期生存时间>1 年，推荐植入 ICD
I	A	IHD 导致的 LVEF ≤30%，心肌梗死 40d 及血运重建 90d 后，经最佳药物治疗 NYHA 心功能 I 级，预期生存时间>1 年，推荐植入 ICD
I	B-R	因既往心肌梗死导致的非持续性室速，LVEF ≤30%，电生理检查可诱发出持续性室速 / 室颤，预期生存时间>1 年，推荐植入 ICD
II a	B-NR	NYHA 心功能 IV 级，等待心脏移植或左心室辅助装置的院外患者，预期生存时间>1 年，植入 ICD 是合理的
III 不能获益	C- 专家意见（EO）	ICD 不适合难治性的 NYHA 心功能 IV 级心力衰竭，不计划进行心脏移植、左心室辅助装置或 CRT 的患者
III 不能获益	C- 有限数据（LD）	反复发作室速 / 室颤的患者，在心律失常有效控制前，应避免植入 ICD

表 6-6-2　非缺血性心脏病（NICM）患者猝死二级预防和一级预防的 ICD 治疗推荐

推荐级别	证据水平	推荐内容
NICM 患者猝死二级预防的 ICD 治疗推荐		
I	B-R	NICM 患者出现非可逆原因导致的室速 / 室颤相关心搏骤停或血流动力学不稳定室速，预期生存时间 ≥1 年，推荐植入 ICD
I	B-NR	NICM 患者出现非可逆原因导致的血流动力学稳定性室速，预期生存时间 ≥1 年，推荐植入 ICD
II a	B-NR	出现可疑室性心律失常相关的晕厥，但不满足 ICD 一级预防的适应证，预期生存时间 ≥1 年的患者植入 ICD 可能有益
NICM 患者猝死一级预防的 ICD 治疗推荐		
I	A	NICM 患者经最优药物治疗后 LVEF ≤35%，NYHA 心功能 II 级或 III 级，预期生存时间>1 年，推荐植入 ICD
II a	B-NR	Lamin A/C 变异导致的 NICM，存在以下至少两个危险因素（非持续性室速、LVEF<45%、非错义变异、男性），预期生存时间>1 年，植入 ICD 可能有益
II b	B-R	NICM 患者经最优药物治疗后 LVEF ≤35%，NYHA 心功能 I 级，预期生存时间>1 年，可以考虑植入 ICD
III 不能获益	C-EO	NYHA 心功能 IV 级心力衰竭，等待心脏移植或左心室辅助装置的院外患者，植入 ICD 是合理的

表 6-6-3 致心律失常性右心室心肌病(ARVC)患者的 ICD 治疗推荐

推荐级别	证据水平	推荐内容
I	B-NR	ARVC 患者合并下列一项高危因素(心搏骤停复苏后、持续性室速、显著心功能不全 RVEF/LVEF ≤ 35%),预期生存时间>1 年,推荐植入 ICD
Ⅱa	B-NR	ARVC 合并晕厥,晕厥考虑为室性心律失常所致,预期生存时间>1 年,可植入 ICD

表 6-6-4 肥厚型心肌病(HCM)患者的 ICD 治疗推荐

推荐级别	证据水平	推荐内容
I	B-NR	HCM 患者如为室速/室颤导致心搏骤停复苏后,或出现自发持续性室速并导致晕厥或血流动力学不稳定,预期生存时间>1 年,推荐植入 ICD
Ⅱa	B-NR/C-LD	HCM 合并下列一项危险因素,预期生存时间>1 年,植入 ICD 是合理的: ①最大左心室壁厚度 ≥ 30mm(B-NR) ②至少有一个直系亲属出现可能与 HCM 相关的猝死(C-LD) ③过去 6 个月内出现至少一次不明原因的晕厥(C-LD)
Ⅱb	B-NR	HCM 患者合并非持续性室速或运动后血压发生显著变化,排除其他猝死高危因素,可考虑植入 ICD
Ⅲ	B-NR	HCM 患者为非猝死高危因素相关的基因型,不应当植入 ICD

表 6-6-5 心脏离子通道疾病患者的 ICD 治疗推荐

推荐级别	证据水平	推荐内容
先天性长 QT 综合征患者的 ICD 治疗推荐		
I	B-NR	症状性长 QT 综合征的高危患者,如 β 受体阻滞药无效或无法耐受,推荐植入 ICD
Ⅱb	B-NR	无症状的长 QT 综合征患者,接受 β 受体阻滞药治疗后静息 QTc>500ms,可以考虑植入 ICD
儿茶酚胺介导的多形性室速(CPVT)患者的 ICD 治疗推荐		
I	B-NR	CPVT 患者反复发作持续性室速或晕厥,在接受最大耐受剂量 β 受体阻滞药治疗的基础上,推荐强化治疗包括 ICD 植入
Brugada 综合征患者的 ICD 治疗推荐		
I	B-NR	自发 I 型 Brugada 综合征患者,如出现心搏骤停、持续性室性心律失常或近期怀疑出现室性心律失常导致的晕厥,预期生存时间>1 年,推荐植入 ICD
早期复极化"J 波"综合征患者的 ICD 治疗推荐		
I	B-NR	心电图呈现早期复极化的患者,如出现持续性室性心律失常或心搏骤停,预期生存时间>1 年,推荐植入 ICD
短 QT 综合征患者的 ICD 治疗推荐		
I	B-NR	短 QT 综合征患者,如出现持续性室性心律失常或心搏骤停,预期生存时间>1 年,推荐植入 ICD

表 6-6-6 心肌炎患者的 ICD 治疗推荐

推荐级别	证据水平	推荐内容
Ⅱb	C-LD	巨细胞性心肌炎患者在最佳药物治疗的基础上出现室颤或血流动力学不稳定性室速,预期生存时间>1 年,可考虑植入 ICD

表 6-6-7　心脏结节病患者的 ICD 治疗推荐

推荐级别	证据水平	推荐内容
I	B-NR	心脏结节病患者如出现持续性室速、为心搏骤停复苏后或 LVEF≤35%,预期生存时间>1 年,建议植入 ICD
IIa	B-NR	LVEF>35% 的心脏结节病患者,有晕厥或心脏磁共振(CMR)/正电子发射断层成像(PET)显示存在心肌瘢痕,或存在永久起搏适应证,预期生存时间>1 年,建议植入 ICD
IIa	C-LD	LVEF>35% 的心脏结节病患者,如电生理检查可诱发出持续性室性心律失常,预期生存时间>1 年,建议植入 ICD
IIa	C-LD	存在永久起搏适应证的心脏结节病患者植入 ICD 可能获益

表 6-6-8　心力衰竭患者的 ICD 治疗推荐

推荐级别	证据水平	推荐内容
射血分数降低心力衰竭患者的 ICD 治疗推荐		
IIa	B-NR	不符合常规 ICD 适应证(如 NYHA 心功能IV级或正在使用正性肌力药物)的射血分数减低的心力衰竭患者,如等待心脏移植的院外患者,植入 ICD 是合理的
左心室辅助装置患者的 ICD 治疗推荐		
IIa	C-LD	正在使用左心室辅助装置的患者,如出现持续性室性心律失常,植入 ICD 是有益的
心脏移植后患者的 ICD 治疗推荐		
IIb	B-NR	心脏移植术后患者,如出现严重的排异性血管病变、心功能不全,预期生存时间>1 年,植入 ICD 可能是合理的

表 6-6-9　神经肌肉疾病患者的 ICD 治疗推荐

推荐级别	证据水平	推荐内容
I	B-NR	神经肌肉疾病患者 ICD 一级预防和二级预防的推荐同 NICM
IIa	B-NR	埃默里 - 德赖弗斯肌营养不良(Emery-Dreifuss muscular dystrophy)和肢带型肌营养不良 I B 型肌肉萎缩症患者,如心脏进行性受累,预期生存时间>1 年,ICD 植入是合理的
IIb	B-NR	I 型肌肉萎缩症患者,如有起搏适应证,预期生存时间>1 年,可以考虑植入 ICD 减少室性心律失常导致的猝死风险

表 6-6-10　心脏结构正常的室性心律失常患者的 ICD 治疗推荐

推荐级别	证据水平	推荐内容
I	B-NR	心搏骤停复苏后,预期生存时间>1 年的特发性多形性室速 / 室颤患者,建议植入 ICD

四、ICD 的植入技术要点

ICD 主要包括 2 个部分,即脉冲发生器和识别心律失常并释放能量的电极导线系统。传统的静脉 ICD 可通过微创不开胸的方法将 ICD 植入体内。手术一般需要 1~2h,在局部麻醉下进行,类似普通起搏器的植入。具体步骤:①穿刺腋静脉或锁骨下静脉或头静脉以便植入导线,因 ICD 除颤导线较粗,容易磨损,故穿刺要求较高,尽量避免传统的锁骨下静脉穿刺技术。②囊袋制作:在筋膜层制作囊袋,以便将 ICD 脉冲发生器放在囊袋内。③导线植入:通过将除颤导线经静脉植入至心尖部或右室间隔,因 ICD 除颤导线直径较粗,植入术中需关注除颤导线与三尖瓣相对位置及导线张力,尽可能避免三尖瓣反流加重、心脏穿孔等并发症的发生。④导线测试,包括 R 波振幅、起搏阈值、除颤阻抗和除颤阈值等。⑤上述步骤完成后即可逐层缝合切口,并程控设置 ICD 的相关参数。因 ICD 脉冲发生器体积较普通起搏器更大,故需充分关注术中囊袋出血情况,警惕术后囊袋血肿发生。

除颤阈值(DFT)是终止室颤所需的最小能量。早年植入 ICD 时,通常将除颤阈值测试作为传统测试方法。然而研究发现,除颤阈值测试可能会导致严重的并发症,甚至导致患者死亡。因此,除颤阈值测试的安全性和有效性仍有待进一步证实。SIMPLE 研究在入选了 18 个国家 85 个中心共 2 500 力患者研究发现,除颤阈值测试并不提高 ICD 除颤治疗的有效性或降低死亡率。虽然除颤阈值测试通常是低风险的,但有时也有可能出现严重的并发症。因此,对于常规 ICD 植入,不建议进行除颤阈值测试。而对于存在以下情况的患者,在术中进行除颤阈值测试存在一定禁忌:①明确有左心房 / 左心室血栓;②房颤或房扑患者,未接受正规抗凝治疗;③严重的冠心病、心绞痛;④近期有脑卒中发作;⑤血流动力学不稳定;⑥患者拒绝;⑦患者不能达到镇静标准;⑧没有麻醉支持。

五、ICD 植入术后的程控及随访

ICD 常规设定为室速(VT1)、快室速(VT2)及室颤(VF)三个诊断区间,主要依靠心率标准、持续时间标准及其他多种鉴别诊断标准,识别诊断心律失常事件。ICD 诊断的敏感性可达 100%,特异性达 93%~95%。随后 ICD 可针对不同的诊断区间进行分层递增治疗,包括 ATP 治疗、低能量转复、高能量除颤及保护性心室起搏等手段。治疗原则一般首先以无痛治疗有限,必要时给予有痛的除颤治疗,治疗有效率高达 90% 以上。

ICD 植入术后患者需定期到起搏器随访门诊随访。浙江大学医学院附属邵逸夫医院随访流程一般为术后 1 个月、3 个月、6 个月,之后每半年随访一次。如患者发生了室速或室颤出现 ICD 放电治疗,应及时来院急诊就诊,通过 ICD 储存记录的数据及腔内图识别发作和终止的情况,决定是否接受临床干预及 ICD 参数调整程控。

六、ICD 电风暴的处理策略

电风暴(electrical storm)通常是指 24h 内出现 3 次或 3 次以上独立(每次发作间隔 5min 以上,期间为窦性心律)的血流动力学不稳定的室速或室颤,且导致 ICD 进行干预(包括抗快速心律失常起搏或放电治疗)的一种临床情况。随着 ICD 植入预防心脏性猝死的患者日益增多,电风暴在临床实践中并不少见,且电风暴代表了患者心律不稳定的严重临床情况,其预防和处理均面临挑战。

电风暴的发作具有一定的临床特点。有研究显示,电风暴通常发生在 ICD 植入后的 2~3 年。其中 91% 电风暴发作时的心律失常为室速,而单形性室速占 86%~97%,仅仅为室颤的占 1%~21%,3%~14% 同时存在室速或室颤,仅有 2%~8% 患者为多形性室速。大部分患者无明确的诱发因素,仅 10%~25% 患者有诱发因素。电风暴的发生往往提示临床预后不佳。Pgztzouiis 等研究发现,植入 ICD 进行心脏性猝死二级预防的患者发生电风暴后的 3 年死亡率达到 53%,而未发生电风暴者死亡率仅 14%。一级预防方面,MADIT-Ⅱ 研究显示发生电风暴的患者死亡风险增加 7.4 倍,而发生电风暴 3 个月内死亡风险增加 17.8 倍。

在电风暴的预测因素方面,主要有二级预防、既往发生过室速等。多项研究提示,植入 ICD 进行心脏性猝死二级预防的患者发生电风暴风险更高。一项研究的多因素比例风险模型回归分析发现,二级预防是电风暴的独立危险因素($HR=2.698$,95% CI 1.634~4.456,$P=0.000\ 1$)。此外,既往发生过室速的患者,ICD 植入术后更容易发生电风暴($HR=2.20$,95% CI 1.44~3.37,$P=0.000\ 3$)。而另一项研究也有类似结果,无论是既往 ICD 恰当干预($HR=88.99$,95% CI 11.73~675,$P<0.001$),还是不恰当干预($HR=2.83$,95% CI 1.14~7.0,$P=0.04$),都是发生电风暴的独立预测因素。

电风暴是严重的临床急症,患者多可能出现血流动力学不稳定,需要及时入院接受进一步治疗。同时,电风暴引起的生理和心理上的剧烈波动以及反复频繁的放电治疗导致交感神经张力显著增加,从而进一步诱发心律失常。因此,首先进行镇静治疗对电风暴患者的处理极为关键;继以密切监护、维持电解质平衡及积极对症支持治疗,积极处理、干预电风暴。

针对电风暴的处理主要包括使用抗心律失常药和射频消融两种治疗手段。β受体阻滞药(如美托洛尔、艾司洛尔等)可阻断交感神经受体,是电风暴患者的常用药物。研究显示,在发作电风暴时,在口服β受体阻滞药的基础上,加用静脉β受体阻滞药,可抑制电风暴发生。此外,胺碘酮也是常用的广谱抗心律失常药,静脉使用胺碘酮可使大部分ICD电风暴患者在较短时间内获得稳定。研究证实,胺碘酮联合β受体阻滞药较单用β受体阻滞药降低ICD电击56%。目前也有学者主张应用阿齐利特和多非利特治疗电风暴。

对于反复发作的多形性室速/室颤的患者,若触发室速/室速的室早形态仅有一种或少数几种,多提示其机制为折返可能性大,因此可考虑进行导管射频消融治疗。SMASH VT研究发现,射频消融组明显降低了ICD放电治疗,电风暴发作也有减少倾向。然而研究也指出,导管消融并没有明显影响死亡率。因此,射频消融是否优于药物治疗,以及其最佳消融时机仍需进一步研究明确。

通过外科手术减少心脏交感神经张力也是治疗ICD电风暴的有效方法之一。2014年一项研究纳入41例因反复室速或电风暴药物治疗无效的患者,分别接受左侧(14例)或双侧(27例)心交感神经切除,术后ICD放电次数显著下降(19.6±19 vs. 2.3±2.9,$P<0.001$)。随访(367±251)d,接受左侧心交感神经节切除的患者中30%未再发生ICD放电,而接受双侧心交感神经节切除的患者中48%未再发生ICD放电。

既往发生电风暴的患者中,其精神状态也需要进一步评估。研究证明,电风暴患者中都存在一定的心理障碍,其中焦虑与抑郁发生率25%~80%,症状明显者占15%~40%。因此,对于发生过电风暴的患者,进行精神卫生科会诊,应用抗焦虑等药物治疗也十分重要。

总之,电风暴作为紧急严重的临床情况,在ICD植入患者中并不少见,其发生通常预示着死亡率升高、再次住院率增加等不良预后,需及时积极处理。镇静治疗是基础,在应用包括β受体阻滞药和胺碘酮等药物治疗基础上,可选择导管射频消融术或心交感神经外科切除术。明确电风暴的诱因、预测因素及发生机制仍需要进一步的研究证实。

七、ICD不适宜放电的识别与处理策略

ICD是以抗心动过速起搏(ATP)和电复律技术为基础的治疗恶性心律失常的主要有力武器。然而随着研究的深入,发现ICD放电治疗中不适宜放电治疗占20%~40%,主要原因为房颤伴快速心室率,窦性心动过速、阵发性室上性心动过速以及误感知引起的不适宜治疗。不适宜治疗可能导致多种不良后果,导致患者生活质量下降,预后恶化,病死率增加。因此,在ICD患者出现放电治疗后,需及时至医疗机构就诊。行ICD程控及时回顾腔内图(包括开始阶段和放电治疗前的节律),结合患者放电治疗前的生活状态(如活动强度、身体姿势等)及相应检查结果,评估是否为正确放电。若明确为不适宜放电,可在心电监护状态下手动关闭除颤功能,避免反复放电治疗加重患者情绪紧张。若腔内电图提示为房颤伴快速心室率、窦性心动过速、阵发性室上性心动过速或"噪音"信号干扰等导致不适宜放电,可积极寻找病因,同时予药物治疗控制心室率等对症治疗。也有研究发现,电极磨损可能导致不适宜放电发生,因此同时需要回顾ICD导线的参数是否稳定,可进一步行X线检查评估导线状态,如是否出现导线断裂、绝缘层断裂、导线脱位、导线移位、导线尾端未完全插入脉冲发生器连接端口等。若已明确ICD导线故障,则需进一步评估导线更换的合理时机。对于功能障碍的ICD导线,旷置或拔除都是有效的处理策略,需充分评估患者的获益和风险。

八、ICD的最新进展

尽管ICD在预防和治疗心脏性猝死中发挥了极其重要的作用。然而不容忽视的是,传统的经静脉

植入 ICD 导线存在明显的近期和远期并发症,包括感染,气胸,除颤导线的感染、断裂、磨损等并发症,明显影响了 ICD 的治疗作用。为了克服静脉 ICD 的重要不足,可供选择的预防 SCD 替代可植入装置应运而生。无须经血管内途径的心外膜及心包电极片,由于需要开胸植入且失败率较高,目前已较少应用。

全皮下 ICD(S-ICD)是一种完全将脉冲发生器及除颤导线全部植入在皮肤下,而不再植入至心腔内的新型 ICD,并于 2012 年获得美国 FDA 批准应用于临床。S-ICD 包括脉冲发生器及带有除颤线圈的单根导线电极。脉冲发生器植入在身体左侧,在腋前线与腋中线之间靠近左心室心尖部。具有感知和除颤功能的单根电极,由囊袋内侧经皮下隧道送至剑突旁,然后向头端平行于胸骨左侧 1~2cm,远端头端邻近胸骨体与胸骨柄连接处。导线包括剑突下(近端)和胸骨体与胸骨柄连接处(远端)的感知电极,中间是一个 8cm 的除颤线圈。脉冲发生器是作为第三个电极形成三个潜在的感知向量,即脉冲发生器到近端电极或远端电极,远端电极到近端电极。电击向量为从脉冲发生器到除颤线圈,若需要不止一次电极才能终止心律失常时,电极向量或可反向。然而,S-ICD 缺乏心动过缓时的起搏保护和心动过速时的超速起搏功能,但可以提供 30s 放电治疗后的经胸起搏。

自 2009 年第一代 S-ICD 技术应用至今,国际上已开展了多项临床研究证明其可行性和有效性。START 研究是一项前瞻性、多中心试验,研究比较了 S-ICD 系统与经静脉 ICD 系统信号的敏感性和特异性。研究发现,S-ICD 系统与经静脉 ICD 系统在敏感性上是等效的,而在特异性方面 S-ICD 系统要优于经静脉 ICD。IDE 研究则通过设置前瞻性单组研究验证了 S-ICD 的安全性和有效性。EFFORTLESS 注册研究则是最大规模的 S-ICD 上市后的多中心注册研究,是目前随访时间最长的 S-ICD 研究。研究证明,对于缺血性与非缺血性心肌病、一级预防和二级预防的不同年龄段患者,其临床效果与经静脉 ICD 效果一致。

因此,S-ICD 目前已得到国际上的认可。美国心脏协会 / 美国心脏病学会 / 美国心律学会(AHA/ACC/HRS)发布的 2017 年版室性心律失常(VA)患者管理和心脏性猝死(SCD)预防指南将 S-ICD 纳入Ⅰ类推荐。针对符合 ICD 植入标准,但缺乏合适的血管入路、感染风险高,目前不需要、预期将来也不需要起搏来治疗心动过缓或终止心动过速,目前无 CRT 适应证,预期将来也不需要植入 CRT 的患者,推荐植入 S-ICD(Ⅰ,B-NR)。而对于符合 ICD 适应证,目前不需要、预期将来也不需要起搏来治疗心动过缓或终止心动过速,目前无 CRT 适应证,预期将来也不需要植入 CRT 的患者,植入全皮下 ICD 是合理的(Ⅱa,B-NR)。

由于 S-ICD 缺乏心动过缓时的起搏保护和心动过速时的超速起搏功能,因此对于心力衰竭合并左束支传导阻滞需 CRT 治疗,或症状性心动过缓需起搏治疗,或需要 ATP 治疗终止反复发作持续性单形性室速患者,S-ICD 并不推荐应用于该类人群(Ⅲ,B-NR)。虽然 S-ICD 明显减少了导线相关并发症,但在不适宜放电和感染等与导线不相关并发症方面都相类似。

除了静脉 ICD、S-ICD 外,2017 年指南对可穿戴的除颤器(WCD)也做了相应推荐。对于有心搏骤停病史或持续性室性心律失常,既往植入过 ICD 的患者,因各种原因(如感染)不得不移除 ICD 装置时,使用可穿戴的除颤器预防猝死是合理的(Ⅱa,B-NR);对于有高危猝死风险,同时也并非不适合植入 ICD 的患者,如等待心脏移植的患者,心肌梗死后 40d 内 LVEF ≤ 35% 的患者,新诊断的非缺血性心肌病患者,过去 90d 内行血运重建的患者及心肌炎、继发性心肌病或全身感染的患者,选择可穿戴的除颤器可能是合理的(Ⅱb,B-NR)。

S-ICD 和可穿戴的除颤器是安全和有效的,对于合适的患者人群,可作为经静脉 ICD 的替代方式。

(孙雅逊　潘轶文　蒋晨阳)

参考文献

[1] AL-KHATIB S M, STEVENSON W G, ACKERMAN M J, et al. 2017 AHA/ACC/HRS guideline for manage-

ment of patients with ventricular arrhythmias and the prevention of sudden cardiac death: A Report of the American College of Cardiology/American Heart Association Task Force on Clinical Practice Guidelines and the Heart Rhythm Society [J]. Heart Rhythm, 2018, 15 (10): e73-e189.

［2］A comparison of antiarrhythmic-drug therapy with implantable defibrillators in patients resuscitated from near-fatal ventricular arrhythmias [J]. N Engl J Med, 1997, 337 (22): 1576-1583.

［3］KUCK K H, CAPPATO R, SIEBELS J, et al. Randomized comparison of antiarrhythmic drug therapy with implantable defibrillators in patients resuscitated from cardiac arrest: the Cardiac Arrest Study Hamburg (CASH)[J]. Circulation, 2000, 102 (7): 748-754.

［4］NICHOL G, SAYRE M R, GUERRA F, et al. Defibrillation for ventricular fibrillation: a shocking update [J]. J Am Coll Cardiol, 2017, 70 (12): 1496-1509.

［5］ROSENQVIST M. Pacing techniques to terminate ventricular tachycardia [J]. Pacing Clin Electrophysiol, 1995, 18 (3 Pt 2): 592-598.

［6］EXNER D V, PINSKI S L, WYSE D G, et al. Electrical storm presages nonsudden death: the antiarrhythmics versus implantable defibrillators (AVID) trial [J]. Circulation, 2001, 103 (16): 2066-2071.

［7］THEUNS D A, KLOOTWIJK A P, SIMOONS M L, et al. Clinical variables predicting inappropriate use of implantable cardioverter-defibrillator in patients with coronary heart disease or nonischemic dilated cardiomyopathy [J]. Am J Cardiol, 2005, 95 (2): 271-274.

［8］MOSS A J, ZAREBA W, HALL W J, et al. Prophylactic implantation of a defibrillator in patients with myocardial infarction and reduced ejection fraction [J]. N Engl J Med, 2002, 346 (12): 877-883.

［9］陈柯萍, 陈若菡, 王方正, 等. 植入型心律转复除颤器不适当识别和治疗的发生率及常见原因 [J]. 中华心律失常学杂志, 2006, 10 (6): 409-413.

［10］王冬梅, 韩雅玲, 臧红云, 等. 植入型心律转复除颤器不适当治疗的原因分析及处理 [J]. 中华心律失常学杂志, 2008, 12 (2): 88-91.

［11］EPSTEIN A E, ABRAHAM W T, BIANCO N R, et al. Wearable cardioverter-defibrillator use in patients perceived to be at high risk early post-myocardial infarction [J]. J Am Coll Cardiol, 2013, 62 (21): 2000-2007.

［12］WESTERMAN S B, EL-CHAMI M. The subcutaneous implantable cardioverter defibrillator—review of the recent data [J]. J Geriatr Cardiol, 2018, 15 (3): 222-228.

［13］WEISS R, KNIGHT B P, GOLD M R, et al. Safety and efficacy of a totally subcutaneous implantable-cardioverter defibrillator [J]. Circulation, 2013, 128 (9): 944-953.

课 后 习 题

简答题

1. 患者女性, 75 岁, 因突发意识丧失送入急诊室。心电图提示持续性室速（心室率 260 次/min）, 予 200J 同步电复律成功转律。该患者 10 年前有过心肌梗死病史。急诊超声心动图提示前侧壁运动减弱, LVEF 为 40%。急诊查心肌酶谱、肌钙蛋白正常。该患者符合 ICD 植入的适应证吗? 如果是, 请说出基于哪一条适应证?

2. 患者男性, 76 岁, 因胸闷、气急到医院就诊。患者既往有冠心病病史, 1 年前因心肌梗死行冠状动脉支架植入术, 术后规律服用药物。门诊查超声心动图提示 LVEF 为 20%。该患者符合 ICD 植入的适应证吗? 如果是, 请说出基于哪一条适应证?

3. 患者男性, 31 岁, 因 1 周前父亲发生心脏性猝死, 当地医院诊断为"肥厚型心肌病", 至门诊就诊。超声心动图提示肥厚型心肌病。该患者符合 ICD 植入的适应证吗? 如果是, 请说出基于哪一条适应证?

4. 患者男性, 41 岁, 因反复发作性意识丧失送至急诊。心电图提示 Brugada 综合征。进一步完善超声心动图、心脏 MRI、冠脉造影等均未见明显异常。该患者符合 ICD 植入的适应证吗? 如果是, 请说出基于哪一条适应证?

答案:

1. 该患者心电图提示自发性持续性室速,合并器质性心脏病,符合 ICD 植入适应证 I 类推荐。

2. 该患者心肌梗死导致 LVEF<30%,且心肌梗死 40d 以上,NYHA 心功能 I 级,符合 ICD 植入适应证 I 类推荐。

3. 该患者超声心动图提示肥厚型心肌病,且合并一项 SCD 危险因素(至少有一个直系亲属出现可能与 HCM 相关的猝死),符合 ICD 植入适应证 IIa 类推荐。

4. 该患者为有晕厥病史的 Brugada 综合征患者,符合 ICD 植入适应证 IIa 类推荐。

第七节　心源性晕厥

学习目标

1. 掌握晕厥的定义及分类。
2. 掌握心源性晕厥的临床特点、危险分层及评估方法。
3. 掌握心源性晕厥相关疾病的治疗原则。

一、概述

(一) 定义

晕厥(syncope)是由多种原因导致的一过性全脑血液低灌注引起的短暂意识丧失,以迅速发作、一过性、自限性、能完全恢复为特点。

(二) 分类(表6-7-1)

表 6-7-1　晕厥分类

反射性晕厥	血管迷走性晕厥 情境性晕厥 颈动脉窦性晕厥 不典型晕厥	疼痛、恐惧、操作、恐血症 咳嗽、打喷嚏、排尿、排便、吞咽
直立性低血压性晕厥	原发性自主神经功能衰竭 继发性自主神经功能衰竭 药物引起 血容量不足	帕金森病、路易体痴呆、多系统萎缩 糖尿病、淀粉样变性、尿毒症 乙醇、利尿药、血管扩张药、抗抑郁药 出血、呕吐、腹泻等
心源性晕厥	心律失常性晕厥 (1)缓慢性心律失常 (2)室上性心动过速 (3)室性心律失常 (4)遗传性心律失常 (5)与起搏器或 ICD 相关 (6)药物性心律失常 器质性心血管疾病性晕厥	病态窦房结综合征、房室传导阻滞 Brugada 综合征、长 QT 综合征、短 QT 综合征、早复极、儿茶酚胺敏感性多形性室速等 心脏瓣膜病、急性心肌梗死、梗阻性肥厚型心肌病、致心律失常性右心室心肌病、心房黏液瘤、心包疾病/心脏压塞、人工瓣膜异常、结节性心肌病、肺栓塞、急性主动脉夹层、肺动脉高压

心源性晕厥是由于心脏指数降低、血流受阻、血管扩张或急性血管夹层引起的心动过缓、心动过速或低血压而导致晕厥,包括心律失常性晕厥和器质性心血管疾病性晕厥,占晕厥原因的 9%~34%,是危险性最高、预后较差的一类晕厥。以下着重阐述心源性晕厥。

二、心源性晕厥的初步评估(图6-7-1)

(一)目的

1. 明确是否是晕厥?
2. 能否明确晕厥的病因?
3. 是否为高危患者?

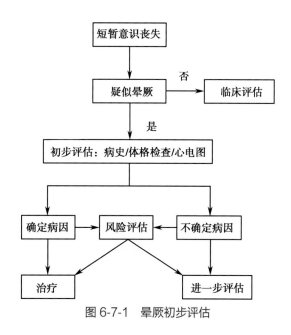

图6-7-1 晕厥初步评估

(二)病史特征和体格检查

心源性晕厥与非心源性晕厥的临床特点见表6-7-2。

表6-7-2 心源性晕厥与非心源性晕厥的临床特点

	心源性晕厥	非心源性晕厥
年龄	老年(>60岁)好发	年轻好发
性别	男性	–
基础病史	有基础心脏疾病病史	无心脏疾病病史
前驱正在	有或无前驱症状(如心悸等)	常有前驱症状(如恶心、呕吐等)
体位	运动中发生	站立位发生
	仰卧位发生	体位改变时发生(从卧位或坐位到站立位)
频次	晕厥发作次数少	频繁发作,长期发作的病史且临床特征相似
体格检查	心脏检查结果异常	心脏检查结果正常
家族史	有遗传性疾病或早发(<50岁)心脏性猝死家族史	–
诱因	–	存在特定诱因:疼痛、脱水、医疗操作
情境因素	–	情境因素:咳嗽、排尿、排便、大笑、吞咽

(三) 危险分层

初步评估若无法明确晕厥病因,应对患者的主要心血管事件和心脏性猝死的风险进行评估。晕厥的短期预后主要与造成晕厥的原因和潜在的疾病是否可逆有关,而长期预后则与治疗的有效性和潜在疾病的严重性及是否进展有关。指南建议将目前的研究数据分为短期危险(晕厥发生后 30d 内的预后)和长期危险(随访到 12 个月的预后)(表 6-7-3)。

表 6-7-3　短期和长期危险因素

短期危险因素(≤30d)	长期危险因素(>30d)
病史:门诊或急诊评估	
男性	男性
老年(>60 岁)	老年
没有先兆症状	晕厥前无恶心、呕吐
意识丧失前有心悸	室性心律失常
劳累性晕厥	肿瘤
结构性心脏病	结构性心脏病
心力衰竭	心力衰竭
脑血管疾病	脑血管疾病
心脏性猝死家族史	糖尿病
外伤	$CHADS_2$ 评分高
体格检查和实验室检查	
心电图异常	心电图异常
出血迹象	肾小球滤过率降低
持续性生命体征异常	
肌钙蛋白阳性	

(四) 心源性晕厥初步评估后处理建议

评估患者是继续门诊随访还是需要住院评估。住院评估的目的是对已发现的严重疾病进行治疗或对原因尚未明确的晕厥进一步诊断。

1. 初步评估后明确存在严重疾病,判断晕厥可能与其相关者应住院评估和治疗。

2. 反射性而无严重疾病的晕厥者可以门诊处理。

3. 对晕厥原因不明确的中危患者,可急诊流程评估减少住院率。

4. 对部分疑似心源性晕厥而无严重疾病者可以考虑门诊处理。

需进一步住院评估和治疗的严重疾病见表 6-7-4。

表 6-7-4　需进一步住院评估和治疗的严重疾病

类型	疾病
心律失常	持续或症状性室性心动过速
	症状性传导系统疾病 / 莫氏二度或三度传导阻滞
	症状性病态窦房结综合征
	症状性室上性心动过速
	起搏器 / 植入型心律转复除颤器故障
	遗传性心血管疾病诱发的心律失常

类型	疾病
器质性心血管疾病	心肌缺血 重度主动脉狭窄 心脏压塞 梗阻性肥厚型心肌病 严重的人工瓣膜功能障碍 肺栓塞 主动脉夹层 急性心力衰竭 左心室功能中重度障碍
非心源性情况	消化道出血/严重贫血 晕厥导致严重外伤 生命体征持续异常

三、心源性晕厥的进一步评估和诊断

在初步评估的基础上(包括病史、体格检查、心电图),根据患者的临床表现和危险分层,了解各种进一步检查的价值,选择特定的诊断性检查,协助明确诊断。

(一) 心源性晕厥相关的辅助检查

1. 实验室检查　选择性进行相关实验室检查,协助明确晕厥原因,如心肌酶谱、超敏肌钙蛋白评估是否存在急性心肌梗死,如D二聚体、血气分析以支持肺栓塞诊断。如血常规、粪便隐血试验可了解有无消化道出血,贫血程度,以指导进一步检查、评估。

2. 超声心动图　是诊断结构性心脏病重要的技术,可以评估左心室射血分数(LVEF),指导危险分层。超声心动图可以明确部分晕厥原因,如主动脉瓣狭窄、梗阻性肥厚型心肌病、心脏压塞、心房黏液瘤等。

3. 影像学检查　通过CT检查可以明确主动脉夹层、肺栓塞、心脏肿瘤、冠状动脉先天畸形等。当怀疑致心律失常性右心室心肌病(ARVC)、心脏结节病、心包或心肌疾病、心脏肿瘤时,MRI检查是有用的。

4. 运动试验　运动过程中或运动后立即发生晕厥的患者建议行运动试验。运动过程中或运动后立即发生晕厥伴心动图异常或严重的低血压者可诊断。运动过程中出现二度Ⅱ型或以上房室传导阻滞者,即使未发生晕厥,也可诊断。

5. 心脏导管检查　对怀疑心肌缺血或心肌梗死者,应行冠状动脉造影,排查心肌缺血导致的心律失常。

6. 心电监测　常用于评估心悸或间歇性心律失常,对于怀疑心律失常为晕厥病因的患者,可选择Holter监测、远程心电监测、植入性心电记录仪(ILR)、胸贴心电记录仪、心脏遥测移动记录仪。

7. 心脏电生理检查　在初始评估未明确晕厥病因时,心脏电生理检查可验证临床缓慢性心律失常或快速性心律失常引起的晕厥病因。对于怀疑心律失常所致晕厥者,进行心脏电生理检测可能有用。对于超声心动图正常、心脏结构和心脏功能正常的晕厥者,不推荐常规进行心脏电生理检测来评估晕厥,除非考虑心律失常所致的晕厥。心脏电生理检查的诊断标准:①窦性心动过缓和校正的窦房结恢复时间(CSNRT)>525ms;②束支传导阻滞和基线H波与心室电位V波之间HV间期≥100ms,或递增型心房起搏或药物激发证实为Ⅱ度或Ⅲ度希浦系统传导阻滞;③陈旧性心肌梗死者诱发出持续性单形性室性心动过速;④诱发出快速性室上性心动过速,出现低血压或自主神经症状;⑤HV间期在70~100ms者可作为诊断依据;⑥Brugada综合征、ARVC和心搏骤停复苏成功者诱发出室性心动过速或心室颤动者可作为诊断依据；⑦缺血性心肌病或扩张型心肌病患者诱发出多形性室性心动过速或心室颤动者不能作为诊断依据。

（二）非心源性晕厥相关的辅助检查

1. 颈动脉窦按压 对于年龄大于40岁,不明原因的晕厥患者可尝试该检查,对于有颈动脉斑块或颈动脉狭窄者,不推荐该检查,以免引起脑梗死。诊断标准：分别在卧位和立位依次按摩右侧和左侧颈动脉窦,10s内诱发晕厥症状即可诊断。按摩颈动脉窦导致心脏停搏时间大于3s和/或收缩压下降大于50mmHg,诊断为颈动脉窦高敏感,检查阳性；如伴晕厥时,诊断为颈动脉窦性晕厥。操作过程中需持续心电监护、血压监测。

2. 卧立位试验 对怀疑直立性低血压者,在平卧位时和站立3min后测上臂血压,测量频率不应超过每分钟4次,也可应用持续性无创血液监测。诊断标准：出现症状性血压下降,与基线值相比收缩压下降≥20mmHg,或舒张压下降≥10mmHg,即为阳性。出现无症状性血压下降,与基线值相比收缩压下降≥20mmHg,或舒张压下降≥10mmHg,或收缩压降至90mmHg以下,即为可疑阳性。

3. 直立倾斜试验 对怀疑反射性晕厥者,可进行直立倾斜试验。诊断标准：出现低血压和/或心动过缓,伴有晕厥或先兆晕厥者,即为阳性,分为血管减压型、心脏抑制型和混合型。阴性结果不能排除反射性晕厥。

4. 精神心理评估 各种精神类药物导致直立性低血压和延长QT间期引起的晕厥。"功能性发作"是心理机制造成的,类似晕厥,源于躯体疾病但无法用躯体疾病解释,一种类似癫痫发作(假性癫痫),另一种类似晕厥(心理性晕厥或假性晕厥)。诊断标准：倾斜试验检查同时记录脑电图和录像监测可用于诊断假性癫痫或假性晕厥。

5. 神经系统评估 包括自主神经功能衰竭、脑血管疾病、癫痫。通过脑电图、CT、MRI及神经血管检查予以明确。自主神经功能衰竭有3种类型：①原发性自主神经功能衰竭,包括单纯自主神经功能衰竭、多系统萎缩、帕金森病、路易体痴呆。②继发性自主神经功能衰竭,包括糖尿病、淀粉样变性、多发性神经病导致的自主神经损伤。③药物诱发直立性低血压,可见于抗高血压药、利尿药、三环类抗抑郁药、乙醇和酚噻类药物。脑血管疾病,如锁骨下窃血综合征、短暂性脑缺血发作(TIA)。

四、心血管疾病相关晕厥的治疗

心源性晕厥的治疗原则是延长患者生命,防止躯体损伤,预防复发(图6-7-2)。

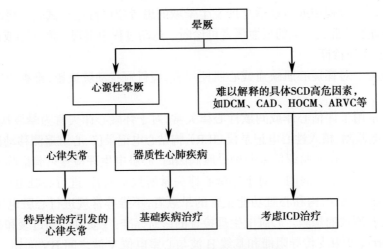

图6-7-2 心源性晕厥治疗原则

SCD,心脏性猝死；DCM,扩张型心肌病；CAD,冠状动脉疾病；HOCM,梗阻性肥厚型心肌病；ARVC,致心律失常性右心室心肌病；ICD,植入型心律转复除颤器。

（一）心律失常性晕厥

心律失常是引起晕厥的常见原因，快速、准确地识别心律失常的类型和原因，对于诊断、治疗及预后的评估有重要的价值。

1. 缓慢性心律失常 存在缓慢心律失常的晕厥患者推荐依据相关指南治疗（详见本章第五节）。

（1）窦房结功能异常：晕厥发作时心电图或动态心电图或心电监护记录到心动过缓或晕厥伴窦房结恢复时间异常（CSNRT>525ms），推荐植入心脏起搏器。文献报道约 20% 起搏器植入治疗的患者，长期随访中仍有晕厥发作，其原因考虑与窦房结异常相关的反射性减压机制有关。停用可疑加重或诱发心动过缓的药物。少部分以快 - 慢综合征为主要特征的病态窦房结综合征患者，可选择消融治疗，有可能避免起搏器植入治疗。

（2）房室传导系统疾病：明确与晕厥相关的房室传导阻滞推荐心脏起搏器治疗。

2. 室上性心动过速 明确与晕厥相关的室上性心动过速推荐依据相关指南治疗，也包括心房颤动、非典型左心房扑动（详见本章第二节和第三节）。房室结折返性心动过速、房室折返性心动过速以及典型心房扑动引起的晕厥患者首选导管射频消融治疗，药物治疗仅限于导管消融术前或导管消融失败的患者。

3. 室性心律失常 室性心律失常引起的晕厥推荐依据相关指南治疗（详见本章第四节）。不论是持续性还是非持续性室性心律失常，均可引起晕厥。如果与药物相关（如引起获得性 QT 间期延长），应立即停用可疑药物。对于心脏结构功能正常的患者，可选择导管消融和 / 或药物来治疗室性心动过速引起的晕厥。对于心脏功能下降合并晕厥的患者、不可逆原因导致的室性心动过速或室颤患者，推荐植入 ICD 治疗，可减少心脏性猝死。ICD 植入后仍有反复室性心律失常发作，除药物治疗外，可选择导管消融治疗。

4. 起搏器 /ICD 故障 与植入装置相关的晕厥可能是脉冲发生器电池耗竭、出现故障或导线脱位。首先应规范植入装置程控随访制度，优化植入装置功能，及时发现问题，从而替换导线或重新植入装置。

5. 遗传性心律失常

（1）Brugada 综合征：是一种心脏性猝死风险较高的遗传性疾病，其 I 型心电图改变为 V_1 和 V_2 导联中有 ≥1 个右胸导联的 ST 段抬高 ≥2mm，可自发出现或由发热、I 类抗心律失常药诱发。亚洲人群发病率为 0.01%~1%，男性多见。Brugada 波样心电图改变，晕厥原因为室性心律失常患者，推荐 ICD 植入；Brugada 波样心电图改变，可疑心律失常引起的晕厥患者，可以考虑有创性心脏电生理检查；Brugada 综合征患者，ICD 植入后仍有室性心律失常发作，可以考虑行导管消融。

（2）长 QT 综合征（LQTS）：诊断标准为排除继发性原因，QTc ≥500ms 或 LQTS 危险积分 ≥3.5 或携带 *LQTS* 病理性基因突变；晕厥伴 QTc ≥480~499ms 患者。LQTS 有几种基因型，其临床表现和治疗效果各不同，LQTS1 患者应避免剧烈运动，所有 LQTS 患者均避免使用延长 QT 间期的药物。LQTS 伴可疑心律失常性晕厥患者，β 受体阻滞药是一线治疗，并且可以考虑 ICD 植入和 / 或左心交感神经祛除术。

（3）短 QT 综合征：是一种罕见的遗传性疾病，表现为心悸、晕厥、QTc ≤340ms，心脏性猝死风险明显增高。奎尼丁可能预防室性心律失常发生，但目前缺乏临床研究数据。短 QT 综合征心电图改变，可疑为室性心律失常的晕厥患者，可以考虑植入 ICD，尤其是有家族性心脏性猝死史的患者。

（4）早期复极：表现为侧壁或下壁导联 J 点及 ST 段明显抬高，年轻运动员多见，尤其是非洲裔美国人，男性多见。早期复极伴可疑室性心律失常性晕厥，合并早期复极心脏性猝死家族史的患者，可以考虑 ICD 植入。早期复极伴晕厥，无其他适应证的患者，不推荐心脏电生理检查。

（5）儿茶酚胺敏感性多形性室性心动过速（CPVT）：通常为劳力性儿茶酚胺诱导的双向性或多形性室性心动过速，其心脏结构及静息心电图正常，为常染色体遗传性疾病，年轻人多见。CPVT 发生可疑室性心律失常性晕厥患者，应限制运动，推荐使用不含内在交感活性的 β 受体阻滞药。CPVT 患者反复发生可疑室性心律失常性晕厥，在 β 受体阻滞药使用基础上，可考虑氟卡尼治疗。CPVT 发生室性心律失常或者晕厥患者，可考虑使用维拉帕米，同时合用或不合用 β 受体阻滞药。优化药物治疗后，仍有晕厥或症状性室性心律失常的 CPVT 患者，可以考虑左心交感神经祛除术。优化药物治疗或左心交感神经祛除术后，仍有运动或紧张诱发晕厥的 CPVT 患者，推荐 ICD 植入。

(二) 器质性心血管疾病性晕厥

器质性心血管疾病引起的晕厥的治疗目标是防止晕厥再发，治疗基础疾病，减少心脏性猝死的风险。

1. 缺血性心肌病和非缺血性心肌病　存在缺血性心肌病或非缺血性心肌病引起的晕厥患者推荐依据相关指南治疗(详见第二章和第五章)。缺血性心肌病和非缺血性心肌病引起的晕厥的评估包括诊断和预后两个方面。对于其晕厥的治疗，主要针对特定的病因治疗，基础心肌病的治疗将影响远期的预后。如在心脏电生理检查，出现有临床意义的室性心律失常，推荐 ICD 植入。

2. 心房黏液瘤　心房黏液瘤引发晕厥推荐外科手术。

3. 急性心血管疾病引起的晕厥　如心肌梗死、肺栓塞、心脏压塞，针对原发病治疗。

4. 瓣膜性心脏病　瓣膜性心脏病引起的晕厥患者推荐依据相关指南治疗(详见第八章)。主动脉瓣狭窄引起的晕厥常与血流动力学改变有关，与心律失常不同，是由于瓣膜不能完全开放而导致心脏不能维持有效的心输出量。明确为主动脉狭窄引起的晕厥，推荐行主动脉瓣置换术。

5. 肥厚型心肌病(HCM)　HCM 引起的晕厥患者推荐依据相关指南治疗(详见第五章)。对于 HCM 患者，明确存在 1 次或以上心律失常相关的晕厥，推荐 ICD 植入。注册研究数据显示，HCM 患者不明原因的晕厥，是心脏性猝死和 ICD 治疗性放电的独立预测因子。

6. 致心律失常性右心室心肌病(ARVC)　明确存在持续性心律失常引起晕厥的 ARVC 患者，推荐 ICD 植入。对于 ARVC 患者，如出现难以解释的晕厥和心律失常相关的晕厥，可考虑行 ICD 植入，因其增加了心脏性猝死的风险。

(三) 心脏性猝死高危患者出现不明原因的晕厥

心脏性猝死高危患者出现不明原因的晕厥主要治疗目标是降低死亡风险。ICD 植入可以防止发生心脏性猝死，而不能治疗晕厥的病因，需进一步研究晕厥机制，针对病因采取特异性的治疗方法。

不明原因的晕厥伴心脏性猝死患者存在如下情况，推荐 ICD 植入：①缺血性心肌病伴 LVEF ≤ 35% 或心力衰竭；②非缺血性心肌病伴 LVEF ≤ 35% 或心力衰竭；③高危 HCM 患者；④高危 ARVC 患者；⑤自发性 I 型 Brugada 波心电图改变的 Brugada 综合征患者；⑥长 QT 综合征高危患者。

建设中国晕厥中心，规范管理心源性晕厥患者，提高心源性晕厥患者的诊断和治疗水平，提高患者的生活质量，预防心脏性猝死的发生。

(林建伟　蒋晨阳)

参考文献

［1］刘文玲, 胡大一, 郭继鸿, 等. 晕厥诊断与治疗中国专家共识 (2014 年更新版)[J]. 中华内科杂志, 2014, 53 (11): 916-925.

［2］SHEN WK, SHELDON RS, BENDITT DG, et al. 2017 ACC/AHA/HRS Guideline for the evaluation and management of patients with syncope: executive summary: a report of the American College of Cardiology/American Heart Association Task Force on Clinical Practice Guidelines and the Heart Rhythm Society [J]. J Am Coll Cardiol, 2017, 70 (5): 620-663.

［3］BRIGNOLE M, MOYA A, DE LANGE FJ, et al. 2018 ESC Guidelines for the diagnosis and management of syncope [J]. Eur Heart J, 2018, 39 (21): 1883-1948.

［4］中国生物医学工程学会心律分会, 中国老年保健医学研究会晕厥分会, 中国老年学和老年医学学会心血管病专业委员会, 等. 中国晕厥中心建设专家建议 [J]. 中国循环杂志, 2019, 34 (1): 29-31.

［5］ALBONI P, BRIGNOLE M, MENOZZI C, et al. Diagnostic value of history in patients with syncope with or without heart disease [J]. J Am Coll Cardiol, 2001, 37 (7): 1921-1928.

［6］ PéREZ-RODON J, MARTíNEZ-ALDAY J, BARóN-ESQUIVIAS G, et al. Prognostic value of the electrocardiogram in patients with syncope: data from the group for syncope study in the emergency room (GESINUR)[J]. Heart Rhythm, 2014, 11 (11): 2035-2044.

［7］ COSTANTINO G, PEREGO F, DIPAOLA F, et al. Short-and long-term prognosis of syncope, risk factors, and role of hospital admission: results from the STePS (Short-Term Prognosis of Syncope) study [J]. J Am Coll Cardiol, 2008, 51 (3): 276-283.

［8］ GROSSMAN SA, BABINEAU M, BURKE L, et al. Applying the Boston syncope criteria to near syncope [J]. J Emerg Med, 2012, 43 (6): 958-963.

［9］ DACCARETT M, JETTER TL, WASMUND SL, et al. Syncope in the emergency department: comparison of standardized admission criteria with clinical practice [J]. Europace, 2011, 13 (11): 1632-1638.

［10］ SHIN TG, KIM JS, SONG HG, et al. Standardized approaches to syncope evaluation for reducing hospital admissions and costs in overcrowded emergency departments [J]. Yonsei Med J, 2013, 54 (5): 1110-1118.

［11］ KAPOOR WN. Evaluation and outcome of patients with syncope [J]. Medicine (Baltimore), 1990, 69 (3): 160-175.

［12］ GATZOULIS KA, KARYSTINOS G, GIALERNIOS T, et al. Correlation of noninvasive electrocardiography with invasive electrophysiology in syncope of unknown origin: implications from a large syncope database [J]. Ann Noninvasive Electrocardiol, 2009, 14 (2): 119-127.

［13］ EPSTEIN AE, DIMARCO JP, ELLENBOGEN KA, et al. 2012 ACCF/AHA/HRS focused update incorporated into the ACCF/AHA/HRS 2008 guidelines for device-based therapy of cardiac rhythm abnormalities: a report of the American College of Cardiology Foundation/American Heart Association Task Force on Practice Guidelines and the Heart Rhythm Society [J]. J Am Coll Cardiol, 2013, 61 (3): e6-e75.

［14］ ZIPES DP, CAMM AJ, BORGGREFE M, et al. ACC/AHA/ESC 2006 guidelines for management of patients with ventricular arrhythmias and the prevention of sudden cardiac death: a report of the American College of Cardiology/ American Heart Association Task Force and the European Society of Cardiology Committee for Practice Guidelines (Writing Committee to Develop Guidelines for Management of Patients With Ventricular Arrhythmias and the Prevention of Sudden Cardiac Death)[J]. J Am Coll Cardiol, 2006, 48 (5): e247-e346.

［15］ TRACY CM, EPSTEIN AE, DARBAR D, et al. 2012 ACCF/AHA/HRS focused update of the 2008 guidelines for device-based therapy of cardiac rhythm abnormalities: a report of the American College of Cardiology Foundation/ American Heart Association Task Force on Practice Guidelines and the Heart Rhythm Society.[corrected][J]. Circulation, 2012, 126 (14): 1784-1800.

［16］ PAGE RL, JOGLAR JA, CALDWELL MA, et al. 2015 ACC/AHA/HRS Guideline for the management of adult patients with supraventricular tachycardia: a report of the American College of Cardiology/American Heart Association Task Force on Clinical Practice Guidelines and the Heart Rhythm Society [J]. J Am Coll Cardiol, 2016, 67 (13): e27-e115.

［17］ RUSSO AM, STAINBACK RF, BAILEY SR, et al. ACCF/HRS/AHA/ASE/HFSA/SCAI/SCCT/SCMR 2013 appropriate use criteria for implantable cardioverter-defibrillators and cardiac resynchronization therapy: a report of the American College of Cardiology Foundation appropriate use criteria task force, Heart Rhythm Society, American Heart Association, American Society of Echocardiography, Heart Failure Society of America, Society for Cardiovascular Angiography and Interventions, Society of Cardiovascular Computed Tomography, and Society for Cardiovascular Magnetic Resonance [J]. J Am Coll Cardiol, 2013, 61 (12): 1318-1368.

［18］ ANTZELEVITCH C, BRUGADA P, BORGGREFE M, et al. Brugada syndrome: report of the second consensus conference [J]. Heart Rhythm, 2005, 2 (4): 429-440.

［19］ SACHER F, ARSAC F, WILTON SB, et al. Syncope in Brugada syndrome patients: prevalence, characteristics, and outcome [J]. Heart Rhythm, 2012, 9 (8): 1272-1279.

［20］ HIRAOKA M, TAKAGI M, YOKOYAMA Y, et al. Prognosis and risk stratification of young adults with Brugada syndrome [J]. J Electrocardiol, 2013, 46 (4): 279-283.

［21］ SACHER F, PROBST V, IESAKA Y, et al. Outcome after implantation of a cardioverter-defibrillator in patients with Brugada syndrome: a multicenter study [J]. Circulation, 2006, 114 (22): 2317-2324.

［22］ ZHANG P, TUNG R, ZHANG Z, et al. Characterization of the epicardial substrate for catheter ablation of Brugada syndrome [J]. Heart Rhythm, 2016, 13 (11): 2151-2158.

［23］ PRIORI SG, WILDE AA, HORIE M, et al. HRS/EHRA/APHRS expert consensus statement on the diagnosis and management of patients with inherited primary arrhythmia syndromes: document endorsed by HRS, EHRA, and APHRS in May 2013 and by ACCF, AHA, PACES, and AEPC in June 2013 [J]. Heart Rhythm, 2013, 10 (12): 1932-1963.

[24] VINCENT GM, SCHWARTZ PJ, DENJOY I, et al. High efficacy of beta-blockers in long-QT syndrome type 1: contribution of noncompliance and QT-prolonging drugs to the occurrence of beta-blocker treatment "failures" [J]. Circulation, 2009, 119 (2): 215-221.

[25] ABU-ZEITONE A, PETERSON DR, POLONSKY B, et al. Efficacy of different beta-blockers in the treatment of long QT syndrome [J]. J Am Coll Cardiol, 2014, 64 (13): 1352-1358.

[26] JONS C, MOSS AJ, GOLDENBERG I, et al. Risk of fatal arrhythmic events in long QT syndrome patients after syncope [J]. J Am Coll Cardiol, 2010, 55 (8): 783-788.

[27] SCHWARTZ PJ, PRIORI SG, CERRONE M, et al. Left cardiac sympathetic denervation in the management of high-risk patients affected by the long-QT syndrome [J]. Circulation, 2004, 109 (15): 1826-1833.

[28] GIUSTETTO C, SCHIMPF R, MAZZANTI A, et al. Long-term follow-up of patients with short QT syndrome [J]. J Am Coll Cardiol, 2011, 58 (6): 587-595.

[29] LEENHARDT A, LUCET V, DENJOY I, et al. Catecholaminergic polymorphic ventricular tachycardia in children. A 7-year follow-up of 21 patients [J]. Circulation, 1995, 91 (5): 1512-1519.

[30] SUMITOMO N, HARADA K, NAGASHIMA M, et al. Catecholaminergic polymorphic ventricular tachycardia: electrocardiographic characteristics and optimal therapeutic strategies to prevent sudden death [J]. Heart, 2003, 89 (1): 66-70.

[31] SY RW, GOLLOB MH, KLEIN GJ, et al. Arrhythmia characterization and long-term outcomes in catecholaminergic polymorphic ventricular tachycardia [J]. Heart Rhythm, 2011, 8 (6): 864-871.

[32] CELIKER A, ERDOğAN I, KARAGöZ T, et al. Clinical experiences of patients with catecholaminergic polymorphic ventricular tachycardia [J]. Cardiol Young, 2009, 19 (1): 45-52.

[33] ROSSO R, KALMAN JM, ROGOWSKI O, et al. Calcium channel blockers and beta-blockers versus beta-blockers alone for preventing exercise-induced arrhythmias in catecholaminergic polymorphic ventricular tachycardia [J]. Heart Rhythm, 2007, 4 (9): 1149-1154.

[34] DE FERRARI GM, DUSI V, SPAZZOLINI C, et al. Clinical management of catecholaminergic polymorphic ventricular tachycardia: the role of left cardiac sympathetic denervation [J]. Circulation, 2015, 131 (25): 2185-2193.

[35] NUNN LM, BHAR-AMATO J, LOWE MD, et al. Prevalence of J-point elevation in sudden arrhythmic death syndrome families [J]. J Am Coll Cardiol, 2011, 58 (3): 286-290.

[36] MAHIDA S, DERVAL N, SACHER F, et al. Role of electrophysiological studies in predicting risk of ventricular arrhythmia in early repolarization syndrome [J]. J Am Coll Cardiol, 2015, 65 (2): 151-159.

[37] NISHIMURA RA, OTTO CM, BONOW RO, et al. 2014 AHA/ACC guideline for the management of patients with valvular heart disease: executive summary: a report of the American College of Cardiology/American Heart Association Task Force on Practice Guidelines [J]. J Am Coll Cardiol, 2014, 63 (22): 2438-2388.

[38] GERSH BJ, MARON BJ, BONOW RO, et al. 2011 ACCF/AHA Guideline for the diagnosis and treatment of hypertrophic cardiomyopathy: a report of the American College of Cardiology Foundation/American Heart Association Task Force on Practice Guidelines. Developed in collaboration with the American Association for Thoracic Surgery, American Society of Echocardiography, American Society of Nuclear Cardiology, Heart Failure Society of America, Heart Rhythm Society, Society for Cardiovascular Angiography and Interventions, and Society of Thoracic Surgeons [J]. J Am Coll Cardiol, 2011, 58 (25): e212-e260.

[39] BHONSALE A, JAMES CA, TICHNELL C, et al. Incidence and predictors of implantable cardioverter-defibrillator therapy in patients with arrhythmogenic right ventricular dysplasia/cardiomyopathy undergoing implantable cardioverter-defibrillator implantation for primary prevention [J]. J Am Coll Cardiol, 2011, 58 (14): 1485-1496.

[40] LINK MS, LAIDLAW D, POLONSKY B, et al. Ventricular arrhythmias in the North American multidisciplinary study of ARVC: predictors, characteristics, and treatment [J]. J Am Coll Cardiol, 2014, 64 (2): 119-125.

[41] MARCUS FI, MCKENNA WJ, SHERRILL D, et al. Diagnosis of arrhythmogenic right ventricular cardiomyopathy/dysplasia: proposed modification of the Task Force Criteria [J]. Eur Heart J, 2010, 31 (7): 806-814.

[42] CORRADO D, WICHTER T, LINK MS, et al. Treatment of arrhythmogenic right ventricular cardiomyopathy/dysplasia: an international task force consensus statement [J]. Eur Heart J, 2015, 36 (46): 3227-3237.

课 后 习 题

简答题

1. 心源性晕厥如何诊断及分型?
2. 心源性晕厥相关疾病的辅助检查包括哪些?
3. 心源性晕厥相关疾病如何治疗?

答案:

1. 心源性晕厥是由于心脏指数降低、血流受阻、血管扩张或急性血管夹层引起的心动过缓、心动过速或低血压而导致晕厥,包括心律失常性晕厥和器质性心血管疾病性晕厥,占晕厥原因的 9%~34%,是危险性最高、预后较差的一类晕厥。

2. 心源性晕厥相关疾病的辅助检查

(1)常规体表心动图:心律失常发作时心动图改变、ST 段抬高心肌梗死、急性肺栓塞心动图 $S_I Q_{III} T_{III}$ 改变、肥厚型心肌病广泛前壁导联 T 波深度倒置改变。

(2)实验室检查:如心肌酶谱、超敏肌钙蛋白评估是否存在急性心肌梗死。如 D 二聚体、血气分析来支持肺栓塞诊断。

(3)超声心动图:是诊断结构性心脏病重要的技术,可以评估左心室射血分数(LVEF),指导危险分层。超声心动图可以明确部分晕厥原因,如主动脉瓣狭窄、梗阻性肥厚型心肌病、心脏压塞、心房黏液瘤等。

(4)影像学检查:CT 检查可以明确主动脉夹层、肺栓塞、心脏肿瘤、冠状动脉先天畸形等。MRI 检查可以评估致心律失常性右心室心肌病(ARVC)、心脏结节病、心包或心肌疾病。

(5)运动试验:运动过程中或运动后立即发生晕厥的患者建议行运动试验。运动过程中或运动后立即发生晕厥伴心动图异常或严重的低血压者可诊断。运动过程中出现二度 II 型或以上房室传导阻滞者,即使未发生晕厥也可诊断。

(6)心脏导管检查:对怀疑心肌缺血或心肌梗死者,应行冠状动脉造影,排查心肌缺血导致的心律失常。

(7)心电监测:对于怀疑心律失常为晕厥病因的患者,可选择 Holter 监测、远程心电监测、植入性心电记录仪(ILR)、胸贴心电记录仪、心脏遥测移动记录仪。

(8)心脏电生理检查:可验证临床缓慢性心律失常或快速性心律失常引起的晕厥病因。对于心动图正常、心脏结构和心脏功能正常的晕厥者,不推荐常规进行心脏电生理检测来评估晕厥,除非考虑心律失常所致的晕厥。

3. 心源性晕厥的治疗原则是延长患者生命,防止躯体损伤,预防复发。

(1)心律失常性晕厥:心律失常是引起晕厥的常见原因,快速、准确地识别心律失常的类型和原因,有助于诊断、治疗及预后的评估。

(2)器质性心血管疾病性晕厥:治疗基础疾病,防止晕厥再发,减少心脏性猝死风险。

(3)心脏性猝死高危患者出现不明原因的晕厥:主要治疗目标是降低死亡风险。ICD 植入可以防止发生心脏性猝死,而不能治疗晕厥的病因,需进一步研究晕厥机制,针对病因采取特异性的治疗方法。

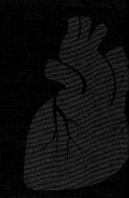

第七章
成人先天性心脏病

学 习 目 标

1. 掌握成人常见先天性心脏病的临床表现及诊断标准。
2. 掌握成人先天性心脏病的介入治疗适应证及禁忌证。
3. 熟悉成人常见先天性心脏病的病理分型。

一、房间隔缺损

(一) 流行病学

房间隔缺损(atrial septal defect,ASD)是指在胚胎发育过程中,房间隔的发生、吸收和融合出现异常,导致左、右心房之间残留未闭的缺损。

本病为最常见的先天性心脏病,约占所有先天性心脏病的10%,占成人先天性心脏病的20%~30%。男女发病率之比为1:(1.5~3),女性多见,且有家族遗传倾向。

(二) 分型

1. 继发孔型 最常见,占60%~70%,为胚胎发育过程中原始房间隔吸收过多或者继发性房间隔发育障碍,导致左、右房间隔存在通道所致。分为以下几种类型。

(1)中央型或卵圆孔型:缺损位于卵圆窝的部位,四周有完整的房间隔结构。

(2)静脉窦型:上腔型缺损位于房间隔后上方,与上腔静脉入口无明显界限,常合并右上肺静脉异位引流;下腔型缺损位于房间隔后下方,与下腔静脉入口,后缘为心房后壁。

(3)混合型:兼有上述两种或以上的缺损,缺损一般较大。

2. 原发孔型 占15%~20%,是在发育过程中,原始房间隔停止生长,不与心内膜垫融合而遗留的腔隙,称为原发孔缺损,多需要外科手术矫治。

3. 冠状动脉窦型缺损 为冠状静脉窦与左心房后下壁间分隔不完全或无分隔,致使左心房血液经冠状静脉窦流向右心房。

(三) 临床表现

1. 症状 根据缺损大小及分流量,症状轻重不一。缺损小、分流量少者,可无明显症状;缺损大,分流量大者,早期即可出现乏力、心悸及活动后气促等症状。

在成年人群中,随着病程进展,可逐渐出现右心压力增高,右心增大,肺循环血量增多,肺动脉高压等表现。

病程晚期,当右心房压力超过左心房,心房水平发生右向左分流,临床表现为艾森门格(Eisenmenger)综合征相关症状。

2. 体征　肺动脉瓣区 S₂ 亢进,并呈固定分裂,胸骨左缘第 2~3 肋间可及性质柔和的收缩期吹风样杂音,如果分流量大,流经三尖瓣区的血流量增加,可在胸骨左缘下端闻及舒张中期隆隆样杂音。

3. 辅助检查

(1)心电图:可见电轴右偏,右心室增大。PR 间期延长,右胸导联 QRS 间期可正常,但多呈 rSR' 或 rsR' 型,或者表现为右束支传导阻滞。

(2)X 线:缺损较小时,分流量少,X 线所见可大致正常或心影轻度增大。缺损较大者,左向右分流量大,X 线表现为肺野充血,肺纹理增粗,肺动脉段突出。可见心脏扩大,以右心房和右心室增大明显(图 7-1-1)。

(3)超声心动图:经胸心脏超声诊断房间隔缺损的直接征象是房间隔连续性中断。间接征象可见右心房、右心室扩大,右心室流出道及肺动脉增宽。彩色多普勒显像可

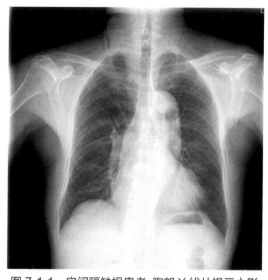

图 7-1-1　房间隔缺损患者,胸部 X 线片提示心影偏大,右心房增大

见左向右分流的部位及分流量,并可通过三尖瓣反流束的高峰血流来评估肺动脉压力。其中大动脉短轴切面观察主动脉前后壁及其对侧有无房间隔残端组织;四腔心切面测量观察 ASD 与左、右房室的距离;剑突下两房心切面能够观察上腔静脉和下腔静脉部位 ASD 边缘的长度与厚度。经食管超声有助于精确评估缺损大小及解剖结构,为后续手术策略提供参考及依据(图 7-1-2,图 7-1-3)。

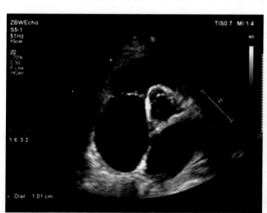
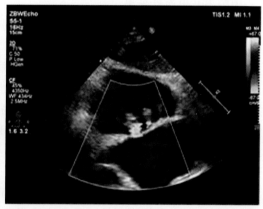

图 7-1-2　心脏超声提示房间隔总长度为 58.3mm,可见宽约 7.2mm 回声中断,四腔心切面距二尖瓣前叶根部约 36.1mm,距房顶部约 14.3mm,大动脉短轴切面距大动脉根部约 18.6mm,距对称房顶宽约 16.8mm

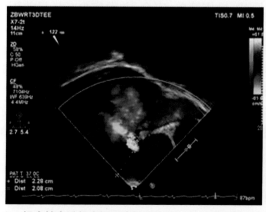
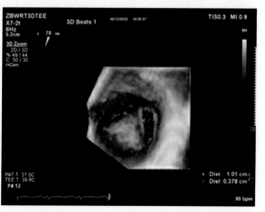

图 7-1-3　经食管心脏超声提示房间隔中部可见回声连续中断,四腔心切面宽约 9.26mm,距二尖瓣前叶根部 23.6mm,距对侧房顶部 12.4mm。大动脉短轴切面宽约 5.8mm,距大动脉根部约 1.68mm,距对侧房顶约 18.6mm;二房心切面宽约 4.01mm,距上腔静脉 22.8mm,距下腔静脉 20.8mm。RT-3D-TEE 可见房间隔中部大小 10.1mm×3.8mm 的缺损,呈椭圆形

(四) 治疗

房间隔缺损一经确诊,应该尽早治疗。治疗方法主要有介入治疗和外科开胸手术。

1. 外科开胸手术　对于原发孔型、静脉窦型、较大的继发孔型房间隔缺损以及合并其他需外科手术的先天性心脏畸形,目前还不能通过介入方法进行治疗,需外科开胸手术修补。

2. 介入治疗

(1)明确适应证:

1)通常年龄≥3岁。

2)继发孔型 ASD 直径≥5mm,伴右心容量负荷增加,≤36mm 的左向右分流 ASD。

3)缺损边缘至冠状静脉窦,上、下腔静脉及肺静脉的距离≥5mm;至房室瓣≥7mm。

4)房间隔的直径大于所选用封堵伞左心房侧的直径。

5)不合并必须外科手术的其他心脏畸形。

(2)相对适应证:

1)年龄<2岁,但伴有右心室负荷。

2)ASD 前缘残端缺如或不足,但其他边缘良好。

3)缺损周围部分残端不足 5mm。

4)特殊类型 ASD,如多孔型或筛孔型 ASD。

5)伴有肺动脉高压,但 QP/QS≥1.5,动脉血氧饱和≥92%,可试行封堵。

(3)禁忌证:

1)原发孔型 ASD 及静脉窦型 ASD。

2)心内膜炎及出血性疾患。

3)封堵器安置处有血栓存在,导管插入处有静脉血栓形成。

4)严重肺动脉高压导致右向左分流。

5)伴有与 ASD 无关的严重心肌疾患或瓣膜疾病。

6)近 1 个月内患感染性疾病,或感染性疾病未能控制者。

7)患有出血性疾病,未治愈的胃、十二指肠溃疡。

8)左心房或左心耳血栓,部分或全部肺静脉异位引流,左心房内隔膜,左心房或左心室发育不良。

(五) 房间隔缺损封堵器材选择

目前国际上有 Amplatzer、Cardioseal、Gore Helix 等多种封堵器应用于临床。我国目前广泛应用的 Amplatzer 的封堵器由自膨胀型的双盘和连接双盘的腰部 3 部分组成。双盘及腰部为超弹性镍钛合金丝编织而成的网状结构,双盘内填充高分子的聚合材料。此封堵器具有自膨胀功能,可多次回收再重新放置,两端受力牵拉时呈线条状,放松后可自行恢复原状,操作简单、安全,并发症少。是目前国内主要使用的封堵器,并已完全国产化。

此外,新一代可吸收的封堵器 Biostar 也取得满意的实验效果。该封堵器的盘状结构由猪小肠黏膜下层组织通过生物工程技术提纯的非细胞胶原基质组成,骨架与 Cardioseal 相同,同时骨架上附有肝素复合物,可有效地防止血栓形成。盘状结构的胶原基质能快速地和房间隔结合,在约 24 个月后被机体组织所吸收并取代。房间隔封堵后可行房间隔穿刺及其他手术治疗(如房颤射频消融术和左心耳封堵术)。临床试验结果显示,Biostar 封堵器行 ASD 封堵安全、有效,但价格昂贵,目前在国内尚未广泛使用。

(六) 房间隔缺损封堵术操作过程

1. 患者平卧于手术台上,双侧腹股沟区 PVP 消毒,铺单。2% 利多卡因稀释后局部浸润麻醉,穿刺股静脉,置入鞘管。

2. 在 J 形钢丝引导下,输送右心导管至肺动脉(图 7-1-4),测量肺动脉压力。

3. 通过房间隔缺损,送入右心导管至左上肺静脉,送入 2.6m 加硬长钢丝至左上肺静脉建立输送轨道。

4. 退出右心导管,沿长钢丝置入长鞘管至左心房,选择合适大小的房间隔缺损封堵器。根据食管心脏超声测量的 ASD 最大直径,成人封堵器在 ASD 最大基础上加 4~6mm,小儿加 2~4mm。生理盐水冲洗封堵器后经输送器送至左心房。

5. 左前斜位 45°~60° 透视下打开左心房侧伞,回撤至房间隔的左心房侧。而后在固定输送杆的同时回撤鞘管,打开右心房侧伞,并观察伞片形态,正常情况下,此时伞片呈"工"字形展开。少许用力反复推拉输送杆,封堵器位置不变。

6. 术中心脏超声观察有无残余分流、伞片距离各结构位置。

7. 释放伞片。退出输送系统(图 7-1-5)。穿刺处局部加压包扎 6h,制动 12h。

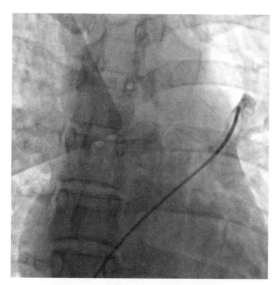

图 7-1-4 输送右心导管进肺动脉

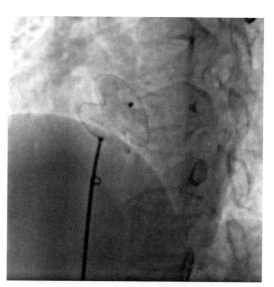

图 7-1-5 左肩位下伞片释放

(七) 介入并发症及其处理

1. 穿刺部位血肿和股动静脉瘘 小型血肿及瘀斑无须特殊处理,多能够自行吸收;较大的血肿需立即压迫穿刺处,防止继续出血导致血肿增大。并发股动静脉瘘后应积极处理,瘘口小者可经手压迫或超声引导按压处理。瘘口较大时需及时行外科手术修补。

2. 血栓栓塞 左心房的封堵器表面形成血栓,可引起全身的血栓栓塞。因此,术中应用肝素和术后抗血小板药治疗,可减少血栓栓塞并发症。

3. 气体栓塞 为术中操作不规范,未能排尽封堵器和输送鞘内的气体所致。一旦出现气体栓塞,应立即吸氧,对症处理,对心率减慢者,给予阿托品提升心率。必要时立即穿刺股动脉,将导管置入栓塞发生处用生理盐水冲洗。

4. 残余分流 早期可出现经封堵器的星点状分流,但不应出现呈束状的穿隔血流。左向右分流束直径<1mm 为微量残余分流,1~2mm 为少量残余分流。如果术后发现封堵器以外部分出现束状血流,且缺损大于 5mm,可考虑再植入 1 枚封堵器。如缺损小于 5mm 则不用处理。

5. 封堵器移位、脱落 术中脱落多于封堵器退出输送鞘时发生,术后发生与伞片较小、ASD 边缘较薄、小、软相关。选择合适的封堵器,规范操作对于减少封堵器移位及脱落尤为重要。封堵器脱落可经导管取出,若封堵器较大或者难以取出时应行急诊外科手术。

6. 心脏压塞 多由于手术操作不当致心壁穿孔所致。术中应仔细、轻柔操作,避免暴力推送。出现心脏压塞时,应及时行心包穿刺引流,必要时外科干预。

7. 心律失常 多数可迅速缓解,少部分人群可持续数小时甚至更长时间。部分心律失常后药物对症处理多可缓解,若出现严重传导阻滞,可于必要时植入临时或永久起搏器治疗。

二、室间隔缺损

（一）流行病学

室间隔缺损（ventricular septal defect，VSD）为最常见的先天性心脏疾病之一，可单独存在，也可与其他心脏疾病并存，女性略多于男性。本病发生率约占成活新生儿的 0.3%，先天性心血管疾病的 25%~30%。由于 VSD 有比较高的自然闭合率，约占成人先天性心血管疾病的 10%。

（二）分型

室间隔由 4 部分组成：膜部间隔、流入道间隔、小梁部间隔和流出道间隔。在上述各部位均有可能出现缺损，在临床中，根据缺损的部位分为膜周部 VSD 和肌部 VSD。

1. 膜周部室间隔缺损 占 60%~70%。膜部室间隔位于心室基底部，三尖瓣的隔瓣叶将膜部间隔分为房室间隔和室间隔两部分。真正的膜部 VSD 较少见，大部分膜部 VSD 向肌部间隔延伸，形成膜周部 VSD。

2. 肌部室间隔缺损 分为流入道部、小梁部和流出道间隔。

（1）流入道型 VSD：在流入道肌部间隔发生的缺损统称为流入道型 VSD，合并三尖瓣和二尖瓣畸形时，称为共同房室同道缺损。

（2）小梁部 VSD：小梁部室间隔是室间隔最大的部分，此型 VSD 约占 10%。由于在收缩期室间隔心肌收缩，使缺损缩小，所以左向右分流较小，对心功能影响也较小。

（3）圆锥部 VSD：圆锥部间隔将左右心室的流出道路分开，主、肺动脉瓣的纤维组织是缺损的部分边缘，少数也可合并主、肺动脉瓣关闭不全。此部位 VSD 称为圆锥缺损或嵴上型 VSD。

（三）临床表现

1. 症状 症状与缺损大小和分流量相关。缺损小、分流量少的患者可无明显症状。缺损大、分流量大的者可表现出发育障碍、心悸、乏力、气急，并易患呼吸道感染，严重者可出现心力衰竭。出现右向左分流时可出现艾森门格综合征相关症状。

2. 体征 可及震颤，并与杂音的最强点一致。胸骨左缘第 3、4 肋间响亮粗糙的全收缩期杂音，并在心前区广泛传布。左向右分流量较大者，由于二尖瓣区血流增加，心尖部有时亦可闻及舒张期功能性杂音。合并三尖瓣关闭不全时可在左、右下缘闻及收缩期杂音。由于肺动脉压力增高，可引起 P2 增强。

3. 辅助检查

（1）心电图：缺损小者可无明显异常。分流量多者可表现为左心室负荷过重和肥厚的心电图改变，以及左心房增大的图形。肺动脉高压患者可表现为电轴右偏、右心室和右心房肥大心电图变化。

（2）X 线：缺损小者可无明显异常。中度以上缺损者可有不同程度增大，表现为右心室扩大，肺动脉圆锥突出，肺野充血及主动脉结缩小。病情严重时，上述表现明显加重，可出现双侧心室、肺动脉圆锥及肺门血管影明显增大（图 7-1-6）。

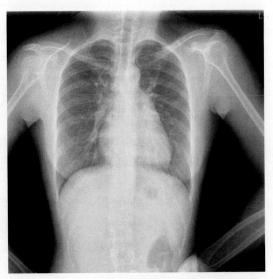

图 7-1-6 33 岁女性，室间隔缺损患者，胸部 X 线片提示肺动脉段突出

（3）超声心动图：术前心脏超声在评估 VSD 大小、位置、数目及与瓣膜的关系中具有重要意义，在封堵器选择中有重要作用（图 7-1-7）。其主要观察以下几个切面：

1）心尖或胸骨旁五腔心切面：观察 VSD 大小以及缺损与主动脉瓣的距离。

2）心底短轴切面：观察缺损的位置和大小。

3）左心室长轴切面：观察缺损与主动脉瓣的关系以及有无主动脉瓣脱垂。

4）主动脉短轴切面：观察右房室瓣与 VSD 的关系，有时经心尖及胸骨旁五腔心切面也可观察。经胸心脏超声显示不清时，则需进一步行经食管心脏超声检查。

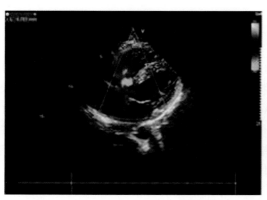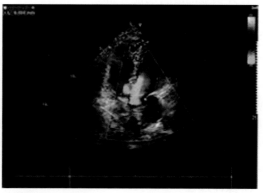

图 7-1-7　室间隔缺损超声心动图

33 岁女性，室间隔缺损患者，心脏超声提示大动脉短轴切面室间隔水平 9~10 点处可见回声中断，宽约 4.81mm，大动脉短轴切面距三尖瓣约 4.03mm，五腔心切面距主动脉瓣右冠瓣约 6.46mm。

（四）治疗

小的室间隔缺损不需要外科手术或者介入治疗。中等以上的室间隔缺损需外科手术或者介入封堵治疗。但是外科创伤大，术后恢复时间长，并发症多，目前多用于 VSD 的部位、解剖特征或者病情不适合介入治疗的患者。随着介入治疗技术和器械的发展，目前经皮导管封堵术已经成为了 VSD 的主要手术方式，其适应证如下。

1. 明确适应证

（1）膜周部 VSD：①年龄通常 ≥ 3 岁；②体重>10kg；③有血流动力学异常的单纯性 VSD，直径>3mm 且<14mm；④ VSD 上缘距主动脉右冠瓣 ≥ 2mm，无主动脉右冠瓣脱入 VSD 及主动脉瓣反流；⑤超声在大血管短轴五腔心切面 9~12 点位置。

（2）肌部 VSD>3mm。

（3）外科手术后残余分流。

（4）心肌梗死或外伤后 VSD。

2. 相对适应证

（1）直径小于 3mm，无明显血流动力学异常的小 VSD。临床上有因存在小 VSD 而并发感染性心内膜炎的病例，因此，封堵治疗的目的是避免或减少患者因小 VSD 并发感染性心内膜炎。

（2）嵴内型 VSD，缺损靠近主动脉瓣，成人患者常常合并主动脉瓣脱垂，超声和左心室造影多低估 VSD 的大小。尽管此型 VSD 靠近主动脉瓣，根据目前介入治疗的经验，如缺损距离肺动脉瓣 2mm 以上，直径小于 5mm，大多数患者可成功封堵，但其长期疗效尚需随访观察。

（3）感染性心内膜炎治愈后 3 个月，心腔内无赘生物。

（4）VSD 上缘距主动脉右冠瓣 ≤ 2mm，无主动脉右冠状窦脱垂，不合并主动脉瓣反流，或合并轻度主动脉瓣反流。

（5）VSD 合并一度房室传导阻滞或二度 I 型房室传导阻滞。

（6）VSD 合并 PDA，PDA 有介入治疗的适应证。

（7）伴有膨出瘤的多孔型 VSD，缺损上缘距离主动脉瓣 2mm 以上，出口相对集中，封堵器的左心室面可完全覆盖全部入口。

3. 禁忌证

（1）感染性心内膜炎，心内有赘生物，或存在其他感染性疾病。

（2）封堵器安置处有血栓存在，导管插入径路中有静脉血栓形成。

（3）巨大 VSD、缺损解剖位置不良,封堵器放置后可能影响主动脉瓣或房室瓣功能。

（4）重度肺动脉高压伴双向分流。

（5）合并出血性疾病和血小板减少。

（6）合并明显的肝肾功能异常。

（7）心功能不全,不能耐受操作。

（五）室间隔缺损封堵器材选择

VSD 封堵器选择的合适与否与并发症的发生有一定的关系。Amplatzer 镍钛合金封堵器是目前临床上广泛应用的 VSD 封堵器,可分为 Amplatzer 肌部封堵器和膜部封堵器。在此基础上,后续研发出了 Amplatzer 2 代膜部封堵器以及国产封堵器。其中 Amplatzer 2 代膜部封堵器在 1 代的基础上进行了改进,其腰部高度延长到 3mm,左盘面向上弯曲,目的是减少对心肌组织和传导系统的压迫。国产封堵器根据形态分为对称型圆盘形封堵器、小腰大边型封堵器以及零边偏心型封堵器,能够较好地满足不同病变部位及形态需求。近来,可吸收材料制作的 VSD 封堵器已处于研发之中,但尚未应用于临床。

（六）操作过程

1. 予 PVP 碘液严格消毒双侧腹股沟区,铺单。予 2% 利多卡因 1∶1 局部浸润麻醉,穿刺右侧股动脉和股静脉。成功后送入短钢丝,于股动脉和股静脉分别置入 6F 带鞘扩张管扩张后留鞘。

2. 选用猪尾导管在 J 形钢丝导引下从右侧股动脉进入左心室,不同体位左心室造影,显影剂通过室间隔缺损后右心室显影（图 7-1-8）。

3. 调整猪尾导管头端,过室间隔缺损,进入右心室,将 260mm 长导丝通过导管进入右心室并推送至上腔静脉,并经右股静脉送入多功能导管至上腔静脉（图 7-1-9,图 7-1-10）。

4. 经股静脉使用圈套器套住长导丝头端,由股静脉拉出体外,建立右股静脉—右心房—右心室—VSD—左心室—主动脉—右股动脉轨道。

5. 沿长导丝送入输送长鞘至右心房与过室间隔猪尾导管对吻,推送输送长鞘至左心室心尖。

6. 根据术前心脏超声及术中造影结果,选择大小合适的封堵器,生理盐水冲洗后通过输送鞘送至左心室,确定位置后释放左盘和右盘面。

7. 复查左心室造影观察有无残余分流,升主动脉造影观察有无升主动脉瓣反流（图 7-1-11）。

8. 术中心脏超声关注三尖瓣和主动脉瓣功能有无影响,室间隔缺损无残余分流。确认无异常后释放封堵器。

9. 拔出鞘管,右侧股动脉加压包扎 12h,制动 24h,或血管缝合器缝合股动脉。右股静脉加压包扎 6h,制动 12h。

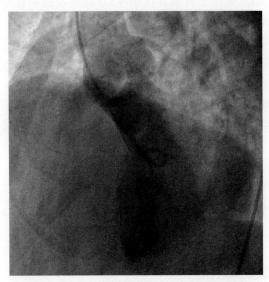

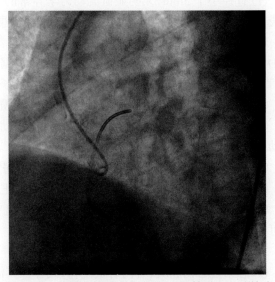

图 7-1-8　左心室造影明确室间隔缺损位置　　图 7-1-9　猪尾导管进右心室,右心导管进入上腔静脉

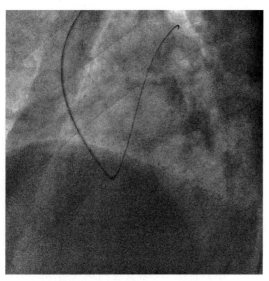

图 7-1-10　长导丝进入上腔静脉

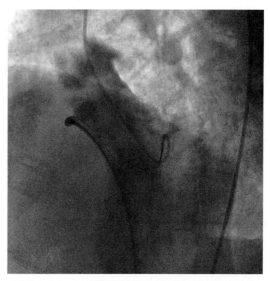

图 7-1-11　封堵器释放后造影观察有无残余分流

(七) 并发症及其处理

1. 心律失常　术中出现室性期前收缩、室性心动过速、束支传导阻滞、房室传导阻滞等多为一过性，多可自行恢复。三度房室传导阻滞和交界性逸搏与封堵器大小、VSD 的部位密切相关。可静脉注射地塞米松治疗，必要时需植入临时心脏起搏器。3 周后如仍未见恢复，需植入永久起搏器。

2. 封堵器脱落或移位　与封堵器偏小、操作不规范相关。脱落的封堵器可经圈套器捕获或外科手术取出。

3. 腱索断裂　多由于操作过程中机械损伤所致。一旦发生，则需外科手术治疗。

4. 瓣膜反流及关闭不全　多与缺损部位、封堵器过大及操作不当相关。

(1) 主动脉瓣反流：封堵器边缘接触主动脉瓣、封堵器释放后流出道变形以及操作损伤主动脉瓣等导致主动脉瓣反流。

(2) 右侧房室瓣关闭不全：隔瓣后型 VSD 与右房室瓣关系密切，植入封堵器后可能会出现关闭不全。此外，操作过程中右侧房室瓣及腱索损伤、封堵器过大释放后占据较大空间也可能会导致右侧房室瓣关闭不全。

5. 残余分流　多见于多孔型 VSD，封堵器植入后未能完全覆盖住出口和入口。对于多孔型 VSD，封堵器左侧面应完全封盖入口，否则应放弃手术。

6. 心脏穿孔及心脏压塞　参见 ASD。

7. 血栓栓塞及气体栓塞　参见 ASD。

三、动脉导管未闭

(一) 流行病学

动脉导管是胎儿血液循环沟通肺动脉和降主动脉的血管，位于左肺动脉根部和降主动脉峡部之间，正常状态多于出生后短期内闭合。如未能闭合，称为动脉导管未闭 (patent ductus arteriosus, PDA)。本病是常见的先天性心脏病之一，其发病率占先天性心脏病的 10%~21%，女性多见，男女比例约为 1：3。根据 PDA 直径的大小，可有不同的临床表现，目前倾向于 PDA 一经诊断就必须进行治疗，而且大多能够通过介入方法治愈。

(二) 临床表现

1. 症状　分流量小者可无症状；分流量多者可出现乏力、心悸、劳力性呼吸困难等。发生右向左分流时可出现艾森门格综合征相关症状。

2. **体征** 典型杂音是胸骨左缘第 2 肋间连续性机械样杂音,在收缩后期杂音达到峰值,舒张期减弱。杂音在舒张晚期或者收缩早期可有一停顿,向左上胸、颈、背部传导,常伴有震颤。分流量过大时可出现第三心音奔马律和相对性二尖瓣狭窄的舒张期杂音。肺动脉瓣区第二心音亢进,但易被杂音掩盖。

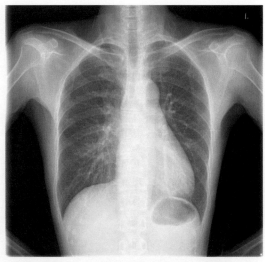

图 7-1-12　50 岁女性 PDA 患者,胸部 X 线片提示肺门影扩大

(三) 辅助检查

1. **心电图** 分流量少时可无明显异常。分流量大时出现左心房、左心室肥厚的心电图变化。

2. **X 线** 分流量少时无明显变化。分流量大时可表现为左心室突出、心影增大和肺充血表现。合并肺动脉高压时,肺动脉段突出,肺门影扩大可见肺门舞蹈症,周围肺血管可出现残根征(图 7-1-12)。

3. **超声心动图** 二维心脏超声可显示未闭的动脉导管,彩色多普勒超声可显示动脉导管及肺动脉内连续性高速湍流(图 7-1-13)。此外,还可见左心增大,肺总动脉增宽,室间隔活动增强等表现。

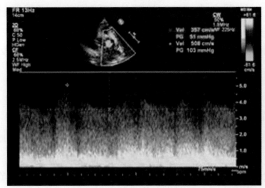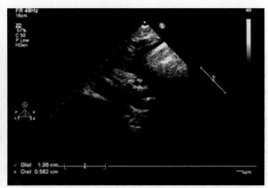

图 7-1-13　心脏超声心底短轴切面见降主动脉至左肺动脉起源处见长 13.5mm,宽约 5.82mm 的异常管状结构。CDFI 心底短轴切面及胸骨上凹主动脉弓长轴切面均可见降主动脉至左肺动脉起源处细窄五彩分流信号,束宽约 3.96mm

(四) 治疗

对于动脉导管未闭,目前倾向于不论未闭动脉导管的大小和分流情况,均建议及早治疗,因为未经治疗的动脉导管未闭具有心内膜炎的高风险。既往采用外科手术结扎,但是手术创伤大,并发症高。目前,经皮介入封堵创伤小,安全性好,已成为治疗动脉导管未闭的主要方法。

(五) 介入治疗的适应证和禁忌证

1. **明确适应证** 体重 ≥8kg,具有临床症状和心脏超负荷表现,不合并需外科手术的其他心脏畸形。

2. **相对适应证**

(1)体重 4~8kg,具有临床症状和心脏超负荷表现,不合并需外科手术的其他心脏畸形。

(2)"沉默型"PDA。

(3)导管直径 ≥14mm。

(4)合并感染性心内膜炎,但已控制 3 个月。

(5)合并轻、中度二尖瓣关闭不全,轻、中度主动脉瓣狭窄和关闭不全。

3. **禁忌证**

(1)感染性心内膜炎,心脏瓣膜和导管内有赘生物。

（2）严重肺动脉高压出现右向左分流,肺总阻力>14WU。

（3）合并需要外科手术矫治的心内畸形。

（4）依赖 PDA 存活的患者。

（5）合并其他不宜手术和介入治疗疾病的患者。

（六）动脉导管未闭封堵器材选择

PDA 封堵器主要有以下几种类型:①蘑菇伞型封堵器,由镍钛记忆合金编织,呈蘑菇形孔状结构,内有 3 层高分子聚酯纤维,具备自膨胀功能。②弹簧圈,多用于直径 2mm 以下的 PDA。③其他类型封堵器,包括 Amplatzer Plug、成角型蘑菇伞封堵器等。

（七）操作过程

1. 患者平卧于手术台上,心电监护。予 PVP 碘液严格消毒双侧腹股沟区,铺单。予 2% 利多卡因 1:1 局部浸润麻醉,穿刺右侧股动脉和股静脉留鞘。

2. 选用猪尾导管在 J 形钢丝导引下从右侧股动脉进入降主动脉和肺动脉分流位置,左侧位造影并测量 PDA 最窄处直径(图 7-1-14)。

3. 选 5F MPA 导管通过进入肺动脉,测量肺动脉压力(图 7-1-15)。

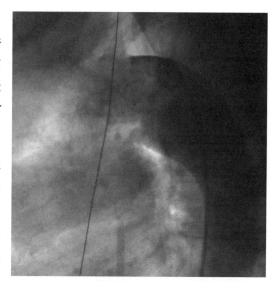

图 7-1-14　猪尾导管左侧位造影观察 PDA 位置并测量 PDA 最窄处直径

4. 通过 PDA,MPA 导管进入降主动脉,选用选 2.6 米加硬导丝送入降主动脉。

5. 沿加硬导丝置入输送鞘通过 PDA 口至降主动脉,通过输送器 PDA 处植入封堵器,即刻造影观察主动脉 - 肺动脉有无分流。如无分流,则释放封堵器(图 7-1-16)。

6. 股动脉加压包扎 12h,制动 24h,或者缝合器缝合股动脉。

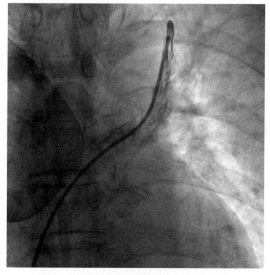

图 7-1-15　多功能导管进入右肺动脉

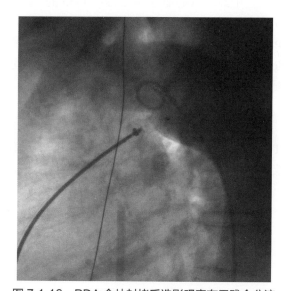

图 7-1-16　PDA 伞片封堵后造影观察有无残余分流

（八）介入并发症及处理

1. 封堵器脱落　主要为封堵器选择不当及操作不规范造成,术中推送封堵器切忌旋转动作以免发生脱载。如发生封堵器脱落,可考虑通过网篮或异物钳将其取出,必要时行急诊外科手术。

2. 溶血　主要与术后残余分流过大或封堵器过多突入主动脉腔内有关。避免高速血流的残余分流是预防溶血的关键。一旦发生术后溶血,可使用激素、碳酸氢钠等药物治疗,多数患者可自愈。内科药物控制无效者,可再植入一个或多个封堵器封堵残余缺口,必要时外科处理。

3. 残余分流和封堵器移位 残余分流一般可以采用一个或多个弹簧圈将残余分流封堵,必要时接受外科手术。如封堵器移位后发现残余分流明显影响到正常心脏内结构,须行外科手术取出。

4. 左肺动脉及降主动脉狭窄 多发生于婴幼儿,系封堵器过多突入左肺动脉或降主动脉造成。轻度狭窄可严密观察,如狭窄较重,需考虑接受外科手术。

5. 感染性心内膜炎 PDA患者多数机体抵抗力差,封堵术后有发生感染性心内膜炎的可能。术前无菌消毒,规范操作,术后应用抗生素,是防止感染性心内膜炎的有力措施。

四、卵圆孔未闭

卵圆孔是胚胎时期心脏房间隔的一个生理性通道,出生后大多数人原发隔和继发隔相互靠近、粘连、融合,逐渐形成永久性房间隔,若未融合则形成卵圆孔未闭(patent foramen ovale, PFO)。

(一) 解剖学特征

PFO在功能上与瓣膜相类似。正常人左心房压力比右心房高3~5mmHg(1mmHg=0.133kPa),PFO应处于关闭状态,一般并不引起血液分流。当慢性或短暂右心房压力升高超过左心房压力时,左侧薄弱的原发隔被推开,出现右向左分流(right-to-left shunt, RLS),一般认为成年人PFO的发生率约为25%。房间隔原发隔和继发隔重叠的程度为PFO的长度,不融合的距离为PFO的宽度或大小。PFO长度范围为3~18mm,平均8mm;PFO大小范围1~19mm,平均4.9mm,其大小随着年龄增加而增大。既往认为PFO无明显临床意义,但近年来超声检查显示活体心脏PFO处骑跨的长血栓,使PFO与脑卒中及系统栓塞的关系被广泛关注。

(二) 诊断

PFO主要通过超声心动图发现和诊断,包括经胸心脏超声、经食管心脏超声和经颅多普勒声学造影。其中经食管心脏超声是诊断PFO的"金标准"和首选方法。通常根据经食管超声心动图测量PFO的大小,将PFO分为大PFO(≥4.0mm)、中PFO(2.0~3.9mm)和小PFO(≤1.9mm)3种类型。而根据PFO的结构特征,又可将其分为简单型PFO和复杂型PFO两种类型。简单型PFO的特征:长度短(<8mm)、无房间隔瘤、无过长的下腔静脉瓣或希阿里氏网、无肥厚的继发间隔(≤6mm)及不合并房间隔缺损。不满足上述条件为复杂型PFO。

(三) 治疗

本病的治疗主要包括药物治疗和手术治疗。其中药物治疗的主要目的在于预防PFO患者脑卒中或者TIA的复发,主要有抗血小板药(阿司匹林或氯吡格雷)和华法林。手术治疗中,除非患者合并其他心脏疾病需外科治疗以外,大部分PFO患者可行经皮介入封堵手术治疗。

(四) 介入治疗的适应证及禁忌证

1. 明确适应证

(1)CS/TIA合并PFO,有1个或多个PFO的解剖学高危因素。

(2)CS/TIA合并PFO,有中-大量RLS,合并1个或多个临床高危因素。

(3)PFO相关脑梗死/TIA,有明确DVT或肺栓塞,不适宜抗凝治疗者。

(4)PFO相关脑梗死/TIA,使用抗血小板或抗凝治疗仍有复发。

(5)CS或外周栓塞合并PFO,有右心或植入器械表面血栓。

(6)年龄>16岁(有明确反常栓塞证据者,年龄可适当放宽)。

2. 相对适应证

(1)CS/TIA合并PFO,有下肢静脉曲张/瓣膜功能不全。

(2)PFO伴颅外动脉栓塞。

(3)正在使用华法林治疗的育龄期妇女伴PFO,中-大量RLS,有妊娠计划,既往发生过CS者。

3. 禁忌证

(1)可以找到任何原因的脑栓塞。

(2)抗血小板或抗凝治疗禁忌,如3个月内有严重出血情况、明显的视网膜病、其他颅内出血病史、明显的颅内疾病。

(3)下腔静脉或盆腔静脉血栓形成导致完全梗阻,全身或局部感染,败血症,心腔内血栓形成。

(4)合并肺动脉高压或PFO为特殊通道。

(5)4周内大面积脑梗死。

(五) 操作过程

总体而言,PFO封堵过程与ASD封堵过程基本相似,但手术操作难点之一是导管如何通过PFO通道,目前不主张房间隔穿刺通过卵圆孔。通常推荐使用专用PFO封堵器,房间隔缺损封堵器对于PFO合并房间隔瘤及巨大PFO者有优势。目前我国仅批准Amplatzer PFO封堵器或国产类似封堵器用于临床。

1. 患者平卧于手术台上,双侧腹股沟区PVP消毒,铺单。2%利多卡因稀释后局部浸润麻醉,穿刺右侧股静脉,置入鞘管。

2. 在J形钢丝引导下,输送多功能导管通过卵圆孔未闭至左上肺静脉,并送入2.6m加硬长钢丝。

3. 退出右心导管,沿长钢丝置入长鞘,选用Amplatzer卵圆孔未闭封堵器,经输送器送至左心房。

4. 左肩位透视下预释放,观察伞片形态(图7-1-17)。同时术中心脏超声关注有无残余分流、伞片距离各结构位置。确认正常后,释放伞片。

5. 退出输送系统,股静脉局部加压包扎6h,制动12h。

(六) 并发症

PFO封堵术安全性高,并发症少见。主要并发症包括心包积液或心脏压塞、封堵器栓塞或移位、封堵器触发心房颤动、封堵器过敏等。

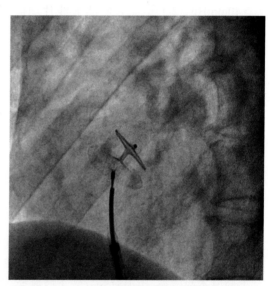

图7-1-17　PFO封堵释放前观察伞片形态

五、其他成人先天性心脏病

(一) 单纯肺动脉瓣狭窄

1. 流行病学　单纯肺动脉瓣狭窄在先天性心脏患者群中占8%~10%,男女比例大致为1:1。在肺动脉狭窄中,以单纯肺动脉瓣狭窄最多见,约占90%。发病年龄多为10~20岁,极少数人群可继发感染性心内膜炎。

2. 临床表现

(1)症状:肺动脉瓣狭窄的症状轻重与肺动脉瓣狭窄的严重程度、右心室收缩功能和三尖瓣反流程度密切相关。轻度肺动脉瓣狭窄可无明显症状。中度肺动脉瓣狭窄在婴幼儿时期也可无明显症状,但随着年龄增长,可逐渐表现出活动耐量差、乏力和劳累后心悸、气急等症状。严重狭窄者,即使在轻中度体力活动时,也可出现呼吸困难、乏力甚至晕厥。

(2)体征:轻中度狭窄患者发育一般不受影响,而严重狭窄者身材瘦小,发育较同龄人差。主要体征为胸骨左缘第2肋间可听到粗糙的收缩期杂音,可及细震颤。肺动脉瓣区第二心音减弱。对于合并卵圆孔未闭或者房间隔缺损的患者,当右心房压力高于左心房压力时,因心房水平会出现右向左的分流而出现发绀和低氧血症。伴有右心衰竭的患者可出现颈静脉怒张、肝大及腹水。

3. 辅助检查

(1)心电图:轻症病例可无异常表现,严重者可出现右束支传导阻滞、右心室肥大。总体而言,心电图变化主要与右心室内压力增高相关。

（2）X 线：轻中度肺动脉瓣狭窄 X 线心影大小可正常范围，重度狭窄且合并心功能不全时，心脏则明显增大，主要为右心室和右心房扩大。狭窄后的肺动脉扩张为本病特征性的改变。肺门血管阴影减少，肺野血管细小，肺野清晰。

（3）超声心动图：二维超声心动图可见瓣叶开放受限制，瓣叶呈圆顶形突起，瓣口狭小，多数病例伴有瓣叶增厚、缩短和回声增强。严重肺动脉瓣狭窄者还可见右心室增大、右心室壁增厚。彩色多普勒血流显像可见肺动脉瓣口出现的收缩期喷射流速，呈五彩斑点状。

（4）心导管检查：右心室压力明显增高，而肺动脉压力明显降低。右心室和肺动脉之间有压力差。

4. 治疗　轻中度患者一般预后良好，严重狭窄者应及时治疗。20 世纪 80 年代前，外科手术行肺动脉瓣膜切开是唯一治疗方法。随着介入医学的发展，经皮球囊肺动脉瓣成形术已经成为治疗肺动脉瓣狭窄的常用方法。目前介入治疗的指征：①右心导管检查发现右心室的收缩压＞60mmH 或跨瓣压差＞40mmHg；②心电图和胸部 X 线片均提示肺动脉瓣狭窄合并右心室肥大或伴有劳损。经皮肺动脉瓣球囊成形术的常见并发症主要有心律失常、肺动脉瓣反流、肺动脉损伤以及右心室流出道痉挛等，多数发生于术中球囊充盈时或扩张后。长期随访表明介入手术治疗肺动脉瓣狭窄安全性及疗效性良好。

（二）主动脉缩窄

1. 流行病学　主动脉缩窄在各类先天性心脏病中占 5%~8%，其主要病变是主动脉局限性管腔狭窄或者闭塞导致主动脉血流障碍，极少数有家族史，多见于男性。主动脉缩窄最常见于动脉导管或动脉韧带与主动脉连接的位置。根据与动脉韧带的关系，分为导管前型与导管后型。其中，导管前型缩窄部位在左锁骨下动脉至动脉导管入口处这一节段，常合并动脉导管未闭；导管后型缩窄部位位于动脉导管与主动脉交界处的远端。

2. 临床表现

（1）症状：轻度狭窄者可无明显症状，严重者可能会出现下述症状：①颈部与上肢血压高产生的相应症状：头晕、头痛、耳鸣、鼻出血，严重者可出现脑血管意外；②下肢血液供应不足而产生的症状：下肢发冷、无力、酸痛、麻木等；③由于侧支循环而增粗的动脉压迫邻近器官产生相应症状：如压迫臂神经丛引起上肢麻木与瘫痪，压迫脊髓导致下肢瘫痪等。

（2）体征：上肢血压高于下肢。上肢动脉搏动增强，而下肢动脉搏动减弱甚至消失。在心尖部、胸骨左缘以及左侧背部肩胛骨附近等部位可及收缩期杂音，有时可触及震颤。

3. 辅助检查

（1）心电图：可正常或电轴左偏，严重者可出现左心室肥厚甚至劳损相关改变。

（2）X 线：心影大小尚可或有不同程度的左心室增大。主动脉峡部凹陷，升主动脉扩张。由于长期受增粗的肋间动脉压迫，可在部分肋骨后端的下缘形成切迹。

（3）超声心动图：二维超声可直接探及主动脉缩窄征象，彩色多普勒可于缩窄部位探及高速喷射的湍流，并可判断是否合并心内科其他畸形。

（4）心导管检查：经外周动脉逆行送至缩窄段的主动脉上下方，测量压力变化曲线，可见缩窄上方的压力增高，而缩窄内及下方压力降低。行造影检查可见使缩窄的主动脉显影，以了解缩窄段的部位、长度及缩窄程度等。

4. 治疗　轻度狭窄多不需要治疗，部分患者出现感染性心内膜炎、心力衰竭和高血压时可能需要内科药物治疗。外科手术能够矫正畸形，解除狭窄，改善预后，但可能会出现再狭窄。手术时机一般建议 10~30 岁为合适时机，缩窄严重者可能需在儿童时期即行手术治疗。介入治疗可选择球囊扩张及覆膜支架，但球囊扩张时可能会导致内膜撕裂，引起主动脉夹层，甚至夹层破裂死亡。

（三）埃布斯坦（Ebstein）畸形

1. 流行病学　埃布斯坦畸形又称为三尖瓣下移畸形，占先天性心脏病的 0.7%~1%，相对少见。该疾病是在胚胎发育的过程中，原始瓣膜内的肌肉和结缔组织退化、挛缩等障碍导致。

2. 临床表现　轻症者可无症状。重症者生后可表现出发绀，1/3~1/2 患者 2 周岁内死亡。存活者可出现心力衰竭的症状和体征。心脏听诊可于三尖瓣区闻及收缩期吹风样杂音。

3. 辅助检查

(1)心电图:P波增宽及振幅增高,右束支传导阻滞和PR间期延长,有时可见右心室肥厚心电图表现。

(2)X线:轻度畸形者可无明显异常,中重度畸形者可见心脏影扩大,呈方盒形、漏斗形或者球形,主要为右心房扩大同时合并右心室向左移位所致。肺血减少,主动脉结正常或者缩小。

(3)超声心动图和心导管:可直接确诊该病,可见三尖瓣隔瓣较二尖瓣前瓣附着点低15mm以上,右心室变形及缩小。心导管检查右心房压力增高,右心室压力多正常。造影可见右心房排空延迟。

4. 治疗　该疾病应尽早手术治疗,主要方法有三尖瓣成形术、解剖矫正术和置换术。治疗延迟可出现心律失常、心力衰竭和缺氧等导致死亡。反复栓塞、脑血管意外和脑脓肿是患者的常见死因。

（翁少翔）

参考文献

［1］中国医师协会心血管内科分会先心病工作委员会. 常见先天性心脏病介入治疗中国专家共识一、房间隔缺损介入治疗 [J]. 介入放射学杂志, 2011, 20 (1): 3-9.

［2］朱鲜阳, 陈火元. 房间隔缺损介入治疗现状与未来 [J]. 心血管病学进展, 2008, 29 (3): 343-346.

［3］中国医师协会心血管内科分会先心病工作委员会. 常见先天性心脏病介入治疗中国专家共识一、房间隔缺损介入治疗 [J]. 介入放射学杂志, 2011, 20 (1): 3-9.

［4］章伟, 陈亮, 秦永文. 室间隔缺损封堵器的研制和临床应用进展 [J]. 心血管病学进展, 2015, 36 (3): 238-241.

［5］中国医师协会心血管内科分会先心病工作委员会. 常见先天性心脏病介入治疗中国专家共识三、动脉导管未闭的介入治疗 [J]. 介入放射学杂志, 2011, 20 (3): 172-176.

［6］HOFFMAN J I, KAPLAN S. The incidence of congenital heart disease [J]. J Am Coll Cardiol, 2002, 39 (12): 1890-1900.

［7］HAGEN P T, SCHOLZ D G, EDWARDS W D. Incidence and size of patent foramen ovale during the first 10 decades of life: an autopsy study of 965 normal hearts [J]. Mayo Clin Proc, 1984, 59 (1): 17-20.

［8］MEIER B, KALESAN B, MATTLE H P, et al. Percutaneous closure of patent foramen ovale in cryptogenic embolism [J]. N Engl J Med, 2013, 368 (12): 1083-1091.

［9］ONORATO E, CASILLI F. Influence of PFO anatomy on successful transcatheter closure [J]. Interv Cardiol Clin, 2013, 2 (1): 51-84.

［10］RANA B S, SHAPIRO L M, MCCARTHY K P, et al. Three-dimensional imaging of the atrial septum and patent foramen ovale anatomy: defining the morphological phenotypes of patent foramen ovale [J]. Eur J Echocardiogr, 2010, 11 (10): i19-i25.

［11］中华医学会心血管内科分会, 中国医师协会心血管内科分会. 卵圆孔未闭预防性封堵术中国专家共识 [J]. 中国循环杂志, 2017, 32 (3): 209-214.

［12］胡大一. 心血管内科学高级教程 [M]. 北京: 中华医学电子音像出版社, 2016.

课 后 习 题

单项选择题

1. 房间隔缺损介入治疗的适应证是(　　　)。

　　A. 继发孔型 ASD 直径 ≥ 5mm, 伴右心容量负荷增加, ≤ 36mm 的左向右分流 ASD

　　B. 缺损边缘至冠状静脉窦, 上、下腔静脉及肺静脉的距离 ≥ 5mm; 至房室瓣 ≥ 7mm

　　C. 房间隔的直径大于所选用封堵伞左心房侧的直径

D. 以上全都是

2. 动脉导管未闭心脏杂音听诊特点是（　　）。

    A. 胸骨左缘第 3、4 肋间响亮粗糙的全收缩期杂音

    B. 胸骨左缘第 2 肋间连续性机械样杂音

    C. 胸骨左缘 2~3 肋间可及性质柔和的收缩期吹风样杂音

    D. 胸骨左缘第 2 肋间可听到粗糙的收缩期杂音

3. 诊断卵圆孔未闭的"金标准"和首选方法是（　　）。

    A. 经胸心脏超声   B. 心脏磁共振

    C. 经食管心脏超声   D. 胸部 CT

4. 室间隔缺损行封堵治疗的禁忌证是（　　）。

    A. 外科术后残余分流

    B. 有血流动力学异常的单纯性 VSD，直径>3mm 且<14mm

    C. 感染性心内膜炎治愈后 3 个月，心腔内无赘生物

    D. 重度肺动脉高压伴双向分流

5. 临床诊断为大型卵圆孔未闭的依据是（　　）。

    A. 卵圆孔未闭直径>5mm 时

    B. 卵圆孔未闭直径>4mm 时

    C. 卵圆孔未闭直径>3mm 时

    D. 以上分型均不对

答案：

1. D；2. B；3. C；4. D；5. B。

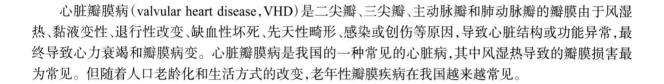

第八章
瓣膜性心脏病

心脏瓣膜病（valvular heart disease，VHD）是二尖瓣、三尖瓣、主动脉瓣和肺动脉瓣的瓣膜由于风湿热、黏液变性、退行性改变、缺血性坏死、先天性畸形、感染或创伤等原因，导致心脏结构或功能异常，最终导致心力衰竭和瓣膜病变。心脏瓣膜病是我国的一种常见的心脏病，其中风湿热导致的瓣膜损害最为常见。但随着人口老龄化和生活方式的改变，老年性瓣膜疾病在我国越来越常见。

第一节　二尖瓣疾病

> **学 习 目 标**
>
> 1. 掌握二尖瓣狭窄和二尖瓣关闭不全的最常见病因。
> 2. 掌握二尖瓣狭窄和二尖瓣关闭不全的临床症状、体征和诊断方法。
> 3. 掌握二尖瓣狭窄和二尖瓣关闭不全的药物和手术治疗。

二尖瓣疾病是心脏瓣膜病中的常见类型，其中二尖瓣狭窄最常见的病因为风湿性心脏病。二尖瓣关闭不全病因多样，分原发性和继发性瓣膜病变。二尖瓣疾病主要诊断依据为临床症状、体征并结合病史，心脏超声为诊断二尖瓣疾病，评估其严重程度及血流动力学改变的首选方法。药物治疗主要以减轻症状、改善心力衰竭为主，合并房颤患者需考虑抗凝治疗，外科瓣膜置换术后患者抗凝治疗至关重要。外科手术为治疗二尖瓣疾病的重要方法，近年来经导管二尖瓣治疗由于其创伤小、恢复快等优点，在临床应用上发展迅速。

一、二尖瓣狭窄

二尖瓣狭窄（mitral stenosis，MS）是指各种原因损害二尖瓣装置结构（包括二尖瓣环、二尖瓣前瓣叶、二尖瓣后瓣叶、腱索和乳头肌）中的一部分，致使二尖瓣口不能适当地放开，引起二尖瓣口的阻塞（图 8-1-1）。

（一）病因

二尖瓣狭窄最主要的病因为风湿热导致的风湿性心脏病，风湿热多见于 20~40 岁青壮年，多数为女性。急性风湿热后，至少需要 2 年或更长的时间才会形成明显的二尖瓣狭窄，单纯导致二尖瓣狭窄者较少，常同时合并二尖瓣关闭不全，主动脉瓣亦常同时受累。近年来风湿性二尖瓣狭窄的发生率在工业化国家大幅下降，其他少见病因，如先天性发育异常，瓣膜钙化，如老年退行性病变、结缔组织病、类风湿关节炎等导致的二尖瓣狭窄比重有所升高。

(二) 病理生理及血流动力学

正常成人二尖瓣口面积为 $4.0\sim6.0cm^2$，如瓣口面积 $2.0\sim4.0cm^2$ 时为轻度狭窄，$1.0\sim1.5cm^2$ 时为中度狭窄，小于 $1cm^2$ 时为重度狭窄。早期的二尖瓣狭窄导致的血流动力学改变为舒张期血流流入左心房受阻而导致左心房压力升高，开始时这种改变仅在心率增加时出现，如剧烈运动、情绪激动、感染、甲亢等状态下。随着狭窄逐步加重，在静息时心率正常时也会出现左心房压力增高，从而导致肺静脉压力增高，慢性肺静脉高压导致肺血管阻力增加，出现肺动脉高压，从而影响右心系统，导致右心室扩张和右心衰。慢性二尖瓣狭窄导致左心房扩大引起房颤，快心室率房颤使舒张期充盈时间减少而加重血流动力学异常，导致肺循环压力进一步加重。

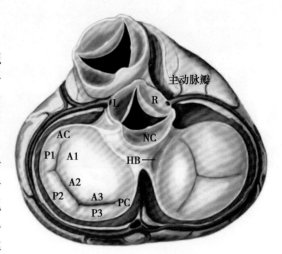

图 8-1-1　二尖瓣的解剖

A1，二尖瓣前叶的外侧叶 1/3；A2，二尖瓣前叶的中间叶 1/3；A3，二尖瓣前叶的内侧叶 1/3；P1，二尖瓣后叶的外侧叶；P2，二尖瓣后叶的中间叶；P3，二尖瓣后叶的内侧叶；AC，前外交界；PC，后内交界。

(三) 临床症状及体征

二尖瓣狭窄患者早期可无症状，随着病情加重，逐渐出现左心衰及右心衰症状，包括呼吸困难、心悸（如有房颤）、咯血、血管栓塞症状、乏力、食欲缺乏、消瘦、咳嗽、声嘶等。

重度二尖瓣狭窄患者往往伴有特殊的"二尖瓣面容"，双颧呈绀红色。二尖瓣狭窄的典型体征是：心尖区闻及低调的舒张中晚期隆隆样杂音，局限不传导，左侧卧位时心尖部杂音最明显，常可及舒张期震颤。

另外，二尖瓣狭窄患者查体常可及心力衰竭和房颤体征。

(四) 辅助检查

1. X 线检查　严重者可见左心房、右心室扩张明显，呈"梨形心"。

2. 心电图　重度二尖瓣狭窄患者可见"二尖瓣型 P 波"，P 波宽度 $>0.12s$，伴切迹，P_{V1} 终末负性向量增大；QRS 波提示电轴右偏和右心室肥厚表现。

3. 超声心动图　心脏超声提示诊断二尖瓣狭窄，为评估其严重程度及血流动力学改变的首选方法（表 8-1-1）。二维超声心动图上可见二尖瓣前后叶反射增强、变厚、活动幅度减小，舒张期前叶体部向前膨出呈气球状，瓣尖的前后叶距离明显缩短，开口面积减小。M 型超声可见舒张期充盈速率下降，正常的双峰消失，E 峰后曲线下降缓慢，二尖瓣后叶于舒张期呈从属于前叶的同向运动，即所谓"城墙样"改变。左心房扩大，右心室肥大及右心室流出道变宽。多普勒超声显示缓慢而渐减的血流通过三尖瓣。经食管超声心动图有利于左心耳和左心房血栓的检出（图 8-1-2）。

表 8-1-1　二尖瓣狭窄严重程度分级

	轻度	中度	重度
平均压差 /mmHg	<5	5~10	>15
二尖瓣口面积 /cm²	>1.5	1.0~1.5	<1.0
肺动脉压力 /mmHg	<30	30~50	>50

4. 心导管检查　如考虑介入或手术治疗，可用心导管检查评估肺毛细血管压和左心室压。

(五) 治疗

1. 药物治疗　在药物治疗上，利尿药、β 受体阻滞药、地高辛或钙通道阻滞药仅能暂时性改善症状。合并房颤患者建议抗凝治疗。窦性心律患者如有系统性栓塞或左心房血栓的病史，应启用抗凝治疗，经食管超声心动图显示有云雾状回声或左心房扩大（M 超声示左心房内径 $>50mm$ 或左心房体积 $>60ml/m^2$）的患者也可以考虑抗凝治疗。抗凝治疗建议维生素 K 拮抗药而不是新型口服抗凝血药治疗。

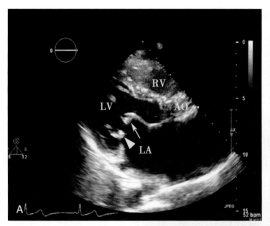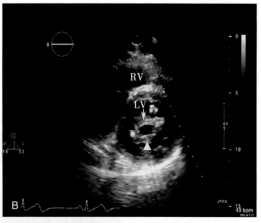

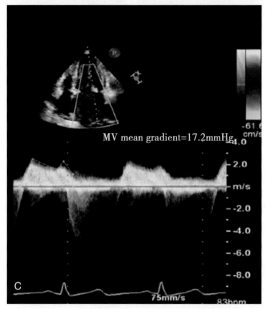

图 8-1-2　风湿性二尖瓣狭窄的超声表现

A. 胸骨旁长轴切面：可见二尖瓣前后叶反射增强、变厚、活动幅度减小；B. 短轴切面：可见瓣叶融合；

C. 多普勒超声。RV, 右心室；LV, 左心室；AO, 主动脉；LA, 左心房。

心脏同步电复律并不建议在严重二尖瓣狭窄术前的患者中应用, 因为通常不能维持窦性心律。如为近期新发房颤或左心房中度增大的患者, 建议心脏手术成功后进行电复律。

2. 手术治疗　二尖瓣狭窄的治疗方案及时机应当基于临床特征、瓣膜解剖及当地技术水平等因素来确定。一般来说, 手术治疗应当仅在有明显临床症状的二尖瓣狭窄（瓣口面积 ≤ 1.5cm²）患者中实施。然而, 当瓣口面积 > 1.5cm² 时, 如患者症状明显, 且该症状只能由瓣膜病变解释, 同时瓣膜结构非常适合的情况下, 也可以考虑行经皮二尖瓣分离术（PMC）治疗。

当 PMC 禁忌时（表 8-1-2）, 外科手术治疗是仅有的选择。

表 8-1-2　经皮二尖瓣分离术的禁忌证

二尖瓣口面积 > 1.5cm²
左心房血栓
超过中度的二尖瓣反流
严重或前后联合的钙化
无交界处融合
伴发重度主动脉瓣疾病, 或重度三尖瓣狭窄和反流
伴发冠状动脉疾病, 需行 CABG 术

有显著二尖瓣狭窄而无症状的患者,如果未接受介入治疗,应该每年随访,进行临床和超声心动图检查。对于行 PMC 成功患者的处理同无症状患者。对于 PMC 手术不成功且症状持续的患者,应及早考虑外科手术治疗,除非存在明确的禁忌证。

二、二尖瓣关闭不全

二尖瓣关闭不全(mitral regurgitation,MR)是指收缩期二尖瓣关闭依赖二尖瓣装置(瓣叶、瓣环、腱索、乳头肌)和左心室的结构和功能的完整性,其中任何部分的异常可导致二尖瓣不能正常关闭,成为二尖瓣关闭不全。

(一)病因

二尖瓣功能的完整性要求二尖瓣环大小合适、瓣叶结构完整、乳头肌收缩牵拉腱索发挥瓣叶的支撑作用、左心室肌肉收缩产生关闭力量适当、心室形态及功能正常。这些因素中任何一个出现异常都会导致 MR。MR 的病因可分为原发性瓣膜病变(瓣膜本身结构的病变导致)及继发性瓣膜病变(心脏本身或瓣膜支撑结构病变导致)。继发性 MR 是由左心室病变如左心室扩大使乳头肌移位和瓣环扩大所致。在美国,二尖瓣脱垂综合征(MVP)是 MR 最主要原因,约占此类患者的 65%,在人群中的发病率估计达 5%,其发展到严重 MR 的危险性为 10%~15%,该危险性随年龄而增加,男性高于女性 2 倍。

(二)病理生理及血流动力学

二尖瓣黏液样变性是二尖瓣脱垂综合征(MVP)最常见的病理生理基础,是需要手术的严重二尖瓣反流最常见的原因。MVP 病理可见瓣叶和腱索明显扩大和增厚,瓣叶覆盖腱索间隙,瓣环扩张伴腱索的伸长和断裂。继发性 MVP,疾病包括马方综合征、先天性结缔组织发育不全综合征、成骨不全、弹性假黄瘤等,提示结构蛋白起源异常在 MVP 发展中发挥重要作用。

急性二尖瓣关闭不全时,收缩期左心室射出的部分血流经关闭不全的二尖瓣口反流至左心房,与肺静脉至左心房的血流汇总,在舒张期充盈左心室,致左心房、左心室容量负荷骤增,左心室来不及代偿,其急性扩张能力有限,左心室舒张末压急剧上升。左心房压也急剧升高导致肺淤血,甚至肺水肿。之后可导致肺动脉高压和右心衰竭。

慢性二尖瓣关闭不全时,在代偿期左心室总的心输出量明显增加,射血分数可完全正常。二尖瓣关闭不全通过收缩期左心室完全排空来实现代偿,可维持正常心输出量多年。但如果二尖瓣关闭不全持续存在并继续加重,使左心室舒张末期容量进行性增加,左心室功能恶化,亦担心输出量降低即可出现症状。

(三)临床症状及体征

1. 症状　二尖瓣关闭不全的临床症状及体征取决于疾病的进程。急性的严重反流(乳头肌断裂等)很快发生急性左心衰,甚至发生急性肺水肿、心源性休克。轻度代偿期二尖瓣关闭不全患者通常没有症状。慢性失代偿性二尖瓣关闭不全可逐渐出现左心衰乃至全心衰症状。

2. 体征　急性二尖瓣关闭不全心尖区反流性杂音于第二心音前终止,杂音低调、呈递减型,严重反流也可出现心尖区第三心音和短促的舒张期隆隆样杂音。慢性二尖瓣关闭不全反流杂音为心尖部全收缩期吹风样杂音,在心尖区最响,可伴有震颤,向左腋部、左肩胛下区及背部传导。二尖瓣脱垂时可闻及收缩中期喀喇音。腱索断裂时杂音可似海鸥鸣或音乐性。

(四)辅助检查

1. X 线检查　胸部 X 线片可见肺部充血,间质水肿,肺动脉高压,心影大小正常或轻度扩大。

2. 心电图　急性者心影正常,窦性心动过速常见。慢性重度二尖瓣关闭不全主要为左心房增大,部分有左心室肥厚和非特异性 ST-T 改变,少数有右心室肥厚征,心房颤动常见。

3. 超声心动图　心脏超声在评估二尖瓣关闭不全的病因及程度方面非常重要(表 8-1-3)。二尖瓣关闭不全病变功能分型主要依赖超声心动图提供的信息,根据瓣叶的活动情况分为 3 型(图 8-1-3)。

表 8-1-3 二尖瓣关闭不全严重程度分级

参数	轻度	中度	重度
彩色多普勒反流面积	<4cm^2 或 <20%LA 面积		>40%LA 面积或左心房涡流
反流口宽度 /cm	<0.3	0.3~0.7	>0.7
反流体积 /ml·心搏$^{-1}$	<30	30~60	>60
反流分数 /%	<30	30~60	>60
瓣口反流面积 /cm^2	<0.20	0.2~0.4	>0.40

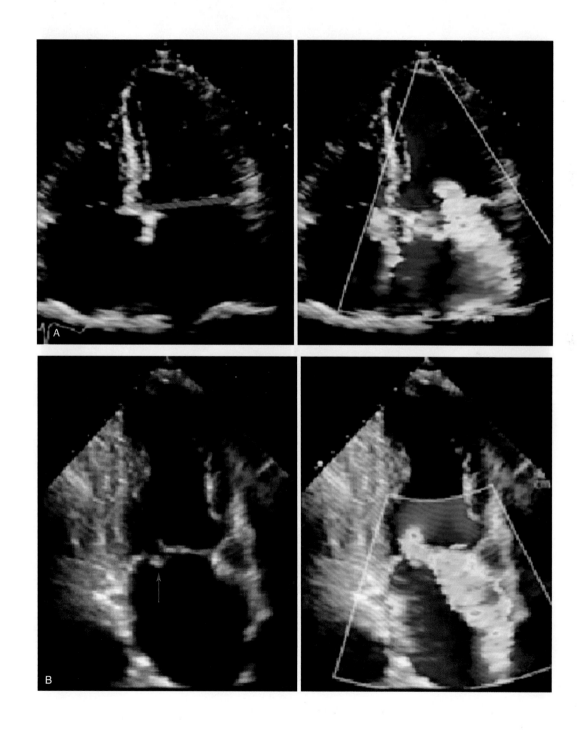

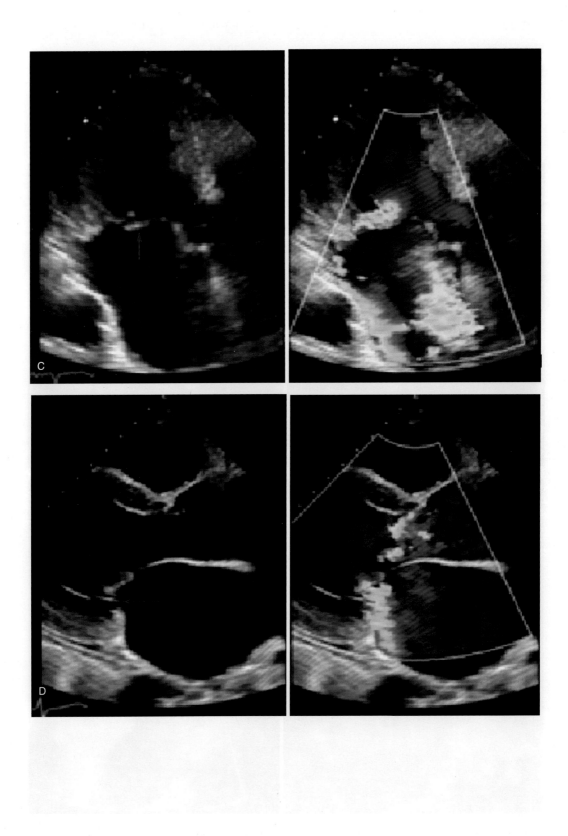

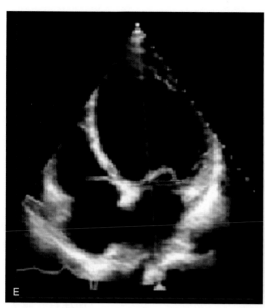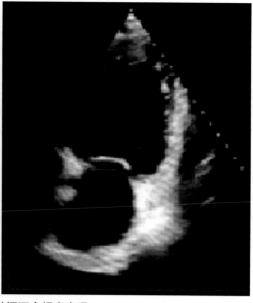

图 8-1-3 二尖瓣关闭不全超声表现

A. Ⅰ型(正常瓣膜运动);B. Ⅱ型(过度瓣膜运动):后叶过度运动,导致后叶脱垂,重度二尖瓣反流;C. Ⅱ型(过度瓣膜运动):前叶过度运动,导致前叶脱垂,重度二尖瓣反流;D. Ⅲ型(限制瓣膜运动):Ⅲa型,瓣叶开放和关闭时均受到限制导致二尖瓣狭窄和反流;E. Ⅲ型(限制瓣膜运动):Ⅲb型,瓣叶关闭时受到限制导致二尖瓣反流。

Ⅰ型:瓣叶活动正常而瓣膜功能失调。在Ⅰ型功能失调中,收缩期和舒张期瓣叶活动幅度正常,反流的原因为瓣叶穿孔或瓣叶对合不良导致(瓣环扩张)。

Ⅱ型:瓣叶活动过度的瓣膜功能失调(瓣膜脱垂)。定义为一个或多个瓣叶活动度增加,瓣叶的游离缘在瓣叶关闭时超过了瓣膜口关闭时的平面,血流动力学结果提示为瓣膜反流,由于腱索断裂或延长,或者乳头肌断裂导致。

Ⅲ型:瓣叶活动受限的瓣膜功能异常。在Ⅲ型功能失调中,Ⅲa类指一个或多个瓣叶的运动在瓣叶开放或关闭时受到限制,导致不同程度的狭窄或反流(瓣膜及瓣下组织增厚或钙化);Ⅲb类指一个或多个瓣叶的运动在瓣叶关闭时受到限制导致的反流(此类病变多为缺血性导致)。

经食管心脏超声能更加清晰地观察到瓣膜结构以及乳头肌等,并能显现一些反常的反流,在二尖瓣关闭不全介入治疗术前和术中有着非常重要的作用(图 8-1-4)。

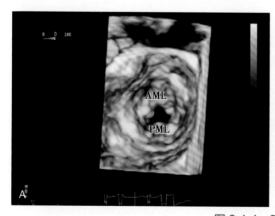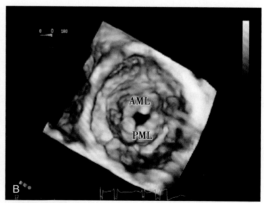

图 8-1-4 3D 食管超声

左心房(A)和左心室舒张期(B)视角可见瓣叶增厚和融合。

4. 心导管检查 左心室造影可准确地显示左心室大小、左心室充盈压及压差、左心室收缩功能、收缩期造影剂反流入左心房的量及有效射血量,以及冠脉解剖形态。

（五）治疗

1. 药物治疗 在药物治疗上,急性严重二尖瓣反流以降低后负荷为主,可静脉使用硝普钠,必要时可使用主动脉球囊反搏,强心药物通常也可使用以增加心输出量。慢性二尖瓣关闭不全合并心房颤动的处理同二尖瓣狭窄,但维持窦性心律不如在二尖瓣狭窄时重要。除因心房颤动导致心功能显著恶化的少数情况需恢复窦性心律外,多数只需满意控制心室率。慢性心房颤动、有体循环栓塞史、超声检查见左心房血栓者,应长期抗凝治疗。血管扩张药(包括 ACEI)不推荐用于无心力衰竭的慢性二尖瓣关闭不全患者。出现心力衰竭症状的患者,应限制钠盐摄入,使用利尿药、ACEI、β 受体阻滞药和洋地黄等药物治疗心力衰竭。

2. 手术治疗 外科手术是被证实为治疗二尖瓣关闭不全的标准治疗方法。其适应证:有症状的急性严重的二尖瓣关闭不全;慢性二尖瓣关闭不全,伴心功能不全,左心室增大,瓣膜条件适合外科手术等,但传统的外科手术风险较高,限制了其临床应用。

外科手术并发症包括脑血管意外、再次手术、多种器官功能衰竭等。合并左心功能不全的老年患者中病死率以及并发症发生率更高。年龄和并发症成为手术患者生存率的重要影响因素。近年来,经导管介入治疗二尖瓣关闭不全由于其创伤小、并发症少、死亡率低、术后恢复快、中期治疗效果与传统手术无明显差异等优点,更适合用于治疗重症二尖瓣关闭不全患者、老年患者、合并多种基础疾病而不能耐受外科手术的患者。

（何佳林 张文斌）

参考文献

［1］中华医学会. 临床诊疗指南心血管分册 [M]. 北京: 人民卫生出版社, 2009.

［2］王吉耀. 内科学 [M]. 北京: 人民卫生出版社, 2010.

［3］BAUMGARTNER H, FALK V, BAX J J, et al. 2017 ESC/EACTS Guidelines for the management of valvular heart disease [J]. Eur Heart J, 2017, 38 (36): 2739-2791.

［4］STONE G W, LINDENFELD J, ABRAHAM W T, et al. Transcatheter mitral-valve repair in patients with heart failure [J]. N Engl J Med, 2018, 379 (24): 2307-2318.

课 后 习 题

单项选择题

1. 下列哪种情况适用于洋地黄治疗？（　　　）
   - A. 急性心肌梗死
   - B. 主动脉瓣狭窄合并肺水肿
   - C. 急性心肌炎
   - D. 房颤伴预激综合征
   - E. 风湿性心脏病合并房颤

2. 患者心脏超声检查提示二尖瓣瓣口面积 $1.3cm^2$,诊断为（　　　）。
   - A. 无异常
   - B. 轻度二尖瓣狭窄
   - C. 中度二尖瓣狭窄
   - D. 重度二尖瓣狭窄
   - E. 极重度二尖瓣狭窄

3. M 型超声可见二尖瓣 "城墙样" 改变,常见于以下哪类病变？（　　　）
   - A. 二尖瓣关闭不全
   - B. 二尖瓣前叶脱垂
   - C. 二尖瓣后叶脱垂
   - D. 二尖瓣狭窄
   - E. 二尖瓣瓣叶钙化

答案:

1. E;2. C;3. D。

第二节 主动脉瓣疾病

学习目标

1. 掌握主动脉瓣狭窄和主动脉瓣关闭不全的病理生理、临床特点、严重程度分级以及治疗原则。
2. 了解主动脉瓣狭窄和主动脉瓣关闭不全的病理分型和预后。

一、主动脉瓣狭窄

(一) 病因和病理

1. 风湿性心脏病　国内患者多为此病因。风湿性瓣膜病的特点是瓣膜交界处粘连、融合,中央存在小孔。瓣叶纤维化、僵硬、钙化和挛缩畸形,因而瓣口狭窄。单纯的风湿性主动脉瓣狭窄(aortic stenosis,AS)极少见,通常合并二尖瓣病变。

2. 先天性畸形　先天性单叶式或四叶式主动脉瓣少见,二叶瓣畸形最为常见。普通人群发病率1%~2%,男性多于女性,国内多于国外。患者出生时多无交界处融合和狭窄,但长期血流的不断冲击可引起瓣膜增厚、钙化、僵硬及瓣口狭窄,约1/3发生狭窄。成年期形成椭圆形或窄缝形狭窄瓣口。

3. 退行性老年钙化性瓣膜病　为65岁以上老年人单纯性主动脉瓣狭窄的常见原因。瓣叶主动脉面有钙化结节限制瓣叶活动,很少累及瓣膜交界处,常伴有二尖瓣环钙化。

(二) 病理生理

正常成人主动脉瓣口面积为 $3.0\sim4.0cm^2$,当瓣口面积减少一半时,收缩期仍无明显跨瓣压差。瓣口 $\leq 1.0cm^2$ 时,左心室收缩压明显升高,跨瓣压差显著。左心室的主要代偿机制是通过进行性室壁向心性肥厚以产生并保持高的跨瓣压差,维持正常收缩期室壁应力和心输出量。左心室肥厚使其顺应性降低,引起左心室舒张末压进行性升高,因而使左心房的后负荷增加,相继发生左心房扩大、压力增高,最终引起肺静脉压、肺毛细血管楔压、肺动脉压均相继升高的一系列左心室功能不全的表现。

严重 AS 引起心肌缺血。其机制:①左心室壁增厚、心室收缩压升高和射血时间延长,增加心肌氧耗;②左心室肥厚,心肌毛细血管密度相对减少;③舒张期心腔内压力增高,压迫心内膜下冠状动脉;④左心室舒张末压升高致舒张期主动脉至左心室压差降低,冠状动脉灌注压下降。运动可致心率增快,心肌氧耗增加,使心肌缺血加重。

(三) 临床表现

1. 症状　早期症状不典型,或无症状,一旦出现症状,若不及时干预,2年生存率不到50%。劳力性呼吸困难、心绞痛和晕厥为典型主动脉瓣狭窄三联征。

(1)呼吸困难:主要由两个因素导致。活动时左心室充盈压增加的舒张功能障碍以及活动时心输出量无法增加,见于90%的有症状患者。疾病进展,可发生阵发性夜间呼吸困难、端坐呼吸和急性肺水肿。

(2)心绞痛:见于60%的有症状患者,常由运动诱发,休息后缓解。主要由心肌缺血所致,极少数可由瓣膜的钙质栓塞冠状动脉引起。约一半患者有潜在的冠状动脉疾病。

(3)晕厥或接近晕厥:见于1/3的有症状患者。多发生于直立、运动中或运动后即刻,少数在休息时发生。其可能的机制:①运动导致血管扩张而心输出量因梗阻无法增加,造成低血压;②劳力期间或劳力后立即出现短暂的缓慢性心律失常;③压力感受器反应异常,不能恰当地升高血压;④心律失常(如心房颤动);室性心律失常较少见。以上均引起体循环动脉压下降,脑循环灌注压降低,发生脑缺血。

2. 体征 心脏听诊意义重大,通常在胸骨右缘第2肋间最响,第一心音后出现,为粗糙、响亮的收缩期喷射性杂音,递增递减型,狭窄越重,杂音越长,主要向颈部,也可向胸骨左下缘传导,常伴收缩期震颤。老年钙化性 AS 者,杂音在心底部,粗糙,高调成分可传导至心尖区,呈乐音性,为钙化的瓣叶振动所引起。瓣叶活动受限时,A2 减弱,严重者第二心音逆分裂。左心室衰竭或心输出量减少时,杂音消失或减弱,可出现舒张期奔马律。

(四)实验室和其他检查

1. 胸部 X 线片 主要观察心脏大小及升主动脉宽度。轻度狭窄时,胸部 X 线片通常正常。中重度狭窄时,可见左心室向下扩大,升主动脉根部扩张(图 8-2-1)。

2. 心电图 表现是非特异性的。重度狭窄者有左心室肥厚伴 ST-T 继发性改变和左心房大(图 8-2-2)。可有房室传导阻滞、室内传导阻滞(左束支传导阻滞或左前分支传导阻滞)、心房颤动或室性心律失常。

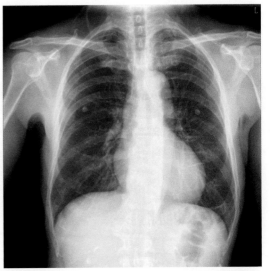

图 8-2-1 72 岁,男性,重度 AS,胸部 X 线片提示左心室向左下扩大

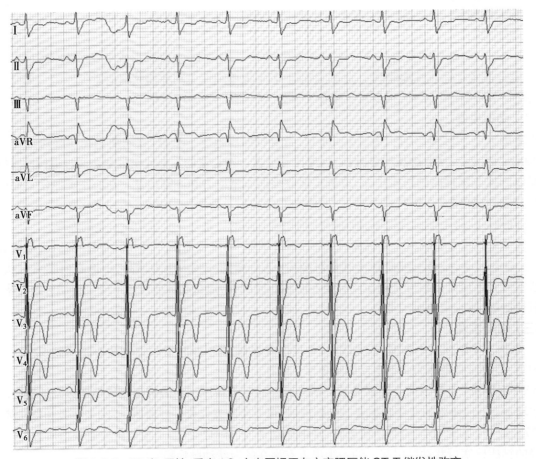

图 8-2-2 72 岁,男性,重度 AS,心电图提示左心室肥厚伴 ST-T 继发性改变

3. 超声心动图 是诊断和评估 AS 的主要检查。评估内容有瓣膜解剖和结构、瓣膜血流动力学、血流动力学后果(左心室大小、功能以及肺动脉压),是否合并主动脉瓣反流和其他瓣膜疾病。多普勒超声心动图可以测量血流流速并计算左心室 - 主动脉压差以及瓣膜面积,这些是评估狭窄严重程度的标准参数(表 8-2-1,图 8-2-3)。

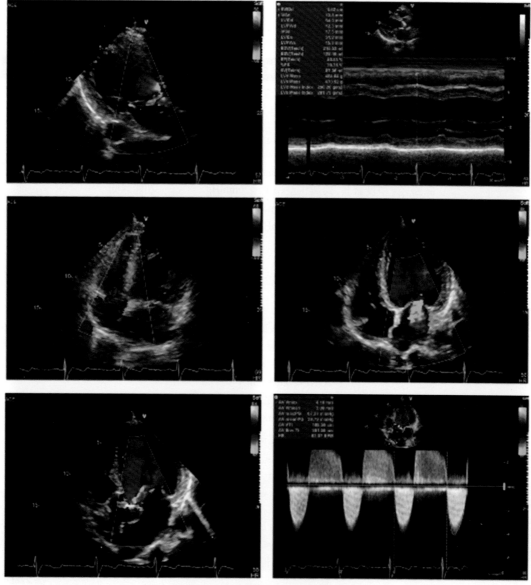

图 8-2-3 主动脉瓣狭窄超声心动图

72 岁，男性，心脏超声提示主动脉瓣呈三窦二叶式，左冠瓣与右冠瓣融合，主动脉瓣环 27.2mm，主动脉窦部 36.6mm，主动脉窦管交界处 32.7mm，主动脉瓣口频谱分析 Vmax 4.1m/s，Pmax 67.3mmHg，Pmean 39.8mmHg，AVA（VTI）0.86cm²。

4. 心导管检查 对疑诊有显著 AS 的患者，若无创检查资料（包括超声心动图结果）不具诊断性，或临床评估与超声心动图结果不一致，则需行心导管检查。

5. 运动负荷试验 有症状的重度 AS 患者不应行运动试验检查。对某些无症状的重度 AS 患者（最大跨瓣流速 ≥4.0m/s 或平均跨瓣压差 ≥40mmHg），建议行运动试验以确认无症状状态。

表 8-2-1 AS 严重程度分级

	轻度	中度	重度
最大跨瓣流速 /（m·s⁻¹）	2.0~2.9	3.0~3.9	≥4
平均跨瓣压差 /mmHg	<20	20~39	≥40
瓣口面积 /cm²	1.5~2.0	1.0~1.5	≤1.0
瓣口面积 / 体表面积 /（cm²·m⁻²）	—	—	≤0.6

AS 的分期是根据瓣膜解剖、瓣膜血流动力学、AS 的血流动力学影响和症状(表 8-2-2)。

表 8-2-2　主动脉瓣狭窄分期依据

分期	定义	瓣膜解剖结构	瓣膜血流动力学	血流动力学后果	症状
A	AS 风险期	二叶式主动脉瓣(或其他先天性瓣膜异常)主动脉瓣硬化	主动脉峰值流速(Vmax)<2m/s	无	无
B	AS 进展期	二叶或三叶式主动脉瓣轻-中度瓣膜钙化出现收缩期运动部分受限或风湿性心脏病瓣膜病合并瓣叶交界处融合	轻度 AS:Vmax 2.0~2.9m/s 或平均跨瓣压差(ΔP)<20mmHg 中度 AS:Vmax 3.0~3.9m/s 或平均(P 20~39mmHg)	可能出现早期舒张功能减低左心室射血分数(LVEF)正常	无
C: 无症状严重 AS 期					
C1	无症状严重 AS 期	严重瓣膜钙化或先天性狭窄瓣膜开放严重受限	Vmax ≥4m/s 或平均 ΔP≥40mmHg 通常主动脉瓣口面积(AVA)≤1.0cm² (或主动脉瓣口面积指数 AVAi ≤ 0.6cm²/m²) 极严重 AS 是 Vmax ≥ 5m/s 或平均 ΔP≥60mmHg	左心室舒张功能减低轻度左心室肥厚 LVEF 正常	无:对验证症状情况进行运动试验是合理的
C2	无症状严重 AS 期合并左心室功能障碍	严重瓣膜钙化或先天性狭窄瓣膜开放严重受限	Vmax ≥4m/s 或平均ΔP≥40mmHg 通常 AVA ≤1.0cm² (或 AVAi ≤ 0.6cm²/m²)	LVEF<50%	无
D: 有症状严重 AS 期					
D1	有症状严重 AS 合并高跨瓣压差	严重瓣叶钙化或先天性狭窄瓣膜开放严重受限	Vmax ≥4m/s 或平均ΔP≥40mmHg 通常 AVA ≤1.0cm² (或 AVAi ≤ 0.6cm²/m²) 但 AS 合并 AR 可能较大	左心室舒张功能减低左心室肥厚可能出现肺动脉高压	劳力性呼吸困难或运动耐量下降劳力性心绞痛劳力性晕厥或先兆晕厥
D2	有症状严重 AS 合并低跨瓣血流量/低跨瓣压差以及 LVEF 降低	严重瓣膜钙化合并瓣膜运动严重受限	AVA ≤1.0cm² 同时静息 Vmax<4m/s 或平均 ΔP<40mmHg 多巴酚丁胺超声心动图试验显示任何血流量时 AVA ≤ 1.0cm² 同时 Vmax ≥ 4m/s	左心室舒张功能减低左心室肥厚 LVEF<50%	心力衰竭心绞痛晕厥或先兆晕厥
D3	有症状严重 AS 合并低跨瓣血流量和 LVEF 正常或严重 AS 合并跨瓣血流量反常低	严重瓣膜钙化合并瓣膜运动严重受限	AVA ≤ 1.0cm² 同时 Vmax <4m/s 或平均 ΔP<40mmHg AVAi ≤ 0.6cm²/m² 和每搏量指数<35ml/m² 血压正常(收缩压<140mmHg)时测量	相对室壁厚度而言左心室增大左心室腔小和每搏量低舒张充盈受限 LVEF>50%	心力衰竭心绞痛晕厥或先兆晕厥

(五) 鉴别诊断

引起收缩期喷射性杂音可有其他原因,可伴或不伴左心室流出道梗阻,其中包括无显著狭窄的主动脉瓣硬化、主动脉瓣下狭窄(由于固定病变或由于诸如肥厚型心肌病等疾病中可见的动态梗阻)以及主动脉瓣上狭窄。

(六) 并发症

1. **心律失常**　5%~6% 轻到中度 AS 成人患者有心房颤动。此类群体中,每年新发心房颤动的发病率为 1.2%,合并左心室收缩功能障碍时发病率最高。重度 AS 成人患者常出现心房颤动。主动脉瓣钙化侵及传导系统可致房室传导阻滞;左心室肥厚、心内膜下心肌缺血或冠状动脉栓塞可致室性心律失常。

2. **心脏性猝死**　一般发生于先前有症状者,重度 AS 出现症状的成人患者中,猝死的年发生率为 8%~34%。无症状者发生猝死少见,仅见于 1%~3% 的患者。

3. **感染性心内膜炎**　不常见。年轻人的较轻瓣膜畸形较老年人的钙化性瓣膜狭窄发生感染性心内膜炎的可能性大。

4. **体循环栓塞**　少见。栓子可来自钙化性狭窄瓣膜的钙质或增厚的二叶瓣的微血栓。

5. **心力衰竭**　50%~70% 患者死于此并发症。左心衰竭后,自然病程明显缩短,因此终末期的右心衰竭少见。

6. **胃肠道出血**　15%~25% 患者有胃肠道血管发育不良。由血管发育异常导致的慢性胃肠道出血与钙化的 AS 之间的相关性被称为 Heyde 综合征。多见于老年患者,出血多为隐匿和慢性。人工瓣膜置换术后出血停止。

(七) 治疗

1. **基础教育与随访**　无症状的轻度狭窄患者每 2 年复查一次,中度和重度狭窄的患者应避免剧烈体力活动,每 6~12 个月复查 1 次。症状可疑患者,可行运动负荷超声心动图检查;一旦出现症状,立即就诊。

2. **药物治疗**　无特异性药物,主要是对症支持治疗。

3. **介入治疗**　详见本章第三节。

4. **外科治疗**　人工瓣膜置换术为治疗成人 AS 的主要方法,手术指征:重度 AS 伴有症状;无症状重度 AS 患者,伴 EF<50%、合并其他结构性心脏病、运动耐量下降或运动后血压下降、疾病进展快、Vmax ≥ 5m/s 且手术风险低;中度 AS 患者合并其他心脏疾病需要同时治疗。

(八) 预后

可多年无症状,但大部分患者的狭窄进行性加重,一旦出现症状,除非介入或外科治疗,否则预后差。出现症状后患者的平均寿命仅 3 年(出现晕厥后为 3 年,心绞痛为 5 年,左心衰竭<2 年)。常见死亡原因为左心衰竭(70%)、猝死(15%)和感染性心内膜炎(5%)。退行性钙化性狭窄较先天性或风湿性病变发展迅速。未手术治疗的有症状患者预后较二尖瓣疾病或主动脉瓣关闭不全患者差。经介入治疗或外科换瓣后预后明显改善,手术存活的生活质量和远期存活率显著优于内科治疗的患者。

二、主动脉瓣关闭不全(aortic regurgitation,AR)

(一) 病因和病理

由于主动脉瓣及 / 或主动脉根部疾病所致。

1. **急性 AR**

(1)感染性心内膜炎:致主动脉瓣瓣膜穿孔或瓣周脓肿。

(2)创伤:致升主动脉根部、瓣叶支持结构和瓣叶破损或瓣叶急性脱垂。

(3)主动脉夹层:夹层血肿使主动脉瓣环扩大,瓣环或瓣叶被夹层血肿撕裂。

(4)换瓣术后:瓣周漏及瓣膜损伤。

2. **慢性 AR**

(1)主动脉瓣疾病:

1)风心病:国内 60%~80% 患者由风湿性心脏病所致。常合并不同程度的主动脉狭窄和二尖瓣病变。

2）感染性心内膜炎：感染性赘生物致瓣叶破损或穿孔，瓣叶因支持结构受损而脱垂或赘生物影响瓣膜的闭合。可表现为急性、亚急性或慢性关闭不全，为单纯性主动脉瓣关闭不全的常见病因。

3）先天性畸形：①二叶主动脉瓣占临床单纯性主动脉瓣关闭不全的 1/4。儿童期出现的主动脉瓣关闭不全多由于一叶边缘有缺口或大而冗长的一叶脱垂入左心室；成人期多由于进行性瓣叶纤维化挛缩或继发于感染性心内膜炎，引起关闭不全。②室间隔缺损时由于无冠瓣失去支持，可引起主动脉瓣关闭不全，约占室间隔缺损的 15%。

4）主动脉瓣脱垂：主动脉瓣黏液样变致瓣叶舒张期脱垂入左心室。偶尔合并主动脉根部中层囊性坏死，可能为先天性原因。

5）强直性脊柱炎：瓣叶基底部和远端边缘增厚伴瓣叶缩短。

6）退行性变性：老年人较为常见。

（2）主动脉根部扩张引起瓣环扩大，瓣叶舒张期不能对合。

1）梅毒性主动脉炎：主动脉炎致主动脉根部扩张，30% 发生主动脉瓣关闭不全。

2）马方综合征（Marfan syndrome）：为遗传性结缔组织病，通常累及骨、关节、眼、心脏和血管。典型者四肢细长，韧带和关节过伸，晶体脱位和升主动脉呈梭形瘤样扩张。后者由于中层囊性坏死所致，即中层弹力纤维变性或缺如，由黏液样物质呈囊性沉着。

3）强直性脊柱炎：升主动脉弥漫性扩张。

4）严重高血压和/或动脉粥样硬化导致升主动脉瘤。

（二）病理生理

急性 AR 时，舒张期血流从主动脉反流入左心室，左心室容量负荷急剧增加。心搏量不能相应增加，左心室舒张末压急剧上升，导致左心房压增高和肺淤血，甚至肺水肿。

慢性 AR 时，左心室对慢性容量负荷过度的代偿反应为左心室舒张末容量增加，使总的左心室心搏量增加；左心室扩张，不致因容量负荷过度而明显增加左心室舒张末压；心室重量大大增加使左心室壁厚度与心腔半径的比例不变，室壁应力维持正常。以上因素使左心室能较长期维持正常心输出量和肺静脉压无明显升高。失代偿的晚期心室收缩功能降低，直至发生左心衰竭。左心室心肌重量增加使心肌氧耗增多，主动脉舒张压低使冠状动脉血流减少，二者引起心肌缺血，使左心功能恶化。

（三）临床表现

1. 症状

（1）急性 AR：与反流严重度相关，轻者可无症状，重者出现急性左心衰竭和低血压。

（2）慢性 AR：可多年无症状，症状的产生和左心室充盈压的上升有关，主要为左心衰竭表现。

2. 体征

（1）急性 AR：常缺乏典型的体征和杂音，无明显周围血管征。舒张期杂音呈低调且持续时间短，这是由于舒张期主动脉和左心室之间的压力很快即达到平衡所致。

（2）慢性 AR：

1）周围血管征：重度 AR 患者收缩压升高，舒张压降低，脉压增大。周围血管征常见，包括随心脏搏动的点头征（de Musset 征）、颈动脉和桡动脉扪及水冲脉、股动脉枪击音（Traube 征）、听诊器轻压股动脉闻及双期杂音（Duroziez 征）和毛细血管搏动征等。

2）心尖冲动：向左下移位，常弥散有力，呈抬举性搏动。

3）心音：第一心音减弱，由于收缩期前二尖瓣部分关闭引起。第二心音主动脉瓣成分减弱或缺如，可出现单一心音，但梅毒性主动脉炎时常亢进。由于左心输出量增加，心底部可闻及收缩期喷射音，由于舒张早期左心室快速充盈增加，心尖区常有第三心音，出现心力衰竭时，可有第三心音奔马律。

4）心脏杂音：主动脉瓣关闭不全的杂音为与第二心音同时开始的高调叹气样递减型舒张早期杂音，坐位并前倾和深呼气时最清楚。杂音为乐音性时，提示瓣叶脱垂、撕裂或穿孔。由主动脉瓣损害所致者，杂音在胸骨左中下缘明显；升主动脉扩张引起者，杂音在胸骨右上缘更清楚，向胸骨左缘传导。老年人的杂音有时在心尖区最响。心底部常有主动脉瓣收缩期喷射性杂音，较粗糙，强度 2/6~4/6 级，可伴有震颤,与左心室心搏量增加和主动脉根部扩大有关。重度反流者,常在心尖区听到舒张中晚期隆隆样杂音(Austin-Flint 杂音),可能是严重的主动脉瓣反流使左心室舒张压快速升高,导致二尖瓣处于半关闭状态而形成相对性的二尖瓣狭窄。

根据瓣膜解剖结构、瓣膜血流动力学、血流动力学后果及症状,可对慢性 AR 进行分期,如 2014 年美国心脏协会 / 美国心脏病学会瓣膜指南所示(表 8-2-3)。

表 8-2-3 主动脉瓣关闭不全的分期

分期	定义	瓣膜解剖结构	瓣膜血流动力学	血流动力学后果	症状
A	AR 风险期	二叶式主动脉瓣(或其他先天性主动脉瓣异常) 主动脉瓣硬化 主动脉窦或升主动脉疾病 风湿热史或已知风湿性心脏病 感染性心内膜炎(IE)	AR 程度:无或轻微	无	无
B	AR 进展期	三叶瓣轻 - 中度钙化、二叶式主动脉瓣(或其他先天性主动脉瓣异常) 主动脉窦扩张 风湿性心脏病瓣膜病变 既往 IE	轻度 AR:反流宽度<25% 左心室流出道(LVOT);反流口<0.3cm;反流量(RVol)<30ml/搏;反流分数(RF)<30%;有效反流口面积(ERO)<0.10cm²;血管造影分级 1+ 中度 AR:反流宽度 25%~64% LVOT;反流口 0.3~0.6cm;RVol 30~59ml/搏;RF 30%~49%;ERO 0.1~0.29cm²;血管造影分级 ++	左心室收缩功能正常 左心室容量正常或左心室轻度扩张	无
C	无症状严重 AR 期	钙化性主动脉瓣病变 二叶式主动脉瓣(或其他先天性主动脉瓣异常) 主动脉窦或升主动脉扩张 风湿性心脏病瓣膜病变 IE 出现瓣膜闭合异常或穿孔	严重 AR:反流宽度≥65% LVOT;反流口>0.6cm;腹主动脉近端全舒张期反向血流;RVol ≥60ml/搏;RF ≥50%;ERO ≥0.3cm²;血管造影分级 +++ 至 ++++ 此外,慢性严重 AR 的诊断需要左心室扩张证据	C1 期:LVEF 正常(50%)和轻 - 中度左心室扩张(左心室舒张末期内径 50mm) C2 期:左心室收缩功能异常 LVEF 减低(<50%)或严重左心室扩张(左心室舒张末期内径>50mm 或左心室舒张末期内径指数>25mm/m²)	无,为确认症状状况进行运动试验是合理的
D	有症状严重 AR 期	钙化性主动脉瓣病变 二叶式主动脉瓣(或其他先天性主动脉瓣异常) 主动脉窦或升主动脉扩张 风湿性心脏病瓣膜病变 IE 出现瓣膜闭合异常或穿孔	严重 AR: 多普勒反流宽度≥65%LVOT 反流口>0.6cm 腹主动脉近端全舒张期反向血流 RVol ≥60ml/搏 RF ≥50% ERO ≥0.3cm² 血管造影分级 +++ 至 ++++ 此外,慢性严重 AR 的诊断需要左心室扩张证据	有症状严重 AR 可能出现收缩功能正常(LVEF 50%),轻 - 中度左心室收缩功能不全(LVEF 40%~50%),或严重左心室收缩功能不全(LVEF<40%) 出现中 - 重度左心室扩张	劳力性呼吸困难或心绞痛或更严重的心力衰竭症状

（四）实验室和其他检查

1. X 线检查　急性 AR 心脏大小正常,常有肺淤血或肺水肿征。慢性 AR 左心室增大,可有左心房增大。升主动脉扩张明显,并可累及整个主动脉弓。严重的瘤样扩张提示马方综合征或中层囊性坏死。左心衰竭时有肺淤血征(图 8-2-4)。

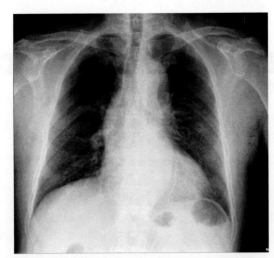

图 8-2-4　73 岁,男性,重度 AR,胸部 X 线片提示"靴型心",升主动脉增宽

2. 心电图　急性 AR 常见窦性心动过速和非特异性 ST-T 改变(图 8-2-5)。慢性 AR 常见左心室肥厚劳损。

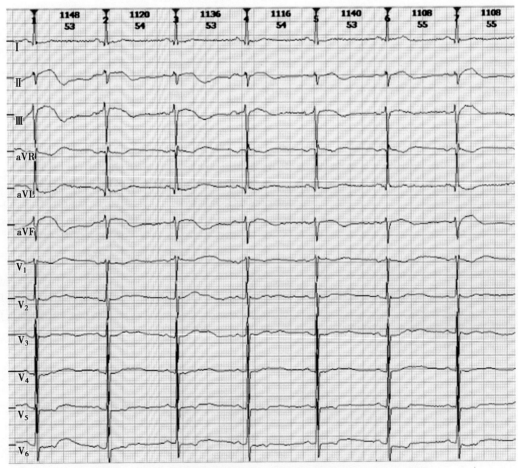

图 8-2-5　73 岁,男性,重度 AR,心电图提示非特异性 ST-T 改变

3. 超声心动图　经胸超声对诊断、评估有重要价值。经食管超声有利于主动脉夹层和感染性心内膜炎的诊断(图8-2-6)。

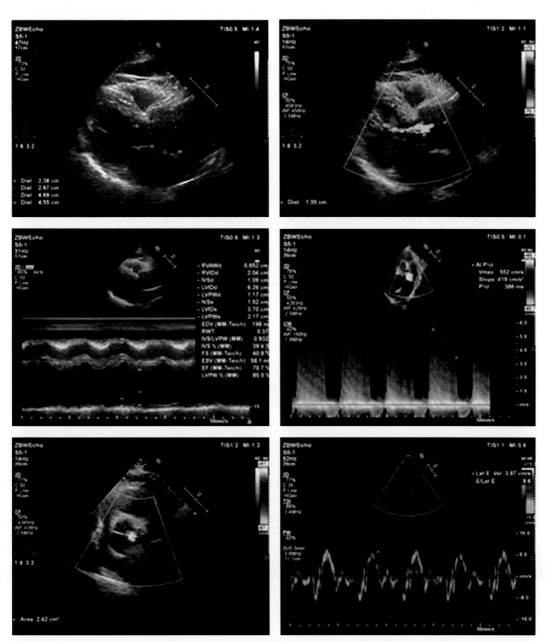

图8-2-6　73岁,男性,心脏超声提示主动脉瓣口收缩期前向流速约Vmax 1.69m/s,maxPG 11mmHg,meanPG 7mmHg,舒张期主动脉瓣口可见中大量反流信号,PHT 458ms,反流颈宽约13.5mm,反流口面积约2.42cm²

4. 心导管检查　外科术前需要评估冠脉时可行心导管检查。

(五) 鉴别诊断

慢性AR易与其他疾病鉴别,急性AR体征不明显时应引起注意。

(六) 并发症

感染性心内膜炎、室性心律失常及心力衰竭较常见;心脏性猝死和栓塞事件少见。

(七) 治疗

1. 急性AR　外科治疗为根本措施。内科治疗一般仅为术前准备的过渡措施,目的在于降低肺静脉压,增加心输出量,稳定血流动力学,应尽量在Swan-Ganz导管床旁血流动力学监测下进行。血流动力学不稳定者,酌情使用利尿药、正性肌力药物和升压药,应立即手术。主动脉夹层即使伴轻或中度反流,也需紧急手术;活动性感染性心内膜炎患者,争取在完成 7~10d 强有力抗生素治疗后手术,但真菌性心内膜炎所致者,无论反流轻重,几乎均需早日手术;创伤性或人工瓣膜功能障碍者,根据病情采取紧急或择期手术。

2. 慢性 AR

(1)内科治疗:①无症状的轻或中度反流者,应限制重体力活动,并每 1~2 年随访 1 次,重度者每半年随访 1 次;②梅毒性主动脉炎应予全疗程青霉素治疗;③预防感染性心内膜炎,如为风湿性心脏病有风湿活动,应预防风湿热;④心力衰竭相关治疗。

(2)手术治疗:外科主动脉瓣膜置换术(surgical aortic valve replacement,SAVR)为严重 AR 的主要治疗方法。无论左心室收缩功能情况,SAVR 适应于有症状严重 AR(D 期)的患者;无症状慢性严重 AR 患者,静息时左心室收缩功能不全(LVEF <50%)(C2 期),如果确定无收缩功能不全的其他原因,推荐行 SAVR;严重 AR 患者(C 或 D 期),由于其他适应证进行心脏手术时,推荐行 SAVR(C)。外科手术高危、禁忌的单纯性 AR 可能是 TAVR 的适应证,超适应证使用自膨式经导管心脏瓣膜治疗慢性 AR 国内外均有尝试,但存在一些待解决的问题。

(八)预后

急性重度 AR 如不及时手术治疗,常死于左心室衰竭。慢性者无症状期长;重度者经确诊后内科治疗 5 年存活率为 75%,10 年存活率为 50%。症状出现后,病情迅速恶化,心绞痛者 5 年内死亡 50%,严重左心室衰竭者 2 年内死亡 50%。

(洪旭林　张文斌)

参考文献

[1] 王辰, 王建安. 内科学 [M]. 3 版. 北京: 人民卫生出版社, 2015.

[2] NISHIMURA R A, OTTO C M, BONOW R O, et al. 2014 AHA/ACC Guideline for the management of patients with valvular heart disease: a report of the American College of Cardiology/American Heart Association Task Force on Practice Guidelines [J]. Circulation, 2014, 129 (23): e521-e643.

课后习题

单项选择题

1. 主动脉瓣狭窄的常见病因是(　　　)。

   A. 风湿性心脏病　　　　　　　　　　B. 先天性畸形

   C. 退行性老年钙化性瓣膜病　　　　　D. 自身免疫性疾病

   E. 代谢性疾病

2. 主动脉瓣狭窄的常见并发症有(　　　)。

   A. 心律失常　　　　　　　　　　　　B. 心脏性猝死

   C. 感染性心内膜炎　　　　　　　　　D. 心力衰竭

   E. 以上都是

3. 哪项不是慢性 AR 的病因? (　　　)

   A. 风湿性心脏病　　　　　　　　　　B. 感染性心内膜炎

   C. 先天性畸形　　　　　　　　　　　D. 退行性变性

   E. 外伤

4. 哪项不是外科主动脉瓣膜置换术的适应证？（　　　）

    A. 有症状严重 AR（D 期）的患者

    B. 无症状慢性严重 AR 患者，静息时左心室收缩功能不全（LVEF<50%）（C2 期），确定无收缩功能不全的其他原因

    C. 严重 AR 患者（C 或 D 期），同时有其他适应证进行心脏手术时

    D. 其他原因继发的 AR

答案：

1. A；2. E；3. E；4. D。

第三节　主动脉瓣狭窄和经导管主动脉瓣置换术

学 习 目 标

1. 熟悉主动脉根部复合体解剖结构。
2. 掌握经导管主动脉瓣置换术的适应证和禁忌证。
3. 熟悉经导管主动脉瓣置换术的并发症。

随着人口老龄化加剧，主动脉瓣疾病发病率日益升高。有症状的重度主动脉瓣狭窄（aortic stenosis，AS）患者预后极差，尚无有效药物治疗，需要及时行换瓣治疗。与传统的外科换瓣手术（surgical aortic valve replacement，SAVR）相比，经导管主动脉瓣置换术（transcatheter aortic valve replacement，TAVR）具有微创、安全和有效等优势，成为 AS 治疗的革新性技术。

一、主动脉瓣解剖

主动脉根部是左心室流出道的直接延续，位于心脏的中心部位，其复合解剖结构是决定手术治疗策略选择的重要因素。主动脉根部上部为主动脉管，下部为主动脉窦，上下部交界为窦管交界，包含 3 个平面环，为窦管交界环（主动脉根部出口）、心室主动脉解剖交界环、瓣叶基底部构成的虚拟瓣环（主动脉根部入口）和 1 个立体皇冠样环（由三个瓣叶边缘构成）（图 8-3-1）。主动脉瓣叶由 3 个半月形状的膜样组织形成，当心室收缩时，血流向上喷射，主动脉窦开放，瓣口打开；当心室舒张时，瓣叶被动降入主动脉腔中心，瓣叶游离缘对合，瓣口关闭。主动脉瓣相对的动脉壁向外膨出，瓣膜与主动脉壁之间的内腔，称主动脉窦或瓦氏窦，发出左、右冠状动脉主干的窦，分别称为左冠状窦和右冠状窦，没有冠脉发出的窦称为无冠状窦。无冠状窦邻接右心房和左心房，右冠状窦邻接右心房和右心室，左冠状窦邻接左心房和肺动脉根部。无冠状窦和右冠状窦之间的交界下方为室间隔膜部和左束支；无冠状窦和左冠状窦之间的交界位于主动脉瓣和二尖瓣延续的区域。

二、病因

主动脉瓣狭窄主要有 3 种病因：老年退行性改变、先天性发育畸形和风湿性改变（图 8-3-2）。

1. 钙化性主动脉瓣　是西方发达国家最常见的病因，随着年龄增加，机体老化，瓣膜发生脂质沉积、炎性反应、钙化骨化等退行性改变，导致瓣膜破坏。

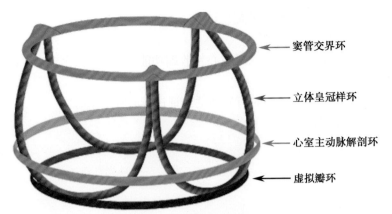

图 8-3-1　主动脉瓣解剖

2. 先天性瓣膜发育畸形　是次要病因,包括单叶瓣、二叶瓣或四叶瓣,有较高的遗传倾向性。由于瓣叶结构异常,长期受到血流冲击,引起瓣膜增厚、钙化、僵硬、纤维化,导致瓣膜狭窄;其中二叶畸形最常见,2 个大小不同的瓣叶构成,较大的瓣叶中间通常有融合嵴。按照嵴的数目分为 3 型:① 0 型,融合瓣膜不伴有嵴;② 1 型,融合瓣膜伴有 1 个嵴;③ 2 型,融合瓣膜伴有 2 个嵴。

3. 风湿活动导致瓣膜狭窄　为发展中国家多见原因。由乙型溶血性链球菌感染,引起的变态反应,导致瓣膜交界粘连、增厚、僵硬,出现瓣膜狭窄,二尖瓣受损最常见,其次是主动脉瓣。

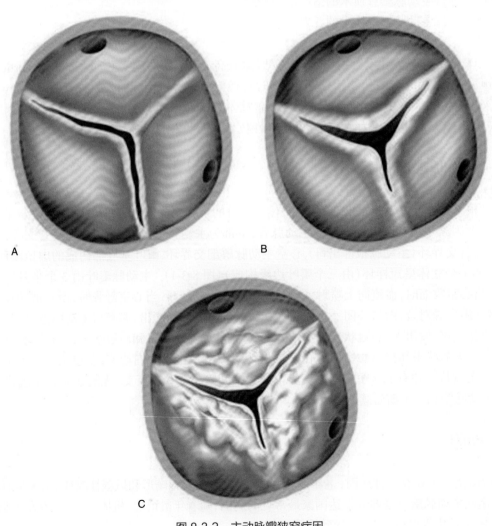

图 8-3-2　主动脉瓣狭窄病因
A. 二叶瓣;B. 风湿性;C. 钙化性。

三、病理生理

主动脉瓣狭窄引起左心室舒张功能和收缩功能受损,最终导致左心室射血分数降低,经主动脉瓣跨瓣血流减少,左心房压力升高。

1. 血流梗阻　导致运动时心输出量减少,最终导致静息心输出量亦减少。
2. 后负荷增加　引起代偿性左心室肥大,最终导致左心室顺应性降低和充盈受限。
3. 左心室射血时间延长　在梗阻固定的情况下以维持心输出量。

四、评估

正常成人主动脉瓣口面积 $\geqslant 3.0cm^2$,瓣口面积减小 50% 以上时会改变其血流动力学,出现跨瓣压力差。主动脉瓣狭窄典型症状包括劳力性呼吸困难、心绞痛和晕厥。前期可表现为进行性疲劳和运动耐量下降,随着狭窄严重程度发展,最终出现左心室功能受损,进展为心力衰竭。部分主动脉瓣狭窄合并有胃肠道出血和感染性心内膜炎。

临床体征检查包括动脉脉搏波形变化,心前区触诊和听诊。

1. 典型的颈动脉脉搏波变化呈现脉搏波上升支的斜率和幅度都较小,缓慢上升,峰值后延。
2. 在心底部触及收缩期震颤,在坐位、胸部前倾、深呼气后屏气时易及,胸骨上窝、颈动脉和锁骨下动脉处也可触及。
3. 主动脉瓣第一或第二听诊区闻及收缩期喷射性杂音,在第一心音稍后或紧随喷射音开始,终止于第二心音之前,递增 - 递减型,传向颈动脉、胸骨左下缘和心尖区。狭窄越严重,杂音持续时间越长;心力衰竭时,杂音减弱或消失;吸入硝酸酯类药物或平卧位时增强,应用升压药或站立位时减轻。

超声心动图检查是确定和定量主动脉瓣狭窄的重要方法。二维超声心动图可以显示瓣膜形态及活动度,测量瓣口大小及房、室大小,有助于确定病因。多普勒超声通过测量主动脉瓣的最大血流速度,可计算跨膜压差、瓣口面积,定量狭窄程度。

最新的瓣膜性心脏病指南中,提出了一种新的分类法,用于瓣膜性心脏病的发展阶段。主动脉瓣狭窄分为 A、B、C、D 四期。

(1)A 期:主动脉瓣存在狭窄风险,但并未真正发生主动脉瓣狭窄,无明显解剖病变,也无临床症状,二叶瓣患者属于此期。

(2)B 期:为进展期,主动脉瓣轻中度狭窄,跨瓣压差 <40mmHg,主动脉瓣流速 <4m/s,射血分数正常,无临床症状。

(3)C 期:为严重主动脉瓣狭窄,仍无症状,以进一步分为 C1 期和 C2 期,前者跨瓣压差 $\geqslant 40mmHg$,主动脉瓣流速 $\geqslant 4m/s$,但射血分数保留;而 C2 期则出现射血分数下降。

(4)D 期:重度主动脉瓣狭窄,存在临床症状,可细分为 D1、D2 及 D3 三期。D1 期射血分数保留,跨瓣压差较大;D2 期射血分数降低,跨瓣血流量减少或跨瓣压差较低;D3 期跨瓣压差较低,射血分数可正常。

五、预后

主动脉瓣狭窄,无症状平台期长,自然预后良好。重度主动脉瓣狭窄,一旦出现症状,进展迅速,预后差,若单纯行药物保守治疗,2 年死亡率可高达 50%,5 年生存率低于 20%,与恶性肿瘤的生存率类似。

六、经导管主动脉瓣置换术

经导管主动脉瓣置换术是将组装好的人工生物瓣膜支架系统,通过导管途径(包括股动脉、颈动脉、心尖等入路),置入病变的主动脉瓣处,替代原有的瓣膜发挥功能。自 2002 年 Alain Cribier 教授团队完成全球首例 TAVR 以来,TAVR 技术迅猛发展,是心血管介入技术革新的另一个里程碑,2020 年全球 TAVR 手术量已超过 16 万例。国内 2010 年 10 月葛均波院士团队完成首例 TAVR,开创了 TAVR 在中国的临床应用,起始发展相对缓慢,但 2017 年两款国产瓣膜上市以来,我国 TAVR 进入快速、全面发展阶段,2020 年我国已经完成了 3 500 例 TAVR 手术,2021 年 TAVR 手术还将进一步增长,预计能超过 5 000 例。

重度主动脉瓣狭窄传统的治疗方法是行外科主动脉瓣置换术,但对于外科手术禁忌或高危的 AS 患者,生活质量和生命将受到极大的威胁。因此 TAVR 技术的开展,成为 AS 患者治疗新的选择。随着器械和技术的更新发展,以及多项循证医学研究的开展,基于 PARTNER2 及 SURTAVI 研究结果,目前欧美指南已将外科手术极高危、高危及中危患者列为 TAVR 的适应证。2019 年公布的 PARTNER 3 和 Evolut Low Risk Trial 研究结果,显示外科手术低危患者接受 TAVR 的效果优于或不劣于外科手术,美国和欧洲政府部门批准 Sapien 3 及 Evolut R 人工瓣膜应用于外科手术低危患者。

结合国情及国内外研究进展,2020 年经导管主动脉瓣置换术中国专家共识更新版发布,建议 TAVR 适应证和禁忌证如下。

(一) 绝对适应证

1. 重度 AS 超声心动图提示跨主动脉瓣血流速度 ≥4m/s,或跨主动脉瓣平均压差 ≥40mmHg,或主动脉瓣口面积<1.0cm^2,或有效主动脉瓣口面积指数<0.5cm^2/m^2;低压差低流速患者经多巴酚丁胺负荷试验、多普勒超声或其他影像学手段评估为重度 AS。

2. 患者有症状 如气促、胸痛、晕厥,纽约心功能分级 II 级以上,且该症状明确为 AS 所致。

3. 解剖学上适合 TAVR 包括瓣膜钙化程度、主动脉瓣环内径、主动脉窦内径及高度、冠状动脉开口高度、入径血管内径等。

4. 预期寿命超过 12 个月。

5. 三叶式主动脉瓣(tricuspid aortic valve,TAV)。

6. 外科手术极高危(无年龄要求),或中、高危且年龄 ≥70 岁。

同时符合以上所有条件者为 TAVR 的绝对适应证。外科术后人工生物瓣退化也作为 TAVR 的绝对适应证。

(二) 相对适应证

1. 满足上述的绝对适应证 1~5,外科手术低危且年龄 ≥70 岁。

2. 满足上述的绝对适应证 1~4、6 的二叶式主动脉瓣(bicuspid aortic valve,BAV),或者满足上述绝对适应证 1~4 的 BAV,同时外科手术低危且年龄 ≥70 岁,可在有经验中心或者有经验团队协助下进行 TAVR。

3. 满足上述的绝对适应证 1~4 且年龄 60~70 岁的患者(BAV 或 TAV),由心脏团队根据外科手术风险及患者意愿判断为适合行 TAVR。

J-Valve 瓣膜对单纯性主动脉瓣关闭不全行经心尖入径的 TAVR 有效。目前国内外也有部分中心使用自膨式瓣膜对单纯性主动脉瓣关闭不全尝试 TAVR 治疗,但仍然缺乏足够临床证据。

(三) 禁忌证

1. 左心室内血栓。

2. 左心室流出道梗阻。

3. 入径或者主动脉根部解剖形态上不适合 TAVR。

4. 存在其他严重合并症,即使纠正了瓣膜狭窄仍预期寿命不足 1 年。

(四) 团队构成

建议建立多学科心脏团队,包括心脏介入医师、心外科医师、超声心动图医师、放射科医师、麻醉医师、护士及相关专业技术人员,团队人员必须经过相关系统化培训。

(五) 术前评估

1. 临床因素评估 ①是否具有换瓣指征;②外科风险评估(STS 或 EuroScore 评分);③有无 TAVR 禁忌证。

2. 影像学评估　精准的术前形态学（自体主动脉瓣膜、主动脉瓣环、主动脉、冠状动脉和外周动脉解剖情况）是筛选患者是否适合 TAVR 治疗，以及器械型号及手术入路选择的关键。多排螺旋计算机断层显像（multislice computed tomography，MSCT）是最主要、最核心的评价手段（图 8-3-3）。心脏超声作为辅助手段，对心脏的整体形态学及功能学状态进行评估。

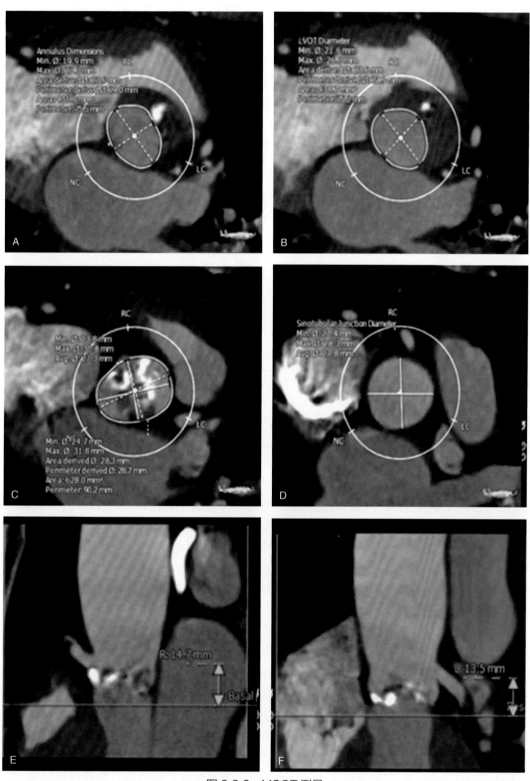

图 8-3-3　MSCT 测量

A. 主动脉瓣环平面；B. 左心室流出道平面；C. 主动脉窦平面；D. 窦管交界平面；E. 右冠状动脉高度；F. 左冠状动脉高度。

（六）器械要求

建议在改装后心导管室或杂交手术室进行,应同时具备血管造影设备和外科手术条件,空气层流达到心外科手术要求。

1. 瓣膜系统

（1）球囊扩张式瓣膜,以美国爱德华公司研发生产的 Sapien 瓣膜系列为代表。

（2）自膨胀式瓣膜,以美国美敦力公司研发生产的 CoreValve 瓣膜系列为代表。国内以启明公司研发生产的 Venus-A 瓣膜系列为代表。

（3）机械扩张式瓣膜,以波士顿科学公司研发生产的 Lotus 瓣膜为代表。(图 8-3-4)。

2. 其他器械　血管缝合器,引导鞘,扩张球囊,导丝导管,临时起搏器,冠脉支架和外周支架等;除颤仪;高压注射器;经食管或经胸超声仪;血流动力学监护设备;麻醉机;体外循环机等。

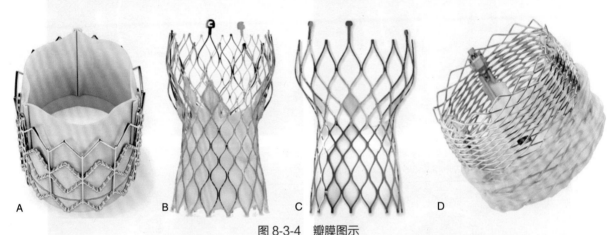

图 8-3-4　瓣膜图示
A. Sapien;B. Evolut R;C. Venus-A;D. Lotus。

（七）手术过程

随着 TAVR 技术的发展,在成熟的中心,TAVR 可以在局部麻醉、基础麻醉下完成,但初步开展的中心,还是建议全身麻醉下完成手术。以下为自膨胀式瓣膜 TAVR 手术要点(图 8-3-5)。

1. 血管入径的建立　常规入路为股动脉途径。可以应用微穿刺、超声引导下穿刺等技术,保证入路血管穿刺的准确性,减少外周血管并发症。穿刺成功后,预先放置 Proglide 等血管动脉缝合装置。入径动脉也可以采用切开分离、再行穿刺的方法。另一侧股动脉常规穿刺置 6F 鞘。若双侧股动脉均无法作为入径,需要选择其他入径,如颈总动脉等,通常需外科医师配合建立通路。

2. 临时起搏器置入　通过颈静脉、锁骨下静脉、股静脉等途径,右心室置入临时起搏器,测试备用。

3. 引导鞘置入　一般需要 16~22F 大鞘,在加硬导丝支撑下,缓慢推进置入腹主动脉水平以上,避免损伤外周血管。

4. 导丝跨瓣　由于主动脉瓣狭窄,瓣膜钙化、增厚等因素,需要反复尝试。常规选用 AL-1 或 2（Amplatz Left,AL）导管和直头导丝或超滑直头导丝进行跨瓣。通过长交换导丝,交换为猪尾导管进入左心室。若反复尝试,跨瓣困难,可进行房间隔穿刺,导丝顺行跨主动脉瓣,建立导丝轨道。

5. 术前跨瓣压差的测量　通过主动脉根部和左心室的猪尾导管,进行压力测定,计算峰值压差。

6. 主动脉瓣球囊预扩张　Safari 等预塑型导丝或超硬导丝（Amplatz、Lunderquist 等导丝）头端塑形圆圈形状后,增加与左心室的接触面积,以支撑扩张球囊及瓣膜输送系统。通过猪尾导管进入左心室,注意避免损伤左心室结构。通过加硬导丝,送入合适直径的扩张球囊,跨过主动脉瓣瓣口。在右心室快速起搏(180~220 次 /min)下,当收缩压低于 60mmHg 时,快速充分扩张球囊后快速抽瘪球囊,大约持续5s,然后停止起搏。扩张的同时进行主动脉根部造影。总起搏时间应小于 15s,以免长时间低灌注造成严重并发症。

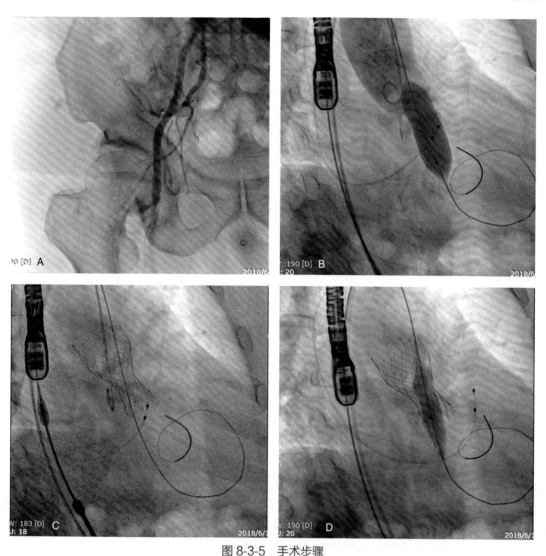

图 8-3-5 手术步骤

A. 入路的造影；B. 球囊预扩张；C. 瓣膜的释放；D. 球囊后扩张。

7. 瓣膜装载、置入、释放和退出 瓣膜释放前，应将由辅路送入的猪尾导管放置在无冠状窦的最低点作为参考。调整 DSA 投照角度，使得 3 个窦底在同一平面，术前 MSCT 可为此提供角度；瓣膜释放后最佳深度为 0~6mm。选择合适的人工瓣膜，瓣膜冰盐水反复冲洗后，压缩装载入输送系统头端。将输送系统推进到主动脉根部并跨过主动脉瓣口，通过释放系统，将人工瓣膜释放在合适的位置。瓣膜释放在理想的位置是整个手术最关键、最重要的一个步骤，需要反复造影确认，精确释放操作。瓣膜释放过程应缓慢，瓣膜支架从竖直状态逐渐展开到锚定状态时瓣膜容易发生移位，此过程中可辅以快速起搏(一般频率 120~150 次 /min，起搏时间 10~20s)，降低瓣膜移位的可能。

8. 术后跨瓣压差的测量 左心室交换为猪尾导管，再次进行主动脉根部和左心室的压力测定，计算峰值压差。同时用心脏超声来评估瓣膜的位置、功能和瓣周漏等情况。

9. 主动脉瓣球囊后扩张 通过测压、造影、心脏超声等评价，若瓣膜贴壁不良、膨胀不全，可进行瓣膜后扩张。

10. 入路的闭合 常规行入路血管造影，排除外周血管并发症。采用 Proglide 或 ProStar 等缝合器缝合、外科缝合等技术，闭合入路血管。

11. 术后处理 送入监护病房，撤除气管插管，密切心电监护，观察生命体征、心律失常情况、神经系统体征等。

12. 药物使用和随访 常规应用抗生素 3d。术后一般双联抗血小板药服用 3~6 个月，此后单抗血小板药服用。若有房颤等脑卒中高危因素或瓣膜血栓者，可长期口服抗凝血药治疗。术后 1 个月、3 个月、6 个月和年度门诊随访,行心电图、心脏超声和 CT 等检查评估。

(八) 手术并发症

患者术中、术后均可能发生严重或致命性并发症,因此需要术前充分评估,预估并发症的发生和相应对策;术中需要团队的紧密配合和协作,保证手术安全、顺利实施;术后需要密切护理,平稳度过围手术期。常见并发症如下:

1. 心脏传导阻滞 是目前 TAVR 最常见的并发症,部分患者需要植入永久性起搏器。

2. 瓣周漏 大多数瓣周漏为微量或轻度,影响不大;中度以上瓣周漏和患者远期死亡率相关,需要积极干预。

3. 冠状动脉阻塞 少见,但为致命性的并发症。术前的评估和术中的防治策略非常关键。

4. 脑卒中 与导管操作过程中钙化等物质脱落相关,部分高危患者可考虑应用脑保护装置。

5. 局部血管并发症。

6. 心脏压塞。

7. 主动脉夹层。

8. 中转外科手术等。

2020 年美国 AHA,2021 年欧洲 ESC 对心脏瓣膜病指南进行了更新。①指南强调心脏团队和瓣膜中心的组建,对此进行进一步强调和细化,并对其该具备条件及义务进行了详细规定。瓣膜中心要求能提供 7d、24h 的心内科和心外科诊疗开展,具备急诊 TAVR 手术。②由于手术相关风险降低,对主动脉瓣狭窄患者,更早期地进行干预,对无症状的 AS 但合并左心室收缩功能不全的患者,应考虑干预治疗。对于左心室射血分数超过 55% 且运动试验正常的无症状重度 AS 患者,如果手术操作风险较低且存在下列情况,应考虑进行干预:极严重的 AS(平均跨瓣压差超过 60mmHg 或最大流速超过 5m/s);严重的瓣膜钙化;每年最大流速超过进展>0.3m/s;BNP 水平显著升高(>3 倍年龄和性别校正的正常范围)。③ AS 手术方式 TAVR 或 SAVR 的选择,必须基于心脏团队对临床、解剖和手术因素的仔细评估,权衡每种方法对个别患者的风险和益处。心脏小组的建议应该与患者讨论,然后患者才能做出知情的治疗选择。

综上所述,目前 TAVR 在我国已经进入高速发展阶段,但能够独立开展的中心相对较少,同时学习曲线较长,团队的建设和正规的培训非常关键。随着新一代瓣膜的研发和更新,TAVR 技术因微创、安全、恢复快等优势,必将成为我国主动脉瓣疾病的主要治疗手段。

(俞飞成)

参考文献

[1] 中国医师协会心血管内科医师分会结构性心脏病专业委员会. 中国经导管主动脉瓣置换术临床路径专家共识 (2021 版)[J]. 中国循环杂志, 2022, 37 (1): 12-23.

[2] NISHIMURA R A, OTTO C M, BONOW R O, et al. 2017 AHA/ACC Focused Update of the 2014 AHA/ACC Guideline for the management of patients with valvular heart disease: a report of the American College of Cardiology/American Heart Association Task Force on Clinical Practice Guidelines [J]. J Am Coll Cardiol, 2017, 70 (2): 252-289.

[3] HAUDE M. Management of valvular heart disease: ESC/EACTS guidelines 2017 [J]. Herz, 2017, 42 (8): 715-720.

[4] 中国医师协会心血管内科医师分会结构性心脏病专业委员会. 中国经导管主动脉瓣置换术临床路径专家共识 (2021 版)[J]. 中国循环杂志, 2022, 37 (1): 12-23.

[5] BAVARIA J E, TOMMASO C L, BRINDIS R G, et al. 2018 AATS/ACC/SCAI/STS Expert consensus systems of care document: operator and institutional recommendations and requirements for transcatheter aortic valve replacement: a joint report of the American Association for Thoracic Surgery, American College of Cardiology, Society for Cardiovascular Angiography and Interventions, and Society of Thoracic Surgeons [J]. J Am Coll Cardiol, 2019, 73 (3): 340-374.

[6] 中国医师协会心血管内科医师分会结构性心脏病专业委员会. 经导管主动脉瓣置换术中国专家共识 (2020 更新版) [J]. 中国介入心脏病学杂志, 2020, 28 (6): 301-309.

［7］ VAHANIAN A, BEYERSDORF F, PRAZ F, et al. 2021 ESC/EACTS Guidelines for the management of valvular heart disease: Developed by the Task Force for the management of valvular heart disease of the European Society of Cardiology (ESC) and the European Association for Cardio-Thoracic Surgery (EACTS)[J]. Rev Esp Cardiol (Engl Ed), 2022, 75 (6): 524.

课后习题

简答题

1. 经导管主动脉瓣置换术的定义是什么？
2. 经导管主动脉瓣置换术主要瓣膜系统类别？
3. 经导管主动脉瓣置换术绝对适应证是什么？

答案：

1. 经导管主动脉瓣置换术是将组装好的人工生物瓣膜支架系统,通过导管途径(包括股动脉、颈动脉、心尖等入路),置入病变的主动脉瓣处,替代原有的瓣膜发挥功能。

2. 球囊扩张式瓣膜、自膨胀式瓣膜、机械扩张式瓣膜。

3. 重度 AS,患者有 AS 症状,如气促、胸痛、晕厥,解剖学上适合 TAVR,预期寿命超过 12 个月,三叶式主动脉瓣,外科手术极高危(无年龄要求),或中、高危且年龄 ≥70 岁,同时符合以上所有条件者为 TAVR 的绝对适应证;外科术后人工生物瓣退化。

第四节 三尖瓣疾病和肺动脉瓣疾病

学习目标

1. 了解三尖瓣的正常结构(图 8-4-1)。
2. 熟悉三尖瓣疾病和肺动脉瓣疾病的病理生理。
3. 掌握三尖瓣疾病和肺动脉瓣疾病的临床表现、诊断及治疗。

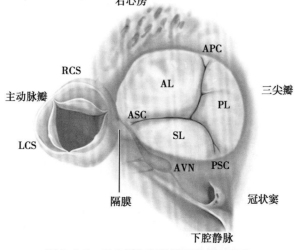

图 8-4-1 三尖瓣和其他周围的解剖结构

一、三尖瓣狭窄

(一)病因

引起三尖瓣狭窄最常见的原因是风湿热,通常伴有二尖瓣狭窄,但只有 3%~5% 风湿性心脏病患者存在三尖瓣狭窄(图 8-4-2)。单纯三尖瓣狭窄的原因还有类癌综合征、感染性心内膜炎、心内膜纤维弹力增生、心肌膜纤维化、系统性红斑狼疮、法布里病、惠普尔三联征病及甲基麦角新碱治疗的患者。右心房黏液瘤、肿瘤转移和右心房血栓均可导致瓣膜机械性梗阻,产生三尖瓣狭窄的血流动力学改变。此外,人工三尖瓣的血栓、心内膜炎、退行性变性或钙化均可引起右心室流出道梗阻。先天性畸形三尖瓣狭窄较少见。

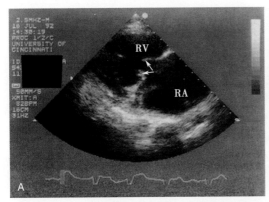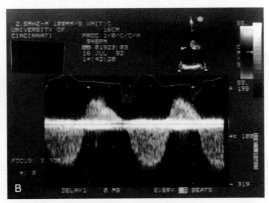

图 8-4-2 风湿性三尖瓣疾病患者二维超声心动图和连续波多普勒检查

A. 风湿性三尖瓣疾病患者二维超声心动图,显示三尖瓣增厚、呈圆形(箭头)。右心房(RA)明显扩张,右心室(RV)增大。B. 同一患者连续波多普勒检查证实三尖瓣狭窄和反流。舒张期高于基线的高速信号代表右心室血流;收缩期低于基线的信号代表三尖瓣反流。

(二)病理生理

三尖瓣狭窄导致右心房与右心室之间舒张期压差在吸气或运动时随跨瓣血流增多而增大,呼气时随跨瓣血流减少而减小。轻度升高的舒张期压差(如平均压差只有 5mmHg)就足以使右心房平均压升高到出现中心静脉淤血、颈静脉怒张、腹水与外周水肿。

(三)临床表现

1. 症状 三尖瓣狭窄导致的低输出量可导致疲劳、呼吸困难。三尖瓣狭窄可导致中心静脉压升高,患者常常会因为消化道水肿而造成厌食,肝脏和脾脏淤血导致腹部不适、腹水以及全身水肿,部分患者可观察到颈动脉搏动。三尖瓣狭窄可合并二尖瓣狭窄,但二尖瓣狭窄的症状通常较轻微(咯血、端坐呼吸及夜间阵发性呼吸困难),在严重三尖瓣狭窄上述症状甚至可以消失,因为三尖瓣狭窄可阻止血流回到肺循环抵达狭窄的二尖瓣。显著二尖瓣狭窄患者没有肺淤血症状,提示可能存在三尖瓣狭窄。

2. 体征 由于三尖瓣狭窄多伴发二尖瓣狭窄,且这两个瓣膜病变的体检发现类似,因此三尖瓣狭窄常被漏诊。因为二尖瓣狭窄更常见,也更明显,所以查体异常被认为是二尖瓣狭窄所致。因此,只有在高度怀疑时才会探测三尖瓣。如视诊发现颈静脉搏动但却没有肺动脉高压的临床证据时,要怀疑三尖瓣狭窄。如在胸骨左缘较低肋间触及舒张期震颤,尤其是在吸气时明显,则更加强了对三尖瓣狭窄的怀疑。

伴发的二尖瓣狭窄的听诊表现常很明显,常会掩盖三尖瓣狭窄的轻微体征。可闻及三尖瓣开瓣音,但常难与二尖瓣开瓣音相区别。三尖瓣的开瓣音常紧随二尖开瓣音之后,局限于胸骨左缘较低肋间;而二尖瓣开瓣音常在心尖更明显,传导更广。三尖瓣狭窄的舒张期杂音在胸骨左缘第 4 肋间最清楚,较二尖瓣狭窄的杂音更柔和、更高调和短促。三尖瓣狭窄杂音的收缩期前的成分音质粗糙,为递增 - 递减型,在第一心音前消失。三尖瓣狭窄的舒张期杂音和开瓣音在经三尖瓣的血流增加时增强,包括吸气、Mueller 动作(呼气后声门紧闭)、右侧卧位、抬高下肢、吸入硝酸类药物、蹲踞及等张运动,在呼气或瓦尔萨尔瓦动作开始时减弱,瓦尔萨尔瓦动作结束时立即(即 2~3 个心动周期内)回到正常水平。

(四)实验室检查

1. **X 线检查** 胸部 X 线片可示心影显著增大,以右心房增大为著,可延伸至上腔静脉与奇静脉扩张,但没有肺动脉显著扩张。二尖瓣疾病的肺部血管特征性改变可被掩盖,几乎无间质水肿或血管重分布,但可存在左心房增大。

2. **心电图** 窦性心律时,心电图上有右心房增大表现提示三尖瓣狭窄。Ⅱ 和 V₁ 导联 P 波振幅超过 0.25mV。合并二尖瓣疾病时,心电图常发现双房增大,V₁ 导联 QRS 波电压因右心房增大降低(图 8-4-3)。

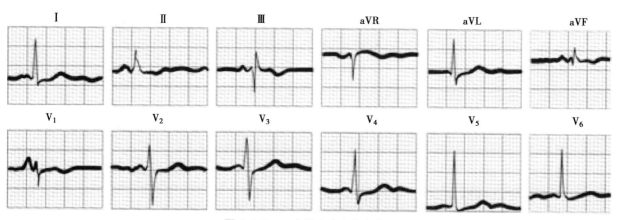

图 8-4-3 三尖瓣疾病患者心电图
V₁ 导联高的初始 P 波提示右心房增大。心电图没有右心室肥厚的证据。

3. **超声心动图** 三尖瓣狭窄的超声心动图改变类似二尖瓣狭窄的表现。二维超声心动图特征性地表现为舒张瓣叶呈圆顶状增厚(特别是三尖瓣前叶)、活动度减弱及三尖瓣口面积减小。多普勒超声心动图显示经三尖瓣的前向血流减速斜率延长。对三尖瓣狭窄及合并的三尖瓣反流的定量评估与心导管评估的结果相关性良好,现用多普勒技术评价三尖瓣狭窄严重程度已取代了心导管技术评估。

4. **心脏磁共振** 在先天性心脏病中对病症的可视化非常有用,同时有益于评价右静脉和三尖瓣,这两者通常在超声情况下比较难显示出来,观测右心结构可以看到完整的瓣膜形态、瓣膜的病理变化,也能够显示出狭窄的孔口和测量出血液流速的加快。

(五)治疗

1. **药物治疗** 应限制钠盐摄入,必要时应用利尿药有助于控制外周水肿。β 受体阻滞药舒张充盈时间延长,减慢心率。

2. **手术治疗** 轻、中度三尖瓣狭窄患者可保守药物治疗。重度三尖瓣狭窄患者可采取手术,最佳的手术方式是直接三尖瓣连接处切除联合或不联合瓣环成形术。

多数三尖瓣狭窄患者存在联合其他瓣膜病需要手术治疗。合并存在三尖瓣狭窄与二尖瓣狭窄时不能单独纠正二尖瓣狭窄,否则会导致肺水肿。舒张期三尖瓣平均压差超过 5mmHg、三尖瓣口面积小于 2.0cm² 的患者在行二尖瓣修复或置换术时,应对三尖瓣狭窄进行手术。

二、三尖瓣关闭不全

(一) 病因

许多疾病均可直接作用于三尖瓣的结构导致反流。器质性三尖瓣反流可发生于先天性基础之上，如埃布斯坦畸形、房室通道间缺损、三尖瓣参与室间隔瘤形成时、矫正型大动脉转位或孤立性先天性三尖瓣病变。风湿热可以直接导致三尖瓣出现瓣叶和/或腱索瘢痕，导致瓣叶活动受限，可导致三尖瓣反流合并或不合并三尖瓣狭窄，也可同时累及二尖瓣、主动脉瓣或多瓣膜。继发性病因更常见，三尖瓣反流可继发于肺动脉高压、慢性阻塞性肺疾病等疾病。

(二) 临床表现

1. 症状　轻、中度三尖瓣关闭不全症状可以表现不明显，不合并肺动脉高压时三尖瓣反流常能耐受。其他疾病导致的肺动脉高压会加重三尖瓣关闭不全，当肺动脉高压和三尖瓣反流同时存在时，心输出量减少，可出现明显的右心衰竭症状，表现为呼吸困难、下肢水肿、腹水、肝大、脾大、颈静脉扩张。许多合并二尖瓣病变的三尖瓣反流患者，二尖瓣病变的症状更加显著。但随着三尖瓣反流的进展，肺水肿可以减轻。

2. 体征　听诊常可闻及来自右心室的 S_3 杂音，吸气时杂音加重。三尖瓣反流不伴肺动脉高压时 (例如在感染性心内膜炎或外伤后)，杂音响度较低，局限于收缩期前半程。三尖瓣反流合并或继发于肺高压时，P_2 增强。当三尖瓣反流伴肺动脉高压时，常为高调全收缩期杂音，在胸骨旁第 4 肋间最响亮。

重度三尖瓣反流患者有颈部静脉收缩期震颤和杂音，常可触及肿大柔软的肝脏。当患者为慢性三尖瓣反流和与淤血性肝硬化时，肝脏会变坚韧。腹水和外周水肿很常见。

(三) 实验室检查

1. X 线检查　功能性三尖瓣反流患者常可发现显著心脏增大，以右心房为著，透视可发现右心房收缩期搏动。右心房压升高导致的腹水可导致膈肌抬高。

2. 心电图　三尖瓣反流导致的心电图表现并不特异，可表现为不完全性左束支传导阻滞、右动脉扩张和 V_1 导联的深 Q 波。房颤很常见。

3. 超声心动图　可探测三尖瓣反流，评估严重程度以及肺动脉压力和右心室功能。继发于三尖瓣环扩大所致的三尖瓣反流可表现为右心房、右心室和三尖瓣环均显著扩大。右心室舒张期过负荷可表现为室间隔矛盾运动。超声心动图还可识别黏液样变性导致的三尖瓣脱垂。在心内膜炎所致三尖瓣反流的患者中，超声心动图可发现瓣膜赘生物或瓣叶连枷。多普勒超声心动图对检测三尖瓣反流很敏感 (图 8-4-4)。经食管超声可以提高检测三尖瓣反流的敏感性。

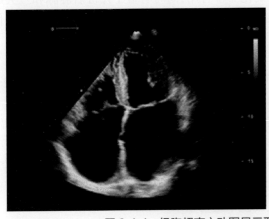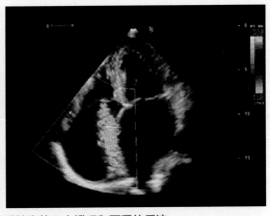

图 8-4-4　经胸超声心动图显示严重扩张的三尖瓣环和严重的反流

（四）治疗

出现右心衰竭的患者应限制钠的摄入，使用洋地黄类药物、利尿药和血管扩张药，控制房颤的心室率。

症状持续发作不能缓解者，中度反流可行瓣环成形术，重度反流可行瓣环成形术或人工瓣膜置换术。原发瓣叶疾病的患者需要行三尖瓣置换术。肺动脉高压及右心功能障碍引起的三尖瓣反流，可通过纠正潜在病因而改善症状。合并严重二尖瓣狭窄和肺动脉高压的患者，若出现右心室扩张和三尖瓣反流，纠正二尖瓣狭窄可改善继发的肺动脉高压，缓解三尖瓣反流程度。

三、肺动脉瓣狭窄和肺动脉瓣关闭不全

肺动脉瓣狭窄（pulmonic stenosis，PS）最常见的病因为先天性，风湿性肺动脉瓣狭窄少见，常累及其他瓣膜。严重的梗阻会导致心输出量不足，引起呼吸困难、运动性晕厥和头晕，少见猝死，晚期可出现三尖瓣反流和右心衰竭。单纯性先天性肺动脉瓣狭窄治疗主要是经导管肺动脉瓣成形术或直视下瓣膜切开术；若合并漏斗部狭窄，可行跨瓣右心室流出道补片；若合并肺动脉瓣环及肺动脉主干发育不良的患者，可行肺动脉移植术。

肺动脉瓣反流（pulmonic regurgitation，PR）常见于继发于肺动脉高压或肺动脉干根部扩张所导致的瓣环扩大。感染性心内膜炎可累及肺动脉瓣损伤导致瓣膜反流。肺动脉瓣先天性畸形，如缺如畸形、开窗或瓣叶数量增多，可导致肺动脉瓣反流。胸骨左缘触及收缩期搏动，相同区域可及收缩期和舒张期震颤，继发性肺动脉瓣反流患者在第 2 肋间隙常易触及肺动脉关闭时的拍击感。继发于肺动脉高压的肺动脉瓣反流患者 P_2 亢进。由于右心室射血时间延长伴右心室搏出量增强，S_2 分裂明显。当肺动脉收缩压大于 55mmHg，肺动脉瓣扩大导致高速反流，在胸骨左缘第 2 到第 4 肋间 P_2 后出现高频吹风样递减型杂音，为格雷厄姆·斯蒂尔（Graham Stell）杂音。心电图表现为右心室心肌肥厚。X 线表现为肺动脉干和右心室扩大。超声心动图显示右心室扩大，肺动脉高压患者可见右心室肥厚。继发肺动脉高压患者可通过纠正引起肺动脉高压的潜在因素而使得症状得以改善。原发性重度肺动脉瓣关闭不全，或右心衰竭症状难以用药物纠正，可考虑人工瓣膜置换术。经导管肺动脉瓣置换术治疗正在探索中。

（张文斌）

参考文献

［1］ NISHIMURA R A, OTTO C M. 2017 AHA/ACC Focused Update of the 2014 AHA/ACC guideline for the management of patients with valvular heart disease: a report of the American College of Cardiology/American Heart Association Task Force on Clinical Practice Guidelines [J]. J Am Coll Cardiol, 2017, 70 (2): 252-289.

［2］ BAUMGARTNER H, FALK V, BAX J J, et al. 2017 ESC/EACTS Guidelines for the management of valvular heart disease [J]. Eur Heart J, 2017, 38 (36): 2739-2791.

［3］ 王辰, 王建安. 内科学 [M]. 3 版. 北京: 人民卫生出版社, 2015.

课后习题

单项选择题

1. 引起三尖瓣狭窄最常见的原因是（　　　　）。

    A. 风湿热　　　　　　　　　　　　　　　B. 感染性心内膜炎

C. 退行性变性   D. 先天畸形

2. 三尖瓣狭窄相关症状描述正确的是（　　　）。

A. 食欲缺乏

B. 腹水以及全身水肿

C. 部分患者可观察到颈动脉搏动

D. 合并二尖瓣狭窄时，二尖瓣狭窄的症状通常加重

答案：

1. A；2. D。

第五节　感染性心内膜炎

学 习 目 标

1. 掌握感染性心内膜炎的常见病因、临床表现和诊断。

2. 掌握感染性心内膜炎的治疗。

感染性心内膜炎（infective endocarditis，IE）是一种高度致病性的感染，由于心脏内膜表面的微生物感染，伴赘生物形成。赘生物为大小不等、形状不一的血小板和纤维素团块，内含大量微生物和少量炎症细胞。瓣膜为最常受累部位，但感染也可发生在间隔缺损部位、腱索或心壁内膜。而动静脉瘘、动脉瘘（如动脉导管未闭）或主动脉缩窄处的感染虽属动脉内膜炎，但临床与病理均类似于感染性心内膜炎。根据病程分为急性和亚急性。

急性感染性心内膜炎特征：①中毒症状明显；②病程进展迅速，数天至数周引起瓣膜破坏；③感染迁移多见；④病原体主要为金黄色葡萄球菌。

亚急性感染性心内膜炎特征：①中毒症状轻；②病程数周至数月；③感染迁移少见；④病原体以草绿色链球菌多见，其次为肠球菌。

感染性心内膜炎又可分为自体瓣膜、人工瓣膜和静脉药瘾者的心内膜炎。具有多种临床表现和病因，最好由多学科团队进行治疗。

一、感染性心内膜炎

（一）流行病学和危险因素

1. 10%~20% 的感染性心内膜炎病例发生于没有心脏病史的人。

2. 退行性心脏瓣膜病在现代是一种常见的诱因。

3. 在一个大型国际队列中，高达 25% 的感染性心内膜炎病例与医院暴露有关。

4. 感染性心内膜炎在静脉注射吸毒者（IDU）中仍然很常见，并占约 10% 的入院人数。

5. 金黄色葡萄球菌是最常见的病原体。

6. 在患有感染性心内膜炎的静脉注射吸毒者中，多菌或不寻常的病原体也更常见。

7. 右侧感染性心内膜炎在表现为三尖瓣关闭不全或脓毒症栓子所致胸膜炎胸痛的静脉注射吸毒者中尤为常见。

(二)临床表现和诊断

1. 感染性心内膜炎是一种具有广泛临床表现的异质性疾病,因此通常需要高度的警惕性和彻底的、多学科的诊断评估。

2. 临床症状和体征　感染性心内膜炎国际队列中最常见的发现的症状和体征如下:①发热(96%);②新发杂音(48%);③原杂音恶化(20%)。

3. 超声心动图　赘生物影像的特征如下。

(1)位置:在高速射流中或在反流瓣的"上游"侧。

(2)运动:混乱。

(3)形状:无定形。

(4)质地:相比心肌钙化,表现为灰阶。

(5)相关异常:如渗漏、瘘管或脓肿。

4. 在高预检测概率和初始阴性研究中,不同超声各有优点(表8-5-1)。

表 8-5-1　超声心动图诊断感染性心内膜炎的不同特点

	敏感度 /%	特异度 /%
自体瓣膜		
经胸超声心动图	60~65	90~98
经食管超声心动图	85~95	90~98
人工瓣膜		
经胸超声心动图	<50	90~98
经食管超声心动图	82~90	90~98

目前的诊断标准是修改后的 Duke 标准(表 8-5-2,表 8-5-3)。

表 8-5-2　杜克标准定义感染性心内膜炎

明确感染性心内膜炎病理性质

(1)通过对赘生物、栓塞的赘生物或心内脓肿标本的培养或组织学检查证明的微生物;或

(2)病理损害;经组织学检查证实为活动性心内膜炎的赘生物或心内脓肿

临床标准

(1)2 个主要标准;或

(2)1 个主要标准、3 个次要标准;或

(3)5 个次要标准

可能的感染性心内膜炎

(1)1 个主要标准和 1 个次要标准;或

(2)3 个次要标准

排除

(1)有确切的替代诊断可以说明类似感染性心内膜炎的表现;或

(2)在手术或尸体解剖时出现感染性心内膜炎综合征,用抗生素治疗 ≤4d 就可消除;或

(3)手术或尸检无感染性心内膜炎病理证据,使用抗生素治疗时间 ≤4d

(4)不符合上述可能的感染性心内膜炎标准

表 8-5-3 感染性心内膜炎诊断标准

主要标准

血培养感染性心内膜炎阳性：
- 2 种不同血培养中符合 IE 标准的典型微生物：绿色链球菌、牛链球菌、HACEK 群、金黄色葡萄球菌；或社区获得性肠球菌（无原发病灶）
- 或与感染性心内膜炎一致的微生物来自持续阳性的血培养，定义如下：至少两份相隔 12h 以上或单一阳性的血样阳性培养物
- 贝氏柯克斯体或 IgG 抗体效价>1∶800 的血培养

心内膜受累的证据：
- 超声心动图 IE 阳性，定义如下：在没有替代解剖学解释的情况下，心内肿块在瓣膜或支撑结构上、在反流射流路径上、在植入材料上振荡或可见脓肿或新型人工瓣膜部分裂开
- 新的瓣膜反流（恶化或改变原有杂音不充分）

次要标准

易患心脏病体质或 IDU

发热（体温>38℃）

血管现象：主要动脉栓塞、感染性肺梗死、霉菌性动脉瘤、颅内出血、结膜出血和 Janeway（詹韦）病变（图 8-5-1）

免疫现象：肾小球肾炎、奥斯勒（Osler）结节（图 8-5-2）、罗特（Roth）斑和类风湿因子

致病生物学证据：血培养阳性，但不符合上述主要标准或血清学证据

微生物学和病理学：
- 开始使用抗菌药物之前进行血培养是诊断的必要条件
- 最好在 24h 内可以获得 3 组血培养物
- 在成年人中，每瓶血培养中最少 10ml，以提高诊断敏感性
- 心脏瓣膜手术切除后的组织学发现可以诊断，包括炎症的特殊模式
  - 然而，阳性的组织病理学染色可能会在无菌赘生物中持续存在；组织培养可能会有帮助，但必须谨慎解读，因为可能会有很高的污染率

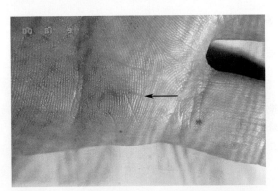

图 8-5-1 牛链球菌细菌性心内膜炎患者的手掌出现了 Janeway 病变（箭头）。这些病变是黄红斑和无痛性的，位于手掌和足底

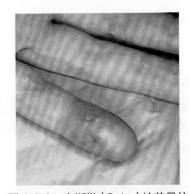

图 8-5-2 奥斯勒（Osler）结节是位于指腹的触痛丘疹，见于由金黄色葡萄球菌引起的细菌性心内膜炎患者

（三）外科治疗

虽然手术干预必须始终根据医疗和外科团队的意见进行个体化，但指南建议仔细考虑手术干预的具体适应证。重要的是，新假体术后感染是罕见的（2%~3%），即使在活动性感染性心内膜炎中进行手术干预也是如此（表 8-5-4）。

表 8-5-4 感染性心内膜炎的手术指征

赘生物	瓣膜功能不全	瓣周伸展
全身栓塞后的持续性赘生物 二尖瓣前叶肥大,特别是>10mm 时	急性主动脉或二尖瓣关闭不全伴心室衰竭迹象 对医疗治疗反应迟钝的慢性心力衰竭	瓣膜裂开、破裂或瘘管 新的心脏传导阻滞
在抗菌治疗的前 2 周,大于等于 1 次栓塞事件	瓣膜穿孔或破裂	尽管进行了适当的抗菌治疗,但有大面积脓肿
尽管进行了适当的抗菌治疗,赘生物的大小还是增加		

1. Ⅰ类推荐,B 级证据 ①心力衰竭;②瓣膜裂开、破裂或穿孔;③瓣周脓肿或环周扩张;④真菌 IE 或耐多药侵袭性病原体;⑤经过超过 1 周的靶向抗菌药物治疗后,血培养持续呈阳性;⑥在抗生素治疗的最初 2 周内发生大于等于 1 次栓塞事件。

2. Ⅱa 类推荐,B 级证据 二尖瓣前叶肥大,特别是>10mm 时。

3. Ⅱb 类推荐,C 级证据 ①尽管使用了有针对性的抗菌剂,但赘生物面积仍在增加;②中枢神经系统栓塞患者的手术时机和 / 或抗凝剂的使用仍然是一个有争议的话题;③颅内出血仍然是一种破坏性的并发症(0~5%),如有挫伤,需要手术干预(表 8-5-5)。

表 8-5-5 需手术干预的感染性心内膜炎并发症

并发症	临床特征	诊断测试(敏感度 / 特异度)	治疗
瓣膜扩张	心脏传导阻滞	心电图评估传导异常(敏感性为 45%) TEE(敏感性为 76%~100%,特异性为 95%)	外科评估
脾脓肿	腹痛、胸膜炎或肩痛	CT 或 MRI(灵敏度和特异性为 90%~95%) 持续发热	经皮穿刺引流或脾切除术
霉菌性动脉瘤(颅内或颅外)	局灶性神经学表现或精神状态恶化	CT 或 MRA(敏感性和抗菌药特异性为 90%~95%)	如果病情恶化或破裂,外科手术或血管内治疗

(四) 并发症

感染性心内膜炎可以表现为暴发性或亚急性的临床过程,这取决于宿主、病原体和血管内感染的诊断、治疗开始和并发症出现的速度。

1. 心力衰竭

(1)发病率和死亡率的增加,是感染性心内膜炎最常见和最令人恐惧的并发症。

(2)急性心力衰竭的频率取决于感染性心内膜炎的位置:主动脉瓣为 29%,二尖瓣为 20%,三尖瓣为 8%。

(3)所有感染性心内膜炎和临床心力衰竭患者应考虑立即接受手术评估。

(4)手术干预的时机取决于临床状况;在临床过程中越早手术,往往耐受性越好。

(5)在高龄、肾衰竭或纽约心功能分级Ⅲ或Ⅳ级心力衰竭患者中进行手术干预时,结果更差。

2. 栓塞

(1)在 22%~50% 感染性心内膜炎病例中表现明显,并与发病率和死亡率增加相关。

(2)65% 栓塞累及中枢神经系统(CNS),特别是大脑中动脉的分布。

(3)影像学偶然发现无症状中枢神经系统栓塞的临床意义尚不确定。

(4)在最初 2~3 周的抗菌药治疗后,栓塞事件发生的可能性要小得多。

(5)栓塞的危险因素可能包括赘生物大小、二尖瓣受累、葡萄球菌种类、既往栓塞情况。

(五) 结果和后续

1. 近 50% 感染性心内膜炎患者需要手术治疗。

2. 在 21 世纪,住院死亡率保持在 15%~20%。

3. 死亡的危险因素包括年龄增加、心力衰竭、瓣膜旁并发症、人工瓣膜心内膜炎和金黄色葡萄球菌作为致病微生物。

4. 许多正在接受稳定的肠外抗菌治疗的感染性心内膜炎患者可以在门诊环境下通过仔细的监测和随访来治疗。

5. 治疗后应将 TTE 作为新的基线;如果心窗不充分,则应进行 TEE。

6. 对于从 IE 中康复的患者,应为其提供适当的 IE 预防措施。

二、人工瓣膜心内膜炎(prothetic valve endocarditis,PVE)

1. 以早期和晚期表现(或>瓣膜手术后 1 年)来区分;临床病程和致病微生物可能不同。

(1)大多数情况下需要手术治疗,因为经常并发瓣膜周围脓肿、渗漏或其他瓣膜功能不全(图 8-5-3)。

(2)金黄色葡萄球菌和凝固酶阴性葡萄球菌是最常见的病因,特别是在早期 PVE 中;医院内病原体也比自然瓣膜心内膜炎(natural valve endocarditis,NVE)更常见。

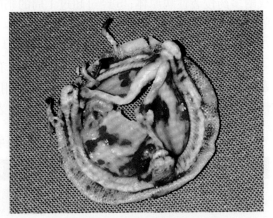

图 8-5-3 86 岁男性患者,主动脉生物瓣换瓣术后 10 年

2. 抗菌治疗算法可用于 PVE,但考虑到该患者群体诊断和治疗的复杂性,应将其与感染性疾病会诊结合使用。

(1)多学科协作至关重要;内外科联合治疗可产生最佳效果。

(2)尽管诊断、内外科协作和及时治疗有所改善,但高发病率和死亡率仍然存在。

三、培养阴性心内膜炎

1. 可能病因 ①在采集血培养前接受抗菌剂;②右侧心内膜炎;③伴心脏设备的心内膜炎;④非细菌性病原体(如真菌、结核分枝杆菌)或非感染性病原学(如肿瘤或自身免疫现象);⑤需要不同诊断工具的难养菌(通常在细胞内)。

2. 伯氏柯克斯体("Q 热")。

3. 巴尔通体属。

4. 布鲁氏菌属。

5. 支原体属。

6. 惠普尔养障体。

7. 营养缺乏性链球菌(非细胞内组织)。

8. HACEK 生物 嗜血杆菌属、放线杆菌属、人心脏杆菌属、腐蚀性艾肯氏菌属、金格拉属。

9. 诊断 ①专门的培养技术;②血清学;③16S 和 18S 核糖体 PCR(血清、瓣膜组织)。

10. 治疗 与传染病会诊相结合。

四、真菌性心内膜炎

1. 真菌性感染性心内膜炎是一种罕见的(<10%),但发病越来越多的感染性心内膜炎(图 8-5-4)。

2. 最常见的病原菌是念珠菌属。

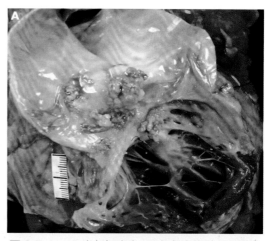

3. 据报道,曲霉菌、组织胞浆菌病和其他真菌可引起感染性心内膜炎,特别是在免疫功能低下的宿主中。

4. 危险因素　人工瓣膜、医院暴露、短期导尿管、免疫不妥协、抗生素使用、静脉注射单位(IDU)、全肠外营养(TPN)。

5. 并发症　最常见的是栓塞和大的赘生物。心力衰竭较少见。

6. 治疗　内外科综合治疗。

7. 抗真菌药物。

8. 两性霉素 B ± 5- 氟胞嘧啶脂质体。

9. 静脉注射棘白菌素可能是一种选择。

10. 复发率极高,因此推荐口服氟康唑二级预防至少 2 年(如果不是终生的话)。

11. 强烈建议专科医师咨询。

图 8-5-4　19 岁年轻患者,罹患念珠菌属心内膜炎

五、心内膜炎的预防

抗生素预防适用于心脏疾病且感染性心内膜炎不良结果风险最高的患者(表 8-5-6),这些患者正在接受特定的手术类型见表 8-5-7。抗生素使用方法见表 8-5-8。

表 8-5-6　感染性心内膜炎高风险患者

瓣膜修复中的人工心脏瓣膜或人工材料
既往感染性心内膜炎史
特殊形式的先天性心脏病(CHD)
完全修复的先天性心脏病如果在过去 6 个月内放置假体材料或设备,修复的先天性心脏病在未修复的青紫型先天性心脏病的部位或其附近有残留的缺陷
心脏移植伴心脏瓣膜病

表 8-5-7　IE 高风险的手术类型

牙科手术:任何涉及牙龈组织或牙齿根尖周区域或口腔黏膜穿孔的手术
呼吸程序:如果手术是侵入性的,需要切开或活检。支气管镜检查未显示
GI/GU 程序:没有预防的迹象
建议在手术前积极治疗 GI 或 GU 感染(如果有)

表 8-5-8　IE 抗生素预防方案

疗程	抗生素
首选	阿莫西林 2g 口服
PCN 过敏	克林霉素 600mg 口服,或阿奇霉素 500mg 口服
不能口服药物	氨苄西林 2g 静脉注射,或头孢唑林 1g 肌内注射或静脉注射
不能口服和 PCN 过敏	头孢唑林 1g 肌内注射或静脉注射,或克林霉素 600mg 肌内注射或静脉注射

六、设备感染

心血管植入型电子设备(CIED)感染包括 ICD 和 PPM。

(一) 流行病学

CIED 感染是一个日益严重的问题,与设备植入率的增加不成比例。

1. 在过去的 20 年里,有更多的感染和更多的住院。

2. 与 PPM 相比,ICD 患者感染的风险更高。

3. 住院死亡风险增加 2 倍以上(表 8-5-9)。

表 8-5-9　CIED 相关危险因素

宿主因素	程序性因素	致病因素
免疫抑制,包括肾衰竭和类固醇 口服抗凝药 患者共病 交换其他"留置硬件"	"围手术期因素",如围手术期的"操作员经验"设备	CIED 患者血流感染的特异性微生物学研究

(二) 临床表现

1. 浅表感染。

2. 没有植入设备参与证据的局部炎症改变。

3. 可进展为糜烂的局部炎性改变。

4. 经常没有系统性症状。

5. 心内膜炎　不太常见,但最令人畏惧。10%~20% 的 CIED 感染。

(三) 诊断

1. 所有可能存在 CIED 感染的患者在开始使用抗生素前进行两套血培养。

2. TEE 的产量要高得多,即使 TTE 上有明显的赘生物病变(图 8-5-5),也应该进行,因为左侧心脏的成像得到了相当大的改善。

3. 在移除设备时　发生器皮下囊感染组织和铅尖的革兰氏染色和培养。真菌和分枝杆菌培养物,如果流行病学表明或原始培养物未发现。

4. 不建议抽吸设备袋,因为它不太可能产生高产量,并且有感染的风险。

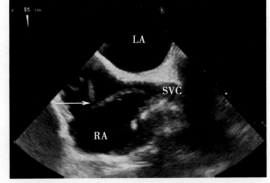

图 8-5-5　植入物相关赘生物(箭头)
LA. 左心房;RA. 右心房;SVC. 上腔静脉。

(四) 治疗(表 8-5-10)

1. 确认 CIED 感染后,应尽快完成彻底的设备移除。

2. 鉴于复发率很高,即使是局部的设备感染,也应该完全移除设备。

3. 抗生素的使用期限见表 8-5-11,从移除设备的时间开始。

4. 移除设备后提取血培养物以记录灭菌情况。如果在最近使用抗生素的情况下血培养没有增长,就当作血培养呈阳性对待。

5. 设备再植入的治疗

(1) 评估患者是否仍需要该设备:33%~50% 既往有 CIED 的患者在考虑重新植入时将不再需要 CIED。

(2) 如果可能,对侧放置。

（3）如果可能,重新移植前至少 72h 血培养阴性。

表 8-5-10　CIED 的治疗

感染类型	抗生素的最短疗程	设备
浅层或切口渗入	7~10d	可以保留
皮下囊感染	10~14d	完全卸下所有硬件
带侵蚀的 CIED	7~10d	
带 BCX+[a] 的 CIED	≥2 周静脉注射 ABX（最低要求）	
TEE[a] 上的瓣膜赘生物	感染性心内膜炎指南	
TEE[a] 上的铅赘生物	2~6 周,视病原体和并发症而定	

注:[a] 强烈建议进行专科医师咨询。ABX,antibiotics,抗生素。

表 8-5-11　LVAD 相关感染的定义

局部感染	定义
传动系	出口部位（腹壁）脓性引流 ≥1 例病原体微生物培养
设备袋	带 ≥1 种病原菌的设备周围皮下间隙脓肿的微生物培养
系统性感染左心室心内膜炎	从>1 的血培养中分离病原体的微生物培养和设备感染的组织病理学证据
LVAD 相关血流	LVAD 相关血流>1 份血液中同一病原菌的微生物培养和离开出口部位、设备或皮下囊（在没有从设备感染的组织病理学证据的情况下）

（4）抑制性抗生素:在设备移除不能或发病率高的情况下。

（5）除非以下各项都存在,否则不建议使用。

（6）临床状态稳定。

（7）开始使用抗菌药物后临床改善。

（8）血培养的灭菌。

（9）与传染病专家协商,并进行仔细随访。

（徐晟杰　张文斌）

参考文献

［1］ LESTER S J, WILANSKY S. Endocarditis and associated complications [J]. Crit Care Med, 2007, 35 (8 Suppl): S384-S391.

［2］ MURDOCH D R, COREY G R, HOEN B, et al. Clinical presentation, etiology, and outcome of infective endocarditis in the 21st century: the International Collaboration on Endocarditis-Prospective Cohort Study [J]. Arch Intern Med, 2009, 169 (5): 463-473.

［3］ BADDOUR L M, WILSON W R, BAYER A S, et al. Infective endocarditis: diagnosis, antimicrobial therapy, and management of complications: a statement for healthcare professionals from the Committee on Rheumatic Fever, Endocarditis, and Kawasaki Disease, Council on Cardiovascular Disease in the Young, and the Councils on Clinical Cardiology, Stroke, and Cardiovascular Surgery and Anesthesia, American Heart Association: endorsed by the Infectious Diseases Society of America [J]. Circulation, 2005, 111 (23): e394-e434.

［4］ DURACK D T, LUKES A S, BRIGHT D K. New criteria for diagnosis of infective endocarditis: utilization of specific echocardiographic findings. Duke Endocarditis Service [J]. Am J Med, 1994, 96 (3): 200-209.

［5］ LEPIDI H, CASALTA J P, FOURNIER P E, et al. Quantitative histological examination of mechanical heart valves [J]. Clin Infect Dis, 2005, 40 (5): 655-661.

［6］ MORRIS A J, DRINKOVIC D, POTTUMARTHY S, et al. Gram stain, culture, and histopathological examination findings for heart valves removed because of infective endocarditis [J]. Clin Infect Dis, 2003, 36 (6): 697-704.

［7］ KIEFER T, PARK L, TRIBOUILLOY C, et al. Association between valvular surgery and mortality among patients with infective endocarditis complicated by heart failure [J]. JAMA, 2011, 306 (20): 2239-2247.

［8］ SNYGG-MARTIN U, GUSTAFSSON L, ROSENGREN L, et al. Cerebrovascular complications in patients with left-sided infective endocarditis are common: a prospective study using magnetic resonance imaging and neurochemical brain damage markers [J]. Clin Infect Dis, 2008, 47 (1): 23-30.

［9］ THUNY F, AVIERINOS J F, TRIBOUILLOY C, et al. Impact of cerebrovascular complications on mortality and neuro-logic outcome during infective endocarditis: a prospective multicentre study [J]. Eur Heart J, 2007, 28 (9): 1155-1161.

［10］ VILACOSTA I, GRAUPNER C, SAN ROMÁN J A, et al. Risk of embolization after institution of antibiotic therapy for infective endocarditis [J]. J Am Coll Cardiol, 2002, 39 (9): 1489-1495.

［11］ THUNY F, HABIB G. When should we operate on patients with acute infective endocarditis？ [J]. Heart, 2010, 96 (11): 892-897.

［12］ ANGSTWURM K, BORGES A C, HALLE E, et al. Timing the valve replacement in infective endocarditis involving the brain [J]. J Neurol, 2004, 251 (10): 1220-1226.

［13］ TICE A D, REHM S J, DALOVISIO J R, et al. Practice guidelines for outpatient parenteral antimicrobial therapy. IDSA guidelines [J]. Clin Infect Dis, 2004, 38 (12): 1651-1672.

［14］ WILSON W, TAUBERT K A, GEWITZ M, et al. Prevention of infective endocarditis: guidelines from the American Heart Association: a guideline from the American Heart Association Rheumatic Fever, Endocarditis, and Kawasaki Disease Committee, Council on Cardiovascular Disease in the Young, and the Council on Clinical Cardiology, Council on Cardiovascular Surgery and Anesthesia, and the Quality of Care and Outcomes Research Interdisciplinary Working Group [J]. Circulation, 2007, 116 (15): 1736-1754.

［15］ LÓPEZ J, REVILLA A, VILACOSTA I, et al. Definition, clinical profile, microbiological spectrum, and prognostic factors of early-onset prosthetic valve endocarditis [J]. Eur Heart J, 2007, 28 (6): 760-765.

［16］ WANG A, ATHAN E, PAPPAS P A, et al. Contemporary clinical profile and outcome of prosthetic valve endocar-ditis [J]. JAMA, 2007, 297 (12): 1354-1361.

［17］ ALONSO-VALLE H, FARIÑAS-ALVAREZ C, GARCíA-PALOMO J D, et al. Clinical course and predictors of death in prosthetic valve endocarditis over a 20-year period [J]. J Thorac Cardiovasc Surg, 2010, 139 (4): 887-893.

［18］ HOUPIKIAN P, RAOULT D. Blood culture-negative endocarditis in a reference center: etiologic diagnosis of 348 cases [J]. Medicine (Baltimore), 2005, 84 (3): 162-173.

［19］ FOURNIER P E, THUNY F, RICHET H, et al. Comprehensive diagnostic strategy for blood culture-negative endocar-ditis: a prospective study of 819 new cases [J]. Clin Infect Dis, 2010, 51 (2): 131-140.

［20］ BADDLEY J W, BENJAMIN DK J R, PATEL M, et al. Candida infective endocarditis [J]. Eur J Clin Microbiol Infect Dis, 2008, 27 (7): 519-529.

［21］ ELLIS M E, AL-ABDELY H, SANDRIDGE A, et al. Fungal endocarditis: evidence in the world literature, 1965-1995 [J]. Clin Infect Dis, 2001, 32 (1): 50-62.

［22］ PAPPAS P G, KAUFFMAN C A, ANDES D, et al. Clinical practice guidelines for the management of candidiasis: 2009 update by the Infectious Diseases Society of America [J]. Clin Infect Dis, 2009, 48 (5): 503-535.

［23］ PAPPAS P G, REX J H, SOBEL J D, et al. Guidelines for treatment of candidiasis [J]. Clin Infect Dis, 2004, 38 (2): 161-189.

［24］ BADDOUR L M, EPSTEIN A E, ERICKSON C C, et al. Update on cardiovascular implantable electronic device infections and their management: a scientific statement from the American Heart Association [J]. Circula-tion, 2010, 121 (3): 458-477.

［25］ SOHAIL M R, USLAN D Z, KHAN A H, et al. Management and outcome of permanent pacemaker and implantable cardioverter-defibrillator infections [J]. J Am Coll Cardiol, 2007, 49 (18): 1851-1859.

［26］ LI J S, SEXTON D J, MICK N, et al. Proposed modifications to the Duke criteria for the diagnosis of infective endocar-ditis [J]. Clin Infect Dis, 2000, 30 (4): 633-638.

课后习题

单项选择题

1. 一名 45 岁男性,有二尖瓣未修复的病史,计划在即将进行的拔牙手术中拔除几颗牙齿。当他还是个孩子的时候,在服用阿莫西林治疗耳部感染后出现了皮疹(而不是麻疹)。考虑到即将进行的拔牙手术,他应该会接受(   )。

    A. 阿莫西林 2g,在手术前 30~60min 服用

    B. 克林霉素 600mg 口服

    C. 阿奇霉素 500mg 口服 ×1,然后 250mg 口服,直至程序结束

    D. 头孢唑啉 1g 肌内注射

    E. 没有预防措施

2. 一例 76 岁男性,近期因非 ST 段抬高心肌梗死住院,出院后第 2 周,心脏科医师进行随访。过去 1 周症状有所增加。发热(体温 38.3℃),面容不佳,右胸骨上缘有稳定的 Ⅱ/Ⅵ 级剧烈收缩期杂音,与先前诊断的轻度主动脉瓣狭窄一致。仔细体格检查发现右足底有一个新的非压痛性结节病变。再次入医院,抽取两套血培养,14h 后 3/4 瓶中长出了耐甲氧西林金黄色葡萄球菌(MRSA)。然后是 TEE,没有发现任何赘生物。考虑到静脉注射万古霉素的临床改善情况,假设没有额外的并发症,那么诊断和基本治疗计划是(   )。

    A. 可能的心内膜炎;静脉注射万古霉素 6 周

    B. 可能的心内膜炎;静脉注射万古霉素 2 周

    C. 明确的心内膜炎;静脉注射万古霉素 6 周

    D. 明确的心内膜炎;静脉注射利奈唑胺 4 周

    E. 非心内膜炎;静脉注射万古霉素 2 周

3. 一位 68 岁的女性,6 年前植入了永久起搏器(PPM),体温 38.3℃ 伴有咳嗽,并向她的初级保健医师求助。初步诊断气管支气管炎,医师处了 5 天的阿奇霉素治疗,但她的发烧没有改善。当回到她的保健医师时,她注意到 PPM 部位上方的软组织上有轻微的红斑。由于担心晚期设备感染,她被送入医院,并进行了血培养。考虑到她的 CIED 感染,需要进行 TEE 检查,检查显示了一个 PPM 起搏导线上的赘生物。下一步的治疗策略是什么?(   )

    A. 仅拆卸设备

    B. 抗菌剂;没有拆卸设备的迹象

    C. 同时使用抗菌药取出设备,并立即重新植入 CIED

    D. 同时使用抗菌药取出设备,并在 2 周后重新植入 CIED

    E. 同时服用抗菌药和评估设备,以确定是否需要重新植入 CIED

答案:

1. E。

解析:根据最新的心内膜炎预防指南,患者并无任何患感染性心内膜炎风险最高的心脏病变,因此,在进行风险较高的牙科手术前,他不需要进行抗生素预防。然而,如果患者确实需要预防感染性心内膜炎,那么口服克林霉素将是首选的药物,按说明应该在手术前 30~60min 服用。由于青霉素过敏(阿莫西林后皮疹而不是荨麻疹),患者不应该接受阿莫西林 2g 的标准首选方案。不推荐使用全程阿奇霉素,尽管单剂阿奇霉素可以用于需要预防的青霉素过敏患者。头孢唑林可以用于这位患者,如果他不能口服药物,鉴于患者以前对青霉素过敏导致皮疹,所以头孢菌素类药物是不禁止使用的。

2. C。

解析：尽管没有心电图的证据，但他的临床表现符合改良的 Duke 标准的 IE 诊断标准，因为血培养 S Aureus 阳性（ma-Jor 标准），发热伴易发心脏病和与 Janeway 病变一致的非压痛性结节病变（3 个次要标准）。Janeway 病变是真皮中的微小脓肿，由细小的脓毒症栓塞引起，是 IE 中可见的血管现象。因此，他应该接受适当的非肠道抗生素治疗，并进行密切的临床随访。万古霉素仍然是 MRSA 血管内感染的首选药物；除 VRE 外，LINE-Zolid 未获 FDA 批准用于治疗血管内感染。

3. E。

解析：该患者表现为迟发性 CIED 感染，需要抗菌药物治疗和立即取出设备。虽然血培养没有显示出微生物，但它们是在开始使用抗菌药后获得的，因此患者需要对带有 TEE 的 CIED 进行进一步的评估。在心电图证实 CIED 后，患者需要立即取出设备以及进行的肠外抗菌治疗。考虑到许多患者在解释后不再需要 CIED 支持（在几个系列中有 13%~52%），应该仔细评估患者是否需要重新植入 CIED。

第六节　心　肌　炎

学 习 目 标

1. 掌握心肌炎的病因、临床表现。
2. 掌握心肌炎的诊断和治疗方法。

心肌炎是心脏的一种急性或慢性炎症过程，是由感染性病原体、毒素和药物引起的，导致心肌细胞损伤，临床表现为心脏功能障碍。

一、心肌炎的发病率及自然史

由于临床表现的异质性，人群的发病率是未知的。目前的估计数值来自已发表的试验和大型系列的病例。从美国心肌炎治疗的实验中发现，约 10% 近期发生扩张型心肌病患者符合心肌炎的组织学标准。

1. 自然史因潜在的病因和症状而不同。

2. 对于大多数心肌炎急性扩张型心肌病的成年人，心室功能和临床状态通常用标准的心力衰竭治疗方法改善。然而，可在 10%~20% 患者中观察到急性心肌炎到扩张型心肌病的转变。

3. 急性心肌炎患者的 5 年生存率约为 60%，与无心肌炎的特发性扩张型心肌病患者的生存率相当。巨细胞性心肌炎与 5 年无移植生存率低于 20% 相关。

4. 晕厥、束支传导阻滞和左心室射血分数<40% 等临床表现会增加病例死亡或者心脏移植风险。

5. 矛盾的是，如果暴发性心肌炎患者（严重急性心力衰竭并伴有明显的血流动力学损害，需要肌力性或机械性循环支持）在疾病中存活下来，则恢复的可能性增加。

6. 对于急性或暴发性心肌炎（持续性或症状性室性心动过速或高度房室传导阻滞）合并心律失常或对标准心力衰竭治疗无效的患者，心肌活检可排除更特殊的心肌炎，如巨细胞性心肌炎。

二、心肌炎的分类

心肌炎可以基于以下几点进行分类（表 8-6-1）。

1. 致病菌。
2. 组织学。
3. 临床表现。
4. 免疫组织学。

表 8-6-1 心肌炎的分类

原因	分类
致病菌	病毒,如肠道病毒(如柯萨奇病毒B)、红细胞病毒(如细小病毒B19) 腺病毒和疱疹病毒 细菌,如白喉棒状杆菌、金黄色葡萄球菌、伯氏疏螺旋体和埃立克体 原生动物,如巴贝虫 锥虫,如克鲁兹锥虫 毒性,乙醇、辐射、化学物质(碳氢化合物和砷化物),还有药物,包括阿霉素 超敏反应,磺胺类和青霉素类
组织学	嗜酸性 腺细胞 肉芽肿性 淋巴细胞
临床表现	暴发性 急性 慢性活动性 慢性持续性

注:急性心肌炎患者的淋巴细胞浸润与心肌坏死相关。

三、发病机制与病因

1. 病毒性心肌炎有 3 个发病阶段。

(1)急性心肌炎伴病毒血症,病死率高。

(2)亚急性心肌炎伴淋巴细胞浸润心肌,抗体效价和炎性细胞因子增加,如白细胞介素 2、肿瘤坏死因子 α 和干扰素 γ。

(3)慢性心肌炎伴纤维化和进行性心室扩张导致慢性扩张型心肌病。

2. 心肌细胞损伤也可以通过病毒基因组与宿主蛋白的相互作用或直接通过细胞凋亡而发生,而不存在活动性炎症。

四、临床表现与诊断

(一) 临床表现

心肌炎有广泛的临床表现。

1. 呼吸困难、胸痛或心悸等非特异性症状。

2. 可从特异性心电图发现心源性休克甚至心脏性猝死。

3. 患者可能会出现病毒性前驱症状,伴有发热、肌痛、呼吸或胃肠道症状。

(二) 诊断

1. 尽管非侵入性成像技术的应用越来越多,但急性心肌炎的诊断仍然是一个主要的临床问题。

2. 症状和生物标志物　心肌酶升高发生在少数患者身上,肌钙蛋白 I 比肌酸激酶同工酶(CK-MB)

亚单位具有更高的特异性(89%),但整体而言在心肌炎的诊断中的敏感性有限(34%)。

心电图显示 ST 段抬高,非特异性 ST-T 波异常,偶有两个或多个相邻导联 ST 段抬高,类似于 ST 段抬高心肌梗死。

也可能出现心脏传导阻滞或非持续性室性心动过速,但在巨细胞性心肌炎或结节病中更为常见。

3. 无创成像 超声心动图表现多种多样且无特异性,但有助于排除急性心力衰竭和心肌病的其他已知病因。左心室功能不全是常见的,但左心室扩张是很少或者没有的。超声心动图上节段性室壁运动异常可模拟心肌梗死。

心脏磁共振成像(CMR)已成为诊断心肌炎的常规无创检查。三种 CMR 技术在心肌炎中的应用:①晚期钆增强(用于检测心肌坏死、纤维化);② T2 加权像评价心肌水肿;③心肌充血造影前后的 T1 加权序列。

4. 根据 "LakeLouise 标准",如果上述 3 个结果中有 2 个是阳性 / 病理性的,则 CMR 结果与心肌炎是一致的。

敏感性和特异性因所用序列而异,T2 加权成像和后期钆增强早期和晚期联合应用为急性心肌炎的诊断提供了最好的方法(61% 和 91%)。

结合心肌内膜活检,急性心肌炎的诊断率在 95% 以上。

5. 组织病理学 心肌内膜活检:根据达拉斯标准进行组织病理学分类的诊断金标准。在对疑似心肌炎的评估中并不会经常指出,但是根据美国 ACC/AHA/ESC 指南,活检可在以下情况下提供有临床意义的信息:①不明原因的新发心力衰竭,持续时间<2 周,除血流动力学损害之外,与正常大小或扩张的左心室相关。②有 2 周至 3 个月的心室扩张症状,新的室性心律失常或者心脏传导阻滞在 1~2 周内无法对常规治疗做出反应。

局限性:由于炎症的斑片状性质、观察者的个体差异性以及心脏穿孔和心脏活检组织自然死亡的风险,结果会存在显著的抽样误差。

在多个病例中,根据达拉斯标准,活检诊断疑似心肌炎的敏感性约为 10%。

可以通过以下方法提高心肌内膜活检的诊断率。

6. 免疫组织学评估,能够特异性检测和定量浸润。

7. DNA-RNA 分子分析和聚合酶链反应扩增病毒基因组。

8. 条件允许时,在磁共振的引导下进行活检。

五、管理

一般情况下,病毒性心肌病的治疗基本上是支持性治疗,很大程度上基于常规心力衰竭治疗,除了下文讨论的特定亚型的心肌炎。

对于左心室功能障碍的治疗,应当遵循目前的 AHA/ACC 指南。

1. 常规治疗 ①血管紧张素转换酶抑制药(ACEI)或者血管紧张素 Ⅱ 受体阻滞药(ARB);② β 受体阻滞药;③醛固酮拮抗药;④利尿药。

2. 免疫调节治疗

(1)通常不建议使用免疫抑制治疗病毒性 / 淋巴细胞性心肌炎。在心肌炎治疗试验中,将 111 例经活检证实为心肌炎且 LVEF<45% 的患者随机分配至常规心力衰竭治疗、安慰剂或免疫抑制治疗。24 周后,接受治疗的患者和未接受治疗的患者之间 LVEF 无显著差异,死亡或者需要心脏移植的患者无显著差异。

(2)巨细胞性心肌炎联合免疫抑制药(+ 皮质类固醇单抗 CD3)治疗可将生存率从不足 10% 提高到 91%。

(3)心脏结节病:还需要类固醇进行特殊治疗。

(4)嗜酸性粒细胞心肌炎：大剂量皮质类固醇可能有助于全身疾病。

3. 抗病毒治疗　在急性心肌炎中,抗病毒治疗几乎没有作用,但在慢性心肌炎/扩张型心肌病集中(生物干扰素慢性病毒性心肌病)试验表明：在经证实的肠病毒或腺病毒持续存在的心肌内膜活检患者中,用干扰素治疗可导致病毒组基因消除和左心室功能改善。

4. 机械循环支持　主动脉球囊反搏(IABP)、左心室辅助(LVAD)和体外膜氧合(ECMO)可作为治疗无效的持续性休克患者进行自发恢复或移植的桥梁,在暴发性和急性心肌炎中发挥作用。

六、急性心肌炎的临床随访

1. 鉴于慢性扩张型心肌病的发病率增加,急性心肌炎后需要密切随访。

2. 建议每隔 1~3 个月随访一次,分别于术后 1 个月、6 个月和 1 年复查心功能。

3. 疑似或确诊为心肌炎的运动员应在确诊后的 6 个月内停止竞技运动,只有在左心室功能、心电图和生物标志物正常,且无明显心律失常的情况下,才能恢复剧烈的体力活动。

七、心肌炎的特殊病因及处理

(一) 巨细胞性心肌炎

1. 病因不明,为罕见但致命的自身免疫性心肌炎,其特征在于心肌中存在巨细胞。

2. 尽管采用常规治疗心力衰竭的方法进行治疗,但临床过程仍会迅速恶化,而且心律失常和完全性心脏传导阻滞的发生率也很高。

3. 若未经治疗,5 年的死亡率或心脏移植率为 89%。

4. 患者对联合用药免疫抑制方案反应良好,5 年内无移植生存率提高到 80%。

(二) 嗜酸性心肌炎

1. 特征是心肌中嗜酸性粒细胞浸润,导致心内膜纤维化并形成血栓,瓣膜纤维化,双心室衰竭。

2. 可能与全身性疾病(例如猪嗜酸性粒细胞综合征、Churg-Strauss 综合征又称为变应性肉芽肿性血管炎)、药物或毒素(例如氯硝氮平、磺胺类药物)、洛夫勒心内膜纤维化或寄生虫病(例如犬弓形虫)有关而发生。

3. 也可表现为特发性急性坏死性嗜酸性心肌炎。

4. 大剂量皮质激素可能对全身性疾病有益。外科治疗已用于心肌内膜纤维化。

(三) 莱姆心肌炎

1. 在有流行病史、壁虱叮咬暴露史的患者中,它可能与伯氏疏螺旋体感染有关。

2. 临床表现为房室传导异常,包括短暂或永久性完全性心脏传导阻滞。

3. 莱姆病的诊断通过血清学检查得到证实。

4. 治疗包括使用适当的抗生素治疗潜在感染,如头孢曲松、多西环素,支持性治疗左心室功能不全、永久性起搏器治疗完全性心脏传导阻滞。

(四) Chagas 心肌炎

1. 克鲁兹锥虫感染在南美洲或中美洲农村地区流行,可表现为急性心肌炎或慢性心肌病。

2. 感染的患者中有 10%~20% 的症状包括心律不齐或心脏传导阻滞。

3. 来自流行地区的人们有疑似症状的,可以通过心电图诊断,并经血清学检查证实。

4. 治疗包括用适当的抗生素(如头孢曲松、多西环素)治疗基础感染,支持性治疗左心室功能不全,永久性心脏起搏器治疗完全性心脏传导阻滞。

(五) 人类免疫缺陷病毒(HIV)心肌炎

1. 在尸检中发现,HIV 感染者心肌炎的患病率高达 70%。

2. 以非特异性心肌浸润伴左心室功能不全为特征,但发病机制尚不清楚,可能与 HIV 感染本身、直接的心肌共感染或抗逆转录病毒疗法的影响有关。

3. 高效抗逆转录病毒治疗（HAART）可显著降低 HIV 相关性心肌炎和扩张型心肌病的发病率。

ACC/AHA 指南摘要：关于心肌炎的治疗，没有具体的指引方针，但是关于左心室功能不全的治疗、心肌活检的使用和心律失常的指引方针适用于心肌炎的适当情况。

八、快速回顾

1. 心肌炎发生在心肌感染的背景下，导致自身免疫缺陷、心肌细胞损伤和左心室功能障碍。

2. 有症状呈现，弥漫性和特异性的，可能与急性心肌梗死相似。

3. 诊断主要是临床和通过非侵入性的测试，如 CMR。在常规心力衰竭治疗无效的患者中，只有一小部分（<5%）显示做了心肌内膜活检。

4. 治疗仍然主要是支持性治疗；主要是基于指南的左心室功能不全的治疗，包括可能在需要时使用 VADS 和其他机械循环支持。

5. 免疫抑制在急性淋巴细胞心肌炎中没有作用，尽管在某些特殊的形式如巨细胞性心肌炎中，免疫抑制治疗可显著提高存活率。

6. 急性心肌炎有很高的自发恢复率，尽管 10%~20% 患者可以发展为慢性扩张型心肌病。

（徐晟杰　张文斌）

参考文献

[1] MASON J W, O'CONNELL J B, HERSKOWITZ A, et al. A clinical trail of immunosuppressive therapy for myocarditis. The myocarditis treatment trial investigators [J]. N Engl J Med, 1995, 333 (5): 269-275.

[2] MAISCH B, HUFNAGEL G, SCHÖNIAN U, et al. The European Study of Epidemiology and Treatment of Cardiac Inflammatory Disease (ESETCID)[J]. Eur Heart J, 1995, 16 (Suppl O): 173-175.

[3] GROGAN M, REDFIELD M M, BAILEY K R, et al. Long-term outcome of patients with biopsy-proved myocarditis: comparison with idiopathic dilated cardiomyopathy [J]. J Am Coll Cardiol, 1995, 26 (1): 80-84.

[4] SMITH S C, LADENSON J H, MASON J W, et al. Elevations of cardiac troponin I associated with myocarditis. Experimental and clinical correlates [J]. Circulation, 1997, 95 (1): 163-168.

[5] FELKER G M, BOEHMER J P, HRUBAN R H, et al. Echocardiographic findings in fulminant and acute myocarditis [J]. J Am Coll Cardiol, 2000, 36 (1): 227-232.

[6] LURZ P, EITEL I, ADAM J, et al. Diagnostic performance of CMR imaging compared with EMB in patients with suspected myocarditis [J]. JACC Cardiovasc Imaging, 2012, 5 (5): 513-524.

[7] ABDEL-ATY H, BOYÉ P, ZAGROSEK A, et al. Diagnostic performance of cardiovascular magnetic resonance in patients with suspected acute myocarditis: comparison of different approaches [J]. J Am Coll Cardiol, 2005, 45 (11): 1815-1822.

[8] ARETZ H T, BILLINGHAM M E, EDWARDS W D, et al. Myocarditis. A histopathologic definition and classification [J]. Am J Cardiovasc Pathol, 1987, 1 (1): 3-14.

[9] COOPER L T, BAUGHMAN K L, FELDMAN A M, et al. The role of endomyocardial biopsy in the management of cardiovascular disease: a scientific statement from the American Heart Association, the American College of Cardiology, and the European Society of Cardiology [J]. Circulation, 2007, 116 (19): 2216-2233.

[10] LINDENFELD J, ALBERT N M, BOEHMER J P, et al. HFSA 2010 Comprehensive Heart Failure Practice Guideline [J]. J Card Fail, 2010, 16 (6): e1-e194.

[11] COOPER L T Jr, BERRY G J, SHABETAI R. Idiopathic giant-cell myocarditis--natural history and treatment. Multicenter Giant Cell Myocarditis Study Group Investigators [J]. N Engl J Med, 1997, 336 (26): 1860-1866.

[12] SAGAR S, LIU P P, COOPER L T Jr. Myocarditis [J]. Lancet, 2012, 379 (9817): 738-747.

课后习题

单项选择题

某患者,21 岁,男性。既往无明显药物史,频繁吸烟,出现呼吸急促 3d、端坐呼吸和胸痛恶化。在就诊后 1 周左右,出现发热、胃肠道症状和尿路症状的前驱症状。经评估,血压 100/80mmHg,心率 96 次 /min,鼻导管上 99% 的氧饱和度,心电图显示心尖和侧壁导联 ST 段抬高,初始肌钙蛋白 I 为 21.5μg/L,胸部 X 线片显示间质轻度水肿。以下不是下一步评估该患者的适当步骤的是(　　　)。

A. 心脏磁共振成像

B. 利尿药、ACEI 和 β 受体阻断药治疗急性心力衰竭

C. 心导管术

D. 心肌内膜活检确诊心肌炎

E. 超声心动图

答案:

D。

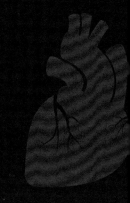

第九章
心包疾病

学 习 目 标

1. 熟悉和掌握急性心包炎和缩窄性心包炎的病因、病理生理、诊断和治疗。
2. 掌握缩窄性心包炎和限制型心肌病的鉴别要点。
3. 熟悉心包积液、心脏压塞、心包缩窄的血流动力学变化要点。
4. 了解心包疾病的几种模式、影像学诊断要点。

一、概述

在心血管系统正常生理和诸多疾病中,心包疾病及其血流动力学是重要而相对困难的领域。临床上心包疾病并不少见,可以是系统性疾病在心包的表现,但由于心包活检及其病理检查通常不容易开展,对心包疾病的病因诊断相对较为困难;多年来,有关心包疾病的诊治进展不多,ESC 指南更新的跨度达 10 年之久。目前 2014 年版 ESC 心包疾病诊治指南是相对较新的指南,对心包疾病的诊断和治疗有一定的更新。本章主要讨论心包的解剖和生理、心包病理情况即急慢性心包炎尤其是慢性缩窄性心包炎的病因、病理生理、诊断和治疗。

二、正常心包解剖和生理学

心包分为脏、壁两层,厚约 2mm。脏层心包是单层的间皮细胞,壁层心包由内外两层构成,内层为单层间皮细胞,由脏层心包于心脏大血管连接处的近端(左心房和肺静脉大部分位于心包反折以外)反折延续而成,外层为无细胞结构的胶原纤维和弹力纤维,并以韧带附着于周围结构。脏、壁层心包围绕心脏形成密闭的囊腔,即心包腔。内含 35~50ml 浆液,起润滑作用。心包富含神经支配,伴有交感和躯体的传入纤维。对牵张敏感的机械受体感知心脏容量和张力的改变,并可能负责传递心包疼痛。膈神经毗邻心包,心包炎症时可激惹膈神经,在心包手术时极易受到损伤。心包动脉供血心包的背侧部分。

正常心包具有以下重要作用:

1. "心包约束",防止心脏过度扩张 心包的顺应性随着心脏体积变化而变化,随心包腔内轻微上升,心包柔顺地随之伸长,随着心包腔压力的明显上升,则阻碍体、肺循环的静脉回流,这可解释为何心包液容量的急性增加引起心包内压显著升高,从而阻碍心脏的充盈和射血,引起心脏压塞,而缓慢的心包渗出则能很好耐受。

2. 屏障作用 防止周围组织感染向心脏和心包腔的直接蔓延。

3. 呼吸 / 心脏偶联作用　心包将胸腔内压传递给心脏,吸气时,胸腔内压下降,正常的心包功能将胸腔负压传递给心脏,降低心包内压,为全身静脉血回流提供动力,增加心脏的效率。

第一节　急性心包炎

急性心包炎指心包脏层和壁层的急性炎症,临床上表现为胸痛、心包摩擦音和动态心电图演变,可伴或不伴心包积液,少部分患者进展为慢性心包积液、亚急性渗出性缩窄性心包炎和慢性缩窄性心包炎。

一、病因

引起急性心包炎的病因多种多样,取决于流行病学背景、患者人群和临床情况。在发达国家,病毒感染通常是心包炎最常见的病因,而在有结核病流行的地区和发展中国家,结核菌感染则是心包疾病最常见的病因。我国过去常见的病因为风湿热、结核及细菌感染,现在病毒感染、肿瘤、尿毒症性及心肌梗死后心包炎发病率逐渐增多(表 9-1-1)。

表 9-1-1　急性心包炎的病因

非特异性(特发性)	通过目前检查手段未能明确的特异病因
感染性	病毒性 细菌性 分枝杆菌 真菌、原虫
肿瘤性	原发性:间皮瘤、纤维肉瘤、脂肪瘤 继发性:乳腺癌、肺癌、淋巴瘤、白血病等
自身免疫性 - 炎症性	风湿热和其他结缔组织病,如系统性红斑狼疮、类风湿关节炎等 心肌梗死后早期 心肌梗死后期[心肌梗死后(Dressler 综合征)] 心脏切开后、胸廓切开后期、创伤后期 药物引起(普鲁卡因胺、异烟肼、环孢素等)
内分泌、代谢性	甲状腺功能减退、尿毒症、痛风、淀粉样变性
物理因素	创伤(钝性和穿透性,心肺复苏后)、放射性、介入性诊疗操作相关
邻近器官疾病	急性心肌梗死、主动脉夹层、胸膜炎、肺梗死

二、病理

心包脏层、壁层上有纤维蛋白渗出和白细胞浸润,心包腔内可无明显的液体集聚(纤维蛋白性心包炎);如果浆液渗出增加,则成为渗出性心包炎;可合并心外膜下心肌受累(心肌心包炎)。

三、病理生理

正常心包腔内平均压力接近于零或低于大气压,吸气时呈轻度负压,呼气时则近于正压。急性纤维蛋白性心包炎或少量心包积液时不致引起近期心包内压力增高,不影响血流动力学;但是如果液体积聚过快或过多,心包无法伸展或者伸展不及以适应其容量的变化,心包内压力则会急剧上升,引起心脏受压,心室舒张期充盈受阻,周围静脉压升高,而心输出量降低,血压下降,导致急性心脏压塞。

四、临床表现

(一)症状

1. 胸痛　位于心前区或胸骨后,偶可位于上腹部,可放射到颈部、左肩、左臂及左肩胛骨,多为锐痛,也可呈闷痛或压榨样疼痛,常因咳嗽、深呼吸、体位变动或吞咽而加重,前倾坐位减轻。

2. 呼吸困难　为心包炎当伴有心包积液时最突出的症状。

3. 全身症状　原发病因的非心脏表现,如发热、乏力、食欲减退和消瘦等。

4. 心脏压塞　渗出性心包炎,如心包积液量大或快速积液,则可发生心包压塞,产生显著的气促、心悸、大汗、肢端发冷,甚至意识模糊和休克等。

(二)体征

1. 心包摩擦音　是急性纤维蛋白性心包炎的典型体重,是一种抓刮样的粗糙高频音,常盖过心音且较心音更贴近于耳。典型者包含与心室收缩、早期心室充盈、心房收缩相一致的 3 个组分,但大都为心室收缩、舒张相一致的双相摩擦音;位于心前区,胸骨左缘第 3、4 肋间及坐位前倾、深吸气时最明显。心包摩擦音变化快,短时间内可消失或重现,需反复听诊。此外,若积液增多使心包脏、壁层完全分离,心包摩擦音消失。经过治疗后积液吸收减少时可能重新出现。

2. 心包积液　心脏浊音界向两侧增大且全部呈绝对浊音界;心尖冲动减弱、位于心脏浊音界内侧或不能扪及;心音低钝、遥远;大量心包积液时可出现尤尔特(Ewart)征,即左肩胛骨下叩诊呈浊音,因局部的左肺受压而闻及管状支气管呼吸音;大量心包积液影响上、下腔静脉回流才产生体循环淤血体征,表现为颈静脉怒张、肝大、胸腔积液、腹水和下肢凹陷性水肿。

3. 心脏压塞　若积液积聚迅速,150~200ml 心包积液即可使心包内压上升到 20~30mmHg 而产生急性心脏压塞,表现为心动过速、血压下降和脉压变小、静脉压明显升高,严重者出现急性循环衰竭、休克;若大量积液,但积聚过程较缓慢,可产生亚急性或慢性心脏压塞,突出表现为体循环淤血、颈静脉怒张、静脉压升高和奇脉。奇脉是指吸气时桡动脉搏动显著减弱或消失的现象,或吸气时动脉收缩压下降超过 10mmHg。慢性心脏压塞通过机体代偿作用后,动脉血压下降可不及急性压塞者显著。急性心脏压塞常因动脉压极度降低而使奇脉很难被察觉。

五、辅助检查

(一)实验室检查

1. 血常规　非特异性心包炎白细胞计数轻、中度升高,伴淋巴细胞比例轻度增加,红细胞计数常正常。如白细胞计数显著升高或贫血,提示其他病因。

2. 红细胞沉降率　红细胞沉降率显著加快提示结核、肿瘤或自身免疫性疾病;非特异性心包炎红细胞沉降率不会显著加快。

3. 尿常规　血尿、蛋白尿等肾损害依据。

4. 血液生化　明确有无严重肝肾功能不全、低蛋白血症、糖尿病和高尿酸血症等全身性疾病。

5. 心肌酶谱和肌钙蛋白　升高提示合并存在心肌炎或心肌梗死。

6. 甲状腺功能检查　了解有无甲状腺功能减退。

7. 自身免疫全套[抗核抗体(ANA),dsDNA 抗体等]和类风湿因子等检查　明确有无结缔组织病存在。

（二）心电图

1. 心电图特征

（1）窦性心动过速。

（2）ST 段抬高：除 aVR、V_1 导联外的广泛导联出现 ST 段呈凹面向上型抬高并呈动态演变。数日到数周内 ST 段回落到基线并进展到 ST 段压低，QRS 波向上的导联 T 波倒置持续数周到数月。

（3）偶尔可见 QRS 波、ST 段、T 波电交替。QRS 波低电压与心包积液有关。

（4）PR 段压低：常见于除 aVR、V_1 以外导联，提示心包膜下心房肌受损。

2. 心电图分期　急性心包炎典型的心电图改变可以分为 4 期（表 9-1-2）。

（1）Ⅰ期：主要是 PR 段压低和 ST 段抬高，两者具有特征性改变，具有诊断价值。

（2）Ⅱ期：ST 段回到基线。

（3）Ⅲ期：T 波倒置。

（4）Ⅳ期：T 波回到基线。

表 9-1-2　急性心包炎心电图改变

分期	持续时间	心电图改变
Ⅰ期	数小时至数日	Ⅰ、Ⅱ、aVF、$V_2 \sim V_6$ 导联 PR 段多呈水平型压低，ST 段呈凹面向上型抬高；aVR、V_1 导联 PR 段水平型抬高，ST 段压低
Ⅱ期	1~3 周	抬高的 ST 段逐渐恢复正常 T 波振幅逐渐降低、变平
Ⅲ期	3 周至数周	T 波倒置
Ⅳ期	数周至数月	倒置的 T 波逐渐恢复正常、低平或持续倒置

（三）胸部 X 线检查

根据有无心包积液和积液量的多少，表现可不同：①纤维蛋白性心包炎心影正常，偶尔可出现肺部小的浸润影或胸腔积液，可能与原发病因（包括病毒或支原体感染）相关；②少量心包积液（成人少于230ml，儿童少于 150ml），胸部 X 线片上难以检出；③心影轻度增大即需考虑存在明显的积液；④心影显著增大而肺部无明显充血现象是心包积液的有力证据，可与心力衰竭鉴别。

（四）超声心动图

1. 除外并发症，特发性心包炎超声心动图多正常。

2. 超声心动图对发现心包积液和量方便、可靠，并且能较早发现心脏压塞征兆（右心房、右心室舒张期的塌陷，吸气时室间隔的左移等）。

3. 可判定合并心肌炎患者的心脏功能情况，心肌节段性运动异常提示心肌梗死和其他并发症。

（五）心包穿刺和置管引流

1. 适应证　①对未能明确病因的渗出性心包炎，可予以诊断性心包穿刺术，对心包积液进行相关检查；②对存在心脏压塞风险或已经发生心脏压塞的患者，进行心包穿刺引流可以预防和缓解压塞症状；③结核性和化脓性心包积液行心包穿刺引流预防心包缩窄；④心包腔内使用抗生素和化疗药物。

2. 心包积液检查项目　①常规检查，包括颜色、透明度、比重、白细胞计数和分类、血细胞比容；②生化检查：蛋白质、葡萄糖含量等；③病原微生物检查（染色、培养等方法，以发现细菌、结核菌和真菌等）；④肿瘤标志物（癌胚抗原等）测定，肿瘤细胞学检查。

3. 心包穿刺的注意事项　①在心电监护和血压监测下，并且有通常的静脉通路建立的情况下进行；②术前心脏超声检查，超声定位和确定积液量，床旁超声监测；③麻醉完善，避免疼痛引起的迷走反射和神经源性休克；④抽液速度缓慢，放液量第一次不宜超过 100~200ml（置管引流速度易控制），需多次反复抽液，再抽时可逐渐增加到每次 300~500ml。

（六）心脏磁共振检查

CMRI 能显示心包积液的容量和分布,分辨积液的性质,随着此项检查的开展和普及,利于心包疾病的诊断和鉴别诊断。但相较于心脏超声,磁共振检查费用高、耗时长,需要患者进行呼吸配合,能开展的医院有限。

（七）心包镜和心包活检

病因诊断很困难,但有非常必要时,可在有条件开展的医院中进行。

六、诊断与鉴别诊断

（一）诊断

胸痛为首发症状,合并 ST 段弓背向下(凹面向上)抬高心电图表现的患者,应考虑急性心包炎,但应做相关检查,以排除急性心肌缺血和梗死。

心前区听诊闻及心包摩擦音或心脏超声等检查确定有心包积液,心包炎的诊断即成立,需进一步明确病因。

表 9-1-3 列举了心包炎的定义和诊断标准。急性心包炎的诊断须符合以下 4 条标准中的 2 条:①典型的胸膜性胸痛;②心包摩擦音;③新出现的广泛的 ST 段抬高或 PR 段压低;④超声心动图显示新出现心包积液或积液增多、恶化。炎症标志物如 C 反应蛋白、红细胞沉降率及白细胞数量升高及心包炎症影像学如 CT 及 CMR 依据也有助诊断。

在可能并发心包炎的疾病过程中,如出现胸痛、气促、心动过速、体循环淤血或心影扩大,应考虑心包炎合并渗液的可能。

表 9-1-3　心包炎的定义和诊断标准

心包炎	定义和诊断标准
急性	炎症性心包综合征的诊断须符合以下 4 条标准中的任意 2 条:
	(1)心包炎引起的胸痛
	(2)心包摩擦音
	(3)心电图新发广泛导联 ST 段抬高或 PR 段压低
	(4)心包积液(新发或加重)
	其他支持性表现:
	(1)炎症标志物升高(如 C 反应蛋白、红细胞沉降率、白细胞计数)
	(2)心包炎症的影像学依据(CT、心脏磁共振)
持续性	心包炎持续 4~6 周以上,<3 个月不缓解
复发性	首次急性心包炎发作后,经过 4~6 周或更长*无症状期后再次发作
慢性	心包炎持续 ≥3 个月336

注:*通常在 18~24 个月以内,但时间上限不明确。

（二）鉴别诊断

1. 胸痛的病因鉴别　与引起胸痛和类似心电图改变的其他疾病鉴别,包括急性冠脉综合征、肺栓塞、主动脉夹层、气胸(尤其是张力性气胸)、肺炎、胸膜炎、肋软骨炎、胃食管反流病、带状疱疹、腹腔疾病等,根据临床体征和辅助检查可予以鉴别。

2. 不同病因类型心包炎之间的鉴别　包括急性非特异性心包炎和特异病因所致心包炎,常见有结核性、化脓性、肿瘤性、心脏损伤后综合征等,其鉴别要点见表 9-1-4。

表 9-1-4 常见心包炎的鉴别诊断

	急性非特异性	结核性	化脓性	肿瘤性	心脏损伤后综合征
病史	起病急,病前上呼吸道感染病史	常伴原发结核病或并存其他浆膜腔结核	原发感染病灶,败血症表现	多为转移性肿瘤,还可见于淋巴瘤和白血病	胸廓和心脏切开术病史,心肌梗死,心脏创伤病史
发热	持续发热	可有午后低热	高热	常无	常有
胸痛	剧烈	常无	常有	常无	常有
心包摩擦音	明显,出现早	有	常有	少见	少见
白细胞计数	正常或轻中度升高	正常或轻度增高	明显增高	正常或轻度增高	正常或轻度增高
血培养	阴性	阴性	可阳性	阴性	阴性
心包积液 量	较少	常大量	较多	大量	一般中等量
心包积液 性质	草黄色或血性	多为血性	脓性	多为血性	常为浆液性
心包积液 白细胞分类	淋巴细胞为主	淋巴细胞为主	中性粒细胞为主	淋巴细胞较多	淋巴细胞较多
心包积液 病原微生物	无	结核分枝杆菌(±)	化脓性细菌	无	无
心包积液 酶肿瘤标志物		ADA 显著增高 >40U/L		CEA 显著增高,>5µg/L 或积液/血清比>1.5	

七、治疗

(一)病因治疗

对有病因明确的心包炎,应针对基础病因进行治疗,如结核性心包炎给予标准/强化抗结核治疗,化脓性心包炎给予敏感抗生素治疗,系统性红斑狼疮(SLE)引起的狼疮性心包炎给予糖皮质激素或免疫抑制药治疗,肿瘤性心包炎给予手术和/或化疗、放疗。

(二)非特异性(特发性)心包炎的治疗

阿司匹林或非甾体抗炎药(NSAID)仍是主要治疗药物。秋水仙碱为标准抗感染治疗首选,不用负荷剂量,而根据体重 70kg 为界进行调整(<70kg,0.5mg,每日 1 次;≥70kg,0.5mg,每日 2 次),疗程 6 个月,以提高疗效,增加缓解,并防复发。

对阿司匹林、NSAID 和秋水仙碱治疗反应不佳的病例,可用糖皮质激素作为三联疗法加入中小剂量的阿司匹林、NSAID 和秋水仙碱方案,并不替代上述药物,糖皮质激素虽可迅速控制症状,但有促慢性化、易复发等不良反应,使用后逐渐减量,应特别缓慢(表 9-1-5)。

表 9-1-5 复发性心包炎抗感染治疗的常规处方

药物	常规初始剂量	治疗持续时间	逐渐减量
阿司匹林	500~1 000mg/6~8h(范围 1.5~4g/d)	数周至数月	每 1~2 周减量 250~500mg
布洛芬	600mg/8h(范围 1 200~2 400mg)	数周至数月	每 1~2 周减量 200~400mg
吲哚美辛	25~50mg/8h,以小剂量开始,逐渐加量,以避免头痛和头晕	数周至数月	每 1~2 周减量 25mg
秋水仙碱	0.5mg、2 次/d,或对体重<70kg 或对大剂量不能耐受的患者 0.5mg、1 次/d	至少 6 个月	非必需,或 0.5mg、隔日 1 次;(<70kg)或在最后几周 0.5mg、1 次/d(≥70kg)

注:对阿司匹林和 NSAID 应考虑逐渐减量;对难治性病例,应考虑更长的减量时间。

难治性病例中上述药物的疗程可能需要数个月,待病情完全缓解,每种单类都需要逐渐减量(表 9-1-6)。

表 9-1-6　糖皮质激素的减量

起始剂量 0.25~0.50mg/(kg·d)	逐渐减量
>50mg	每 1~2 周减 10mg/d
50~25mg	每 1~2 周减 5~10mg/d
25~15mg	每 2~4 周减 2.5mg/d
<15mg	每 2~6 周减 1.25~2.5mg/d

(三) 心包积液或心脏压塞的处理

1. 中、大量心包积液即将发生心脏压塞　心包穿刺或置管引流,预防心脏压塞。结核性或化脓性心包炎更强调充分、彻底地引流以提高治疗效果,减少心包缩窄的发生。

2. 已发生心包压塞者,不论积液量多少,须紧急心包穿刺引流。

3. 对于含有较多凝块和纤维条索样物质的积液,评估闭式引流效果不佳或风险大者,则可考虑心包开窗引流,同时行心包活检辅助诊断。

八、并发症

1. 复发性心包炎　心包炎症反复发作,多见于急性非特异性心包炎和心脏损伤后综合征,发生率为20%~30%。

2. 缩窄性心包炎　结核性心包炎、化脓性心包炎和创伤性(包括手术后)心包炎较容易发生后续心包缩窄。

九、预后

急性非特异性心包炎无并发症和复发者,病程 1~2 周,呈现自限性,但可能反复发作。其他病因心包炎病程和预后因病因而不同,如结核性心包炎和化脓性心包炎如治疗及时而彻底,不发生心包缩窄和严重心肌损伤者,预后较好,甲状腺功能减退并发心包积液经过甲状腺激素替代治疗可缓慢吸收,也很少发生缩窄,预后好;肿瘤和尿毒症性心包炎预后则差。总体来说,预后不良预测因素主要有:①发热,体温>38℃;②亚急性起病;③大量心包积液;④心脏压塞;⑤治疗至少 1 周后对阿司匹林或 NSAID 无反应;⑥其他原因引起心包炎病程。

第二节　缩窄性心包炎

缩窄性心包炎是慢性心包炎症和瘢痕形成的最终结果,是心脏表面被极致密厚实的纤维化或钙化心包所包裹,导致心室舒张充盈受限而产生一系列循环障碍的疾病,可伴或不伴心包积液。

一、病因

所有引起急性心包炎症的致病因素均可能造成心包缩窄。造成心包缩窄的最常见原因是感染后、特发病毒性、心脏手术和放射治疗,也可以是自身免疫性疾病、结核及急性心包炎的其他病因。其中细菌性、结核性和恶性肿瘤相关心包炎后续缩窄的累积风险最高。我国仍以结核性最为常见,其次由急性非特异性、化脓性和创伤性包括手术后心包炎演变而来。

二、病理

心包膜纤维组织广泛增生、增厚、粘连,脏层和壁层心包弥漫性或局灶性融合钙化,心包腔消失。病理显示心包组织透明样变性组织,可钙化,呈坚硬的外壳,结核性心包炎可见结核性肉芽组织或干酪样病变。长期缩窄可致心肌萎缩。

三、病理生理

增厚、钙化、粘连的心包限制了舒张期心脏充盈,导致双心室充盈压力升高,右心及全身静脉充血(早期),心输出量减少(晚期)。

左、右心室充盈仅限于舒张极早期,左、右心室压力时间曲线呈舒张期下陷(早期),左心室舒张的影响更为明显,高平原(中、晚期)的特征波形。心脏各腔室及体肺静脉充盈压均升高并达同一水平。

颈静脉压力曲线:迅速塌陷的 y 倾斜与正常明显的 x 倾斜消失。

库斯莫尔(Kussmaul)征:呼吸时胸腔内压力变化不能传递到心包腔和心腔,结果吸气时周围静脉回流增多,但心包腔内中心静脉和右心房压力不下降,入右心房的回心血量不增多,导致吸气时体静脉压升高,颈静脉怒张更明显,称为库斯莫尔征。

心脏充盈受限导致体循环淤血和心输出量下降,产生相应的临床后果。

四、临床表现

(一) 症状
1. 体循环淤血症状 腹胀、肝区疼痛、食欲缺乏和水肿。
2. 肺淤血症状 咳嗽、胸闷、气短,甚至端坐呼吸。
3. 慢性低心输出量症状 严重乏力、肌肉失用性萎缩、恶病质。
4. 其他可能发生的临床情况 心绞痛样胸痛、短暂性脑缺血发作和晕厥等。

(二) 体征
1. 动脉收缩压 正常或降低,脉压变小,可有奇脉。
2. 心脏体征 心尖冲动不明显甚至不能扪及,心脏浊音界不大,心率增快,心音减弱,S_2 宽分裂,心包叩击音可及,可出现三尖瓣部位的反流性杂音。
3. 颈静脉怒张 库斯莫尔征(+)。肝大、脾大,肝 - 颈静脉回流征阳性,腹部移动性浊音阳性。下肢凹陷性水肿。可出现胸腔积液征。
4. 其他 全身营养状况可出现恶病质,肝功能不全和肝硬化表现为黄疸、肝掌等。

五、辅助检查

(一) 心电图
1. 窦性心动过速 心率 100~160 次 /min。
2. QRS 波低电压。
3. 广泛导联 ST-T 改变,R 波为主的导联 ST 段压低、T 波低平或倒置。

4. P 波改变,增高、增宽及双峰切迹。

5. 房性心律失常。

6. 病程长者,可出现右心室肥厚和 RBBB。

(二) 胸部 X 线检查

1. 心影大小正常或偏小,也可呈轻度、中度增大(心包增厚伴少量包裹性心包积液或缩窄,压迫左、右心室或房室环引起左、右心房增大)。

2. 心脏外形改变,失去正常形态,心缘僵硬,各弧分界不清,轮廓不光滑且不规则。

3. 心缘搏动　缩窄处心缘搏动明显减弱或消失,但邻近非缩窄区则搏动增强。

4. 心包钙化　呈蛋壳、带状或斑块状,多为房室沟、右心房右心室周围,其次为左心室除心尖以外的部位,钙化也可见于室间沟,甚至压迫左冠状动脉。

5. 上腔静脉影增宽,肺淤血征。

(三) 超声心动图

1. 心包明显增厚、回声增强,有时可见钙化强回声,在房室沟处尤其显著;心包厚度超过 3mm 或心包钙化高度提示缩窄性心包炎。心包增厚或钙化,呈片状或弥漫性分布。

2. 可伴有心包积液,可为包裹性积液。

3. 双心房明显扩大,左心室腔径正常或缩小,可呈葫芦状,心脏轮廓可僵硬、变形。

4. 心室舒张明显受限,严重病例可同时心室收缩受限。

5. 室间隔弹跳征,室间隔出现异常运动,在舒张早期异常向左心室腔内摆动,并在舒张中期向右心室立即弹回。

6. 下腔静脉明显增宽,随呼吸变化减低或消失。

7. 房室瓣口和主动脉的脉冲多普勒特征性改变　二尖瓣和三尖瓣血流的呼吸期变化明显,二尖瓣口 E 峰高尖而 A 峰低小,射血分数斜率快速下降,E/A 比值明显增大。二尖瓣口吸气时 E 峰减低,呼气时 E 峰增高。而三尖瓣口呈相反改变。吸气时主动脉流速明显下降。

超声心动图对缩窄性心包炎的诊断要点:①心包增厚钙化,可有心包积液。②双心房明显扩大,心室舒张受限。③室间隔异常运动 - 间隔弹跳征和室间隔呼吸性漂移运动。④二尖瓣口 E 峰增高,A 峰减小,E/A 比值增大。⑤吸气时二尖瓣口血流 E 峰减低,呼气时增高,三尖瓣口则与之相反。

(四) CT 和心脏 MRI 检查

CT 对心包钙化高度敏感,而心脏 MRI 检查可提供详细的心包和心脏结构功能评估,但对钙化不敏感。不同模式影像学对心包疾病的检查比较见表 9-2-1。

表 9-2-1　不同影像学检查对各种心包疾病的诊断价值

	超声心动图(心脏超声)	计算机断层扫描(CT)	心脏磁共振(MRI)
急性心包炎	部分患者表现正常 心包层增厚,高反射回声 不同程度心包积液 伴或不伴心包内纤维束 心肌心包炎时室壁运动异常	心包层增厚,伴增强 整个心包异常 不同程度的心包积液 伴或不伴心包内纤维束	心包层增厚 较强的心包强化信号 伴或不伴心包内纤维束 心肌心包炎患者出现心肌增强 由于心包顺应性下降,实时电影 CMR 出现吸气性室间隔变平
复发性心包炎	与急性心包炎表现相似	与急性心包炎表现相似 由于纤维粘连,可呈异质性表现 心包轮廓不规则(纤维化变形)	与急性心包炎表现相似 由于纤维性黏附,可出现异质性分布 不规则的心包轮廓(纤维化变形)

	超声心动图(心脏超声)	计算机断层扫描(CT)	心脏磁共振(MRI)
缩窄性心包炎	心包增厚,高反射回声 伴或不伴胸腔积液 伴或不伴腹水 心房扩大 吸气时室间隔向左心室运动(间隔反弹),最好用 M 型超声证实 下腔静脉和肝静脉显著扩张 肺动脉瓣提前打开 - 左、右室舒张期充盈受限 吸气后二尖瓣流速下降>25%,三尖瓣流速下降>40% 呼气时相反改变 舒张早期二尖瓣血流速度正常或增加 呼气相舒张期肝静脉血流速度下降 组织多普勒二尖瓣环流速正常或增快(>7cm/s) 二尖瓣瓣环反流(间隔 e'>侧壁 e')	心包层增厚,伴或不伴心包钙化 室间隔形态异常 心房扩张、腔静脉 / 肝静脉扩张、肝充血 腔静脉 / 肝静脉对比剂逆转 伴或不伴胸腔积液 伴或不伴腹水 不典型表现:局灶性缩窄型、渗出性缩窄型	心包层增厚 磁共振不可见的心包钙化 轻至中度增厚 在心室底部、房室沟和心房等处异常最为显著 心包强化反映了固有炎症 邻近心肌可能出现纤维化钙化过程 心脏内容物受压 心房扩张,肝静脉充血 伴或不伴胸腔积液 伴或不伴腹水 心包层纤维样黏附 不典型表现:局灶性缩窄型、渗出性缩窄型
心包积液	心包腔内液体聚积 整个心动周期内均存在心包无回声区 液体分布 半定量评估积液的严重程度	心包腔内液体聚积 心包腔内液体宽度>4mm 被认为是异常时的液体 对于显示局灶性积液有优势,并且可对积液准确定量 可利用 CT 密度(HU)值判断积液性质:单纯积液,0~20HU;蛋白性 / 出血,>20HU;如果极高 HU 值,考虑心包渗漏(如主动脉夹层破裂);乳糜样心包炎,阴性 HU 值 心包层厚度可正常:如果增厚并强化,怀疑炎症。如果增强并钙化,排除缩窄性心包炎 可能与心脏压塞相关	心包腔内液体聚积 心包腔内液体宽度>4mm 被认为是异常时的液体 对于显示局灶性积液有优势,并且可对积液准确定量 心包层厚度可正常:如果增厚并强化,怀疑炎症 对于评估心脏其他组织具有优势,包括心肌组织和瓣膜 可能与心脏压塞相关
心脏压塞	半定量评估积液的严重程度 积液分布 评估血流动力学影响 指导和监测心包穿刺 导管撤除时的再评估		

(五) 心导管检查血流动力学

右心血流动力学特征对缩窄性心包炎没有 100% 的敏感性和特异性,对缩窄性心包炎的诊断需要综合临床、血流动力学和影像学检查。右心导管检查特征性地表现为肺毛细血管压力、肺动脉舒张压力、右心室舒张末期压力、右心房压力和腔静脉压均显著升高,且趋向同一水平,右心房压力曲线呈 M 波形或 W 波形,右心室收缩压轻度升高,呈舒张早期下陷和高原形曲线。①右心房压升高(一般为>10mmHg;类似填塞;在过度利尿或容量不足患者中给予容量负荷可被诱发出来)。②吸气时右心房压力不下降(血流动力学库斯莫尔征):胸腔内压向右心室传导不足导致右心室在吸气时充盈不足,血液不能从右心房和颈静脉流入右心室;在其他情况下如大面积肺栓塞、右心室梗死或右心室衰竭、肺动脉高压也会出现这种情况。③右心房压力快速下降：舒张初期心房快速充盈，一旦触及受限心包极限，压力迅速上升。④奇脉。⑤左、右心室舒张末压力与左、右心房平均压相等（基于心包限制）。⑥右心室和左心室舒张压呈"平方根"和"高原征"：舒张早期右心室松弛不受限，在舒张期畅通（导致快速下降），但在舒张中期撞及坚硬心包时，右心室、左心室压力迅速上升并达到一致，形成高原样平台。⑦右心室和左心室压力不同步：这是心包缩窄的标志特征，区别于限制型心肌病。⑧正常肺动脉收缩压（认为<55mmHg）。⑨左心室舒张末期压力（left ventricular end-diastolic pressure，LVEDP）与右心室舒张末期压力（right ventricular end-diastolic pressure，RVEDP）无显著性差异（无明显左心室心肌病变；定义为LVEDP-RVEDP<5mmHg）。⑩RVEDP不高（右心室心肌疾病不明显；定义为RVEDP/RVSP<1/3）。

1. 缩窄性心包炎　心室间相互依赖，右心室充盈以牺牲左心室充盈为代价，反之亦然。因此，吸气时，右心室收缩压峰值随静脉回流增加而逐渐升高，而左心室收缩压峰值随之下降（不同步）。

2. 限制型心肌病　患者心肌本身僵硬，不存在间隔移位和呼吸影响（心室间依赖）。呼吸时，右心室和左心室同步达最高收缩压。

六、诊断与鉴别诊断

(一) 诊断

根据体循环淤血的表现（如颈静脉怒张、肝大、腹水和外周凹陷性水肿）、心脏舒张受限的超声心动图和心导管检查依据，结合心包增厚、钙化的影像学（心脏超声、CT、MRI），可以做出缩窄性心包炎的诊断。

(二) 鉴别诊断

1. 与限制型心肌病的鉴别　临床表现两种相似，主要依据辅助检查做出鉴别（表9-2-2，表9-2-3）。

表 9-2-2　限制型心肌病与缩窄性心包炎的特点

特点	限制型心肌病	缩窄性心包炎
体格检查	房室反流的杂音	心包叩击音
	可闻及 S_3 和 S_4	库斯莫尔征
	库斯莫尔征	无脉
	全身性疾病的证据（如淀粉样变、色素沉着病）	右心衰竭的体征（如腹水、水肿）
	肺水肿的证据（左心衰竭）	
心电图	可能存在低电压	心电图通常正常
	房室传导阻滞	
	房性或室性心律失常	
血流动力学	左、右心室收缩压一致	左、右心室收缩压不一致
	左心室舒张末期压力-右心室舒张末期压力>5mmHg	左心室舒张末期压力-右心室舒张末期压力<5mmHg
	右心室舒张末期压力/右心室血压>1/3	右心室舒张末期压力/右心室血压<1/3
	肺动脉高压	心室依赖
		无肺动脉高压
治疗	支持治疗，心脏移植	利尿药，心力衰竭管理
		心包切除

表 9-2-3　缩窄性心包炎和限制型心肌病的鉴别要点

	缩窄性心包炎	限制型心肌病
心包叩击音	+	-
心室壁厚度	正常	常增加
室间隔反跳(心脏超声表现)	+	-
心包厚度	增加	正常
静脉压波形显著的 y 下降	+	±
左、右心室充盈压相同	+	LV 较 RV 至少高出 3~5mmHg
心室充盈压>25mmHg	极少,多在 20mmHg 左右	常见
肺动脉收缩压>60mmHg	-,常为 30~45mmHg(中度升高)	常见
心室压力波平台高原平方根样改变	+	±
左右心压力和血流呼吸变异	显著增加,>25%	正常,<10%

2. 缩窄性心包炎　出现腹水时,需与右心衰竭、肝硬化、肾病综合征、腹膜结核和恶性肿瘤所致腹水相鉴别。根据病史、辅助检查、影像学检查和肿瘤相关实验室检查包括肿瘤标志物和脱落细胞学检查等,可做出鉴别。

七、治疗

1. 心包切除术　心包切除术是公认的,使用适当利尿药治疗后症状持续而显著,如 NYHA 心功能分级Ⅲ/Ⅳ级慢性缩窄性心包炎患者的标准治疗,但轻度或极重度疾病患者、放疗所致的缩窄、伴心肌本身功能不全或明显肾功能不全的患者,手术应慎重。手术死亡率高达 6%~12%,需要技术保障,由经验丰富的手术医师来完成。"终末期"缩窄性心包炎患者,即存在恶病质、心房颤动、静息状态低心输出量［心脏指数<1.2L/(m²·min)］、因失蛋白肠病或因慢性心力衰竭或心源性肝硬化致肝功能受损而引起低白蛋白血症患者,放疗所致心肌病和心包疾病,心包切除术获益很少或不能获益,手术风险极高。

术后早期"缩窄"很可能在初次诊断后数周内消退(如通过非甾体抗炎药治疗),故在急性或术后即刻不应诊断为缩窄。

2. 药物辅助治疗

(1)利尿药:可以缓解液体潴留和水肿,但水肿最终会转变成难治性。

(2)避免使用 β 受体阻滞药来治疗代偿性窦性心动过速。

(3)房颤快速心室率,地高辛为首选,根据患者的血压等情况酌情调整药物用量。

八、预后

心包切除术的死亡率与手术时患者的功能状态相关,围手术期死亡率为 5%~15%。5 年生存率为80%,10% 生存率为 60%。

患者既往有放射治疗史、肾功能异常、肺动脉高压、左心室收缩功能减退、低血钠和高龄,提示生存率预后差。心包钙化对生存率没有影响。根治性心包切除术后的生存率,心包钙化积分 ≥ 7 分、纵隔放射治疗、年龄和终末期肾病可识别出根治性心包切除术后死亡的高风险患者。

(孟文芳　顾春霞)

参考文献

[1] 胡大一. 心血管内科学高级教程 [M]. 北京: 人民军医出版社, 2011.

[2] 胡大一, 魏毅东. 2015 欧洲心脏病学学会心包疾病诊断与治疗指南 [C]. 欧洲心脏病学会, 2015.

[3] ADLER Y, CHARRON P, IMAZIO M, et al. 2015 ESC Guidelines for the diagnosis and management of pericardial diseases: The Task Force for the Diagnosis and Management of Pericardial Diseases of the European Society of Cardiology (ESC) Endorsed by: The European Association for Cardio-Thoracic Surgery (EACTS)[J]. Eur Heart J, 2015, 36 (42): 2921-2964.

[4] GAGGIN H K, JANUZZI J L. Mgh cariology board review [M]. New York: Springer, 2013.

[5] GRIFFIN B P, RIMMERMAN G M, TOPOL E J, et al. 美国克利夫兰医学中心临床心脏病学精要 [M]. 上海: 上海科学技术出版社, 2009.

[6] 陈灏珠, 葛均波, 徐永健. 内科学 [M]. 8 版. 北京: 人民卫生出版社, 2013.

[7] 王吉耀, 廖二元, 黄从新, 等. 内科学 [M]. 2 版. 北京: 人民卫生出版社, 2010.

[8] 陈国伟, 郑宗锷. 现代心脏内科学 [M]. 长沙: 湖南科学技术出版社, 2002.

[9] 杨娅, 房芳, 李嵘娟, 等. 超声掌中宝心血管系统 [M]. 2 版. 北京: 科学技术文献出版社, 2017.

[10] 何方田. 临床心电图详解与诊断 [M]. 杭州: 浙江大学出版社, 2010.

[11] TTEIN J H. Fourth edition internal medicine [M]. Boston: Mosby, 1994.

课 后 习 题

单项选择题

1. 患者女性, 32 岁, 主诉胸膜性胸痛和呼吸困难。既往有关节疼痛僵硬史。心电图见广泛导联 ST 段抬高。体格检查: 血压 110/50mmHg, 吸气时血压下降 15mmHg; 心尖部及全收缩期杂音, 心包摩擦音阴性。颈静脉压是 12cmH$_2$O。肺部和腹部检查正常。初始肌钙蛋白 T 浓度为 0.25ng/ml (参考正常值 <0.03ng/ml)。胸部 X 线片显示心影增大。下一步处理是 (   )。

    A. 经胸超声心动图   B. 经食管超声心动图

    C. 非甾体抗炎药治疗   D. 静脉输液

    E. 紧急心包穿刺术

2. 患者男性, 55 岁, 严重主动脉狭窄予主动脉瓣机械瓣置换术后第 2 天。既往有胃肠道出血、严重的二叶主动脉狭窄和吸烟史。目前气管插管 + 机械通气, 氧饱和度正常, 血管活性药物支持下血压 70/40mmHg, 颈静脉压升高。听诊肺部呼吸音清晰, 无干、湿啰音, 可闻及 S$_4$ 心音, 余无明显异常。血流动力学显示中心静脉压 12mmHg, 肺动脉舒张压 22mmHg, 肺毛细血管楔压 30mmHg, 心脏指数下降。急诊经胸超声心动图显示左心室功能正常, 左心室较小, 右心室功能正常, 跨瓣压差正常。胸腔引流管出量正常。目前接受机械瓣置换术后的抗凝治疗中。下一步的处理是 (   )。

    A. 人工瓣膜血栓的溶栓治疗

    B. 多巴酚丁胺治疗心源性休克

    C. 观察

    D. 急诊经食管超声心动图

    E. 逆转抗凝

3. 例 2 患者术后恢复良好, 术后第 10 天出院, 术后 1 个月随访复查超声心动图, 经胸心脏超声发现舒张期间隔弹跳和心室间依赖征象, 跨瓣压差正常, 心包积液阴性。无中心静脉压升高或周围水肿, 患者自觉良好。下一步的处理是(　　　)。

    A. 观察

    B. 心脏 MRI 或 CT 检查,以评估是否存在缩窄性心包炎

    C. 类固醇激素治疗

    D. 心包切除术

    E. 心脏移植

4. 某患者,78 岁,呼吸困难,右心导管术测得:

中心静脉压	15mmHg
右心室压力	55/20mmHg
肺动脉压	55/22mmHg
肺毛细血管楔压	20mmHg
左心室压力	120/30mmHg

超声心动图显示左心室功能正常,无明显室壁运动异常或左心室肥厚,左、右心室压力没有同步记录。血流动力学提示的首要病因在心脏影像学上的表现是(　　　)。

A. 增强心脏磁共振表现前壁透壁延迟强化

B. 心脏组织多普勒检查室间隔心肌速度>10cm/s

C. 胸部 X 线片上心影增大

D. 呼吸时无间隔位移和二尖瓣 E 波速率峰

E. 心电图提示 T 波改变

答案:

1. A;2. D;3. A;4. D

第十章
遗传性心血管疾病

第一节　基因检测及诊断总则

学习目标

1. 掌握基本遗传学原理及遗传模式。
2. 了解目前技术下,基因报告中"阳性"及"阴性"的意义。

遗传性心血管疾病主要包括遗传性心血管疾病的筛查、诊断、治疗、预防、随访、咨询和临床指导等。近年来随着医学遗传学、分子生物学、细胞遗传学以及临床检查检验技术的进步,对遗传性心血管疾病的研究已经取得了许多重要进展。很多遗传性心血管疾病的发病过程及机制已逐渐清楚,使诊断和治疗从临床水平逐渐进展到基因水平。

许多心血管疾病与遗传相关,大体可以分为两种类型。一种是多基因遗传病,如原发性高血压、冠心病等;另一种是单基因遗传病,如长 QT 综合征、家族性高胆固醇血症等。本章主要关注符合孟德尔遗传规律的单基因遗传病。另外应注意的是,一部分遗传性疾病为染色体异常,如唐氏(Down)综合征也可以存在心血管系统的表现,临床上应引起注意。

由单个基因突变引起的遗传病称为单基因病,其遗传方式符合孟德尔遗传规律。根据突变基因所在的染色体和基因型的不同,遗传方式分为常染色体显性、常染色体隐性、X 连锁、Y 连锁、母系遗传等。

心血管医师应该对遗传性心血管疾病有一定的了解。临床上凡是遇到家族性发病的情况,均应考虑到遗传病的可能。详细地询问病史,往往能够有一定的阳性发现,对于诊断、治疗、预后判断及遗传咨询等均有极大的意义。

遗传病基础知识与遗传咨询

由一个基因单独决定遗传性状或遗传病的遗传方式,称为单基因遗传。单基因遗传病在上下代之间的传递,遵循孟德尔遗传定律,所以也称孟德尔式遗传病。根据致病基因所在的染色体和基因的显性与隐性关系的不同,一般可分为 5 种,即常染色体显性遗传、常染色体隐性遗传、X 连锁、Y 连锁、母系遗传(表 10-1-1)。

表 10-1-1　常见遗传方式、遗传特点及代表疾病

遗传方式	遗传特点	代表疾病
常染色体显性遗传（AD）	代代相传，正常人为隐性纯合体	HCM，马方综合征
常染色体隐性遗传（AR）	隔代相传，患者为隐性纯合体	庞贝病
伴 X 染色体连锁	疾病和性别相关	DMD
伴 Y 遗传	传男不传女，只有男性患者	外耳道多毛症
母系遗传	母亲患病，孩子有可能患病	MELAS 综合征

注：HCM，hypertrophic cardiomyopathy，肥厚型心肌病；DMD，Duchenne muscular dystrophy，杜氏肌营养不良；MELAS 综合征，mitochondrial encephalomyopathy，lactic acidosis and stroke-like episodes，线粒体脑肌病伴乳酸酸中毒及脑卒中样发作。

（一）单基因病

1. 常染色体显性遗传的特征　如果与一种性状或遗传病有关的基因位于 1~22 号常染色体上，其突变基因是显性基因，这种遗传方式称为常染色体显性遗传。

常染色体显性遗传病的特征：①由于致病基因位于常染色体上，所以致病基因的遗传与性别无关，系男女患病的机会均等。应注意的是，有时会观察到患者全部为男性或女性，这种情况不能排除常染色体显性遗传的可能。例如患者的两个儿子均患病，而两个女儿均不发病，不能由此断定遗传为伴性遗传。②系谱中可见本病呈连续传递，通常连续几代都可以看到患者。如发现中间一代"未发病"，而上代与下代均有发病的家族成员，需要考虑外显率不全等情况。③患者的双亲中通常有一个为患者，致病基因由患病的亲代传来。④双亲无病时子女一般不会患病，除非发生新的基因突变（de novo mutation）。⑤患者的同胞和后代有 1/2 的发病风险。

根据这些特点，临床上可对常染色体完全显性的遗传病进行发病风险的估计。例如夫妻双方中有一人患病（杂合子），那么子女患病的可能性为 1/2；如果夫妇双方都是患者，均为杂合子，则儿女患病的可能性为 3/4。常见的常染色体显性遗传的心血管疾病包括肥厚型心肌病、马方综合征、长 QT 综合征等。

2. 常染色体隐性遗传的特征　如果与一种性状或遗传病有关的基因位于 1~22 号常染色体上，其突变基因是隐性基因，这种遗传方式就称为常染色体隐性遗传。这种遗传病只有隐性突变基因的纯合子（aa）或复合杂合子（aa'）才会发病，带有隐性突变基因的杂合子（Aa），由于正常的显性基因（A）的存在，突变基因（a）的作用得不到表现，这样的个体虽不发病，却能将突变等位基因（a）传于后代，这种杂合子称为携带者（carrier）。

常染色体隐性遗传病的特征：①由于致病基因位于常染色体上，所以致病基因的遗传与性别无关，系男女患病的机会均等；②系谱中患者的分布往往是散发的，通常看不到连续传递现象，有时在整个系谱中只有一个先证者，但同胞中可多人患病；③先证者的双亲表型往往正常，但都是致病基因携带者；④患者的同胞有 1/4 的发病风险，先证者表型正常的同胞，有 2/3 的可能性为携带者；⑤患者的子女一般不发病，除非其配偶也是该致病基因的携带者，但一定是肯定携带者。近亲婚配时，后代的发病风险远高于随机婚配，这是由于近亲婚配时，夫妻双方有较近的共同祖先，携带某种共同的致病基因的机会明显增高。

临床可见的常染色体隐性遗传心血管疾病包括庞贝病（Pompe 病）、JLN 综合征（长 QT 综合征）及少数致心律失常型右室心肌病（如 *JUP* 基因突变引起的纳克索斯病）等。

3. X 连锁遗传的特征　X 连锁遗传又称伴性遗传，是相对于上述常染色体遗传而言的一类由位于性染色体（X 或 Y）上的基因所控制的遗传方式。目前尚未发现 Y 连锁的心血管遗传病。

临床常见的 X 连锁遗传心血管疾病包括法布雷病（Fabry disease）、X 连锁的扩张型心肌病（DMD）及 6 型 Emery-Dreifuss 肌营养不良等。

（二）多基因遗传病

多基因遗传的理论基础是多基因遗传的性状或疾病受许多的微效基因控制，这些微效基因彼此之间没有显性与隐性之分，为共显性，存在累加效应。这是多基因遗传与单基因遗传的不同之处。典型的多基因遗传的例子是原发性高血压，有学者提出原发性高血压发病"阈值"的概念，即只有相关基因的共同作用达到一定程度方能引起血压升高。据报道有 30%~60% 的血压变异可归因于基因的作用。

（三）染色体病

正常人的体细胞中含有 23 对染色体，其中 22 对为常染色体，1 对为性染色体（X 或 Y）。染色体是遗传物质的载体，共载有 2 万 ~2.5 万个结构基因，即每条染色体上平均存在 1 000 个基因。每条染色体发生的任何畸变，包括染色体的数目异常（如唐氏综合征）或结构畸变（如某一染色体长臂或短臂发生的部分缺失形成的部分单体或发生部分重复形成的部分三体）等都将造成其上的基因大量增加和丢失，从而导致许多基因表达和生理功能代谢的紊乱。由于染色体数目异常或结构畸变引起的疾病称为染色体病。

染色体异常病例：

患者男性，27 岁，因"反复胸闷 1 个月余"来我院。入院后查体示体型明显肥胖，体重指数 $37kg/m^2$，既往高血压、糖尿病、胆结石、脂肪肝。心脏超声示左心室扩张明显，左心室舒张末内径 62mm，LVEF 24%。冠脉造影示前降支 50% 狭窄。否认任何相关家族史。临床诊断：扩张型心肌病、高血压、糖尿病、冠心病。予强心、调脂、降压治疗。对该患者的临床资料充分分析后，认为该患者过于年轻，高血压糖尿病等不能解释心肌病变情况。征求患者同意后，行全外显子基因测序，结果提示 7q21.12 染色体上存在 104kb 的微重复变异。该区域包括了脂类代谢及糖类代谢的部分基因，可能与其脂质代谢异常和糖尿病有关。因此修正诊断为"基因拷贝数变异，继发性脂质代谢异常，肥胖，糖尿病，冠心病"。该病例提示当患者存在多种系统器官结构及功能异常时，尤其是存在相关的家族史时，应考虑少见的统一病因的可能性。

（四）检测技术

对于症状及体征的观察和分析是遗传性疾病诊断的初始环节。遗传物质的改变会导致其表达异常和遗传性状出现，也就是疾病的临床症状与体征。通过对患者外观包括从头面部、躯干、四肢至指（趾）端的仔细查体，结合对患者心肺等多个器官及语言、肢体活动能力、步态、神经反应等体征的检查，通常能为遗传病的诊断提供线索和方向。

实验室检查通常的选择原则：①如果简单的检查可以准确诊断，就没有必要盲目追求高新技术和浪费资源；②症状、体征或家族史非常明确的遗传病，直接做相关的检查。如怀疑是染色体病的患者，选择先做染色体核型分析；③当不能确定患者是何种遗传代谢病时，应该先做全套的串联质谱生化遗传学检查，找到相关的代谢缺陷后，必要时再做特异性的基因诊断；④对致病机制和突变形式比较明确的单基因病，应该首选相关基因进行突变检测。

1. 常规临床检验 现代诊断技术日新月异，但很多传统的常规检验方法仍然应用于遗传病的初步诊断。如肌酸激酶（CK）往往被临床心血管医师所忽视，但对于 DMD 患者肌酸激酶的升高，即使是轻微的升高，也能提示存在疾病的可能。

2. 心电图 许多遗传性心血管疾病的心电图的改变可以早于心脏大体结构的改变。例如部分致心律失常型右心室心肌病患者在疾病早期仅表现出心电图的异常，在疾病的较晚阶段才表现出心脏结构的改变。对于心血管医师来说，认真读好患者的每一份心电图至关重要。对于遗传性心律失常患者，系列的心电检查包括动态心电图、特殊类型的心电记录如 Fontaine 导联、上一肋及上两肋间胸前导联、信号平均心电图、植入型心电记录仪及必要的心内电生理检查都有着不可替代的作用。

3. 心脏超声 作为心血管疾病的重要筛查手段和确诊手段，重要性无须多言。有经验的心脏超声医师往往能够应用多种指标为临床医师提供初步诊断方向，同时系列心脏超声可以跟踪疾病的进展情况。

4. 心脏磁共振 对心肌检查有着先天性的优势，目前是心脏结构和功能检测的金标准。不同的疾病需要的 MRI 序列不同，诊断时应与心脏影像科医师进行充分的沟通交流。

5. 酶学和代谢产物检查也是遗传病的重要环节。

6. 随着基因检测成本下降、报告周期缩短以及基因数据的积累，基因检测在遗传性心血管疾病诊断及治疗的作用将占更高的比重。

（五）基因检测技术

目前主流的基因检测技术分为一代测序（Sanger 法）及高通量测序。一代测序多数应用于目标基因明确或较少候选基因的情况。高通量测序适用于同时对多个目标基因、全外显子甚至全基因组测序，可大大减少时间和成本，但对于感兴趣的位点，最终需要一代测序进行验证。

需要格外注意的是，由于高通量测序产生的数据量极大，同时会有多个可能相关的位点被检出。临床医师需要结合多种遗传学及临床指标进行谨慎判断。

另外，应注意到遗传病应与先天性疾病（如某些先天性心脏病）以及家族性疾病（乙型肝炎）相区分。

（六）报告解读遗传咨询

心血管遗传疾病分类：一般来说，单基因遗传心血管疾病患病率不高。少数疾病发病率较高，如肥厚型心肌病估算发病率约为 1/200。对于这类患者，及时发现处于疾病早期的家族成员非常重要。

1. 遗传报告结果的临床解读　目前，遗传检测多数仍由第三方基因检测公司进行，报告结果多数能按照美国医学遗传学与基因组学学会（American College of Medical Genetics and Genomics，ACMG）指南进行。最新的 ACMG 指南为 2017 年版，该指南将不定期更新。按该指南，基因变异位点判定为致病、可能致病、意义不明、可能良性、良性等。在阅读基因检测最终报告时应特别注意以下几点：

（1）致病性评级与是否致病无关：完全健康的人群进行全外显子测序时，也都能发现几个、十几个甚至几十个致病性评级为"可能致病"甚至"致病"的位点，但这些位点并不引起相应疾病；而在明确的患者中，最常见的可能致病基因可能发现"意义不明"的位点甚至出现完全阴性的检测结果。

（2）致病性评级独立于临床症状：在充分依据指南进行评级的情况下，无论提供何种临床症状，均不改变某位点的致病性评级，但可能影响最终报告。基因检测机构一般会参照送检者的临床症状，给出一个或数个最为符合临床描述的位点，而非所有致病性评级高的位点。因此在阅读基因检测报告时，不仅要看最终报告，也要关注在列表中的其他位点。同时切忌轻易依据基因检测报告改变临床诊断或判定疾病亚型，仍要结合临床表现及疾病特点综合判断。例如临床诊断长 QT 综合征的患者，进行基因检测时发现位于 I_{kr} 钾通道蛋白孔区的突变，致病性评级为"致病"，可考虑该位点为该长 QT 综合征患者致病位点，但仍不能完全排除其他基因上存在真正的致病变异或存在协同致病的变异位点。明确这一点对于遗传咨询及植入前遗传学诊断（PGD）等优生优育技术有极其重要的指导意义，避免出现错误的诊治。

（3）致病性评级涉及许多方面的证据，而证据是随时间推移而逐渐积累的。因此致病性评级仅为针对当时证据的评级，随时可能更新。例如中国首个短 QT 综合征家系的致病位点 *KCNH2* T618I 的致病性评级，在刚报道的时候其证据评级为"意义不明"，而经过多个中心多个研究证实其致病性后，其证据等级升为"致病"。

2. 遗传咨询　规范的遗传咨询服务要求医师或遗传咨询师收集患者的家族史，根据医师的诊断向患者说明家族的遗传风险，介绍遗传检测、可能产前诊断服务、可能的治疗措施和处置选择，以降低疾病向下一代传递的风险。

对于没有获得诊断的患者，要持续随访，定期更新疾病的相关进展，包括对疾病的诊断和治疗选择，给予患者心理上的帮助。

需要强调的是，在遗传咨询的过程中，必须遵守医德及法律，保护患者的隐私，同时应考虑到伦理及社会道德。

（孙雅逊）

参考文献

［1］江松敏. Lewin 基因 X [M]. 北京:科学出版社, 2013.

［2］戴灼华, 王亚馥. 遗传学 [M]. 3 版. 北京:高等教育出版社, 2016.

［3］中华医学会心血管病学分会精准心血管病学学组, 中国医疗保健国际交流促进会精准心血管病分会, 中华心血管病

杂志编辑委员会. 单基因遗传性心血管疾病基因诊断指南 [J]. 中华心血管病杂志, 2019, 47 (3): 175-196.

[4] RICHARDS S, AZIZ N, BALE S, et al. Standards and guidelines for the interpretation of sequence variants: a joint consensus recommendation of the American College of Medical Genetics and Genomics and the Association for Molecular Pathology [J]. Genet Med, 2015, 17 (5): 405-424.

课 后 习 题

简答题

如果一对夫妇来医院咨询,述双方均存在"心脏病"家族史。目前想生育,咨询能否进行"基因检测"及"遗传阻断"来预防或减少下一代出现"心脏病"的可能性? 如果你是接诊医师,该如何回答?

答案:

心血管疾病是个非常大的疾病范围,遗传因素在不同的疾病中所占的比例不同。遗传占比例最大的疾病为单基因遗传病,如多数的长 QT 综合征、肥厚型心肌病等。多数心血管疾病受一定的遗传背景因素影响,如高血压、血脂异常等。少数心血管疾病与遗传因素相关性很弱,如室性期前收缩等。详细询问患者所担心的疾病类型和相关的家族史非常重要。目前的医疗水平尚不能对多基因相关疾病进行遗传阻断,即使是单基因病,也需要进行详尽的遗传咨询以明确其获益。

第二节 心 肌 病

学 习 目 标

1. 掌握临床常见心肌病分类、临床表现及诊断。
2. 掌握心肌病的鉴别诊断及治疗原则。

一、致心律失常性心肌病

致心律失常性右心室心肌病(ARVC),曾称致心律失常性右心室发育不良(ARVD),是一种以成人起病的室性心动过速、心力衰竭和猝死为特征的遗传性心律失常。目前已将其归类为致心律失常性心肌病(ACM)。病理生理上以心肌局灶或大片被纤维脂肪组织所浸润取代为特征,晚期可出现心力衰竭。2004年一项前瞻性研究提示,ARVC 在人群中的发病率大约为 1/5 000。现在认为发病率可能为 1/1 000 左右。

多数 ARVC 为家族性,多呈外显率不同的常染色体显性遗传,少数呈常染色体隐性遗传。目前已包含至少 13 个亚型,多数与编码心肌桥粒蛋白的基因相关(图 10-2-1)。编码桥粒蛋白的基因突变造成桥粒功能缺失,引起细胞间连接障碍和心肌基质改变,使心肌细胞在机械应力作用下细胞与细胞相分离,从而导致细胞死亡,进而在局部产生炎症,并最终引起被纤维脂肪组织所替代。

ARVC 引起室性心律失常的可能机制包括以下两方面:一方面是患者的心肌由于被纤维脂肪组织所替代,导致心肌形成不同程度的电传导阻滞,引起传导延缓,构成了折返环的解剖学基础;另一方面是缝隙连接蛋白等异常,可引起不伴有明显器质性心脏病的室性心律失常。病理表现往往以心肌细胞为纤维脂肪组织所进行性替代为特征。一般只累及右心室,少见的情况下累及左心室或者双心室。

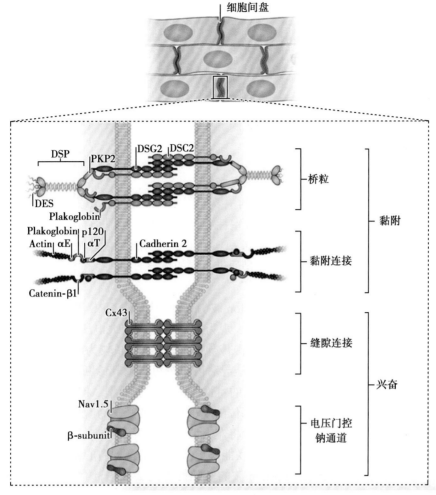

图 10-2-1　细胞间盘结构

可见细胞间盘结构是个多种蛋白及通道组成的复合体。前面所提到的突变基因多数位于细胞间盘结构上。

Nav1.5 为 *SCN5A* 编码的电压门控钠通道,新近研究认为其与 Brugada 综合征及 ARVC 均有关。

(一) ARVC 遗传学特征及致病机制

目前已明确 ARVC 是一种遗传性心肌病,至少 50% 的患者表现为典型的常染色体显性遗传,少数为常染色体隐性遗传。目前已发现至少 9 个与之相关的基因(表 10-2-1)。这些基因大多数为细胞桥粒蛋白基因,但基因型与表型的相关性还不十分明确。

表 10-2-1　ARVC 相关致病基因

ARVC 亚型	基因	染色体位置	编码蛋白
ARVC/D1	*TGFB3*	14q24.3	转化生长因子 β-3
ARVC/D2	*RYR2*	1q42~q43	Ryanodine 受体
ARVC/D3		14q12~q22	NA
ARVC/D4		2q32.1~q32.3	NA
ARVC/D5	*TMEM43*	3p23	核被膜蛋白
ARVC/D6		10p14~p12	NA
ARVC/D8	*DSP*	6p24	桥粒斑蛋白

ARVC 亚型	基因	染色体位置	编码蛋白
ARVC/D9	*PKP2*	12p11	Plakophilin-2
ARVC/D10	*DSG2*	18q12.1	桥粒核心球蛋白 -2
ARVC/D11	*DSC2*	18q12.1	桥粒糖蛋白 -2
ARVC/D12	*JUP*	17q21	盘状球蛋白
ARVC/D13	*CTNNA3*	10q21	细胞黏附分子

（二）临床表现

ARVC 好发于青壮年男性，是青年人猝死的主要原因之一。室性心律失常是 ARVC 最主要的临床表现，以反复发作的室性心动过速为主要特征，室性心动过速多数起源于右心室，呈左束支传导阻滞图形的单形性室性心动过速，少数可发展为心室颤动。由于心室的病变呈进展性，其室速发作的频率及形态可在每次均不相同，提示每次室速发作可能是通过不同的传导通路。

（三）辅助检查

1. 心电图 ARVC 的心电图改变包括 Epsilon 波、右侧胸导联的 QRS 波增宽、S 波升支延缓及 T 波倒置等。Epsilon 波为较为特异的心电图表现，表现为常规导联或增大电压的心电图上，QRS 波终末部出现高频低振幅的棘状波，对应于右心室的缓慢传导，一般右胸导联较为明显，具有很高的特异性，但是其敏感度相对较差。应用 Fontaine 导联及加压导联心电图可提高其诊断敏感性。部分患者有右束支传导阻滞。多数患者动态心电图可检测到频发的室性期前收缩。典型 ARVC 患者心电图见图 10-2-2。Epsilon 波在心内电生理检查上的表现为多个部位的晚电位，两者其实为晚电位在不同检查上的不同表现。Fontaine 导联是一种特殊导联，连接方法为将左上肢导联放置于剑突处，右上肢导联放置于胸骨柄处，左下肢导联放置于 V4 导联处。Fontaine 导联能够更清晰地记录到右心室部分心肌延迟除极产生的 Epsilon 波，与普通心电图相比，其记录 Epsilon 波的敏感性提高 2~3 倍，约为 60%。在 V_1~V_3 导联有倒置 T 波，QRS 波时限>110ms，S 波升支时限>55ms。

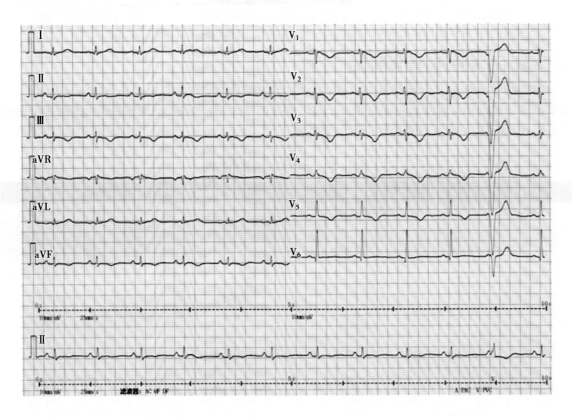

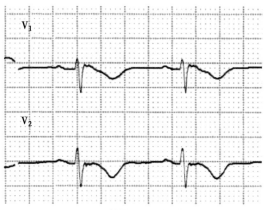

图 10-2-2 可见 V_1~V_3 导联的 QRS 终末部低幅碎裂波,并可见右心室来源室性期前收缩。此患者经基因检测及 MRI 证实为 ARVC

2. 超声心动图及心脏 MRI 超声心动图评估右心室的功能和结构局限性较大,并且需要心脏超声医师有足够的经验。磁共振检查对心肌的形态和功能具有非常好的检查价值,能够显示肌小梁排列紊乱、心室局部膨出及室壁瘤样改变,并能对扩张的心室进行量化,同时 MRI 可以发现轻微和局灶的病变(图 10-2-3)。

3. 心内膜活检 敏感性较低。主要与异常心肌呈岛状分布有关。国内心内膜活检进行较少。中国医学科学院阜外医院胡盛寿院士团队对 60 例资料详尽的 ARVC 患者进行了心脏病理解剖和基因检测标准,结合数字病理及图像分割技术,进一步通过无监督的机器学习等新技术,结合遗传突变、临床病史、心电生理以及磁共振特征构建了各个分型的遗传 - 临床 - 影像 - 病理特征,最终提出了 ARVC 的新的病理和基因分型,对于 ARVC 的临床诊断及治疗有一定的指导意义。

(四)诊断

目前 ARVC 的诊断标准按表 10-2-2 进行。

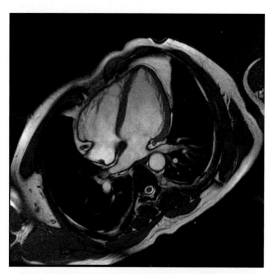

图 10-2-3 ARVC 患者心脏 MRI
可见明显扩大的右心室,室壁变薄,右心室游离壁厚度仅为 1~2mm。

表 10-2-2 ARVC 的诊断标准

整体或局部功能或结构异常

主要标准	二维超声上右心室局部室壁瘤、运动减弱或无收缩合并以下一项: • 心脏超声上心室舒张末期胸骨旁长轴右心室流出道 ≥32mm(体表面积标化 ≥19mm/m²) • 胸骨旁短轴切面右心室流出道 ≥36mm(体表面积标化 ≥21mm/m²) • 面积改变分数 ≤33% 磁共振:局部右心室无运动、运动减弱,或右心室运动不协调合并以下一项: • 体表标化右心室舒张末容积 ≥110mm/m²(男性)或 ≥100mm/m²(女性) • 右心室射血分数 ≤40% 右心室造影:右心室局部运动减弱、无运动或室壁瘤

次要标准	二维超声上右心室运动减弱或无收缩合并以下一项： • 心脏超声上心室舒张末期胸骨旁长轴右心室流出道 29~32mm（体表面积标化 16~19mm/m²） • 胸骨旁短轴切面右心室流出道 32~36mm（体表面积标化 18~21mm/m²） • 面积改变分数 ≤33% 磁共振：局部右心室无运动、运动减弱，或右心室运动不协调合并以下一项： • 体表标化右心室舒张末容积 100~110mm/m²（男性）或 90~100mm/m²（女性） • 右心室射血分数 40%~45%
室壁组织学特点	
主要标准	形态学定量分析残余心肌<60%（如为估算则<50%）合并大于一个部位的右心室游离壁心肌纤维化伴或不伴心内膜活检证实的脂肪浸润
次要标准	形态学定量分析残余心肌 60%~75%（如为估算则 50%~65%）合并大于一个部位的右心室游离壁心肌纤维化伴或不伴心内膜活检证实的脂肪浸润
复极异常	
主要标准	右胸导联（V_1~V_3）T 波倒置，年龄>14 岁，不存在右束支传导阻滞时 QRS 波时限 ≥120ms
次要标准	右胸导联（V_1~V_2）T 波倒置，年龄>14 岁，不存在右束支传导阻滞时 QRS 波时限 ≥120ms
除极及传导异常	
主要标准	右胸导联出现的 Epsilon 波（QRS 波结束到 T 波开始之间出现的低幅信号）
次要标准	标准心电图无 QRS 波时限 ≥110ms 情况下，信号平均心电图至少以下一项显示出晚电位： • 滤过 QRS 波时限 ≥114ms • QRS 波终末<40μV 的时限 ≥38ms • 终末 40ms 的均方根电压 ≤20μV 不存在完全性右束支传导阻滞时，V_1、V_2 或 V_3 导联 S 波最低点到 QRS 波结束时限 ≥55ms
心律失常	
主要标准	左束支传导阻滞形态的持续性或非持续性室速伴电轴向上（Ⅱ、Ⅲ、aVF 导联 QRS 负向或不确定，aVL 导联正向）
次要标准	右心室来源的持续性或非持续性室速伴电轴向下（Ⅱ、Ⅲ、aVF 导联 QRS 正向或不确定，aVL 导联负向）或电轴不确定 24h 室性期前收缩>500 个
家族史	
主要标准	一级亲属中有符合专家组诊断标准的 ARVC/D 的患者
	一级亲属中有尸检或手术病理确诊为 ARVD/C 的患者
	经评估明确患者具有 ARVC/D 致病基因的有意义的突变
次要标准	一级亲属中有可疑 ARVC/D 患者但无法证实患者是否符合目前诊断标准
	可疑 ARVD/C 引起的早年猝死家族史（<35 岁）
	二级亲属中有病理证实或符合目前专家组诊断标准的 ARVD/C 患者

注：明确的诊断包括 2 个主要诊断标准或 1 个主要诊断标准 +2 个次要诊断标准或 4 个次要诊断标准，可能诊断包括 1 主要诊断标准 +1 个次要诊断标准，3 个次要诊断标准。

（五）治疗

目前认为 ARVC 是一种进展性心肌疾病。主要考虑恶性心律失常及猝死的风险，预防猝死的最佳方案是植入 ICD。对于植入 ICD 后发生快速性心律失常的患者，应考虑使用 β 受体阻滞药。对于无法控制的反复发生的室速,应考虑导管消融治疗。明确诊断 ARVC 后,建议患者家族的无症状 ARVC 患者(携带者)也应考虑应用 β 受体阻滞药。

二、肥厚型心肌病

肥厚型心肌病(hypertrophic cardiomyopathy,HCM)是一种常染色体显性遗传性心肌病。以心室肌出现与心室后负荷不相称的肥厚为特征,多数表现为非对称性肥厚。目前诊断标准为最大室壁厚度超过 15mm,室间隔与左心室后壁厚度比值>1.3,并排除可引起心肌肥厚的其他心血管疾病和系统性疾病。临床上分为梗阻性、非梗阻性肥厚型心肌病以及心尖肥厚型心肌病。随着对该疾病认识的发展,发现 HCM 并不少见,估算人群发病率约为 1/200。一些 HCM 患者以猝死为首发表现,可出现心力衰竭、心律失常、脑卒中等并发症。目前普遍认为,HCM 是引起年轻人猝死最常见的原因。既往研究发现,在小于 35 周岁发生猝死的运动员中,将近 1/2 由 HCM 引起,因而一度将猝死作为 HCM 最常见的死因。近年一些研究发现,HCM 所导致的猝死可能并不是 HCM 引起死亡最常见的原因,相对而言,HCM 终末期心力衰竭导致的死亡可能更为常见。

(一)发病机制

1. 基因层面　近 10 余年,由于测序技术的飞速发展,目前认为大部分 HCM 符合常染色体显性遗传的特性,大部分患者有较为明确的遗传学背景,但也存在散发病例,同时发现散发型 HCM 与家族型患者具有相同的致病基因,它们的区别在于散发型患者的基因突变可能不来自遗传,而是由于新发基因突变(de novo mutation)。目前已经确定至少存在 25 个相关致病基因,超过 1 400 个突变位点,并且约有 5% 的患者合并有 2 个以上基因位点的突变(表 10-2-3)。在这些致病基因中,β 肌球蛋白重链基因(MYH7)、肌球蛋白结合蛋白 C 基因(MYBPC3)及心肌肌钙蛋白 T 基因(TnT)是 3 个最常见的突变基因,约占总数的 50%,笔者所在中心的研究也表明,在进行全外显子测序的患者中,存在以上 3 个基因位点变异的占比较高。研究表明,HCM 患者的基因型与临床表型之间存在一定的关联性。例如,根据既往国外报道,与 TNNT2 及 MYH7 突变所致的 HCM 相比,MYBPC3 基因突变的表现型具有相对较好的临床预后,主要表现为发病较晚、心肌肥厚程度轻、心脏性猝死相对较少以及其心律失常发病率相对较低等。但笔者所在中心数据则显示中国人群可能 MYBPC3 基因突变可引起较严重的恶性心律失常。有些基因突变能够导致较为严重的临床表型,即为所谓的"恶性突变",如 MYH7 基因的 R403Q、R453C 突变、TNNT2 基因的 R92Q 突变等,携带这些突变的患者病情相对较重,预后较差。但是这些基因型与表型之间的关系并没有被确定,因而可能需要更多的证据来进一步证实。

表 10-2-3　HCM 相关致病基因

HCM 分型	基因	染色体位置	蛋白	突变频率
HCM1	*MYH7*	14q11.2~q12	β-MHC	0~50%
HCM2	*TNNT2*	1q32	cTNT	0~15%
HCM3	*TPM1*	15q22	α-Tm	0~5%
HCM4	*MYBPC3*	11p11.2	cMYBPC	0~20%
HCM6	*PRKAG2*	7q22~q31.1	PKAγ 亚单位	少见
HCM7	*TNNI3*	19p13.2~q13.2	cTNI	少见
HCM8	*MYL3*	3p21.2~p21.3	MLC-1	<5%
HCM9	*TTN*	2q24.1	titin	<5%
HCM10	*MYL2*	12q23~q24.3	MLC-2	<5%
HCM11	*ACTC*	11q	α-actin	<5%
HCM12	*CSRP3*	11p15.1	肌肉 LIM 蛋白	少见

HCM 分型	基因	染色体位置	蛋白	突变频率
HCM13	*TNNC1*	3p21.1	肌钙蛋白 C	少见
HCM14	*MYH6*	14q	α-MHC	少见
HCM15	*VCL*	10q22.2	黏着斑蛋白	少见
HCM16	*MYOZ2*	4q26	钙调神经磷酸酶	少见
HCM17	*JPH2*	20q13.12	JPs	少见
HCM18	*PLN*	6q22.31	受磷蛋白	少见
HCM19	*CALR3*	19p13.11	钙网蛋白	少见
HCM20	*NEXN*	1p31.1	F- 肌动蛋白	少见
HCM22	*MYPN*	10q21.3	肌钯蛋白	少见
HCM23	*ACTN2*	1q43	α- 肌丝蛋白 -2	少见
HCM24	*LDB3*	10q23.2	PDZ-LIM 域结合因子	少见
HCM25	*TCAP*	17q12	肌节蛋白	少见
……	*MYLK2、CAV3、etc*			少见

2. 环境对其发生的影响　HCM 是一种具有很强异质性的疾病,这不光表现在临床表现,同时还表现在疾病的发生、发展等不尽相同。根据孟德尔定律,常染色体显性遗传疾病发生在男女的比例应该是1∶1,即人数应该接近相等。但是,之前的研究调查发现,男性患者多于女性患者,男女患者比例 3∶2 左右。男女患者比例的不同,提示 HCM 的发生与内分泌激素可能有关。这说明除了基因突变对于疾病发生有影响,环境因素可能也对疾病发生产生了影响。

(二) 临床特点

HCM 患者的临床表现差别很大,部分可无任何症状,这部分患者的预期寿命与正常人相似。而在有症状患者中,临床上可出现心前区胸闷、胸痛、呼吸困难、晕厥,甚至猝死。查体时,梗阻性肥厚型心肌病患者胸骨左缘可闻及收缩中晚期喷射样杂音,在增加心肌收缩力、降低心室后负荷时,杂音可增强。目前病理学以及新型影像学检查显示,HCM 患者常存在心肌纤维化,心肌微血管缺血。因此 HCM 患者较易出现各种心律失常,以心房颤动最为常见,也可以出现房室传导阻滞、室性心动过速等心律失常。其中,室性心动过速被认为是导致 HCM 患者猝死的主要原因,猝死前可无或仅有轻度的临床症状。既往专家共识一般禁止 HCM 患者参加运动。最近的一项随机对照研究发现,进行适度的运动,可以显著增加这部分患者的运动耐量,同时发生恶性心律失常及其他不良事件的概率并未明显增加。基于这些发现,有研究者鼓励 HCM 患者进行适度的运动。女性患者与男性患者相比,会更晚出现临床表现,出现更多症状以及更高比例的左心室流出道梗阻。同时女性患者更易出现心力衰竭相关的死亡以及 HCM 相关的并发症。与男性相比,女性从事激烈活动或体力工作的比例更低,但两者的猝死率却接近。

(三) 诊断

临床上诊断 HCM 需要影像学检查的协助,即无法解释的左心室壁厚度>15mm,同时不伴有左心腔的扩大。自 20 世纪 70 年代以来,心脏超声已经成为影像诊断 HCM 最主要的方式。虽然绝大部分HCM 患者可以通过心脏超声获得诊断,但某些病变较为局限(如心尖 HCM),或病变程度较轻的患者较难获得及时准确的诊断。近年来心脏磁共振(CMR)得到广泛的应用及越来越多的关注。心脏磁共振的优势首先表现在它能更精确地显示左心室肥厚的存在、分布及其程度。其次,延迟增强的磁共振技术能够显示心肌纤维化的程度,目前发现心肌纤维化的程度与 HCM 患者心房颤动、室性心律失常的发生有密切关系。有研究显示,HCM 患者猝死风险的高低与心脏磁共振显示的延迟增强节段数量成正比,若>15%的左心室心肌组织发生了延迟增强（LGE），则该患者的猝死风险是没有LGE患者的2倍。因而心脏磁共振能为HCM患者进行较为有效的危险分层。

除了上述的心脏超声及心脏磁共振外，HCM患者的心电图也有一定的特征性。其心电图表现有以下特征：

1. 最常见的心电图异常为ST-T改变，可在90%以上患者中出现，ST-T大多呈水平型压低，该导联的T波可直立、倒置或双向，但是以倒置、对称的T波最常见，约占70%，部分可呈"冠状T波"改变。

2. 20%~50%患者可出现Q波，Q波可出现在I、aVL、V_4~V_6导联，少数可出现在下壁导联，这种Q波往往不宽，时限<0.04s，该导联的T波往往直立。

3. 可出现ST段抬高，并且ST段抬高的振幅相对稳定，不同于急性心肌梗死ST段的动态演变。另外，约有20%的患者心电图可无明显异常改变。应注意的是，心尖肥厚型心肌病的心电图改变往往更为显著。

（四）鉴别诊断

1. **高血压心脏病** 长期高血压心室后负荷增加可导致心肌肥厚，需要与HCM相鉴别。HCM患者可有家族史，心肌可能非对称性肥厚，可有SAM现象及流出道梗阻，左心室壁可显著增厚。高血压心脏病的心肌肥厚一般没有上述特征，都有长期高血压病史，可合并高血压的其他靶器官损害。应注意的是，HCM患者也可能合并高血压，其临床表现可有重叠，鉴别较困难。

2. **冠心病** 肥厚型心肌病由于肥厚的心肌相对缺血，可出现心绞痛症状，心电图可出现ST-T改变，需要与冠心病、心绞痛及心肌梗死鉴别。HCM心电图一般没有动态变化。冠心病患者多数没有心脏杂音。超声心动图可以提供一定程度的鉴别。少部分HCM患者可合并冠心病，只有通过冠脉造影或冠脉CT才可明确。

3. **主动脉瓣狭窄** 主动脉瓣狭窄的症状和杂音与肥厚型梗阻性心肌病相似，需要进行鉴别。主动脉瓣狭窄收缩期杂音在胸骨右缘第2肋间及胸骨左缘第3肋间更为明显，杂音向颈部传导，改变心脏前后负荷的措施对杂音强度影响不大。超声心动图能够提供良好的鉴别。

4. **室间隔缺损** 其收缩期杂音与肥厚型梗阻性心肌病收缩期杂音部位相似，均为胸部左第3~4肋间，但室间隔缺损为全收缩期杂音，心尖部多数没有杂音，药物激发试验后，梗阻性肥厚型心肌病杂音往往增强，室间隔缺损则杂音变化不大。

5. **二尖瓣关闭不全** 两者的杂音相似，多为全收缩期杂音。收缩血管的药物或下蹲能够使二尖瓣关闭不全的杂音增强，常常伴左心房和左心室的增大。肥厚型心肌病也可因SAM现象同时合并继发性二尖瓣关闭不全。

6. **运动员心脏** 长期的高强度运动可使心脏发生适应性改变，因此轻度肥厚的心肌病应该与运动员心脏改变相鉴别，这对于预防运动员猝死和防止不必要的终止运动生涯来说非常重要。肥厚型心肌病多表现为左心室非对称性肥厚，左心室不大或者缩小，射血分数正常，左心房可有扩大，左心室舒张功能可下降，有心肌病家族史，肥厚型心肌病相关致病基因可呈阳性。运动员心脏改变多表现为对称性左心室肥厚，左心室可有扩大，心室舒张末径往往大于55mm，左心房不大，多数无家族史，基因检测往往阴性。运动员心脏在停止大剂量运动量后，心脏可缩小，心肌肥厚可减轻。

7. **代谢性心肌病** 包括多种与代谢异常相关的疾病，有些可引起以心脏表型为主的表现。具体见代谢性心肌病章节。

（五）辅助检查

由于需要与多种表现类似的疾病相鉴别，因此肥厚型心肌病的辅助检查非常重要。

1. **心电图** 作为简单、可重复性好、便于开展并且经济的检查手段，是肥厚型心肌病的重要检查之一。肥厚型心肌病心电图的临床表现谱非常的广泛，可从完全正常的心电图直到严重的异常。最常见的异常为左心室高电压及ST-T改变。深倒置的T波是比较特异的表现，与冠状T波类似。另外，可合并病理性Q波。也可见到束支传导阻滞，房室传导阻滞则相对少见。动态心电图能够发现潜在的恶性心律失常，而运动平板试验能够发现运动时血压的变化以及运动诱发的心律失常（图10-2-4）。

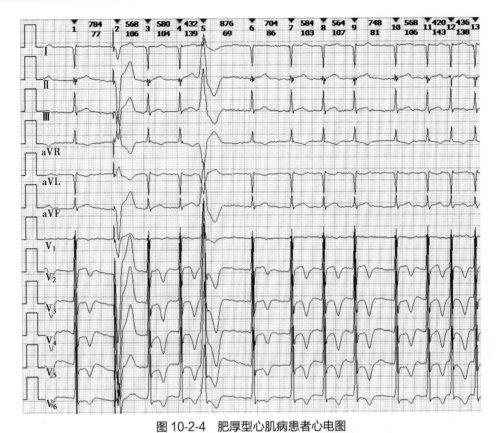

图 10-2-4　肥厚型心肌病患者心电图

可见房颤心律,伴胸前导联 T 波深倒置。可见室性期前收缩及心室起搏心律。
该患者明确为肥厚型心肌病,伴室性心动过速发作。已植入双腔 ICD。

2. 超声心动图　肥厚型心肌病患者中超声心动图的异常往往晚于心电图,但是目前肥厚型心肌病诊断最为可靠和常用的方法,能够观察心脏的结构、功能及流出道压差等。肥厚型心肌病的心脏超声诊断非常依赖于心脏超声医师的经验。尤其是心尖肥厚型心肌病,非常容易漏诊。但高度怀疑肥厚型心肌病而心脏超声检查阴性时,建议请高年资超声医师再次检查或者行磁共振检查。同时建议同一患者检查时指定同一医师,以便尽量减少超声医师之间引起的差异。

3. 磁共振检查　是肥厚型心肌病诊断的金标准,能够从多个切面进行详细的观察,并且能够进行心肌纤维化的定量。有研究表明,MRI 的延迟增强定量可作为 HCM 猝死风险评估的指标之一(图 10-2-5)。

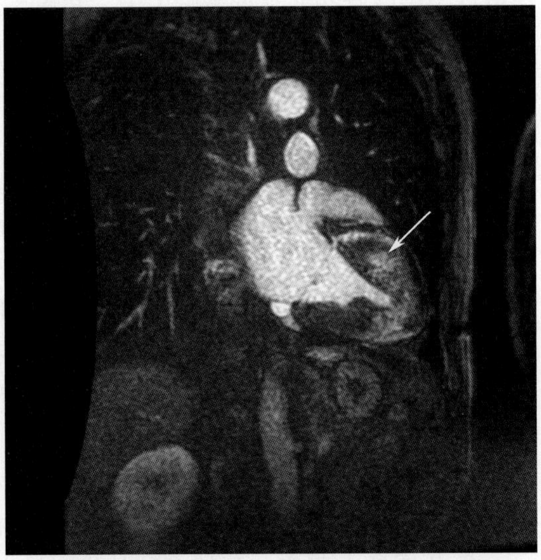

4. 实验室检查　对于排除肥厚型心肌病的拟表型有一定的意义,例如法布雷病、中性脂质沉积病及多种神经肌肉疾病等。

图 10-2-5　肥厚型心肌病患者心脏 MRI
该患者经基因检测证实为家族性肥厚型心肌病,存在临床的室性心动过速及心房颤动。箭头处可见大量纤维瘢痕。

(六) 治疗

由于肥厚型心肌病具有很强的异质性,因而对于患者的治疗也应当遵循个体化的原则。治疗的目标主要为减轻流出道梗阻,缓解症状,改善患者左心室舒张功能,提高生活质量及降低猝死率。

1. 药物治疗　β 受体阻滞药目前仍为肥厚型心肌病的一线用药,可以降低心肌耗氧,改善肥厚型心肌病普遍存在的心肌缺血,并且能够减慢心率,延长心室舒张期,改善心肌充盈。多数观点认为,无论肥厚型心肌病患者是否存在左心室流出道梗阻,都应当使用 β 受体阻滞药。有研究表明,在梗阻性肥厚型心肌病患者中,β受体阻滞药主要为降低患者运动后的左心室流出道压差,而非静息状态下的压差。β受体阻滞药使用剂量因人而异,目前推荐为将患者的基础心率滴定到50~60次/min时,该剂量即为该患者的理想剂量。在不同的β受体阻滞药当中,目前更推荐使用耐受性更好的比索洛尔。

对于使用β受体阻滞药效果不佳,或存在使用β受体阻滞药禁忌的患者,可以使用非二氢吡啶类钙通道阻滞药,如维拉帕米或地尔硫䓬等药物治疗。但由于这类药物的血管舒张作用可能会强过其负性肌力作用,因而其使用在临床上会有一定的限制。

其他常见的治疗肥厚型心肌病的药物还有丙吡胺。作为Ⅰ类抗心律失常药,其具有显著的负性肌力作用。并且丙吡胺是目前最有可靠的、能够显著降低静息状态下左心室流出道压差的药物。我国2017年指南也将丙吡胺列为Ⅰ类推荐的治疗药物,但由于其在国内的获取渠道较少,因而对于能够获得此类药物的患者,指南也予推荐使用。近期研究显示肌球蛋白抑制药mavacamten对改善HOCM患者症状有着显著疗效。

2. 经皮室间隔心肌化学消融术　是将无水乙醇注入由心脏前降支发出的间隔支动脉,人为造成室间隔心肌梗死。如若消融成功,则可消除梗阻性肥厚型心肌病患者左心室流出道的压差,明显改善患者的临床症状。经皮室间隔化学消融特别适用于老年或者合并有其他脏器功能不全、无法耐受外科手术的患者。由于化学消融部位为间隔部,因而化学消融术常见的并发症为房室传导阻滞。其他的并发症包括非目标间隔心肌的梗死、室间隔穿孔、急性心力衰竭等。2014年欧洲心脏病学会提出的HCM诊疗指南也将室间隔化学消融列为一项重要的治疗手段。2012年一项平均随访期5.7年的非随机对照研究及2016年的一项荟萃分析表明,当年龄、性别相匹配时,经化学消融的梗阻性肥厚型心肌病患者与进行外科手术的患者,这两组患者的生存率不存在明显的差异。与外科手术治疗相比,化学消融的优势在于其对于患者本身的创伤相对较小,患者恢复更快。但其劣势在于化学消融发生房室传导阻滞的风险较外科手术高,一旦发生房室传导阻滞,需植入永久起搏器。另外,可能需要多次化学消融来达到完全解除梗阻及其症状的目的。同时重复消融时可能存在靶血管不佳的情况。

3. 室间隔心肌部分切除术　目前普遍的术式是Morrow经典术式发展出来的多种改良手术方式。研究发现,经过外科手术切除增厚的室间隔,可以解除左心室流出道梗阻,减轻患者症状,提高患者生存质量,目前在经验丰富的治疗中心进行该手术的手术死亡率<1%。与化学消融术相比,外科手术在解除左心室流出道梗阻的同时,若患者同时合并瓣膜疾病、冠脉病变或心房颤动时,可在解除梗阻的同时对于上述合并的疾病进行治疗。最近的一项随访研究发现,>90%进行外科手术的患者其症状能得到长期的、显著的改善。另有一项研究显示,这部分进行外科手术治疗的患者远期生存率与年龄、性别相匹配的普通人群没有明显的差别。值得注意的是,目前没有证据表明外科手术能够减少肥厚型心肌病患者的猝死率。

4. 经皮室间隔射频消融术　近年来,射频消融术开始应用于梗阻型肥厚型心肌病患者,可有效地减少左心室流出道压差,并且其可用于不适合进行化学消融及不适合行外科手术的患者。其原理是应用射频消融能量消融室间隔的心肌,降低左心室心肌收缩力及同步性,减轻流出道梗阻。笔者所在中心也进行了一系列肥厚型心肌病患者的室间隔射频消融术,在部分患者中取得较好效果,一部分患者由于消融范围有限、肥厚范围较为弥漫或合并二尖瓣结构的异常,效果不甚理想,未来需要更大样本量以及更长随访时间的研究来进一步证明其对于梗阻型HCM患者中的疗效。

经皮心尖穿刺室间隔消融是另一种新兴的室间隔减容手术。该术式为在心脏超声引导下,将硬质射频消融针经心尖部穿刺至室间隔肥厚处,进行射频消融。初步报道对梗阻性肥厚型心肌病有较好的疗效。该术式未来还需要更多的临床数据的支持。

三、家族性扩张型心肌病

(一) 定义

扩张型心肌病(dilated cardiomyopathy,DCM)在临床上被定义为:①左心室短轴收缩率<25%或心室射血分数<45%;②左心室舒张末期内径>117%(大于年龄和体表面积预测值);③除外已知可引起心肌病的病因,高血压、心脏瓣膜病、先天性心脏病或缺血性心脏病。

　　根据我国 2018 年发布的《中国扩张型心肌病诊断与治疗指南》,将扩张型心肌病的病因分为:原发性和继发性,其中原发性 DCM 中即包括了家族性 DCM。对于家族性 DCM,上述定义适用于家族先证者。

　　家族性扩张型心肌病定义为:①在一个家系中(包括先证者)≥2 例的 DCM 患者;②在 DCM 患者的一级亲属中有尸检证实为 DCM,或有不明原因 50 岁以下猝死者。

(二) 家族性 DCM 相关致病基因

　　目前家族性 DCM 的发病率为 30%~50%。在家族性 DCM 患者中,约 40% 可检出明确的遗传学变异。家族性 DCM 遗传方式以常染色体显性遗传多见,也有常染色体隐性遗传、X 连锁遗传等,后者多见于儿童。约 40% 的家族性 DCM 可筛查到明确的致病基因突变,在特发性 DCM 中,也存在致病基因变异,但检出率尚不明确。本节仅列出明确的家族性 DCM 致病基因(表 10-2-4)。DCM 具有遗传异质性,相关致病基因编码的蛋白质具备广泛的细胞功能,变异位点位于包括编码细胞骨架、肌节、线粒体、核膜及 RNA 结合蛋白在内的编码基因。

表 10-2-4　家族性 DCM 相关致病基因

基因	蛋白质	家族性 DCM 患者的检出率
MYH7	β- 肌球蛋白重链	3%~5%
FLNC	细丝蛋白 C	1%~2.2%
TPM1	α- 肌球蛋白	1%~2%
TNNT2	肌钙蛋白 T	0%~3%
TTN	肌联蛋白	12%~25%
DSP	桥粒斑蛋白	0%~2%
LMNA	核纤层蛋白	6%-8%
SCN5A	钠离子通道 5 型	0%~2%
PLN	受磷蛋白	0%~1%

　　基因检测或有助于 DCM 患者危险分层,一些致病基因已有文献报道可能与 DCM 相关的临床表型相关。

　　1. SCN5A　编码在心脏中表达的钠通道,原发性心律失常疾病中存在较多变异,包括长 QT 综合征和 Brugada 综合征中也发现 SCN5A 的杂合子显性突变。家族性 DCM 中也有 SCN5A 的错义突变,携带这些突变位点的 DCM 患者具有较高的心律失常风险。有研究采用诱导性多能干细胞制作的 SCN5A 的突变位点模型发现其变异和人类心律失常相关。转基因介导的小鼠 scn5a F1759A 位点突变导致小鼠出现持续心房颤动并引发左心室扩大。

　　2. FLNC　研究提示 FLNC 基因的框移突变导致蛋白质翻译提前终止,导致扩张型心肌病和室性心律失常。319 例临床诊断为家族性扩张型心肌病的欧美患者人群中,FLNC 突变检出率为 2.2%,其中大部分携带突变患者存在恶性室性心律失常和心脏性猝死表现,1/3 患者出现双心室的扩大和心功能不全。2 例心脏移植的患者病理可见心外膜下心肌纤维化。

　　3. TTN　TTN 基因编码了心脏里分子量最大的蛋白质肌联蛋白。该基因中含有较多的错义突变。有报道 TTN 的错义突变与致右心室心律失常型心肌病相关。在 DCM 患者中的检查率也较高。TTN 基因的错义突变致 DCM 以常染色体显性遗传的方式存在。

　　4. LMNA　LMNA 错义突变和截短突变占遗传性 DCM 的 6%~8%,3'- 末端的剪切点不同,导致该基因编码 2 个不同的蛋白质,层粘连蛋白 A 和 C。LMNA 突变以常染色体显性遗传方式存在。研究显示,LMNA 敲除导致的 DCM 小鼠模型中,mTOC 被激活,而使用替西莫司和西罗莫司(雷帕霉素)能够逆转 DCM 表型。*LMNA* 相关的 DCM 中,丝裂原活化蛋白激(MAPK)途径被激活。因此,2016 年有文献公布了一种口服的选择性 p38 MAPK 抑制药 a797,用于治疗 *LMNA* 相关的 DCM 2 期临床试验,该试验结果可能在将来会有进一步的临床应用前景。

LMNA 的突变除了引起心室扩大表型,还常与心律失常相关,包括窦房结功能障碍、心房颤动、房室结功能障碍、室性心动过速、心室颤动以及心脏性猝死等。因此,携带 *LMNA* 突变的家族性 DCM 患者推荐进行猝死风险评估。*LMNA* 的截短突变比错义突变有更高的心律失常风险。

5. *PLN* 编码磷蛋白是一种含有 52 个氨基酸的跨膜蛋白,非磷酸化状态时可抑制肌质网 Ca^{2+}-ATP 酶活性。*PLN* 突变与 DCM 相关,其中错义突变 R14del 最早在荷兰人和德国人群中检出。该突变可能与致死性室性心律失常的早发型扩张型心肌病相关,在不同人群中频率差异及遗传异质性较大。iPSC 诱导的 *R14del* 突变 DCM 模型中,发现磷蛋白可能通过异常自噬参与 DCM 病理过程。

其他与 DCM 相关的基因突变:编码肌节的蛋白质常与肥厚型心肌病相关,但也与 DCM 有关。最近的临床遗传检测数据表明,*MYH7*、*TNNT2* 和 *TPM1* 是 DCM 中最常见的肌节突变基因,其变异范围为 2%~4%。而 *MYBPC3* 突变则很少见,在左心室致密化不全和扩张型心肌病的表型中都发现了编码斑蛋白的基因。DCM 可能被认为是一种混合性起源的心肌病,在 30%~50% 患者中是家族性的,因此表现为一种遗传性疾病。

(三)家族性 DCM 的筛查和评估

对于怀疑家族性 DCM 的患者,推荐进行家族性 DCM 的筛查和评估(图 10-2-6),同时我国指南推荐进行遗传学检测和抗心肌抗体检测。

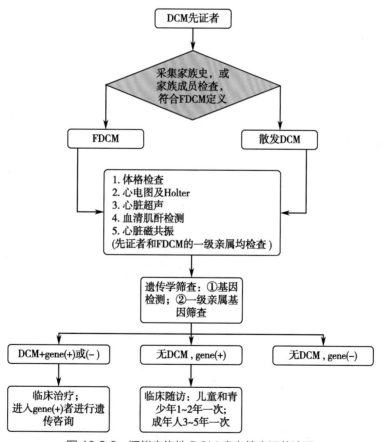

图 10-2-6 疑似家族性 DCM 患者筛查评估流程

FDCM,家族性扩张型心肌病。对有 DCM 患者应进行三代以上的家族史采集,一级亲属推荐进行 DCM 相关检查。辅助检查中应包含血清肌酐检测以评估骨骼肌损害情况。

1. 家系评估 DCM 的遗传评估应该从对患者家族史的进行广泛而准确的评估开始,至少涉及三代人,包括心肌病史和家族早发(35岁以下)猝死史。这些信息将指导遗传检测,为家庭成员提供良好结果解释,帮助确定有患病风险的亲属。

2. 临床评估 对先证者推荐进行临床筛查,特别是一级亲属应该进行临床评估,包括心电图、心脏超声评估心室大小及功能。根据现病史和既往史评估患者是否有心律失常和神经肌肉疾病的线索和症状。

此外,动态心电图及既往心律失常的症状也是效价比较高的筛查方法。

3. 临床基因检测 根据国内外关于DCM的科学声明,对于有家族性和非家族性特发性心肌病的患者,建议进行遗传检测,并结合结果进行遗传咨询。推荐对所有有临床线索的家族性DCM或非家族性DCM(如房室传导阻滞或肌酸激酶升高)进行基因检测。有趣的是,ESC建议,基因检测应以临床诊断线索为导向,并仅限于已知明确引起DCM的基因进行检测,只有当家族结构足够大,可以进行分别分析时,才考虑全基因组测序分析。

4. 遗传咨询 应该在患者基因检测前后均提供遗传咨询。随着心肌病基因检测的复杂性的增加,应该考虑转诊到专门的心血管遗传门诊咨询。进行检测前后,遗传咨询应该对潜在的遗传结果进行讨论。

该咨询还应讨论对患者的商业保险、生育和生活方式的影响。测试后咨询的重点是基因变异的解释,对后代的遗传风险,以及家庭测试。

如果一个基因突变确认可能是致病基因,推荐对该基因突变位点在家庭成员中验证,而非全基因组测试。对于基因突变携带的健康家庭成员,根据美国AHA指南,建议每3~5年进行一次心电图和超声心动图的临床随访。

(四)家族性DCM患者的诊疗管理

1. 临床治疗 DCM与其他心功能不全疾病治疗原则一致,主要集中在:①左心室大小和功能;②心律失常的监测和治疗;③减轻充血症状(如有)。症状性DCM和心力衰竭合并左心室射血分数降低的治疗遵循我国心力衰竭指南推荐:包括血管紧张素转换酶抑制药或血管紧张素受体阻滞药,与β受体阻滞药、醛固酮拮抗药联合使用,以及血管扩张和/或利尿药。目前新型抗心力衰竭治疗药物缬沙坦沙库巴曲和伊伐布雷定在一些DCM患者中有很好的治疗反应性。

循证医学证据表明DCM患者出现完全性左束支传导阻滞时可受益于心脏再同步化。左心室射血分数<35%的患者用ICD提高生存率的作用也已得到证实。难治性心力衰竭患者可能需要先进的治疗,包括左心室辅助装置或心脏移植。

2. 心律失常的治疗 遗传性扩张型心肌病患者的心律失常管理遵循指南建议,优化药物治疗后左心室射血分数<35%和/或有心脏性猝死病史的患者,推荐ICD植入治疗。然而,也有明显的例外。首先,DCM患者中有一部分在病程早期出现危及生命的室性心律失常(2%)或频发室性心律失常(30%),这些患者有ARVC的致心律失常表现,被描述为致心律失常的DCM。这些DCM患者表现为晕厥、非持续性室性心动过速,与其他DCM患者相比,频繁的室性期前收缩显示出更高的危及生命的心律失常事件(SCD、持续性室性心动过速和心搏骤停)的发生率,但在心力衰竭的转归上没有差异。SCD家族史和致心律失常DCM表型的共同存在预示着SCD事件的高风险。已有的研究数据表明,室性心律失常应该通过监测进行系统和仔细的评估,室性心律失常的家族史预示着预后不良和SCD风险增加。

致心律失常的DCM可以通过遗传学的方法来确定,SCD的危险性与LMNA基因之间已经有明确的联系。2015年AHA《室性心律失常患者管理和SCD预防指南》推荐:LMNA突变相关的DCM患者,同时存在临床危险因素(动态心电图监测到非持续性室性心动过速,左心室射血分数<45%,男性和基因的截断突变)应植入ICD预防猝死(Ⅱa类推荐,B级证据)。同样,HRS/ACC/AHA关于使用ICD治疗住院患者的专家共识声明强调了LMNA携带者患SCD的风险增加。在欧洲和美国的大型LMNA携带者队列研究中发现,SCD危险因素包括非持续性室性心动过速,左心室射血分数低于45%~50%,男性,截短突变。Kumar等报道,危及生命的室性心律失常率为每年3%~7%。

3. 基因型阳性/表型阴性家族成员的管理 基因检测识别出基因型阳性/表型阴性的家庭成员,这些信息对于预防策略、生活方式建议(包括参加竞技运动)和可能的心律失常管理非常有用。目前的指南建议对无症状的高危亲属进行每年一次的临床评估。在这些患者的医疗管理、时间安排和干预类型上还没有达成共识。目前的指南建议在这一阶段控制危险因素,如高血压。ESC 和 AHA 建议在 DCM 基因型阳性 / 表型阴性的情况下限制竞技运动,但缺乏证据支持。当随访期间出现心室功能异常的初始症状时,可以开始早期的医学干预。

更好地了解 DCM 表型和基因组测序技术方面的改进,最终将提高对该病的诊断、预防和治疗。下一代测序技术提供了一种成本效益高、准确的诊断方法,致病突变的标准正在演变,并变得越来越严格,可能需要随着时间的推移重新评估分子诊断。DCM 管理中仍有一些问题需要进一步研究,如基因检测的解释、临床前无症状 DCM 基因携带者的正确治疗以及基因和发病机制特异性治疗的发展。

病例分析:

某患者,女性,28 岁,因"反复胸闷、气急 1 年,加重 10d"就诊于我院。胸闷、气急与活动有关,伴双下肢水肿,夜间阵发性呼吸困难,无胸痛、心悸等。否认前期上感史。否认高血压糖尿病。孕 1 产 1。生育后 1 年。姨妈为"扩张型心肌病"。查体示端坐位,体型肥胖,体重指数 36kg/m²。双肺湿啰音,心律齐,二、三尖瓣区均可及收缩期杂音。下肢中度水肿。入院生化指标、电解质、甲状腺功能等无明显异常。脑钠肽>25 000。心电图、胸部 X 线片及心脏超声见图 10-2-7~ 图 10-2-9。

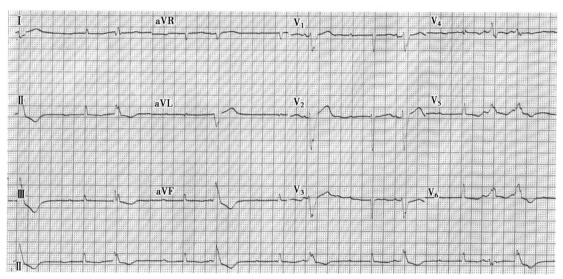

图 10-2-7 该患者心电图表现

可见窦性心律,P 波与 QRS 波无相关。频发多形性室性早搏。考虑诊断三度房室传导阻滞,频发室性早搏。

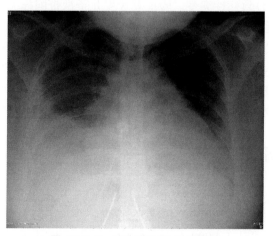

图 10-2-8 该患者胸部 X 线表现

可见心胸比明显增大,双下肺透亮度下降,考虑心力衰竭、肺水肿。

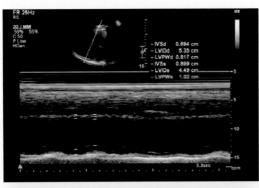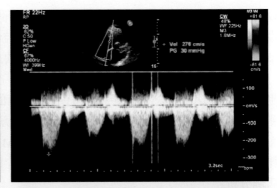
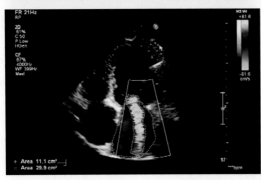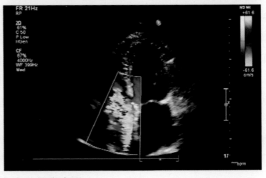

图 10-2-9　该患者心脏超声表现

可见全心增大伴收缩功能明显下降,左心室射血分数 30%。重度二尖瓣及三尖瓣反流。

根据以上检查及检验,考虑诊断为"DCM、重度二尖瓣及三尖瓣反流、心功能不全"。经充分评估后,考虑植入 CRT-D,其中左心室电极接口进行希氏束起搏。术后胸部 X 线片及心电图见图 10-2-10 和图 10-2-11。

该病例植入 CRT-D 后仍然心力衰竭逐渐加重,反复多次住院治疗。后因严重心力衰竭在植入 CRT-D 后 2 年余去世。

考虑到该患者为年轻女性,病情进展较快,合并心脏扩大、严重心律失常(如室性期前收缩及三度房室传导阻滞)等。药物及器械治疗效果不佳。同时存在心肌病家族史。应考虑家族性心肌病的可能。后予全外显子基因测序,结

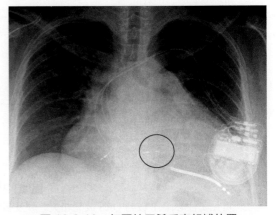

图 10-2-10　红圈处示希氏束起搏位置

果发现 Lamin A/C 基因(LMNA)致病性突变。验证其 8 岁儿子携带同样突变。Lamin A/C 为核纤层蛋白的编码基因,是 DCM 中恶性程度较高的一种。目前将存在 LMNA 基因突变的心肌病称为核纤层蛋白病(laminopathy)。该类患者易于发生恶性心律失常。目前指南规定,LMNA 基因突变的致心律失常性心肌病(arrhythmogenic cardiomyopathy,ACM)患者,同时存在两项或以上(LVEF<45%,NST,男性),则植入 ICD 是合理的。同时当该类患者存在起搏指征时,应考虑预防性植入 ICD 预防猝死。因此基因检测对于该类患者的临床预后及治疗、家族未发病成员的筛查及阻止下一代的遗传均有较高的应用价值。

四、代谢性心肌病

(一) 定义

代谢性心肌病是一系列代谢疾病引起的继发性心肌病变。尽管每个单基因代谢性疾病都相对罕见,但此类疾病的总体患病率可达 1/4 000 左右。根据原发病的不同,代谢性心肌病可以呈肥厚型心肌病、限制型心肌病或扩张型心肌病等表型,通常在婴幼儿时期已有表现,并合并多脏器功能障碍。

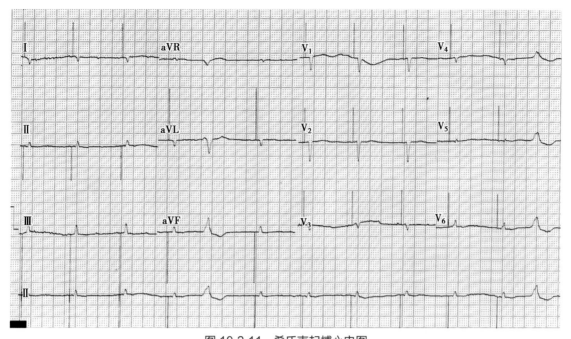

图 10-2-11　希氏束起搏心电图

可见起搏钉后等电位线,起搏 QRS 波与自身 QRS 波形态相同。

(二)代谢性心肌病的分类及诊疗

按照单基因代谢性心肌病的病因学分类,糖原代谢疾病、脂肪酸氧化代谢疾病、溶酶体疾病以及线粒体疾病被认为是最常见的四大类,另外还包括氨基酸代谢疾病、过氧化物代谢疾病等其他类型。由于部分代谢性缺陷经过针对性治疗,可能逆转、阻止和延缓心肌病变,因此早期识别和明确诊断意义重大,既可以改善患者预后,又可以通过生育遗传咨询阻断遗传。

1. 糖原贮积病　由先天性酶缺陷所致的糖代谢障碍性疾病,可因糖原贮存、合成或断裂过程异常引起。患者多合并肌肉震颤、无力、运动耐量低等肌病症状,同时可伴发低血糖等表现。目前发现的不同病因糖原贮积病有 19 种,对于表现为空腹低血糖和酮症,伴或不伴肝肿大的患者可考虑肝糖原贮积病。临床伴有肌肉疼痛、痛性痉挛、运动不耐受和易疲劳、进行性肌无力、肌红蛋白尿,多为肌肉受累的糖原贮积病。其中,糖原贮积病 Ⅱ b 型和 PRKAG2 病较为特殊,二者均以心肌病变为主要临床表现,可合并预激综合征等心律失常。

(1)糖原贮积病 Ⅱ b 型:也称为 Danon 病,是一种 X 染色体显性遗传疾病,为编码溶酶体酸性 a-1,4-葡萄糖苷酶基因突变引起。可以无临床表现,也可突发心脏性猝死,症状多累及全身多系统,可有"肥厚型心肌病、骨骼肌病和智力障碍"三联征。肥厚型心肌病可以是唯一表现。

辅助检查:①心电图可见 PR 间期缩短,伴宽大畸形 QRS 波增宽,提示双心室肥大,为非特异性表现,常伴有预激综合征,可有巨大的负向 T 波(图 10-2-12);②肌电图显示肌病性放电,脊旁肌肉最明显;③血清肌酸激酶升高;④ LAMP2 基因检测阳性可确诊。使用皮肤成纤维细胞、肌肉组织或心内膜的酶活性检测可替代基因检测进行确诊。

治疗:目前无特效的治疗方法,不同于肥厚型心肌病,其在临床上常常快速进展为左心室功能不全和 / 或房室传导阻滞。因此,选择 β 受体阻滞药应谨慎。目前最有效的方法是心脏移植术。

(2)PRKAG2 心脏综合征:单磷酸腺苷激活蛋白激酶(AMPK)γ2 亚单位基因遗传变异,引起酶活性紊乱导致糖原沉积的心肌代谢病,为常染色体显性遗传病。由于临床表现相似,这些患者可能被误诊为肥厚型心肌病和 / 或预激综合征。早期认识这种疾病是非常重要的,因为消融可疑的旁路无效,且这种疾病的病史和肥厚型心肌病和预激综合征预后与综合征有很大不同。临床表现为胸痛、心悸、劳力性呼吸困难和晕厥等。也可出现肌痛、肌无力和癫痫等心脏外症状。心肌肥厚进行性加重,心脏超声以室间隔肥厚常见,晚期失代偿可出现心腔扩大和射血分数降低,甚至出现心脏性猝死。

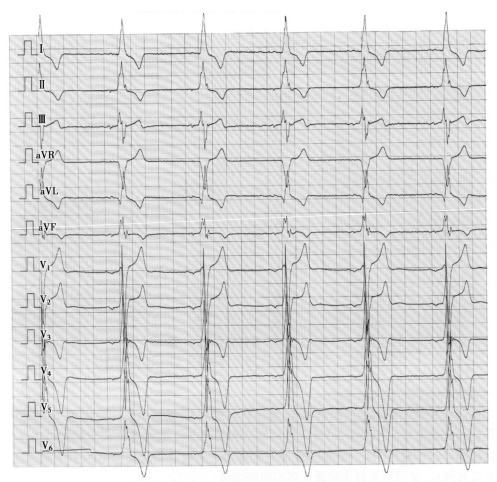

图 10-2-12　Danon 病患者的心电图表现

电压为 5mV/ms,胸前导联可见异常高大的 R 波及巨大深导致的 T 波,T 波基底部较窄
(本图由广东省人民医院心内科刘洋医师提供)。

辅助检查:心内膜活检和基因检测是金标准,心内膜活检电镜下可见心肌细胞胞质内充满 PAS 染色强阳性的糖原空泡。心电图、超声心动图及心脏 MRI 可协助诊断。心电图可见心室预激波,射频消融效果差。

治疗:目前尚无指南给出明确推荐。目前已有酶替代治疗,对于心力衰竭的患者给予抗心力衰竭治疗,终末期心力衰竭患者可考虑心脏移植。猝死高危或有恶性心律失常的患者,必要时可植入心律转复除颤仪。有家族史和高危的亲属进行基因和辅助检查的筛查,并提供生育咨询。

2. 脂肪酸氧化代谢疾病(fatty acid oxidation disorders,FAOD)　是一组常染色体隐性遗传代谢病。脂肪酸代谢障碍主要包括肉碱转运缺陷和脂肪酸氧化缺陷,部分 FAOD 可累及心脏,多在儿童时期表现出来,在临床上可表现为肥厚型心肌病、扩张型心肌病、左心室心肌致密化不全等,也可表现为不同类型的心律失常,同时也是引起儿童(尤其是婴儿)猝死的重要病因之一。临床表现为肝大、心肌病、肌肉疾病或神经系统异常(发育落后、发育倒退、记忆力下降、行走困难等)。

辅助检查:心电图表现见图 10-2-13。常规实验室检测包括低血糖、血氨增高及肌酸激酶增高等;肌肉活检提示肌肉脂肪变性;血串联质谱分析显示血游离肉碱或酰基肉碱显著异常;基因检测到相关基因 1 个或 2 个突变(*SLC22A5*、*CPT1A*、*SLC25A20*、*CPT2*、*VLCAD*、*HADHA*、*ACADM*、*ETFA* 等)。

治疗:因病种而异,部分疾病有特异的治疗药物,如原发性肉碱缺乏症,特异药物为左卡尼汀,剂量为 50~300mg/(kg·d),分次口服或静脉滴注,患者需要终生坚持治疗。多种酰基辅酶 A 脱氢酶缺乏症的治疗药物为维生素 B_2,无论新生儿还是成人均需要大剂量治疗,每天 100~300mg,分次口服,需要终生坚持治疗。有些疾病无特异治疗药物,但有辅助药物,可进行饮食治疗。

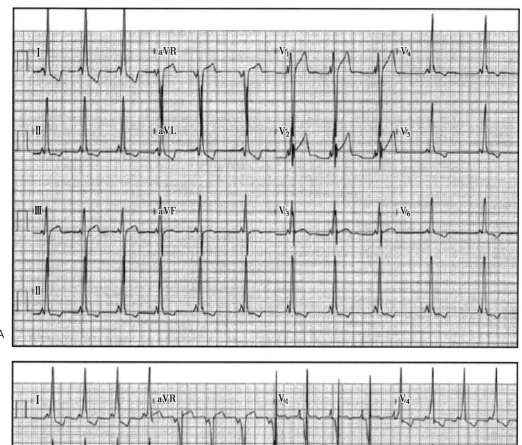

图 10-2-13 PRKAK2 心脏综合征患者射频消融术前及术后心电图

A. 初次就诊心电图显示心室预激和旁路。PR 间期缩短,QRS 波起始缓慢。

B. 射频消融术后第一天心电图提示仍有心室预激波,但与术前为不同形式的心室预激。

3. 溶酶体疾病 溶酶体内还有数十种水解酶,这些酶的数量和功能发生异常时就会导致特定生物分子不能被正常降解,从而贮积在细胞内,引发一系列疾病,称为溶酶体贮积病(lysosomal storage disease,LSD)。心脏受累较多见的 LSD 为法布雷病和黏多糖贮积症。

(1)法布雷病:是一种 X 连锁遗传病。由于溶酶体中与糖鞘脂代谢的 α- 半乳糖苷酶(编码基因 *GLA*)遗传性缺失,导致其降解底物神经酰胺三己糖苷(GL3)在溶酶体中贮积所致,主要累及的器官有肾、心脏、神经系统及皮肤。临床表现为皮肤血管角质瘤、肢端感觉异常、少汗、无汗,角膜涡旋状浑浊、高血压、甲状腺功能异常、脑梗死、蛋白尿和肾功能不全。

辅助检查:心电图可有左心室高电压、短 PR 间期和复极异常,并且进展出现各种类型的心律失常,如传导阻滞、房颤、期前收缩及室速。超声心动图检查早期可见心室肥厚,舒张功能受损,终末期出现心室扩张,收缩功能异常,心力衰竭。肾功能检查存在大量蛋白尿、肌酐升高。

确诊实验:① α-GalA 酶活性检测,简单、快速,可采取外周血中性粒细胞、血浆、血清或培养的皮肤成纤维细胞等;②病理检查,取肾、皮肤、心肌或神经组织,光镜下可见相应的组织细胞空泡改变,电镜下相应组织细胞胞质内充满"髓样小体"或"斑马小体",为法布雷病特征性病理表现;③血、尿 Gb3 和血球形 Gb3 测定;④基因检测,提取外周血 DNA GLA 基因筛查。

治疗:非特异性治疗主要针对各脏器受累情况给予相应处理。特异性治疗及酶替代治疗,能在法布雷病的早期改善心脏功能和稳定肾功能,减轻疼痛及改善患者生活质量。对于终末期心力衰竭患者,可选择心脏移植术。同时应对患者的后代做遗传筛查,并给出生育咨询意见。

(2)黏多糖贮积病:为溶酶体内黏多糖水解酶活性减低或丧失,导致黏多糖在细胞内沉积引发的一组疾病。本病有 7 种分型,其中Ⅱ型为 X 连锁隐性遗传,其余 6 型为常染色体隐性遗传。心脏受累多见Ⅰ、Ⅱ、Ⅲ和Ⅳ型。临床表现为瓣膜病、心肌病、心力衰竭、冠心病和房室传导阻滞。心脏外表现有骨骼发育异常、身材矮小、肝脾肿大和智力低下等。

辅助检查:超声心动图可见二尖瓣、主动脉瓣、乳头肌增粗、增厚、粘连,甚至出现瓣膜脱垂、关闭不全或狭窄。心室壁增厚,晚期心功能不全。冠脉 CT 可见冠脉狭窄。尿黏多糖定性及定量试验和相关致病基因的检测可明确诊断。

治疗:非特异性治疗即针对症状的治疗,如抗心力衰竭治疗、瓣膜置换和冠脉血管成形术。特异性治疗包括造血干细胞移植和酶替代治疗,可以抑制脏器结构和功能的受损并改善生存率。

4. 线粒体疾病　线粒体是心肌能量代谢的重要场所,线粒体数目、结构和功能的异常会导致心肌能量代谢异常,临床表现为心肌病,称为线粒体心肌病(mitochondrial cardiomyopathy,MCM)。线粒体疾病可以为细胞核 DNA 突变引起的常染色体隐性遗传,如 SURF1 基因突变相关的 Leigh 病;也可以是患线粒体 DNA 的突变经母系遗传,即疾病均由母亲传给后代。MCM 临床表现多样,可以有肥厚型心肌病和扩张型心肌病的各自表现。各年龄段均有发病。MCM 患者可有突发的心功能不全、肺水肿、心律失常。儿童易发生心肌肥厚,成人则表现为扩张型心肌病。心脏外表现有神经系统、内分泌和消化系统异常表现。

辅助检查:实验室检查应包含血常规、肝肾功能、电解质、血糖、甲状腺功能和血清乳酸丙酮酸水平检测。可考虑诊断 MCM 的线索包含下列任一条:①肌肉、成纤维细胞或血小板中发现呼吸链酶缺陷;②心肌活检标本电镜下可见线粒体肿胀,线粒体异常堆积;③心肌或肌肉组织活检 Gomori 染色见破碎红色肌纤维,诊断 MCM 有特异性;④线粒体 DNA 突变,基因检测还应包括线粒体 tRNA 基因突变的检查。目前明确四种线粒体 tRNA 基因突变与 MCM 相关,分别是 tRNAleu、tRNAile、tRNAlys 和 tRNAGly。另外,可能与线粒体 DNA 片段的缺失相关。

治疗:MCM 目前尚无特异性治疗,主要为一般治疗和针对心肌病的对症支持治疗,终末期心力衰竭心脏移植术可提高生存率。代谢调节药物效果不佳。基因治疗仍在实验阶段。

代谢性心肌病罕见且易漏诊、误诊,对于心肌病合并多个系统受累的患者,家族史提示有类似疾病亲属,要考虑到代谢性心肌病的可能,应进入筛查流程,确诊后同时应为患者提供生育指导。代谢性心肌病简易筛查流程如图 10-2-14。

家族性 HCM 病例:56 岁女性患者,因"反复胸闷、气急 3 年,加重 1d"入院。3 年前无诱因出现胸闷、气促,心电图示心房扑动,予行心房扑动、心房颤动射频消融术。入院前再次出现静息及活动后胸闷,数分钟缓解。既往高血压病史及左心室肥厚病史 20 年,血压最高 160mmHg,脑梗死病史 2 年,"膜性肾病(肾穿病理证实)"2 年,肾内科予甲泼尼龙治疗。查体:体形中等偏胖,无特殊面容。心律不齐,无明显杂音,肺部少量湿啰音,双下肢轻微水肿。儿子"心脏病、肾功能不全",父亲"心脏病"及"脑卒中"病史。入院后心电图示房颤心律,心室率 100 次 /min。我院高年资心脏超声医师检查示"左心及右心房增大,左心室增厚,室间隔厚度 17mm,LVEF 19%,排除继发性因素后考虑 HCM 失代偿期"(图 10-2-15)。

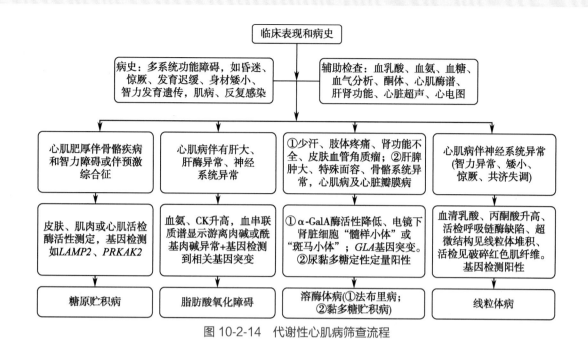

图 10-2-14　代谢性心肌病筛查流程

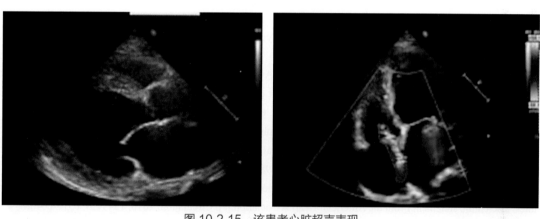

图 10-2-15　该患者心脏超声表现

　　入院 BNP>25 000，严重低蛋白血症（ALB 19g/L），血肌酐 120~280μmol/L，甲状腺功能减退。入院后予多种强心、利尿、扩血管及改善心肌重构的措施，效果不佳。

　　根据以上病史及相关检查，按正常临床思路，诊断为"HCM 失代偿期、心房颤动射频消融术后、心功能Ⅲ级、原发性高血压、膜性肾病、甲状腺功能减退"，应该是有理有据的。但仔细分析病例，发现以下特点：①心肌虽然有肥厚，但仅为 17mm，且伴心腔扩大，射血分数明显下降，虽符合肥厚型心肌病失代偿期表现，但应考虑其他引起心肌肥厚的病因可能。②伴多系统器官慢性衰竭，包括肾功能下降、甲状腺功能减退等，胃肠道可能同样存在异常（吸收功能不佳）。虽不能排除同时存在以上疾病的可能，但应考虑是否存在"一元论"病因。③父亲及儿子均有心脏病，患者本人及父亲均有脑卒中史，应考虑是否存在遗传因素。

　　基于以上考虑，本中心对患者进行了全外显子基因测序，结果发现患者的 GLA 基因存在一个移码突变，导致 α- 半乳糖苷酶活性明显下降（经酶学检测明确），因此确诊为法布雷病。该病为 X 伴性遗传的溶酶体贮积病，患者 α- 半乳糖苷酶活性部分或全部丧失，代谢底物 GL3 和相关的鞘糖脂沉积，从而引起心脏、肾、胰腺、皮肤、神经、肺等多系统脏器病变。该病患者儿子携带该突变，由于伴性遗传时男性相当于纯合子，因此患者儿子的相应临床表现极为明显。考虑该患者诊断为"法布雷病：多器官系统累及"。明确以上诊断后，患者及家系中其他患者均有机会应用酶替代治疗延缓疾病进展，并可在下一代患儿出生前进行遗传阻断。

该病例提示,在存在多系统器官病变且存在可疑家族史时,应考虑到可能存在单一病因(基因突变)引起的临床综合征。基因检测可能提示我们在个人知识领域范围内不能覆盖的疾病诊断。

(孙雅逊　张菊红)

参考文献

［1］ MONCAYO-ARLANDI J, BRUGADA R. Unmasking the molecular link between arrhythmogenic cardiomyopathy and Brugada syndrome [J]. Nat Rev Cardiol, 2017, 14 (12): 744-756.

［2］ PROTONOTARIOS A, ELLIOTT P M. Arrhythmogenic cardiomyopathies (ACs): diagnosis, risk stratification and management [J]. Heart, 2019, 105 (14): 1117-1128.

［3］ CHATTERJEE D, FATAH M, AKDIS D, et al. An autoantibody identifies arrhythmogenic right ventricular cardiomyopathy and participates in its pathogenesis [J]. Eur Heart J, 2018, 39 (44): 3932-3944.

［4］ CHEN L, SONG J, CHEN X, et al. A novel genotype-based clinicopathology classification of arrhythmogenic cardiomyopathy provides novel insights into disease progression [J]. Eur Heart J, 2019, 40 (21): 1690-1703.

［5］ MARCUS F I, MCKENNA W J, SHERRILL D, et al. Diagnosis of arrhythmogenic right ventricular cardiomyopathy/dysplasia: proposed modification of the task force criteria [J]. Circulation, 2010, 121 (13): 1533-1541.

［6］ HIDALGO L F, NAIDU S S, ARONOW W S. Pharmacological and non-pharmacological treatment of obstructive hypertrophic cardiomyopathy [J]. Expert Rev Cardiovasc Ther, 2018, 16 (1): 21-26.

［7］ MARIAN A J, BRAUNWALD E. Hypertrophic cardiomyopathy: genetics, pathogenesis, clinical manifestations, diagnosis, and therapy [J]. Circ Res, 2017, 121 (7): 749-770.

［8］ OMMEN S R, MITAL S, BURKE M A, et al. 2020 AHA/ACC Guideline for the diagnosis and treatment of patients with hypertrophic cardiomyopathy: executive summary: a report of the American College of Cardiology/American Heart Association Joint Committee on Clinical Practice Guidelines [J]. Circulation, 2020, 142 (25): e533-e557.

［9］ MARON B J. Clinical course and management of hypertrophic cardiomyopathy [J]. N Engl J Med, 2018, 379 (7): 655-668.

［10］ LIU L, LI J, ZUO L, et al. Percutaneous intramyocardial septal radiofrequency ablation for hypertrophic obstructive cardiomyopathy [J]. J Am Coll Cardiol, 2018, 72 (16): 1898-1909.

［11］ BOZKURT B, COLVIN M, COOK J, et al. Current diagnostic and treatment strategies for specific dilated cardiomyopathies: a scientific statement From the American Heart Association.[J]. Circulation, 2016, 134 (23): e579-e646.

［12］ GANESH S K, ARNETT D K, ASSIMES T L, et al. Genetics and genomics for the prevention and treatment of cardiovascular disease: update: a scientific statement from the American Heart Association [J]. Circulation, 2013, 128 (25): 2813-2851.

［13］ 中华医学会心血管病学分会, 中国心肌炎心肌病协作组. 中国扩张型心肌病诊断和治疗指南 [J]. 临床心血管病杂志, 2018, 34 (5): 421-434.

［14］ 中华医学会心血管病学分会心力衰竭学组, 中国医师协会心力衰竭专业委员会, 中华心血管病杂志编辑委员会. 中国心力衰竭诊断和治疗指南 2018 [J]. 中华心血管病杂志, 2018, 46 (10): 760-789.

［15］ PRIORI S G, BLOMSTRÖM-LUNDQVIST C, MAZZANTI A, et al. 2015 ESC Guidelines for the management of patients with ventricular arrhythmias and the prevention of sudden cardiac death: The Task Force for the Management of Patients with Ventricular Arrhythmias and the Prevention of Sudden Cardiac Death of the European Society of Cardiology (ESC). Endorsed by: Association for European Paediatric and Congenital Cardiology (AEPC)[J]. Eur Heart J, 2015, 36 (41): 2793-2867.

［16］ COX G F. Diagnostic approaches to pediatric cardiomyopathy of metabolic genetic etiologies and their relation to therapy [J]. Prog Pediatr Cardiol, 2007, 24 (1): 15-25.

［17］ TEGTMEYER L C, RUST S, VAN SCHERPENZEEL M, et al. Multiple phenotypes in phosphoglucomutase 1 deficiency [J]. N Engl J Med, 2014, 370 (6): 533-542.

［18］ OLDFORS A, DIMAURO S. New insights in the field of muscle glycogenoses [J]. Curr Opin Neurol, 2013, 26 (5): 544-553.

［19］ YANG Z, MCMAHON C J, SMITH L R, et al. Danon disease as an underrecognized cause of hypertrophic cardiomyopathy in children [J]. Circulation, 2005, 112 (11): 1612-1617.

[20] SUGIE K, YAMAMOTO A, MURAYAMA K, et al. Clinicopathological features of genetically confirmed Danon disease [J]. Neurology, 2002, 58 (12): 1773-1778.

[21] AGGARWAL V, DOBROLET N, FISHBERGER S, et al. PRKAG2 mutation: An easily missed cardiac specific non-lysosomal glycogenosis [J]. Ann Pediatr Cardiol, 2015, 8 (2): 153-156.

[22] LIU Y, BAI R, WANG L, et al. Identification of a novel de novo mutation associated with PRKAG2 cardiac syndrome and early onset of heart failure [J]. PLoS One, 2013, 8 (5): e64603.

[23] 田庄, 郭潇潇. 溶酶体贮积病累及心脏的临床表现 [J]. 中华临床医师杂志 (电子版), 2013, 7 (13): 6066-6068.

[24] BRAUNLIN E A, HARMATZ P R, SCARPA M, et al. Cardiac disease in patients with mucopolysaccharidosis: presentation, diagnosis and management [J]. J Inherit Metab Dis, 2011, 34 (6): 1183-1197.

[25] 田庄, 郭立琳, 孟岩, 等. 黏多糖贮积症 I 型的心脏受累表现 [J]. 中华内科杂志, 2013, 52 (3): 197-199.

[26] 诸葛瑞琪, 周荣, 倪新海. 线粒体心肌病的临床诊断与治疗进展 [J]. 中国医学科学院学报, 2017, 39 (2): 290-295.

课 后 习 题

简答题

患者男性, 36 岁, 因 "运动后出现晕厥或近似晕厥 2 次" 来院。患者于激烈运动(踢足球)后出现一过性黑矇及近似晕厥表现, 蹲下后好转。体格检查示发育正常, 心电图示窦性心律、心率 58 次 /min。动态心电图未见明显心律失常。心脏超声示心肌肥厚, 室壁最厚处 17mm, 射血分数正常。MRI 示心肌肥厚, 未见明显心肌瘢痕。既往运动耐量正常, 否认既往高血压病史, 否认家族猝死史。根据以上信息, 该患者可能的晕厥原因是什么? 临床诊断是什么? 下一步如何处理来预防再次晕厥发作?

答案:

根据 2019 年 ACC 的肥厚型心肌病危险分层标准, 该患者存在近似晕厥, 为猝死高危患者。其晕厥原因首先考虑为心源性, 如室性心律失常, 有植入 ICD 的指征。但多项检查结果包括动态心电图未见室性心律失常, 因此当时考虑该患者晕厥原因不明。为进一步明确诊断, 予密切监护下进行运动平板试验。

运动试验过程中一切正常。在运动停止 1min 后, 患者突发窦性停搏, 最长持续 8s, 当时患者晕厥并摔倒在地, 后意识恢复(图 10-2-16)。

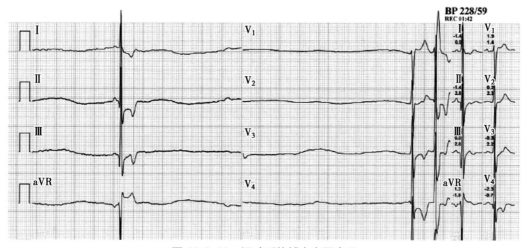

图 10-2-16 运动后停搏心电图表现

考虑患者运动时晕厥可重现,高度怀疑既往晕厥与运动后停搏有关。而该种窦性停搏与迷走神经张力过高有关。后与患者充分沟通后行心脏神经节消融治疗,术中可见明显迷走反射。术后静息心率增快,重复运动试验未见停搏。该例患者提示,即使明确存在心肌病的患者,其晕厥原因也仍要充分评估。

第三节　心脏离子通道病

一、长 QT 综合征

(一) 疾病概述

长 QT 综合征(Long QT syndrome,LQTS)是一种遗传性心肌离子通道疾病,由 Na^+、K^+、Ca^{2+} 通道或通道相关蛋白的突变所引起,这些突变使心肌复极过程延长,心肌各层及不同区域间复极不一致,从而使早后除极及折返现象易于出现,引起多形性室速甚至恶化为室颤。临床上表现为心电图 QT 间期延长,易发生尖端扭转型室性心动过速(torsades de pointes,Tdp)、心室颤动等恶性室性心律失常,发生晕厥甚至心脏性猝死。既往认为 LQTS 较为罕见,但近年来研究表明此病在活婴中发病率约为 1/2 000,据此估计,中国约有 65 万的患者。如何准确识别出 LQTS 患者及预测这些患者发生心脏事件的风险对心血管医师是较大的挑战。

(二) 遗传背景

根据致病基因的不同,LQTS 被分为 1~17 亚型。随着对 LQTS 研究的深入,可能会有更多的亚型被发现。最常见的亚型为 LQT1、LQT2 和 LQT3。该三个亚型占临床发现的 LQTS 的 90%~95%。不同的 LQTS 亚型有不同的临床表现,如心脏事件发作的诱因、发生心脏性猝死的危险以及不同性别之间的危险性差别等。LQT1 患者的心脏事件往往与运动及精神紧张有关,游泳是 LQT1 患者常见的心脏事件诱发因素。LQT2 患者的临床事件往往由精神应激(唤醒)以及劳累休息后所引发,可能与自主神经功能突然发生变化有关。LQT3 患者心脏事件则多出现在夜间或休息时。

影响 LQTS 发生心脏事件的危险因素包括 QT 间期、心率、年龄、性别及不同亚型等。许多研究证实 LQTS 致病基因的不同突变类型及突变位点的性质可影响离子通道功能及临床事件的发生率。通道蛋白关键功能区的突变可严重影响通道功能,从而产生较为严重的临床表型,非功能区的突变则可能轻微影响或不影响通道功能。值得注意的是,雄激素能够缩短 QT 间期,因此在青春期之前,男女的 QT 间期没有差别,而在青春期后,男性的 QT 间期明显短于女性,其发生恶性心律失常的风险也明显低于女性。

(三) 临床表现

LQTS 在婴幼儿期即可发病,也可在儿童期或成年以后发病。一般发病越迟,严重程度越轻,猝死危险越小。主要临床表现为晕厥及猝死,是因心室肌复极异常引起的快速室性心律失常所致。劳累、运动、情绪紧张或焦虑、突然的响声等引起交感神经张力增加或应用类肾上腺素能药物可以诱发。也有部分患者在安静睡眠中发病,发作短暂和轻微者可出现黑矇、眩晕,发作严重,持续时间长可导致晕厥、猝死,有些患者可有心悸、嗅觉异常等先兆表现,发病 24h 内常有倦怠和嗜睡。

(四)诊断

目前对于 LQTS 的诊断指标主要是按照心率校正后的 QT 间期(QTc 间期)。《遗传性原发性心律失常综合征诊断与治疗中国专家共识 2015》建议应用 Bazett 公式对心电图上记录的 QT 间期进行心率校正($QTc = \dfrac{QT}{\sqrt{RR}}$)。采用 QTc 间期延长进行诊断时,须排除 QTc 间期延长的继发性因素,如延长 QT 间期的药物、获得性心脏病(如心力衰竭、心肌肥厚等)及电解质紊乱(低钾血症、低镁血症和低钙血症)等。建议采用包括年龄、药物、家族史、症状和 QTc 间期等指标在内的积分诊断标准(表 10-3-1),临床上 20%~25% 患者通过检测基因突变进行确诊,其 QTc 间期可在正常范围。利用激发试验可发现静息时 QT 间期正常的 LQTS 患者。对疑似患者行激发试验可帮助诊断。激发试验的效果需进一步验证。

表 10-3-1　遗传性长 QT 综合征的 Schwartz 评分标准

诊断依据	评分
心电图表现	
QTc 间期 /ms	
>480	3.0
460~470	2.0
>450	1.0
尖端扭转型室性心动过速 [a]	2.0
T 波交替	1.0
T 波切迹(3 个导联以上)	1.0
静息心率低于正常 2 个百分位数	0.5
临床表现	
晕厥	
运动或紧张引起	2.0
非运动或紧张引起	1.0
先天性耳聋	0.5
家族史	
家庭成员中有肯定的 LQTS	1.0
直系亲属中有 <30 岁的心脏性猝死	0.5

注:[a] 除外继发性尖端扭转室性心动过速。评分>4 分,可诊断 LQTS;2~3 分,为可疑 LQTS。

LQTS 诊断标准的建议:

(1)具备以下 1 种或多种情况,可明确诊断:①无 QT 间期延长的继发性因素、Schwartz 诊断评分 ≥3.5 分(表 10-3-1)。②存在明确的至少 1 个基因的致病突变。③无 QT 间期延长的继发性原因,12 导联心电图 QTc 间期 ≥ 500ms。

(2)以下情况可以诊断:有不明原因晕厥、无 QT 间期延长的继发原因、未发现致病性基因突变、12 导联心电图 QTc 间期在 480~499ms。

一个临床上简单的 LQTS 诊断标准:当患者不存在器质性心脏病,存在晕厥或猝死病史,心电图 QTc 间期>460ms 时,可考虑诊断为 LQTS。

(五)辅助检查

目前根据致病基因的不同,LQTS 分为 1~17 型。中国人中 LQT2 比较常见。对于不典型的 LQTS 患者,仅凭心电图并不容易做出正确的诊断,需要基因检测进行分型及指导治疗。

心电图对于 LQTS 的诊断极其重要,如何准确测量 QT 间期需要一定的专业训练。目前较为公认的测量 QT 间期的导联为 Ⅱ 导联及 V₅ 导联,应用切线法进行测量(即 QRS 起始至 T 波的下降支切线与等电位线的交点，而非 T 波的结束，图 10-3-1）。

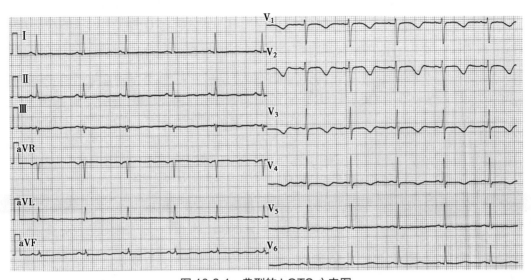

图 10-3-1　典型的 LQTS 心电图

可见肢体导联 T 波低平，胸前导联 QTc 间期明显延长，V_5 导联 QTc 间期为 645ms。

需要注意的是，QT 间期受心率的影响非常明显，心率增快时 QT 间期缩短，心率减慢时 QT 间期延长。不同心率下，QT 间期的变化可达数百毫秒。为比较在不同心率下的 QT 间期，需要用心率对 QT 间期进行校正。目前有许多公式对 QT 间期进行心率校正，临床上最常用的是 Bazett 公式（$QTc=QT/\sqrt{RR}$），其中 RR 间期的单位为秒，该公式在心率 60~90 次/min 范围内有较好的校正效果。心率较快时可以应用 Fridericia 公式，而 Framingham 公式及 Rautaharju 公式则在较大范围的心率内具有更为一致的心率校正结果。2017 年 Rabkin 等的研究表明，spline QTc 校正公式能够消除心率及性别对 QTc 的影响，可能是目前最为准确的校正方法，其缺点是未公布具体计算方法。其校正公式的网址为 https://elenaszefer.shinyapps.io/qtc_nhanes_spline/。

作为长期进化的结果，人在正常 QT 间期范围内不易发生恶性心律失常。而 QT 间期过度延长或缩短时，均易产生触发或折返机制的心律失常，死亡率也相应增加。

（六）致病基因及基因检测

目前，随着基因检测技术的发展和成本的降低，LQTS 患者均建议进行基因检测及家族成员验证。对于临床诊断较为明确的 LQTS 患者，可应用包含已报道的 LQTS 致病基因在内的 Panel 进行检测，也可应用全外显子测序。而对于疑诊患者，应优先考虑进行全外显子或全基因组测序。一般临床上明确诊断的 LQTS，其基因检测的阳性检出率为 70%。已报道的 LQTS 致病基因见表 10-3-2。

表 10-3-2　LQTS 的致病基因、编码蛋白及功能变化

LQTS 亚型	染色体位置	基因	编码蛋白和亚基	影响的离子流、功能及异常
LQTS1	11p15.5	*KCNQ1*	Kv7.1，α	$I_{Ks}\downarrow$ KvLQT1
LQTS2	7q35~36	*KCNH2*	Kv11.1，α	$I_{kr}\downarrow$ HERG
LQTS3	3q21	*SCN5A*	Nav1.5，α	$I_{Na}\uparrow$
LQTS4	4q25~27	*ANK2*	锚定蛋白 -B	$I_{Na,K}\downarrow$ INCX$\downarrow$
LQTS5	21q22	*KCNE1*	Mink，β	$I_{Ks}\downarrow$
LQTS6	21q22	*KCNE2*	MiRP1，β	$I_{Kr}\downarrow$
LQTS7	17q23.1~24.2	*KCNJ2*	Kir2.1，α	$I_{K1}\downarrow$
LQTS8	12p13.3	*CACNA1C*	Cav1.2，α	$I_{Ca-L}\uparrow$

LQTS 亚型	染色体位置	基因	编码蛋白和亚基	影响的离子流、功能及异常
LQTS9	3p25	*CAV3*	小凹蛋白 -3	$I_{Na}\uparrow$
LQTS10	11q23	*SCN4B*	Nav1.5、β4	$I_{Na}\uparrow$
LQTS11	7q21~22	*AKAP9*	激酶 A 锚定蛋白	$I_{Ks}\downarrow$
LQTS12	20q11.2	*SNTA1*	α- 互生蛋白	$I_{Na}\uparrow$
LQTS13	11q23.3~24.3	*KCNJ5*	Kir3.4	$I_{Ks}\downarrow$
LQTS14		*CALM1*	钙调蛋白 1	$I_{Ca-L}\downarrow$
LQTS15		*CALM2*	钙调蛋白 2	$I_{Ca-L}\downarrow$
LQTS16		*CALM3*	钙调蛋白 3i	$I_{Ca-L}\downarrow$

(七) 治疗原则(药物和非药物治疗)

凡是诊断为 LQTS 综合征的患者,应积极评估治疗及预防的必要性。2015 年 ESC 室性心律失常及猝死指南中的治疗建议见表 10-3-3。

表 10-3-3　LQTS 患者的危险分层及治疗建议

建议	推荐级别	证据级别
避免应用 QT 间期延长的药物(详见 https://www.crediblemeds.org/);纠正呕吐、腹泻及代谢异常情况下出现的低钾、低镁、低钙等电解质紊乱;对特异的基因亚型,注意相应的心律失常诱发因素(LQT1—游泳;LQT2—噪声)	I	B
推荐临床确诊的 LQTS 患者应用 β 受体阻滞药	I	B
既往出现心搏骤停的 LQTS 患者,推荐 ICD 植入同时应用 β 受体阻滞药	I	B
明确的 LQTS 致病基因突变携带者,即使 QT 间期正常,也应考虑应用 β 受体阻滞药	IIa	B
LQTS 患者服用足量 β 受体阻滞药时仍发生晕厥或室速时,应考虑植入 ICD	IIa	B
在有症状的 LQTS 患者中,如存在以下状况,应考虑左心交感神经节切除术: β 受体阻滞药无效、不能耐受或存在禁忌时 当拒绝或无法植入 ICD 时 应用 β 受体阻滞药时仍发生多次电击	IIb	C
钠通道阻滞药(美西律、氟卡尼或雷诺嗪)在 QTc 间期>500ms 的 LQT3 患者可能进一步缩短 QTc 间期	IIb	C
在无症状的 *KCNH2* 和 *SCN5A* 基因致病突变携带者中,如 QTc 间期>500ms,可考虑植入 ICD	IIb	C

1. **生活方式调整**　健康生活方式对 LQTS 患者非常重要。所有延长 QT 间期的药物均应避免使用。由于多种药物均可引起 QT 间期延长,因此 LQTS 患者在应用药物之前,应由专科医师进行详细评估。LQT1 患者应避免剧烈运动,尤其是游泳。LQT2 患者应避免声光刺激及情绪激动,例如患者卧室内不应放置电话及闹钟。LQT3 患者心脏事件多发生于休息时或夜间,常规运动不受影响。所有患者均应避免过度饱食及引起低钾的情况如腹泻等。

2. **药物治疗**　循证医学证据证明,LQTS 的标准治疗是抗肾上腺素能治疗,如 β 受体阻滞药、左侧心脏交感神经节切除术等。对于少数病例,需要起搏器或 ICD 治疗。其他如补钾、美西律等治疗措施,必须在正规的抗肾上腺素能治疗的前提下应用。

β 受体阻滞药是 LQTS 治疗的基石。除非出现明确的禁忌证,β 受体阻滞药是当今对有症状的 LQTS 患者的首选治疗,能有效地控制 LQT1 和 LQT2 晕厥的发作频率,而对 LQT3 的有效性不明确。不同各类的 β 受体阻滞药似乎都有一定疗效,但以普萘洛尔和纳多洛尔最为常用。已有明确证据表明,美托洛尔(倍他乐克)的疗效明显较普萘洛尔差,因此尽量避免使用美托洛尔。常用的普萘洛尔剂量为

1~2mg/kg，每日分 3 次服用，并根据儿童的体重进行剂量的调整。近期有研究证实晚钠电流有抑制作用的雷诺嗪可能对 LQT3 患者有效。奎尼丁可能对部分 LQT3 患者有效。

需要注意的是，虽然一部分 LQTS 患者基础心率偏慢，但常规剂量的 β 受体阻滞药不会使心率过慢。

3. 左心交感神经节切除术（LCSD） 研究表明，LCSD 手术后患者的心脏事件发生率下降。其作用机制为降低左侧交感神经活动，纠正交感神经失衡状态，阻滞交感神经兴奋后的 QT 间期延长，阻断 Tdp 的触发机制。对于无症状或仅有晕厥症状的 LQTS 患者首选 β 受体阻滞药终身服用，如有禁忌或无法耐受或充分药物治疗后仍有晕厥发作者，则应行 LCSD。对于有心搏骤停发作的患者，应首选 ICD。若因经济原因不能承受 ICD 者，可考虑 LCSD。

4. 器械治疗 对于部分慢心室率依赖的恶性心律失常，起搏或 ICD 可以在药物应用的基础上进一步减少心脏事件。但对于年纪较轻患者，应充分衡量器械植入带来的获益与风险。

5. 生殖阻断 随着 LQTS 的基因诊断的日益成熟，越来越多的患者明确了致病基因。对于明确了突变基因位点的患者，当有生育需求时，可考虑在有条件的中心进行生殖阻断，即挑选不携带突变的胚胎予以植入。应格外注意的是，部分 LQTS 并非单个突变引起，可能由两个或以上的基因变异引起。进行遗传咨询时，应谨慎选择患者并充分告之。

（八）预后

LQTS 患者的预后受多种因素影响，包括不同的基因亚型、性别、年龄、QT 间期及药物应用情况等。一般而言，LQT1 容易出现晕厥等症状，但在应用药物后其预后较好，LQT2 其次，LQT3 的总体预后稍差。部分 LQTS 亚型预后较差，如 LQT7 及 LQT8 等。

LQTS 与性别有一定相关性，但可能主要取决于雄激素的保护作用。因此总体上男性 LQTS 患者在青春期后心脏事件风险减少，而女性患者的风险持续存在。

二、Brugada 综合征

（一）疾病概述

Brugada 综合征（Brugada syndrome，BrS）是一种遗传性心电活动异常，其临床表现为心电图右胸前导联 J 点抬高的 Brugada 波、易于发生恶性心律失常及猝死，绝大多数患者不伴有明显的器质性心脏结构改变。

BrS 是一类心肌细胞离子通道或相关基因发生突变，导致心肌细胞除极或复极时离子流发生异常，进而诱发恶性心律失常的临床综合征。该病在东南亚及我国东南沿海地区发病较为常见。临床上 BrS 患者心脏结构无明显异常，右胸导联穹窿形 ST 段抬高，可出现多形性室性心动过速、心室颤动和晕厥的反复发作，甚至出现心脏性猝死。有研究表明，全部猝死者的 4% 及心脏结构正常的猝死者中的 20% 为 BrS。1991 年 Brugada 兄弟报道了第 1 个 BrS。现在 BrS 已经成为世界部分地区除交通事故外 40 岁以下男子死亡的主要原因。更为严重的是，大多数患者的首发症状就是猝死，防范和救治都很困难。近年来报道的 BrS 病例明显增多，已成为全球高度关注的一个疾病。

（二）发病特点

1. 以晕厥和猝死为首发表现。患者平时无症状，发作前往往无先兆和诱因，多在夜间睡眠中发作，心电监护为阵发性室性心动过速或心室颤动，极少出现单形性室速。患者发作第一次心律失常的平均年龄为 35~41 岁。

2. 有家族性遗传倾向 患者多数有心脏性猝死家族史。家系筛查可发现家族成员中有异常心电图携带者，患者绝大多数为青中年男性，男女比例约为 10∶1。

3. 心脏结构正常 大多数 BrS 患者经体检生化检查、心脏超声、核素显像、运动平板试验、心血管造影及心脏磁共振等系统检查，未见心脏结构异常。

但目前关于 BrS 是否为特发性心电疾病，仍有很大争议。某些作者认为有器质性疾病的理由是受到检查技术的限制,按照目前的检查技术,特别是无症状患者,不能完全排除心脏器质性疾病。一些冠脉痉挛、早期肥厚型心肌病以及早期的 ARVC 患者往往难以发现。BrS 最常见的致病基因为 *SCN5A*,可引起部分患者心肌器质性病变,且 *SCN5A* 基因所编码的 Nav1.5 钠通道蛋白与引起 ARVC 的桥粒蛋白联系紧密。一部分 ARVC 患者与 BrS 患者可能有重叠。如果有更为敏感和特异的检测手段,可能会发现潜在的心脏器质性问题。笔者所在中心的研究数据和经验表明,部分 BrS 患者存在右心室的心肌轻微病变,进一步的证据仍需要更多的研究。

(三) 诊断与鉴别诊断

详细询问病史和家族史是诊断的关键(表 10-3-4)。不能解释的晕厥、晕厥前兆、心悸的症状和家族心脏性猝死史是诊断的重要线索。50% 的 BrS 患者有家族史。常规心电图呈典型改变,可做出 Brugada 波的诊断。但约一半患者的常规心电图表现并不典型,静态心电图不能做出诊断。诊断 BrS 前需排除冠心病、心功能不全和 ARVC 等疾病。此外,对该病的认识程度和诊断意识也具有重要的作用。

另外,需要格外注意的是,一定不能混淆心电图 Brugada 波和 BrS。如果将两者混为一谈,可能造成大量的 Brugada 波患者的严重心理负担和不必要的过度治疗。后文将详细讲述两者的区别。

表 10-3-4　Brugada 综合征诊断标准

诊断标准	分值
1. 心电图(12 导联或动态心电图)	
A. 常规 12 导联心电图或上一肋间、上两肋间心电图示自发的 Ⅰ 型 Brugada 波	3.5
B. 常规 12 导联心电图或上一肋间、上两肋间心电图示发热诱导的 Ⅰ 型 Brugada 波	3
C. 2 型或 3 型 Brugada 波在药物试验后转为 Ⅰ 型 Brugada 波	2
(必要符合以上一条且仅取一次最高分)	
2. 临床病史	
A. 不明原因的心搏骤停或记录到的室性心动过速、心室颤动或多形性室性心动过速	3
B. 夜间阵发性呼吸困难	2
C. 可疑因心律失常引起的晕厥	2
D. 不明原因的晕厥	1
E. 30 岁之前无明确病因的心房颤动患者	0.5
3. 家族史	
A. 一级或二级亲属明确诊断为 Brugada 综合征	2
B. 一级或二级亲属可疑的心脏性猝死(发热、夜间起病、可引起 Brugada 表型的药物)	1
C. 一级或二级亲属 45 岁前无法解释的心脏性猝死,尸检结果为阴性	0.5
(以上几点取一次最高分)	
4. 基因检测结果	
Brugada 综合征致病基因中的可能致病突变	0.5

注:当总分 ≥3.5 分时,确诊或基本确诊 BrS;2~3 分时,可能为 BrS;<2 分时,排除 BrS。

(四) 实验室检查以及其他检查

1. 心电图　BrS 心电图分为 3 种表现,分别为 Ⅰ 型、Ⅱ 型及 Ⅲ 型 Brugada 波(图 10-3-2)。

除以上典型的表现外,BrS 还常出现 P 波和 QRS 波增宽、PR 间期延长,特别是 *SCN5A* 基因突变的患者。最新研究认为,QRS 波碎裂程度为 BrS 预后不良的标志,部分患者伴轻度 QT 间期延长。

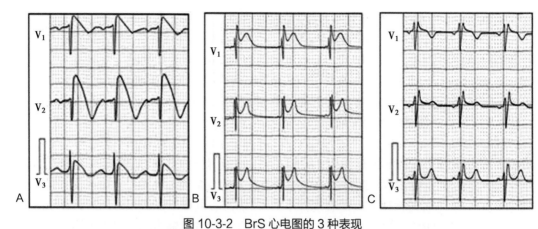

图 10-3-2　BrS 心电图的 3 种表现

A. Ⅰ型（穹隆型）；B. Ⅱ型（高马鞍型）；C. Ⅲ型（低马鞍型）。

2. 药物激发试验　部分 BrS 患者心电图并不出现典型的Ⅰ型 Brugada 波，但在某些条件，例如应用钠通道阻滞药、高热状态、应用三环或四环类抗抑郁药、低钾血症、乙醇等情况下可被诱发。目前许多中心应用钠通道阻滞药作为激发手段，对隐匿性的 BrS 患者进行诊断。常用的方法为应用阿义马林或氟卡尼静脉注射。国内没有以上药物，可考虑应用普罗帕酮，应用剂量为 1~1.5mg/kg，5min 内静脉注射，20min 如无不适，可追加 0.5mg/kg 于 3min 内静脉注射。应用时应严密进行心电监护，并准备好除颤仪，试验后至少观察 12~24h。

3. 心内电生理检查　应用心内电生理检查，50%~70% 的 BrS 患者能够诱发出多形性室速或室颤。有症状患者较无症状患者更容易诱发出室颤。但目前学术界对电生理检查在 BrS 患者中的应用仍有较大争议，部分学者认为电生理检查没有价值，而部分学者则认为意义较大。以本中心的经验，较长联律间期如 $S_1S_1 > 250ms$ 即可诱发恶性心律失常的患者，远期发生恶性心律失常的风险较大。而在 2 个以内的额外刺激（S_3 以内）且最短间期不短于 220ms 不能诱发的患者，其远期出现恶性心律失常的风险相对较小。

目前有多种方法预测 BrS 患者的预后。Shohreh Honarbakhsh 等总结了在 BrS 患者中进行多因素预测心脏性猝死的研究。多数研究中，出现心源性晕厥、家族猝死史、Ⅰ型 Brugada 波等因素有一定预测价值，但仅有既往出现恶性心律失常是较为肯定的猝死危险因素。

（五）遗传背景

目前认为和 BrS 相关性最高的是 SCN5A 基因。其他可能的致病基因报道较少。SCN10A 基因可能是另一个突变热点（表 10-3-5）。

表 10-3-5　Brugada 综合征患者的致病基因及亚型

分型	染色体位置	基因	蛋白	离子流
BrS1	3p21	SCN5A	Nav1.5	I_{Na}
BrS2	3p24	GPD1L	–	I_{Ca}
BrS3	12p13.3	CACNA1C	Cav1.2	I_{Ca}
BrS4	10p12.33	CACNB2b	Cavβ2b	I_{Na}
BrS5	19q13.1	SCN1b	Navβ1	I_{Na}
BrS6	11q13~14	KCNE3	MiRP1	I_{to}
BrS7	7q35~36	KCNH2	HERG	I_{Kr}

（六）治疗

BrS 治疗的目的在于预防恶性心律失常的发生，减少这类患者的猝死率。有症状的 BrS 患者在不接受治疗的情况下,平均年死亡率为 10%,而无症状患者室性心律失常的发生率为 0~14%,因此总体来说,BrS 的预后较差。

理论上任何基因或药物的应用只要能减少 I_{to} 电流或改变心肌内外膜的 I_{to} 分布,就能改变患者的心电图。目前虽然诊断和特征表现取得了长足的进步,但药物治疗仍无明显的进展。临床研究表明目前 BrS 缺乏理想的有效药物。

1. 药物治疗　奎尼丁通过心脏选择性阻滞 I_{to},恢复心外膜动作电位的平台期,使 BrS 患者抬高的 ST 段正常化,阻滞二相折返和多形性室速的发生,它不但能降低电生理检查中心室颤动诱发率,还能减少自发性心室颤动的发生。一般使用剂量较大,1.2~1.5g/d。但目前奎尼丁还不是 BrS 的常规治疗措施,仍需进行更多的临床研究来证实其临床的有效性和安全性。鉴于目前国内已不能常规购买到奎尼丁,许多较大的电生理中心的数据表明,患者应用通过其他途径购得的药物,大部分患者中有比较好的疗效。笔者所在中心应用 iPSc 心肌的模型,研究了奎尼丁对该类患者中的作用,提示有较好地减少自发心律失常的作用。

Ⅰ类抗心律失常药为钠通道阻滞药,可使隐匿性的 Brugada 波更加明显,有可能诱发恶性心律失常,因此禁用于治疗 BrS。而胺碘酮与 β 受体阻滞药等其他抗心律失常药治疗无效。除奎尼丁外,还存在一些其他可能对 BrS 治疗有效的药物,例如最新的一种治疗是磷酸二酯酶Ⅲ抑制药西洛他唑,在部分患者能使 ST 段恢复正常。一种仍在实验中的抗心律失常药替地沙米,可能有效地阻止 I_{to},可能发展为一种新型的药物。

2. 器械植入　植入型心律转复除颤器(ICD)是目前治疗 BrS 最为有效的措施。已证实 ICD 在转复室颤和防止心脏性猝死中具有明确的疗效。目前建议以下患者植入 ICD:

(1)有症状的 BrS 患者,Ⅰ型 Brugada 波患者,出现过心搏骤停,无须进行电生理检查,必须接受 ICD 治疗。有晕厥、癫痫或者夜间濒死呼吸患者,仔细排除心外因素后,应植入 ICD 治疗。电生理检查仅用于需要排除室上性心动过速的患者。

(2)无症状患者,Ⅰ型 Brugada 波心电图,如有猝死家族史,且怀疑是由 BrS 所致的,应接受电生理检查。对于没有心脏性猝死家族史,心电图表现为Ⅰ型 Brugada 波的患者,电生理检查有助于确诊,如果电生理检查可诱发恶性心律失常,应接受 ICD 治疗。无阳性家族史无症状的患者,如仅在使用钠通道阻滞药后出现Ⅰ型 Brugada 波的表现,可严密随访。

ICD 植入对于部分人可能并不合适,如婴幼儿以及因经济原因不能接受的患者。另外,尽管心律失常和心脏性猝死往往发生在夜间和休息时,与心率偏慢有关,但心脏起搏治疗 BrS 的可能性还未进行大规模研究。

3. 射频消融术　研究发现,右心室起源的室性期前收缩和浦肯野纤维起源的室性期前收缩,在 BrS 的恶性心律失常发展中有重要意义。浦肯野纤维的折返激动可能是恶性室性心律失常的触发因素。有学者报道在 9 例 BrS 患者中观察到 11 种形态的室性期前收缩,其中 9 种起源于右心室流出道。因此除用药物治疗和植入 ICD 外,心内科医师开始尝试用射频消融术消除引起室性心律失常的触发机制。在一部分患者取得了比较好的疗效。BrS 的标测和消融,一般在室性心动过速、心室颤动发作后数日内进行,以便定位室性期前收缩的起源部位。我中心已进行了 10 余例 BrS 患者的射频消融术,总体效果较好,术后室性心动过速、心室颤动发作明显减少。可以作为 BrS 患者减少心律失常发作的治疗。目前还需要更多的证据来支持射频消融治疗 BrS 的远期效果及预后。

三、儿茶酚胺敏感性室速

(一)疾病背景

儿茶酚胺敏感性室速(CPVT)是一种少见但非常严重的遗传性心律失常,表现为无器质性心脏病的患者在运动或激动时发生双向性、多形性室性心动过速,导致发作性晕厥或猝死。CPVT 患者平均首次发病年龄为 7~9 岁,其猝死率很高,未经治疗的患者 80% 在 40 岁前会发生晕厥及室速、室颤,总病死率为 30%~50%。CPVT 患者在运动平板试验时可出现室性心律失常,另一特征为心电图上表现各异的室性期前收缩及双向性多形性室性心动过速。

作为一种遗传性心律失常,目前已知 CPVT 相关的基因主要为常染色体显性的 *RYR2* 和常染色体隐性的 *CASQ2*。其中 *RYR2* 是最常见的突变基因,它是心肌内质网上控制钙释放的通道,是一种 Ryanodine 受体。*RYR2* 突变可引起心肌细胞肌质网异常释放钙离子,使细胞内钙离子超载,引起延迟后除极,从而引发心律失常。

(二) 诊断

凡出现运动时双向性室性心动过速或双源性室性期前收缩、QT 间期在正常范围、心脏结构正常的患者,均应考虑 CPVT 可能。

(三) 治疗

1. 药物治疗 由于 CPVT 反复在运动中诱发恶性心律失常,可使用 β 受体阻滞药进行预防。目前约 60% 患者应用 β 受体阻滞药能够有效预防晕厥复发,但仍有部分患者在应用 β 受体阻滞药的情况下仍发生晕厥和猝死。因此需要向患者及家属详细告知该疾病的恶性程度及风险。

2. 左心交感神经切除术 对于 β 受体阻滞药不能全面预防症状的患者,左心交感神经切除术后可能对 CPVT 患者的症状发作有一定作用。

3. 射频消融治疗 少数患者恶性心律失常起源于浦肯野纤维,射频消融可能对部分患者有效。

ICD 由于可引起电风暴,因此多数情况下不推荐植入。对于少数植入 ICD 的患者,需要严格进行 β 受体阻滞药滴定治疗,推荐应用能够耐受的最大剂量。

四、短 QT 综合征

短 QT 综合征(SQTS)是一种罕见,以心脏结构正常、QT 间期缩短、恶性心律失常及猝死为特征的遗传性心律失常。

目前国际上对 SQTS 的诊断标准缺乏统一的认识。一般认为,当 Bazett 公式的 QTc 间期小于 360ms,同时存在晕厥或家族猝死史时,排除引起 QT 间期缩短的其他因素,可考虑诊断为短 QT 综合征。除 QTc 间期缩短以外,可能部分患者还存在 PQ 段压低、窄 QRS 波、ST 段缩短、T 波形态异常等特点。电生理检查提示 SQTS 患者的心肌不应期缩短(可<180ms),可较易诱发房颤或室颤。

SQTS 的基因型(表 10-3-6)与表型关系不十分明确。初步分析表明,部分基因突变明确存在基因型 - 表型关系,如 *KCNQ1* 的 V141M 突变,患者均在较年轻时候出现心房颤动。而对于 *KCNH2* T618I 突变的患者,几乎从未观察到房颤。临床上对于很年轻的患者发生持续性心房颤动时,应考虑到存在 SQTS 的可能,必要时考虑基因检测以进一步明确诊断。

表 10-3-6 SQTS 致病基因

分型	基因	离子通道	蛋白	对应的 LQTS 亚型
SQTS1	*KCNH2*	$I_{kr}\uparrow$	Kv11.1	LQTS2
SQTS2	*KCNQ1*	$I_{ks}\uparrow$	Kv 7.1	LQTS1
SQTS3	*KCNJ2*	$I_{k1}\uparrow$	Kir2.1	LQTS7
SQTS4	*CACNA1C*	$I_{Ca-L}\downarrow$	Cav1.2	LQTS8
SQTS5	*CACNB2b*	$I_{Ca-L}\downarrow$	Cavβ2b	未发现
SQTS6	*CACNA2D1*	$I_{Ca-L}\downarrow$	Cavα2δ1	未发现

SQTS 的危险分层和治疗方法仍不十分明了。目前公认最有效的治疗措施是植入 ICD,有专家认为 SQTS 并有猝死家族史的患者需要植入,也有人认为有症状的患者才需要植入 ICD。ICD 不适当放电在 SQTS 中较常见,可能与 T 波高尖有关,需要仔细设置 ICD 参数。

二、致病基因

遗传性病态窦房结综合征分为Ⅰ、Ⅱ、Ⅲ、Ⅳ型,分别由 *SCN5A*、*HCN4*、*MYH6*、*GNB2* 4 个明确的致病基因引起,占整个疾病基因突变总数的 85%~90%。Ⅰ型以常染色体隐性遗传为主,但个别为常染色体显性遗传;其余 3 型均为常染色体显性遗传。

表 10-4-1   遗传性病态窦房结综合征致病基因

基因名称	基因 ID	遗传模式	占比
SCN5A	6331	AR,AD	57%
HCN4	10021	AD	24%
MYH6	4624	AD	7%
GNB2	2783	AD	12%

注:常染色体隐性遗传病(AR),常染色体显性遗传病(AD)可能的致病基因还包括 *ANK2*、*KCNQ1*、*CACNA1D*、*LMNA*、*CAV3* 和 *PRKAG2* 等。

三、临床表现

SCN5A 基因是心脏钠离子通道编码基因成员,它编码了心肌钠离子通道的成孔离子传导的 α 亚基。当 *SCN5A* 突变时,钠离子通道的门控特性也发生变化,从而导致各种形式的心律失常。Keisuke 等在 2014 年循环杂志子刊 *Circualtion EP* 杂志上报道,在他们所观察的 SSS 家系中,发病年龄为(35.5 ± 5.4)岁,较散在 SSS 患病者,发病年龄[(74.3 ± 0.4)岁]明显小。而证实有 *SCN5A* 突变的家系中,发病年龄更小[(12.4 ± 4.6)岁],且 79.3% 为男性。

HCN4 基因编码超极化激活阳离子电流通道结构蛋白,在窦房结中广泛分布和表达。Taisuke Ishikawa 等在《心律》(*Heart Rhythm*)杂志上报道,荟萃分析发现 *HCN4* 基因突变者的发病年龄[(39.1 ± 21.7)岁]比散在 SSS 患病者发病年龄明显小,但比 *SCN5A* 基因突变者发病年龄大。*HCN4* 基因突变者更容易发生心房颤动和左心室致密化不全。

四、诊断与鉴别诊断

患者临床需诊断为病态窦房结综合征,同时基因检测提示相关基因突变。检测基因应至少包含表 10-4-1 中 4 个明确的致病基因。

五、治疗和预后

药物治疗往往较为困难,尤其是快慢综合征患者很难选择,因为治疗缓慢性心律失常的药物,如异丙肾上腺素及阿托品等,常可诱发快速性心律失常,包括快速室性心律失常,且不能作为长期治疗的药物。因此目前情况下多数患者需行起搏器治疗。此外,随着分子生物学的发展,心脏生物起搏成为近来研究热点。生物起搏是指依据细胞分子生物学及其相关技术对受损的自律性节律点或特殊传导系统的细胞进行修复或替代,使心脏起搏和传导功能得以恢复。生物起搏消除了植入心脏起搏器带来的一些弊端,同时又具有正常起搏细胞的生理功能。因此,可能成为今后的研究热点。

(程 晖 孙雅逊)

参考文献

[1] 中华医学会心血管病学分会精准心血管病学学组, 中国医疗保健国际交流促进会精准心血管病分会, 中华心血管病杂志编辑委员会. 单基因遗传性心血管疾病基因诊断指南 [J]. 中华心血管病杂志, 2019, 47 (3): 175-196.

[2] ABE K, MACHIDA T, SUMITOMO N, et al. Sodium channelopathy underlying familial sick sinus syndrome with early onset and predominantly male characteristics [J]. Circ Arrhythm Electrophysiol, 2014, 7 (3): 511-517.

[3] ISHIKAWA T, OHNO S, MURAKAMI T, et al. Sick sinus syndrome with HCN4 mutations shows early onset and frequent association with atrial fibrillation and left ventricular noncompaction [J]. Heart Rhythm, 2017, 14 (5): 717-724.

课后习题

单项选择题

1. 关于遗传性病态窦房结综合征,以下错误的是(   )。
   A. 可见于无心脏结构异常或其他心脏疾病的胎儿、婴幼儿或儿童
   B. 为常染色体显性遗传
   C. 分为四型
   D. 发病具有家族倾向

2. 根据 2019 年我国单基因遗传性心血管疾病基因诊断指南,以下不是遗传性病态窦房结综合征的明确致病基因的是(   )。
   A. *HCN4*　　　　　B. *GNB2*　　　　　C. *SCN5A*　　　　　D. *LMNA*

3. 以下基因突变者中更容易发生房颤和左心室致密化不全的是(   )。
   A. *HCN4*　　　　　B. *MYH6*　　　　　C. *GNB2*　　　　　D. *SCN5A*

答案:
1. B;2. D;3. A。

第五节　家族性高胆固醇血症

学 习 目 标

1. 了解家族性高胆固醇血症的致病机制、临床表现。
2. 掌握家族性高胆固醇血症的诊断方法和治疗原则。

一、致病机制

经典的家族性高胆固醇血症(familial hypercholesterolemia,FH)是一种常染色体(共)显性遗传病,其主要临床表现为血清低密度脂蛋白胆固醇(low density lipoprotein-cholesterol,LDL-C)水平明显升

高,以及皮肤/腱黄色瘤。FH是由于低密度脂蛋白受体(low density lipoprotein receptor,LDLR)介导的LDL在肝脏代谢有关的基因发生致病性突变所致,最主要是编码LDLR、载脂蛋白B(apolipoprotein B,Apo B)、前蛋白转换酶枯草溶菌素9(proprotein convertase subtilin/kexin type 9,PCSK9)和LDL受体衔接蛋白1(LDL receptor adaptor protein 1,LDLRAP1)的基因突变,其中以 *LDLR* 基因突变最为常见。随着基因测序技术的发展,越来越多的基因,如 *STAP1*、*LIPA*、*PNPLA5* 等被认为可能也与FH的发病相关。除单基因突变致病外,部分FH患者可能是多基因突变的叠加效应所致。FH可分为杂合子(heterozygote familial hypercholesterolemia,HeFH)、纯合子(homozygote familial hypercholesterolemia,HoFH)、复合杂合子和双重杂合子4种类型。杂合子FH是最常见的单基因疾病之一,其患病率高达1/(200~250),其外显率高于90%。最新的研究显示,丹麦和美国杂合子FH的患病率分别为1/217和1/250。世界范围内FH患者超过3 400万人,其中有20%~25%是儿童,但在大多数国家只有不到1%的患者被确诊。纯合子FH的患者罕见,估计世界范围内患病率为1/(160 000~3 000 000)。

FH患者的发病呈家族聚集性,主要临床表现是血LDL-C水平明显增高和早发ASCVD,早期可无症状。

二、临床表现

1. 血清LDL-C水平明显升高　HeFH患者或HoFH患者的血清LDL-C水平分别为同一家系内未患病者的2倍和4倍。国外研究显示,未治疗的HeFH患者血清LDL-C大多在5.0mmol/L(191mg/dl)以上,HoFH患者血清LDL-C水平更高,常>13.0mmol/L(500mg/dl)。2002年中国居民营养与健康状况调查研究显示,成人血清LDL-C水平的第95.0和97.5分位值分别为3.5mmol/L(135.1mg/dl)和3.8mmol/L(146.7mg/dl),儿童为2.66mmol/L(102.7mg/dl)和2.92mmol/L(112.7mg/dl)。我国FH患者的血清LDL-C水平有待于进一步研究。

2. 早发ASCVD　早发动脉粥样硬化性心血管疾病(ASCVD)是FH的主要临床表现之一,其中早发冠心病是常见的临床表型。HeFH男性患者多于50岁之前发生冠心病,女性发病年龄略晚于男性。HoFH患者大多在青少年期就发生广泛的动脉硬化,并可见急性心肌梗死、猝死等心血管事件。在丹麦普通人群研究中,确定或很可能的FH患者冠心病发病率为33%,未接受降脂治疗的FH患者冠心病发病风险是非FH患者的13倍。我国研究显示,44.2%的FH患者罹患心血管疾病,FH患者冠心病风险较非FH患者增加15倍。FH患者早发ASCVD除累及冠状动脉外,也可累及主动脉、颈动脉和肾动脉,出现相应的临床表现。

3. 黄色瘤　皮肤/腱黄色瘤是FH临床诊断的重要标志,多出现在肘关节、膝关节伸侧,或臀部及手部等部位。FH的黄色瘤可以分为疹样黄素瘤、块状黄素瘤、睑黄素瘤和腱黄素瘤,早期可仅表现为跟腱增厚。腱黄色瘤对FH诊断价值最大,HoFH患者黄色瘤比HeFH患者出现得更早、更明显。

4. 脂性角膜弓　是角膜周边部基质内的类脂质沉积,约30%的FH患者有脂性角膜弓。小于45岁的患者出现脂性角膜弓是提示FH的重要临床指标。

5. 其他　HoFH患者可出现主动脉瓣叶和主动脉根部以及其他动脉钙化,部分患者还可出现主动脉瓣狭窄等。

三、诊断与鉴别诊断

1. 中国临床诊断　共识建议成人符合下列标准中的2项即可诊断为FH:①未接受调血脂药治疗的患者血清LDL-C水平≥4.7mmol/L(180mg/dl);②有皮肤/腱黄色瘤或<45岁的人存在脂性角膜弓;③一级亲属中有FH或早发ASCVD,特别是冠心病患者。儿童FH的诊断标准:未治疗的血LDL-C水平>3.6mmol/L(140mg/dl)且一级亲属中有FH患者或早发冠心病患者。

2. 基因诊断　检测到 *LDLR*、Apo B、*PCSK9* 和 *LDLRAP1* 基因致病性突变是诊断FH的金标准,但未发现上述基因突变并不能除外 FH。

四、治疗原则

1. 治疗目标　我国 2018 年家族性高胆固醇血症筛查与诊治中国专家共识用药方面建议合并与不合并 ASCVD 的成人 FH 患者血 LDL-C 的目标值分别为<1.8mmol/L（70mg/dl）和<2.6mmol/L（100mg/dl）；儿童 FH 患者血 LDL-C 的目标值<3.4mmol/L（130mg/dl）。若难以达到上述目标值，建议至少将血清 LDL-C 水平降低 50%。

2. 生活方式改善　健康科学的生活方式是 FH 治疗的基础措施，要鼓励患者戒烟，进食低饱和脂肪酸、低胆固醇饮食。控制体重，建议患者积极参加体育锻炼。

3. 药物治疗　FH 诊断后应立即启动降胆固醇药物治疗。我国指南用药建议见图 10-5-1。

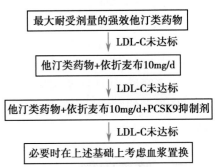

图 10-5-1　家族性高胆固醇血症治疗原则

五、小结

长期而显著增加的胆固醇负荷可导致 FH 患者早期出现动脉粥样硬化，继之引发心肌梗死等心血管事件。早期识别和及时干预可改善患者预后。

（王云鹤　孙雅逊）

参考文献

［1］TURGEON R D, BARRY A R, PEARSON G J. Familial hypercholesterolemia: Review of diagnosis, screening, and treatment [J]. Can Fam Physician, 2016, 62 (1): 32-37.

［2］BOUHAIRIE V E, GOLDBERG A C. Familial hypercholesterolemia [J]. Cardiol Clin, 2015, 33 (2): 169-179.

［3］中华医学会心血管病学分会精准心血管病学学组, 中国医疗保健国际交流促进会精准心血管病分会, 中华心血管病杂志编辑委员会. 单基因遗传性心血管疾病基因诊断指南 [J]. 中华心血管病杂志, 2019, 47 (3): 175-196.

［4］中华医学会心血管病学分会动脉粥样硬化及冠心病学组, 中华心血管病杂志编辑委员会. 家族性高胆固醇血症筛查与诊治中国专家共识 [J]. 中华心血管病杂志, 2018, 46 (2): 99-103.

课后习题

单项选择题

1. 一对患有家族性高胆固醇血症的夫妻,已生育一个完全正常的孩子,如果再生一个男孩,那么这个男孩还是完全正常概率是（　　　）。

    A. 1/3　　　　　　　B. 2/3　　　　　　　C. 1/2　　　　　　　D. 1/4

2. 关于家族性高胆固醇血症治疗原则,以下错误的是（　　　）。

    A. 他汀类药物为首选药物

    B. 对他汀类药物单药治疗效果不好的患者可换用依折麦布单药治疗

    C. 血浆置换主要用于 HoFH 患者

    D. 基因治疗法尚处于实验探索阶段

3. 关于 HeFH 的诊断,下列正确的是（　　　）。
    A. 基因检查对诊断 HeFH 的价值甚微
    B. LDL 受体分析对 HeFH 的治疗具有重要的临床意义
    C. 皮肤 / 腱黄色瘤有助于诊断 HeFH
    D. 很少需要排除高胆固醇血症的继发性原因

答案:
1. D;2. B;3. C。

第六节　单基因遗传性高血压

学习目标

1. 掌握单基因遗传性高血压的发病机制及临床表现。
2. 了解单基因遗传性高血压的治疗方案。

高血压是心血管疾病的重要危险因素,而基因在高血压的发病机制中有着重要作用。其影响呈现两种不同的类型,即原发性高血压和单基因遗传性高血压。原发性高血压患者通常存在多个遗传变异,每种可引起微小的血压变化,叠加后引起血压明显升高。单基因遗传性高血压患者,通常具有较为罕见而又具有关键性的突变,从而引起血压继发性升高。在临床工作中,应对单基因遗传性高血压患者进行关注、识别,从而让此类患者获得更为精确、规范的诊治。

一、利德尔(Liddle)综合征

1. 临床表现　利德尔综合征为常染色体显性遗传疾病。患者编码上皮钠通道蛋白 β、γ 亚单位的 *SCNN1B* 和 *SCNN1G* 基因突变,导致集合管钠离子重吸收和钾离子分泌原发性增加。大多数患者幼年起病,表现为中重度高血压、低钾血症、代谢性碱中毒。症状类似原发性醛固酮增多症,但醛固酮水平正常或偏低,因而螺内酯治疗无效。临床表现具有个体差异,部分患者血压正常、血钾偏低或血压升高,血钾水平正常;亦有隐匿性患者,血压、血钾水平均正常。利德尔综合征发病率在年轻高血压患者中约占 1%。

2. 致病基因　结合患者的临床表现,对 *SCNN1B* 和 *SCNN1G* 基因进行检测可确诊利德尔综合征。

3. 治疗　对利德尔综合征患者可针对性使用保钾利尿药阿米洛利或氨苯蝶啶进行治疗,阻断集合管钠通道,纠正高血压及低钾血症。螺内酯治疗无效。

二、戈登(Gordon)综合征

1. 临床表现　Gordon 综合征为常染色体显性遗传疾病,患者的丝氨酸激酶、苏氨酸激酶(WNK1、WNK4)表达或降解异常,影响噻嗪敏感性 Na-Cl 协同转运体,导致远端肾单位对氯的重吸收增加,钾的分泌减少,从而导致高血压、高血钾、代谢性酸中毒等。对临床上血钾水平偏高,但肾功能正常,同时合并高血压的患者,应当怀疑 Gordon 综合征。

2. 致病基因　Gordon 综合征主要为常染色体显性遗传,*WNK1*、*WNK4* 基因突变可影响丝氨酸激酶、苏氨酸激酶的表达,*CUL3*、*KLHL3* 基因突变可影响 WNK 激酶的降解,基因检测应包括上述基因。

其中 *KLHL3* 基因突变最为常见,*CUL3*、*KLHL3* 基因突变患者高血钾、代谢性酸中毒更为严重。

3. 治疗　Gordon 综合征患者可针对性地给予氢氯噻嗪治疗。

三、先天性肾上腺疾病

1. 临床表现　先天性肾上腺皮质增生症患者存在肾上腺皮质激素合成转化缺陷,根据其发病机制可进一步进行分类,其中 11-β 羟化酶缺乏及 17-α 羟化酶缺乏两种类型可导致血压升高。其机制在于皮质醇合成障碍,引起促肾上腺皮质激素代偿性增加,进而导致肾上腺皮质增生,盐皮质激素及性激素分泌增加。其特征性表现为高血压、低血钾,同时合并男性性早熟、女性患者男性化或闭经、青春期延迟等。

2. 致病基因　先天性肾上腺皮质增生症为常染色体隐性遗传,基因检测应包括可导致 11-β 羟化酶缺乏的 *CYB11B1* 基因及导致 17-α 羟化酶缺乏的 *CYB17A1* 基因。

3. 治疗　先天性肾上腺疾病需糖皮质激素替代治疗,同时常规加用抗高血压药。

四、家族性醛固酮增多症

1. 临床表现　家族性醛固酮增多症是原发性醛固酮增多症的罕见亚型,分为 4 种类型,I 型由 *CYP11B1/CYP11B2* 嵌合基因所致,患者束状带可合成促肾上腺皮质激素(ACTH)敏感的醛固酮,其最大特点在于糖皮质激素治疗有效。此类患者超过一半血钾水平正常,但可存在高血压家族史,年轻时发病,使用噻嗪类利尿药后可出现严重的低钾血症。使用肾素、醛固酮、地塞米松抑制试验等检查可以对该疾病进行诊断,但目前更推荐使用基因监测。II、III、IV 型分别与 *CLCN2* 基因、*KCNJ5* 基因、*CACNA1H* 基因相关,糖皮质激素治疗无效,可选用螺内酯或其他抗高血压药,以及手术治疗。其中 II 型患者主要表现为家族性醛固酮瘤或双侧特发性肾上腺增生,推荐行肾上腺切除术。III 型患者较为罕见,通常存在重度且难治性原发性醛固酮增多症(primary aldosteronism,PA),多于儿童发病,或存在严重肾上腺增生。IV 型患者亦较为罕见,但在儿童及呈明显家族发病特点的患者中应怀疑。

2. 基因检测　家族性醛固酮增多症是常染色体显性遗传疾病,基因检测应包括 *CYP11B1/CYP11B2*、*CLCN2*、*KCNJ5* 和 *CACNA1H* 基因。

3. 治疗　I 型患者可使用糖皮质激素治疗,II 型及严重的 III 型患者可采取双侧肾上腺切除术,同时根据情况使用螺内酯和常规抗高血压药治疗。

五、嗜铬细胞肿瘤

1. 临床表现　嗜铬细胞肿瘤包括起源于肾上腺髓质的"嗜铬细胞瘤"和起源于交感神经节嗜铬细胞的"副神经节瘤",前者约占 85%,后者约占 15%。对两种嗜铬细胞肿瘤,应加以区分。家族性嗜铬细胞肿瘤约占 40%,这部分患者发病年龄通常更小,其肿瘤更可能为双侧,常伴有临床综合征,如脑视网膜血管瘤病(Von Hippel-Lindau disease)、2 型多发性内分泌肿瘤、1 型神经纤维瘤疾病等。嗜铬细胞瘤的经典症状为阵发性头痛、出汗、心动过速,约一半患者有阵发性高血压。在家族性嗜铬细胞瘤患者中,出现症状的比例更低。

2. 基因检测　嗜铬细胞瘤相关的基因目前已报道 12 种,最常见为 *SDHB* 基因,其次为 *SDHD*、*VHL*、*RET*、*NF1* 基因,此外还有 *SDHC*、*MAX*、*TMEM127*、*EPAS1*、*SDHAFH*、*SDHAF2* 基因。基因检测应包括上述基因。

3. 治疗　嗜铬细胞瘤患者建议行肾上腺切除术,围手术期应先达到充分的 α 肾上腺素能阻止,再开始进行 β 肾上腺素能阻滞。家族性嗜铬细胞瘤患者治疗方案与基因检测结果关系较密切。*RET*、*VHL* 基因突变患者常合并其他肿瘤,应注意筛查。术后仍需进行长期监测。

（王云鹤　孙雅逊）

参考文献

［1］CAREY R M, WRIGHT J T Jr, TALER S J, et al. Guideline-driven management of hypertension: an evidence-based update [J]. Circ Res, 2021, 128 (7): 827-846.

［2］PLUMMER M D, REGENSTEIN F. Light chain deposition disease: an unusual cause of portal hypertension [J]. Hepatology, 2021, 74 (6): 3546-3548.

［3］LIU Y Y, KING J, KLINE G A, et al. Outcomes of a specialized clinic on rates of investigation and treatment of primary aldosteronism [J]. JAMA Surg, 2021, 156 (6): 541-549.

课 后 习 题

单项选择题

1. 某年轻高血压患者,测血压 170/110mmHg,多次检测血钾水平均偏低,血气分析提示代谢性碱中毒,其诊断可能是(　　　)。

　　A. 原发性醛固酮增多症

　　B. 利德尔综合征

　　C. Gordon 综合征

　　D. 原发性高血压

多项选择题

2. 嗜铬细胞瘤的经典症状是(　　　　)。

A. 阵发性头痛　　　　　　　　B. 出汗　　　　　　　　　　C. 腹泻

D. 心动过速　　　　　　　　　E. 胸痛

答案:

1. B;2. ABD。

第七节　遗传性主动脉疾病

学 习 目 标

1. 了解马方综合征的体征及诊断标准。

2. 了解遗传性主动脉疾病的手术指征。

一、马方综合征

1. 临床表现　马方综合征是一种常染色体显性遗传的结缔组织疾病,患病率为 1/5 000~1/3 000,其中约 25% 患者无家族史,为自发突变。大多数患者纤维素原 *FBN1* 基因突变,造成结缔组织伸展过度,以骨骼肌、眼、心血管系统受累为主要特征,部分患者呼吸系统、神经系统也同时受累。临床症状的严重程度在不同患者间相差较大。

马方综合征患者有着较为特异性的体征,包括骨骼生长较长、韧带肌腱和关节囊松弛、鸡胸、足外翻、蜘蛛指、拇指征阳性等。可因晶状体悬韧带松弛,发生晶状体脱位,高度近视。主动脉根部疾病(瘤样扩张、主动脉瓣关闭不全、主动脉夹层)是马方综合征致死的主要原因。一项回顾性研究显示,半数 40 岁以下的主动脉夹层患者存在马方综合征。马方综合征患者亦常因二尖瓣瓣叶的变形或腱索的黏液样变而合并二尖瓣脱垂。

有一些综合征表现与马方综合征相似,如 Loeys-Dietz 综合征(LDS)、Shprintzen-Goldberg 综合征(SGS)等。

2. 诊断标准　参照 2010 年修订版 Ghent 分类,在无马方综合征家族史时,可使用主动脉根部 Z 评分计算器。诊断依赖主动脉标准(Z 评分 ≥2 或主动脉根部夹层),且同时合并晶状体异位或 *FBN1* 突变,或根据患者体征进行的系统评分 ≥7 分。或晶状体异位同时有主动脉瘤及 *FBN1* 突变。在有马方综合征家族史情况下,存在晶状体异位,或系统性评分 ≥7 分,或符合主动脉标准,即可诊断为马方综合征。

3. 致病基因　马方综合征主要为常染色体显性遗传,主要致病基因为编码原纤维蛋白 1 的 *FBN1* 基因,占 70%~93%。LDS 综合征的致病基因包括 *TGFBR1*、*TGFBR2*、*SMAD3*、*TGFB2* 和 *TGFB3*,SGS 综合征的致病基因为 *SKI*。进行基因检测时应包括上述基因。

4. 治疗　马方综合征患者应在耐受范围内使用 β 受体阻滞药和 ACEI/ARB,以降低主动脉扩张的速度。此外,最重要的是对主动脉直径进行监测,如主动脉直径稳定保持 45mm 以内,可每年进行检测,如主动脉直径 ≥45mm 或变化速度较快,需增加监测频率。对主动脉直径 ≥50mm 患者,应行主动脉根部置换术,以防止主动脉夹层及主动脉破裂。对 *TGFBR1*、*TGFBR2* 基因突变的患者,在胸主动脉直径 42mm 时即可考虑手术。LDS 综合征患者应对除主动脉以外的动脉瘤也加以重视。

二、家族性胸主动脉瘤 / 夹层

1. 临床表现　胸主动脉瘤 / 夹层指仅表现为主动脉疾病,而非综合征性疾病的一类患者。分为家族性和散发性,其中家族性约占 20%。

2. 基因检测　家族性胸主动脉瘤 / 夹层患者最常见的基因突变为 *ACTA2*,LDS 综合征的 *TGFBR2*、*TGFB2* 和 *TGFB3* 基因,马方综合征的 *FBN1* 基因等也可导致非综合征性的主动脉疾病。

3. 治疗　*ACTA2* 基因突变的患者主动脉直径达到 45mm,即可考虑手术治疗。同时,此类患者存在较高的脑卒中及冠状动脉疾病的风险,在管理时应当注意。除此以外,家族性胸主动脉瘤 / 夹层的治疗与上文所介绍的马方综合征相似。

(王云鹤　孙雅逊)

参考文献

[1] 中华医学会心血管病学分会精准心血管病学学组, 中国医疗保健国际交流促进会精准心血管病分会, 中华心血管病杂志编辑委员会. 单基因遗传性心血管疾病基因诊断指南 [J]. 中华心血管病杂志, 2019, 47 (3): 175-196.

[2] 中华医学会内分泌学分会. 嗜铬细胞瘤和副神经节瘤诊断治疗专家共识 (2020 版)[J]. 中华内分泌代谢杂志, 2020, 36 (9): 737-750.

[3] 李宗哲, 汪道文. 主动脉夹层中的遗传性致病因素 [J]. 中国分子心脏病学杂志, 2018, 18 (04): 2525-2528.

五、诊断

DVT 的诊断包括问诊、体格检查、辅助检查等方面,通常病史能提供许多有价值的信息,进一步的实验室检查和影像学检查可帮助明确诊断,以免漏诊和误诊。

1. 深静脉血栓诊断病史关键因素及高危因素(表 11-1-3)

表 11-1-3　深静脉血栓诊断病史关键因素及高危因素

关键诊断因素

最近大手术或者住院、进展期癌症、肢体制动、小腿外伤、妊娠、结缔组织病、促凝血状态因子基因变异等

　　DVT 发生最主要的危险因素

小腿肿胀

　　测量两侧胫骨粗隆以下 10cm 的小腿周长,如果相差大于 3cm,则 DVT 更可能

沿深静脉系统分布的局部压痛

　　沿深静脉系统走行从腹股沟至收肌管以及在腘窝内轻轻触诊

侧支循环浅静脉扩张

　　在足部和小腿上新出现的扩张的浅静脉而不是静脉曲张,是 DVT 的一个重要体征,提示因深静脉阻塞,血流被迫通过穿通静脉流入浅静脉回心

其他诊断因素

非对称性指凹性水肿

　　常是来源于静脉或者淋巴管的疾病,而对称性水肿提示全身或者中心性原因的水肿,如心力衰竭或者肾病综合征

整个肢体肿胀

股蓝肿

　　当 DVT 为大块时,肿胀不仅阻塞静脉血流,而且阻塞动脉血流,导致股蓝肿,其形成原因是缺血,此时下肢通常发蓝及疼痛

病史危险因素

2 个月内因重病住院、3 个月内大手术

　　住院期间的肢体制动、急慢性伴随病和手术对静脉系统的损伤相结合导致静脉血栓栓塞发生,包括急性败血症、心力衰竭、脑卒中和炎性疾病状态

进展期癌症

　　转移癌的患者 DVT 发生风险增高,可能是由于生物学上侵袭性更强的肿瘤直接激活血栓形成,也可能是癌症外科手术和化疗影响的结果

下肢创伤

　　下肢创伤的患者需要手术治疗,风险特别高,这是静脉损伤、制动和外科效应共同作用的结果

高龄

　　活动少,伴随病增多

妊娠

　　由于妊娠期间激素的变化与基础的遗传或者获得性易栓性疾病(增加静脉血栓形成的风险)共同作用的结果,同时妊娠时由于静脉阻塞造成相对性的静脉血流淤滞也发挥作用

续表

肥胖
BMI 升高,特别是>30kg/m² 与 DVT 发生显著相关。机制可能是肥胖患者活动量相对较少、静脉血流速度慢、基础的炎症状态和伴随病的发生率高
易栓症
因子 V LenÉge 和凝血酶原 G20210A 基因变异;蛋白 S、蛋白 C 和抗凝血酶Ⅲ缺陷;狼疮抗凝物和抗心磷脂抗体;高同型半胱氨酸血症,这些变异促进静脉血栓的形成
最近长途空中旅行
与脱水、压力改变、氧饱和度和制动有关
使用某些药物
口服避孕药、他莫西芬、雷洛昔芬、沙利度胺(反应停)、红细胞生成素

2. 深静脉血栓辅助检查　诊断 DVT 的辅助检查方法包括实验室检查、静脉造影、各种无创检查(包括超声、CT 及 MR 等)。

(1)血浆 D- 二聚体测定:D- 二聚体测定检查的敏感性较高、特异性差,是一个排阴性诊断,即 D- 二聚体正常可排除 DVT,如果升高,则需结合超声等进一步检查。D- 二聚体检测可用于急性 VTE 的筛查、特殊情况下 DVT 的诊断、疗效评估和 VTE 复发的评估。

(2)彩色多普勒超声检查:灵敏性、准确性均较高,临床应用广泛,是 DVT 诊断的首选方法,适用于筛查和监测。该检查需要有经验的超声科医师,需要熟悉深静脉系统的解剖并能精确地确定静脉血流的存在和程度。该检查对股、腘静脉血栓诊断的准确率高(>90%),对周围型小腿静脉丛和中央型髂静脉血栓诊断的准确率较低。超声诊断标准如下。①静脉腔内见到血栓回声:灰阶超声见到静脉腔内的血栓回声是下肢 DVT 的直接诊断依据(图 11-1-1),该标准被认为是最可靠、最特异的诊断标准,但是该标准的临床实用性较差。②静脉腔不能被压陷:探头挤压静脉是诊断下肢 DVT 的一种较为满意而容易的方法,该标准被认为是超声诊断下肢 DVT 的主要标准,其敏感性为 88%~100%,特异性为92%~100%。如静脉腔不能被压陷,同时能见到静脉内血栓的强回声则是诊断下肢 DVT 的最敏感指标。③多普勒信号异常:下肢 DVT 的多普勒血流显像为在血栓处的静

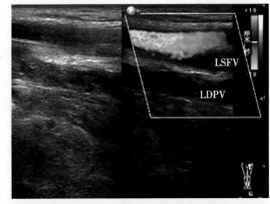

图 11-1-1　深静脉血栓超声图像

脉腔内无彩色血流充填,该标准在急性血栓形成中的早期特别有用,因为早期的血栓往往表现为与血液回声相似的无回声区。④侧支循环形成及静脉增宽:侧支循环的建立是慢性下肢 DVT 的特征之一,但不能排除有在慢性基础上的急性下肢 DVT 的可能。

(3)CT 静脉成像:主要用于下肢主干静脉或下腔静脉血栓的诊断,主要表现为腔内充盈缺损。准确性高,联合应用 CTV 及 CT 肺动脉造影检查,可增加 VTE 的确诊率。

(4)静脉造影:为有创性检查,准确性高,仍是诊断下肢 DVT 的金标准。适用于超声检查正常和DVT 可能性高(Wells 评分)或者不能进行超声检查(如存在脱落物),敏感性和特异性高达 98%。因其为有创操作,临床较少作为诊断检查,通常为手术取栓时进一步明确诊断。

3. 深静脉血栓形成临床可能性评估和诊断流程

(1)Wells 风险评估:Wells 等根据病史和体征建立的临床 DVT 危险性评估模型,将患者分为高危、中危和低危三级,将该模型与 D- 二聚体结合作为对门诊可疑 DVT 患者的诊断策略,可减少影像检查的数量。因而,DVT 可按 Wells 评分(表 11-1-4)和超声检查的程序进行诊断。

表 11-1-4 Wells 评分表

病史及临床表现	评分
1. 活动性癌症（正在进行或过去 6 个月治疗或姑息治疗）	1
2. 下肢瘫痪、麻痹或近期石膏固定	1
3. 最近 3d 或更长时间卧床，或在过去 12 周内需要全身或局部麻醉的主要手术	1
4. 沿深静脉系统走行的局部压痛	1
5. 全下肢水肿	1
6. 小腿肿胀至少比健侧腿周径长>3cm（在胫骨结节下方 10cm 处测量）	1
7. 可凹性水肿（局限于症状腿）	1
8. 既往有深静脉血栓病史	1
9. 有浅静脉侧支循环（非静脉曲张）	1
10. 类似或与 DVT 相近疾病诊断	−2

注：临床可能性低度 0，中度 1~2 分，高度 ≥ 3 分。

（2）DVT 诊断流程（图 11-1-2）

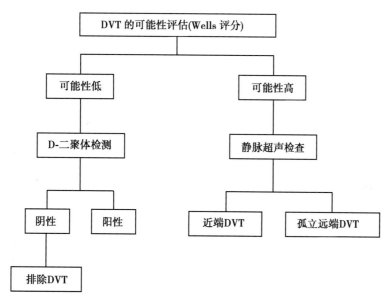

图 11-1-2 DVT 诊断流程图

六、鉴别诊断

深静脉血栓主要需与以下疾病相鉴别（表 11-1-5）。

表 11-1-5 常见深静脉血栓鉴别诊断

疾病名	临床表现	辅助检查
蜂窝织炎	患肢皮肤通常表现为发红、发热、肿胀，受累皮肤的界限难以确定。感染的入口很容易被发现。可伴随复发性 DVT 出现	检查发现白细胞增多
小腿肌肉撕裂	创伤史或者小腿疼痛突然发作。检查时发现小腿肌肉缺损或者痉挛	超声无 DVT 的证据

疾病名	临床表现	辅助检查
小腿肌肉血肿	创伤或者小腿疼痛突然发作	静脉超声无血栓形成
腘窝囊肿（Baker 囊肿）	在腘窝发现非压痛性突出。常有中、大量膝关节积液	静脉超声在膝关节后面发现大量积液黏液囊
盆腔/大腿肿物/肿瘤压迫下肢静脉血流	经股动脉导管检查造成假性动脉瘤或者盆腔血肿。可有肿物存在的症状和体征	静脉超声和 CT 扫描（使用造影剂）腹部、盆腔和大腿可能显示阻塞性肿块侵犯股动脉、髂动脉或者腔静脉

七、治疗

深静脉血栓治疗主要包括抗凝治疗、溶栓治疗、血管介入治疗及外科血栓清除术（图 11-1-3）。

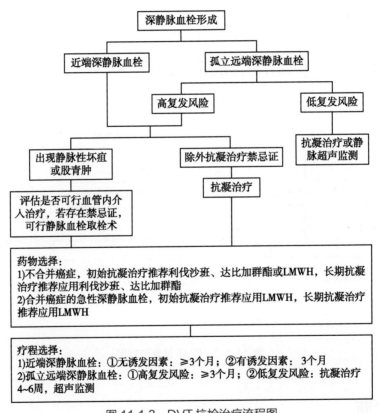

图 11-1-3　DVT 抗栓治疗流程图

（一）抗凝治疗

抗凝治疗是首选治疗，也是基本治疗，对于降低肺栓塞及血栓后综合征的发生率及减缓 DVT 进一步蔓延、再发及死亡有重要作用。

1. 抗凝治疗适应证　孤立性远端 DVT 患者目前是否需要抗凝治疗仍存在争议。2016 年的一项随机对照试验表明，对于远端 DVT 患者，肝素在有效性方面并不优于安慰剂，但出血率较安慰剂组升高。孤立性远端 DVT 抗凝治疗的主要目的是预防远端血栓发展为近端血栓或肺栓塞。因此，对于孤立性远端 DVT 进行危险分层，据此进行抗凝治疗的选择是合理的，危险分层见表 11-1-6。

2. 抗凝治疗禁忌证　①活动性出血及高危出血风险患者；②肾功能损伤患者使用维生素 K 抗剂或 LMWH 增加出血风险；③近期中枢神经系统出血患者；④肝素诱导的血小板减少症。

表 11-1-6 首发孤立远端 DVT 的危险因素

高风险状态	低风险状态
1. 既往 DVT 病史 2. 男性 3. 年龄>50 岁 4. 癌症 5. 无诱发因素的孤立远端 DVT 6. 再次发生的孤立远端 DVT,且持续活动受阻 7. 涉及腘静脉分叉的孤立远端 DVT 8. 超过 1 个小腿静脉的孤立远端 DVT 9. 双下肢的孤立远端 DVT 10. 存在容易诱发的疾病(如炎性肠病) 11. 存在血栓形成倾向 12. 关节与肌肉相关的孤立远端 DVT	1. 继发于手术或其他诱发因素(膏药、制动、创伤、长途旅行等)的孤立远端 DVT,已进行充分的活动 2. 服用避孕药或替代激素治疗期间发生孤立的远端 DVT(提供的治疗已中断)

3. 抗凝血药 目前多项研究表明,在不合并癌症的 DVT 患者中,新型口服抗凝血药与肠道外抗凝序贯华法林抗凝治疗相比,具有良好的有效性及安全性。此外,新型口服抗凝血药具有快速起效、与食物及药物相互作用少、无须监测、用药方便等特点,且利伐沙班和阿哌沙班不需要提前肝素化,适合长期服用。然而,在应用新型口服抗凝血药之前,应监测肝肾功能。对于合并癌症的 DVT 患者,目前仍建议应用 LWMH,具体用法如下。

(1)维生素 K 拮抗药:华法林通过减少凝血因子 II、VII、IX 与 X 的合成等环节发挥抗凝作用。治疗初始多与肠道外抗凝血药合用,建议剂量为 2.5~5mg/d,>75 岁及存在高出血风险者初始剂量可进一步减低,2~3d 后开始测定 INR 值,当华法林的抗凝强度为 INR 2.0~3.0,并持续 24h 后停用肠道外抗凝血药,继续华法林治疗。

(2)肝素:

1)普通肝素(UFH):主要作用机制是与抗凝血酶(AT)结合,加速 AT 对 Xa 因子的中和。UFH 剂量差异较大,使用时必须监测。通常首先静脉给予 80U/kg 负荷剂量,之后以 18U/(kg·h)静脉泵入,以后每 4~6h 根据 APTT 调整剂量,使其延长至正常对照值的 1.5~2.5 倍。治疗达到稳定水平后,可改为每日一次测定 APTT。对于每天需要应用较大剂量 UFH(一般指剂量>35 000U/d)仍不能达到治疗范围 APTT 患者,推荐通过测定抗 Xa 因子水平以指导 UFH 剂量。UFH 可引起 HIT,在使用 3~6d 时注意复查血小板。HIT 诊断一旦成立,应立即停用 UFH。一般停用 10d 内血小板数量开始逐渐恢复。肝素治疗的患者若出现严重的出血,应立即停用或减量,一般 4h 后抗凝作用消失。严重者可用硫酸鱼精蛋白中和,硫酸鱼精蛋白注射液 1~1.5mg 可中和 1mg 肝素。

2)LMWH:主要与 AT、Xa 因子结合形成复合物发挥来抗凝作用。LMWH 半衰期较长(约 4h),皮下注射使用方便,一般情况下无须监测凝血指标,HIT 发生率也显著低于 UFH,目前已逐步取代 UFH。临床上按体质量给药,每次 100U/kg,每 12h 一次。但需要注意的是,对于有高度出血危险的患者以及严重肾功能不全的患者,抗凝治疗应该首选 UFH 而不是 LMWH。

(3)磺达肝癸钠:是选择性 Xa 因子抑制药。一般 5~7.5mg 皮下注射,1 次/d,无须监测,但由于其消除随体质量减轻而降低,体质量<50kg 的患者慎用。中度肾功能不全的患者(CrCl 30~50ml/min)应减量 50% 使用。严重肾功能不全的患者(CrCl<30ml/min)禁用。

(4)新型口服抗凝血药:利伐沙班为特异性的直接抑制 Xa 因子,阻断了凝血酶生成的暴发而抑制血栓形成。建议给予利伐沙班 15mg,每天 2 次,共 3 周,此后 20mg,每天 1 次,至少 3 个月,并根据 DVT 的危险因素来决定长期治疗的时间。对于 CrCl 30~49ml/min 的患者,应进行获益-风险评估。如出血风险超过 VTE 复发风险,必须考虑将剂量从 20mg 每天 1 次降低为 15mg 每天 1 次。对 CrCl 15~29ml/min 的患者应慎用。达比加群酯一次 150mg,每天 2 次,应接受至少 5d 的肠外抗凝剂治疗后开始,注意严重肾功能不全者应禁用。

4. 抗凝治疗疗程　抗凝治疗可预防 VTE 的复发,然而随着抗凝治疗疗程的延长,出血风险亦增加。因此,应根据抗凝治疗的风险获益比选择恰当的疗程。基于现有证据,可参照下述评估体系对抗凝治疗出血风险进行评估。其中,低危(0 个危险因素,每年的大出血风险为 0.8%)、中危(1 个危险因素,每年大出血风险为 1.6%)、高危(≥2 个危险因素,每年大出血风险为 6.5%)活动性癌症是 VTE 复发的主要危险因素,第一年 VTE 复发率约为 20%,因此,合并活动性癌症的 DVT 患者应进行延长抗凝治疗。

《中国急性血栓性疾病抗栓治疗共识》建议:对于继发于可逆危险因素(如手术、长途旅行、外伤等)的近端 DVT 患者,推荐抗凝治疗 3 个月。对于无诱发因素的 DVT 患者,无论是近端还是远端,推荐抗凝治疗 ≥3 个月。对于无诱发因素的初发近端 DVT 患者,低、中度出血风险者予延长抗凝治疗,高度出血风险者予 3 个月抗凝治疗。对于无诱发因素的复发 DVT 患者,无论出血风险高低,均推荐延长抗凝治疗,优于 3 个月抗凝。对于恶性肿瘤相关的下肢 DVT 患者,推荐延长抗凝治疗。对于高复发风险的孤立远端 DVT 患者,抗凝治疗至少 3 个月(与近端 DVT 相同)。对于低复发风险的孤立远端 DVT 患者,抗凝治疗可以 4~6 周,甚至低剂量或超声检测。

(二) 溶栓治疗

溶栓方式有导管引导的溶栓治疗(catheter-directed thrombolysis,CDT)及全身溶栓。目前推荐首选 CDT 溶栓,CDT 是应用溶栓导管将溶栓药物直接注入血栓部位,而全身溶栓则是全身静脉用药。相比之下,CDT 具有血栓溶解率高、治疗时间短、出血量少、血栓后综合征(PIS)发生率低及并发症少等优势,为临床溶栓治疗首选。CDT 适应证包括急性近端 DVT(髂、股、腘静脉)、全身状况好、预期生命>1 年和低出血并发症的风险。溶栓治疗的禁忌证包括溶栓药物过敏;近期(2~4 周内)有活动性出血,包括严重的颅内、胃肠、泌尿道出血;近期接受过大手术、活检、心肺复苏、不能实施压迫的穿刺;近期有严重的外伤;严重难以控制的高血压(血压>160/110mmHg);严重的肝肾功能不全;细菌性心内膜炎;出血性或缺血性脑卒中病史;动脉瘤、主动脉夹层、动静脉畸形;年龄>75 岁和妊娠者。

(三) 血管介入治疗

DVT 的血管介入治疗主要包括 CDT 和经皮机械血栓清除术(percutaneous mechanical thrombectomy, PMT)。PMT 通常与溶栓相结合,另外还包括机械除栓治疗。通常对于下肢 DVT 患者,不推荐常规血管内治疗。对于急性症状性髂骨 DVT 且出血风险低者,可考虑进行血管介入治疗。进展的股、腘静脉 DVT 患者,尽管已抗凝治疗或症状严重,可考虑进行血管介入治疗。低出血风险者如果出现静脉性坏疽或股青肿,应考虑血管介入治疗。

(四) 外科血栓清除术

对于出现静脉性坏疽或股青肿的患者,若存在 CDT 的禁忌证,可行外科静脉血栓清除术。以下患者可从外科血栓清除术中受益:急性髂、股 DVT 首次发作;症状持续时长<14d;低出血风险者;可自主活动、具有良好功能和可接受的预期寿命。

(五) 梯度长袜和体力活动

下肢深静脉压力梯度变化是从上至下逐步增加的,而压力治疗就是通过消除这种压力而达到治疗目的。

常用的压力治疗方法:①间歇性充气泵压迫治疗;②带压力梯度的弹力袜。

间歇性充气泵压迫治疗具体方案:①每天间歇性充气泵压迫治疗两次,每次 15min 以上;②气泵压迫治疗后穿戴压力中级以上的弹力袜。所有下肢肿胀或者近段血栓的患者,一旦急性期肿胀消退后,均建议穿戴梯度长袜,踝部压力 40mmHg,膝以下压力 30mmHg。建议长袜穿戴 2 年,预防静脉炎后综合征或者血栓后肿胀的发生。急性 DVT 患者早期下地运动被认为是安全的,实际上可能有助于缓解症状。早期下地活动不会增加曾有 DVT 的患者急性期下肢症状,可能有助于预防或者改善静脉炎后综合征或者血栓后肿胀。

(六) 复发患者治疗

复发性静脉血栓形成指静脉血栓栓塞的临床症状进展或者加重(通过超声检查发现),或者在充分抗凝的基础上出现肺栓塞。早期复发性 DVT 的发生可能是由于具有生物学侵袭性的癌症或者 HIT 造成，或者仅仅是因为治疗不充分或者治疗延迟所致。有时治疗也是正确的，只是血栓从静脉上脱落下来，造成肺栓塞。如果在用肝素治疗初期出现深静脉血栓形成或者肺栓塞，应该考虑 HIT 并进行血小板数目测定。如果无法抗凝治疗，则可以放置下腔静脉滤器。在华法林治疗过程中（INR 水平在治疗范围内），出现复发性血栓栓塞，则应重新开始静脉给普通肝素、低分子量肝素或者磺达肝癸钠治疗 5d，此时或者继续原剂量的华法林，或者停用数日。在重复华法林治疗过程中，如果出现肺栓塞或出现心肺功能损害，则应置入临时下腔静脉滤器。应努力确定华法林治疗过程中出现复发性血栓形成的原因。可能的原因包括在复发之前的数日至数周内华法林治疗剂量不足（尽管在复发时的 INR 在治疗范围内）、活动期癌症或者 HIT 延迟出现。如果是延迟的 HIT，推荐使用磺达肝癸钠而不是普通肝素或者低分子量肝素。

（七）住院与家庭治疗标准

1. 住院治疗标准　伴有心肺损害并怀疑有肺栓塞（心动过速、呼吸频率加快、右心衰竭体征）；症状非常明显的 DVT（如股蓝肿）；伴随病需要评估或者治疗；存在出血的危险因素需要住院密切观察（慢性肝病合并静脉曲张、上消化道出血病史、家族性毛细血管扩张症、慢性肾结石伴反复血尿、出血疾病等）。

2. 家庭治疗标准　仅仅有 DVT 症状且行动不受限制的患者，且接受过低分子量肝素自我管理的教育，能在门诊接受 INR 监测随访，适合于在家治疗。发现肺栓塞且心肺功能未受损，也可能院外治疗，特别是那些 CT 造影提示血栓负荷低的患者。

（朱　俊　盛　夏）

参考文献

［1］FOWKES F J, PRICE J F, FOWKES F G. Incidence of diagnosed deep vein thrombosis in the general population: systematic review [J]. Eur J Vasc Endovasc Surg, 2003, 25 (1): 1-5.

［2］LENSING A W, PRANDONI P, PRINS M H, et al. Deep-vein thrombosis [J]. Lancet, 1999, 353 (9151): 479-485.

［3］GEERTS W H, HEIT J A, CLAGETT G P, et al. Prevention of venous thromboembolism [J]. Chest, 2001, 119 (1 Suppl): 132S-175S.

［4］TURPIE A G, CHIN B S, LIP G Y. Venous thromboembolism: pathophysiology, clinical features, and prevention [J]. BMJ, 2002, 325 (7369): 887-890.

［5］DENTALI F, DOUKETIS J D, GIANNI M, et al. Meta-analysis: anticoagulant prophylaxis to prevent symptomatic venous thromboembolism in hospitalized medical patients [J]. Ann Intern Med, 2007, 146 (4): 278-288.

［6］PHILBRICK J T, SHUMATE R, SIADATY M S, et al. Air travel and venous thromboembolism: a systematic review [J]. J Gen Intern Med, 2007, 22 (1): 107-114.

［7］SEGAL J B, ENG J, TAMARIZ L J, et al. Review of the evidence on diagnosis of deep venous thrombosis and pulmonary embolism [J]. Ann Fam Med, 2007, 5 (1): 63-73.

［8］GORMAN W P, DAVIS K R, DONNELLY R. ABC of arterial and venous disease. Swollen lower limb-1: general assessment and deep vein thrombosis [J]. BMJ, 2000, 320 (7247): 1453-1456.

［9］孙葵葵, 王辰. 深静脉血栓形成研究进展 [J]. 国外医学 (呼吸系统分册), 2004, 24 (5): 289-292.

［10］唐维伟, 燕山, 龚雷萌. 下肢深静脉血栓形成的超声诊断 [J]. 上海医学影像, 1996, 5 (3): 115-118.

［11］KUO K H, KOVACS M J. Fondaparinux: a potential new therapy for HIT [J]. Hematology, 2005, 10 (4): 271-275.

［12］LYMAN G H, KHORANA A A, FALANGA A, et al. American Society of Clinical Oncology guideline: recommendations for venous thromboembolism prophylaxis and treatment in patients with cancer [J]. J Clin Oncol, 2007, 25 (34): 5490-5505.

［13］KEARON C, KAHN S R, AGNELLI G, et al. Antithrombotic therapy for venous thromboembolic disease: American College of Chest Physicians Evidence-Based Clinical Practice Guidelines (8th Edition)[J]. Chest, 2008, 133 (6 Suppl): 454S-545S.

［14］WEINMANN E E, SALZMAN E W. Deep-vein thrombosis [J]. N Engl J Med, 1994, 331 (24): 1630-1641.

［15］KAHN S R, SHRIER I, KEARON C. Physical activity in patients with deep venous thrombosis: a systematic review [J]. Thromb Res, 2008, 122 (6): 763-773.

［16］WICHERS I M, DI NISIO M, BÜLLER H R, et al. Treatment of superficial vein thrombosis to prevent deep vein thrombosis and pulmonary embolism: a systematic review [J]. Haematologica, 2005, 90 (5): 672-677.

［17］中国医药教育协会急诊医学分会, 中华医学会急诊医学分会心脑血管学组, 急性血栓性疾病急诊专家共识组. 中国急性血栓性疾病抗栓治疗共识 [J]. 中国急救医学, 2019, 39 (6): 501-531.

课 后 习 题

单项选择题

1. 下列哪一项不属于下肢深静脉系统？（　　　）
   A. 股深静脉　　　　　　　　B. 股浅静脉　　　　　　　　C. 股内侧静脉
   D. 胫前静脉　　　　　　　　E. 腓静脉

2. 关于大隐静脉的描述, 正确的是（　　　）。
   A. 起始于外踝与跟腱之间
   B. 汇入股深静脉
   C. 与胫后静脉之间可有交通静脉
   D. 静脉曲张者, 大隐静脉内多无瓣膜
   E. 大隐静脉内血栓形成会引起患肢股青肿

3. 下列不属于介入治疗范畴的是（　　　）。
   A. 导管溶栓术　　　　　　　　　　B. 经皮球囊导管动脉成形术
   C. 动脉腔内栓塞术　　　　　　　　D. Fogarty 导管取栓术
   E. 血管内支架植入术

4. 关于下肢深静脉血栓形成后综合征, 下列描述不正确的是（　　　）。
   A. 浅静脉曲张　　　　　　　　　　B. 常规行大隐静脉高位结扎剥脱术效果显著
   C. 足靴区溃疡　　　　　　　　　　D. 长时间站立后下肢肿胀
   E. 需要长期弹力袜支持

5. 急性下肢深静脉血栓形成时, 根据以下哪个体征可诊断股青肿？（　　　）
   A. 下肢肿胀　　　　　　　　　　　B. 浅静脉曲张
   C. 下肢青紫　　　　　　　　　　　D. 腓肠肌压痛
   E. 下肢肿胀青紫, 足背动脉搏动明显减弱或消失

6. 下列属于诊断深静脉血栓形成后综合征的主要依据的是（　　　）。
   A. 患肢活动后明显肿胀, 平卧休息后肿胀减轻　B. 浅静脉曲张
   C. 下肢静脉顺行造影　　　　　　　　　　　　D. 患肢足靴区反复溃疡
   E. 患肢大片色素沉着, 脂质硬化

7. 严重下肢动脉缺血所致的肢体冰冷, 下列处理不应采用的是（　　　）。
   A. 给予扩血管药物
   B. 低分子量肝素抗凝
   C. 穿棉袜保暖
   D. 高温暖足
   E. 可采用动脉造影明确动脉病变的程度和范围

8. 肺癌术后患者, 突发神志改变, 查头颅 MRI 提示左侧额叶新发梗死灶, 完善动态心电图、颈动脉 CTA、颅内动脉 CTA 等未见明显异常, 该患者可能的诊断是（　　　）。

A. 心房颤动 B. 颅内动脉粥样硬化
C. DVT 合并卵圆孔未闭 D. 颈动脉狭窄
E. 脑出血

多项选择题

9. 下肢深静脉血栓形成急性期可出现( )。
  A. 突发全下肢肿胀 B. 小腿剧痛,患足不能着地踏平
  C. 患肢皮温降低呈青紫色 D. 浅静脉明显曲张
  E. 患肢小腿和足背可出现水疱
10. 深静脉血栓形成静脉造影的 X 线表现有( )。
  A. 常无侧支静脉显影
  B. 静脉管腔不规则狭窄,部分扩张甚至扭曲
  C. 造影剂在深静脉主干某一平面突然中断
  D. 主干静脉内造影剂充盈缺损,可出现"轨道征"
  E. 深静脉主干部分或全部不显影
11. 可造成下肢浅静脉曲张的病变有( )。
  A. 动静脉瘘 B. 血栓性浅静脉炎
  C. 原发性下肢深静脉瓣膜关闭不全 D. 下肢淋巴水肿
  E. 下肢深静脉血栓形成

答案:
1. C;2. C;3. D;4. B;5. E;6. C;7. D;8. C;9. ABCE;10. BCDE;11. ACE。

第二节 肺 栓 塞

学 习 目 标

1. 了解肺栓塞的发病机制及危险因素。
2. 掌握肺栓塞的诊断及危险分层。
3. 掌握肺栓塞的治疗,尤其是抗凝治疗药物选择及出血风险评估。

肺栓塞是以各种栓子堵塞肺动脉及其分支为发病原因的一组疾病或临床综合征的总称,包括肺血栓栓塞(PTE)、脂肪栓塞综合征、羊水栓塞、空气栓塞、肿瘤栓塞等。PTE 为肺栓塞的最常见类型,占肺栓塞的 90% 以上,通常所称肺栓塞即指 PTE。引起 PTE 的血栓主要来源于下肢的深静脉血栓形成(DVT)。

PTE 和 DVT 合称为静脉血栓栓塞症(VTE),两者具有相同的易患因素,是 VTE 在不同部位、不同阶段的两种临床表现形式。血栓栓塞肺动脉后,血栓不溶、机化、肺血管重构致血管狭窄或闭塞,导致肺血管阻力(PVR)增加,肺动脉压力进行性增高,最终可引起右心室肥厚和右心衰竭,称为慢性血栓栓塞性肺动脉高压(CTEPH)。

一、流行病学

PTE 和 DVT 密切相关。大部分关于 PTE 的流行病学、危险因素和自然病史的现存数据来自于

VTE 的研究。

1. 发病率　全球范围内 PTE 和 DVT 均有很高发病率。美国 VTE 的发病率约为 1.17/1 000 人年，每年约有 35 万例 VTE 发生。在欧盟 6 个主要国家，症状性 VTE 发生例数每年>100 万，34% 患者表现为突发致死性 PTE，59% 患者直到死亡仍未确诊，只有 7% 患者在死亡之前明确诊断。随着年龄增加，VTE 发病率增加，年龄>40 岁者较年轻者风险增高，其风险大约每 10 年增加 1 倍。我国近年来 VTE 诊断例数迅速增加，绝大部分医院诊断的 VTE 例数较 20 年前有 10~30 倍的增长。来自国内 60 家大型医院的统计资料显示，住院患者中 PTE 的比例从 1997 年的 0.26% 上升到 2008 年的 1.45%。

2. 病死率、复发率和 CTEPH 发生率　PTE 的致死率和致残率都很高。新近国际注册登记研究显示，其 7d 全因病死率为 1.9%~2.9%，30d 全因病死率为 4.9%~6.6%。随访研究数据提示，VTE 全因病死率高峰期发生于初始治疗 6 个月内，随后呈明显下降趋势。随着国内医师对 PTE 认识和诊治水平的提高，我国急性 PTE 住院病死率逐年下降，由 1997 年的 25.1% 降至 2008 年的 8.7%。

VTE 的复发多在治疗后的 6~12 个月。近期数据显示，其 6 个月复发率约为 4.3%，1 年复发率约为 7.2%，10 年复发率约为 35.2%。中国人近期研究发现，急性 PTE 随访过程中 1 年累积复发率为 4.5%（95% CI 2.9%~6.1%），2 年累积复发率为 7.3%（95% CI 5.1%~9.5%），5 年累积复发率为 13.9%（95% CI 10.6%~17.2%）。

急性 PTE 后的 CTEPH 发生率为 0.1%~9%，大多数发生于 24 个月之内。最新的一项荟萃分析显示 CTEPH 总体发生率为 2.3%，复发性 VTE 及特发性 PTE 与 CTEPH 发生明显相关。

二、危险因素

任何可以导致静脉血流淤滞、血管内皮损伤和血液高凝状态的因素（Virehow 三要素）均为 VTE 的危险因素，包括遗传性和获得性两类。

1. 遗传性因素　由遗传变异引起，常以反复发生的动、静脉血栓形成为主要临床表现。<50 岁的患者如无明显诱因反复发生 VTE 或呈家族性发病倾向，需警惕易栓症的存在。

2. 获得性因素　获得性危险因素是指后天获得的易发生 VTE 的多种病理生理异常，多为暂时性或可逆性的。如手术、创伤、急性内科疾病（如心力衰竭、呼吸衰竭、感染等），某些慢性疾病（如抗磷脂综合征、肾病综合征、炎性肠病、骨髓增殖性疾病、恶性肿瘤）是 VTE 重要的风险因素，但不同类型肿瘤的 VTE 风险不同，胰腺、颅脑、肺、卵巢及血液系统恶性肿瘤被认为具有最高的 VTE 风险，恶性肿瘤活动期 VTE 风险增加。

心肌梗死和心力衰竭增加 PTE 的发病危险，因这部分患者同时存在吸烟、肥胖、高脂血症、高血糖以及高血压等 PTE 的共同危险因素。

少部分 PTE 患者经过较为完备的检查仍不能明确危险因素的，临床上称为特发性 PTE。特发性 PTE 患者建议长期临床随访，排除隐匿性肿瘤的可能性。

三、病理及病理生理学

PTE 栓子可以来源于下腔静脉路径、上腔静脉路径或右心腔，其中大部分来源于下肢深静脉。多数情况下 PTE 继发于 DVT，约 70% 的 PTE 患者可在下肢发现 DVT；而在近端 DVT 患者中，通常有 50% 的患者存在症状性或无症状性 PTE。随着颈内静脉、锁骨下静脉置管和静脉内化疗的增多，来源于上腔静脉路径的血栓亦较前有增多趋势，右心腔来源的血栓所占比例较小。PTE 血栓栓塞可以是单一部位的，也可以是多部位的。病理检查发现多部位或双侧性血栓栓塞更为常见。影像学发现栓塞更易发生于右侧和下肺叶。PTE 发生后，栓塞局部可能继发血栓形成，参与发病过程。

1. 肺血管阻力（PVR）增加和心功能不全　栓子阻塞肺动脉及其分支达一定程度（30%~50%）后，因机械阻塞作用，加之神经体液因素（血栓素 A 和 5- 羟色胺的释放）和低氧所引起的肺动脉收缩，导致

PVR 增加,动脉顺应性成比例下降。PVR 的突然增加导致了右心室后负荷增加,肺动脉压力升高。右心扩大导致室间隔左移,使左心室功能受损,因此,左心室在舒张早期发生充盈受阻,导致心输出量的降低,而可引起体循环低血压和血流动力学不稳。心输出量下降,主动脉内低血压和右心室压升高,使冠状动脉灌注压下降,特别是右心室内膜下心肌处于低灌注状态。

2. 呼吸功能不全　PTE 的呼吸功能不全主要为血流动力学障碍的结果。心输出量降低导致混合静脉血氧饱和度下降。PTE 导致血管阻塞、栓塞部位肺血流减少,肺泡无效腔量增大;肺内血流重新分布,而未阻塞血管灌注增加,通气血流比例失调而致低氧血症。部分患者(约 1/3)因右心房压力增加,而出现卵圆孔再开放,产生右向左分流,可能导致严重的低氧血症(同时增加矛盾性栓塞和猝死的风险)。远端小栓子可能造成局部出血性肺不张,引起局部肺泡出血,表现为咯血,并可伴发胸膜炎和胸腔积液,从而对气体交换产生影响。由于肺组织同时接受肺动脉、支气管动脉和肺泡内气体三重氧供,故肺动脉阻塞时较少出现肺梗死。如存在基础心肺疾病或病情严重影响到肺组织的多重氧供,则可能导致肺梗死。

3. CTEPH　部分急性 PTE 经治疗后血栓不能完全溶解,血栓机化,肺动脉内膜发生慢性炎症并增厚,发展为慢性 PTE;此外,DVT 多次脱落反复栓塞肺动脉亦为慢性 PTE 形成的一个主要原因,肺动脉血栓机化同时伴随不同程度血管重构、原位血栓形成,导致管腔狭窄或闭塞,PVR 和肺动脉压力逐步升高,形成肺动脉高压,称为 CTEPH;多种影响因素如低氧血症、血管活性物质(包括内源性血管收缩因子和炎性细胞因子)释放可加重这一过程,右心后负荷进一步加重,最终可致右心衰竭。

四、临床表现

急性肺栓塞的症状和体征缺乏特异性,临床工作中容易漏诊。

1. 症状　临床症状缺乏特异性,表现与栓子的大小、数量及栓塞的部位以及患者是否存在心肺器质性基础疾病有关。多数患者有呼吸困难、胸痛、晕厥或先兆晕厥以及咯血。胸痛是急性 PTE 的常见症状,多因胸膜刺激所致。急性中央型肺栓塞的胸痛可表现为典型心绞痛,因右心室缺血所致,需与急性冠脉综合征或主动脉夹层鉴别。既往存在心力衰竭或肺部疾病的患者,呼吸困难可能是唯一症状。咯血提示肺梗死,多在肺梗死后 24h 内发生,呈鲜红色,数日内发生可为暗红色。晕厥虽不常见,但无论是否存在血流动力学障碍均可发生,有时是急性肺栓塞的唯一或首发症状。急性肺栓塞也可完全无症状,仅在诊断其他疾病或尸检时发现。一项纳入 1 880 例急性肺栓塞患者的多中心真实世界注册研究表明,上述症状和体征出现频度分别为呼吸困难(50%)、胸膜性胸痛(39%)、咳嗽(23%)、胸骨后胸痛(15%)、发热(10%)、咯血(8%)、晕厥(6%)、单侧肢体肿胀(24%)和单侧肢体疼痛(6%)。

2. 体征　主要表现为呼吸和循环系统的体征,如呼吸频率加快(>20 次/min)、心率加快(>90 次/min)、血压下降及发绀。低血压和休克提示中央型急性肺栓塞和/或血流动力学储备严重降低。查体时可闻及肺部干湿性啰音、肺动脉瓣区 P2 亢进或分裂、三尖瓣区可闻及收缩期杂音。右心负荷较重或右心室功能障碍时还可出现颈静脉充盈或异常搏动、下肢水肿,腹部触诊可触及肝大、肝颈静脉反流征。

五、辅助检查

1. 动脉血气分析　血气分析无特异性。可表现为低氧血压、低碳酸血症、肺 - 动脉血压梯度增大及呼吸性碱中毒,检测时应以患者就诊时卧位、未吸氧、首次动脉血气分析为准。

2. 血浆 D- 二聚体　血栓形成时,凝血和纤溶系统同时激活,可引起血浆 D- 二聚体水平增高。D- 二聚体阴性预测值很高,若 D- 二聚体水平<500µg/L,可基本排除急性肺栓塞和 DVT。D- 二聚体在肿瘤、炎症、出血、创伤、外科手术等情况下水平可增高,故其阳性预测值很低。血浆 D- 二聚体诊断价值主要在排除低危肺栓塞患者的可能性上,对确诊价值有限。

D- 二聚体对急性 PTE 的诊断敏感度在 92%~100%。目前多采用酶联免疫吸附试验(ELISA)或 ELISA 衍生方法测定 D- 二聚体,其敏感度达 95% 以上。D- 二聚体特异度随年龄增长而降低,80 岁以上的患者约占 10%。建议使用年龄校正的临床界值,随年龄调整的 D-聚体临界值[>50 岁患者为年龄（岁）×10μg/L]可使特异度增加 34%~46%,敏感度>97%。

3. 心电图　大多数病例表现为非特异性的心电图异常。较为多见的表现包括 V_1~V_4 导联的 T 波改变和 ST 段异常;部分病例可出现 $S_IQ_{III}T_{III}$ 征(即 I 导联 S 波加深,III 导联出现 Q/q 波及 T 波倒置);其他心电图改变包括完全或不完全右束支传导阻滞;肺型 P 波;电轴右偏,顺钟向转位等。上述改变为急性肺动脉阻塞、肺动脉高压、右心负荷增加、右心扩张共同作用的结果,多见于严重急性肺栓塞,与 PTE 预后不良有相关性。轻症可仅表现窦性心动过速,约见于 40% 的患者,房性心律失常如心房颤动、房性心动过速也可发生。

4. 超声心动图　在提示诊断、预后及除外其他心血管疾病方面有重要价值。超声心动图可提供直接和间接征象。

直接征象:若超声发现右心系统(包括右心房、右心室及肺动脉)血栓,同时临床表现符合 PTE,即可诊断 PTE。

间接征象:超声心动图检查可发现右心室后负荷过重征象,包括出现右心室扩大、右心室游离壁运动减低、室间隔平直、三尖瓣反流速度增快、三尖瓣收缩期位移减低(图 11-2-1)。

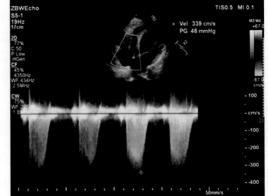

图 11-2-1　心脏超声显示三尖瓣口中等量反流信号,右室舒张末压力 51mmHg

5. 胸部 X 线片　胸部 X 线片常有以下表现。

(1)肺动脉阻塞征:区域性肺血管纹理变细、稀疏或消失。

(2)肺动脉高压征及右心扩大:右下肺动脉干增宽或伴截断征,肺动脉段膨隆以及右心室扩大征。

(3)继发性肺部组织改变:患侧横膈抬高,肺野透亮度增加,肺野局部浸润性阴影,尖端指向肺门的楔形阴影,肺不张或膨胀不全,少至中量胸腔积液征。

6. CT 肺动脉造影(CTPA)　CTPA 可直观地显示肺动脉内血栓形态、部位及血管堵塞程度,对 PTE 诊断的敏感性为 83%,特异性为 78%~100%,且无创、便捷,目前已成为确诊 PTE 的首选检查方法。

直接征象:肺动脉内低密度充盈缺损,部分或完全包围在不透光的血流之内的"轨道征",或者完全充盈缺损,远端血管不显影。

间接征象:肺野楔形、条带状密度增高影或盘状肺不张,中心肺动脉扩张及远端血管分支减少或消失等(图 11-2-2)。

CTPA 仍有其局限性,主要表现在对亚段及亚段以下的肺动脉内血栓的敏感度较差,在基层医院尚无法普及。

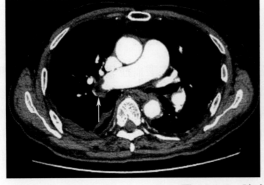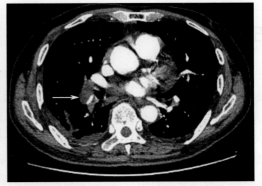

图 11-2-2　肺动脉栓塞 CT 影像
箭头所示为右肺动脉主干及段分支栓塞。

7. 放射性核素通气/血流(V/Q)显像　V/Q 显像是急性肺栓塞重要的诊断方法,诊断急性肺栓塞的敏感性为 92%,特异性为 87%,且不受肺动脉直径的影响,尤其在诊断亚段以下的急性肺栓塞中具有特殊意义。典型征象是呈肺段分布的肺灌注缺损,并与通气显像不匹配。但任何引起肺血流或通气受损的因素如肺部炎症、肺部肿瘤、慢性阻塞性肺疾病等均可造成局部肺通气和血流失调,致使 V/Q 显像在结果判定上较为复杂,需密切结合临床进行判读。

V/Q 平面显像结果分为 3 类。①高度可能:2 个或 2 个以上肺段通气/灌注不匹配;②正常;③非诊断性异常:非肺段性灌注缺损或<2 个肺段范围的通气/灌注不匹配。V/Q 断层显像(SPECT)发现 1 个或 1 个以上肺段 V/Q 不匹配即为阳性;SPECT 检查很少出现非诊断性异常;如果 SPECT 阴性可基本除外肺栓塞。

V/Q 显像辐射剂量低,示踪剂使用少,较少引起变态反应。因此,V/Q 显像可优先应用于临床可能性低的门诊患者、年轻患者(尤其是女性患者)、对造影剂过敏、严重的肾功能不全等。

8. 磁共振肺动脉造影(MRPA)　MRPA 可以直接显示肺动脉内的栓子及 PTE 所致的低灌注区,从而确诊 PTE,但对肺段以下水平的 PTE 诊断价值有限。既往认为该法对于肺段以上肺动脉内血栓诊断的敏感性和特异性均较高,但近期大规模临床研究(如 IRM-EP、PIOPED Ⅲ)结果表明 MRPA 敏感度较低,尚不能作为单独检查用于排除急性肺栓塞。但相对于 CTPA,MRPA 的一个重要优势在于可同时评估患者的右心功能,且 MRPA 无 X 线辐射,不使用含碘造影剂。肾功能严重受损、对碘造影剂过敏或妊娠患者可考虑选择 MRPA。

9. 肺动脉造影　选择性肺动脉造影为 PTE 诊的"金标准"。其敏感度约为 98%,特异度为 95%~98%。PTE 的直接征象有肺血管内造影剂充盈缺损,伴或不伴轨道征的血流阻断;间接征象有肺动脉造影剂流动缓慢,局部低灌注,静脉回流延迟等。如缺乏 PTE 的直接征象,则不能诊断 PTE。肺动脉造影是一种有创性检查,发生致命性或严重并发症的可能性分别为 0.1% 和 1.5%,随着 CTPA 的发展和完善,肺动脉造影已很少用于急性 PTE 的临床诊断,应严格掌握适应证。

10. DVT 相关影像学检查　PTE 和 DVT 关系密切,且下肢静脉超声操作简便易行,其在急性肺栓塞诊断中有一定价值,急性肺栓塞的患者应检测有无下肢 DVT 形成。除常规下肢静脉超声外,对可疑患者推荐行颈部血管超声(carotid ultrasound,CUS)检查,即通过探头压迫静脉等技术诊断 DVT,静脉不能被压陷或静脉腔内无血流信号为 DVT 的特定征象。CUS 诊断近端血栓的敏感性为 90%,特异度为 95%。此外,静脉 CT 造影(CTV)也可显示静脉内充盈缺损从而诊断静脉血栓,和 CTPA 同时完成,为 PTE 及 DVT 的诊断尤其是盆腔及髂血管血栓提供诊断依据。

11. 遗传性易栓症相关检查　根据《易栓症诊断中国专家共识(2012 年版)》建议,对于存在以下情况的患者接受遗传学易栓症检查:血栓发生年龄<50 岁、少见的栓塞部位(如下腔静脉,肠系膜静脉,脑、肝、肾静脉等)、明确的 VTE 家族史、特发性 VTE、妊娠相关 VTE、口服避孕药相关 VTE 以及华法林治疗相关的血栓栓塞等、复发性不良妊娠(流产、胎儿发育停滞、死胎等)。

(1)抗凝蛋白:抗凝血酶、蛋白 C 和蛋白 S 是血浆中重要的生理性抗凝血蛋白。抗凝蛋白缺陷患者易在合并其他风险因素或无明显诱因的情况下发生 VTE。抗凝血药可干扰抗凝蛋白检测的结果。因此,建议在使用上述药物期间不应测定抗凝蛋白,以避免药物对测定结果的干扰,其中抗凝血酶活性检测需在停用肝素类药物至少 24h 后进行;蛋白 C 和蛋白 S 活性检测在停维生素 K 拮抗剂至少 2~4 周后进行,并通过检测凝血酶原时间或国际标准化比值(INR)以评估患者维生素 K 拮抗剂停药后的残留抗凝效果。

(2)抗磷脂综合征相关检测:抗磷脂综合征实验室检查应包括狼疮抗凝物、抗心磷脂抗体和抗 β_2 糖蛋白 1 抗体。如果初次检测上述指标阳性,建议 3 个月之后再次复查。

(3)易栓症相关基因检测:基因检测是否有助于遗传性易栓症的筛查和诊断尚存争议,少数针对相关基因外显子潜在突变位点的检测,也需建立在先期遗传背景调查和蛋白缺陷表型检测的基础上,作为临床诊断的辅助依据。

六、临床诊断

肺栓塞的临床表现及常规检查均缺乏特异性,对于肺栓塞的诊断,结合我国国情及 2019 年欧洲心脏病学会对于肺栓塞的诊治指南,通常采取"三步走"策略:首先进行临床可能性评估,其次进行初始危险分层,最后逐级选择手段明确诊断。

1. 临床可能性评估 常用的临床评估标准有加拿大 Wells 评分和修正的 Geneva 评分。此两项评分简单易懂,所需临床资料易获得,为使临床实用性增加,最近,Wells 和 Geneva 评分均进行了进一步的简化,有效性也得到证实(表 11-2-1)。

表 11-2-1 PTE 临床可能性评分表

简化 Wells 评分	计分	修订版 Geneva 评分	计分
PTE 或 DVT 病史	1	PTE 或 DVT 病史	1
4 周内制动或手术	1	1 个月内手术或骨折	1
活动性肿瘤	1	活动性肿瘤	1
心率 /(次·min⁻¹) ≥100	1	心率 /(次·min⁻¹) 75~94	1
		≥95	2
咯血	1	咯血	1
DVT 症状或体征	1	单侧下肢疼痛	1
其他鉴别诊断的可能性低于 PTE	1	下肢深静脉触痛及单侧下肢水肿	1
		年龄>65 岁	1
临床可能性		临床可能性	
低度可能	0~1	低度可能	0~2
高度可能	≥2	高度可能	≥3

2. 初始危险分层 PTE 危险分层主要基于患者血流动力学状态、心肌损伤标志物及右心室功能等指标进行综合评估。

(1)高危肺栓塞:以休克和低血压为主要表现,即体循环收缩压<90mmHg(1mmHg=0.133kPa),或较基础值下降幅度 ≥40mmHg,持续 15min 以上。须除外新发生的心律失常、低血容量或感染中毒症所致的血压下降。

(2)中危肺栓塞:血流动力学稳定,但存在右心室功能不全(RVD)的影像学证据和 / 或心脏生物学标志物升高为中危。根据病情严重程度,可将中危 PTE 再分层。中高危:RVD 和心脏生物学标志物水平升高同时存在;中低危:单纯存在 RVD 或心脏生物学标志物水平升高。

(3)低危 PTE:血流动力学稳定,不存在 RVD 和心脏生物学标志物升高的 PTE。

3. 基于危险分层的确诊检查选择

(1)伴休克或持续低血压的可疑急性肺栓塞:此类患者临床可能性评估分值通常较高,为可随时危及生命的可疑高危急性肺栓塞患者。诊断首选 CT 肺动脉造影。因患者或医院条件所限无法行 CT 肺动脉造影,则首选床边超声心动图检查,以发现急性肺动脉高压及右心室功能障碍的证据。诊断流程见图 11-2-3。

(2)不伴休克或持续低血压的可疑急性肺栓塞:首先进行临床可能性评估,对于临床概率为低、中危者,建议高敏 D- 二聚体检测,可减少不必要的影像学检查和辐射。临床低危或急性肺栓塞可能性小的患者,D- 二聚体检测水平正常,可排除急性肺栓塞。诊断流程见图 11-2-4。

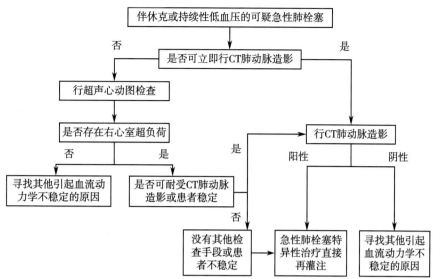

图 11-2-3　高危急性肺栓塞患者诊断流程图

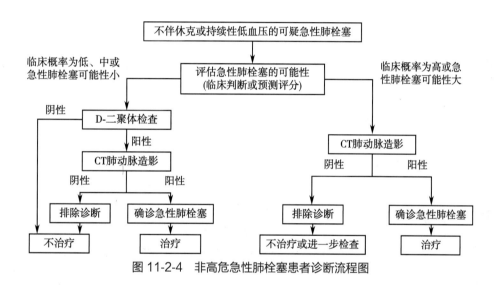

图 11-2-4　非高危急性肺栓塞患者诊断流程图

七、鉴别诊断

1. 冠状动脉粥样硬化性心脏病(冠心病)　PTE 患者因右心负荷增大、血流动力学变化以及冠脉灌注压力减低,可出现心肌缺血,尤其以右心室内膜下缺血为著,心电图会出现心肌缺血样改变,需与冠心病鉴别。

2. 肺炎　PTE 因肺血管阻塞可伴随咳嗽、呼吸困难、胸膜炎样胸痛、咯血,也可出现肺不张、胸腔积液甚至发热,与肺炎较难鉴别。肺炎常同时合并全身感染症状,如寒战、高热、脓痰、外周血白细胞及中性粒细胞占比增加等,抗生素治疗有效。

3. 主动脉夹层　主动脉夹层多数有高血压病史,症状表现为剧烈的胸痛,存在双上肢血压不对称,胸部 X 线片多有纵隔增宽,主动脉三分叉超声和主动脉 CT 造影可鉴别。

4. 其他原因导致的晕厥　以晕厥为首发表现的 PTE 患者需与其他原因如心源性、脑血管病性、血管迷走反射性所致晕厥相鉴别。

5. 其他原因导致的休克　PTE 所致的休克属心外梗阻性休克,表现为动脉血压低而静脉压增高,需与心源性、低血容量性休克等相鉴别。

八、治疗

(一) 一般支持治疗

对高度疑诊或确诊急性 PTE 的患者,应严密监测呼吸、心率、血压、心电图及血气的变化,并给予积极的呼吸与循环支持。对于高危 PTE,如合并低氧血症,应使用经鼻导管或面罩吸氧;当合并呼吸衰竭时,可采用经鼻/面罩无创机械通气或经气管插管行机械通气;当进行机械通气时,应注意避免其对血流动力学的不利影响,机械通气造成的胸腔内正压可以减少静脉回流、加重 RVD,应该采用低潮气量(6~8ml/kg)使吸气末平台压<30cmH$_2$O(1cmH$_2$O=0.098kPa);应尽量避免做气管切开,以免在抗凝或溶栓过程中发生局部大出血。

对于合并休克或低血压的急性 PTE 患者,必须进行血流动力学监测,并予支持治疗。血管活性药物的应用对于维持有效的血流动力学至关重要。去甲肾上腺素仅限于急性 PTE 合并低血压的患者,可以改善右心功能,提高体循环血压,改善冠脉的灌注。肾上腺素也可用于急性 PTE 合并休克患者。多巴酚丁胺以及多巴胺可用于心指数较低的急性 PTE 患者。

对于焦虑和有惊恐症状的患者应予安慰,可适当应用镇静药;胸痛者可予镇痛药;对于有发热、咳嗽等症状的患者,可予对症治疗以尽量降低耗氧量。

对于急性 PTE,若血流动力学稳定,在充分抗凝的基础上,建议尽早下床活动;对于近端 DVT 与高危 PTE,考虑其血栓脱落及再次加重风险,建议在充分抗凝治疗之后尽早下床活动;对于远端 DVT 与低危 PTE,建议尽早下床活动。

(二) 抗凝治疗

抗凝治疗为 PTE 的基础治疗手段,可以有效防止血栓再形成和复发,同时促进机体自身纤溶机制溶解已形成的血栓。一旦明确 PTE,宜尽早启动抗凝治疗。目前应用的抗凝血药主要分为胃肠外抗凝血药和口服抗凝血药。

1. 胃肠外抗凝血药

(1)普通肝素(UFH):先给予 2 000~5 000U 或 80U/kg 静脉注射,继之 18U/(kg·h)持续静脉泵入,根据 APTT 调整剂量,在开始治疗后的最初 24h 内每 4~6h 监测 APTT,根据 APTT 调整剂量,使 APTT 在 24h 内达到并维持于正常值的 1.5~2.5 倍。UFH 也可采用皮下注射方式给药。一般先予静脉注射负荷量 2 000~5 000U,然后按 250U/kg 皮下注射、1 次/12h。调节注射剂量使 APTT 在注射后的 6~8h 达到治疗水平。普通肝素使用时需监测血常规及血小板计数,警惕肝素诱导的血小板减少症(HIT)。

(2)低分子量肝素(LMWH):所有低分子量肝素均应按照体重给药。不同种类低分子量肝素的剂量不同,1~2 次/d,皮下注射。用药期间一般不需常规检测,但妊娠期和肥胖者需检测抗 Xa 因子活性。LMWH 由肾脏清除,对肾功能不全者慎用。对严重肾衰竭者(肌酐清除率<30ml/min),建议应用静脉 UFH。①依诺肝素:100U/kg,1 次/12h 或 1mg/kg,1 次/12h,单日总量 ≤180mg;②那屈肝素:86U/kg,1 次/12h 或 0.1ml/10kg,1 次/12h,单日总量 ≤17 100U;③达肝素:100U/kg,1 次/12h 或 200U/kg,1 次/d,单日剂量 ≤18 000U。

(3)磺达肝癸钠:为选择性 Xa 因子抑制药,通过与抗凝血酶异性结合,介导对 Xa 因子的抑制作用。磺达肝癸钠应根据体重给药,1 次/d,皮下注射,无须监测。用法:5mg(体重<50kg),1 次/d;7.5mg(体重 50~100kg),1 次/d;10mg(体重>100kg),1 次/d。

对于中度肾功能不全(肌酐清除率 30~50ml/min)患者,剂量应该减半。对于严重肾功能不全(肌酐清除率<30ml/min)患者禁用磺达肝癸钠。目前没有证据表明磺达肝癸钠可以诱发 HIT。

2. 口服抗凝血药

(1)华法林:胃肠外初始抗凝(包括 UFH、LMWH 或磺达肝癸钠等)治疗启动后,应根据临床情况及时转换为口服抗凝血药,最常用的药物是华法林。华法林初始剂量可为 3.0~5.0mg,>75 岁和出血高危患者应从 2.5~3.0mg 起始,INR 达标之后可以每 1~2 周检测 1 次 INR,推荐 INR 维持在 2.0~3.0(目标值为 2.5),稳定后可每 4~12 周检测 1 次。

(2)非维生素 K 依赖的新型口服抗凝血药(NOACs):NOACs 是直接抑制某一靶点产生抗凝作用的,目前的 NOACs 主要包括直接 Xa 因子抑制药与直接 IIa 因子抑制药。直接 Xa 因子抑制药的代表药物是利伐沙班、阿哌沙班和依度沙班等。直接凝血酶抑制药的代表药物是达比加群酯。目前认为,NOACs 可替代华法林作为肺栓塞患者的启动抗凝治疗选择。使用方法:①利伐沙班 15mg,2 次 /d×3 周,后改为 20mg,1 次 /d;②阿哌沙班 10mg,2 次 /d×7d,后改为 5mg,2 次 /d;③胃肠外抗凝至少 5d,依度沙班 60mg,1 次 /d;④胃肠外抗凝至少 5d,达比加群酯 150mg,2 次 /d。对于重度肾功能不全的患者,NOACs 均不能使用。由于目前除达比加群酯外,尚缺乏 NOACs 特异性拮抗剂,因此患者一旦发生出血事件,应立即停药,可考虑给予凝血酶原复合物、新鲜冰冻血浆等。

抗凝治疗的时程一般至少为 3 个月,超出 3 个月的抗凝治疗称为延展期抗凝治疗。急性 PTE 是否要进行延展期抗凝治疗,需充分考虑延长抗凝疗程的获益 / 风险比,如特发性 VTE、复发性 VTE、相关危险因素持续存在、活动期肿瘤、存在残余血栓及 D- 二聚体水平持续升高等,VTE 复发风险进一步增加,延展期抗凝对于预防 VTE 复发具有重要意义。

(三)溶栓治疗

溶栓治疗可迅速溶解部分或全部血栓,恢复组织再灌注,减小肺动脉阻力,降低肺动脉压,改善右心室功能,减少严重 VTE 患者病死率和复发率。溶栓治疗主要应用于高危急性 PTE 患者,对于低、中危 PTE 患者一般不推荐溶栓治疗。溶栓的时间窗一般定为 14d 以内,但鉴于可存在血栓的动态形成过程,对溶栓的时间窗不作严格规定。溶栓治疗的主要并发症为出血。用药前应充分评估出血风险,必要时应配血,做好输血准备。

溶栓治疗的禁忌证分为绝对禁忌证和相对禁忌证。

1. 绝对禁忌证　出血性脑卒中;6 个月内缺血性脑卒中;中枢神经系统肿瘤或损伤;近 3 周内重大手术、外伤或头部损伤。

2. 相对禁忌证　6 个月内短暂脑缺血发作;应用口服抗凝血药;妊娠或分娩后 1 周;严重肝功能不全;感染性心内膜炎;活动性溃疡。对于致命性高危 PTE,绝对禁忌证亦应被视为相对禁忌证。

常用的溶栓药物:①链激酶:负荷量 25 万 U,静脉注射 30min,继以 10 万 U/h 持续静脉滴注 12~24h;或快速给药:150 万 U 持续静脉滴注 2h。②尿激酶:负荷量 4 400U/kg,静脉注射 10min,继以 2 200U/(kg·h)持续静脉滴注 12h;或快速给药:2 万 U/kg 持续静脉滴注 2h。③重组组织型纤溶酶原激活剂(rt-PA):快速给药:50mg 持续静脉滴注 2h。

溶栓治疗结束后,应每 2~4h 测定 1 次 APTT,当其水平<正常值的 2 倍,即应重新开始规范的抗凝治疗。

(四)急性肺栓塞的介入治疗

介入治疗的目的是清除阻塞肺动脉的栓子,以利于恢复右心功能并改善症状和生存率。介入治疗包括经导管碎解和抽吸血栓或同时进行局部小剂量溶栓。介入治疗的并发症包括远端栓塞、肺动脉穿孔、肺出血、心脏压塞、心脏传导阻滞或心动过缓、溶血、肾功能不全以及穿刺相关并发症。

对于有抗凝禁忌或经过足够强度抗凝治疗仍有复发的急性 PTE 患者,可考虑放置下腔静脉滤器。建议应用可回收滤器,通常在 2 周内取出。一般不考虑永久应用下腔静脉滤器。

急性高危 PTE 或伴临床恶化的中危 PTE,有肺动脉主干或主要分支血栓,并存在高出血风险或溶栓禁忌,或经溶栓或积极的内科治疗无效,在具备介入专业技术和条件的情况下,可行经皮导管介入治疗,低危 PTE 不建议导管介入治疗。

(五)急性肺栓塞的手术治疗

肺动脉血栓切除术可作为全身溶栓的替代补救措施,适用于经积极内科或介入治疗无效的急性高危 PTE,医疗单位须有施行手术的条件与经验。

(六)慢性血栓栓塞性肺动脉高压(CTEPH)的治疗

CTEPH 是以呼吸困难、乏力、活动耐力减低为主要表现的一组综合征,是急性肺栓塞的远期并发症。对于急性肺栓塞抗凝治疗 3 个月后仍合并呼吸困难、体力减退或右心衰竭的患者,均应考虑评估是否存在 CTPEPH。诊断需满足以下条件：①肺动脉平均压 ≥ 25mmHg，肺小动脉楔压 ≤ 15mmHg；②肺灌注扫描至少一个肺段灌注缺损，肺动脉 CT 成像或肺动脉造影发现肺动脉栓塞。

CTEPH 的内科治疗包括抗凝、利尿和吸氧，建议终生抗凝，抗凝血药以华法林首选，目前尚无 NOACs 治疗 CTEPH 的有效性和安全性依据。外科或介入治疗可以选择肺动脉内膜剥脱术或肺动脉球囊扩张。肺动脉内膜剥脱术适合纽约心脏学会心功能分级 Ⅱ～Ⅳ级并且手术可达到主干、叶或段肺动脉的血栓部位的患者。肺动脉球囊扩张是部分无法行外科手术的替代治疗。

九、静脉血栓栓塞症的预防

VTE 是医院内非预期死亡的重要原因，已经成为医院管理者和临床医务人员面临的严峻问题。早期识别高危患者，及时进行预防，可以明显降低医院内 VTE 的发生率。

1. VTE 的风险评估及出血风险评估　VTE 的风险评估包括外科患者风险评估及内科患者风险评估。外科手术患者通常采用 Caprini 风险评估模型进行风险评估，依据分值将术后 VTE 风险分为极低危（0 分）、低危（1~2 分）、中危（3~4 分）、高危（ ≥ 5 分）。内科患者应用 Padua 评分：总分 ≥ 4 分为 VTE 高危患者，<4 分为 VTE 低危患者。

鉴于抗凝潜在的出血并发症，应同时评估需要预防 VTE 患者的出血风险。出血风险评估主要包括以下内容。①患者情况：年龄 ≥ 75 岁，凝血功能障碍，血小板计数 <50 × 10^9/L；②合并基础疾病：如活动性出血，既往颅内出血史和其他大出血史；未控制的高血压，可能导致严重颅内出血的疾病，如急性脑卒中（3 个月内），严重颅脑或急性脊髓损伤，糖尿病，恶性肿瘤，严重肝、肾衰竭；③合并使用抗凝、抗血小板药或溶栓药物等；④接受手术、腰穿和硬膜外麻醉之前的 4h 和之后的 12h 等。

2. VTE 的预防措施

(1) 基本预防：加强健康教育，注意活动，避免脱水。

(2) 药物预防：对于 VTE 风险高而出血风险低的患者，应考虑进行药物预防，目前可选择的预防药物包括 LMWH、UFH、磺达肝癸钠、NOACs 等。长期接受抗凝血药预防的患者，应定期评估预防效果出血风险，密切监测。

(3) 机械预防：对于 VTE 风险高，但是存在活动性出血或有出血风险的患者，可给予机械预防，包括间歇充气加压泵、分级加压弹力袜和足底静脉泵等。

（邵蕾　盛夏）

参考文献

［1］中华医学会呼吸病学分会与肺血管病学组，中国医师协会呼吸医师分会肺栓塞与肺血管病学工作委员会，全国肺栓塞与肺血管病防治协作组. 急性肺血栓栓塞症诊断治疗诊治与预防指南 (2018)[J]. 中华医学杂志，2018, 98 (14): 1060-1083.

［2］中华医学会心血管病学分会肺血管病学组. 急性肺栓塞诊断与治疗中国专家共识 (2015)[J]. 中华心血管病杂志，2016, 44 (3): 197-211.

［3］中华医学会血液学分会血栓与止血学组. 易栓症诊断中国专家共识 (2012 年版)[J]. 中华血液学杂志，2012, 33 (11): 982.

［4］KONSTANTINIDES S V, MEYER G, BECATTINI C, et al. 2019 ESC Guidelines for the diagnosis and management of acute pulmonary embolism developed in collaboration with the European Respiratory Society (ERS): The Task Force for the diagnosis and management of acute pulmonary embolism of the European Society of Cardiology (ESC)[J]. Eur Respir J, 2019, 54 (3): 1901647.

［5］肿瘤相关静脉血栓栓塞症的预防与治疗中国专家指南 (2015 版)[J]. 中国肿瘤临床，2016, 43 (7): 274-274.

［6］ANSELL J E. Management of venous thromboembolism: clinical guidance from the Anticoagulation Forum [J]. J Thromb Thrombolysis, 2016, 41 (1): 1-2.

单项选择题

1. 下列有关静脉血栓栓塞症(VTE)的叙述中错误的是(　　)。
   A. VTE 包括 PTE 和 DVT
   B. 引起 PTE 的血栓多来源于下肢远端深静脉
   C. DVT 和 PTE 常同时并存
   D. PTE 可进展为慢性血栓栓塞性肺高压症
   E. PTE 患者很少发生肺梗死

2. 下列不属于 VTE 发生的原发性危险因素的是(　　)。
   A. 蛋白 S 缺乏　　　　　　B. 抗心磷脂抗体综合征　　　　　C. 克罗恩病
   D. 蛋白 C 缺乏　　　　　　E. 抗凝血酶缺乏

多项选择题

3. 目前认为下列属于 VTE 发生危险因素的室速是(　　)。
   A. 骨折　　　　　　　　　B. 肥胖　　　　　　　　　　　　C. 高龄
   D. 吸烟　　　　　　　　　E. 酗酒

4. 下列说法正确的是(　　)。
   A. 有可逆因素导致的初发肺栓塞,推荐至少应用华法林抗凝 3 个月
   B. 对于不明原因的初发肺栓塞,推荐至少应用华法林抗凝 6~12 个月
   C. 对于大部分再次发生不明原因肺栓塞的患者推荐长期抗凝
   D. 华法林抗凝治疗剂量根据 INR 进行调整,INR 目标值 2~3

填空题

5. 典型肺栓塞"三联症"为_____、_____和咯血。急性肺栓塞溶栓时间窗为_____。

答案:
1. E;2. C;3. ABCD;4. ABCD;5. 胸痛,呼吸困难,14d。

第三节　体循环栓塞

学 习 目 标

1. 了解体循环栓塞的定义、流行病学。
2. 掌握下肢动脉栓塞的临床表现、影像学和治疗。
3. 熟悉肠系膜上动脉栓塞的临床表现、影像学诊断和治疗。
4. 熟悉肾动脉栓塞的临床表现、影像学诊断和治疗。

一、概述

体循环栓塞（systemic embolism events，SEE）是由于各种原因产生的栓子脱落后，通过体循环血流阻塞机体内相应大小动脉引起的一系列病理生理变化及临床症状。可造成脑梗死、下肢动脉栓塞等，因脑梗死由另外章节详述，这里 SEE 特指颅外部分。

最常见栓子是血栓，其次为脂滴、空气、肿瘤细胞、菌群等。其中 90% 栓子来源于心脏疾患，如心房颤动（房颤）和心瓣膜病。约 63.8% 永久性房颤患者和 16.1% 阵发性房颤患者罹患有 SEE。二尖瓣狭窄容易形成血栓，20% 的患者可发生动脉栓塞，其中 1/3 为 SEE，特别是合并有房颤者更易发生。据 Farmnigham 心脏研究中心发现慢性持续性房颤与窦性心律相比较，非风湿性心脏病血栓发生率增加 5 倍，风湿性心脏病血栓并发症发生率增加 17 倍；Corbalan 等报道阵发性房颤合并高血压、左心房扩大也是 SEE 的独立危险因素。Bekwelem 等分析了 4 项大型随机对照的房颤抗凝试验，在对 37 973 例患者平均随访 2.4 年，219 例发生 221 起 SEE 事件，年发生率为 0.24%，远远低于脑梗死（年发生率 1.92%），占血栓栓塞事件的 12%。与脑梗死相比，两者在流行病学具有较多一致性如发病年龄，而 SEE 更多见于女性、白种人、具有吸烟史、外周动脉病史、心肌梗死或 SEE 史者。

因心脏产生栓子大小所限，栓塞多累及相应的中小动脉。SEE 的栓塞部位按解剖学上分为肢体动脉栓塞占 68%（下肢动脉占 58%，下肢动脉占 10%），内脏 - 肠系膜动脉栓塞占 31%（肠系膜动脉栓塞占 22%，肾动脉栓塞占 6%，脾动脉栓塞 3%）。美国一项统计为肢体动脉栓塞占 83% 和内脏动脉栓塞 9%，而丹麦注册研究分别为 61% 和 40%。

为了最大限度地保护脏器功能，SEE 一旦确诊，就应尽早积极治疗。由于栓子大小、栓塞部位和侧支循环建立情况等不同，对机体的影响也不相同，临床表现各异。肢体动脉栓塞根据"6P"症状、体征和影像学检查较易诊断，而内脏 - 肠系膜动脉栓塞的临床表现不典型，较易漏诊、误诊，造成严重后果。积极抗栓为基础治疗可参照脑梗死方案，而开放手术和腔内介入手术是 SEE 的主要治疗方式。

有统计显示 60% 的 SEE 患者住院并接受手术或血管内治疗，31% 患者仅住院内科治疗，5% 患者接受门诊治疗，4% 患者最终截肢。整体 SEE 和脑梗死患者 30d 死亡率相当（24% vs. 25%），而肠系膜栓塞患者 30d 死亡率为 55%，下肢和上肢栓塞患者较低，分别为 17% 和 9%。在 30d 内仅有 54% 的 SEE 完全康复，而有 20% 患者重残。

因此，按照 SEE 的常见栓塞部位和重要性，本文重点介绍下肢动脉栓塞、肠系膜上动脉栓塞和肾动脉栓塞，上肢动脉栓塞可参照下肢动脉栓塞处理，并且因侧支循环丰富、预后较好，脾梗死可参照肾梗死处理，多数经治疗预后较好。

二、下肢动脉栓塞

急性下肢缺血（acute lower extremity ischemia，ALI）是临床上较常见的心血管急症之一，年发病率为 (1~1.5)/10 000。动脉栓塞是导致 ALI 的常见原因，栓子的主要来源是心源性，60%~70% 患者存在心脏疾患，如风湿性心脏病、冠心病、急性心肌梗死、黏液瘤、亚急性心内膜炎，也有主动脉瘤及动脉粥样斑块的附壁血栓脱落成栓子。下肢动脉栓塞最常见的原因是房颤。在 Cardiovascular Health Study 分析中，下肢动脉疾病罹患房颤的风险很高（HR=1.52，P<0.01）。在 REACH 注册研究中，10% 下肢动脉疾病患者存在房颤。另一项 41 882 例下肢动脉疾病的研究中，13% 患者合并房颤，且这些患者年龄更大，多合并高血压、女性糖尿病、肾脏病、心脏病或者心力衰竭。当房颤患者出现不规整心脏搏动，心房内壁上形成附壁血栓脱落成栓子，随着血液循环导致下肢动脉栓塞，栓塞部位好发于髂股动脉。房颤患者在抗凝治疗过程中如果出现踝肱指数（ABI）变化，提示下肢动脉栓塞可能，ABI 是全因死亡并发症的独立预测因子。此病起病急骤、进展迅速，如不及时治疗后果严重。有文献表明急性下肢栓塞的截肢率为 12%，病死率高达 10%，所以一旦诊断均需要积极处理，挽救肢体甚至患者生命。

1. 临床表现　典型的急性下肢动脉栓塞的临床表现为"6P"症：疼痛(pain)、苍白(pallor)、无脉(pulselessness)、麻木(paresthesia)、麻痹(paralysis)、皮温降低(poikilothermia)。下肢动脉栓塞需与动脉血栓形成、动脉粥样硬化闭塞相鉴别。但当合并外周动脉狭窄性病变等血管床复杂情况时，正确诊断会遇到困难。文献报道动脉栓塞的术前正确诊断率为70%，动脉血栓形成为47%，另有10%~15%患者术前无法明确诊断。下肢动脉栓塞有以下临床特点：突然发病(数小时内)；发病前无慢性缺血症状，即无下肢酸胀不适，间歇性跛行、静息痛等症状；存在产生栓子疾患(房颤、心肌梗死、风湿性心脏病，主动脉附壁血栓)，栓子多为陈旧性血栓脱落；发病后缺血症状严重，但对侧肢体一般无急性缺血的体征。

2. 影像学　多普勒超声是一种无创、经济、快捷的检查手段，是诊断急性下肢动脉栓塞的主要依据。典型的超声表现为动脉管腔内有低回声物充填，血流频谱信号消失。超声对临床鉴别诊断也有重要意义，能够显示动脉内膜增生情况以及管腔内有无血栓，血流动力学指标，远端是否通畅及有无血栓，如果动脉内未见血栓，而频谱为单向波，提示近心端动脉有狭窄或闭塞，而血栓闭塞性脉管炎超声检查多表现为动脉管腔呈阶段性狭窄，彩色血流束呈"串珠状"。

同时，可行磁共振动脉显像(MR angiography)、CT动脉成像(CT angiography)帮助鉴别。栓塞时MRA、CTA及血管造影可见动脉堵塞段齐头截断，即"截断"征象，且侧支循环极不丰富，为确诊和制订手术策略的重要依据。动脉造影是诊断下肢动脉栓塞的"金标准"，但多用于腔内治疗。

3. 病理生理　急性肢体缺血发生后，组织缺氧而导致细胞进行无氧代谢，有害代谢产物会随着血液循环被释放，使组织受到进一步受损。当缺血时间达到30min时，有害物质会对神经感受器造成损伤，出现感觉异常；当缺血时间达到4~6h，会对神经造成不可逆的损伤；如果持续缺血达到8~12h，就会对肌肉功能造成不可逆的改变。因此，在通常情况下，可以将肢体缺血时间和活力作为判定肢体缺血程度的标准。

另外，急性下肢动脉栓塞由于下肢动脉供血突然中断，没有足够的时间建立侧支循环，症状出现时间较快，缺血程度较为严重，临床症状明显；而急性下肢动脉血栓形成是因为动脉狭窄，供血较慢，病情发展呈渐进性，此类患者通常具有下肢缺血病史，虽然动脉狭窄，但侧支血液循环较为丰富，不会立即造成严重供血不足，因此临床表现相对较轻。

4. 治疗　一般认为下肢肌肉的耐缺血时间为8~12h，神经缺血耐受时间为4~6h，明确诊断和合理及时的治疗是决定疗效的关键。急性下肢动脉缺血一旦确诊，给予抗凝和镇痛药物，手术是最佳选择，治疗目标是快速恢复患肢血流，但是具体方案的选择依赖于以下综合评价：Rutherford缺血程度分级、下肢机能及神经受损程度、栓塞部位及患者身体状况。Rutherford Ⅰ级没有神经损伤，启动超声、CT及DSA检查并在数小时内进行血管重建，而Rutherford Ⅱ级合并神经损伤应立即血管重建，而Rutherford Ⅲ级已经肢体坏死，不可逆，建议截肢。迅速判断病情有助于采取合理的治疗方案，对患者预后非常重要。

1911年Lahey首先实行栓子摘除术治疗动脉栓塞，自1963年Fogarty球囊导管问世以来，手术操作大大简化，手术成功率有了极大提高。股动脉切开、利用Fogarty球囊导管取栓仍是下肢动脉栓塞的经典术式，其优势在于操作简单，取栓时间最好为发病后6~8h内，对于发病3~7d的陈旧动脉血栓也能取得较好的疗效；另外，术中也可以探查血管通畅程度，可根据血管病变情况给予相应的处理。但球囊导管取栓的围手术期并发症发生率及近期死亡率也相对较高。

但是老年患者往往合并动脉粥样硬化，甚至部分动脉狭窄者取栓导管插入困难，容易进入侧支造成破裂出血及动脉内膜损伤，会残余血栓或继发血栓，还可能出现动脉破裂等后果。因此往往需要在Forgarty导管取栓后进行腔内介入，如残余血栓内植入溶栓导管，进一步行尿激酶等药物溶栓(catheter directed thrombolysis，CDT)。对于血管外科协会/国际心血管协会(Society for Vascular Surgery/International Society for Cardiovascular Surgery，SVS/ISCVS)分级Ⅰ级、Ⅱa级患者和急性新鲜血栓的CDT的溶栓效果突出，对分支动脉及侧支循环的血供改善较为明显，CDT可以有效减轻血栓负荷，同时溶解主干动脉及膝下动脉的血栓，解决了膝下动脉插管困难和取栓困难的问题，并发症及死亡率较低。并发症发生率显著低于开放手术(15.4% vs. 23.6%，$P<0.05$)，围手术期死亡率也较低(3.8% vs. 11.0%，$P<0.05$)，其中远期随访也取得较为满意的结果。但当存在溶栓禁忌时(凝血功能异常、血液病、新发脑

梗、胃溃疡、胃出血等),溶栓风险高可造成出血等并发症。肢体侧支循环少、流出道差、缺血严重者CDT效果差,溶栓治疗应更为谨慎。

AngioJet是利用高速水流碎栓,形成负压回吸从而清除血栓的一套系统,可以将药物溶栓和机械吸栓相结合,迅速清除血栓负荷,达到血管再通的目的,大大缩短了住院时间,降低了溶栓风险和溶栓药物用量,总体上降低了住院患者的经济费用,具有微创、高效、简单的优点。同开放手术一样,也面临血管复通后的缺血再灌注损伤问题,如高血钾、血红蛋白尿、肌红蛋白尿、坏死物质吸收、下肢肿胀甚至骨筋膜室综合征,因此术后要严密监测电解质,肾功能以及下肢肌张力以及远端肢体血运的情况。由于存在血栓清除不完全,动脉狭窄需球囊扩张和支架植入进行补救,同时也存在异位栓塞、蓝趾综合征等并发症,所以要选择合适机械吸栓适应证,操作中轻柔细致。

当应用以上方法后患者仍出现严重的肢体坏死及感染中毒症状时,应果断截肢以挽救生命。截肢时要求诊断明确、平面足够,必要时应行开放截肢加上切口负压引流,不可勉强行一期缝合而造成残端继续坏死。

三、肠系膜上动脉栓塞

急性肠系膜上动脉栓塞(superior mesenteric aterial embolism,SMAE)是指栓子进入肠系膜上动脉导致动脉突然堵塞,从而引起肠管急性血运障碍的一种综合征。急性SMAE在临床上是一种极危重的急腹症,其发病急骤,进展迅猛,病情凶险,致残率及病死率极高,据文献报道其病死率达70%~90%。近年来,由于肥胖及心血管疾病患者的增加,该病有增多趋势。

1. 流行病学　SMAE是一种严重危及生命的外科急症,占外科急症患者的1%~2%。瑞典学者对当地1970—1982年急性肠系膜缺血进行了流行病学调查,结果显示人群发病率为12.9(95%CI 11.6~14.1)/10万人年,其中以SMAE最多见(占67.2%),急性肠系膜动脉/静脉血栓形成分别为15.7%和15.4%。急性肠系膜缺血总发病率占住院患者的0.1%~0.2%,SMAE依然是最主要的病因(占近50%)。SAME的发病与年龄明显相关,85岁以上人群患病风险显著上升,为60~65岁人群的数十倍。

2. 病因学　SAME的栓子也主要来源于心脏,如房颤患者心房内血栓、心肌梗死后的附壁血栓、亚急性细菌性心内膜炎的瓣膜赘生物、风湿性心脏病病变瓣膜的赘生物、人工瓣膜置换术后形成的血栓脱落等。因此SMAE高危因素主要包括房颤、充血性心力衰竭、细菌性心内膜炎、风湿性心脏病以及各种心脏瓣膜病,其他危险因素包括年龄(>60岁)、原发性高血压和糖尿病。

肠系膜上动脉具有较易栓塞的解剖条件,自腹主动脉分出较早,其分出角度很小,与腹主动脉呈锐角。走行几乎与腹主动脉平行,加之管腔较粗,脱落的栓子很容易进入,在血管狭窄或分叉处致血管栓塞。因此相比其他内脏动脉,栓塞部位以肠系膜上动脉居多,30%的SMAE患者既往有其他部位栓塞史。

3. 临床表现　SMAE的症状和体征没有特异性,与肠梗阻、胰腺炎、胆道系统感染等急腹症相似,诊断较为困难。早期常表现为剧烈腹痛伴轻度或无腹部体征,即"体症分离"现象。急性SMAE早期可出现SMAE三联征:剧烈的上腹和脐周疼痛与体征不符;并发房颤或其他器质性心脏病;剧烈的恶心、呕吐或胃肠道激惹表现,是目前SMAE早期诊断的主要依据。突发的急性剧烈腹痛多是SMAE患者的首发表现,且多伴有器质性心脏病、强烈胃肠道排空症状(恶心、呕吐和腹泻),一般用解痉药与镇痛药不能缓解。

随着肠系膜动脉低灌注、坏死减少,3~6h后可出现间歇性无痛阶段。在缺血24h后肠道黏膜缺血、坏死,临床表现为便血和/或呕吐咖啡样物,若不及时救治,病情将迅速恶化,肠系膜上动脉缺少侧支循环,易发生肠管透壁性坏死,造成肠穿孔、腹膜炎及脓肿形成。发热、血便、腹痛是晚期SMAE的三联征。病情恶化后患者表现出明显腹膜刺激征,出现低血容量休克、中毒性休克,甚至多器官功能衰竭。

因此,在面对与体征不符的剧烈腹痛,特别是合并房颤、冠心病者,要考虑SMAE可能。

4. 实验室检查　急性SMAE的实验室检查虽然缺乏早期诊断的特异性指标,但有助于判断患者的病情严重程度,如外周血白细胞数量、肝酶及尿素、肌酐水平、粪便隐血试验和腹腔穿刺液检查等。此外,急性 SMAE 患者可以出现血尿淀粉酶的轻度升高以及血乳酸脱氢酶、肌酸激酶等升高。D- 二聚体可以作为排阴指标,一些新的生化标记物或许有助于早期诊断肠系膜缺血,包括肠道 L- 乳酸、D- 乳酸、α- 谷胱甘肽巯基转移酶(glutathione S transferase,GST)、肠型脂肪酸结合蛋白(intestinal fatty acid binding protein,I-FABP)等指标。

5. 影像学　彩色超声多普勒简单、快捷,可以在床边发现动脉栓子及血流中断的征象,但容易受到肠腔积气、腹腔积液的干扰而影响判断。多层螺旋 CT 血管成像检查安全、快速、准确,大大提高诊断的特异性和敏感性,是诊断急性 SMAE 的首选检查方法。DSA 造影是诊断急性 SMAE 的"金标准",其特异性和敏感性达 73%~100%。DSA 的优势是可以同时进行介入治疗,特别适用于早期 SMAE 患者的及时干预。但此项检查为侵入性检查,对技术要求高、耗时较长,且对已出现肠坏死体征的患者而言,此时行血管造影可能会延误治疗,因此不作为常规检查手段。

6. 治疗　急性 SMAE 的治疗原则是一经诊断,尽早去除栓子,恢复肠道的血液灌注。所有急性 SMAE 均应立即补液、纠正离子紊乱、胃肠减压并预防性运用抗生素,无抗凝禁忌者立即予全身抗凝。SMAE 单纯保守治疗死亡率较高,应该考虑开放手术和腔内治疗,ESC 指南Ⅱa 类推荐、B 级证据。

SMAE 患者全身情况耐受,特别具有明显腹膜刺激征或 CT 提示肠坏死者,剖腹手术是主要的治疗措施,主要包括肠系膜上动脉切开取栓术及动脉内膜剥脱术、旁路移植术、肠切除术。肠系膜动脉近端血栓可行切开取栓术,若合并较严重的动脉粥样硬化、管腔狭窄者,可同时行动脉内膜剥脱术。除非有严重的腹膜炎和脓毒性休克,否则应首先尝试血运重建。旁路移植术根据搭桥方向分为逆行和顺行两种术式,为防止移植物感染,应优先选用自体静脉。血运重建成功后决定是否需要切除肠管及切除范围,如果短时间无法判断活力,可暂时还纳肠管,考虑二期手术探查。传统手术治疗缺点是对患者创伤大,存在短肠综合征等并发症影响生活质量。

随着腔内技术的进步,介入手术在 SMAE 中也较多开展。腔内治疗技术主要包括腔内血栓切除/吸取术、导管溶栓术、球囊血管成形术及支架植入术。对于诊断早(起病 4h 之内)、腹部体征轻微的 SAME 患者,考虑介入治疗包括经肠系膜上动脉注射尿激酶溶栓,导管溶栓接触溶栓较全身溶栓治疗效果好,严重出血并发症并不常见,除非存在肠黏膜坏死。还可以通过口径大的导管负压抽吸取栓,也有报道应用 AngioJet 机械吸栓装置吸栓效率更高。对于存在主干动脉狭窄、夹层、残余血栓者,可以球囊扩张加支架植入,保持主干血流通畅。在腔内治疗后不强制进行剖腹探查,但在治疗期过程中要严密观察病情,如果病情恶化、出现腹膜炎体征,需立即手术治疗。大量数据表明在 SMAE 情况下,腔内血运重建和开放性血运重建同样有效,与传统手术相比损伤小、并发症少、肠切除率和围手术期病死率低。但对于已有肠坏死明确证据者,腔内治疗为绝对禁忌证,对于解剖结构复杂介入困难或者肾功能不全、造影剂过敏的患者,应谨慎使用。

病情复杂的患者无论腔内还是手术均难以实现,杂交手术是另一种选择,球囊导管将栓子取出肠系膜动脉,经股动脉切开取出。也可采用逆行肠系膜支架植入术,即在上腹部穿刺肠系膜上动脉,然后植入支架。对于无法实施常规顺行支架植入者,这种方法既可开通肠系膜动脉,又能直接观察肠管,必要时进行肠切除。

急性 SMAE 具有起病急、进展快、易误诊、死亡率高等特点,好发于老年人,常合并心脑血管疾病、糖尿病。在治疗这些体弱的患者时,必须遵循控制手术创伤的原则。通过尽快恢复正常生理来挽救生命,避免不必要的耗时程序,提高治愈率,降低致残率和病死率。

四、肾动脉栓塞

肾动脉栓塞(renal artery embolism,RAE)是指肾动脉主干或较大分支由于异位栓子或血管壁因素导致动脉腔内阻塞,引起肾组织缺血及梗死。1856 年 Traube 首次报道了 RAE 病例,后来有人经尸体解剖发现其发生率高达 1.4%。Domanovits 等曾详细统计了急诊科就诊的 248 842 例患者,确诊肾梗死

17例,发生率仅为0.007%。2004年Hazanov等报道了44例房颤患者继发RAE才逐步被临床所认知。RAE临床少见,加上症状不典型,容易漏诊、误诊,一旦诊断明确,多需采取肾功能挽救性治疗措施

1. 病因及病理生理 RAE的病因来自异位栓子栓塞,其中90%栓子来源于心脏,主要见于房颤、室壁瘤或心肌梗死患者,长期持续性房颤、动脉粥样硬化是两大主要因素。栓子通常见于器质性心脏病,如主动脉瓣关闭不全、二尖瓣脱垂、卵圆孔未闭、感染性心内膜炎的瓣膜赘生物等。心房黏液肿瘤、脂肪颗粒等也可以进入左心,随体循环血流阻塞肾动脉。另外,主动脉瘤附壁血栓、粥样斑块,尤其是累及肾动脉的斑块可阻塞肾动脉,常见于动脉壁创伤(如肾动脉造影或腔内球囊扩张、肾蒂损伤及肾动脉重建等医源性操作)。

RAE的结局是肾缺血或缺血性坏死,坏死的严重程度、范围与受累动脉的部位有关。有统计,左肾梗死的发生率是右肾的2倍。若累及单侧肾动脉主干时,会造成一侧肾缺血坏死;若累及动脉分支时,则会造成肾部分坏死,梗死灶呈楔形,其尖端指向血管阻塞的部位,底部靠近脏器表面,浆膜面常有纤维素性渗出物。坏死早期组织崩解,局部胶体渗透压升高致肿胀,梗死灶与正常组织间因炎症反应可见充血出血带。坏死晚期,由于水分吸收而减少,质地变硬而表面下陷。大块坏死组织如未被自身吸收,还有继发出血、感染及脓肿形成可能。

2. 临床表现 RAE的临床表现多样,根据梗死灶大小及累及范围而不同。梗死范围小者,可无明显的临床症状。75%的RAE患者会出现腰腹部剧烈疼痛,部位固定、呈持续性不缓解,是RAE最典型的症状。极易与急腹症相混淆,但RAE起病更加突然,50%患者伴有剧烈的恶心、呕吐。RAE典型体征是肋脊角压痛及肾区叩击痛,对明确诊断有意义。部分患者存在突发性血压升高及相关症状,如剧烈头痛、呕吐、心悸、眩晕等症状。如合并细菌心内膜炎、组织坏死,可伴有发热。20%患者出现肉眼血尿。如果两侧均出现急性RAE时,肾功能会急速衰退,出现少尿甚至无尿。

3. 实验室检查 RAE患者的血常规可见白细胞计数、中性粒细胞占比升高。近2/3患者尿常规提示镜下血尿、白细胞尿,余1/3无血尿患者肾功能更差。临床上REA的血、尿常规极易与泌尿系结石和/或泌尿系感染混淆。血清肌酐可能升高,碱性磷酸酶、天冬氨酸氨基转移酶、纤维蛋白原、C反应蛋白都与肾梗死有关,但它们升高与梗死不是一致的。血清中乳酸脱氢酶似乎是最敏感的指标,但其特异性差。D-二聚体升高水平与梗死灶程度相关,可作为RAE的排阴指标。

临床遇到以下情况应怀疑RAE:①心脏病伴房颤患者,突发腰肋痛、恶心、呕吐、发热、血压升高;②实验室检查异常,如蛋白尿、血尿、白细胞尿;③肾功能改变,突然出现少尿、无尿、肾功能恶化。

4. 影像学检查 彩色多普勒超声可以显示肾动脉频谱及相应肾皮质血流信号明显减弱或消失,局灶梗死者表现为梗死区域血流楔形充盈缺损,其他动脉分支血供不受影响。肾图可见肾脏不显影或部分显影、延迟显影。腹部X线片用于排除泌尿系结石。尿路排泄造影时因对比剂无法进入动脉,肾盂不显影。肾动脉造影是诊断的"金标准",可同时进行溶栓治疗,但造影操作相对复杂耗时,对已有肾功能损害者有一定危险性。CT增强扫描可见肾动脉充盈缺损改变,其中CT血管成像(CT angiography)简单、快捷,可清晰地显示栓塞部位、肾脏实质缺血范围及周围血管条件,可首选用于RAE的早期诊断和术前评估。

5. 治疗 RAE的治疗应以尽快恢复肾脏血流灌注为目的,在肾组织未发展至严重病理变化前及时处理,最大限度地保留肾单位,挽救肾功能。目前的治疗措施主要包括内科治疗、腔内介入治疗及外科治疗。

20世纪60年代以前,对于急性RAE,多采取开放手术取栓,风险大且疗效差,病死率比内科治疗及介入治疗更高。况且手术对于局灶性栓塞的改善作用甚微,目前几乎被内科及介入治疗所代替。若RAE致全部肾实质受累,例如继发于双侧栓塞或一侧肾动脉主干栓塞,通常推荐行外科手术,以此挽救肾功能。ARE晚期如出现肾脏出血、脓肿形成,需急诊开放手术清创或肾脏切除。

内科治疗主要包括抗凝及溶栓治疗。抗凝作为基础治疗可以预防栓塞的进一步发生,如果患者症状缓解及体征稳定,肾功能无明显恶化,可选择单纯抗凝治疗。溶栓治疗包括全身溶栓和接触溶栓。后者通过介入方法经溶栓导管注射尿激酶等,多数可以将肾动脉血栓溶解,全身出血的风险低。肾缺血的

耐受时间为 60~90min,如能在早期明确诊断,对受累动脉局部溶栓可防止肾功能进一步恶化。但目前对溶栓的时间窗问题存在争论,有学者认为如果溶栓时间距离发病时间超过 180min,溶栓并不能改善患者的愈后。也有学者认为延长溶栓的时间窗,在发病 72h 内行介入手术患者的肾功能还有所恢复。此外,球囊导管取栓术、支架成形术、用脑保护装置或取栓器械取栓术等安全、有效,逐步取代了传统手术。

有学者回顾了 9 所医院 438 例 RAE 患者,住院期间死亡率 5%,20.1% 进展为急性肾损伤(AKI),2.1% 进展为终末期肾病(ESRD)。ARE 如不能及时诊治,预后更差。

(杨 进 盛 夏)

参考文献

［1］CORBALÁN R, ARRIAGADA D, GATICA A, et al. Paroxysmal atrial fibrillation, a cause of systemic embolism？[J]. Rev Med Chil, 1987, 115 (5): 422-427.

［2］BEKWELEM W, CONNOLLY S J, HALPERIN J L, et al. Extracranial systemic embolic events in patients with nonvalvular atrial fibrillation: incidence, risk factors, and outcomes [J]. Circulation, 2015, 132 (9): 796-803.

［3］ABBOTT W M, MALONEY R D, MCCABE C C, et al. Arterial embolism: a 44 year perspective [J]. Am J Surg, 1982, 143 (4): 460-464.

［4］FROST L, ENGHOLM G, JOHNSEN S, et al. Incident thromboembolism in the aorta and the renal, mesenteric, pelvic, and extremity arteries after discharge from the hospital with a diagnosis of atrial fibrillation [J]. Arch Intern Med, 2001, 161 (2): 272-276.

［5］OBARA H, MATSUBARA K, KITAGAWA Y. Acute limb ischemia [J]. Ann Vasc Dis, 2018, 11 (4): 443-448.

［6］GRIP O, WANHAINEN A, ACOSTA S, et al. Long-term outcome after thrombolysis for acute lower limb ischaemia [J]. Eur J Vasc Endovasc Surg, 2017, 53 (6): 853-861.

［7］KORABATHINA R, WEINTRAUB A R, PRICE L L, et al. Twenty-year analysis of trends in the incidence and in-hospital mortality for lower-extremity arterial thromboembolism [J]. Circulation, 2013, 128 (2): 115-121.

［8］GRIFFIN F, SALAHUDDIN T, O'NEAL W, et al. Peripheral arterial disease is associated with an increased risk of atrial fibrillation in the elderly [J]. Europace, 2016, 18 (6): 794-798.

［9］JONES W S, HELLKAMP A S, HALPERIN J, et al. Efficacy and safety of rivaroxaban compared with warfarin in patients with peripheral artery disease and non-valvular atrial fibrillation: insights from ROCKET AF [J]. Eur Heart J, 2014, 35 (4): 242-249.

［10］GO A S, HYLEK E M, PHILLIPS K A, et al. Prevalence of diagnosed atrial fibrillation in adults: national implications for rhythm management and stroke prevention: the AnTicoagulation and Risk Factors in Atrial Fibrillation (ATRIA) Study [J]. JAMA, 2001, 285 (18): 2370-2375.

［11］GALLEGO P, ROLDÁN V, MARÍN F, et al. Ankle brachial index as an independent predictor of mortality in anticoagulated atrial fibrillation [J]. Eur J Clin Invest, 2012, 42 (12): 1302-1308.

［12］ABOYANS V, RICCO J B, BARTELINK M E L, et al. 2017 ESC Guidelines on the diagnosis and treatment of peripheral arterial diseases, in collaboration with the European Society for Vascular Surgery (ESVS): Document covering atherosclerotic disease of extracranial carotid and vertebral, mesenteric, renal, upper and lower extremity arteriesEndorsed by: the European Stroke Organization (ESO) The Task Force for the Diagnosis and Treatment of Peripheral Arterial Diseases of the European Society of Cardiology (ESC) and of the European Society for Vascular Surgery (ESVS)[J]. Eur Heart J, 2018, 39 (9): 763-816.

［13］GRIP O, WANHAINEN A, MICHAËLSSON K, et al. Open or endovascular revascularization in the treatment of acute lower limb ischaemia [J]. Br J Surg, 2018, 105 (12): 1598-1606.

［14］GENOVESE E A, CHAER R A, TAHA A G, et al. Risk factors for long-term mortality and amputation after open and endovascular treatment of acute limb ischemia [J]. Ann Vasc Surg, 2016, 30: 82-92.

［15］INAGAKI E, FARBER A, KALISH J A, et al. Outcomes of peripheral vascular interventions in select patients with lower extremity acute limb ischemia [J]. J Am Heart Assoc, 2018, 7 (8): e004782.

［16］URBAK L, DE LA MOTTE L, RORDAM P, et al. Catheter-directed thrombolysis in the treatment of acute ischemia in lower extremities is safe and effective, especially with concomitant endovascular treatment [J]. Ann Vasc Dis, 2017, 10 (2): 125-131.

［17］SAFIOLEAS M C, MOULAKAKIS K G, PAPAVASSILIOU V G, et al. Acute mesenteric ischaemia, a highly lethal disease with a devastating outcome [J]. Vasa, 2006, 35 (2): 106-111.

［18］SCHOOTS I G, KOFFEMAN G I, LEGEMATE D A, et al. Systematic review of survival after acute mesenteric ischaemia according to disease aetiology [J]. Br J Surg, 2004, 91 (1): 17-27.

［19］MATSUMOTO S, SEKINE K, FUNAOKA H, et al. Diagnostic performance of plasma biomarkers in patients with acute intestinal ischaemia [J]. Br J Surg, 2014, 101 (3): 232-238.

［20］CUDNIK M T, DARBHA S, JONES J, et al. The diagnosis of acute mesenteric ischemia: A systematic review and meta-analysis [J]. Acad Emerg Med, 2013, 20 (11): 1087-1100.

［21］BEAULIEU R J, ARNAOUTAKIS K D, ABULARRAGE C J, et al. Comparison of open and endovascular treatment of acute mesenteric ischemia [J]. J Vasc Surg, 2014, 59 (1): 159-164.

［22］BLOCK T A, ACOSTA S, BJÖRCK M. Endovascular and open surgery for acute occlusion of the superior mesenteric artery [J]. J Vasc Surg, 2010, 52 (4): 959-966.

［23］ARTHURS Z M, TITUS J, BANNAZADEH M, et al. A comparison of endovascular revascularization with traditional therapy for the treatment of acute mesenteric ischemia [J]. J Vasc Surg, 2011, 53 (3): 698-704, discussion 704-695.

［24］WYERS M C, POWELL R J, NOLAN B W, et al. Retrograde mesenteric stenting during laparotomy for acute occlusive mesenteric ischemia [J]. J Vasc Surg, 2007, 45 (2): 269-275.

［25］KORZETS Z, PLOTKIN E, BERNHEIM J, et al. The clinical spectrum of acute renal infarction [J]. Isr Med Assoc J, 2002, 4 (10): 781-784.

［26］DOMANOVITS H, PAULIS M, NIKFARDJAM M, et al. Acute renal infarction. Clinical characteristics of 17 patients [J]. Medicine (Baltimore), 1999, 78 (6): 386-394.

［27］HAZANOV N, SOMIN M, ATTALI M, et al. Acute renal embolism. Forty-four cases of renal infarction in patients with atrial fibrillation [J]. Medicine (Baltimore), 2004, 83 (5): 292-299.

［28］BLUM U, BILLMANN P, KRAUSE T, et al. Effect of local low-dose thrombolysis on clinical outcome in acute embolic renal artery occlusion [J]. Radiology, 1993, 189 (2): 549-554.

［29］SALAM T A, LUMSDEN A B, MARTIN L G. Local infusion of fibrinolytic agents for acute renal artery thromboembolism: report of ten cases [J]. Ann Vasc Surg, 1993, 7 (1): 21-26.

［30］OH Y K, YANG C W, KIM Y L, et al. Clinical characteristics and outcomes of renal infarction [J]. Am J Kidney Dis, 2016, 67 (2): 243-250.

课 后 习 题

单项选择题

1. 二尖瓣狭窄时,体循环栓塞最常发生于( )。
   A. 脾动脉
   B. 脑动脉
   C. 肾动脉
   D. 下肢动脉
   E. 肠系膜动脉

2. 下肢动脉血栓栓塞栓子最常来源于( )。
   A. 右心
   B. 左心
   C. 主动脉
   D. 髂动脉
   E. 股动脉

3. 关于肠系膜上动脉栓塞的临床特点,错误的是( )。
   A. 栓塞的栓子多来自心脏,血栓形成大多在动脉硬化的基础上发生
   B. 栓塞可导致肠壁全层坏死,甚至引起肠壁破裂、腹膜炎、休克致死
   C. 发病急骤,早期特点是严重的症状和轻微的腹部体征不相称

D. 50岁以上,有心脏病史,突然出现剧烈腹痛,应考虑到本病的可能

E. 目前尚无特异性的辅助检查手术

4. 肾动脉栓塞的栓子多来源于(　　)。

A. 心房黏液瘤

B. 心房颤动或心肌梗死后附壁血栓

C. 脂肪栓子

D. 肿瘤栓子

E. 换瓣术后血栓

答案:

1. B;2. B;3. E;4. B。

第十二章
围手术期风险评估

学 习 目 标

1. 了解接受非外科心血管介入手术患者围手术期心血管风险评估内容。
2. 评估手术打击承受能力,最大化保障围手术期患者生命安全。

围手术期心血管风险评估,包括急诊和非急诊外科非心脏手术,外科心脏手术,外科大血管手术和心血管介入手术。经皮经血管心脏介入手术目前主要包括经皮冠状动脉造影/成形术(PCI)、经皮经血管植入型起搏器植入术(单腔、双腔、三腔、多部位起搏、无导线起搏器植入等)、皮下植入型心律转复除颤器植入术(S-ICD)、经皮经血管主动脉瓣膜植入术(TAVI)、经皮经血管左心耳伞片封堵术、非发绀型分流性心脏病伞片封堵术等。

全球非心脏手术围手术期总并发症发生率平均为7%~11%,死亡率平均为0.8%~1.1%。其中因发生心脏问题的并发症约占42%。因此非心脏手术围手术期心血管系统的评估和监测管理,对保证患者能否承受手术打击,减少并发症,安全度过围手术期至关重要。凡须行手术诊治的患者,若伴有心血管疾病史、呼吸系统疾病史、吸烟史,有睡眠呼吸暂停病史(OSAS)、慢性肾脏病史、糖尿病、肥胖症,有出凝血疾病史、贫血史,需要术前备血需求,有胃肠疾病史,酒精成瘾者,滥用药物史,神经肌肉疾病等均应术前进行心血管风险评估。

在风险评估中,不但要评估手术本身带来的风险(如创伤、失血、容量负荷过多、感染、药物过敏、精神打击等),还要特别注意评估患者伴随疾病的风险和同期因已在长期服用的药物需要调整所带来的风险,如抗高血压药的围手术期使用、抗凝血药的围手术期使用、β受体阻滞药的围手术期使用、洋地黄类药物的围手术期使用等。患者术前因各种临床病情需要已在服用抗凝血药及抗栓药物时,若未进行充分评估和术前处置,则可能在接受心脏介入手术围手术期发生出血或血栓栓塞性事件,甚至危及患者生命。因此,对已在服用抗栓或抗凝血药的患者,评估围手术期手术风险,选择最佳介入手术时机,可大大减少或避免不必要的手术并发症,为顺利手术和围手术期安全提供保障。事实上,围手术期的并发症风险与患者自身特征和手术创伤大小高度相关。组织损伤和心理应激会导致机体发生应激反应,交感-迷走神经系统失衡。失血、失液,血压波动、体温变化、麻醉类型、急诊手术、紧急手术或择期手术等均是围手术期风险评估的内容。

评估围手术期心血管风险,包括尝试量化风险评估和围手术期风险分层。能够为患者和术者提供更多的管理信息,帮助双方更好地了解手术的获益-风险比,并因此采取降低风险的若干干预措施。术前心脏状态的评估和围手术期心脏风险的评估与处理,尽可能保障围手术期患者的生命安全,降低并发症和围手术期死亡率。

一、非心脏手术患者的心脏风险评估

术前风险评估需要心脏科医师、外科医师和麻醉科医师共同参与。

初始风险评估列于表 12-1-1~ 表 12-1-3。

表 12-1-1　非心脏手术患者面临心血管疾病风险的术前指标评估和相关推荐

推荐	推荐级别	证据水平
临床使用风险指标进行患者术前风险分层	I	B
围手术期心脏事件风险率分层推荐美国外科医师协会国家外科质量改进项目（NSQIP）模型或 Lee 指标	I	B
高危患者,推荐术前及术后 48~72h 肌钙蛋白检测	IIb	B
高危患者,推荐检测 NT-proBNP 或 BNP 以获得患者有关围手术期及长期独立预后信息	IIb	B

表 12-1-2　围手术期患者心脏疾病无创性检查推荐

推荐	推荐级别	证据水平
若患者存在 CVD 风险因素,且接受中高危手术,推荐术前心电图	I	B
若患者无 CVD 风险因素,但>65 岁,且接受中危手术,推荐术前心电图	IIb	C
患者存在 CVD 风险因素,欲接受高危手术,推荐超声心动图	IIb	C
患者存在 ≥2 个风险因素,FC<4METs,欲接受高危手术,推荐超声负荷试验	I	C
患者存在 ≤2 个风险因素,FC<4METs,欲接受中高危手术,推荐超声负荷试验	IIb	C

注:CVD,心血管疾病;FC,functional capacity,心脏 FC 值即心脏功能能力;MET,metabolic equivalent,代谢当量(见表 12-1-7)。

表 12-1-3　围手术期患者术前接受冠状动脉造影术的推荐

推荐	推荐级别	证据水平
围手术期若患者接受冠状动脉造影及血运重建适应证与非手术者相同	I	C
若患者同时存在 STEMI,欲接受非急诊,非心脏手术须行急诊冠状动脉造影	I	A
若患者同时存在 NSTEMI,欲接受非急诊,非心脏手术,根据风险评估推荐急诊或早期介入治疗	I	B
若患者同时有心肌缺血伴不稳定型心绞痛,近期接受非急诊,非心脏手术,推荐术前冠脉造影	I	C
患者心脏状况稳定,须接受非急诊颈动脉内膜切除术,推荐术前冠状动脉造影	IIb	B

基线评估:年龄、疾病史、吸烟史、神志、心律、心率、呼吸状态、营养状况和血压。

GOLDMAN 心脏风险指数评分列于表 12-1-4~ 表 12-1-6。

表 12-1-4　纽约心脏病协会心功能分级与手术风险评估

心功能 / 级	临床表现	手术风险
I	体力活动不受限,日常活动无疲乏、心悸和呼吸困难	各大、中、小手术耐受力好
II	日常活动轻度受限,易出现疲劳、心悸、呼吸困难,甚至心绞痛,休息无症状	心功能较差,处理恰当,耐受力仍好
III	体力活动显著受限,轻度活动乏力、心悸、呼吸困难	心功能差,手术高风险,术前充分准备,避免心脏负担增加
IV	静息即呼吸困难或心绞痛发作	手术风险极大,无法耐受手术

表 12-1-5　GOLDMAN 心脏风险指数评分

项目	内容	计分
病史	心肌梗死史<6个月	10
	年龄>70岁	5
	主动脉瓣狭窄	3
体检	第三心音,奔马律,颈静脉怒张等心力衰竭体征	11
心电图	非窦性心律	7
	持续室性期前收缩>5次/min	7
一般内科情况差	PaO$_2$<60mmHg;PaCO$_2$>50mmHg;K$^+$<3.0mmol/L,Cr>260μmol/L,慢性肝病,非心脏原因长期卧床	3
胸腹腔或主动脉手术		3
急诊手术		4
总计		53

表 12-1-6　心功能分级与 GOLDMAN 心脏风险指数的关系

NYHA 分级	GOLDMAN 评分	死亡风险 /%
I	0~5	0.2
II	6~12	2
III	13~25	2
IV	≥26	56
		除非被迫急救手术

1. 围手术期容易发生心脏并发症的人群　老龄,多器官疾病,营养不良,低体重,已有器质性心脏病,如缺血性心脏病、瓣膜性心脏病,心功能不全,心房颤动等。

2. 术前非侵入性检查　血常规,尿常规,血液生化检查,血型,粪便隐血试验,胸部X线片,经皮肝胆脾胰肾超声检查,心电图,24h动态心电图,心脏超声(包括经食管超声心动图)等,如果患者存在左心室收缩功能障碍、主动脉瓣疾病、心肌节段运动异常,会增加围手术期不良事件发生。心肌负荷显像推荐用于≥2个心血管危险因素,运动耐量<4代谢当量(MET)的中高危冠心病患者检查。有缺血性心脏病(心绞痛史或陈旧性心肌梗死病史),心力衰竭,脑卒中或短暂性脑缺血发作(TIA),肾功能不全(eGFR<60ml/1.73m^2)病史患者,若接受非急诊非心脏手术术前可行冠脉造影检查。并建议包括围手术期心电监护、经食管超声心动图、血糖监测和血压管理等(表12-1-7,表12-1-8)。

表 12-1-7　代谢当量评估

MET（metabolic equivalent）	
1~4	平地慢走或稍活动即心绞痛高危患者
4~7	胜任平地走(6km/h),上3层楼无明显气喘,可耐受中等手术
>7	可短距离跑步,短时间玩网球,篮球。可耐受大手术

注:通过对患者活动情况对低氧程度的耐受能力评估,衡量患者心功能。

表 12-1-8　呼吸功能与手术风险评估

呼吸功能参数	手术风险
最大通气量(MVV)>预测值50%	可耐受胸腹部大手术
第一秒用力呼气容积(FEV$_1$)>预测值50%	
肺活量(VC)>预测值50%	
残气量/肺总量<50%	
PaO$_2$>70mmHg,PaCO$_2$<50mmHg	

呼吸功能参数	手术风险
最大通气量（MW）<预测值 50%	不宜手术，先予保守治疗
第一秒用力呼气容积（FEV$_1$）<50%	或必须手术，只能局部麻醉，做好术后救治
肺活量（VC）<2L	工作
残气量/肺总量>60%	
PaO$_2$<70mmHg,PaCO$_2$>60mmHg	

3. 围手术期发生心血管并发症的重要机制　患者有冠状动脉粥样硬化性心脏病，存在冠脉狭窄的问题。围手术期时因血流动力学不稳定，会削弱冠状动脉适应性调整，出现心肌应激性反应和心律失常。另外，围手术期因应激和炎症反应，血流动力学平衡被打破，血管舒缩状态发生大的变化，稳定的动脉粥样斑块可能变为不稳定，甚至发生急性冠脉事件。

二、心脏、大血管手术的心脏风险评估（表 12-1-9，表 12-1-10）

表 12-1-9　手术种类与危险程度分级

高危	中危	低危
心脏事件>5%	心脏事件 1%~5%	心脏事件<1%
急诊大手术	胸腹腔内手术	内镜手术
主动脉，大血管及外周血管手术	头颈部手术	活检手术
伴大失血和体液丢失的手术	颈动脉内膜剥脱术	白内障手术
	矫形手术	乳腺手术
	关节置换手术	前列腺活检
	前列腺手术	表浅手术
		电休克治疗

表 12-1-10　心血管疾病临床危险因素分级

高危	中危	低危
不稳定型心绞痛	稳定型心绞痛	高龄，未控制的高血压，脑卒中史
急性<1 周或近期<1 个月心肌梗死失	>1 个月心肌梗死	左束支传导阻滞，左心室肥厚
代偿性心力衰竭	充血性心力衰竭史	非窦性心律（心房颤动），非特异性
有临床意义的心律失常	糖尿病（胰岛素治疗者）	ST-T 改变
严重的心脏瓣膜疾病	慢性肾功能不全（Scr>200μmol/L）	冠心病倾向

（一）急性冠脉综合征患者的风险评估

急性冠脉综合征（acute coronary syndrome, ACS）患者包括急性 ST 段抬高心肌梗死（STEMI）、非 ST 段抬高心肌梗死（NSTEMI）和不稳定型心绞痛。其治疗均包括紧急血运重建和启动双联抗血小板治疗，对于已经接受经皮血管成形术（PCI）但同时伴有心房颤动或下肢静脉血栓形成或曾有肺栓塞病史的患者，甚至需要三联抗栓抗凝治疗。在这些复杂的临床情形下，有必要慎重考虑采用不同治疗方法策略的获益和风险。急性冠脉综合征需要血运重建，但外科情况紧急甚至危及生命，专家团队应仔细斟酌讨论后，也可优先外科手术（Ⅱa 类推荐）。

（二）慢性冠脉综合征患者的风险评估

稳定性冠脉综合征患者血运重建原则参照相应指南。低危患者也可以考虑在外科手术后进行（Ⅰ类推荐，C 级证据）。高危患者且明确有大面积心肌缺血，预防性血运重建的推荐级别较低（Ⅱb 类推荐）。对于诊断明确的慢性冠脉综合征患者，应推迟非心脏外科手术（Ⅰ类推荐，A 类推荐），除非紧急，按照指南强化药物治疗和血运重建（Ⅰ类推荐，B类推荐）。除高危患者外，既往6年内曾行冠状动脉旁路移植术（CABG）但无症状者，在行非心脏手术前须行冠状动脉造影评估（Ⅰ类推荐，B类推荐）。曾植入金属裸支架（MS）需行择期非心脏手术患者，至少应在支架植入术后4周，最好在3个月后手术。曾植入药物涂层支架（DES）需行择期非心脏手术患者，至少应在支架植入术后12个月，新一代DES支架可缩短至6个月后手术。

（三）大血管手术的心脏风险评估

如果患者有下列高危临床风险预测因素，应推迟手术，充分治疗心脏病，控制后再次风险评估。

1. 高危临床预测因素　急性冠脉综合征（近期心肌梗死、不稳定型心绞痛）；失代偿性心力衰竭；未控制的心律失常（如有症状的室性心律失常、未控制心室率的阵发性室上性心动过速、高度房室传导阻滞）；严重的心脏瓣膜病。

2. 高危手术风险　急诊手术，血管手术，手术时间较预期延长，预计需大量输液或有大量失血的可能。

3. 中危临床预测因素　轻微心绞痛，既往有心肌梗死病史，或既往心力衰竭病史，或心力衰竭代偿状况，糖尿病，肾功能不全，活动耐力差：不能平走1~2个街区，难以从事一般家务劳动。

（四）非大血管手术的风险评估（表12-1-11）

表 12-1-11　非大血管手术的心脏危险指数评估（RCRI）

危险因素（每项计1分）	RCRI指数评分	心脏并发症发生率/%	95%CI/%
高危手术（腹腔内、胸腔内和腹股沟以上的血管手术） 缺血性心脏病（有心肌梗死病史，或目前存在心绞痛，需使用硝酸酯类药物，运动试验阳性，心电图病理性Q波，既往有PCI/CABG病史，现仍有活动性胸痛） 有慢性心力衰竭史，有脑血管病史，需要胰岛素治疗的糖尿病患者，术前肌酐>2.0mg/dl	0	3.9	2.8~5.4
	1	6.0	4.9~7.4
	2	10.1	8.1~12.6
	3分或以上 强烈建议术前无创试验（冠脉CT、冠脉造影、核素心肌灌注显像等）	15	12.5~20

（五）肾损伤风险评估

1. 老龄　年龄>70岁。

2. 肌酐　肌酐>2mg/dl。

3. 肥胖　肥胖是术后肾损伤潜在的危险因素。应避免给予肾毒性药物。预防性使用抗生素如阿米卡星，庆大霉素会加剧急性肾损伤。应保证充足的血容量，控制血压很重要。推荐eGFR代替血浆肌酐评估。尿素氮/肌酐比值，术前血红蛋白，均与围手术期急性肾损伤有关。

三、术前用药风险评估

（一）β受体阻滞药

正在接受β受体阻滞药治疗的患者在围手术期可继续使用，特别是有缺血性心肌病患者（Ⅰ，B）。若患者术前服用β受体阻滞药，如比索洛尔、美托洛尔等应继续保留。有心肌病的患者应术前和术后48~72h检验BNP或proBNP，这是一项重要的和独立的预后评估指标。不推荐在非心脏手术前24h内开始用β受体阻滞药。对于存在3种或以上危险因素（如糖尿病、肾功能不全、既往脑血管意外）的患者，作为降低围手术期风险的临床策略，指南将使用β受体阻滞药作为弱推荐。

（二）阿司匹林

阿司匹林是否继续使用，须衡量血栓形成的风险和出血风险（Ⅱ，B）。PCISE-2研究显示，阿司匹林未能降低围手术期非致命性心肌梗死的风险，因此不建议常规术前使用阿司匹林。实际上已在服用阿

可较基线增加 50%,而后保持平稳直至分娩。血浆量增加后,红细胞的增加相对减少,导致相对性贫血。心率开始增加到比基线高 20%,以促进心输出量的增加;子宫血容量随着胎盘的生长逐步增加,从而导致外周血压从孕早期开始轻微下降。下肢静脉压力升高,导致孕妇出现下肢水肿。心输出量随着妊娠周数逐步增加,到孕中晚期时可较基线升高 30%~50%(图 13-1-1)。对于已有心血管疾病的孕妇,妊娠期的这些变化可导致原有心血管疾病的加重,从而造成围生期孕产妇和胎儿的风险增加。

分娩过程的血流动力学变化则具有突然性。分娩时,每次宫缩最多会有 500ml 血液进入体循环,导致心输出量和血压的快速增加,心输出量可较基线增加 50% 或更多。正常阴道分娩的失血量大约为500ml,而剖宫产的失血量可达 1 000ml,这些都可导致血流动力学的变化和负担。分娩后 24~72h,原先增大的子宫对下腔静脉的压迫解除以及子宫血液回输造成的大量血液回流,可导致肺水肿的发生。此外,孕期还是血栓性疾病发生的高风险阶段。

二、孕前评估

对合并心血管疾病的育龄期妇女,应进行全面的评估。对所有育龄期、有心脏疾病的女性,需准确、细致地评估其基本情况,包括病史、心功能分级、血氧饱和度、脑钠肽水平、心脏超声、肺动脉压力、主动脉直径、运动能力和心律失常等。推荐采用改良的世界卫生组织妊娠风险评估分级(mWHO,表 13-1-1)进行评估。需要注意的是,孕期风险的评估是个体化的,并且随着孕产妇基础疾病以及每次妊娠的状况而动态变化。近年国外指南推荐对于妊娠期的心血管疾病管理应并不仅仅涉及一个科室,而是需要多学科共同协作成立心脏团队,对于 mWHO 分级 Ⅱ～Ⅲ级以上的中、高危患者,在妊娠期间和分娩前后由心脏团队进行诊治和管理。心脏团队最少需要心脏病专家、产科医师和麻醉科医师组成,并根据病情情况可包括如遗传学、心胸外科、新生儿科、护理等方面的专家。

三、建议避孕和终止妊娠的情况

合并以下几种情况的育龄期妇女在孕期风险极高,因此需在有经验的医师指导下,选择合理的避孕措施:①肺动脉高压(pulmonary arterial hypertension,PAH)患者、右心系统受累患者(矫治型先天性TGA)、NYHA 功能分级Ⅲ/Ⅳ级、心室功能受损(左心室射血分数<40%)或者重度三尖瓣反流(TR)都不建议妊娠;②埃布斯坦畸形若有症状,氧饱和度<85% 和/或心力衰竭患者不建议妊娠;③ Fontan 循环及氧饱和度<85%、心功能下降、中重度房室反流、难治性心律失常或蛋白质丢失肠病患者,不建议妊娠;④二尖瓣狭窄(mitral stenosis,MS)女性且瓣膜面积<1.0cm² 在干预治疗前不建议妊娠;⑤血管性埃勒斯-当洛斯(Ehlers-Danlos)综合征患者、严重主动脉扩张(遗传性胸主动脉疾病,如马方综合征>45mm,主动脉瓣二瓣化畸形>50mm 或>27mm/m²,或特纳综合征主动脉大小指数>25mm/m²)患者不建议妊娠。避孕措施需综合考虑避孕风险和妊娠风险,既防止意外妊娠,同时也需避免血栓、感染等情况发生。

四、妊娠期重点心血管疾病的管理

(一) 妊娠与肺循环高压及先天性心脏病

先天性心脏病妇女通常在妊娠前已明确诊断,因此可进行充分的孕前评估。大部分先天性心脏病患者都可以很好地耐受妊娠,妊娠风险主要取决于先天性心脏病的类型、心室功能、NYHA 心功能分级和左右心腔或大血管间分流情况及发绀程度。整体来说,先天性心脏病母亲的心血管并发症发生率相对较低(<10%),多见于复杂性心脏病,并发症以子痫前期多见;子代并发症主要包括流产、早产和新生儿死亡。

妊娠合并肺动脉高压属于高危妊娠,孕产妇病死率高(16%~30%),尤其是未经治疗的、特发性肺动脉高压患者,死亡原因主要包括肺动脉高压危象、右心衰竭、肺栓塞等。重度肺动脉高压、较晚的住院时间以及全麻操作是发生死亡的主要高危因素。因此,肺动脉高压的育龄期女性应避免妊娠,如一旦发现

表 13-1-1 mWHO 妊娠风险分级

项目	mWHO I级	mWHO II级	mWHO II~III级	mWHO III级	mWHO IV级
疾病类型	轻度或者小的 -肺动脉狭窄 -PDA -二尖瓣脱垂 已成功手术修补的简单先心病(ASD 或 VSD、PDA 和肺静脉畸形引流) 孤立性房性或室性期前收缩	未手术的 ASD、VSD 法洛四联症修补术后 大多数心律失常(室上性心律失常) 特纳综合征不伴有主动脉扩张	轻度左心室功能受损(LVEF>45%) 肥厚型心肌病 心脏瓣膜病,不属于 WHO I 级或 IV 级的(轻度二尖瓣狭窄,中度主动脉瓣狭窄) 马方综合征或者其他 HTAD 不伴有主动脉扩张 二瓣化主动脉瓣(主动脉直径<45mm) 主动脉缩窄矫治术后 房室间隔缺损	中度左心室功能受损(LVEF 30%-45%) 围生期心肌病病史无残留左心室功能受损 机械瓣膜置换术后 右心室系统疾患且心室功能良好或轻度下降 Fontan 循环 未手术的发绀型心脏病 其他复杂心脏病 主动脉中度扩张(马方综合征或者其他 HTAD,主动脉直径 40-45mm;主动脉瓣二瓣化畸形 45~50mm,法洛四联症<50mm) 重度无症状主动脉瓣狭窄 中度二尖瓣狭窄 室性心动过速	肺动脉高压 严重左心室功能不全(LVEF<30% 或 NYHA 心功能分级 III~IV 级) 有围生期心肌病病史并伴残留左心室心功能不全 重度二尖瓣狭窄 重度有症状的主动脉狭窄 右心系统疾患伴有中或重度心室功能受损 严重主动脉扩张(马方综合征或其他 HTAD,主动脉直径>45mm,主动脉瓣二瓣化畸形>50mm,特纳综合征 ASI>25mm/m²,法洛四联症>50mm) 血管性埃勒斯-当洛斯(Ehlers-Danlos)严重(再发)主动脉缩窄 Fontan 伴任何并发症
风险	未发现增加孕产妇死亡风险,并且发病率不增加/轻度增加	孕产妇死亡风险中度增加或轻度增加/轻度中度增加	孕产妇死亡率中度增加或者发病率中度至重度增加	孕产妇死亡率显著增加或发病率重度增加	极高的孕产妇死亡率或发病率或发病率重度增加
孕期心脏事件率/%	2.5~5	5.7~10.5	10~19	19~27	40~100
是否咨询	是	是	是	是:需专家咨询	是:妊娠禁忌,如已妊娠,应当讨论终止妊娠
孕期护理	当地医院	当地医院	中心医院	既可治疗心脏疾患,又可管理妊娠的专家中心	既可治疗心脏疾患,又可管理妊娠的专家中心
孕期最低随访次数	1次或2次	每3个月1次	每2个月1次	每个月1次或每2个月1次	每个月1次
分娩地点	当地医院	当地医院	中心医院	既可治疗心脏疾病,又可管理妊娠的专家中心	既可治疗心脏疾患,又可管理妊娠的专家中心

注:PDA,动脉导管未闭;ASD,房间隔缺损;VSD,室间隔缺损;HTAD,遗传性胸主动脉疾病;LVEF,左心室射血分数;mWHO,改良的世界卫生组织;WHO,世界卫生组织;ASI,主动脉大小指数。

妊娠,应尽早终止。妊娠合并肺动脉高压的诊断主要依靠超声心动图,在严格掌握适应证的情况下,对于有多学科心脏团队的医院,必要时也可以进行右心导管检查。

(二)妊娠与主动脉疾病

妊娠期合并主动脉疾病属于高危妊娠,孕产妇病死率较高。对于合并高血压和高龄因素的妊娠期胸痛患者,均需要考虑主动脉疾病的可能。主动脉夹层多发生于妊娠晚期和产后早期,主动脉夹层患者或有主动脉夹层病史的患者应避免妊娠。马方综合征患者在妊娠期出现主动脉夹层的整体风险约为3%,主动脉直径是主要的危险因素,直径 > 45mm 的马方综合征患者发生主动脉夹层的风险极大,需避免妊娠;直径 40~45mm 时需结合其他因素如家族史、主动脉内径增长速度等综合考虑;直径<40mm 的患者发生主动脉夹层的风险较低(约 1%)。对已确诊或可疑主动脉疾病或二叶式主动脉瓣的患者,在妊娠前推荐行主动脉影像学检查如 CTA 等。具备下列情况的患者应避免妊娠:升主动脉直径>45mm;有主动脉夹层或猝死家族史且主动脉直径>40mm 的马方综合征患者;Loeys Dietz 综合征患者;升主动脉直径>50mm 的二叶式主动脉瓣患者;主动脉大小指数(ASI)>25mm/m^2 的特纳综合征患者;所有的血管型埃勒斯 - 当洛斯(Ehlers-Danlos)综合征患者。

所有有主动脉夹层倾向的患者妊娠期应严格控制血压,升主动脉扩张的患者妊娠期每 4~12 周需接受超声心动图检查,并在产后 6 个月复查超声心动图。所有主动脉疾病孕妇需在经验丰富、具备开展心脏手术条件的医疗中心分娩。应结合主动脉直径和病史决定分娩方式,通常对于升主动脉内径<40mm 的患者可以经阴道分娩,升主动脉内径>45mm 和有主动脉夹层病史的患者应考虑剖宫产术。对于主动脉直径 40~45mm 的患者,应考虑硬膜外麻醉镇痛下经阴道分娩,尽量缩短第二产程,也可以考虑行剖宫产术。

(三)妊娠与心脏瓣膜病

风湿性心脏病是育龄期女性主要的心脏瓣膜病类型。对于已知或可疑心脏瓣膜疾病的孕妇,应行超声心动图检查并进行产前评估。总体而言,对妊娠期女性,瓣膜狭窄较瓣膜关闭不全的风险更高。

对于有生育要求的年轻女性患者,可考虑选择生物瓣膜置换。而对于已进行过机械瓣膜植入的孕妇,妊娠期抗凝治疗的管理是重点。通常而言,推荐妊娠开始至 36 周,可使用口服维生素 K 拮抗药(VKA)进行抗凝,期间每周或每 2 周监测一次国际标准化比值(INR);妊娠 36 周开始停用 VKA,改使用普通肝素(UFH,监测活化部分凝血酶时间 ≥ 参考值 2 倍)或低分子量肝素(LMWH)(每周监测抗 Xa 因子水平)替代直至分娩前。对于服用高剂量 VKA 的孕妇,即孕前 3 个月内华法林剂量>5mg/d(或苯丙香豆素 >3mg/d 或醋硝香豆素 >2mg/d),应考虑在妊娠 6~12 周使用普通肝素或低分子量肝素(LMWH)治疗。若在分娩发动时正在口服 VKA,或者停服 VKA 时间尚<2 周,应选择剖宫产术。

孕期二尖瓣狭窄患者的主要并发症发生风险为心力衰竭(33%~50%)、持续性心房颤动(<10%)、血栓栓塞事件及死亡(西方国家病死率为 0~3%)。对二尖瓣重度狭窄的患者(瓣口面积<1.0cm^2),应行妊娠前干预后再妊娠;中度狭窄(瓣口面积<1.5cm^2)的患者可以考虑行妊娠前干预。对于有症状或合并有肺动脉高压的二尖瓣狭窄孕妇,应限制其活动,并推荐服用选择性 β_1 受体阻滞药,当 β 受体阻滞药无效时,推荐使用利尿药。对所有二尖瓣狭窄患者,妊娠期应进行抗凝治疗以预防血栓形成;对症状严重、药物治疗后肺动脉压仍>50mmHg 的患者,应考虑行经皮二尖瓣分离术。

对于主动脉瓣狭窄患者,如合并主动脉狭窄症状或运动测试过程中出现症状的,或左心室功能不全[左心室射血分数(LVEF)<50%]的,应行妊娠前干预。对于严重的主动脉瓣狭窄和症状严重的孕妇,妊娠期应考虑行主动脉瓣成形术。对于瓣膜关闭不全患者,建议使用药物治疗改善症状,若症状明显或瓣膜病变严重,应在妊娠前行手术治疗。

(四)妊娠与冠状动脉疾病

育龄期女性整体冠状动脉粥样硬化性心脏病(CHD)的发病率尚缺乏统计。由于年龄及性激素水平的原因,CHD 发病率相对较低,但在不同国家仍有差异。与同年龄非妊娠女性相比,妊娠增加 3~4 倍急性心肌梗死(AMI)发生风险。妊娠期心肌梗死的原因与一般人群不同,大多数为非动脉粥样硬化机制,包括妊娠相关的自发性冠状动脉夹层(P-SCAD,43%)、冠状动脉造影正常的心肌梗死(18%)和冠状动脉血栓形成(17%)等。P-SCAD 相关急性心肌梗死最常见于妊娠晚期和产后早期,主要累及左侧冠状动脉,主要与孕期雌激素/黄体酮水平的波动导致冠状动脉血管结构改变相关,其他如肌纤维发育不良或结缔组织病以及增加体力时冠状动脉剪切力增加也可导致。

对于妊娠合并急性 ST 段抬高型心肌梗死(STEMI)的患者,如符合血运重建适应证的,应首选直接 PCI。高危及极高危非 ST 段抬高急性冠脉综合征(NSTE-ACS)患者应考虑介入治疗,对于稳定的 NSTE-ACS 患者,应考虑保守治疗。需注意孕期抗血小板药使用方面,阿司匹林已被证明是安全有效的,氯吡格雷仅建议在必要情况下短期使用;重组组织纤溶酶原激活物不经过胎盘,但是有胎盘下出血的风险。

妊娠合并冠脉综合征患者的分娩时机需因人而异,优先选择经阴道分娩。择期分娩的患者应在急性心肌梗死后至少 2 周再分娩。不建议服用抗血小板药的患者进行母乳喂养。

(五) 妊娠与心肌病及心力衰竭

妊娠相关心肌病的病因包括获得性疾病和遗传性疾病,如扩张型心肌病、围生期心肌病、中毒性心肌病、肥厚型心肌病、应激性心肌病等。妊娠期以围生期心肌病和扩张型心肌病较为多见。前者表现为继发于左心室收缩功能受损的心力衰竭,发生在妊娠末期和产后早期,大多为产后确诊,超声心动图为首选检查方法,可见 LVEF<30%、左心室显著扩张(左心室舒张末期内径≥6cm),此类患者预后较差,文献报道孕产妇病死率为 2%~24%。扩张型心肌病主要为遗传相关性心肌病,大部分患者在妊娠前已确诊。妊娠合并肥厚型心肌病发病率<1:1 000,此类患者通常可以很好地耐受妊娠,当出现流出道梗阻或心律失常时,应考虑使用 β 受体阻滞药,当存在持续性心房颤动时,应考虑进行心脏复律。妊娠前已有心力衰竭症状的患者妊娠风险明显高于无症状患者,主要包括舒张功能障碍、严重的左心室流出道梗阻。已经开始口服 β 受体阻滞药的患者妊娠期可以继续服用该药物。建议所有的围生期心肌病和扩张型心肌病患者就再次妊娠时疾病的复发风险进行孕前咨询,LVEF 恢复参考范围以前应避免妊娠。围生期心肌病和严重心力衰竭患者应停止母乳喂养,溴隐亭可考虑用于回奶治疗和促进围生期心肌病患者左心功能恢复。

(六) 妊娠与心律失常

妊娠期较为多见的快室率心律失常是心房颤动和阵发性室上性心动过速(PSVT),而显著心动过缓、高度传导障碍和危及生命的室性心动过速、心室颤动则罕见。对于急性发作的心律失常,PSVT 发作时通常良性,可首选采用刺激迷走神经反射的方法转复,如果失败,建议使用腺苷或选择性 β₁ 受体阻滞药,整体药物治疗效果较好。对于血流动力学不稳定的心动过速和预激合并心房颤动,需立即进行直流电复律。对持续性室性心动过速(SVT),无论血流动力学是否稳定,均需立即进行电复律。对于持续的、血流动力学稳定的、单型 SVT(如特发性 SVT)的急性转复,应考虑 β 受体阻滞药、索他洛尔、氟卡尼、普鲁卡因胺或超速心室起搏。

在心律失常的长期治疗方面,非预激 SVT 发作时推荐应用选择性 β₁ 受体阻滞药或维拉帕米。对预激合并 SVT 的患者,推荐应用氟卡尼或普罗帕酮。心房颤动或房性心动过速的心率控制,推荐应用选择性 β₁ 受体阻滞药。如果房室结阻滞药无效,应考虑氟卡尼、普罗帕酮或索他洛尔预防 SVT、房性心动过速和心房颤动。如果 β 受体阻滞药无效,应考虑地高辛和维拉帕米控制房性心动过速或心房颤动节律。在有经验的中心,对于药物治疗无效或是难以耐受的 SVT,应考虑经导管消融治疗。对于临床有植入型除颤仪(ICD)适应证的患者,建议在妊娠前植入 ICD(单腔更好),如果妊娠期间需要植入,建议使用超声心动图引导或标测,特别是在胎儿超过 8 周妊娠时。长 QT 综合征或儿茶酚胺多形性室性心动过速患者妊娠期及产后,均需应用 β 受体阻滞药。

(七) 妊娠与高血压

妊娠高血压是产妇、胎儿、新生儿发病率和死亡率增高的主要原因,发生率为 5%~15%。妊娠高血压的妇女易发生胎盘早剥、脑血管事件、器官衰竭和弥散性血管内凝血,同时也增加胎儿宫内发育迟缓、早产或宫内死亡的风险。

妊娠高血压定义为诊室（或院内）收缩压 ≥ 140mmHg 和 / 或舒张压 ≥ 90mmHg，其中血压为 140~159/90~109mmHg 者为轻度，≥ 160/110mmHg 者为重度。妊娠高血压包括以下情况：①妊娠前已患高血压，定义为妊娠前或妊娠 20 周前血压 ≥ 140/90mmHg。高血压通常持续至产后 42d 以上，可能与蛋白尿相关。②妊娠高血压，定义为妊娠 20 周后发生的高血压，合并或不合并蛋白尿，妊娠高血压多见于妊娠 20 周以后，多数于产后 42d 内缓解。③子痫前期，定义为妊娠高血压伴有显著蛋白尿（ > 0.3g/24h 或尿白蛋白 / 肌酐酐 ≥ 30mg/mmol）。常见于初次妊娠，多胎妊娠，葡萄胎，抗磷脂综合征，妊娠前已患高血压、肾病和糖尿病患者。通常和胎盘功能不全所致胎儿生长受限相关，也是早产的常见原因，唯一解决方法为分娩。④妊娠前已患高血压合并妊娠高血压并伴有蛋白尿。⑤未分类的妊娠高血压，该术语使用于妊娠高血压 20 周后首次记录血压且诊断为高血压，需在产后 42d 内再次评估。

妊娠高血压的治疗取决于血压水平、孕龄以及相关的母婴危险因素：子痫前期高危或中危患者，孕 12 周至孕 36~37 周，推荐应用低剂量阿司匹林（100~150mg，每日 1 次）。对妊娠高血压、慢性高血压合并妊娠高血压或高血压伴亚临床器官损伤症状的患者，血压 > 140/90mmHg 即需要开始药物治疗；若非这些情况，血压 > 150/100mmHg 即开始药物治疗。血压 ≥ 170/110mmHg 的孕妇需立即住院治疗。甲基多巴、拉贝洛尔和钙通道阻滞药可作为妊娠期控制血压的选择药物。妊娠高血压或轻度子痫前期的妇女建议在 37 周分娩。出现子痫前期且合并视觉障碍、血流动力学紊乱等伴随症状时，应进行催产。对严重高血压患者，推荐静脉应用拉贝洛尔，口服甲基多巴或硝苯地平。切勿使用血管紧张素转换酶抑制药、血管紧张素 II 受体拮抗药和直接肾素阻滞药。

（八）妊娠与静脉血栓栓塞

由于妊娠期 D- 二聚体会出现生理性增加，因此对于妊娠期静脉血栓栓塞性疾病，D- 二聚体的阳性结果并不可靠，需要结合进一步的影像学检查，包括下肢压力超声、磁共振静脉造影，必要时使用 CT 肺血管造影或呼吸灌注扫描。

静脉血栓栓塞（VTE）包括肺栓塞（PE）和深静脉 / 静脉血栓形成（DVT），是妊娠相关发病率和死亡率的重要原因。妊娠期和产褥期会增加 VTE 发生率 0.05%~0.20%，增加 PE 发生率约 0.03%。在抗凝血药的选择上，LMWH 应作为预防和治疗妊娠期 VTE 的首选药物。LMWH 不仅给药方便、抗凝效果变异小，而且比 UFH 引起的骨质丢失少，骨质疏松性骨折率低（发生率为 0.04%）。LMWH 用于血栓预防的初始剂量应根据预定体重确定，体重以与妇科医师第一次产前预约时的体重为准，例如妊娠 8~10 周的体重。高危 VTE 患者应接受预防性依诺肝素治疗（0.5U/kg，每日 1 次）；也可以根据当地的实践经验，每天予以等效剂量。患有病态肥胖的女性，为达到足够的抗 Xa 浓度，以体重为基础给药比固定给药更合适。妊娠期间不建议直接口服抗凝血药。建议所有妊娠患者使用 LMWH 预防和治疗 VTE（I，B）。

对于妊娠合并心血管疾病的管理，需要依据个体情况进行个体化、动态化的风险评估。在整个围生期，需要联合心血管专科、妇产科以及其他相关科室医师共同参与，密切合作，联合管理，才能做出正确的决策，保护孕产妇和胎儿的健康。

（金重赢　傅国胜）

参考文献

［1］中华医学会妇产科学分会产科学组. 妊娠合并心脏病的诊治专家共识 (2016)[J]. 中华妇产科杂志, 2016, 51 (6): 401-409.

［2］REGITZ-ZAGROSEK V, ROOS-HESSELINK J W, BAUERSACHS J, et al. 2018 ESC Guidelines for the management of cardiovascular diseases during pregnancy [J]. Eur Heart J, 2018, 39 (34): 3165-3241.

课 后 习 题

填空题

1. 评估以下合并心血管疾病的妇女的妊娠风险分级

(1) 有房间隔缺损病史,妊娠前已手术修补,目前心脏超声检查心脏结构无异常,该妇女的妊娠风险分级是_____。

(2) 原发性肺动脉高压患者,目前心脏超声检测提示肺动脉压力 45mmHg,日常轻中度体力活动可耐受,该妇女的妊娠风险分级是_____。

(3) 室间隔缺损患者,心脏超声提示左向右分流,左右心室大小正常,该妇女的妊娠风险分级是_____。

(4) 心功能不全患者,心脏超声提示射血分数(EF)为 45%,该妇女的妊娠风险分级是_____。

(5) 风湿性心瓣膜病,二尖瓣重度狭窄合并中度关闭不全,该妇女的妊娠风险分级是_____。

单项选择题

2. 女性患者,妊娠 27 周,反复阵发心悸 3 年,发作频繁 1 个月,发作时心电图提示室上性心动过速,心率 180 次 /min,血压 100/64mmHg。

(1) 首选的治疗方式是(   )。

(2) 患者接受该治疗方法,心动过速并未停止,且血压下降至 84/52mmHg,此时应选择的治疗手段是(   )。

(3) 该患者近期发作频繁,几乎每 2~3 天发作一次,应建议患者选择的治疗方式是(   )。

    A. 刺激迷走神经法

    B. 静脉使用腺苷或选择性 β_1 受体阻滞药

    C. 直流电复律

    D. 经导管射频消融

    E. 长期口服 β_1 受体阻滞药

    F. 使用胺碘酮静脉注射

    G. 使用胺碘酮口服

3. 女性患者,既往体检血压正常,妊娠 24 周孕检发现血压升高,血药 150/95mmHg,尿蛋白(–),需建议患者(   )。

    A. 低盐饮食,运动锻炼

    B. 密切观察血压,随访

    C. 立即启动药物治疗,首选拉贝洛尔

    D. 以上均正确

答案:

1. (1) mWHO Ⅰ级,(2) mWHO Ⅳ级,(3) mWHO Ⅱ级,(4) mWHO Ⅲ级,(5) mWHO Ⅳ级;2. (1) A,(2) C,(3) D;3. C。

第十四章
心脏康复

第一节　心脏康复概述

学习目标

1. 了解心脏康复的发展概况。
2. 掌握心脏康复核心内容。

随着科技的发展及心血管疾病诊疗技术的进步，尤其是近些年国家推广的"胸痛中心""房颤中心""心衰中心"等专病中心的建立，心血管疾病患者的预后得到了明显改善。但调查数据显示，心血管疾病的发病率和病死率仍呈不断上升趋势。发病率的不断攀升与心血管危险因素的盛行密不可分，而病死率居高不下，则与心血管疾病的长期综合管理不足有关。因此，寻找一种合适的既可以控制发病率，又可以降低死亡率的举措，是利国利民，造福千秋万代之伟业，也是我国心血管医师责无旁贷的使命。

心脏康复理念的提出至今已有 200 余年，1771 年英国医师 William Herberden 在工作中发现"心绞痛患者每天锯木材半小时，心绞痛症状几乎治愈"，但这一发现并没有得到当时医师的普遍认同，主流观念仍认为心肌梗死患者需要绝对卧床休息 2 个月，而对于心力衰竭患者来说，运动更是禁忌。直到 20 世纪 40 年代初，有医师（Levine 和 Lown）对急性心肌梗死患者严格卧床提出了质疑，并提倡早期活动如"椅子疗法""步行方案""分级运动方案"等。到 20 世纪 70 年代，心脏病学家 Wenger 制订了"急性心肌梗死住院期心脏康复方案"，推广并应用于临床。从此迎来了心脏康复的春天，所以对于心血管疾病患者该不该运动或者如何运动一直在争议中前行，走过了初步认知、怀疑、否定到全面接受的 200 多年历程。

越来越多的循证医学证据支持心血管疾病患者可以从心脏康复治疗中获益。美国心血管和肺康复协会在 1985 年便已成立，从 1991 年第一版《心血管疾病康复指南》的发布，到 2013 年已更新至第 5 版。我国心脏康复起步于 20 世纪 80 年代，1981 年吴英恺在《中华心血管病杂志》撰文，强调要重视心血管疾病的康复治疗研究工作。同期，北京大学第三医院以运动医学为主导的心脏康复团队开始进行冠心病的心脏康复。另外，以河北省人民医院曲镭为代表的一批专家，也开始了心脏康复的宣传与实践。其后一些心血管疾病康复的先驱和创业者陆续开展心脏康复相关工作，翻译出版了一些欧美国家心脏康复的经典教材，但基于对运动诱发心血管疾病患者心脏事件的恐惧和疑虑，一些专家仍然质疑心脏康复的安全性，在很长一段时间内心脏康复并未得到国内心血管学术界的重视，大多数医院陆续开展的心脏康复由于各种原因逐步消失，仅存为数不多的几家医院保留了心脏康复的技术力量，也大多属于科研层面。但仍有一批康复医学和心血管科医师一直积极推动中国心脏康复事业的发展，并通过举办论坛和培训班的模式宣传和普及心脏康复理念。2013年,胡大一教授牵头带领国内专家制定了《冠心病康复与二级预防中国专家共识》,倡导心脏康复"五大处方"概念,包括运动处方、营养处方、心理处方、戒烟处方和药物处方。2014年又发布了《慢性稳定性心力衰竭运动康复专家共识》。此后多个心脏康复专家共识相继发表,极大地推动了心脏康复在我国的发展。心脏康复中心如雨后春笋般在中国大地建立和发展,截至2018年全国各地各种规模和形式的心脏康复中心已达500余家,心脏康复临床研究也日渐增多。

一、心脏康复的定义

1964年,世界卫生组织(WHO)成立的心血管康复委员会提出,其定义为"心脏康复是使心血管疾病患者获得最佳的体力、精神及社会状况的活动总和,从而使患者通过自己的努力在社会上重新恢复尽可能正常的位置和自主生活。"这一定义明确了通过控制危险因素延缓疾病进展和降低心血管事件发生率的同时,强调恢复体力以外的精神和社会活动能力。

经过数十年发展,2007年美国心肺康复协会/美国心脏协会(AACVPR/AHA)将心脏康复定义为"综合的长期计划,其内容包括医疗评价、运动处方、纠正心血管疾病危险因素、教育、咨询及行为干预等"。

现代心脏康复定义为"应用多种协同的、有目的的干预措施,包括康复评估、运动训练、指导饮食、指导生活习惯、规律服药、定期监测各项指标和接受健康教育等,使患者改善生活质量,回归正常社会生活,并预防心血管事件的发生"。

中国康复医学会心血管疾病预防与康复专业委员会发布的《中国心血管疾病康复/二级预防指南》提出"心脏康复是指以医学整体评估为基础,通过五大核心处方(药物处方、运动处方、营养处方、心理处方、戒烟处方)的联合干预,为心脏病患者在急性期、恢复期、维持期以及整个生命过程中提供的生理、心理和社会的全面及全程管理服务和关爱"。

心脏康复是一门多学科、多门类、多形式的学科,有心血管内科、外科、康复科、药剂科等参与;囊括营养医学、运动医学、药物学、心理学及伦理学相关知识;涉及医院、社区、家庭等形式的康复。

完整的心脏康复包括了体能康复、心理康复、职业康复、适应社会及二级预防等。其核心是教育、运动、转变有害的生活方式。

二、心脏康复的目的

1993年WHO将心脏康复的目标简化为"帮助患者在其身体条件许可的情况内,最大限度地恢复生活能力和劳动能力"。

具体的心脏康复的目的

1. 使患者恢复到最佳生理、心理和职业状态,提高患者的身体机能及社会参与能力。

2. 防止冠心病或有高度易患因素的患者动脉粥样硬化的进展。

3. 减少冠心病猝死或再梗死的危险性,并缓解控制心绞痛症状。

最终目的在于限制心血管疾病对患者的心理生理影响,控制心血管疾病的症状,稳定并逆转疾病的进程,提高患者的生活质量,促使其重返社会,减少猝死及再发急性心血管事件的风险。

所以,心脏康复对于患者而言,改善了生活质量,延长了寿命;对于医院而言,控制了不合理的医疗成本增长,提高了医疗质量及社会满意度;对于国家和社会医保而言,可合理使用和节约医疗资源。因此,心脏康复是多方面受益的治疗手段。

三、心脏康复的必要性

心血管疾病长期限制活动的主要弊病:安静卧床休息,基础代谢降低,有利于疾病的恢复,这是疾病急性期处理的原则。但长期限制活动,却会给机体带来不利影响:①导致骨骼肌纤维变细和氧化酶含量减少,骨骼肌失用性萎缩,肌力减退,甚至骨质疏松和关节挛缩,有研究发现卧床3周后体力活动减少20%~25%;②肺通气功能减低,易发生肺不张和坠积性肺炎;③交感神经活性增强和副交感神经张力减退,易发生直立性低血压和活动后心动过速;④血液黏度的增加,有发生深静脉血栓形成、肺栓塞倾向;⑤食欲减退,食量减少和肠蠕动减弱,可引起排便困难和长期便秘,而老年患者括约肌松弛,可以导致大便失禁;⑥老年患者易发生褥疮;⑦影响患者的自信心,增加心理压力,甚至精神抑郁,以致发生性格改变或痴呆等精神变化。以上的不良后果又被称为运动不足病或废用综合征。

运动康复的主要益处:①提高肌肉组织中线粒体的功能,使能量生成增加,运动耐受能力增加;②提高肌肉内肌红蛋白的含量,增加氧的利用能力和机体组织的最大摄氧能力;③促进冠状动脉侧支形成和冠状动脉舒缩,增加心输出量和冠脉血流量,增加心脏射血分数,增加电稳定性;④增加血液中高密度脂蛋白,降低低密度脂蛋白,达到缺血性心脏病的二级预防效果,获益与服用阿司匹林、他汀类相似;⑤减少病后心理及精神上的抑郁症;⑥降低危险因素,改善脂、糖代谢,降低血压和血小板聚集。全球急性冠状动脉事件注册研究的中国数据显示,心肌梗死和心绞痛患者即使经过几乎与国外同质化的手术和药物治疗,4年的累积死亡率仍高达22.6%,其中50%死于再发心肌梗死,反复住院和再次血运重建率达25%。美国临床研究表明:心脏康复60个月总死亡率由24.6%下降至16.3%。最近发表的两篇荟萃分析,总结了心脏康复给冠心病患者带来的益处。第一篇对63项随机试验进行分析,对21 295例患者的复发率进行了统计。结果显示心肌梗死患者在12个月的再发率降低了17%,2年的死亡率降低了47%。第二篇荟萃分析包含了48项随机试验,一共有8 940例冠心病患者。研究显示,心脏康复可以大大降低全因死亡率($OR=0.80$,95% CI 0.68~0.93)和心血管死亡率($OR=0.74$,95% CI 0.61~0.96)。

四、心脏康复的对象

虽然早期心脏康复是从急性心肌梗死患者的康复开始实施的,但随着科技及医疗技术的进步,急性心肌梗死患者的存活率明显增加,但带病生存人数增多,许多患者最终加入心力衰竭患者的行列;近年来,心脏介入手术进展较多,新的术式层出不穷,术后患者生活质量下降及躯体功能下降问题普遍存在。因此,心脏康复的适应人群不断扩大,几乎包含心脏疾病预防和前期功能锻炼及心脏病后期功能恢复,贯穿心脏病的全程。

心脏康复的对象:

1. 稳定型心绞痛。
2. 无症状性心肌缺血。
3. 急性心肌梗死后无严重合并症。
4. 陈旧性心肌梗死。
5. PCI术后。
6. 冠脉旁路移植术后。
7. 心脏瓣膜置换术后、TAVI术后。
8. 心脏起搏器植入术后。
9. 心脏移植术后。
10. 慢性稳定性心力衰竭。
11. 外周血管病出现间歇性跛行。
12. 有冠心病危险因素(血脂异常、高血压、糖尿病、肥胖、吸烟等)。

五、心脏康复基本内容

心脏康复基本内容在各国指南中有些差异,但核心内容均包括以下方面(图14-1-1)。

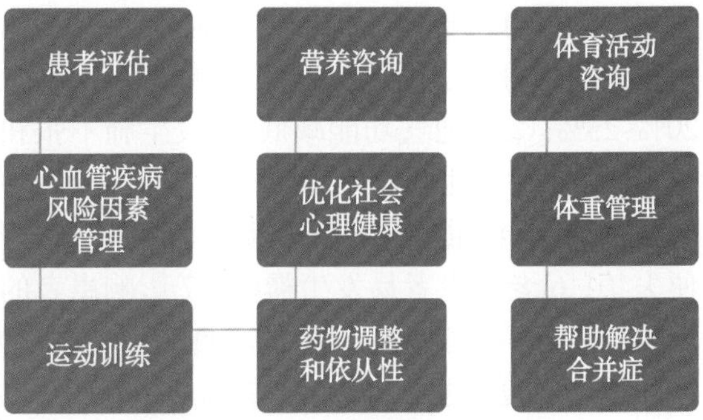

（一）心脏康复主要包括

1. 评估体系（危险分层、体适能及心肺运动评估等）。

2. 心脏康复处方（五大处方）制订。

3. 危险因素的纠正（高血压、糖尿病、高脂血症等控制）。

4. 医学咨询及健康教育（心血管疾病知识、营养咨询、合理用药等）。

5. 行为干预（戒烟、心理辅导）。

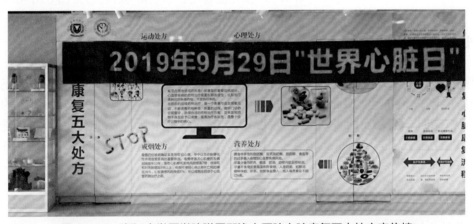

图 14-1-1　心脏康复主要内容

（二）心脏康复的评估体系

1. 一般医学评估（病史、查体、实验室检查及各种辅助检查），对患者进行危险分层。

2. 体适能评估（体重、BMI、颈围、腰围、臀围、肌力、肌耐力、柔韧性、平衡能力等）。

3. 日常生活活动（ADL）评估（各种标准化评定量表和问卷）。

4. 心肺运动风险评估（心肺运动试验、6min 步行试验），测定患者运动耐量、心脏和呼吸功能。

5. 精神 / 心理评估（精神状态量表、生活质量量表等）。

根据系统评估，将心脏病患者分为低、中及高危。只有对患者进行充分的危险评分，才能保证患者心脏康复的安全。

（三）心脏康复的五大处方（图 14-1-2）

图 14-1-2　浙江大学医学院附属邵逸夫医院心脏康复五大处方宣传墙

1. 药物处方　国内外指南一致强调，改善冠心病、心力衰竭等心血管疾病患者预后的重要措施是充分使用有循证医学证据的二级预防药物，如抗血小板药、β 受体阻滞药、ACEI/ARB、他汀类药物等。个体化调整药物剂量，教育、监督、鼓励患者坚持用药，监测不良反应，提高用药依从性。

2. 营养处方　膳食营养是影响心血管疾病的主要环境因素之一。评估患者的饮食习惯和营养结构，结合患者的血糖、血压、运动习惯等，制订个体化的营养处方，指导患者及家属养成健康饮食习惯；通过医学营养治疗可减少低密度脂蛋白胆固醇和其他心血管疾病危险因素。

3. 心理处方　心血管疾病患者病后存在不同程度的心理疾病，常见易合并抑郁、焦虑等心理问题，而长期精神压力大、情绪紧张是心血管疾病的重要危险因素，因此，需要进行必要、恰当的识别和干预；详细询问病史，进行躯体化自评量表、PHQ9/GAD7/HAD 量表评估，识别患者的精神心理问题并给予心理疏导、药物治疗，严重者精神专科治疗。

4. 戒烟处方　戒烟是治疗心血管疾病的必要条件；戒烟后可以有效减低缺血性心脏病的危险程度；通过量表评估了解尼古丁依赖程度，根据患者戒烟的意愿，与患者共同拟定戒烟计划，给予戒烟方法指导，心理支持和戒烟药物治疗，鼓励家属积极参与患者戒烟过程，定期随访，如戒烟困难，可求助专业戒烟门诊。

5. 运动处方　尽管大多数人都了解适当的运动有益于健康,但对于心血管疾病患者来说,应如何把握"适当",则是至关重要的。不恰当的运动会导致身体负担加重,严重可诱发心血管恶性事件;而运动不足又起不到心脏康复的作用。因此,对于运动处方的制定,需要通过科学评估后制订。

运动处方遵循 FITT 原则:

(1)运动频率(frequency):合理的运动频率是每周 3~4 次,最好 5d 以上。

(2)运动强度(intensity):对运动强度的评估常用 3 种方法,即最大耗氧量、最大心率和症状分级法。建议患者 50%~80% 最大耗氧量或最大心率的运动强度。Borg 主观劳累程度分级法应达到 10~14 级,每 3~6 个月评价 1 次患者的运动强度是否需要调整。

(3)运动类型(type):主要包括有氧运动和无氧运动,有氧运动包括走路、慢跑、快跑自行车、游泳、跳绳、划船和爬楼梯以及八段锦、太极拳等;无氧运动包括静立训练、负重等运动,其中以有氧运动为主,无氧运动作为补充。建议选择患者耐受及喜欢的运动类型。

(4)运动持续的时间(time):心脏病患者的运动时间通常推荐 10~60min 的有氧运动,最佳运动时间为 30~60min,包括热身 - 有氧运动 - 整理,有效运动时间 10~20min。

六、心脏康复的分期及安全

传统的心脏康复程序按心脏事件的时间提供规定的活动。

住院期(Ⅰ期):院内康复期,指住院期间的康复活动。

中间期(Ⅱ期):院外早期或门诊康复期,指出院后早期 3 个月之内。

维持期(Ⅲ期):院外长期的社区 / 居家康复,指Ⅱ期后直至终生。

七、心脏康复分期治疗

(一) Ⅰ期(phase 1)

Ⅰ期为住院期 5~7d。

1. 早期活动　住院后 24~48h 可以由别人帮助进行呼吸训练、上下肢关节主被动活动,随后 2~3d 病情稳定者床上坐起,床边坐椅、短时步行,逐渐增加自理能力(沐浴、穿衣、吃饭等)。

2. 逐步恢复体力活动　进入普通病房后,鼓励患者长时间处于坐位或立位,在别人帮助下步行、上下楼梯二层或固定踏车训练。运动频率:1~2 次 /d。运动强度:静息心率 +20,RPE 10~12(Borg scale)。运动时间:5~20min/ 次。运动类型:坐、站、关节活动、步行,第 7 天出院前阶段结束时进行症状限制性运动试验或 6min 步行试验,预测最大心率和最大耗氧量(VO$_2$max),为阶段Ⅱ做准备。

(二) Ⅱ期(phase 2)

Ⅱ期监护下出院患者运动计划(门诊康复)。Ⅱ期康复(出院早期)是Ⅰ期的延伸,一般在患者出院后 1~6 个月,CABG 和 PCI 术后常规 2~5 周进行,在继续Ⅰ期心脏康复的基础上,对患者进行危险评估和常规运动康复程序、控制危险因素、日常生活指导及工作指导,心理社会支持 - 压力调节与咨询。运动频率:3~5 次 / 周。运动强度:60%~70%MHR(max heart rate,最大心率),40%~60%VO$_2$max(最大摄氧量),RPE(rating of perceived exertion,自感用力强度)11~13。时间:15~20min 热身;20~30min 运动;10min 放松。运动类型:有氧 / 耐力(以大肌群活动为主)。

(三) Ⅲ期(phase 3)

Ⅲ期为社区 / 家庭长期维持期,为Ⅱ期的延续,为发生主要心血管事件 1 年后的院外患者提供预防和康复服务。此期患者体能明显改善,运动能力可达 5METs,对慢性病有心理适应能力,制订长期管理计划:①监测危险因素;②定期随访;③坚持继续锻炼;④参加"冠心病俱乐部""房颤俱乐部"等互助组织。

关于运动康复安全性,取决于运动处方是否合适,这只有通过实践后才能知道。运动中的血压、心肌缺血、心律失常等的变化,只有在严密监护下才能发现,而医务人员也会根据这些情况及时调整运动量,以确保运动的安全性和有效性。所以心脏康复运动治疗与自我运动锻炼是有显著区别的,研究显示在医师指导和医学监护下,心脏康复运动锻炼是相对安全的。在 2003 年的一项研究中,来自 65 个心脏康复中心的 25 000 例患者参与。研究表明,每进行 8 484 项运动测试中,仅有 1 次心血管不良事件发生。每 50 000h 运动训练才会发生 1 例心血管不良事件。每百万小时运动训练仅有 1.3 例心搏骤停事件发生;2007 年 AHA 发布,进行 60 000~80 000h 的运动训练,发生运动康复严重不良事件(急性心肌梗死、心搏骤停、猝死)者仅 1 例。因此,严格掌握运动适应证并根据危险分级制定运动处方,可避免运动相关不良事件的发生。

八、心脏康复中心建设

心脏康复正逐步得到我国广大临床医师的认可。近 5 年来,据初步估计,全国各地开展心脏康复的医疗单位已达 800 余家。心脏康复中心建设一般包括以下几方面。

1. 心脏康复团队 其核心组成包括心脏康复医师、护士、心脏康复理疗师 / 运动治疗师、营养师、心理治疗师、药剂师。心脏康复医师的准入标准为具有我国医师执业资格证书以及中级以上职称;有心血管疾病专业工作经验至少 1 年;在中国康复医学会心脏介入治疗与康复委员会认证的心脏康复培训单位接受培训并通过考试;具有一定的组织协调能力和科研能力。后三者可兼职,并定期参与患者教育。

2. 科室设置 康复门诊,康复病房,心脏康复训练场地面积不小于 20m^2。

3. 康复设备配置 健康教育相关、功能测评工具、心脏康复区急救设备、运动疗法常用设备。

4. 安全和质量控制 如心脏急救应急预案、制订个体化心脏康复治疗方案、心脏康复数据库管理及随访、制订人员岗位职责等。

心脏康复医学起源于西方国家,发展历史已有百年余,历经否定、质疑到普遍接受并大力推广。现代心脏康复走过 50 多年的历史,临床价值在国际上得到充分的肯定,发展心脏康复是必然趋势。我国心脏康复开展得比较晚,只有 30 余年,目前处于上升发展阶段,还有许多需要完善的地方,而这些又与社会需求、传统观念和医疗保险制度息息相关;因此,如何探索出一条具有中国特色的、由医院和基层医疗机构共同参与的心脏康复之路,是今后医师需要思考和解决的问题。

(姜冬梅)

参考文献

［1］KHAN I A, MEHTA N J. Initial historical descriptions of the angina pectoris [J]. J Emerg Med, 2002, 22 (3): 295-298.

［2］LEVINE S A, LOWN B. "Armchair" treatment of acute coronary thrombosis [J]. J Am Med Assoc, 1952, 148 (16): 1365-1369.

［3］WENGER N K. Cardiac rehabilitation: the United Kingdom and the United States [J]. Ann Intern Med, 1976, 84 (2): 214-216.

［4］中国康复医学会心血管病专业委员会, 中国老年学学会心脑血管病专业委员会. 慢性稳定性心力衰竭运动康复中国专家共识 [J]. 中华心血管病杂志, 2014, 42 (9): 714-720.

［5］THOMAS R J, KING M, LUI K, et al. AACVPR/ACC/AHA 2007 performance measures on cardiac rehabilitation for referral to and delivery of cardiac rehabilitation/secondary prevention services [J]. J Cardiopulm Rehabil Prev, 2007, 27 (5): 260-290.

［6］ZWISLER A D, SOJA A M, RASMUSSEN S, et al. Hospital-based comprehensive cardiac rehabilitation versus usual care among patients with congestive heart failure, ischemic heart disease, or high risk of ischemic heart disease: 12-month results of a randomized clinical trial [J]. Am Heart J, 2008, 155 (6): 1106-1113.

［7］MAINES T Y, LAVIE C J, MILANI R V, et al. Effects of cardiac rehabilitation and exercise programs on exercise capacity, coronary risk factors, behavior, and quality of life in patients with coronary artery disease [J]. South Med J, 1997, 90 (1): 43-49.

[8] CLARK A M, HARTLING L, VANDERMEER B, et al. Meta-analysis: secondary prevention programs for patients with coronary artery disease [J]. Ann Intern Med, 2005, 143 (9): 659-672.

[9] TAYLOR R S, BROWN A, EBRAHIM S, et al. Exercise-based rehabilitation for patients with coronary heart disease: systematic review and meta-analysis of randomized controlled trials [J]. Am J Med, 2004, 116 (10): 682-692.

[10] SQUIRES R W, GAU G T, MILLER T D, et al. Cardiovascular rehabilitation: status, 1990 [J]. Mayo Clin Proc, 1990, 65 (5): 731-755.

[11] PAVY B, ILIOU M C, MEURIN P, et al. Safety of exercise training for cardiac patients: results of the French registry of complications during cardiac rehabilitation [J]. Arch Intern Med, 2006, 166 (21): 2329-2334.

课 后 习 题

多项选择题

1. 心脏康复主要包括下列哪些处方？（　　　　　）
   - A. 药物处方
   - B. 戒烟处方
   - C. 运动处方
   - D. 心理处方
   - E. 营养处方

2. 一份完整运动处方需包括（　　　　　）。
   - A. 运动频率
   - B. 运动强度
   - C. 运动类型
   - D. 运动时间
   - E. 运动效率

答案：

1. ABCDE；2. ABCD。

第二节　Ⅰ期心脏康复

学 习 目 标

1. 掌握Ⅰ期心脏康复的概念和内容。
2. 了解Ⅰ期心脏康复的运用。

一、Ⅰ期心脏康复的定义和内容

Ⅰ期心脏康复是指住院治疗期间进行的心脏康复，所以也称院内康复期。这是心脏功能恢复、建立康复意识、进行康复宣教等的关键时期，也是目前急需标准化、规范化的关键领域之一。结合我国目前医学事业发展的现状，Ⅰ期心脏康复是现阶段发展心脏康复切实可行的切入点。标准化、规范化院内康复，有助于缩短住院时间，促进患者日常生活及运动能力的恢复，增加患者自信心，减少心理痛苦，减少并发症，减少再住院，同时为之后的院外康复提供全面完整的病情信息和准备。

Ⅰ期心脏康复多在急性心脏事件发生后（如急性冠脉综合征、急性心力衰竭的急性期治疗后）以及接受介入或手术治疗（经皮冠状动脉介入治疗、冠状动脉旁路移植术、心脏瓣膜置换术、心脏移植术等）

的患者中开展,通常包括个体评估、运动康复指导、患者教育。

患者在入院或术前需接受全面的综合评估,包含以下内容。①标准病史的评估:病史一般资料采集登记表;②运动能力的评估:身体活动能力评估包括肌力评估、国际体力活动量表(international physical activity questionnaire,IPAQ)评估、身体平衡能力评估、步行速度、柔韧性测定、日常生活能力评估;③营养、睡眠、心理、戒烟的评估:建议应用营养及日常活动评估表、匹兹堡睡眠质量指数(Pittsburgh sleep quality index,PSQI)、心理精神状态评估表、尼古丁依赖量表,PSQI评分>7分时应用睡眠脑电图监测再次评估;④呼吸功能、心功能评估:心肺运动试验、肺功能测定、6min步行距离试验、呼吸肌力量评估、代谢当量与活动能力对照表、超声心动图、静息心电图、动态心电图、动态心输出量评估。

准确来说,心脏康复开始的时机往往指运动康复开始的时机。一般来说,患者一旦脱离急性危险期,病情处于稳定状态,运动康复即可开始。尽可能越早开始运动康复,对患者的预后改善越大。但这个时期患者运动康复和恢复日常活动的指导必须在心电和血压监护下进行(推荐使用遥测运动心电监护系统,每个分机的显示屏具备独立的心率、心律及心电图显示,方便患者活动及医护人员监护),运动量宜控制在较静息心率增加20次/min左右,同时患者感觉不大费力(Borg评分<12,Borg评分详见表14-2-1)。如果运动或日常活动后心率增加>20次/min,患者感觉费力,宜减少运动量或日常活动。

表 14-2-1　Borg 评分自感劳累分级表

Borg 评分	自我理解的用力程度
6~8	非常非常轻
9~10	很轻
11~12	轻
13~14	稍用力
15~16	用力
17~18	很用力
19~20	非常非常用力

心脏运动康复的相对禁忌证:①安静时心率>120次/min;②安静时呼吸频率>30次/min;③血氧饱和度≤90%;④运动前评估收缩压>180mmHg或舒张压>110mmHg;⑤3d内体质量变化±1.8kg以上;⑥随机血糖>18mmol/L;⑦安静时心电图上可以明确观察到有新的缺血证据;⑧不稳定型心绞痛发作时;⑨导致血流动力学不稳定的恶性心律失常;⑩确诊或疑似的假性动脉瘤、动脉夹层术前;⑪感染性休克及脓毒血症;⑫重度瓣膜病变手术前或心肌性心脏病心力衰竭急性期;⑬临床医师认为运动可导致恶化的神经系统、运动系统疾病或风湿性疾病;⑭患者不愿配合。

运动康复处方制订前需根据全面的综合评估(包括运动耐量和患者健康状况)做出运动风险评估和危险分层。运动耐量是指身体所能达到或承受的最大运动,最大运动一般指有氧运动心肺试验,是测定运动耐量的金标准,多采用运动负荷试验。但高危患者可通过运动状况间接评估运动耐量。在高危患者中,运动康复应循序渐进,从被动运动开始,逐步过渡到主动运动见图14-2-1(表14-2-2)。被动运动是在患者因危险分层较高、极高龄(80岁以上)、基础病、长期卧床、失能、虚弱、无主观运动意愿等各种因素,主动康复运动受限时接受的康复运动。

主动运动形式包括有氧训练和抗阻训练。有氧运动训练是主动康复的核心内容,可以有效地提高患者的心肺功能和生活质量。有荟萃研究比较了高强度间歇训练

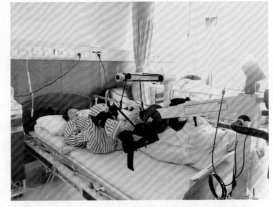

图 14-2-1　心力衰竭患者床边被动心脏康复

（high-intensity interval training，HIT）和中等强度持续训练（moderate-intensity continuous training，MCT）的效果，发现和 MCT 相比，HIT 能较好地改善峰值摄氧量（peak VO_2）和 6min 步行距离。MCT 在减慢静息时心率及减轻体重上效果更好。而在改善血糖、血脂上两组无显著性差异。抗阻运动训练是肌肉在对抗外力的情形下做动态或静态收缩的主动运动。2017 年苏格兰校际指南网络发布的心脏康复指南认为，抗阻运动和有氧运动一样，也是心脏病康复运动方案中必不可缺的组成部分。抗阻运动不仅有利于延缓患者肌肉量降低，提高肌肉做功与代谢能力，也有利于提高胰岛素敏感性、降低心肺负担，保持平衡功能、延缓骨质疏松等。训练时以大肌群循环抗阻训练为主，除了采用弹力带训练，也可适当选择器械练习，但应避免屏气、瓦尔萨尔瓦（Valsalva）动作等。抗阻运动的时期选择多在 II 期心脏康复。

表 14-2-2　早期运动康复七步法

步骤	练习	病房活动
1	呼吸 卧床做主动及被动四肢运动	自己进餐、自行在床上摸脸、洗手及用便盆、升高床头坐起、可在医护人员协助下尝试做 15~30min，2~3 次 /d
2	与第一步相同但在床上坐起	在床边擦身（上身及私处）、自行梳洗（梳头剃须）、短时间阅读 <15min、坐起 15~30min，2~3 次 /d，坐式八段锦锻炼（动作幅度小）1 套 /d
3	热身运动、用缓慢步伐行走 30m、松弛运动	自行坐起，可尝试自行到洗手间（冲身除外），床旁练习太极拳基本步（可耐受独立站立患者）5~10min
4	热身运动、原地踏步运动 10~15 次、松弛运动	自行到洗手间，可尝试用温水冲身（宜先向医务人员咨询及量力而为），床旁练习太极拳基本步 5~10min，2~3 次 /d
5	2 次 /d 热身运动、步行 150m、尝试行几步楼梯、松弛运动	可自行到洗手间及进行各种清洁活动，床旁练习太极拳基本步 5~10min，2~3 次 /d，同时病房走廊练习站立式八段锦 1 套 /d
6	2 次 /d 热身运动、步行 150m、上 1 段楼梯（1/2 层）、松弛运动	继续以上活动
7	2 次 /d 热身运动、步行 150m、上 2 段楼梯（1 层）、松弛运动	继续以上活动，制订院外运动计划

院内康复期的患者最容易接受教育，因此是最佳的患者教育时期。对患者进行出院评测和康复指导能帮助患者对自身疾病有简单了解，树立全面关注的康复理念，认识到心脏康复是一种综合医疗手段，应该包括运动康复、营养支持、呼吸锻炼、心理干预、疼痛管理、睡眠管理、戒烟干预、并发症的监测与指导、常规心血管药物治疗等全方位的内容。良好的院内患者教育有助于患者危险因素、生活习惯以及药物的管理，提高患者的依从性。

二、I 期心脏康复在不同人群中的应用

（一）慢性心力衰竭的院内康复

运动康复可降低慢性心力衰竭患者的病死率、再入院率，改善患者运动耐量及生活质量。2013 年美国心脏协会（AHA）心力衰竭管理指南把运动康复列为慢性稳定性心力衰竭患者的 I A 类推荐。运动康复对于高交感活性的心力衰竭患者存在一定风险，因此必须严格把握慢性心力衰竭患者运动康复适应证与禁忌证。

首先，纽约心脏病协会（NYHA）心功能分级 I~III 级的稳定性心力衰竭患者均应考虑运动康复。其次，明确慢性心力衰竭患者运动试验与训练的禁忌证，根据《ACC/AHA 成人慢性心力衰竭诊断和治疗指南》将禁忌证按风险程度分为 A、B、C 级（表 14-2-3），被列为 B 级和 C 级的慢性稳定性心力衰竭患者仍应考虑进行运动康复。最后，对于符合运动康复标准的患者必须进行危险分层（表 14-2-4），以判断运动中是否需要心电图、血压监测及监测次数，争取最小风险最大获益。

表 14-2-3　慢性心力衰竭患者运动试验与训练的禁忌证总表

A 运动试验与训练禁忌证
①急性冠脉综合征早期（2d 内）；②致命的心律失常；③急性心力衰竭（血流动力学不稳定）；④未控制的高血压；⑤高度房室传导阻滞；⑥急性心肌炎和心包炎；⑦有症状的主动脉狭窄；⑧严重的梗阻性肥厚型心肌病；⑨急性系统性疾病；⑩心内血栓

B 运动训练禁忌证
①近 3~5d 静息状态进行性呼吸困难加重或运动耐量减退；②低功率运动负荷出现严重的心肌缺血（<2MET 或 <50W）；③未控制的糖尿病；④近期栓塞；⑤血栓性静脉炎；⑥新发心房颤动或心房扑动

C 运动训练可以增加风险
①在过去的 1~3d 内体重增加 >1.8kg；②正接受间断或持续的多巴酚丁胺治疗；③运动时收缩压降低；④ NYHA 心功能Ⅳ级；⑤休息或劳力时出现复杂的室性心律失常；⑥仰卧位时静息心率 ≥100 次 /min；⑦先前存在合并症而限制运动耐量

表 14-2-4　美国心脏协会危险分层标准及活动耐受量

危险级别	NYHA 心功能	运动能力	临床特征	监管及心电图检测
A			外表健康	无须
B	Ⅰ、Ⅱ	≤ 6MET	无充血性心力衰竭表现，静息状态无心肌缺血或心绞痛，运动试验≤6MET 时收缩压适度升高，静息或运动时出现阵发性或非阵发性心动过速，有自我调节运动能力	只需在制订的运动阶段初期进行指导，6~12 次心电图和血压监测
C	≥ Ⅲ	≤ 6MET	运动负荷 ≤6MET 时发生心绞痛或缺血性 ST 段压低，运动时收缩压低于静息收缩压，运动时非持续性室性心动过速，有心搏骤停史，有可能危及生命的医学情况	运动整个过程需要医疗监督指导和心电及血压监测，直到安全性建立
D	≥ Ⅲ	<6MET	失代偿心力衰竭，未控制的心律失常，可因运动而加剧病情	不推荐进行以增强适应为目的的活动，应重点恢复到 C 级或更高级

在对慢性心力衰竭患者实施运动康复前，应遵循 AHA 声明常规进行运动试验，以客观定量评价心脏储备功能和运动耐量，并为患者运动处方的制定提供依据。

慢性稳定性心力衰竭患者须制订个体化的运动处方。运动处方的基本要素包括运动种类、运动强度、运动时间和频率，其中运动强度是制订运动处方的重要内容，直接关系到运动的效果和安全性。

运动强度参照心率、peakVO$_2$、VO$_2$ AT、Borg 评分等制订。运动种类包括选择走路、踏车之类的有氧运动。运动时间：30~60min，包括热身运动、整理运动时间，针对体力衰弱的慢性心力衰竭患者，建议延长热身运动时间，通常为 10~15min，真正运动时间为 20~30min。运动频率：每周 3~5 次为最佳。

（二）冠状动脉粥样硬化性心脏病患者的院内康复

心脏康复中心最常见的患者就是冠状动脉粥样硬化性心脏病患者。心脏康复能够有效增加冠心病患者的运动耐量和生活质量，显著缓解心绞痛、缺血事件，降低入院率及死亡率。AHA/ACC 建议所有急性心肌梗死、血运重建后或慢性稳定型心绞痛患者接受心脏康复治疗。

1. 经皮冠状动脉介入治疗

（1）术前心脏康复：普通 PCI 患者进行全部项目的评估、宣教和预康复；急诊 PCI 患者需早期严密观察病情，并在稳定后从冠心病监护病房（cardiac care unit，CCU）开始心脏康复活动。

（2）术后病房心脏康复：急诊 PCI 患者术后可能在 CCU 内进行监护，心脏康复内容要循序渐进，与病房类似。以下为患者术后病房内的心脏康复，主要涉及评估和干预两方面。

1)肌力评估和运动康复:

肌力评估:每日进行肌力评估。

运动康复:患者一旦脱离急性危险期,病情稳定,运动康复即可开始。

参考标准:①过去8h内无新发或再发胸痛;②心肌损伤标志物(肌酸激酶同工酶和肌钙蛋白)水平没有进一步升高;③无明显心力衰竭失代偿征兆(静息时呼吸困难伴肺部湿啰音);④过去8h内无新发严重心律失常或心电图改变。

如患者病情稳定及评估合格,术后可以开始被动和/或主动肢体活动,主要活动部位为四肢+核心肌群,活动强度依据心率和/或Borg评分(12~13分为宜)。运动康复应循序渐进,从被动运动开始,逐步过渡到坐位、坐位双脚悬吊在床边、床旁站立、床旁行走、病室内步行以及上1层楼梯或固定踏车训练。

介入治疗后早期,穿刺部位局部制动或穿刺肢体制动,其他肢体进行热身活动或局部按摩,制动时间结束,局部没有出血倾向者,辅助患者坐起、独立坐起、侧坐、下地。①经历急性期的患者:病情平稳后,按照早期运动康复七步法进行活动;②未经历急性期的患者:根据患者病情,运动从运动康复七步法的第3~4步起步。

2)呼吸状态和呼吸锻炼:

呼吸状态:每日依据血气结果、胸部X线片情况、血氧饱和度及胸廓起伏、呼吸肌力量评估(使用呼吸评定器,可评估吸气时的功率/吸气肌肌力、吸气量、气流速度等)、代谢当量与活动能力对照表等评估患者呼吸功能、肺功能。

呼吸锻炼:每日的呼吸锻炼包括腹式缩唇呼吸、呼吸训练器、呼吸操。

腹式缩唇呼吸每次5~10min,2~3次/d。呼吸训练器开始时使用最大呼吸肌肌力50%的负荷,一旦患者能完成该步骤,则一次增加1/2的阻力或5cmH$_2$O,2次/d,20~30下/次。根据患者体力、伤口等情况指导患者做呼吸操1~2次/d。若患者当次训练完成后循环稳定(观察要点:心率、血压、呼吸等),患者主诉不累或稍累(Borg指数评级12~13级),下次练习时即可增加10%~15%的训练量。如患者肺功能差,适当加强呼吸锻炼。

注意事项:①所有训练应选择餐前或餐后半小时后进行;②注意观察患者面色、神态及生命体征,如有不适,不宜强行训练;③锻炼量,个体自觉稍累而无呼吸困难,心率较安静时增加<20次/min,呼吸增加<5次/min为宜;④如训练过程中出现心力衰竭、呼吸衰竭,及时处理,必要时停止训练;⑤疲惫体弱,缩短锻炼时间或锻炼强度,增加间隔长度,营养支持;⑥严重肺大疱患者禁忌呼吸训练器的练习。

3)疼痛评估和干预:

疼痛评估:告知患者自身疾病常见疼痛的性质、部位等,指导患者区分发病时疼痛与其他疼痛,发生疼痛及时通知医护人员,应用数字分级法、脸谱评分法(Wong-Baker脸)及疼痛脑电图监测,识别疼痛性质。

疼痛干预:根据评估结果给予干预,包括心理疗法、自控止痛泵、镇痛药物及其他,并可酌情采用中医辨证处方、针灸及手法按摩等方式综合干预。

4)睡眠评估和干预:

睡眠评估:每日结合患者主观评估及PSQI量表评分判断患者睡眠质量,PSQI评分>7分时,行多导脑电图睡眠质量监测。

睡眠干预:根据结果给予相应的心理、药物及其他行为干预,并进行干预后评估。其中主诉包括入睡困难、多梦、睡眠不深、易醒、醒后不易再入睡、醒后白天困倦或PSQI评分为7~15分的患者。

5)心理评估和干预:

心理评估:进行焦虑、抑郁量表评分。

心理干预:根据焦虑、抑郁量表评分,如患者存在轻至中度焦虑、抑郁等心理问题,可以由专业的心理咨询师、治疗师进行心理干预并酌情使用中医心理疏导情志相胜、言语开导、移精变气等法则,如果存在中重度焦虑、抑郁等心理问题,在心理干预的前提下,考虑加用药物治疗并酌情使用中医辨证处方辅助。药物治疗包括选择性 5- 羟色胺再摄取抑制药、氟哌噻吨美利曲辛及苯二氮䓬类等。

6)营养评估和干预:

营养评估:按营养及日常活动的评估表进行营养评估。

营养干预:回到病房后鼓励患者多饮水,一般在 6~8h 内饮水 1~2L,尿量达到 800ml,以便注入体内的造影剂通过肾脏排出。普食即可,进一些低盐、低脂、易消化的食物,并根据营养评估结果对症给予营养干预。

2. 冠状动脉旁路移植术

(1)冠状动脉旁路移植术前心脏康复:冠状动脉旁路移植患者术后需进行呼吸训练,用力咳嗽,促进排痰,预防肺部感染。应在术前教会患者呼吸训练方法,避免患者术后因伤口疼痛影响运动训练效果。为防止用力咳嗽时,手术伤口震裂,可让患者手持定制的小枕头,保护伤口。

(2)冠状动脉旁路移植术后重症监护病房(ICU)康复:冠状动脉旁路移植术后患者心脏康复的评估和干预大体上与经皮冠状动脉介入治疗术后的处理类似,差异主要体现在术后重症监护病房中对患者的运动康复、呼吸锻炼和营养支持上。

1)运动康复:所有在 ICU 内时间 ≥2d 的患者,每日上午 8 时 ~ 晚上 8 时需床头抬高 >30°。机械通气的患者在进行呼吸锻炼、脱机治疗时一般不进行任何运动康复。应待呼吸锻炼结束休息后 30min 再进行运动康复。病情稳定,评估合格,排除禁忌证后方可辅助患者进行姿势训练,包括半坐起、坐起、独立坐起,活动部位为四肢 + 核心肌群,活动强度依据心率和 Borg 评分(12~13 分为宜)。

2)呼吸锻炼:患者需评估合格,排除禁忌证后开始呼吸锻炼。机械通气患者的锻炼强度和频率由患者的血气结果、胸部 X 线片结果等来决定。非机械通气患者的锻炼同冠状动脉介入术后处理。

3)营养评估及干预:根据营养评估结果对症给予营养干预。

普通患者经口进食:指导患者摄入一些高蛋白、低盐、低脂、促进胃肠功能恢复的饮食,糖尿病、高脂血症患者加强营养的同时注意监测血糖和血脂的情况。

危重患者肠外营养 + 肠内营养:目前对于心脏术后危重患者肠外营养的应用有以下原则。

a. 按照静息能量消耗量[30kcal/(kg·d)左右]进行营养配给,避免营养过剩,底物应为脂肪 + 葡萄糖 + 氨基酸。

b. 降低了葡萄糖在能量配比中的比例 30%~50%,脂肪 40%~50%。

c. 提高蛋白质供给,降低氮热比到 1g :(100~150)kcal,氮钾比 1g : 5mmol。

肠内营养的选择和治疗尚没有固定标准。各产品按标准配制后所提供的能量均为 1kcal/ml,其中脂肪含量相仿,但其蛋白质形式从氨基酸到水解陈各不相同,理想的肠内营养合剂应该包含食物纤维,并且应以水解粗蛋白或整蛋白作为蛋白供应(含有酪蛋白等);配制后的渗透压要低,接近正常肠道正常渗透压,以减少高渗性腹泻的发生。

(3)冠状动脉旁路移植术后病房心脏康复:术后病房心脏康复同 PCI 术后病房心脏康复。

3. 术后药物管理

(1)抗血小板药:若无禁忌证,所有冠心病患者均应长期服用阿司匹林 100mg/d。若不能耐受,可用氯吡格雷 75mg/d 代替。发生急性冠脉综合征或接受 PCI 治疗的患者,需在阿司匹林 100mg/d 基础上联合应用一种 $P2Y_{12}$ 受体阻滞药(替格瑞洛 90mg,2 次 /d,氯吡格雷 75mg/d),并至少维持 1 年。

(2)β 受体阻滞药和血管紧张素转换酶抑制药(ACEI)/ 血管紧张素受体阻滞药(ARB):若无禁忌证,所有冠心病患者均应使用 β 受体阻滞药和 ACEI,如患者不能耐受 ACEI,可用 ARB 类药物代替。β 受体阻滞药可选择美托洛尔、比索洛尔和卡维地洛,个体化调整剂量,将患者清醒时静息心率控制在 55~60 次 /min 为佳。如果患者当日需进行一定强度的运动康复,同时调整用量。

(3)他汀类药物:若无他汀类药物使用禁忌证,即使入院时患者总胆固醇和 / 或低密度脂蛋白胆固醇无明显升高,也可启动并坚持长期使用他汀类药物。

4. 出院评估及指导 患者出院前评估项目包括肺功能、心理测评结果、睡眠质量、出院巴氏指数、出院时身体活动能力评估、心肺功能评估等。

出院指导项目包括心脏康复评估与指导、危险因素控制指导、心脏病患者二级预防用药指导、出院运动指导等。危险因素控制包括血压管理、脂质管理、体质量管理、血糖管理、禁烟、限酒等。

（毕徐堃　厉晓婷　姜冬梅）

参考文献

［1］国家心血管病中心，《中西医结合Ⅰ期心脏康复专家共识》专家委员会.中西医结合Ⅰ期心脏康复共识[J].中华高血压杂志，2017，25（12）：1140-1148.

［2］中华医学会老年医学分会《75岁及以上稳定性冠心病患者运动康复中国专家共识》写作组.75岁及以上稳定性冠心病患者运动康复中国专家共识[J].中华老年医学杂志，2017，36（6）：599-607.

［3］KIM C, SUNG J, LEE J H, et al. Clinical practice guideline for cardiac rehabilitation in Korea [J]. Ann Rehabil Med, 2019, 43 (3): 355-443.

［4］中华医学会心血管病学分会，中国康复医学会心血管病专业委员会，中国老年学学会心脑血管病专业委员会.冠心病康复与二级预防中国专家共识[J].中华心血管病杂志，2013，41（4）：267-275.

［5］MCMAHON S R, ADES P A, THOMPSON P D. The role of cardiac rehabilitation in patients with heart disease [J]. Trends Cardiovasc Med, 2017, 27 (6): 420-425.

［6］HALL C, MURPHY M, SCANLON A. Cardiac rehabilitation in the acute care setting: Integrative review [J]. Aust Crit Care, 2017, 30 (2): 99-106.

［7］LA ROVERE M T, TRAVERSI E. Role and efficacy of cardiac rehabilitation in patients with heart failure [J]. Monaldi Arch Chest Dis, 2019, 89 (1).

［8］中国康复医学会心血管病专业委员会，中国老年学学会心脑血管病专业委员会.慢性稳定性心力衰竭运动康复中国专家共识[J].中华心血管病杂志，2014，42（9）：714-720.

［9］中国医师协会心血管内科医师分会预防与康复专业委员会.经皮冠状动脉介入治疗术后运动康复专家共识[J].中国介入心脏病学杂志，2016，24（7）：361-369.

［10］国家心血管病中心，中西医结合Ⅰ期心脏康复专家共识委员会.中西医结合冠状动脉旁路移植术Ⅰ期心脏康复专家共识[J].中国循环杂志，2017，32（4）：314-317.

课 后 习 题

单项选择题

1. 1例急性心肌梗死PCI术后患者，病情稳定后开始心脏康复指征不包括（　　　）。
   A. 过去8h内无新发或再发胸痛
   B. 心肌损伤标志物水平（肌酸激酶同工酶和肌钙蛋白）没有进一步升高
   C. 无明显心力衰竭失代偿征兆（静息时呼吸困难伴肺部湿啰音）
   D. 过去8h内无新发严重心律失常或心电图改变
   E. 血流动力学不稳定

简答题

2. 试根据本节内容设计一份急性冠脉综合征术后患者的心脏康复流程。

答案：

1. E；2. 心脏康复流程主要体现早期运动康复内容。

第三节　Ⅱ期院外早期康复或门诊康复

一、Ⅱ期心脏康复的定义

Ⅱ期心脏康复是指院外早期康复或门诊康复,是Ⅰ期康复的延续,也是Ⅲ期康复的基础,通常在出院后的1~6个月内进行。与Ⅰ期康复相比,这期康复增加了每周3~5次心电监护下的中等强度运动,其中包括阻抗运动、有氧运动和柔韧性训练等。

二、Ⅱ期心脏康复对象选择

Ⅱ期心脏康复的主要对象包括慢性稳定性心力衰竭患者(根据ACC/AHA成人慢性心力衰竭和治疗指南分级是B级和C级)、冠心病患者(急性冠脉综合征恢复期、稳定型心绞痛、PCI或CABG术后6个月)、高血压患者及具有心血管危险因素的患者。

三、Ⅱ期心脏康复内容

(一)患者评估

首先应对心脏康复对象进行评估,结合患者病情、生活方式和运动习惯、常规辅助检查例如心肌损伤标志物、心电图、超声心动图、运动负荷试验以及心理评估等,对其进行危险分层(表14-3-1,表14-2-4)。

表 14-3-1　冠心病患者的危险分层

危险分层	运动或恢复期症状及心电图改变	心律失常	再血管化后并发症	心理障碍	左心室射血分数	功能储备/MET	血肌钙蛋白
低危	运动或恢复期无心绞痛症状或心电图缺血改变	无休息或运动引起的复杂心律失常	急性心肌梗死溶栓血管再通,PCI或CABG后血管再通且无合并症	无心理障碍(抑郁、焦虑等)	>50%	≥7.0	正常
中危	中度运动(5.0~6.9METs)或恢复期出现心绞痛症状或心电图缺血改变	休息或运动时未出现复杂室性心律失常	急性心肌梗死、PCI或CABG后无合并心源性休克或心力衰竭	无严重心理障碍(抑郁、焦虑等)	40%~49%	5.0~7.0	正常
高危	低水平运动(<5.0METs)或恢复期出现心绞痛症状或心电图缺血改变	休息或运动时出现的复杂室性心律失常	急性心肌梗死、PCI或CABG后合并心源性休克或心力衰竭	严重心理障碍	<40%	≤5.0	升高

（二）运动负荷试验

进行运动康复前,需要对患者进行运动负荷试验检测,用于判断预后、日常生活指导、运动处方的制订以及疗效的评定。

常用的运动负荷试验方法有心电图运动负荷试验和心肺运动负荷试验。心肺运动负荷试验对操作的要求高且设备昂贵,但评定更为准确。心肺运动试验可根据患者病情选择在Ⅰ期康复或在Ⅱ期康复中进行。进行运动负荷试验时须严格掌握其适应证、禁忌证及终止试验的指征,保障患者的安全(图 14-3-1)。

心肺运动负荷试验的绝对禁忌证:①急性心肌梗死(2d 内);②不稳定型心绞痛;③未控制的心律失常,且引发症状或血流动力学障碍;④心力衰竭失代偿期;⑤三度房室传导阻滞;⑥急性非心源性疾病,如感染、肾衰竭、甲状腺功能亢进症;⑦运动系统功能障碍,影响测试进行;⑧患者不能配合。

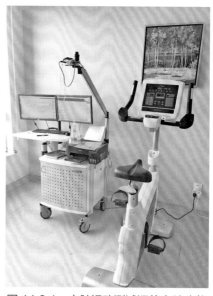

图 14-3-1　心肺运动测试评估心肺功能

心肺运动负荷试验的相对禁忌证:①左主干狭窄或类似情况;②重度狭窄性瓣膜病;③电解质异常;④心动过速或过缓;⑤心房颤动且心室率未控制;⑥未控制的高血压(收缩压>160mmHg 和 / 或舒张压>100mmHg)。

心肺运动负荷试验终止指征:①达到目标心率;②出现典型心绞痛;③出现明显症状和体征:呼吸困难、面色苍白、发绀、头晕、视物模糊、步态不稳、运动失调、缺血性跛行;④随运动而增加的下肢不适感或疼痛;⑤出现 ST 段水平型或下斜型下降 ≥0.15mV 或损伤型 ST 段抬高 ≥2.0mV;⑥出现恶性或严重心律失常,如室性心动过速、心室颤动、R-on-T 室性期前收缩、室上性心动过速、频发多源性室性期前收缩、心房颤动等;⑦运动中收缩压不升或降低>10mmHg;血压过高,收缩压>220mmHg;⑧运动引起室内传导阻滞;⑨患者要求结束运动。

临床上,应根据患者的能力水平进行极量、次极量、症状限制性运动负荷试验。极量运动试验很少用于冠心病和心力衰竭的患者。次极量运动试验有一个预先设定的终点,通常为预测最大心率的 70%~85% 或峰值心率为 120 次 /min 或为主观设定的 MET 水平,如 5METs。

（三）运动处方

心脏康复需根据患者的评估及危险分层给予个性化指导的运动,运动处方是关键。常见的运动种类、运动强度、运动时间和运动频率是运动处方的四大要素,其中运动强度是重点。

经典的运动康复程序包括 3 个步骤。

第一步:准备活动。多采用低水平的有氧运动,维持 5~10min,用于放松肌肉、提高心血管的适应性,预防运动诱发的不良心血管事件及运动性损伤。

第二步:运动训练。其中有氧训练是基础,抗阻训练和柔韧性训练是补充。

有氧训练:根据患者心肺运动能力评估结果,制订和执行相应的有氧运动处方。常见确定运动强度的方法包括以下几种。①无氧阈法:无氧阈水平相当于最大摄氧量的 60% 左右,是冠心病患者最佳运动强度,但参数需通过血乳酸阈值或心肺运动试验获得。②目标心率法:在静息心率的基础上增加 20~30 次 /min,体能差的增加 20 次 /min。此方法简便,但缺乏精确性。③心率储备法:目标心率 =（最大心率 − 静息心率）× 运动强度 %+ 静息心率,此法不受药物（β 受体阻滞药等）的影响,临床上较为常用。④自我感知劳累程度分级法:采用 Borg 评分表,建议患者在 12~16 分范围内运动（表 14-2-1)。

阻抗训练:阻抗运动形式多为循环阻抗力量训练,常用的方法有利用自身体质量,或使用哑铃、杠铃以及弹力带等器械,其中弹力带由于易于携带、不受场地影响等优点适合基层使用。训练方法:每次训练 8~10 组肌群,每周 23 次或隔天 1 次,躯体上部和下部肌群可交替训练,注意训练前 10min 左右的有氧运动,最大运动强度不要超过 50%~80%,避免瓦尔萨尔瓦动作。

柔韧性训练:以缓慢、可控制的方式进行,肩部、腿部和腰部为主,并逐渐加大活动范围。训练方法:每一部位拉伸时间为 6~15s,逐渐增加到 30s,每个动作重复 3~5 次,总时间 10min 左右,每周 3~5 次。

第三步:放松运动。训练方法:慢节奏有氧运动的延续或是柔韧性训练,根据患者病情轻重可维持 5~10min,病情越重,放松运动的持续时间越长,总时间 30~60min,每周 3~5 次。

(四) 日常生活指导

日常生活指导是心脏康复的主要任务之一,旨在指导患者尽早恢复日常活动。须将目标活动时的 MET 值与患者的最大代谢当量(MET_{MAX})进行比较,评估进行该活动的安全性(表 14-3-2)。MET_{MAX} 用运动负荷试验测得到,用于评估患者最大运动能力。

表 14-3-2 各种活动的能量消耗水平

能量消耗水平 /MET	日常生活活动	职业相关活动	休闲活动	体育锻炼活动
<3	洗漱,剃须,穿衣,案头工作,洗盘子,开车,轻家务	端坐(办公室),打字,案头工作,站立(店员)	高尔夫(乘车),编织,手工缝纫	固定自行车,很轻松的健美操
3~5	耙地,使用自动除草机,铺床或脱衣服,搬运 6.75~13.50kg 重物	摆货架(轻物),修车,轻电焊/木工	交际舞,高尔夫(步行),帆船,双人网球,6 人排球,乒乓球,夫妻性生活	步行(速度 4.8~6.4km/h),骑行(速度 10~13km/h),较轻松的健美操
5~7	花园中简单的挖土,手工修剪草坪,慢速爬楼梯,搬运 13.50~27.0kg 重物	户外木工,铲土,锯木,操作气动工具	羽毛球(竞技),网球(单人),滑雪,低负荷远足,篮球,橄榄球,捕鱼	步行(速度 7.2~8.0km/h),骑行(速度 14.5~16.0km/h),游泳(蛙泳)
7~9	锯木,较重的挖掘工作,中速爬楼梯,搬运 27.50~40.50kg 重物	用铲挖沟,林业工作,干农活	独木舟,登山,乒乓球,步行(速度 8km/h),跑步(12min 跑完 1 600m),攀岩,足球	游泳(自由泳),划船机,高强度健美操,骑行(速度 19.0km/h)
≥9	搬运大于 40kg 的重物爬楼梯,快速爬楼梯,大量的铲雪工作	伐木,重劳动者,重挖掘工作	手球,足球(竞技),壁球,越野滑雪,激烈篮球比赛	跑步(速度>10.0km/h),骑行(速度 21.0km/h),跳绳,步行上坡(速度 8.0km/h)

(李 亚 姜冬梅)

参考文献

[1] 中华医学会心血管病学分会, 中国康复医学会心血管病专业委员会, 中国老年学学会心脑血管病专业委员会. 冠心病康复与二级预防中国专家共识 [J]. 中华心血管病杂志, 2013, 41 (4): 267-275.

[2] 中国康复医学会心血管病专业委员会, 中国老年学学会心脑血管病专业委员会. 慢性稳定性心力衰竭运动康复中国专家共识 [J]. 中华心血管病杂志, 2014, 42 (9): 714-720.

[3] 中国医师协会心血管内科医师分会预防与康复专业委员会. 经皮冠状动脉介入治疗术后运动康复专家共识 [J]. 中国介入心脏病学杂志, 2016, 24 (7): 361-369.

[4] 中华医学会老年医学分会,《75 岁及以上稳定性冠心病患者运动康复中国专家共识》写作组. 75 岁及以上稳定性冠心病患者运动康复中国专家共识 [J]. 中华老年医学杂志, 2017, 36 (6): 599-607.

填空题

1. Ⅱ期心脏康复是指＿＿＿＿＿＿＿＿＿＿。

多项选择题

2. 心脏康复患者评估应结合( )。
   A. 既往病情和本次发病情况
   B. 生活方式和运动习惯
   C. 常规辅助检查例如心肌损伤标志物、心电图、超声心动图、运动负荷试验
   D. 心理评估

3. Ⅱ期心脏康复中经典的运动康复程序包括( )。
   A. 准备活动　　　　B. 运动训练　　　　C. 放松运动　　　　D. 心理调适

答案：
1. 院外早期康复或门诊康复；2.ABCD；3.ABCD。

第四节　Ⅲ期心脏康复

学 习 目 标

1. 掌握Ⅲ期心脏康复的概念和内容。
2. 了解Ⅲ期心脏康复的运用。

一、Ⅲ期心脏康复的定义

　　Ⅲ期心脏康复为院外长期康复,侧重点在于社区和家庭康复,目标人群为完成Ⅰ、Ⅱ期心脏康复后或心血管事件1年后的患者。本阶段的康复目标旨在强化生活方式改变,减少心血管事件再发概率;维持已形成的生活方式和运动习惯;持续规避危险因素;关注心理健康,提供社会支持;改善生活质量,促进职业回归(表14-4-1)。

二、Ⅲ期心脏康复的内容

　　1. 运动康复　开具运动处方,主要依据Ⅱ期康复时的锻炼量来制订,对于高危患者,需定期在心电图机、血压计、血氧监测仪等医学监护下进行锻炼,根据相关结果及时调整运动处方。

　　2. 危险因素控制　戒烟、限酒、限盐、体重管理、血压管理、血脂管理、血糖管理、情绪管理、睡眠管理。

　　3. 循证用药　反复宣教,增加患者依从性;根据患者病情个体化用药。

(1) 抗血小板类药物：如无禁忌，应长期规律服用。

(2) 积极降脂：遵医嘱规律使用他汀类药物、胆固醇吸收抑制药或人前蛋白转化酶枯草溶菌素 kexin 9 型（proprotein convertase subtilisin kexin type 9，PCSK9）抑制药。

(3) 降压，调节心功能，改善心力衰竭及心脏重构：血管紧张素系统抑制药、β 受体阻滞药、血管紧张素受体 - 脑啡肽酶抑制药等。

(4) 改善心肌代谢：曲美他嗪、辅酶 Q10 等。

(5) 利尿药、醛固酮受体阻滞药。

4. 营养支持治疗　建议低盐、低糖、低脂饮食，控制体重。

5. 情绪和睡眠管理　应注意患者在康复期间的情绪变化，积极识别情绪障碍。可使用心理筛查自评量表，常用量表有患者健康问卷 9 项（PHQ-9，表 14-4-1）、广泛焦虑问卷 7 项（GAD-7，表 14-4-2）。对存在焦虑抑郁的患者，可进一步使用贝克抑郁量表，贝克焦虑量表、Zung 氏抑郁自评量表、Zung 氏焦虑自评量表、汉密尔顿抑郁量表、汉密尔顿焦虑量表等进行评估，或请精神科医师会诊。

表 14-4-1　PHQ-9 抑郁筛查量表

序号	项目	没有(0)	有几天(1)	一半以上时间(2)	几乎天天(3)
1	做事时提不起劲或没有兴趣				
2	感到心情低落、沮丧或绝望				
3	入睡困难、睡不安或睡得过多				
4	感到疲倦或没有活力				
5	食欲缺乏或吃得过多				
6	觉得自己很糟或觉得自己很失败，或让自己、家人失望				
7	对事物专注有困难，例如看报纸或看电视时				
8	行动或说话速度缓慢到别人已经察觉或刚好相反，变得比平日更烦躁或坐立不安，动来动去				
9	有不如死掉或用某种方式伤害自己的念头				
	总分				

注：在过去的 2 周，你的生活中以下症状出现的频率有多少？把相应的数字总和加起来，总分为 0~4 分，没有忧郁症；5~9 分，可能有轻微忧郁症；10~14 分，可能有重度忧郁症；15~19 分，可能有中、重度忧郁症；20~27 分，可能有重度忧郁症。

表 14-4-2　广泛性焦虑障碍量表（GAD-7）

	完全不会	好几天	超过 1 周	几乎每天
感觉紧张，焦虑或急切	0	1	2	3
不能够停止或总是担忧	0	1	2	3
对各种各样的事情担忧过多	0	1	2	3
很难放松下来	0	1	2	3
由于不安而无法静坐	0	1	2	3
变得容易烦恼或急躁	0	1	2	3
感到似乎将有可怕的事情发生而害怕	0	1	2	3
总分				

注：根据过去 2 周的状况，请您回答是否存在下列描述的状况及频率，请看清楚问题后在符合您的选项前的数字上面画√。

评分规则：每个条目 0~3 分，总分就是将 7 个条目的分值相加，总分值范围 0~21 分。

0~4 分，没有 GAD；5~9 分，轻度 GAD；10~14 分，中度 GAD；15~21 分，重度 GAD。

6. 增强型体外反搏（enhanced external counterpulsation，EECP）　适用于稳定性冠心病、难治性心绞痛和难治性心力衰竭患者，在Ⅲ期康复中，低危及中危患者必要时可行该治疗，高危患者视病情需要，可每周1~2次行 EECP 治疗。

7. 定期心脏康复中心复诊评估　Ⅲ期康复的主要实施地点为家庭,因而居家康复使心脏康复从医院走向家庭。家庭心脏康复模式旨在预防早期的心血管事件和促进患者的康复,不仅为患者提供心脏康复计划,还对患者康复情况进行随访,通过随访或家庭访视对患者康复情况进行评估和监督,协助患者执行康复计划,调动患者家属参与到患者的心脏康复中。家庭心脏康复方案既满足患者对院外延续性康复的需求,又与患者日常生活密切结合,且简便易行,成本更低,正在成为主要的院外康复方式。21世纪,我们已进入高速信息化时代,基于大数据的循证和信息的应用渗入我们的生活,有效拉近了医师和患者间的距离。随着网络技术的发展,应用物联网技术实现远程心电监护,运用可穿戴技术将生理信息获取与日常穿戴相结合(图14-4-1)。

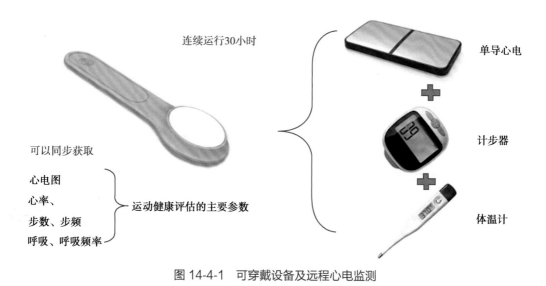

图 14-4-1　可穿戴设备及远程心电监测

实现了患者和医务人员之间的信息交换和通信,记录的数据还可以为康复效果的评定和康复方案的及时调整提供客观依据(图 14-4-2)。

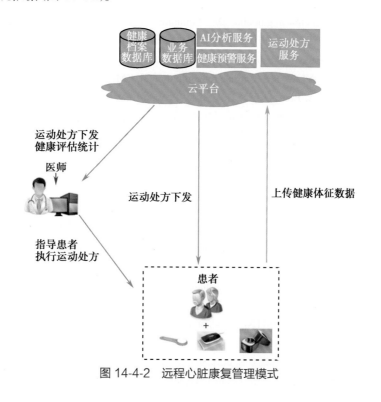

图 14-4-2　远程心脏康复管理模式

远程医疗在心脏康复的应用形式,主要有以下几种。

(1)基于移动技术的传感器,Worringham 等研究将佩戴在皮带上的微型心脏活动监视器、GPS 接收器与智能手机相连接,记录患者的单导联心电图,在锻炼期间,智能手机将 GPS 数据传输到安全服务器,以便实时查看患者心电图、心率、步行速度。通过传感器监测心脏康复患者的心率、血压,并通过智能手机反馈给患者,为患者提供基于远程的心脏康复干预。

(2)基于网络的互联网网站,互联网在改善医疗保健服务的可及性方面具有很大的前景,其基础设施和成本较少,易扩展到大量人群。Lance 等利用远程医疗网站向心脏康复患者提供可视化的医疗信息和健康教育,运动生理学家和营养师可通过网站为患者提供日常指导、运动监测和饮食指导。此外,患者还可通过网站预约心脏病专家。

(3)基于智能手机的移动应用程序,基于智能手机的移动应用程序是非常适用的,心脏康复患者可以通过自动输入数据客观地测量身体活动度。Beatty 等利用移动应用程序,为心脏康复患者设置身体活动目标,跟踪患者的身体活动情况和健康日志如体重、血压和心情,实施健康教育,提醒患者完成预先指定的任务并进行反馈。Varnfield 等使用安装 APP 的智能手机来监控心脏康复患者的运动强度并记录其每日健康状况。国外的家庭心脏康复模式起步早,对康复效果的安全性和有效性进行了深入研究,对跟踪监护进行了各种基于互联网的探索,使其成为一种成熟的康复模式。相比国外,国内家庭心脏康复模式起步较晚,但也对家庭心脏康复模式进行了各种探索研究。从目前的国内研究来看,尚未形成完整的家庭心脏康复体系,缺乏相应的心脏康复团队和专门的心脏康复管理系统来实现患者的康复监督和管理。在移动医疗快速发展的时代,如何结合我国国情探索科学、完善的家庭康复管理系统,促进家庭心脏康复模式发展,以提高心血管患者的康复效果,是家庭心脏康复深入研究的核心。

(张 凯 姜冬梅)

参考文献

［1］中国康复医学会心血管病专业委员会. 中国心脏康复与二级预防指南 2018 精要 [J]. 中华内科杂志, 2018, 57 (11): 802-810.

［2］Cardiac rehabilitation: a national clinical guideline [M]. Edinburgh: Scottish Intercollegiate Guidelines Network, 2017.

［3］Myocardial infarction: cardiac rehabilitation and prevention of further cardiovascular disease (CG172) [M]. London: National Institute for Health and Care Excellence, 2013.

［4］DALAL H M, DOHERTY P, TAYLOR R S. Cardiac rehabilitation [J]. BMJ, 2015, 351: h5000.

［5］CARLSON J J, JOHNSON J A, FRANKLIN B A, et al. Program participation, exercise adherence, cardiovascular outcomes, and program cost of traditional versus modified cardiac rehabilitation [J]. Am J Cardiol, 2000, 86 (1): 17-23.

［6］COWIE A, THOW M K, GRANAT M H, et al. Effects of home versus hospital-based exercise training in chronic heart failure [J]. Int J Cardiol, 2012, 158 (2): 296-298.

［7］KIM C, SUNG J, LEE J H, et al. Clinical practice guideline for cardiac rehabilitation in Korea [J]. Ann Rehabil Med, 2019, 43 (3): 355-443.

［8］国际体外反搏学会, 中国康复医学会心血管病专业委员会, 中国老年学学会心脑血管病专业委员会. 心血管疾病康复处方——增强型体外反搏应用国际专家共识 [J]. 中华内科杂志, 2014, 53 (7): 587-590.

［9］WORRINGHAM C, ROJEK A, STEWART I. Development and feasibility of a smartphone, ECG and GPS based system for remotely monitoring exercise in cardiac rehabilitation [J]. PLoS One, 2011, 6 (2): e14669.

［10］DALLECK L C, SCHMIDT L K, LUEKER R. Cardiac rehabilitation outcomes in a conventional versus telemedicine-based programme [J]. J Telemed Telecare, 2011, 17 (5): 217-221.

［11］BEATTY A L, MAGNUSSON S L, FORTNEY J C, et al. VA FitHeart, a mobile app for cardiac rehabilitation: usability study [J]. JMIR Hum Factors, 2018, 5 (1): e3.

［12］VARNFIELD M, KARUNANITHI M, LEE C K, et al. Smartphone-based home care model improved use of cardiac rehabilitation in postmyocardial infarction patients: results from a randomised controlled trial [J]. Heart, 2014, 100 (22): 1770-1779.

多项选择题

1. Ⅲ期心脏康复应于何时启动?（　　　　　）
   A. 完成Ⅰ期、Ⅱ期心脏康复后
   B. 心血管事件后,病情稳定 1 年
   C. 急性心肌梗死后 3 个月
   D. 心力衰竭好转后 1 周
   E. 亚急性心肌梗死期

2. Ⅲ期心脏康复的目标是(　　　　　)。
   A. 强化生活方式改变,减少心血管事件再发概率
   B. 维持已形成的生活方式和运动习惯
   C. 持续规避危险因素
   D. 关注心理健康,提供社会支持
   E. 改善生活治疗,促进职业回归

答案:

1. AB;2. ABCDE。

第十五章
介入试验及治疗

第一节　冠状动脉造影术

学习目标

1. 掌握冠状动脉造影术的适应证、禁忌证。
2. 掌握冠状动脉造影术常见投照体位特点。
3. 掌握冠状动脉病变分型。
4. 熟悉冠状动脉造影术常见的并发症及防治。

早在 1844 年,Bernard 就在其生理学研究中将导管插入动物心脏。但直到 1929 年,才由德国医师 Forssmann 开始尝试在临床上进行心导管检查的可能性,并首次在自己身上进行了人类首例心脏导管检查术。他将一根导管从自己的左肘静脉插入,经腋静脉、锁骨下静脉、上腔静脉送入了右心房,并摄下了医学史上第一张心导管胸部 X 线片,从此拉开了人类心导管检查的序幕。

1959 年美国克里夫兰医学中心的儿科医师 Sones 为一个有主动脉瓣病变的患者做心脏造影时,经肱动脉逆行送入主动脉根部,无意中将大量造影剂选择性注入右冠状动脉。令人惊奇的是,患者并没有像预期的那样发生室颤,因为在这之前医学界普遍认为往冠状动脉里注射造影剂是非常危险的,可能会引起心室颤动,从而开创了选择性冠状动脉造影。1967 年,Judkins 采用穿刺股动脉的方法进行选择性冠状动脉造影,使这一技术进一步完善并得以广泛推广应用。

国内在 1973 年开展选择性冠状动脉造影术,目前冠状动脉的介入性诊断及治疗技术进入了快速、稳定的发展阶段。

冠状动脉造影是诊断冠状动脉粥样硬化性心脏病的一种常用而且有效的方法。选择性冠状动脉造影就是通过外周动脉穿刺(通常选择桡动脉或者股动脉途径)将心导管送至主动脉根部的主动脉窦内,然后探寻左或右冠状动脉口插入,注入造影剂,使冠状动脉显影。这样就可清楚地将整个左或右冠状动脉的主干及其分支的血管腔显示出来,可以了解血管有无狭窄病灶存在,对病变部位、范围、严重程度、血管壁的情况等作出明确诊断,决定治疗方案(介入、手术或内科治疗),还可用来判断疗效。这是一种较为安全、可靠的有创诊断技术,现已广泛应用于临床,被认为是诊断冠心病的"金标准"。但近年自冠状动脉内超声显像技术(IVUS)、光学干涉断层成像技术(OCT)等逐步在临床应用,发现部分在冠状动脉造影中显示正常的血管段存在内膜增厚或斑块,但由于 IVUS 等检查费用较为昂贵,操作较为复杂,现在并不是常规检查手段。

一、冠状动脉造影的适应证

冠状动脉造影术的主要作用是可以评价冠状动脉血管的走行、数量和畸形；评价冠状动脉病变的有无、严重程度和病变范围；评价冠状动脉功能性的改变，包括冠状动脉的痉挛和侧支循环的有无；同时可以兼顾左心功能评价。在此基础上，可以根据冠状动脉病变程度和范围进行介入治疗；评价冠状动脉旁路移植术和介入治疗后的效果；可以进行长期随访和预后评价。

(一) 以诊断为主要目的

1. 不明原因的胸痛　无创性检查不能确诊，临床怀疑冠心病。

2. 不明原因的心律失常　如顽固的室性心律失常或新发传导阻滞，有时需冠状动脉造影除外冠心病。

3. 不明原因的左心功能不全　主要见于扩张型心肌病和缺血性心肌病，两者鉴别往往需要行冠状动脉造影。

4. 经皮冠状动脉介入治疗（PCI）或冠状动脉旁路移植术后复发心绞痛。

5. 先天性心脏病和瓣膜病等重大手术前，年龄＞50 岁，易合并有冠状动脉畸形或动脉粥样硬化，可以在手术的同时进行干预。

6. 无症状但疑有冠心病　在高危职业如飞行员、汽车司机、警察、运动员及消防队员等或医疗保险需要。

(二) 以治疗为主要目的

1. 稳定型心绞痛或陈旧性心肌梗死　内科治疗效果不佳，影响学习、工作及生活。

2. 不稳定型心绞痛　首先采取内科积极强化治疗，一旦病情稳定，积极行冠状动脉造影；如内科药物治疗无效，一般需紧急造影。对于高危的不稳定型心绞痛患者，以自发性为主，伴有明显心电图的 ST 段改变及梗死后心绞痛，也可直接行冠状动脉造影。

3. 发作 6h 以内的急性心肌梗死（AMI）或发病在 6h 以上仍有持续性胸痛，拟行急诊 PCI 手术；如无条件开展 PCI 术，对于 AMI 后溶栓有禁忌的患者，应尽量转入有条件的医院。AMI 后静脉溶栓未再通的患者，应适时争取补救性 PCI。对于 AMI 无并发症的患者，应考虑梗死后 1 周左右择期行冠状动脉造影。AMI 伴有心源性休克、室间隔穿孔等并发症应尽早在辅助循环的帮助下行血管再灌注治疗。对于高度怀疑 AMI 而不能确诊，特别是伴有左束支传导阻滞、肺栓塞、主动脉夹层、心包炎的患者，可直接行冠状动脉造影明确诊断。

4. 无症状性冠心病　对运动试验阳性、伴有明显的危险因素的患者，应行冠状动脉造影。

5. CT 等影像学检查　发现或高度怀疑冠状动脉中度以上狭窄或存在不稳定斑块。

6. 原发性心搏骤停复苏成功、左主干病变或前降支近段病变的可能性较大的均属高危人群　应早期进行血管病变干预治疗，需要评价冠状动脉。

7. 冠状动脉旁路移植术后或 PCI 术后　心绞痛复发，往往需要再行冠状动脉病变评价。

二、冠状动脉造影的禁忌证

冠状动脉造影没有绝对的禁忌证，美国心脏病学会和美国心脏病协会（AHA/ACC）也没有特殊的规定。但某些疾病或者患者的全身状态会明显增加操作的风险。

相对禁忌证：①不能控制的严重充血性心力衰竭；②严重肝、肾功能障碍；③发热及感染性疾病；④造影剂过敏；⑤凝血功能障碍者；⑥低钾血症：低钾血症时心脏兴奋阈值低，在心脏导管操作时易诱发室性心动过速、心室颤动，导致患者严重的血流动力学改变；⑦急性心肌炎；⑧预后不好的心理或者躯体疾病，严重痴呆或者病情呈进行性加重的精神障碍，晚期播散性肿瘤，冠状动脉造影显然没有任何治疗价值。

三、冠状动脉的解剖结构

通常所说的冠状动脉是指分布在心外膜下和心肌壁内、外并将血液转运到毛细血管床部分的血管。可将其分为两组：其一为分布在心外膜下和心肌壁外的部分；其二为分布在心肌壁内的部分。前者血管较粗大，冠状动脉造影可充分显现，而后者血管细小，分布密集，冠状动脉造影只能显现直径0.5mm以上的血管而其他血管则不能显现。人类正常冠状动脉主要有两大支，即左冠状动脉和右冠状动脉，其余血管均由这两支血管发出，分布于心脏表面及心肌中。

左冠状动脉主干起源于升主动脉左后方的左冠状窦，行至前室间沟时分为前降支和左回旋支，也可能在两者之间发出中间支。前降支通常供应部分左心室、右心室前壁及室间隔前2/3的血液，其分支分别向3个方向发出，即对角支、右心室前支、室间隔支。左回旋支主要供应左心房壁、左心室外侧壁、左心室前后壁的一部分。主要分支有钝缘支。右冠状动脉开口于升主动脉右前方的右冠状窦，供应右心房、右心室前壁与心脏膈面的大部分心肌。主要分支有后降支、左心室后支等。

四、冠状动脉造影的血管入路

股动脉径路是冠脉造影的经典径路。股动脉径路由于血管管径粗大，相对容易培训、容易掌握，但术后患者卧床时间较长，容易发生血管并发症。随着技术的发展，目前在我国大多选择经桡动脉径路（血管相关并发症少，患者痛苦少），应作为首选推荐。特殊情况下可酌情选择其他适宜的血管径路，如尺动脉、肱动脉等。

（一）股动脉径路

在介绍股动脉的穿刺方法前，先复习一下腹股沟区的解剖：股动脉和股静脉穿行于腹股沟韧带之下，股骨头和耻骨上支之上。股神经在最外侧，股动脉居中，股静脉在最内侧。腹股沟韧带以上是腹腔，因此穿刺点应在腹股沟韧带下2~3cm，过高可能造成腹膜后血肿。为避免腹膜后血肿，初学者一般在较低点穿刺，以为穿刺点越低越安全，但实际上是穿刺点过低，导丝可能于股动脉在股骨头的弯曲处受阻，而且在术后因没有"骨性平台"而止血困难。切不可把腹股沟皱褶当作韧带，肥胖患者的皱褶低于韧带，而较瘦患者的皱褶可高于韧带。X线透视下，股动脉通过股骨头内侧1/3靠近髋关节间隙，可据此为定位依据。

1. 股动脉穿刺的方法和步骤

（1）局部麻醉：常用1%（5ml：50mg）或2%（5ml：100mg）利多卡因局部麻醉，先注射皮丘，然后在穿刺针要经过的路径麻醉，估计到达股动脉的深度后，在股动脉的上下、左右浸润麻醉。在注射麻醉药前要回吸，以免麻醉药直接注入血管内。

（2）股动脉穿刺：用左手示指和中指触摸股动脉的搏动最强点，穿刺时针头与动脉呈45°，缓慢进针直到有股动脉搏动的感觉，继续进针穿过股动脉，退出针芯，缓慢退穿刺针，见到鲜红血液喷出，说明针已在股动脉内，可送进J型导丝，推送导丝不能有任何阻力。

（3）送入动脉鞘：将导丝送至腹主动脉，确认导丝在血管内才送入动脉鞘，送动脉鞘时应缓慢而有力，边送边转动动脉鞘，进入股动脉常有落空感。

2. 股动脉穿刺主要并发症及其防治方法

（1）穿刺点及腹膜后血肿：少量局部出血或小血肿且无症状时，可不予处理。血肿较大、出血过多且血压下降时，应充分加压止血，并适当补液或输血。若冠脉造影术后短时间内发生低血压（伴或不伴腹痛、局部血肿形成），应怀疑腹膜后出血，必要时行超声或CT检查，并及时补充血容量。

（2）假性动脉瘤：多普勒超声可明确诊断，局部加压包扎，减少下肢活动，多可闭合。对不能压迫治愈的较大假性动脉瘤，可在超声指导下向瘤体内注射小剂量凝血酶治疗。少数需外科手术治疗。

（3）动静脉瘘：少部分可自行闭合，也可做局部压迫，但大的动静脉瘘常需外科修补术。

（4）动脉夹层和/或闭塞：可由指引导丝或导管损伤血管内膜或斑块脱落引起。预防的方法包括低阻力和／或透视下推送导丝、导管。

(二)桡动脉径路

1. 桡动脉穿刺适应证　桡动脉搏动好,Allen 试验阳性;腹主动脉以下的血管病变(髂动脉、股动脉),如高度狭窄或闭塞、血管扭曲、夹层等,使经股动脉法困难或根本不可能;服用华法林等抗凝血药,经桡动脉法可减少出血并发症;患者不能平卧,或不能很好配合者;在门诊行冠脉造影或 PCI 手术,患者当日出院而无须卧床;患者强烈要求的。

2. 桡动脉穿刺绝对禁忌证　无桡动脉搏动;肾透析的动静脉短路。

3. 桡动脉穿刺相对禁忌证　Allen 试验阴性,提示掌弓侧支循环不好;桡动脉搏动差或细小,尤其矮个子老年妇女;既往有大血管异常的病史(主动脉根部异常或锁骨下动脉异常等);用 6F/7F 鞘管不能完成的治疗(如旋磨治疗或其他需 8F 鞘管完成的技术);不能用右桡动脉行左内乳动脉的介入治疗,也不能用左桡动脉行右内乳动脉的介入治疗。

4. 桡动脉穿刺的方法和步骤　所有患者于术前均应做 Allen 试验。

(1)穿刺点的选择:通常情况下,穿刺点一般选择在桡骨茎突近端 1cm 处,因为该部位桡动脉的走行较直且相对表浅,穿刺容易成功,而且桡动脉在该部位的分支相对较少,穿刺误入分支血管的概率较小。但在某些病例,由于受到桡动脉迂曲、变异等因素的影响,该部位可能并非最合适的穿刺点,所以穿刺点的选择应因人而异。理想的穿刺点应选择在桡动脉走行较直且搏动明显的部位。

(2)麻醉:在穿刺点上方用 1% 利多卡因浸润麻醉,麻醉药不可过多,否则局部胀起不易摸清桡动脉搏动。

(3)穿刺:是桡动脉途径的一个难点。患者手臂自然外伸、外展置于臂托上,将腕部垫起以有利于穿刺,穿刺前应首先摸清桡动脉的走行,选择桡动脉搏动最强、走行直的部位穿刺。进针的角度一般为 30°~45°,但对于血管较粗或较硬者,进针角度应稍大;而对于血管较细者,进针角度应略小。可以在桡动脉壁的上方直接穿刺前臂或穿透桡动脉,再缓慢退针至针尾部有血液喷出。尽量第一针成功,反复试穿会引起痉挛。如果穿刺部位出现血肿,需按压 5min 或更长时间,再行穿刺应在第一次穿刺部位近心端的 1~2cm。穿刺成功后,若钢丝不能插入,可能系钢丝顶在动脉的对侧壁,稍微后撤穿刺针即可,有时需将穿刺针稍做旋转。其他原因为血管弯曲、痉挛、桡动脉闭塞或狭窄、钢丝在小的血管分支内及肱动脉发出桡动脉的起源异常及钢丝进入血管的内膜下引起夹层。送钢丝的动作应轻柔,一旦遇到阻力,后撤钢丝并轻度旋转再前进,如感觉钢丝行走不畅,应在透视下操作直到钢丝超过尺骨鹰嘴水平。

5. 桡动脉穿刺主要并发症及其防治方法

(1)桡动脉术后闭塞:发生率<5%。术前常规行 Allen 试验检查桡、尺动脉的交通情况,术中充分抗凝,术后及时减压,能有效预防桡动脉闭塞和 PCI 后手部缺血。

(2)桡动脉痉挛:较常见,穿刺时麻醉不充分、器械粗硬、操作不规范或指引导丝进入分支,均增加痉挛发生概率。桡动脉痉挛时,严禁强行拔出导管,应首先经动脉鞘内注射硝酸甘油 200~400μg、维拉帕米 200~400μg 或地尔硫䓬 5mg(必要时反复给药),直至痉挛解除后再进行操作。

(3)前臂血肿:可由亲水涂层导丝穿孔桡动脉小分支或不恰当应用桡动脉压迫器引起。预防方法为透视下推送导丝;如遇阻力,应做桡动脉造影。术后穿刺局部压迫时应注意压迫血管穿刺点。

(4)筋膜间隙综合征:少见但后果严重。当前臂血肿快速进展引起骨筋膜室内压力增高至一定程度时,常会导致桡、尺动脉及正中神经受压,进而引发手部缺血、坏死。因此一旦发生本征,应尽快外科手术治疗。

(5)假性动脉瘤:发生率低于 0.01%,若局部压迫不能奏效,可行外科手术治疗。

五、冠状动脉造影常用的投照体位

冠状动脉的走行是立体的,存在一定规律,动脉粥样斑块的分布有一定的规律。冠状动脉分布的内在规律以及长期的临床实践表明,某一节段的血管可通过特定的投照位充分显示,规范的投照体位对初学者便于掌握,避免遗漏和低估血管病变,以及忽略病变血管与相邻血管的关系,另外便于疗效评估与对照,特别是做定量分析时。

冠状动脉造影时,投照体位以图像增强器的位置而定,即从图像增强器位置来观察心脏,而不是根据 X 线束的方位来定位。常用的投照位,正位 / 前后位(anterior posterior projection,AP)、左前斜位(left anterior oblique,LAO)、右前斜位(right anterior oblique,RAO)、头位(cranial,CRA)、足位 / 尾位(caudal,CAU)、侧位(lateral)。

(一)右冠状动脉

右冠状动脉(right coronary artery,RCA)常见造影体位见表 15-1-1,常见造影图像见图 15-1-1~图 15-1-3。

表 15-1-1 右冠状动脉造影常用体位

RCA 造影常用体位	适宜血管段	不适宜血管段	其他
LAO 45°	开口、近段、中段、中远段	后三叉显示欠清	血管呈 C 形
LAO 15°~30°,CRA 20°~30°	近段,远段分叉及分支		
CRA 30°	远段分叉及分支	第二转角短缩	血管呈 L 形
RAO 30°	中段,部分 PDA	部分 PL、PDA 重叠	

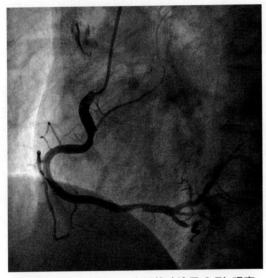

图 15-1-1 LAO 45°,右冠状动脉呈 C 形,观察 RCA 开口、起始部至后降支

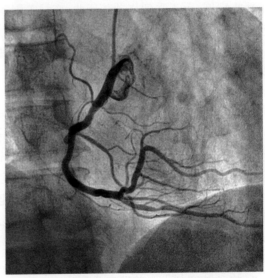

图 15-1-2 RAO 30°,观察右冠中段及部分后降支

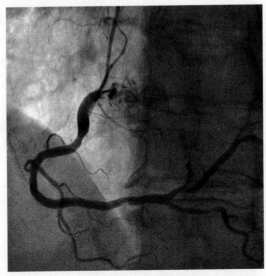

图 15-1-3 LAO 20°+CRA 20° 观察 RCA 近段,远段分叉及分支

（二）左冠状动脉

左冠状动脉（left coronary artery，LCA）常见造影体位见表 15-1-2，常见造影图像见图 15-1-4~图 15-1-9。

表 15-1-2　左冠状动脉造影常用体位

LCA 造影常用体位	适宜血管段	不适宜血管段	其他
RAO 15°~40°，CAU 20°~40°	前三叉，LCX 中段及 OM	LAD 近段与高位 D 重叠，LCX 近段及远段短缩	LCX 近段与 LAD 夹角较大
RAO 15°~40°，CRA 20°~35°	LM 开口，LAD 全程显示，尤其中远段，LCX 远段	LAD 近段有短缩，常与 LCX 重叠	
CRA 30°~45°	LAD 近中段，LAD-D 分叉	LAD 远段略短缩，LCX 短缩	
LAO 30°~40°，CRA 20°~30°	LAD 中段，LAD-D 分叉，LCX 远段	LAD 近段及远段短缩，LCX 近中段重叠遮挡	
LAO 30°~45°，CAU 25°~40°	前三叉，LAD-LCX 夹角，LAD 近段，高位 D 开口，LCX 近中段及 OM	LAD 中远段及 LCX 远段短缩	LCX 近段与 LAD 夹角较大 射线量大
RAO 0°~15°，CAU 20°~40°	前三叉，LAD 近段，LCX 中段	LAD 中段与 D 可能重叠	
LAO 90°	LAD 中远段，LIMA 吻合口	LAD 近段及 LCX 近段短缩	

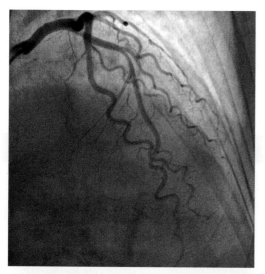

图 15-1-4　RAO 15°+CRA 30°

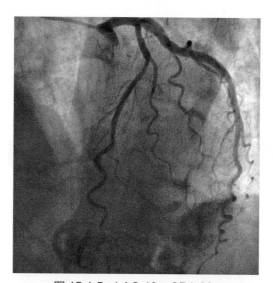

图 15-1-5　LAO 40°+CRA 20°

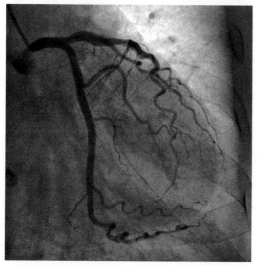

图 15-1-6　RAO 15°+CAU 25°

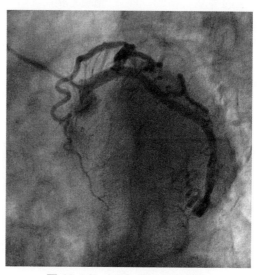

图 15-1-7　LAO 45°+CAU 30°

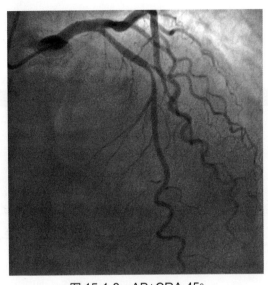

图 15-1-8　AP+CRA 45°

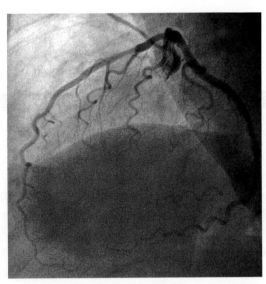

图 15-1-9　LAO 90°

六、冠状动脉病变分型

1988 年美国 ACC/AHA 根据 PCI 的成功率和危险性,将冠状动脉病变分为 A、B、C 三种类型,是临床广泛应用的分型标准(表 15-1-3)。其中 B 型病变分为两个亚型,仅有一种病变特征为 B1 型病变,若有两种或两种以上的病变特征则为 B2 型病变。

表 15-1-3　美国 ACC/AHA 冠状动脉病变分型

病变特征	A 型病变	B 型病变	C 型病变
病变范围	局限病变<10mm	管状病变 10~20mm	弥漫性病变>20mm
病变形态	同心性	偏心性	–
是否容易接近	容易	近段血管中度扭曲	近段血管极度扭曲
是否成角	不成角<45°	中度成角(45°~90°)	严重成角>90°
病变外形	管壁光滑	管壁不规则	–
钙化程度	无或轻度	中、重度	–
闭塞程度	非完全闭塞	完全闭塞小于 3 个月	完全闭塞大于 3 个月
病变部位	非开口	开口	–
分支是否受累	无	需要导丝保护的分叉病变	有不能保护的大分支
血栓形成	无	有	–
静脉旁路移植血管	–	–	脆性退行性病变
成功率	>85%	60%~85%	<60%
危险性	低	中	高

七、冠状动脉造影并发症防治

冠状动脉造影的死亡率约为 0.1%,心肌梗死发生率为 0.04%~0.06%,总的并发症发生率为 1.7%~1.8%。冠状动脉造影的主要并发症包括心律失常、心绞痛、心肌梗死、栓塞、穿刺部位出血、血肿、感染、造影剂反应等。Johnson 等根据美国心血管造影和介入学会登记的 1984—1987 年 222 553 例冠状动脉造影结果分析发现年龄 >60 岁、心功能Ⅳ级(纽约心功能分级)、冠状动脉左主干病变、左心室功能严重受损(左心室射血分数 <30%)是死亡、心肌梗死、脑栓塞等严重并发症的危险因素。

目前,随着冠状动脉造影技术的普及和发展,技术水平和器械种类、质量不断提高,冠脉造影已经成为一项十分安全的手术操作。

（孔旭钢　周斌全）

参考文献

［1］乔树宾. 心血管介入治疗高级培训教程 [M]. 北京: 人民卫生出版社, 2011.

［2］李占全, 金元哲. 冠状动脉造影与临床 [M]. 沈阳: 辽宁科学技术出版社, 2012.

［3］中华医学会心血管病学分会介入心脏病学组, 中国医师协会心血管内科医师分会血栓防治专业委员会, 中华心血管病杂志编辑委员会. 中国经皮冠状动脉介入治疗指南 (2016)[J]. 中华心血管病杂志, 2016, 44 (5): 382-400.

［4］俞梦越, 高润霖, 陈纪林, 等. 择期冠状动脉造影 9196 例并发症分析 [J]. 中华医学杂志, 2003, 83 (2): 91-95.

［5］JOHNSON L W, LOZNER E C, JOHNSON S, et al. Coronary arteriography 1984-1987: a report of the Registry of the Society for Cardiac Angiography and Interventions. I. Results and complications [J]. Cathet Cardiovasc Diagn, 1989, 17 (1): 5-10.

课后习题

简答题

1. 冠状动脉造影的禁忌证是什么?
2. 简述冠状动脉病变的分型。

答案:

1. 可以说冠状动脉造影没有绝对的禁忌证,AHA/ACC 也没有特殊的规定。但某些疾病或者患者的全身状态会明显增加操作的风险。

相对禁忌证:①不能控制的严重充血性心力衰竭。②严重肝肾功能障碍。③发热及感染性疾病。④造影剂过敏。⑤凝血功能障碍者。⑥低钾血症:低钾血症时心脏兴奋阈值低,在心脏导管操作时易诱发室性心动过速、心室颤动,导致患者严重的血流动力学改变。⑦急性心肌炎。⑧预后不好的心理或者躯体疾病,严重的痴呆或者病情呈进行性加重的精神障碍,晚期播散性肿瘤,冠状动脉造影显然没有任何治疗价值。

2. 1988 年美国 ACC/AHA 根据 PCI 的成功率和危险性,将冠状动脉病变分为 A、B、C 三种类型,是临床广泛应用的分型标准(表 15-1-3)。其中 B 型病变分为两个亚型,仅有一种病变特征为 B1 型病变,若有两种或两种以上的病变特征则为 B2 型病变。

第二节 经皮冠状动脉介入治疗

学习目标

1. 掌握经皮冠状动脉介入治疗的操作过程。
2. 了解不同经皮冠状动脉介入治疗策略的差异。

经皮冠状动脉介入（PCI）治疗是冠心病治疗的重要手段，是指经导管通过各种方法扩张狭窄的冠状动脉，从而达到解除狭窄、改善心肌血供的治疗方法。经皮冠状动脉介入治疗由 Gruentzig 于 1977 年首先施行，刚开始时仅为单纯使用球囊导管扩张冠状动脉狭窄病变，随着技术的发展，逐渐出现了冠状动脉内支架植入术、高频旋磨术、超声成形术等。在完成冠状动脉造影和其他冠脉解剖、功能的侵入性检查后，将视情况决定介入治疗的策略。经皮冠状动脉介入治疗基本流程包括导引导管和导丝的选择及操作，球囊导管预扩张及后扩张，支架的选择及植入技术等。

一、经皮冠状动脉介入适应证

1. 稳定型心绞痛 优化药物治疗的基础上患者心绞痛症状仍达到 CCS 3 级及以上则需要进行 PCI。如果考虑患者心功能和负荷试验提示中到大面积缺血，即使心绞痛症状不重，也应进行 PCI。

具有下列特征者行 PCI 可改善预后：①左主干病变直径狭窄>50%；②左前降支近段狭窄≥70%；③伴左心室功能减低的 2 支或 3 支病变；④大面积心肌缺血。

具有下列特征者可以改善症状：①任何血管狭窄≥70% 伴心绞痛，且优化药物治疗无效；②有慢性心力衰竭，且缺血面积大于左心室的 10%；③存活心肌的供血由狭窄≥70% 的罪犯血管提供。

2. 非 ST 段抬高急性冠脉综合征 可根据 TIMI 危险积分、GRACE 预测积分等危险分层工具进行分层，高危患者倾向于早期介入治疗，低危患者首先考虑早期保守治疗，根据危险程度的不同来选择紧急（<2h）、早期（<24h）或者延迟（72h）。

有下列情况需要行紧急冠状动脉造影：①持续或反复发作的缺血症状；②心电图上 ST 段动态演变（压低>0.1mV 或者短暂抬高）；③合并充血性心力衰竭或者血流动力学不稳定；④有严重可危及生命的室性心动过速。

3. ST 段抬高心肌梗死 早期治疗关键在于开通梗死相关血管，尽可能挽救濒死心肌，降低急性期的死亡风险并改善长期预后。紧急 PCI 术是恢复心肌再灌注的最有效手段，除了心源性休克之外，紧急直接 PCI 一般仅限于开通罪犯血管，其他冠状动脉的严重狭窄病变可择期处理，对于心源性休克患者，建议处理所有主要冠状动脉的严重狭窄，以达到完全血运重建。

4. 直接 PCI 起病后即使就诊于有直接 PCI 能力医院的患者，应进行直接 PCI：起病 12h 内的患者，应进行直接 PCI；起病 12~24h 内，仍有缺血症状、血流动力学或电活动不稳定的患者仍可选择直接 PCI；对于发生心源性休克的患者，时间窗可放宽至 36h。

5. 转运 PCI 对于有溶栓禁忌的患者选择转运 PCI；对于起病时间超过 3h 的高危患者可选择转运 PCI；对于 3h 内就诊且无溶栓禁忌的患者，如果估计转运 PCI 延迟不超过 1h，仍建议进行转运 PCI。

6. 补救 PCI 已接受溶栓治疗，但仍有证据表明梗死相关血管处于闭塞状态，应进行补救 PCI。

二、患者风险评估

1. 年龄　超过 75 岁是高并发症的发生率一项主要的临床因素。

2. 性别　接受 PCI 的女性患者更倾向于高龄,更多合并高血压、糖尿病、高脂血症以及其他伴随疾病。

3. 心脏功能　根据 NYHA 心功能分级、左心室射血分数(LVEF),心功能受损的患者,发生严重心脏事件的风险更高,预后更差,更能从积极的介入治疗中获益。

4. 糖尿病　NHLBI 注册研究显示,与非糖尿病患者相比,糖尿病患者 1 年时的死亡率及血运重建率明显增加。

5. 肾功能　肾功能不全是冠心病患者预后不良的重要预测因子,肾功能不全的患者介入术中、术后并发症风险更高。

6. 冠状动脉病变解剖因素　SYNTAX 试验显示,病变风险积分与 PCI 的结果关系密切,而冠状动脉旁路移植术(CABG)的结果不受积分影响。SYNTAX 评分 0~22 分的患者,可根据患者个体特征、患者意愿、医师意向选择 PCI 或 CABG;23~32 分的患者,PCI 是合理选项,但应根据患者特征与合并症选择;≥33 分的患者,病变多较为复杂,应选择 CABG。

三、术前准备

1. 知情同意。

2. 抗血小板药负荷。

3. 术前水化。

4. 评估手术入路血管情况。

5. 手术支持。

6. 药物支持　硝酸甘油、肝素、血小板糖蛋白 Ⅱ b/ Ⅲ a 受体阻滞药、其他药物(去甲肾上腺素、维拉帕米、肾上腺素等)。

7. 器械支持　临时起搏器、主动脉内球囊反搏、血栓抽吸和远端保护、体外膜肺氧合(ECMO)、左心室辅助装置等。

8. 术后用药　抗血小板药、抗凝治疗、术后水化、其他药物。

9. 术后监测　症状、生命体征、心肌损伤标志物、血肌酐、心电图等。

四、操作过程

(一) 手术入路选择

1. 经股动脉途径

优点:技术容易掌握,动脉内径大、可根据需要置入较大鞘管。

缺点:压迫困难,术后平卧时间长,易出现局部出血、血肿、假性动脉瘤、动静脉瘘及腹膜后血肿。

操作方法:选择搏动最强侧的股动脉作为血管入路,穿刺点选择在股横纹下方 1~2cm 处,股动脉搏动正下方。

2. 经桡动脉途径

优点:压迫止血容易、患者不需要长期卧床。

缺点:操作复杂,不宜插入较大的鞘管,血管易发生痉挛,血管损伤可能性大。

操作方法:选择桡骨茎突近端 1cm 处,进针方向与桡动脉走行一致,角度为 30°~60°。

(二) 指引导管置入

将指引导管尾端经短连接器、"Y" 连接管与高压三连三通板及环柄注射器连接并冲洗,在泥鳅导丝引导下推送指引导管至冠状窦底,撤出泥鳅导丝,经环柄注射器回吸,观察压力图形,推入少许造影剂,确认指引导管到位。

指引导管是 PCI 治疗的传送通道,需要完成传送、对后续器械使用的支持、监测血流动力学及注射造影剂等方面的作用,能否顺利完成手术,术者对各种指引导管结构、性能和血管病变特点的了解是非常重要的。

导引导管结构:四段,超软的 X 光可视头端、柔软的同轴段、中等硬度的抗折段、牢固的扭控段。三层:最外层是特殊的聚乙烯塑料材质,决定了指引导管的形状、硬度和与血管内膜的摩擦力;中层是由钢丝编织的结构,使指引导管内腔不会塌陷并抗折断;最内层为尼龙 PTFE 涂层,以减少导丝、球囊、支架与指引导管内腔的摩擦阻力,并预防血栓形成。有的指引导管还在尖端加一节"软帽头",以减少指引导管对冠状动脉开口的损伤。

(三) 导丝置入

将塑形好的导丝顶端退回持针器内,拧松"Y"连接管尾部螺旋,插入持针器,拧紧指引导管尾部螺旋,推送导丝进入冠状动脉。导丝到位后,退出导丝调节器、持针器,用湿纱布擦拭导丝。

导丝结构包括柔软的尖端、连接尖端与轴心杆中间段及近端推送杆段。柔软的头端决定了导丝的软硬程度以及通过病变的能力;中心钢丝贯穿整个导丝长度,在源端呈阶梯式或锥形变细。中心钢丝的粗细和变细节段的长短、方式决定了导丝的支持力、推送力和柔软度:中心钢丝越粗,末段锥形变细越短,导丝支持力、推送性越好,但柔软性差;中心钢丝越细,末段分解变细越长,导丝支持力、推送力差,但越柔软。

(四) 球囊预扩张

球囊尾部与带有用生理盐水 1:1 稀释的造影剂的压力泵连接,吸负压导丝穿入球囊导管,一手固定导丝、一手推送球囊,推进球囊至靶病变处,观察推送球囊导管过程中体会阻力,指引导管尖端是否因阻力后退。

确定球囊定位准备后,以加压泵使球囊扩张,持续 10~30s,扩张结束后造影评价扩张结果,并判断病变血管直径及病变长度。

一手固定导丝,一手回撤球囊导管,直至将其撤出"Y"连接管止血阀以外,用湿纱布擦拭导丝。

1. 顺应性球囊导管

优点:柔软,球囊囊体重裹性很好,穿过病变的能力强,跟踪性很好。

缺点:耐高压能力弱,有狗骨头现象,抗穿刺的能力弱,精确扩张的能力弱,爆破压比较低。

2. 非顺应性球囊导管

优点:耐高压能力强,抗穿刺能力强,精确扩张的能力强,爆破压比较高。

缺点:材料比较坚硬,不能将球囊导管外径做得很小,球囊导管囊体重裹性能力弱,穿过病变的能力弱,跟踪性很弱。

使用球囊导管进行病变预扩张的作用:可以为支架植入开辟通路,可在一定程度了解病变的性质是普通病变还是高阻力病变,有无钙化灶等,辅助确定支架的直径和长度。

(五) 支架植入及后扩张

支架植入过程与球囊类似,支架到达病变部位后,多体位造影评估支架植入部位的位置,释放支架后多体位造影评估支架贴壁及有无血管内膜撕裂等,必要时应用非顺应性高压球囊进行后扩张,方法同预扩张。

支架植入的操作要点:

1. 预扩张 原则是尽量减少对病变血管壁及邻近血管段的损伤,尤其是支架不覆盖的血管段,球囊长度应短于支架长度,尽可能不累及邻近的正常血管段,宜采用小球囊、低压力扩张。

2. 支架长度的选择 以完全覆盖住病变为宜,应从"正常"到"正常",支架的两端均应超出病变 3~5mm。

3. 支架直径的选择 可根据冠脉造影结果,参考邻近血管段的直径确定,或者根据 IVUS/OCT 测量结果来选择,支架与血管的直径比为(1.1~1.2)∶1,支架直径和靶病变血管直径差异以0.5mm以内为宜,避免采用小支架植入后用大球囊扩张。

4. 支架释放压力和后扩张　在支架直径适当的情况下,推荐12~16atm释放支架,并酌情行高压后扩张,确保支架完全贴壁且扩张充分,但不主张过度后扩张。

5. 支架重叠植入问题　长病变需要植入2个以上支架时,应重叠2~3mm,以避免支架间出现无药物覆盖的间隙而增加并发症或再狭窄率。

后扩张操作可以优化支架的释放,改善患者预后,减少靶血管血运重建和支架血栓的发生。非顺应性后扩张球囊使用的策略是:高阻力病变,包括钙化和斑块负荷较重的病变,小血管病变,近端和远段参考血管直径不匹配,支架直径与参考血管直径相差过大的病变,弥漫性支架内再狭窄,支架血栓和发生靶血管血运重建高风险的患者。

6. 撤出介入器械及处理穿刺点　确认介入效果满意后,撤回球囊导管,将工作导丝撤入指引导管内,应用泥鳅导丝将指引导管带出。

经桡动脉介入的患者,术后可直接拔除桡动脉鞘管,桡动脉压迫器加压包扎,每2h松动一次,6h后可解除加压;经股动脉介入的患者,下肢应用股动脉压迫器加压包扎,每2h松动一次,12h后可解除加压,下肢制动24h;也可使用股动脉缝合器,缝合完好后需加压包扎2h。

(六) 经皮冠状动脉介入治疗效果评价

1. 造影成功　使用支架后,管腔狭窄<20%认为成功。
2. 手术成功　达到造影成功标准的同时,住院期间不出现并发症。
3. 临床成功　达到解剖学及手术成功标准的同时,术后没有缺血的表现和症状。

(七) 心血管介入治疗并发症

1. 冠状动脉穿孔　是PCI术中发生率较低的一种并发症,但其严重程度却可危及生命,近几年发生率呈下降趋势,目前仅为0.1%~0.5%。

引起冠状动脉穿孔可能的机制:冠脉介入治疗时球囊扩张、支架植入及球囊扩张后破裂,可能导致血管完整性受损;亲水导丝尖端或用于慢性完全闭塞病变的硬导丝尖端在介入治疗过程中将血管管壁刺破;由于粥样斑块剥离、旋磨等技术的应用使血管壁连续性受损。

冠脉穿孔的危险因素:患者因素(高龄及女性患者)、病变因素(急性或慢性闭塞、成角和分叉病变、血管小、严重迂曲、细小冠脉病变及严重钙化病变)、器械使用(粥样斑块剥离、旋磨等)。

冠脉穿孔处理原则:首先需要停止引起穿孔的操作,采用球囊压迫穿孔处并采用多种方式尽量延长压迫时间,暂停抗凝治疗,保持血流动力学稳定,缓解心包压塞,最后采用覆膜支架或利用微血栓形成终止出血。

2. 冠状动脉急性闭塞,慢血流和无复流　急性闭塞和无复流是指冠状动脉血流减少、静止或缺失,危险因素包括管腔内血栓、复杂的B型或C型病变,右冠近段病变,大隐静脉桥及次全闭塞病变等。无复流的发生率为0.6%~2.0%,持续无复流现象预示短期和长期预后不佳,包括术后心肌梗死和死亡率增加。

3. 冠状动脉内器械嵌顿　包括支架、导丝、球囊、血管内超声导管、远端保护装置和旋磨头等设备,都可能在冠脉中发生脱载、损坏、栓塞或嵌顿。单中心的研究通过对1994—2004年10年间的11 773个病例进行统计分析,发现支架脱载的发生率是0.32%,支架脱载可引起全身性的栓塞和脑血管事件,而发生在冠状动脉内的栓塞则可能会造成冠状动脉血栓形成和心肌梗死。从冠状动脉系统中移除栓塞器械的方法有小球囊技术、圈套技术、双导丝技术等。

4. 支架内血栓　支架内血栓是一种多因素影响的病例类型,包括患者情况、病变特点、手术或器械相关的因素,以及对抗血小板药的依从性或抵抗等。随着双联抗血小板治疗的普及和支架植入技术水平的提高,支架内血栓的发生率已经下降至1%左右,出现支架内血栓的患者在术后3年内再发支架内血栓栓塞、再发心肌梗死的发生率和死亡率都较高。

处理支架内血栓的建议:尽快给予血小板糖蛋白Ⅱb/Ⅲa受体阻滞药;对靶病变进行急诊PCI但不

再植入支架、鉴别和纠正潜在的与支架内血栓相关的手术因素、在个体化治疗的基础上酌情应用机械抽吸装置、如果出现慢血流或无复流,应考虑选择性给予冠状动脉注射腺苷或硝普钠;如果支架内血栓发生在应用阿司匹林和氯吡格雷的患者中,应考虑将氯吡格雷替换为替格瑞洛。

(八) 围手术期和长期抗栓治疗

PCI 时球囊扩张和支架植入等过程会导致血管内膜损伤、促凝物质暴露,激活血小板和凝血系统,再加上支架是异物,支架植入术后易发生支架内血栓形成。支架内血栓的相关因素除了支架本身外,还包括支架释放的技术、患者的并发症、病变复杂程度、患者对抗血小板药的敏感性等。提高支架释放技术,避免支架边缘夹层、使支架充分扩张和完全贴壁等措施可降低支架内血栓的发生率。围手术期抗凝和术后长期抗血小板药治疗对降低支架内血栓的发生率至关重要。

1. 术前 推荐术前几天开始常规服用抗血小板药或术前 1d 顿服负荷剂量的双联抗血小板药,即阿司匹林(300mg)和血小板 $P2Y_{12}$ 受体阻滞药(氯吡格雷 300~600mg 或替格瑞洛 180mg)。

2. 术中 静脉注射普通肝素(60~100U/kg,维持 ACT 300~350s)仍是术中抗凝最常用的方案;低分子量肝素可以替代普通肝素用于术中抗凝;直接凝血酶原抑制药比伐卢定用于术中抗凝具有与肝素相同的疗效,但与肝素联合血小板糖蛋白 Ⅱb/Ⅲa 受体阻滞药相比,更少引起出血。

3. 术后 无论支架裸支架或者药物洗脱支架,均建议终身服用小剂量阿司匹林(81~100mg,每日 1次)。对于植入裸支架患者,术后需要联合服用 $P2Y_{12}$ 受体阻滞药(氯吡格雷 75mg,每日 1 次或替格瑞洛 90mg,每日 2 次)至少 1 个月,植入药物洗脱支架患者,双联抗血小板药至少服用 12 个月,对支架内血栓高危患者或者重要部位,如左主干植入支架,可适当延长服用时间。氯吡格雷的抗血小板作用受肝脏代谢的影响,个体差异大,药物相互作用多,新型血小板 $P2Y_{12}$ 受体阻滞药替格瑞洛疗效确切,个体差异小,临床应用日益增多,在急性冠脉综合征患者中已作为优先于氯吡格雷的推荐用药。

4. PCI 术后监测 一般患者术后需要常规心电监护,同时术后需要随访心电图和心肌生物标志物,观察穿刺部位有无出血,发生低血压可能与出血、低容量、迷走神经功能亢进、心脏压塞等有关。患者常规术前、术后水化,随访肾功能,应用大量对比剂或者基础肾功能减退的患者术前、术后需充分水化。

五、冠状动脉介入治疗的类型

目前临床上使用冠状动脉介入治疗主要包括裸金属支架、药物洗脱支架、生物可吸收支架等的植入,以及普通球囊、药物洗脱球囊等扩张释放。尽管与单纯球囊扩张相比,裸支架术后的再狭窄率已显著下降,但是 20%~30% 的支架内再狭窄仍成为限制其疗效的主要因素。药物洗脱支架将支架内再狭窄进一步降低到 5%~10%,在近 20 年得到了广泛的应用。在药物洗脱球囊的时代,倡导介入无植入的概念,在近 10 年得到极大的推广,特别是在支架内再狭窄病变中有广泛的应用。为预防支架内血栓形成,裸支架植入术后双联抗血小板药使用至少 1 个月,药物洗脱支架植入术后双联抗血小板药使用至少 12个月。目前,裸支架更多地应用于无法长期服用双联抗血小板药或者近期内拟择期行外科手术而停用抗血小板药的患者。

1. 单纯球囊扩张临床使用流程

(1)靶病变的预处理:在预处理时,按球囊/血管直径比例为 1:1(或球囊直径比血管直径小0.25mm)的原则选择球囊直径,使用适中的压力(参照球囊顺应性表)进行扩张,最佳方法是采用压力逐次增大,多次预扩张,以便建立缺血预适应。不易充分预扩张的病变,如病变处有轻度钙化,建议先使用切割球囊、棘突球囊、激光消融术、旋磨术等器械进行处理,以达到理想的预处理扩张效果(图 15-2-1)。

(2)测量靶血管的尺寸:测量血管参考直径之前,建议向冠状动脉内 1 次或多次注射硝酸甘油,每次100~200μg,以达到充分扩张冠状动脉、避免过低判定血管直径。给药 30s 后至少在 2 个正交体位造影,作为测量参考血管直径的依据。

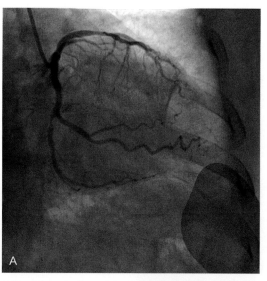

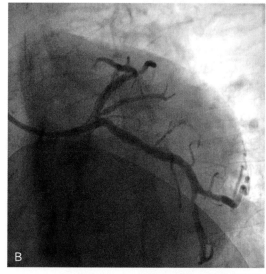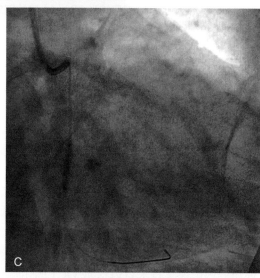

图 15-2-1　回旋支病变不同体位造影图（A、B），使用顺应性球囊预扩数次（C）

　　根据测量结果，选择与靶血管直径最相匹配的球囊扩张。如果靶血管近端和远端的直径相差较大，建议选择的球囊以远端血管相对较小的尺寸为准。如果病变远端参考血管和近端参考血管直径相差≥0.25mm，可能会导致近端血管扩张不全或远端血管损伤。要选择合适的球囊长度，以确保球囊两端覆盖各超出病变2mm左右（图15-2-2）。

　　（3）球囊的输送和扩张释放：通过球囊上的金属标记确认位于合适位置。球囊扩张释放时，观察球囊近段、中段和远段均扩张到相同直径后，加压至所需命名压力，然后持续保压扩张30~60s（图15-2-3）。

　　（4）术中补救措施：如果术中球囊扩张释放后出现壁内血肿或严重夹层［美国国立心肺血液病研究所（NHLBI）分型 D~F 型］，并向远端血管延展，并影响血管血流（TIMI血流≤2级），则需要置入裸金属支架/药物洗脱支架进行补救。

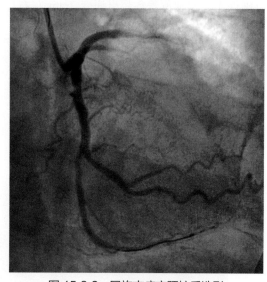

图 15-2-2　回旋支病变预扩后造影

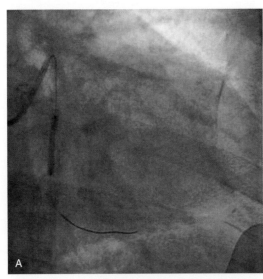
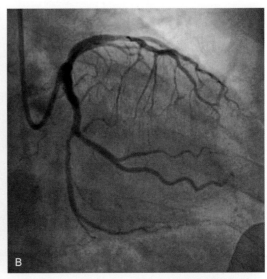

图 15-2-3 回旋支病变球囊扩张 60s(A),确认回旋支残余狭窄＜40%,且无壁内血肿或严重夹层(B)

2. 裸金属支架、药物洗脱支架临床使用流程

(1) 靶病变的预处理:在置入裸金属支架/药物洗脱支架前,一般需要对冠状动脉靶病变进行预处理,少数情况下非常有经验的介入医师不进行靶病变预处理,直接植入支架。在预处理时,推荐使用顺应性球囊,按球囊直径比血管直径小 0.25~0.50mm 的原则选择球囊直径,使用适中的压力(参照球囊顺应性表)进行扩张,最佳方法是采用压力逐次增大,多次预扩张(图 15-2-4)。对于不易充分预扩张的病变,如病变处有轻度钙化,建议先使用切割球囊、棘突球囊、激光消融术、旋磨术等器械进行处理,以达到理想的预处理扩张效果。

(2) 准确测量靶血管尺寸:测量血管参考直径之前,建议向冠状动脉内 1 次或多次注射硝酸甘油,每次 100~200μg,以达到充分扩张冠状动脉、避免过低判定血管直径。给药 30s 后至少在 2 个正交体位造影,作为测量参考血管直径的依据。建议采用以下 3 种方式测量靶血管的直径:①使用在线 QCA 测量;②精确目测,并通过预扩张球囊的直径进行校正;③如果有腔内影像学技术条件,可以在靶病变的预处理前后使用腔内影像学技术(IVUS 或 OCT)辅助测量。

根据测量结果,选择与靶血管直径最相匹配的裸金属支架/药物洗脱支架直径尺寸。如果靶血管近端和远端的直径相差较大,建议选择的支架以远端血管相对较小的尺寸为准。要选择合适的支架长度,以确保支架两端覆盖各超出病变 2mm 左右(图 15-2-5)。

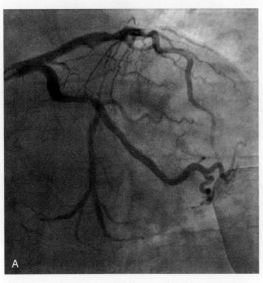
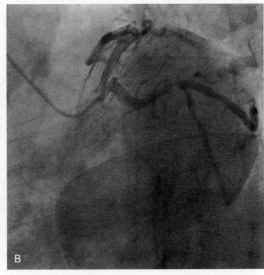

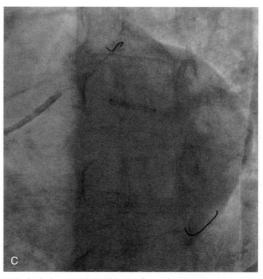

图 15-2-4　回旋支病变不同体位造影图（A、B），使用顺应性球囊预扩数次（C）

（3）支架的输送和扩张释放：在沿导引导丝输送支架系统至靶病变的过程中，不能暴力推送和拉拽。通过支架输送系统（球囊）上的金属标记确认支架位于合适位置。支架释放时，观察支架近段、中段和远段均扩张到相同直径后，加压至所需命名压力（一般 8~12atm）（图 15-2-6）。当支架释放完成后撤出球囊导管时需小心操作，不能刮到刚释放的支架。

（4）后扩张处理：裸金属支架/药物洗脱支架植入后，推荐进行后扩张。后扩张有助于实现更优的支架贴壁效果。推荐使用外径小的非顺应性高压球囊导管进行后扩张。球囊直径应参考血管直径的比例要根据病变具体情况确定。可参考所选用的非顺应性球囊的顺应性表，来选择适当的后扩张压力，以保证支架产生良好的贴壁效果又不被过度扩张。所选用的后扩张球囊长度不超出支架长度，并保证球囊位于支架边缘以内，以避免发生边缘夹层

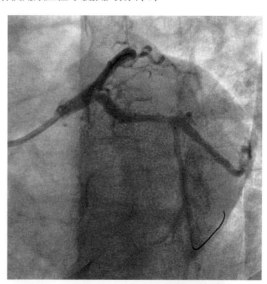

图 15-2-5　回旋支病变预扩后造影，以选择合适的支架长度

或损伤。为保证良好的贴壁效果，后扩张之后应无明显残余狭窄（建议残余狭窄<10%）（图 15-2-7）。

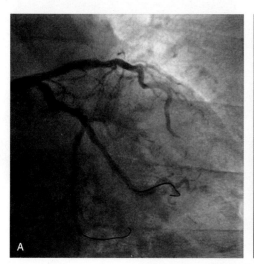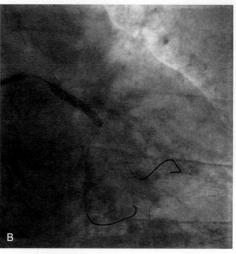

图 15-2-6　支架定位（A）和支架释放（B）

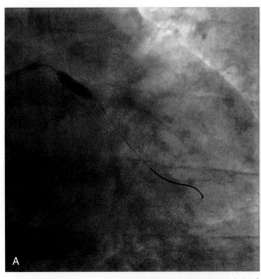
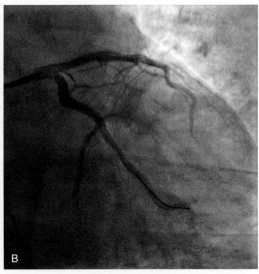

图 15-2-7　非顺应性高压球囊后扩张支架（A）和后扩张之后造影显示残余狭窄＜10%（B）

（5）术中补救措施：如果术中后扩张后出现上述（4）的情况，则需要置入裸金属支架／药物洗脱支架进行补救。

3. 药物涂层球囊临床使用流程

（1）靶病变的预处理：使用传统或半顺应性球囊，球囊／血管直径比率为 0.8~1.0，使用适中的压力（8~14atm），以避免夹层。如果扩张不充分，可以考虑选择非顺应性球囊或切割球囊进行充分预扩张。提倡使用腔内影像学技术血管内超声（IVUS）或光学相干断层显像（OCT）辅助测量靶病变的长度、远段和近段血管的参考直径（图 15-2-8）。

（2）评估预处理效果：充分预扩张后，依据预扩张结果，判断是否适合进行药物涂层球囊治疗。如果同时满足以下 3 种情况，可以使用药物球囊治疗：血管没有夹层或者 A、B 型夹层；TIMI 血流 III 级；残余狭窄 ≤30%。如果充分预扩张后，以上三项任何一项不被满足，则采用其他介入治疗术式进行治疗（裸金属支架、药物洗脱支架、生物可降解支架）（图 15-2-9）。

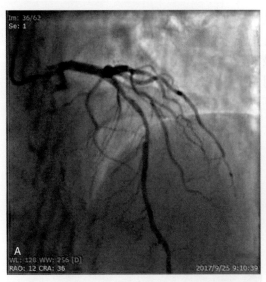
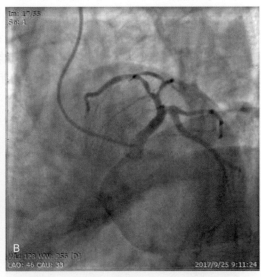

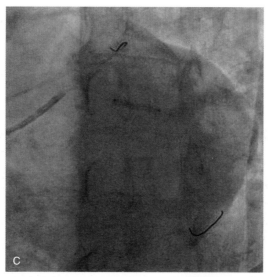

图 15-2-4　回旋支病变不同体位造影图（A、B），使用顺应性球囊预扩数次（C）

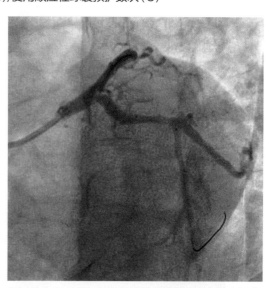

（3）支架的输送和扩张释放：在沿导引导丝输送支架系统至靶病变的过程中，不能暴力推送和拉拽。通过支架输送系统（球囊）上的金属标记确认支架位于合适位置。支架释放时，观察支架近段、中段和远段均扩张到相同直径后，加压至所需命名压力（一般 8~12atm）（图 15-2-6）。当支架释放完成后撤出球囊导管时需小心操作，不能刮到刚释放的支架。

（4）后扩张处理：裸金属支架/药物洗脱支架植入后，推荐进行后扩张。后扩张有助于实现更优的支架贴壁效果。推荐使用外径小的非顺应性高压球囊导管进行后扩张。球囊直径应参考血管直径的比例要根据病变具体情况确定。可参考所选用的非顺应性球囊的顺应性表，来选择适当的后扩张压力，以保证支架产生良好的贴壁效果又不被过度扩张。所选用的后扩张球囊长度不超出支架长度，并保证球囊位于支架边缘以内，以避免发生边缘夹层

图 15-2-5　回旋支病变预扩后造影，以选择合适的支架长度

或损伤。为保证良好的贴壁效果，后扩张之后应无明显残余狭窄（建议残余狭窄 <10%）（图 15-2-7）。

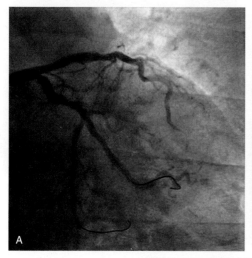
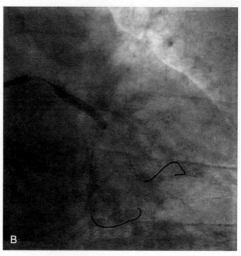

图 15-2-6　支架定位（A）和支架释放（B）

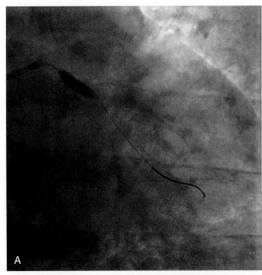
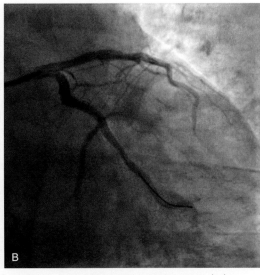

图 15-2-7 非顺应性高压球囊后扩张支架（A）和后扩张之后造影显示残余狭窄＜10%（B）

（5）术中补救措施：如果术中后扩张后出现上述（4）的情况，则需要置入裸金属支架/药物洗脱支架进行补救。

3. 药物涂层球囊临床使用流程

（1）靶病变的预处理：使用传统或半顺应性球囊，球囊/血管直径比率为0.8~1.0，使用适中的压力（8~14atm），以避免夹层。如果扩张不充分，可以考虑选择非顺应性球囊或切割球囊进行充分预扩张。提倡使用腔内影像学技术血管内超声（IVUS）或光学相干断层显像（OCT）辅助测量靶病变的长度、远段和近段血管的参考直径（图15-2-8）。

（2）评估预处理效果：充分预扩张后，依据预扩张结果，判断是否适合进行药物涂层球囊治疗。如果同时满足以下3种情况，可以使用药物球囊治疗：血管没有夹层或者A、B型夹层；TIMI血流Ⅲ级；残余狭窄≤30%。如果充分预扩张后，以上三项任何一项不被满足，则采用其他介入治疗术式进行治疗（裸金属支架、药物洗脱支架、生物可降解支架）（图15-2-9）。

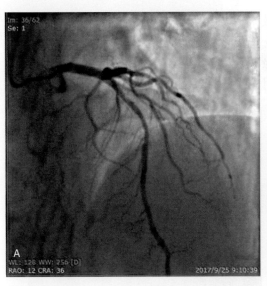
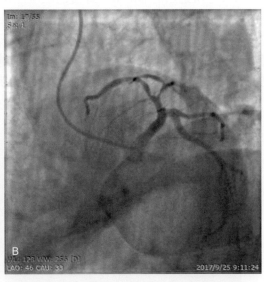

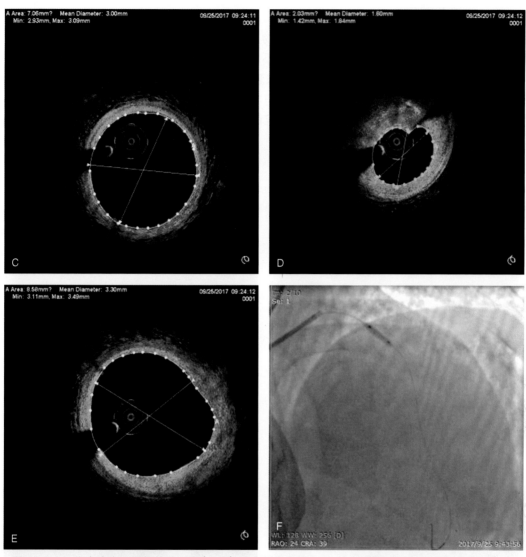

图 15-2-8　降支病变不同体位造影图（A、B），腔内影像学技术 OCT 测量靶病变的远段参考直径（C）、
狭窄最重处（D）、近段参考直径（E），使用切割球囊预处理靶病变（F）

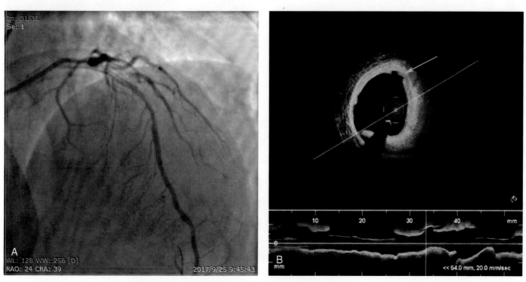

图 15-2-9　前降支病变预处理后造影图（A），腔内影像学技术 OCT 评估预扩张的效果（B），
蓝色箭头处是切割球囊扩张的痕迹

(3) 药物涂层球囊的输送和扩张释放: 药物涂层球囊的直径要与血管直径匹配(参考直径比率为 0.8~1.0); 建议贴壁扩张持续 45~120s; 扩张药物涂层球囊时使用命名压 7~8atm, 以避免夹层。值得注意的是, 药物涂层球囊是输送药物的工具, 不能试图用其解除病变部位狭窄, 在使用药物涂层球囊时, 为避免预处理部位或支架部位与药物球囊之间的"地理缺失", 要确保药物涂层球囊覆盖预处理部位长度并超出边缘各 2~3mm。另外, 药物涂层球囊进入人体后应于 2min 内送达病变部位。当药物涂层球囊释放完成后, 完全回爆球囊后再缓慢撤出, 关注指引导管尖端及导丝的位置变化 (图 15-2-10)。

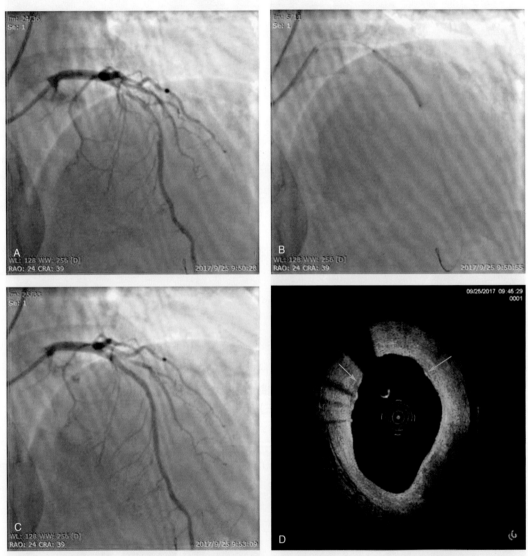

图 15-2-10 药物涂层球囊输送到位后造影图(A), 药物涂层球囊释放图(B), 药物涂层球囊释放后造影图(C), OCT 未见明显夹层、血肿、组织脱垂等(D), 蓝色箭头处是药物涂层球囊的药物颗粒

(4) 术中补救措施: 如果术中药物涂层球囊扩张释放后出现壁内血肿或严重夹层(NHLBI 分型 D~F型, TIMI 血流 ≤ 2 级)的情况, 则需要置入裸金属支架 / 药物洗脱支架进行补救。

4. 生物可吸收支架临床使用流程 生物可吸收支架临床使用流程应当遵循 PSP 操作规范 (表 15-2-1), 具体操作流程如下。

表 15-2-1　生物可吸收支架植入的 PSP 技术规范

技术规范	内容
预扩张（predilatation）	预扩张球囊（建议应用非顺应性球囊）直径：参考血管直径约为 1:1，无法充分扩张的病变需要应用切割球囊或旋磨技术进行预处理，除非可以充分扩张病变，否则不建议置入生物可吸收支架
尺寸优化（proper sizing）	应用指引导管、球囊、在线 QCA 软件、腔内影像学技术进行指导，避免支架选择过小 如果血管尺寸偏小（<3.0mm），建议应用腔内影像学技术，避免在小血管（<2.75mm）内置入生物可吸收支架
后扩张（postdilatation）	使用非顺应性球囊 球囊直径与参考血管直径比要根据病变具体情况确定高压力后扩张（>18atm） 不能超出 0.5mm 的生物可吸收支架扩张上限

　　（1）靶病变的预处理：在置入生物可吸收支架前，提倡使用腔内影像学技术（IVUS 或 OCT）辅助测量，同时须对冠状动脉靶病变进行充分预处理。在预处理时，推荐使用非顺应性球囊，按球囊/血管直径比例为 1:1（或球囊直径比血管直径小 0.25mm）的原则选择球囊直径，使用适中的压力（参照球囊顺应性表）进行扩张，最佳方法是采用压力逐次增大，多次预扩张，以便建立缺血预适应（图 15-2-11）。不易充分预扩张的病变，如病变处有轻度钙化，建议先使用切割球囊、棘突球囊、激光消融术、旋磨术等器械进行处理，以达到理想的预处理扩张效果。

　　充分预扩张后残余狭窄<40%，TIMI 血流达到 Ⅲ 级，可实施生物可吸收支架的置入。如果不能达到理想的预扩张效果，不建议置入生物可吸收支架。

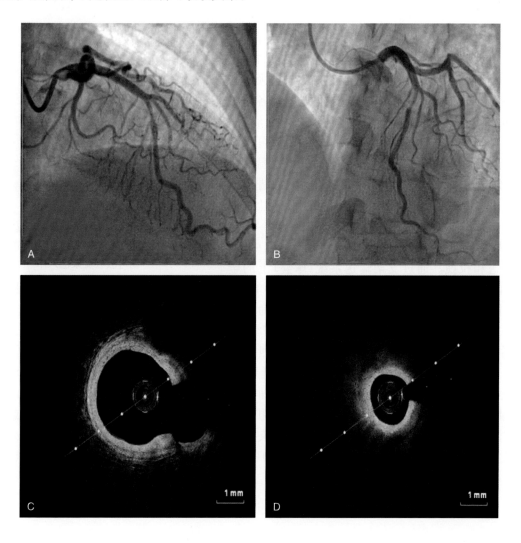

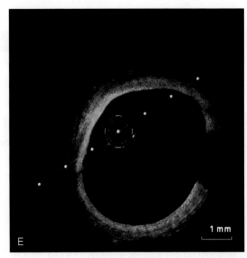
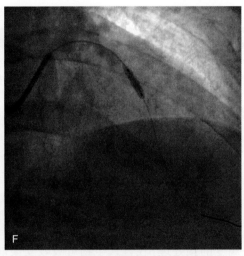

图 15-2-11　前降支病变造影图(A、B),腔内影像学技术 OCT 测量靶病变的远段参考直径(C)、
狭窄最重处(D)、近段参考直径(E),使用切割球囊预处理靶病变(F)

(2)准确测量靶血管的尺寸:测量血管参考直径之前,建议向冠状动脉内注射硝酸甘油 100~200µg,以达到充分扩张冠状动脉、避免过低判定血管直径的目的。给药 30s 后至少在 2 个正交体位造影,作为测量参考血管直径的依据。

根据测量结果,选择与靶血管直径最相匹配的生物可吸收支架直径尺寸(图 15-2-12)。如果靶血管近端和远端的直径相差较大,建议选择的支架以远端血管相对较小的尺寸为准。如果病变远端参考血管和近端参考血管直径相差 ≥ 0.25mm,可能会导致近端生物可吸收支架贴壁不良或远端血管损伤,此种情况下不建议置入生物可吸收支架。要选择合适的支架长度,以确保支架两端覆盖各超出病变 2mm 左右。

(3)支架的输送和扩张释放:目前市售的生物可吸收支架需保存在低于 10℃冰箱里,取出支架后观察温度警示器是否处于正常状态。生物可吸收支架系统在进入人体前,需在室温条件下静置 5~10min,其后在肝素盐水中浸泡 5~10s。

在沿导引导丝输送支架系统至靶病变的过程中,不能暴力推送和拉拽。通过支架输送系统(球囊)上的金

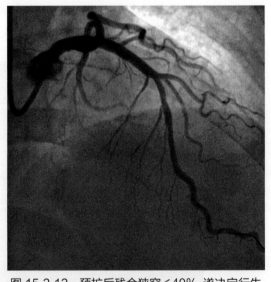

图 15-2-12　预扩后残余狭窄<40%,遂决定行生物可吸收支架植入术

属标记确认支架位于合适位置。支架释放时,先用 10s 缓慢加压至 3atm,观察支架近段、中段和远段均扩张到相同直径后,以 1atm/s 的速率加压至所需命名压力(一般 8~12atm),然后持续保压扩张 20~30s(图 15-2-13)。当支架释放完成后撤出球囊导管时需小心操作,不能刮到刚释放的支架。

(4)后扩张处理:生物可吸收支架植入后,强烈推荐进行后扩张。后扩张有助于实现更优的支架贴壁效果。推荐使用外径小的非顺应性高压球囊导管进行后扩张。球囊直径应参考血管直径的比例,要根据病变具体情况确定。可参考所选用的非顺应性球囊的顺应性表,来选择适当的后扩张压力,以保证支架产生良好的贴壁效果又不被过度扩张。所选用的后扩张球囊长度不超出支架长度,并保证球囊位于支架边缘以内,以避免发生边缘夹层或损伤。所选用的后扩张球囊直径最大不超过支架直径 0.25mm。为保证良好的贴壁效果,后扩张之后应无明显残余狭窄(建议残余狭窄<10%)(图 15-2-14)。

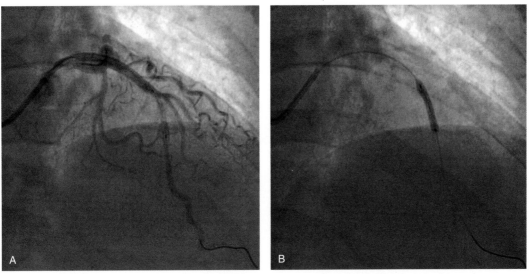

图 15-2-13　生物可吸收支架输送到位后造影（A），生物可吸收支架命名压释放（B）

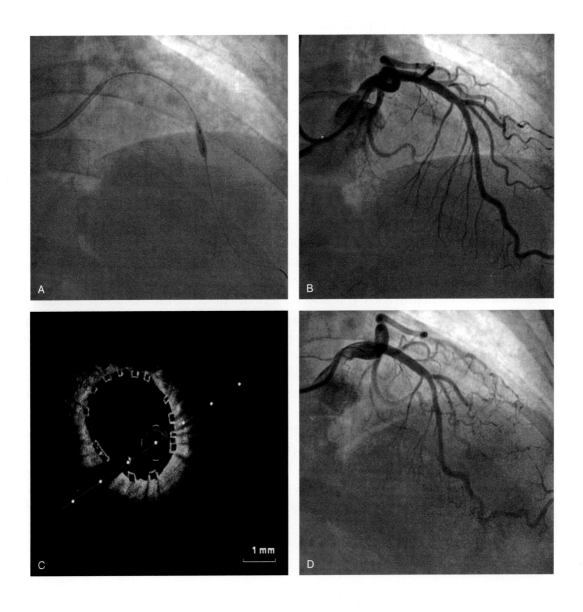

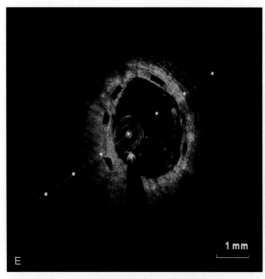
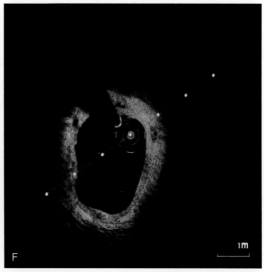

图 15-2-14　生物可吸收支架内充分后扩张(A),最终造影(B)和 OCT(C)可见支架贴壁良好,未见明显夹层、血肿、组织脱垂等;术后 1 年复查造影(D)和 OCT(E)可见部分支架钢梁吸收,内皮细胞覆盖良好;术后 3 年 OCT(F)可见绝大部分支架钢梁吸收,内膜稍有增生

(5)术中补救措施:如果术中生物可吸收支架释放后出现壁内血肿或严重夹层(NHLBI 分型 D~F 型,TIMI 血流 ≤ 2 级)的情况,则需要置入裸金属支架 / 药物洗脱支架进行补救,不建议继续置入生物可吸收支架补救。

(李政伟　周斌全)

参考文献

[1] FASSEAS P, ORFORD J L, PANETTA C J, et al. Incidence, correlates, management, and clinical outcome of coronary perforation: analysis of 16, 298 procedures [J]. Am Heart J, 2004, 147 (1): 140-145.

[2] STANKOVIC G, ORLIC D, CORVAJA N, et al. Incidence, predictors, in-hospital, and late outcomes of coronary artery perforations [J]. Am J Cardiol, 2004, 93 (2): 213-216.

[3] BRILAKIS E S, BEST P J, ELESBER A A, et al. Incidence, retrieval methods, and outcomes of stent loss during percutaneous coronary intervention: a large single-center experience [J]. Catheter Cardiovasc Interv, 2005, 66 (3): 333-340.

[4] COLOMBO A, HALL P, NAKAMURA S, et al. Intracoronary stenting without anticoagulation accomplished with intravascular ultrasound guidance [J]. Circulation, 1995, 91 (6): 1676-1688.

[5] DAEMEN J, WENAWESER P, TSUCHIDA K, et al. Early and late coronary stent thrombosis of sirolimus-eluting and paclitaxel-eluting stents in routine clinical practice: data from a large two-institutional cohort study [J]. Lancet, 2007, 369 (9562): 667-678.

[6] VAN WERKUM J W, HEESTERMANS A A, DE KORTE F I, et al. Long-term clinical outcome after a first angiographically confirmed coronary stent thrombosis: an analysis of 431 cases [J]. Circulation, 2009, 119 (6): 828-834.

[7] BURZOTTA F, PARMA A, PRISTIPINO C, et al. Angiographic and clinical outcome of invasively managed patients with thrombosed coronary bare metal or drug-eluting stents: the OPTIMIST study [J]. Eur Heart J, 2008, 29 (24): 3011-3021.

[8]《药物涂层球囊临床应用中国专家共识》专家组. 药物涂层球囊临床应用中国专家共识 [J]. 中国介入心脏病学杂志, 2016, 24 (2): 61-67.

[9] 中华医学会心血管病学分会. 冠状动脉生物可吸收支架临床应用中国专家共识 [J]. 中华心血管病杂志, 2020, 48 (5): 350-358.

课 后 习 题

简答题

    1. 冠脉扩张球囊导管为什么需要区分预扩张与后扩张球囊？

    2. 遇到高阻力的病变,如钙化、严重狭窄的病变时,预扩张球囊导管扩张这类病变时压力越大越好吗？

    3. 冠脉穿孔的危险因素有哪些？

    4. 冠脉支架植入后无复流的危险因素有哪些？

    5. 冠脉支架植入后支架内血栓的危险因素有哪些？

答案：

    1. 预扩张大多采用顺应性球囊导管,顺应性球囊导管柔软,球囊囊体重裹性很好,穿过病变的能力强,跟踪性很好;缺点:耐高压能力弱,有狗骨头现象,抗穿刺的能力弱,精确扩张的能力弱,爆破压比较低。后扩张大多采用非顺应性球囊导管,其有耐高压能力强,抗穿刺能力强,精确扩张的能力强,爆破压比较高;缺点:材料比较坚硬,不能将球囊导管外径做得很小,球囊导管囊体重裹能力弱,穿过病变的能力弱,跟踪性很弱。根据病变采用不同的球囊进行扩张,可以为支架植入开辟通路,可在一定程度了解病变的性质是普通病变还是高阻力病变,有无钙化灶等。

    2. 遇到高阻力的病变时,预扩张球囊导管扩张的压力并非越大越好,超过命名压后有一定的风险,如球囊爆破造成血管夹层、撕裂、穿孔、血肿等;如不能顺利处理病变,可采用偏小一号的球囊预处理,还可以选用切割、棘突、乳突球囊或者旋磨、激光等方法预处理。

    3. 患者因素(高龄及女性患者)、病变因素(急性或慢性闭塞、成角和分叉病变、血管小、严重迂曲、细小冠脉病变及严重钙化病变)、器械使用(粥样斑块剥离、旋磨等)。

    4. 危险因素:管腔内血栓、复杂的 B 型或 C 型病变,右冠近段病变,大隐静脉桥及次全闭塞病变等,无复流的发生率为 0.6%~2.0%,持续无复流现象预示短期和长期预后不佳,包括术后心肌梗死和死亡率增加。如果出现无复流,应考虑选择性给予冠状动脉注射腺苷或硝普钠等。

    5. 支架内血栓是一种多因素影响的病例类型,包括患者情况、病变特点、手术或器械相关的因素,以及对抗血小板药的依从性或抵抗等。

第三节　心血管腔内影像学

学 习 目 标

1. 掌握不同冠脉病变的腔内影像学表现。
2. 熟悉腔内影像学在冠脉介入治疗中的意义。

一、腔内影像学概述

    冠状动脉造影是评估冠状动脉解剖结构并指导经皮冠状动脉介入治疗(PCI)的传统成像手段。然而,冠状动脉造影获得的二维管腔影像有时并不能准确反映血管病变情况,因此,无法通过冠状动脉造影来评估血管的实际大小、斑块特点和支架植入效果。借助血管内超声(intravenous ultrasound,IVUS)和光学相干断层成像(optical coherence tomography,OCT)可获得冠状动脉内影像,为优化支架植入和减少支架相关并发症提供更多有价值的信息。术前的腔内影像学检查能够对管腔尺寸和病变特点进行评估,有助于选择合适的支架型号,并指导支架植入;术后能够即刻评估支架植入效果,指导优化策略。

1. IVUS IVUS是通过导管技术将微型超声探头送入血管腔内,显示血管横截面图像,从而提供在体血管腔内影像的技术。IVUS系统包括了IVUS探头、探头运动与回撤系统以及超声成像主机三部分(图15-3-1)。目前可用的IVUS探头频率为20~60MHz,轴向分辨率为22~120μm,组织穿透力为5~6mm。IVUS换能器分为机械旋转型和电子相控阵型,两者各有特点:前者探头中心频率更高,不存在扫描盲区,图像分辨率更高,信息更完整,但旋转扫描易导致伪影产生,且探头距离导管前端较远;后者探头更靠近导管前端,不易产生伪影,但探头中心频率较低,且存在少量盲区,需要重建图像。经过图像处理后,IVUS可获得以血管管腔为中心的长轴图像(分析病变长度及分布状况)和观察血管横截面的短轴图像(分析血管管壁结构与病变特征)。除了常用的灰阶IVUS外,血管内超声虚拟组织成像(virtual histology-IVUS,VH-IVUS)还能够综合利用超声频率和斑块组织元素的振幅信息做出识别,通过不同颜色对病变性质加以区分。纤维斑块、纤维脂质斑块、钙化斑块以及坏死核心组织在VH-IVUS上分别表现为深绿色、浅绿色、白色和红色,其准确性与病理组织学具有高度的一致性。此外,Kawasaki等将射频信号通过傅里叶转换得出背向散射积分,并根据背向散射积分值区分斑块成分。近年来,还出现了IVUS与血流储备分数(fractional flow reverse,FFR)检测相融合的技术,通过对IVUS所测量数据进行数学计算,结合患者生理特征的血流速度,只需一次IVUS测量即可获得相应的FFR功能学参数,从而为患者术前及术后评估提供更多信息及可靠依据。

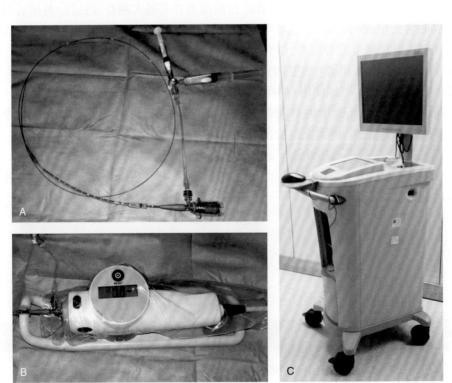

图 15-3-1 IVUS 组件
A. 探头导管;B. 探头运动与回撤系统;C. 成像主机。

2. OCT OCT是继IVUS之后出现的一种新的心血管腔内影像技术。它将光源发出的光线分为两束,利用两束反射光发生干涉作用,从组织中反射的光信号随组织性状显示不同强弱,经计算机处理,比较分析反射波与参考波后获得组织反射性和距离的相关数据,得到组织断层成像。OCT由成像导管、驱动马达和光学控制器及主机等部分构成（图15-3-2）。OCT的分辨率为10~15μm，组织穿透力为1~2mm。鉴于OCT有较高分辨率，能对微观结构进行较为清晰的成像，与病理组织学图像有良好的对应，故又称光学活检。目前OCT分为第一代的时域OCT和第二代的频域OCT，后者成像速度更快，且不需要阻断血流，目前得到临床广泛应用。

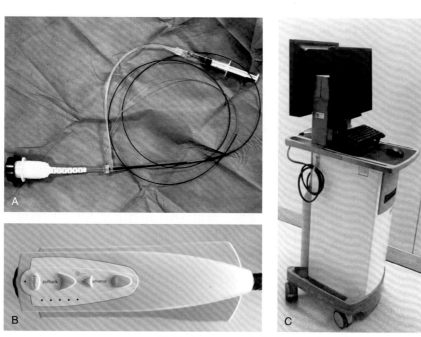

图15-3-2　OCT组件
A. 成像导管；B. 驱动马达和光学控制器；C. 成像主机。

　　3. 近红外线光谱（near-infrared spectrophotometry，NIRS）　是近年来发展较为迅速的一种光谱成像技术。不同组织对近红外光的吸收率不同，通过对反射光线的分析，将近红外光谱赋予特定的化学成分。由于胆固醇在近红外光谱区域具有突出特征，能将富含脂质坏死核心成分与其他成分区分，因此，NIRS被用于检测和分析冠脉内的富含脂质核心斑块。NIRS与IVUS相结合的NIRS-IVUS超声导管，可以在提供斑块结构性信息的同时，提供化学成分信息，从而帮助识别富含脂质的易损斑块及其分布情况。临床研究也表明，NIRS在评估易损斑块、预测围手术期心肌梗死等方面具有一定的价值。

　　4. 冠状动脉血管镜（coronary angioscopy）　由光纤导管、光源、观测成像系统组成。新一代血管镜无须球囊阻断，沿冠状动脉内导丝将血管镜送入预定部位后，用低分子右旋糖酐冲洗血液，回撤导管，即可利用可见光观察相关血管组织结构。冠状动脉血管镜分辨率在10~50μm，可以观察冠脉腔内表面斑块、血栓、支架梁和内膜增生等情况，在评估易损斑块、了解急性冠脉综合征发生机制、支架术后随访等方面有一定价值。鉴于常规血管镜仅能观察表面结构，目前，彩色荧光血管镜和近红外光血管镜等新型血管镜在评估斑块成分等方面也作了一定探索与应用。

　　综上所述，心血管腔内影像技术是冠脉检查的重要手段。其中，IVUS与OCT作为目前最常用的两大腔内影像技术，在评估冠状动脉的结构、指导PCI策略、改善患者临床预后等方面发挥了重要的作用，具有重大的临床应用价值。因此，本章节着重阐述IVUS和OCT在冠脉介入治疗中的作用。

二、腔内影像学的循证医学证据

　　1. IVUS在冠脉介入治疗中的循证医学证据　对于金属裸支架（bare metal stent，BMS），多项随机对照研究表明，与单纯冠状动脉造影相比，IVUS指导下的支架植入在降低再狭窄率和靶病变血运重建（target lesion revascularization，TLR）率方面有明显优势，但在病死率和心肌梗死发生率方面两者并没有显著差异。在药物洗脱支架(drug-eluting stent,DES)时代,IVUS-XPL(病变长度>28mm)和CTO-IVUS (chronic total occlusion,CTO)研究表明IVUS的指导明显减少了主要不良心血管事件(major adverse cardiac events,MACE)的发生率,这种获益主要是降低了再狭窄所致的血运重建率。荟萃分析证实,与单纯的冠状动脉造影指导的介入治疗相比,IVUS指导下DES植入的获益主要体现在降低了MACE发生率、心血管疾病所致病死率和支架内血栓的发生概率。同样,针对复杂病变的随机对照研究荟萃分析显示,IVUS指导组MACE和靶血管血运重建的发生率显著减少。新近的荟萃分析纳入了8个随机对照研究,共入选了3276例患者,证实了IVUS指导下的PCI在减少DES置入后MACE和缺血所致TLR方面优于冠状动脉造影。此外,一项纳入20个研究(包含3个随机对照研究)的荟萃分析显示,IVUS指导的PCI在降低急性冠脉综合征(acute coronary syndrome,ACS)和复杂病变(包括左主干、分叉部位、CTO或长病变)患者的病死率和MACE发生率方面有明显优势。观察性研究发现,IVUS指导的DES植入可减少缺血事件的发生,但由于缺少随机化,在基线资料方面,患者的临床特征和病变特征存在显著差异。此外,混杂因素也可能对分组及相关结论产生影像。ADAPT DES研究入选了8 583例未经筛选的患者,发现ACS和复杂病变的患者从IVUS指导中获益最多。但是,是否在所有患者,尤其是简单冠脉病变人群中,常规应用IVUS都能够带来临床获益,仍有待于进一步证实。

2. OCT在冠脉介入治疗中的循证医学证据 目前,OCT指导下介入手术的数据相对有限,尚缺乏对OCT和血管造影指导下PCI的临床预后进行比较的随机对照研究。CLI-OPCI研究发现,经OCT指导下的介入患者,心源性死亡和MACE发生率更低。Sheth等研究发现,OCT指导下的急诊PCI中,术后最小管腔直径(minimum lumen diameter,MLD)更大。ILUMIEN I研究强调了PCI术前行OCT评估的重要性。与支架植入后行OCT检查比较,PCI术前行OCT检查可以带来更多手术策略的转变。DOCTORS研究观察了OCT对非ST段抬高型ACS患者支架术后即刻血流储备分数(fractional flow reserve,FFR)的改善情况。结果显示,与单纯冠状动脉造影比较,OCT指导下的PCI术后即刻支架膨胀更充分,并改善了FFR这一主要终点。OCTACS研究发现,与单纯冠脉造影比较,对ACS患者行OCT指导下的PCI,6个月随访时支架梁未覆盖比例更低。而对于稳定型冠心病患者,Lee等研究显示OCT指导下的PCI术后3个月的支架梁覆盖率明显提高。ILUMIEN Ⅲ研究比较了OCT、IVUS和单纯冠脉造影指导下PCI在支架膨胀方面的效果。它的主要疗效终点是PCI术后最小支架内面积(minimum stent area,MSA),主要目的在于证实OCT指导下的PCI,在术后MSA上不劣于IVUS,但优于冠状动脉造影。研究结果显示OCT指导下的PCI在MSA方面并不优于单纯冠状动脉造影,但是可明显改善最小和平均支架膨胀率,并且减少未处理的夹层和严重支架贴壁不良的发生。目前正在进行的ILUMIEN Ⅳ和OCTOBER这两项RCT研究都在进一步观察OCT较单纯冠状动脉造影指导对PCI的获益,相关研究结果值得期待。

3. OCT与IVUS在冠脉介入治疗中相互比较 近年来,ILUMIEN Ⅲ和OPINION比较了OCT和IVUS指导下的PCI在替代终点和临床终点上的差异。ILUMIEN Ⅲ回答了运用特定的优化方案,OCT指导的PCI是否可与IVUS指导的PCI相媲美。研究共入组450例患者(排除左主干和CTO病变,其中ACS患者占36%)。结果发现,与IVUS组比较,OCT指导下的PCI在MSA方面两者相似。OCT指导组的最小和平均支架膨胀率与IVUS指导组相似,都优于血管造影指导组。OCT组未处理的严重夹层和严重支架贴壁不良发生率均低于IVUS和血管造影组。值得注意的是,在评价支架膨胀率上,ILUMIEN Ⅲ研究引入了特定的OCT标准:即经后扩张后,支架近1/2段和远1/2段的膨胀率至少达到各自参考节段的90%。其中,OCT指导的PCI病例中仅41%达到了预先设定的膨胀目标,而与未预先设定膨胀标准的IVUS组比较,MSA的差别非常小。

OPINION研究纳入了829例相对简单病变的患者,比较了在靶血管失败的临床终点方面,运用基于管腔方式(根据管腔直径确定支架大小)OCT指导下PCI在术后12个月内是否不劣于IVUS指导下的PCI。本研究是第一个对临床终点有统计学效能的OCT研究。2组在主要终点方面差异无统计学意义。另外,在8个月时采用定量冠状动脉造影分析评估,2组间支架内MLD和再狭窄率相似。

三、腔内影像学对于冠脉病变的评估

(一) IVUS 对于冠脉病变性质的评估

1. 正常冠状动脉 正常冠状动脉的血管壁由具有不同回声特性的层状结构组成,在 IVUS 上表现为三层结构:内层为纤薄的白色回声带,代表内膜和内弹力膜;中层为黑色或者暗灰色的无回声层,代表中膜;外层表现为特征性的"洋葱皮"样,代表外膜及其周围的组织。需要指出的是,IVUS 上的三层结构并不真正代表血管的三层结构,仅有两个清楚的界面与组织学对应,为管腔 - 内膜交界面和中膜 - 外膜交界面(图 15-3-3)。

2. 冠状动脉斑块 IVUS 通常将斑块内的回声与血管周围代表外膜或外膜周围组织的回声进行比较,以此来评估斑块的"软硬"程度,并分为:①低回声斑块:即通常所说的软斑块,斑块的脂质含量较多,斑块内容物溢出后留下的空腔、壁内出血、血肿或血栓等也可表现为低回声。②等回声斑块:其回声与外膜类似,通常提示纤维斑块。

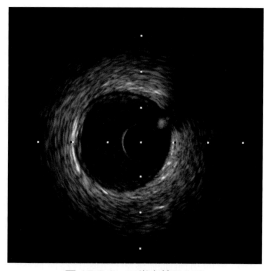

图 15-3-3 正常血管 IVUS

③高回声斑块:表现为回声超过周围的外膜组织,并伴有下方的声影,多提示钙化病变。④混合性斑块:指斑块含有 1 种以上回声特性的组织,也有将其描述为纤维钙化斑块或纤维脂质斑块(图 15-3-4)。

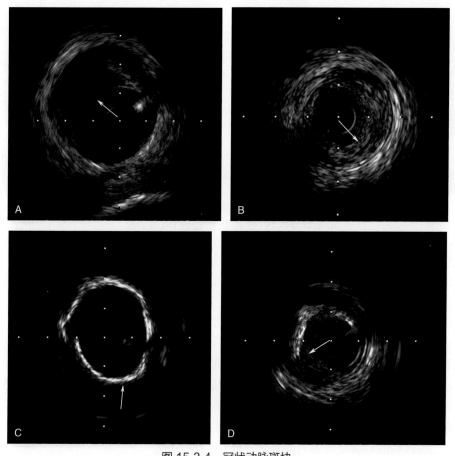

图 15-3-4 冠状动脉斑块
A. 脂质斑块 IVUS;B. 纤维斑块 IVUS;C. 钙化斑块 IVUS;D. 混合型斑块 IVUS。

3. 肌桥 心肌桥内的壁冠状动脉收缩期管腔缩小,舒张期增加。在 IVUS 图像中表现为围绕壁冠状动脉一侧的半月形低回声或无回声区,具有高度特异度和敏感度,存在于几乎所有的心肌桥部位,称为"半月现象"(half-moon phenomena)(图 15-3-5)。

4. 冠状静脉及心包 冠状静脉与冠状动脉平行或者交叉走行,分布在冠状动脉血管图像外围,自身可有大小分支的汇入,其特征性表现为不汇入动脉主支,即不会与成像的冠状动脉血管相连。心包是包绕心脏外面的一层薄膜,分为脏层心包和壁层心包。IVUS 表现为高回声反射面和低回声带状区域(图 15-3-6)。

5. 血栓 血栓性病变常表现为突入管腔的不规则团块,可表现为分层、分叶,相对低回声且通常不均匀,有斑点状或闪烁状回声。血栓组织与原有的斑块组织可呈分

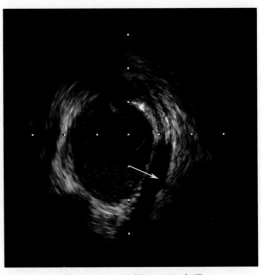

图 15-3-5 肌桥 IVUS 表现

层现象,两者的回声强度可有明显的差异。部分血栓中存在微通道,可观察到血流通过。不同时期的血栓在 IVUS 上有不同表现:新鲜血栓通常以低回声为主,呈略松散的棉絮状或层片状,常伴点状闪烁样回声,有时可随血流移动;而陈旧性血栓闪烁样回声消失,较难与纤维斑块区分(图 15-3-7)。

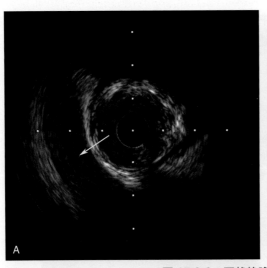
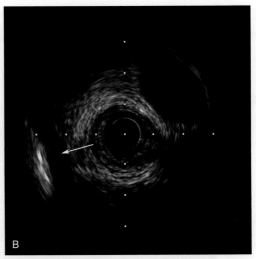

图 15-3-6 冠状静脉及心包 IVUS 表现
A. 冠状静脉 IVUS 表现;B. 心包 IVUS 表现。

6. 冠状动脉夹层 多发生于造影或者介入治疗时,常由于导管操作不当、球囊或支架扩张造成。在 IVUS 上冠状动脉夹层常呈孤立的新月形组织斑片,可随心动周期飘动,在撕裂斑片后方有环形无回声区,深达内膜下或中层(图 15-3-8)。

7. 冠状动脉壁内血肿 壁内血肿为中膜层内均匀的高回声信号的血流聚集,常为新月形,并将血管的外弹力膜向外推挤,内弹力膜向内挤压(图 15-3-9)。

8. 组织脱垂 通常定义为支架小梁间的组织突入管腔,包括斑块脱垂和 ACS 中的血栓脱垂(图 15-3-10)。

9. 冠状动脉瘤 是指血管壁内弹力纤维层遭到破坏后导致的管壁向外扩张,与邻近参考段血管相比管腔面积及外弹力膜面积增加>50%,瘤体处血流为湍流,易发生血栓。冠状动脉瘤分为真性动脉瘤和假性动脉瘤。真性动脉瘤表现为病变处血管壁全层向外膨出,而假性动脉瘤一般为局部扩张,可见外弹力膜断裂。二者区别的标准是外弹力膜是否完整(图 15-3-11)。

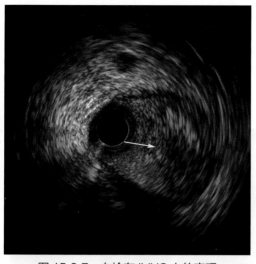

图 15-3-7　血栓在 IVUS 上的表现

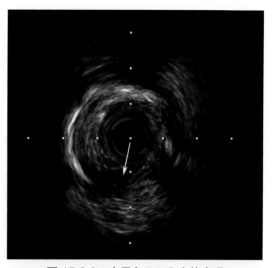

图 15-3-8　夹层在 IVUS 上的表现

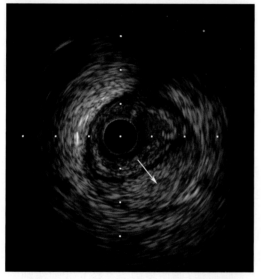

图 15-3-9　壁内血肿在 IVUS 上的表现

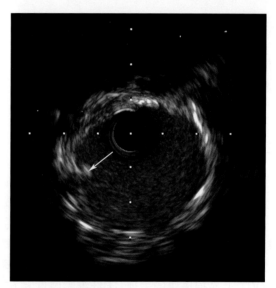

图 15-3-10　组织脱垂

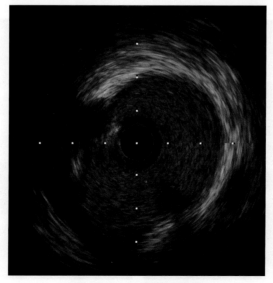

图 15-3-11　假性动脉瘤

10. 血管真假腔 真腔由血管 3 层结构包绕,真腔与边支相互交通。假腔通常是与真腔平行的通道,在一定长度内可不与真腔相通(图 15-3-12)。

(二) OCT 对于冠脉病变性质的评估

1. 正常冠脉的 OCT 图像 OCT 清晰显示内膜、中膜和外膜。内膜薄,明亮并且细密;中膜暗淡呈圆环状;外膜明亮略显疏松(图 15-3-13)。

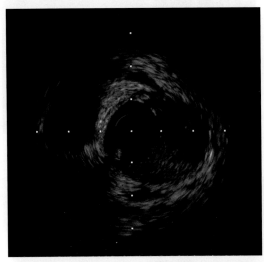

图 15-3-12 血管真假腔

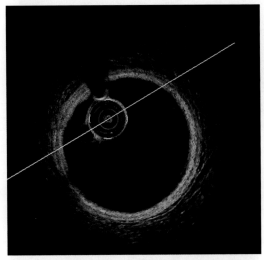

图 15-3-13 正常血管 OCT

2. 冠状动脉粥样斑块成分识别(图 15-3-14)

(1)纤维斑块:OCT 表现为高信号、无衰减、质地均一的图像。

(2)钙化斑块:OCT 表现为低信号或者异质性区、边界清晰、质地不均。

(3)富含脂质斑块:OCT 表现为低信号、有衰减、质地均一、纤维帽与脂质核边界模糊。

3. 易损斑块检测 易损斑块病理学特征主要标准:①活动性炎症(单核,巨噬或 T 细胞浸润);②薄纤维帽伴大脂质核心;③内皮剥脱伴表面血小板聚集;④裂隙斑块;⑤严重狭窄>90%。

次要标准:①浅表钙化结节;②新生血管;③斑块内出血;④内皮功能障碍;⑤正性重构。

OCT 上易损斑块的表现:①纤维帽厚度 ≤65μm;②大脂质池(脂质象限 ≥2 个);③泡沫细胞浸润(巨噬细胞);④内膜侵蚀/溃疡;⑤微通道(微血管);⑥浅表钙化(图 15-3-15)。

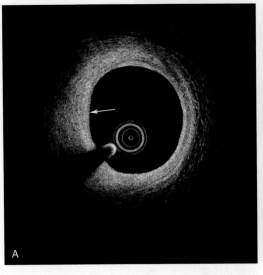

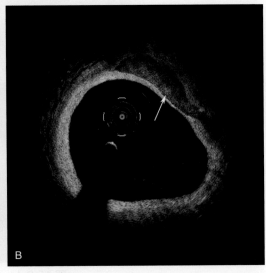

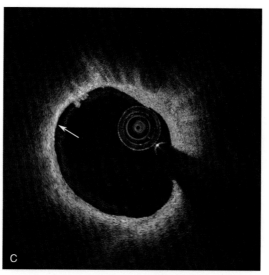

图 15-3-14　冠状动脉粥样斑块成分识别
A.纤维斑块;B.钙化斑块;C.脂质斑块。

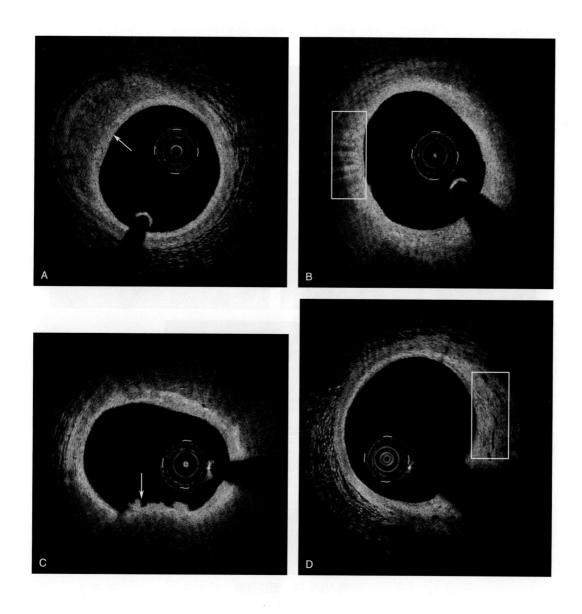

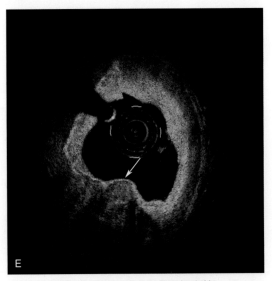

图 15-3-15 OCT 上易损斑块
A. 脂质池；B. 巨噬细胞浸润；C. 内膜侵蚀；D. 微通道；E. 浅表钙化结节。

4. 斑块破裂　斑块纤维帽的连续性中断或形成腔隙。依据破裂形态大致可分为内膜撕裂、溃疡和夹层（图 15-3-16）。

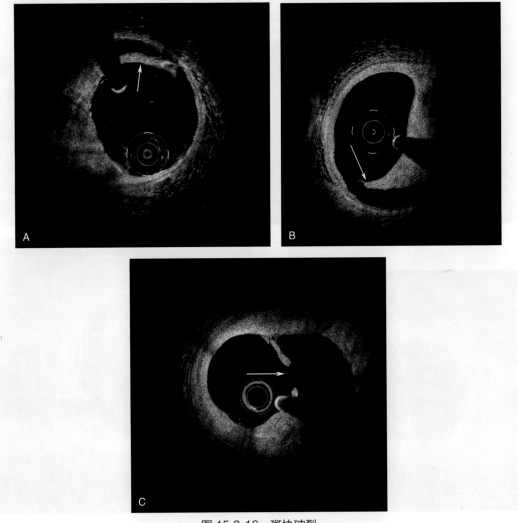

图 15-3-16 斑块破裂
A. 内膜撕裂；B. 夹层；C. 斑块破裂。

5. 血栓性质分析

(1)白色血栓:表现为突入管腔中的低背光反射,质地均一且无明显衰减的组织图像。

(2)红色血栓:表现为突入管腔中的高背光反射,伴有明显信号衰减和阴影的组织图像。

(3)混合血栓:介于上述两者血栓表现之间的组织图像(图 15-3-17)。

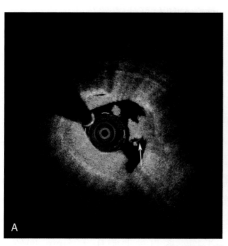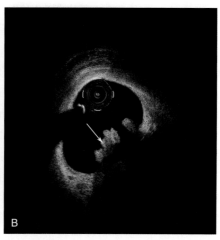

图 15-3-17　血栓性质
A.白色血栓;B.红色血栓。

6. OCT 伪像判定　常见有残留血液、错层和抖动等伪影类型(图 15-3-18)。

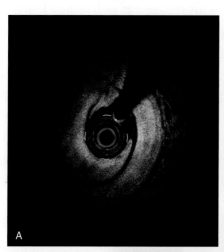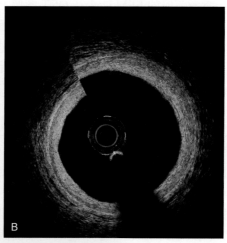

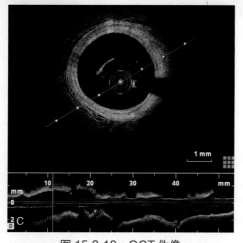

图 15-3-18　OCT 伪像
A.残留血液;B.错层伪影;C.抖动伪像。

四、腔内影像学在冠脉介入治疗中的作用

1. 明确介入治疗指征 腔内影像学能够对病变性质、程度及范围作出精准判断,指导介入策略选择,明确介入治疗指征。既往研究认为,对于前降支、回旋支和右冠状动脉及其主要分支近段病变,IVUS指导下介入治疗的界限值为面积狭窄>70%、最小管腔直径≤1.8mm、MLA≤4.0mm^2。近来荟萃分析结果显示,对非左主干、参考血管直径>3mm的病变,介入治疗的IVUS界限值为MLA<2.8mm^2;对参考血管直径<3mm的病变,介入治疗的IVUS界限值为MLA<2.4mm^2。左主干病变中MLA>6.0mm^{2}可作为延迟进行介入治疗的界限值。目前亚洲人群临床研究提示,MLA 4.5mm^{2}可作为判断是否存在缺血的界限值,但有待进一步证明。而MLA为4.5~6.0mm^{2}的患者,建议进一步行FFR评估是否存在缺血。而OCT在评估左主干介入治疗指征时临床依据相对有限。尤其需要指出的是,IVUS测量获得的左主干介入治疗临界值不能直接作为OCT评估的应用依据。

2. 指导支架选择 支架膨胀不良和未完全覆盖病变是支架内血栓形成和再狭窄的强预测因子,因此,选择合适的支架直径和长度尤为重要。腔内影像学通过测量管腔直径或者外弹力膜(External Elastic Membrane,EEM)能够为术者支架直径的选择提供参考,通过测量病变长度为支架长度的选择提供依据。在腔内影像学指导下,支架直径选择推荐较远端平均管腔直径上调0~0.25mm,而较远端平均EEM(两个正交测量)直径下调0~0.25mm作为支架大小的选择。支架近端则可用加大0.5mm的球囊进行后扩张。需要注意的是,由于OCT对组织的穿透能力有限,往往无法观察到最小管腔面积部位的EEM,因此基于参考节段EEM直径方法可以用于IVUS指导的支架植入,但能否在OCT指导的支架植入过程中应用,取决于参考节段的EEM能否在OCT图像上被识别;而基于管腔直径进行支架直径选择的方法对于IVUS和OCT均适用。此外,为了比较IVUS和OCT指导的PCI,OPINION研究采用基于管腔直径的方式选择支架直径,结果显示两组的平均支架直径差异虽小,但仍有统计学意义。然而,上述差异并没有导致血管造影测量的支架植入后即刻和术后8个月的支架内MLD产生差异。在ILUMIEN Ⅲ研究中,采用了基于远端参考EEM的方式选择支架直径,结果显示使用OCT、IVUS和血管造影指导组选择的支架直径没有差异。

3. PCI术后即刻效果的优化 支架膨胀不全是支架失败的主要预测因素(图15-3-19)。支架膨胀包含了绝对膨胀和相对膨胀两层含义,前者是指最小支架横截面积的绝对数值;后者是指支架面积与参考面积的比值。既往研究发现,更大的支架绝对膨胀与更好的支架通畅性、临床预后以及更低的支架失败风险显著相关。在非左主干病变中,IVUS测量的MSA>5.5mm^2/OCT测量的MSA>4.5mm^2,或者相对支架膨胀率(MSA/平均参考管腔面积)>80%推荐为预测MACE发生的最小管腔面积临界值。而在左主干病变中,IVUS测量的左主干远端支架横截面积应>7mm^2,左主干近端支架横截面积>8mm^{2}应作为支架优化的推荐方案。

支架贴壁不良:与支架膨胀不全不同,支架贴壁不良指的是支架梁与血管壁没有接触(图15-3-20)。支架贴壁不良和支架膨胀不良可同时存在,也可各自独立发生。支架贴壁不良可能发生在术后即刻,也可能在术后随访期间由于血管壁的正性重构所致。与IVUS相比,OCT检测出的支架贴壁不良比例显著高于IVUS。研究发现,支架贴壁不良可能是支架内血栓的重要机制之一。与无血栓的支架节段比较,出现血栓的支架节段贴壁不良发生率更高、程度更严重。PRESTIGE和PESTO研究对明确诊断为支架内血栓的患者行OCT检查发现支架贴壁不良比例显著增高。尽管目前不同类型支架贴壁不良与临床事件

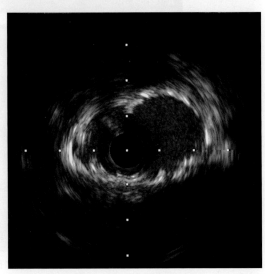

图15-3-19 支架膨胀不全

的相关性和可能预后尚需进一步明确,但大样本的支架内血栓相关研究结果与体外研究结果一致,均表明应避免支架植入后的严重支架贴壁不良,并应尽量予以纠正。临床实践中,对于贴壁不良的评价不仅要定性描述其是否存在,还需要予以量化,因为这与术后优化策略的制定密切相关。目前认为对于轴向贴壁不良距离<0.4mm 且长度<1mm 的即刻贴壁不良无须纠正,>0.4mm 的支架贴壁不良需进一步后扩张以保证其充分贴壁。

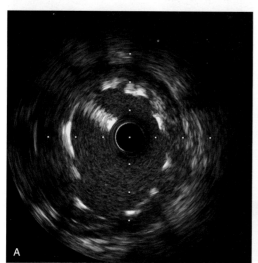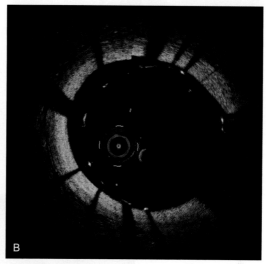

图 15-3-20　支架贴壁不良
A. IVUS;B. OCT。

4. 发现介入治疗相关并发症

(1)组织脱垂:通常定义为支架小梁间的组织突入管腔,包括斑块脱垂和 ACS 中的血栓脱垂。支架植入后组织脱垂是早期支架内血栓形成的有效预测因子,并与 PCI 术后短期不良预后相关。与 IVUS 比较,OCT 能够更清晰且容易识别组织脱垂。使用 OCT 测量出的脱垂组织体积,与不稳定的斑块形态学特征和 PCI 术后心肌损伤有关,并且是术后 1 年不良临床预后(主要是 TLR)的独立预测因子。CLI-OPCI 和 HORIZONS-AMI 研究的亚组研究发现,与稳定型冠心病人群相比,ACS 患者的组织脱垂更易导致临床事件。

(2)支架边缘夹层:在 IVUS 图像上夹层深度累及中膜、角度>60° 且长度>2mm 的夹层,通常被定义为显著的支架边缘夹层,目前认为这些夹层与早期支架内血栓形成有关。OCT 的分辨率较高,能够识别 IVUS 无法识别的较小支架边缘夹层。与 IVUS 研究结论一致的是,OCT 检测到的支架边缘夹层被认为是早期支架内血栓形成的预测因子。在 CLI-OPCI Ⅱ 研究发现 OCT 测量的远端支架边缘夹层片厚度>200μm 是 MACE 的独立预测因子。然而,某些轻微的异常(即微小边缘夹层)可能缺乏临床意义,无须处理。

5. 评估支架失败原因　腔内影像学检查有助于判断导致再狭窄和支架内血栓形成的原因,指导治疗,将后续的支架失败风险减小到最低,并且提高对潜在支架相关问题的预警。金属药物洗脱支架内再狭窄原因包括支架膨胀不良、支架断裂、内膜增生以及新生动脉粥样斑块。其中,支架膨胀不良和支架断裂可以被 IVUS 和 OCT 检查出,而内膜增生和新生动脉粥样斑块需行 OCT 予以鉴别(图 15-3-21,图 15-3-22)。对于支架内血栓,与 IVUS 相比较,OCT 能区分血栓性质和其他组织成分,是目前识别支架内血栓优选的腔内影像学技术。新近研究分析了支架植入后不同时间点支架内血栓形成的发生机制。其中,早期支架内血栓形成主要与支架贴壁不良、支架膨胀不良以及支架边缘夹层有关。在发生极晚期DES 内血栓形成的患者中,经常能观察到支架贴壁不良、新生动脉粥样硬化、支架梁无内膜覆盖或支架膨胀不良。因此,根据相应的腔内影像学检查结果,对制订个体化治疗方案或许有其合理性,如对于支架膨胀不良和支架贴壁不良病例中进行后扩张,而在新生粥样硬化病例中额外使用支架植入,但临床预后仍有待于后续循证医学证据支持(图 15-3-23)。

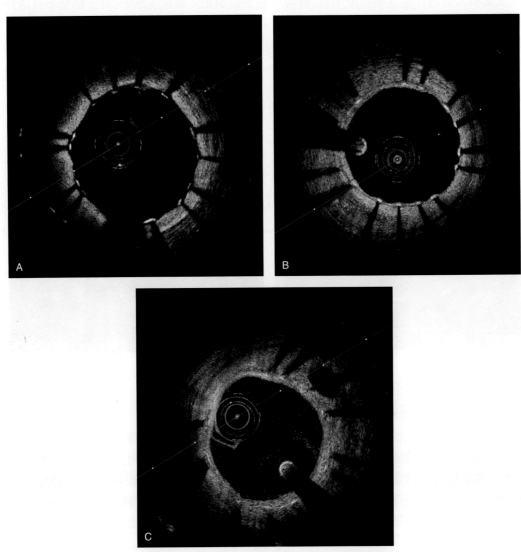

图 15-3-21 OCT 鉴别内膜增生和新生动脉粥样斑块

A. DES 植入术后即刻;B. DES 术后 1 年随访可见新生内膜;C. DES 术后 4 年随访,可见内膜增生。

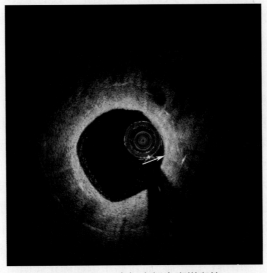

图 15-3-22 支架内新生粥样斑块

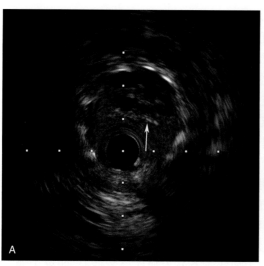
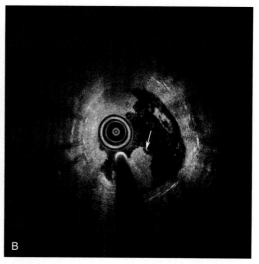

图 15-3-23　支架内血栓

A. IVUS；B. OCT。

6. 腔内影像学在特殊类型冠状动脉介入治疗中的作用

（1）左主干病变：由于左主干解剖结构的特殊性，常规冠脉造影有时难以准确评估病变，大量临床研究表明应用 IVUS 来指导左主干 PCI，能显著降低 MACE 事件。首先，IVUS 评估缺血的准确性更高。如前所述，左主干病变中 MLA>6.0mm² 可作为延迟进行介入治疗的界限值，而亚洲人群研究结果提示 MLA 4.5 mm² 或许可以作为判断是否存在缺血的界限值。对于左主干分叉病变，IVUS 通过测量主干尾端、前降支开口及回旋支开口面积及斑块负荷来指导支架植入策略。如果回旋支病变距开口 5mm、斑块符合小于 50%、MLA>4.0mm² 以及回旋支发育细小的情况下，宜选择单支架植入术，反之选择双支植入术。其次，在 IVUS 指导的 PCI 术中，支架尺寸选择更大、膨胀更充分、支架后扩张比例更高以及双支架技术应用减少。研究认为，主干支架内 MLA<8mm²、分叉部 MLA<7mm²、左前降支开口 MLA<6mm²、左回旋支开口 MLA<5mm² 定义为支架扩张不良。同时，IVUS 还能够及时发现主干口部及支架边缘夹层和血肿，并及时处理从而改善预后。相比较而言，OCT 指导下左主干介入治疗的临床研究相对较少。Fujino 等研究发现，与 IVUS 比较，OCT 也能够对左主干病变做出精确评估，并且与 IVUS 具有良好的一致性。同时 OCT 扫描速度更快，发现支架贴壁不良和支架边缘夹层的敏感性优于 IVUS。但是，由于 OCT 检查时需要同时注射造影剂，因此对左主干开口病变或左主干解剖长度较短且合并严重狭窄时，IVUS 可能是更为安全的腔内影像学检查手段。

（2）钙化病变：相对于冠状动脉造影，IVUS 和 OCT 对检测钙化病变有很高的敏感度和特异度，能明确钙化位置、长度和范围。对于冠状动脉钙化病变一般分为内膜（浅表）钙化和外膜（深部）钙化。外膜钙化对介入治疗的影响不大，一般无须特殊处理。严重内膜面钙化则显著影响器械的通过或者直接膨胀不全，导致治疗失败。既往认为，IVUS 测量的钙化病变弧度超过 270° 才需要旋磨治疗，但小于 270° 的钙化病变，也可能会造成器械通过困难、支架释放不对称和膨胀不全，并会影响临床预后。对于钙化病变，IVUS 能够在支架植入术前精确测量血管直径，指导旋磨头直径选择；在旋磨后，能够即刻评估旋磨及球囊扩张后效果，指导支架的选择；在支架植入后，IVUS 还能评估支架膨胀及贴壁情况。与 IVUS 相比较，OCT 不仅能够发现钙化病变，还能够对钙化病变的厚度进行准确测量。钙化角度>180°、厚度>0.5mm 且长度>5mm 的钙化显著增加支架膨胀不全的风险。

（3）CTO 病变：对于 CTO 病变，IVUS 指导下的介入治疗较为广泛，而 OCT 的使用相对较少。IVUS 在 CTO 病变中的应用主要包括以下几个方面。①识别闭塞起始部位：对于齐头闭塞病变或分叉后开口处病变，如果闭塞近端存在较大分支血管，可从分支血管成像以寻找闭塞起源处，以实时引导导丝的穿刺部位和方向，并确认其是否进入 CTO 近端纤维帽。②判断及探寻真腔：IVUS 可判断导丝是否位于真腔，并指导导丝重入真腔。③在 Reverse-CART 技术中的应用：IVUS 能够明确正、逆向导丝的空间关系,选择正向撕裂内膜所需球囊的直径,使用合适的球囊于最佳扩张部位行 Reverse-CART 技术,实时指导逆向导丝进入近段血管真腔。④测量参考血管直径及病变长度,指导支架选择。CTO 远端血管长期处于低灌注状态,造影可能显示为弥漫性病变且管腔较小,仅依靠造影结果对于支架选择及定位造成困难。此外,行 Reverse-CART 时,正向球囊扩张后常造成明显的内膜撕裂,正向注射对比剂可加重内膜撕裂范围,此时利用 IVUS 可以测量血管直径以指导支架的选择及定位。

(4)分叉病变:由于分叉病变中主支血管及分支血管可能重叠,冠状动脉造影对病变的严重程度及分叉嵴的评估存在缺陷。IVUS 和 OCT 可精准地评估主支和分支斑块性质、分布、形态及血管直径,对预判分支闭塞和治疗策略选择有重要指导作用,从而优化分叉病变的介入治疗。一般来说,分叉处斑块性质越不稳定、斑块负荷越重,则主干支架后边支闭塞的风险也越高,此时需考虑是否行双支架术。而分支血管开口如果为负性重构或少量斑块,则选择单支架植入术。在分叉病变术中,腔内影像学还有助于观察导丝的走行,可指导导丝重新进入的位置及明确其与嵴部的关系。其中,3D-OCT 能够更精确地反映分叉病变的三维立体解剖结构,指导导丝进入支架网孔位置,明确导丝重入分支开口位置。在支架植入后,腔内影像学还可观察分叉部位支架的覆盖、支架梁重叠及支架变形等情况,明确支架是否充分膨胀及贴壁,并有助于指导对吻扩张。

7. 腔内影像学在生物可降解支架中的应用 目前开展临床研究及应用的生物可降解支架(bioresorbable scaffolds,BRS)材质多为可降解的聚乳酸或其衍生物。在 IVUS 下,支架梁表现为高回声的双层平行短弧状结构,在 OCT 下呈现为矩形盒装结构(图 15-3-24)。腔内影像学检查在指导可降解支架植入中具有重要意义,主要体现在:

(1)BRS 对适用的病变及预处理有较高要求,腔内影像学检查不仅能够对病变性质进行定性评估,还能够对管腔面积、斑块负荷、病变长度及参考血管直径等进行定量测量,从而指导手术策略及支架选择。

(2)BRS 在造影下缺乏良好的可视性,支架植入术后即刻的腔内影像学检查不仅能定性评估支架贴壁情况、有无夹层、组织脱垂和支架断裂等情况存在,还能定量分析支架膨胀指数、支架内面积、夹层大小等。

(3)在 BRS 植入术后随访方面,腔内影像学检查不仅能够评估支架内膜覆盖情况以及有无新生斑块等,还能够直接观察支架降解情况(图 15-3-25,图 15-3-26)。鉴于 OCT 在分辨率上要高于 IVUS,因此在评估 BRS 贴壁不良、边缘夹层、组织脱垂等细节方面,OCT 的敏感性及可重复性优于 IVUS。

综上所述,腔内影像学能够在 PCI 术前评估病变性质和管腔大小,指导介入治疗策略,并有助于选择合适的支架尺寸及型号。在支架植入术后,腔内影像学能够评估即刻效果,如支架膨胀和贴壁情况,指导优化策略,并及时发现术后并发症。对于支架植入失败的人群,腔内影像学能够判断相关机制,提高对潜在支架相关问题的预警,并降低后续支架失败风险。同时,在特殊类型的冠状动脉病变中以及可降解支架介入治疗中,腔内影像学在提高手术成功率、长期随访及改善预后等方面具有重要临床意义。

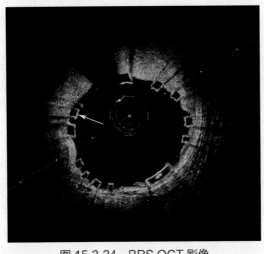

图 15-3-24 BRS OCT 影像

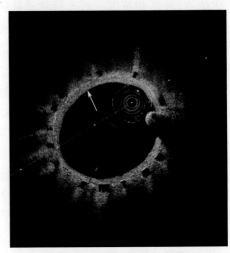

图 15-3-25 BRS 术后内膜增生

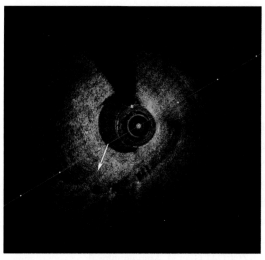

图 15-3-26　BRS 部分降解，可见新生斑块

（高 静　周斌全）

参考文献

［1］ELGENDY I Y, MAHMOUD A N, ELGENDY A Y, et al. Outcomes with intravascular ultrasound-guided stent implantation: a meta-analysis of randomized trials in the era of drug-eluting stents [J]. Circ Cardiovasc Interv, 2016, 9 (4): e003700.

［2］SHIN D H, HONG S J, MINTZ G S, et al. Effects of intravascular ultrasound-guided versus angiography-guided new-generation drug-eluting stent implantation: meta-analysis with individual patient-level data from 2, 345 randomized patients [J]. JACC Cardiovasc Interv, 2016, 9 (21): 2232-2239.

［3］LAYLAND J, WILSON A M, LIM I, et al. Virtual histology: a window to the heart of atherosclerosis [J]. Heart Lung Circ, 2011, 20 (10): 615-621.

［4］MADDER R D, GOLDSTEIN J A, MADDEN S P, et al. Detection by near-infrared spectroscopy of large lipid core plaques at culprit sites in patients with acute ST-segment elevation myocardial infarction [J]. JACC Cardiovasc Interv, 2013, 6 (8): 838-846.

［5］RAGHUNATHAN D, ABDEL-KARIM A R, PAPAYANNIS A C, et al. Relation between the presence and extent of coronary lipid core plaques detected by near-infrared spectroscopy with postpercutaneous coronary intervention myocardial infarction [J]. Am J Cardiol, 2011, 107 (11): 1613-1618.

［6］UEDA Y, OHTANI T, SHIMIZU M, et al. Assessment of plaque vulnerability by angioscopic classification of plaque color [J]. Am Heart J, 2004, 148 (2): 333-335.

［7］UCHIDA Y, NAKAMURA F, TOMARU T, et al. Prediction of acute coronary syndromes by percutaneous coronary angioscopy in patients with stable angina [J]. Am Heart J, 1995, 130 (2): 195-203.

［8］HIGO T, UEDA Y, OYABU J, et al. Atherosclerotic and thrombogenic neointima formed over sirolimus drug-eluting stent: an angioscopic study [J]. JACC Cardiovasc Imaging, 2009, 2 (5): 616-624.

［9］SCHIELE F, MENEVEAU N, VUILLEMENOT A, et al. Impact of intravascular ultrasound guidance in stent deployment on 6-month restenosis rate: a multicenter, randomized study comparing two strategies--with and without intravascular ultrasound guidance. RESIST Study Group. REStenosis after Ivus guided STenting [J]. J Am Coll Cardiol, 1998, 32 (2): 320-328.

［10］OEMRAWSINGH P V, MINTZ G S, SCHALIJ M J, et al. Intravascular ultrasound guidance improves angiographic and clinical outcome of stent implantation for long coronary artery stenoses: final results of a randomized comparison with angiographic guidance (TULIP Study)[J]. Circulation, 2003, 107 (1): 62-67.

［11］FREY A W, HODGSON J M, MÜLLER C, et al. Ultrasound-guided strategy for provisional stenting with focal balloon combination catheter: results from the randomized Strategy for Intracoronary Ultrasound-guided PTCA and Stenting

(SIPS) trial [J]. Circulation, 2000, 102 (20): 2497-2502.

[12] HONG S J, KIM B K, SHIN D H, et al. Effect of intravascular ultrasound-guided vs angiography-guided everolimus-eluting stent implantation: the IVUS-XPL randomized clinical trial [J]. JAMA, 2015, 314 (20): 2155-2163.

[13] KIM B K, SHIN D H, HONG M K, et al. Clinical impact of intravascular ultrasound-guided chronic total occlusion intervention with zotarolimus-eluting versus biolimus-eluting stent implantation: randomized study [J]. Circ Cardiovasc Interv, 2015, 8 (7): e002592.

[14] BAVISHI C, SARDAR P, CHATTERJEE S, et al. Intravascular ultrasound-guided vs angiography-guided drug-eluting stent implantation in complex coronary lesions: Meta-analysis of randomized trials [J]. Am Heart J, 2017, 185: 26-34.

[15] ZHANG Y J, PANG S, CHEN X Y, et al. Comparison of intravascular ultrasound guided versus angiography guided drug eluting stent implantation: a systematic review and meta-analysis [J]. BMC Cardiovasc Disord, 2015, 15: 153.

[16] WITZENBICHLER B, MAEHARA A, WEISZ G, et al. Relationship between intravascular ultrasound guidance and clinical outcomes after drug-eluting stents: the assessment of dual antiplatelet therapy with drug-eluting stents (ADAPT-DES) study [J]. Circulation, 2014, 129 (4): 463-470.

[17] PRATI F, DI VITO L, BIONDI-ZOCCAI G, et al. Angiography alone versus angiography plus optical coherence tomography to guide decision-making during percutaneous coronary intervention: the Centro per la Lotta contro l'Infarto-Optimisation of Percutaneous Coronary Intervention (CLI-OPCI) study [J]. EuroIntervention, 2012, 8 (7): 823-829.

[18] SHETH T N, KAJANDER O A, LAVI S, et al. Optical coherence tomography-guided percutaneous coronary intervention in st-segment-elevation myocardial infarction: a prospective propensity-matched Cohort of the thrombectomy versus percutaneous coronary intervention alone trial [J]. Circ Cardiovasc Interv, 2016, 9 (4): e003414.

[19] WIJNS W, SHITE J, JONES M R, et al. Optical coherence tomography imaging during percutaneous coronary intervention impacts physician decision-making: ILUMIEN I study [J]. Eur Heart J, 2015, 36 (47): 3346-3355.

[20] MENEVEAU N, SOUTEYRAND G, MOTREFF P, et al. Optical coherence tomography to optimize results of percutaneous coronary intervention in patients with non-ST-elevation acute coronary syndrome: results of the multicenter, randomized DOCTORS Study (Does Optical Coherence Tomography Optimize Results of Stenting)[J]. Circulation, 2016, 134 (13): 906-917.

[21] ANTONSEN L, THAYSSEN P, MAEHARA A, et al. Optical coherence tomography guided percutaneous coronary intervention with nobori stent implantation in patients with non-ST-segment-elevation myocardial infarction (OCTACS) Trial: difference in strut coverage and dynamic malapposition patterns at 6 months [J]. Circ Cardiovasc Interv, 2015, 8 (8): e002446.

[22] LEE S Y, KIM J S, YOON H J, et al. Early strut coverage in patients receiving drug-eluting stents and its implications for dual antiplatelet therapy: a randomized trial [J]. JACC Cardiovasc Imaging, 2018, 11 (12): 1810-1819.

[23] ALI Z A, MAEHARA A, GÉNÉREUX P, et al. Optical coherence tomography compared with intravascular ultrasound and with angiography to guide coronary stent implantation (ILUMIEN III: OPTIMIZE PCI): a randomised controlled trial [J]. Lancet, 2016, 388 (10060): 2618-2628.

[24] KUBO T, SHINKE T, OKAMURA T, et al. Optical frequency domain imaging vs. intravascular ultrasound in percutaneous coronary intervention (OPINION trial): one-year angiographic and clinical results [J]. Eur Heart J, 2017, 38 (42): 3139-3147.

[25] LIU X, DOI H, MAEHARA A, et al. A volumetric intravascular ultrasound comparison of early drug-eluting stent thrombosis versus restenosis [J]. JACC Cardiovasc Interv, 2009, 2 (5): 428-434.

[26] MINTZ G S, NISSEN S E, ANDERSON W D, et al. American College of Cardiology Clinical Expert consensus document on standards for acquisition, measurement and reporting of intravascular ultrasound studies (IVUS). A report of the American College of Cardiology Task Force on Clinical Expert Consensus Documents [J]. J Am Coll Cardiol, 2001, 37 (5): 1478-1492.

[27] GE J, ERBEL R, RUPPRECHT H J, et al. Comparison of intravascular ultrasound and angiography in the assessment of myocardial bridging [J]. Circulation, 1994, 89 (4): 1725-1732.

[28] TEARNEY G J, REGAR E, AKASAKA T, et al. Consensus standards for acquisition, measurement, and reporting of intravascular optical coherence tomography studies: a report from the International Working Group for Intravascular Optical Coherence Tomography Standardization and Validation [J]. J Am Coll Cardiol, 2012, 59 (12): 1058-1072.

[29] STONE G W, MAEHARA A, LANSKY A J, et al. A prospective natural-history study of coronary atherosclerosis [J]. N

Engl J Med, 2011, 364 (3): 226-235.

［30］ NAGHAVI M, LIBBY P, FALK E, et al. From vulnerable plaque to vulnerable patient: a call for new definitions and risk assessment strategies: part Ⅰ [J]. Circulation, 2003, 108 (14): 1664-1672.

［31］ JASTI V, IVAN E, YALAMANCHILI V, et al. Correlations between fractional flow reserve and intravascular ultrasound in patients with an ambiguous left main coronary artery stenosis [J]. Circulation, 2004, 110 (18): 2831-2836.

［32］ DE LA TORRE HERNANDEZ J M, HERNáNDEZ HERNANDEZ F, ALFONSO F, et al. Prospective application of pre-defined intravascular ultrasound criteria for assessment of intermediate left main coronary artery lesions results from the multicenter LITRO study [J]. J Am Coll Cardiol, 2011, 58 (4): 351-358.

［33］ PARK S J, AHN J M, KANG S J, et al. Intravascular ultrasound-derived minimal lumen area criteria for functionally significant left main coronary artery stenosis [J]. JACC Cardiovasc Interv, 2014, 7 (8): 868-874.

［34］ SONODA S, MORINO Y, AKO J, et al. Impact of final stent dimensions on long-term results following sirolimus-eluting stent implantation: serial intravascular ultrasound analysis from the sirius trial [J]. J Am Coll Cardiol, 2004, 43 (11): 1959-1963.

［35］ RäBER L, MINTZ G S, KOSKINAS K C, et al. Clinical use of intracoronary imaging. Part 1: guidance and optimization of coronary interventions. An expert consensus document of the European Association of Percutaneous Cardiovascular Interventions [J]. Eur Heart J, 2018, 39 (35): 3281-3300.

［36］ HONG M K, MINTZ G S, LEE C W, et al. Intravascular ultrasound predictors of angiographic restenosis after sirolimus-eluting stent implantation [J]. Eur Heart J, 2006, 27 (11): 1305-1310.

［37］ MORINO Y, HONDA Y, OKURA H, et al. An optimal diagnostic threshold for minimal stent area to predict target lesion revascularization following stent implantation in native coronary lesions [J]. Am J Cardiol, 2001, 88 (3): 301-303.

［38］ PRATI F, ROMAGNOLI E, BURZOTTA F, et al. Clinical impact of oct findings during PCI: the CLI-OPCI Ⅱ study [J]. JACC Cardiovasc Imaging, 2015, 8 (11): 1297-1305.

［39］ KUBO T, AKASAKA T, SHITE J, et al. OCT compared with IVUS in a coronary lesion assessment: the OPUS-CLASS study [J]. JACC Cardiovasc Imaging, 2013, 6 (10): 1095-1104.

［40］ ADRIAENSSENS T, JONER M, GODSCHALK T C, et al. Optical coherence tomography findings in patients with coronary stent thrombosis: a report of the PRESTIGE Consortium (Prevention of Late Stent Thrombosis by an Interdisciplinary Global European Effort)[J]. Circulation, 2017, 136 (11): 1007-1021.

［41］ SOUTEYRAND G, AMABILE N, MANGIN L, et al. Mechanisms of stent thrombosis analysed by optical coherence tomography: insights from the national PESTO French registry [J]. Eur Heart J, 2016, 37 (15): 1208-1216.

［42］ CHENEAU E, LEBORGNE L, MINTZ G S, et al. Predictors of subacute stent thrombosis: results of a systematic intra-vascular ultrasound study [J]. Circulation, 2003, 108 (1): 43-47.

［43］ HONG Y J, JEONG M H, CHOI Y H, et al. Impact of tissue prolapse after stent implantation on short-and long-term clinical outcomes in patients with acute myocardial infarction: an intravascular ultrasound analysis [J]. Int J Cardiol, 2013, 166 (3): 646-651.

［44］ SUGIYAMA T, KIMURA S, AKIYAMA D, et al. Quantitative assessment of tissue prolapse on optical coherence tomography and its relation to underlying plaque morphologies and clinical outcome in patients with elective stent implantation [J]. Int J Cardiol, 2014, 176 (1): 182-190.

［45］ SOEDA T, UEMURA S, PARK S J, et al. Incidence and clinical significance of poststent optical coherence tomography findings: one-year follow-up study from a multicenter registry [J]. Circulation, 2015, 132 (11): 1020-1029.

［46］ CHOI S Y, WITZENBICHLER B, MAEHARA A, et al. Intravascular ultrasound findings of early stent thrombosis after primary percutaneous intervention in acute myocardial infarction: a Harmonizing Outcomes with Revascularization and Stents in Acute Myocardial Infarction (HORIZONS-AMI) substudy [J]. Circ Cardiovasc Interv, 2011, 4 (3): 239-247.

［47］ KAWAMORI H, SHITE J, SHINKE T, et al. Natural consequence of post-intervention stent malapposition, thrombus, tissue prolapse, and dissection assessed by optical coherence tomography at mid-term follow-up [J]. Eur Heart J Cardiovasc Imaging, 2013, 14 (9): 865-875.

［48］ KANG S J, MINTZ G S, AKASAKA T, et al. Optical coherence tomographic analysis of in-stent neoatherosclerosis after drug-eluting stent implantation [J]. Circulation, 2011, 123 (25): 2954-2963.

［49］ FUJINO Y, BEZERRA H G, ATTIZZANI G F, et al. Frequency-domain optical coherence tomography assessment of unprotected left main coronary artery disease-a comparison with intravascular ultrasound [J]. Catheter Cardiovasc Interv,

2013, 82 (3): E173-E183.

[50] WANG X, MATSUMURA M, MINTZ G S, et al. In vivo calcium detection by comparing optical coherence tomography, intravascular ultrasound, and angiography [J]. JACC Cardiovasc Imaging, 2017, 10 (8): 869-879.

[51] MCDANIEL M C, ESHTEHARDI P, SAWAYA F J, et al. Contemporary clinical applications of coronary intravascular ultrasound [J]. JACC Cardiovasc Interv, 2011, 4 (11): 1155-1167.

[52] ESTEVEZ-LOUREIRO R, GHIONE M, KILICKESMEZ K, et al. The role for adjunctive image in pre-procedural assessment and peri-procedural management in chronic total occlusion recanalisation [J]. Curr Cardiol Rev, 2014, 10 (2): 120-126.

[53] TRABATTONI D, BARTORELLI A L. IVUS in bifurcation stenting: what have we learned ? [J]. EuroIntervention, 2010, 6 (Suppl J): J88-J93.

[54] DE LA TORRE HERNANDEZ J M, BAZ ALONSO J A, GÓMEZ HOSPITAL J A, et al. Clinical impact of intravascular ultrasound guidance in drug-eluting stent implantation for unprotected left main coronary disease: pooled analysis at the patient-level of 4 registries [J]. JACC Cardiovasc Interv, 2014, 7 (3): 244-254.

[55] NAGOSHI R, OKAMURA T, MURASATO Y, et al. Feasibility and usefulness of three-dimensional optical coherence tomography guidance for optimal side branch treatment in coronary bifurcation stenting [J]. Int J Cardiol, 2018, 250: 270-274.

[56] ZHANG Y J, WANG X Z, FU G, et al. Clinical and multimodality imaging results at 6 months of a bioresorbable sirolimus-eluting scaffold for patients with single de novo coronary artery lesions: the NeoVas first-in-man trial [J]. EuroIntervention, 2016, 12 (10): 1279-1287.

[57] GÓMEZ-LARA J, BRUGALETTA S, DILETTI R, et al. Agreement and reproducibility of gray-scale intravascular ultrasound and optical coherence tomography for the analysis of the bioresorbable vascular scaffold [J]. Catheter Cardiovasc Interv, 2012, 79 (6): 890-902.

推荐阅读

[1] 血管内超声在冠状动脉疾病中应用的中国专家共识 [J]. 中华心血管病杂志, 2018, 46 (5): 344-351.

[2] Clinical use of intracoronary imaging. Part 1: guidance and optimization of coronary interventions. An expert consensus document of the European Association of Percutaneous Cardiovascular Interventions [J]. Eur Heart J, 2018, 39 (35): 3281-3300.

[3] Clinical use of intracoronary imaging. Part 2: acute coronary syndromes, ambiguous coronary angiography findings, and guiding interventional decision-making: an expert consensus document of the European Association of Percutaneous Cardiovascular Interventions [J]. Eur Heart J, 2019, 40 (31): 2566-2584.

[4] Consensus standards for acquisition, measurement, and reporting of intravascular optical coherence tomography studies: A report from the international working group for intravascular optical coherence tomography standardization and validation [J]. J Am Coll Cardiol, 2012, 59 (12): 1058-1072.

课 后 习 题

单项选择题

1. 对于左主干病变, IVUS 评估可作为延迟介入治疗的界限值是（   ）。

A. MLA>6.0mm^2 B. MLA>7.0mm^2

C. MLA>8.0mm^2 D. MLA>9.0mm^2

2. 在左主干病变中, 支架膨胀不全的标准是（   ）。

A. 主干支架内 MLA<10mm^2、分叉部 MLA<9mm^2

B. 主干支架内 MLA<9mm^2、分叉部 MLA<8mm^2

C. 主干支架内 MLA<8mm^2、分叉部 MLA<7mm^2

D. 主干支架内 MLA<7mm^2、分叉部 MLA<6mm^2

3. 对于冠脉钙化病变,下列说法错误的是(　　)。

A. 冠状动脉钙化病变一般分为内膜(浅表)钙化和外膜(深部)钙化

B. 外膜钙化对介入治疗的影响不大,一般无须特殊处理

C. 仅在 IVUS 测量的钙化病变弧度超过 270° 才需要旋磨治疗

D. 小于 270° 的钙化病变也可能会造成器械通过困难

4. 在 IVUS 图像上,显著支架边缘夹层的定义是(　　)。

A. 夹层深度累及中膜、角度>60° 且长度>2mm 的夹层

B. 夹层深度累及内膜、角度>60° 且长度>2mm 的夹层

C. 夹层深度累及中膜、角度>90° 且长度>1mm 的夹层

D. 夹层深度累及内膜、角度>90° 且长度>1mm 的夹层

5. OCT 检查中,下列描述符合红色血栓的影像学表现的是(　　)。

A. 突入管腔中的低背光反射,质地均一且无明显衰减的组织图像

B. 突入管腔中的高背光反射,伴有明显信号衰减和阴影的组织图像

C. 突入管腔的不规则团块,有斑点状或闪烁状回声

D. 突入管腔的低回声团块,呈略松散的棉絮状或层片状

答案:

1. A;2. C;3. C;4. A;5. B。

第四节　冠状动脉生理学评估试验

学 习 目 标

1. 了解介入冠状动脉生理学评估试验的方法。

2. 重点掌握血流储备分数测量的方法和临床应用。

3. 明确冠状动脉生理学发展的现状和方向。

　　冠状动脉介入诊治过程中冠状动脉造影,尤其是血管内超声(IVUS)和光学相干断层成像(OCT)的应用,可以清楚地使冠状动脉的狭窄程度及血管结构改变情况成像,但结构的变化并不能完全反映功能的得失,即解剖学上的狭窄病变并不一定具有功能学意义,尤其对于临界狭窄病变,单凭影像学难以判断其是否会导致心肌缺血,FAME 研究血流储备分数(fractional flow reserve,FFR)亚组分析提示冠状动脉造影提示直径狭窄小于 90% 的病变都无法单纯通过造影去准确评估其功能的严重程度。因此,冠状动脉生理学评估试验应运而生,已经有数种冠状动脉生理学评估试验方法得到临床的认可和使用。

一、冠状动脉生理

　　冠状动脉血流量有很强的时相性,左心室舒张期冠状动脉内血流量最大,占整个心动周期冠状动脉血流量的 75%~85%,而收缩期时由于心肌内微血管受压缩而导致冠状动脉血流量急剧减少,因此舒张压和舒张期的长短对冠状动脉血流量影像至关重要,因此血流量又直接受到心率的影响。

心脏是个高度需氧的器官,且心肌对血氧的利用度极高,冠状静脉窦的血氧饱和浓度约为20%,而其他组织肌肉的静脉氧饱和度为40%~50%,因此,当心肌耗氧量增加时,无法通过增加氧利用度,只能通过提高冠状动脉血流量来满足心肌供氧。冠状动脉血流量很大,占心输出量的5%~10%,运动时冠状动脉血流量可增加到静息时的4~5倍。而其之所以有如此大的变化潜力,主要是通过调节微循环的阻力来调节血流量。冠状动脉主要由直径大于400μm的较大冠状动脉和直径小于400μm的小动脉以及毛细血管组成,心外膜血管又称管道血管,几乎不产生阻力,其阻力的主要产生部位为直径小于400μm的动脉,又称为阻力血管,其阻力可在生理或药物作用下发生明显变化,是冠状动脉血流量的主要调节部位。

在冠状动脉无狭窄的静息状态下,大部分阻力血管处于收缩状态,生理状态下,心肌需氧量增加时,如跑步、游泳等运动时,阻力血管逐步开放,从而增加冠状动脉血流量,提高心肌灌注和供氧。在病理状态下,如冠状动脉狭窄,随着狭窄程度的加重,阻力血管亦会逐渐开放,直到超过代偿极限,便会导致心肌缺血症状。

阻力血管阻力调节的机制,主要包括内皮功能调节、神经作用、自动调节和血管外压力调节。

1. 内皮调节功能　正常功能的内皮可分泌许多血管活性物质,如一氧化氮、前列环素等,可诱发内皮下平滑肌细胞的舒张,降低血管张力,增加心肌血流量。当出现血管剪切力下降、缺氧、血小板活性物质等均可刺激血管内皮增加血管活性物质的释放。

2. 神经的作用　冠状动脉富含交感神经和副交感神经,皆可影响心肌血流量。

3. 自动调节　当冠状动脉灌注压突然发生变化时,血流会发生短时间的变化,继而迅速恢复到先前的稳定状态,这种维持恒定的血流量的能力称为冠状动脉的自动调节,但灌注压超出变动范围,代偿机制便会失效,如冠状动脉狭窄导致的灌注压下降超出自我调节能力范畴,便会导致缺血表现等。

4. 血管外压力调节　心室收缩峰压力、舒张末期压力、心率和收缩力都可作为血管外压力来调节冠状动脉阻力。

二、冠状动脉生理学评估试验

冠状动脉生理功能的评估主要包括无创和有创评估两种方法。无创评估方法包括心电图运动试验和负荷超声心动图等,但无创评估方法敏感性和特异性较差,因此有一定的局限性。

有创的生理学评估试验包括冠状动脉流量储备、微循环阻力系数、冠状动脉血流储备分数、瞬时无波形比值及定量血流分数等。

(一)冠状动脉血流储备

当心肌供氧减少或心肌需氧增加时,在各种调节机制的作用下,冠状动脉有为心肌提供额外增加血流量的能力,这一增加的血流量即为冠状动脉血流储备。在一定的灌注压下,冠状动脉最大血流量与静态相的流量比值称为绝对流量储备(coronary flow reserve,CFR),通常正常值为4~6。最大充血状态下病变血管平均峰值流速与邻近正常血管平均峰值流速的比值称为相对血流储备(relative coronary flow reserve,rCFR),正常值为"1"。

冠状动脉血流储备可直接反映冠状动脉的功能状态,给临床多种疾病,包括冠心病、瓣膜病等的诊治提供指导意义。其测定方法有多种,早期多使用惰性气体洗出法及同时进行的冠状动脉内多普勒法。前者耗时长且准确性等受到限制,现已应用不多。其他如数学减影血管造影、心肌声学造影、正电子发射断层成像(PET)等方法,由于监测方法烦琐,特异性不足等,临床应用不多。

多普勒法是利用多普勒超声探头发出的超声波,经过流动的血液其频率发生改变,经计算得出血流速率,再比较最大充血相和静态相的比值,从而得出CFR等。冠状动脉内多普勒导丝测定是将能感受频率变化的压电晶体镶嵌在PTCA导丝头端,制成多普勒导丝,送入冠状动脉内,感受血流频率的变化,以频谱的方式表现。根据物理公式可以计算出血流速度:$V=[(F1-F0)\times C]/[2\times F0\times \cos(\theta)]$。V为血流速度,F1为恢复频率,F0为探头频率,C为常数,即为血中的声速,θ为入射角。血流量等于血管横切面和平均流速的乘积,因此在冠状动脉横截面一定的状态下,流速即可反映流量。

冠状动脉血流储备可以评价心外膜血管和毛细血管床病变对心肌最大血流量的影响程度,但 CFR 没有狭窄特异性,且受限制条件较多,当冠状动脉灌注压、基线血流量、冠状动脉阻力、充血反应能力等任一因素变化时,都会影响 CFR 的值。鉴于此,血流储备多作为危险分层和疗效评价的指标。

(二) 微循环阻力系数

心外膜血管狭窄可以导致心肌供血障碍,同样微循环异常也可导致心肌供血不足。遂引入微循环阻力指数(index of microcirculatory resistance,IMR)的概念,IMR 为远端冠状动脉压力(Pd)除以最大充血状态下平均传导时间(hTm)的倒数,即 Pd 与 hTm 的乘积(mmHg·s 或 U)。IMR 是目前较公认的定量评价冠状动脉微循环状态的有创指标。

IMR 检测需要在最大充血状态下同时测定 Pd 和 Tm,将距导丝头端 3cm 处带有压力 / 温度感受器的指引导丝送入距离冠状动脉开口至少 5cm 远的靶血管内,弹丸式注入室温下的生理盐水 3ml,重复 3 次,记录盐水从指引导管到达导丝头端温度感受器运行的平均时间,经外周静脉注入三磷酸腺苷(ATP)诱发微循环最大充血状态,再次弹丸式注入室温下的生理盐水 3ml,获得充血状态下平均传导时间(hTm),同时和测定的 Pd 相乘,最后计算出 IMR,一般认为 IMR<25 提示微循环功能正常。

IMR 是一种简单、定量且特异的评估微循环功能的指数,不受心率、血压和心肌收缩力等血流动力学变化的影响,也不受心外膜冠状动脉严重狭窄病变的影响。可特异性地反映冠状动脉微循环功能状况,例如糖尿病患者多为弥漫性血管病变,如心外膜冠状动脉无狭窄或解除狭窄后仍有症状,则可以通过检测 IMR 来评估微循环功能状态;对于心肌梗死患者,也可通过监测 IMR 来评估存活心肌、预测梗死后早期心力衰竭,同时 IMR 还可评估药物等措施对微循环功能状态的改善情况提供参考指标。

但 IMR 检测操作较复杂,且受到许多条件的影响,如冠状动脉是否达到最大充盈状态、放入压力导丝的位置、侧支血流的存在等,都可能导致测量数值的偏差,同时明显增加了介入治疗的时间,因此临床未能广泛应用。

(三) 冠状动脉血流储备分数

1993 年 Pijls 等率先提出了血流储备分数(fractional flow reserve,FFR)的概念。狭窄冠状动脉的最大充血相流量或压力与假设同一冠状动脉完全正常时的最大流量或压力比值称为流量储备分数。经过长期的基础与临床研究,FFR 已经成为冠状动脉狭窄功能性评价的公认指标。

1. 理论基础　冠状动脉无狭窄的情况下,冠状动脉血流从近端向远端传导时,不产生压力的下降变化,即冠状动脉近端及远端压力恒定。冠状动脉最大充血状态下,心肌血流量与冠状动脉灌注压成正比,灌注压时狭窄远端冠状动脉内的平均压。因此,在最大充血状态下准确测量冠状动脉狭窄远端血管内的压力,能间接评价狭窄本身对心肌血流量的影响程度。

FFR 的定义为狭窄冠状动脉的最大血流量比上假设不存在狭窄病变时所能获得的最大血流量的比值。

FFR= 狭窄时最大心肌流量 / 正常时最大血流量,正常时心肌的最大流量(Q^N)和狭窄存在时的心肌最大血流量(Q)计算公式:

$$Q^N=(Pa-Pv)/R \qquad\qquad Q=(Pd-Pv)/R$$

公式内 R 代表最大扩张状态下的心肌阻力,Pa、Pd、Pv 分别代表充血期的主动脉平均压力、狭窄远端冠状动脉平均压力、中心静脉压力。由于心肌血管床最大限度扩张,其阻力最小且接近常数,因此 FFR 可表达为:FFR=(Pd-Pv)/(Pa-Pv)。由于一般情况下,中心静脉压很低或接近零,故公式可进一步简化为:$FFR_{myo}=Pd/Pa$。Pa 可用导引导管经液体压力感受器测得,Pd 可用压力导丝测量。因此,冠状动脉无狭窄时,Pa 和 Pd 值应相同,FFR 值为 1。

2. FFR 的测量　目前临床应用的压力导丝有 3 种,Pressure Wire(压力 / 温度导丝)、Combo Wire(多普勒 / 压力导丝)和 Prime Wire(压力导丝)。压力导丝其性能类似于 PCI 导丝,其距头端 3cm 处镶有压力和 / 或多普勒 / 温度感受器,能感知血管压力(工作范围 30~300mmHg,频率 0~200Hz)等信息的变化。每一种压力导丝都必须和专用传感器界面相连接,传感器界面可接受外源的压力(Pa)和传出压力导丝的压力(Pd)信号,使 Pa 和 Pd 两条压力曲线同时出现在同意荧光屏上,可直接读取 Pa、Pd 和 FFR 值(图 15-4-1)。

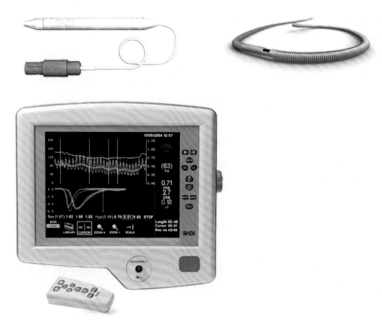

图 15-4-1　FFR 监测组件

在测量 FFR 前,首先要进行压力导丝体外校零和定标。将压力导丝和检测分析仪连接后,导丝不要自导丝套管内取出,一同置于患者腹中线或腋中线等高位置,平放,然后用生理盐水充盈导丝套管,进行校零。校零成功后,将压力导丝沿导引导管送入冠状动脉口处,使压力导丝距远端 3cm 不透明段的近端,即压力传感器处置于刚出导引导管口处,撤出导引针,拧紧 Y 阀,使压力导丝和导管测得的压力相等,若压力差值在 10mmHg 以内,则视为可接受范围。

然后将传感器的位置送入至少在病变以远 3cm,给予药物诱发冠状动脉处于最大充血状态,在压力下降到最低点或曲线稳态后读取 FFR 值。然后后撤导丝压力感受器处到刚出指引导管口处,验证主动脉平均压和压力导丝平均压差值在 ±5mmHg 内,说明数据准确。

注意:导丝套管容积为 25ml,内注水时最好使用 50ml 注射器一次性注满,避免反复推注使气体进入套管影响校零,如已经抽出套管的导丝需校零,则可将导丝感受器处置入一盛有生理盐水的容器内漂浮;校零时压力感受器的位置一定和腋中线齐平;指引导管最好选用 6F/7F,避免使用带侧空的导管或 SH 导管;避免指引导管过度深插致嵌顿等。

3. 诱发冠状动脉最大充血量的常用药物　术中一般采用肘正中静脉或股静脉等中心静脉途径,通过高流量输液泵给药,诱发冠状动脉最大充血状态,也可采用冠状动脉内直接推注药物的方法诱发最大充血状态。常用的诱发药物:

(1)罂粟碱:罂粟碱冠状动脉内注射被认为是诱发冠状动脉最大充血状态的金标准。用量为右冠状动脉 10mg,左冠状动脉 15mg,达峰时间 30~60s,消失时间 30~60s。不良反应是易引起 QT 间期延长,T 波改变和尖端扭转性型室性心动过速等。与离子型造影剂合用易发生浑浊,建议与非离子型造影剂合用。

(2)腺苷和 ATP:两者性质类似,ATP 需在体内降解成腺苷后发挥作用,但用量两者相同,可冠状动脉内注射也可中心静脉途径给药。冠状动脉内注射时,一般采用逐渐增量的办法,初次左冠状动脉 20~40μg,右冠状动脉 15~30μg,5~10s 后达峰,30s 消失,待压力恢复到基线后,递增剂量 2~3 次。最大剂量:左冠状动脉 150~200μg,右冠状动脉 90~120μg,取最低 FFR 值为准。中心静脉途径给药一般为140~180μg/(kg·min),达峰时间 1~2min,消失时间 1~2min,一般需给药 3~6min。给药期间患者血压会降低 10%~15%,可能会出现类似心绞痛样症状,少见房室传导阻滞或窦性停搏,阻塞性肺病患者禁用。静脉途径给药适用于所有冠状动脉病变,临床最为常用,被认为是测量 FFR 的"金标准"。

4. FFR 检测值的意义和优缺点　FFR 理论上正常值为 1,实际正常范围在 0.94~1.0。Pijls 等在 45 例冠状动脉中度狭窄、不明原因胸痛的患者中,通过与活动平板试验、多巴酚丁胺负荷试验、心肌核素显像试验及冠状动脉造影比较而确定,FFR<0.75 时诊断心肌缺血的敏感性为 88%、特异性为 100%、准确率为 93%。因此,经过临床大量研究探索,将 0.75 作为 FFR 的临界值,低于此值提示需行介入治疗改善心肌缺血,如 FFR>0.8 则提示心肌缺血的可能性较小,只需药物治疗;如 FFR 为 0.75~0.8,即灰色地带,此时需综合患者的临床症状、无创生理学评估试验等决定治疗策略。

FFR 是在最大充血状态下测量,不受静态血流的影响,不受个体差异的影响,不受血流动力学参数的影响,心率、血压和心肌收缩力的变化对 FFR 的测量没有明显影响,且 FFR 的重复性好,操作简便,利于临床广泛开展,同时 FFR 反映了整体心肌灌注量,包括了前向流量和侧支循环的流量,更接近真实的心肌供血量,因此是冠状动脉狭窄的特异性指标。

虽然 FFR 被视为冠状动脉生理学检查的"金标准",但也存在一些局限性,如检查时必须使用诱导药物诱发最大充血状态,而一些对药物无法耐受的患者则可能无法检查,且许多患者都对药物表现出不同程度的不良反应;其次,FFR 本身并不能评价微血管病变,不能评价冠状动脉痉挛;最后,中心静脉压明显升高时,可能影响 FFR 的测值。尽管如此,FFR 仍然是目前临床用于冠状动脉生理学评估的最可靠和应用最广泛的检测方法。

5. FFR 的临床应用

(1)临界病变的功能评估:冠状动脉造影只能评估冠状动脉的狭窄程度,无法判断其功能情况,尤其对于冠状动脉临界狭窄病变(直径狭窄 40%~70%)患者,更难准确判断其功能情况。法国 R3F 研究将 1 075 例造影至少含有一处 35%~65% 病变的患者,先由术者根据造影结果判定其治疗策略,药物治疗(55%)或手术治疗(PCI,38%;CABG,7%),再行 FFR 检查,根据 FFR 的检查结果最终确定治疗方案(药物,58%;PCI,32%;CABG,10%),结果虽然两种治疗方案所占比例变化不大,但却有近一半(464 例,43%)患者改变了治疗策略,因此单凭造影判断决定治疗策略十分不可靠。Pijls 等研究提示临界病变的患者,FFR 可以准确判断心肌缺血的状况,从而指导是否需要进一步的干预。而根据 DEFER 研究的结果,对 FFR<0.75 的临界病变进行介入治疗明显减少 MACE 事件发病率,而当 FFR≥0.75 时进一步介入治疗并不能减少心脏事件的风险,也不能改善临床症状。FAME Ⅱ 研究结果同样提示,对于缺血病变予支架植入可以降低死亡和心肌梗死发生率,降低 77% 急诊住院的急性血运重建,并使更多患者心绞痛症状缓解,而 FFR 可明确冠状动脉缺血病变,因此,对于临界病变 FFR 可以准确评估其功能状态,并指导治疗。

(2)多支血管病变的策略选择:对于多支血管病变,运动试验、核素心肌扫描等检查只能确认心肌缺血的区域,不能确认罪犯血管,尤其对于多支血管共同支配的区域。冠状动脉造影或冠状动脉 CT 只能确认血管各处的狭窄程度,亦不能确定哪根血管是致病血管,而 FFR 则可对病变血管进行准确的功能评估,明确功能缺失的血管。FAME 研究入选 1 005 例至少 2 支冠状动脉狭窄>50% 的患者,随机分为 FFR 指导 PCI 组和造影指导 PCI 组,FFR 指导 PCI 组患者在不增加手术时间和住院天数的情况下,减少了手术花费和造影剂用量,而且心肌梗死和死亡风险明显降低。根据研究结果,在冠状动脉狭窄 50%~70% 的患者中,仅凭造影结果判断,会有 35% 缺血患者会被忽略;而狭窄>70% 的患者中,仅凭造影判断会有 20% 的无缺血患者被过度治疗;只有狭窄 90% 以上时,造影和 FFR 检查才会有很好的一致性。同时,研究中还发现,在造影判定为三支病变的患者,经 FFR 检查后仅 14% 确认为三支病变,43% 为两支病变,34% 为单支病变,另有 9% 不存在导致缺血的病变。而在造影确认为两支病变的患者中,经 FFR 测定只有 43% 确认为功能意义上两支病变,45% 为单支病变,仍有 12% 未发现导致缺血的病变,这和我们想象的造影的结果相去甚远,这一方面表明了 FFR 检查的必要性,指南推荐对于未经无创功能试验检查的患者,造影显示狭窄程度在 50%~90% 的,推荐对冠状动脉行 FFR 评估;另一方面说明了 FFR 在多支病变患者治疗中的指导意义。

(3) FFR 在一支血管多处病变或弥漫性病变血管的应用(图 15-4-2)：对于冠状动脉血管单支血管多处病变或弥漫性病变的情况,如何判断单支血管何处病变为罪犯病变,或弥漫性病变是否需要支架植入,单纯凭造影有时很困难,FFR 则可起到指导作用。诱发最大冠状动脉灌注时多采用持续时间长的血管扩张方法,静脉给最大充血药物,压力导丝在冠状动脉远端开始做 pull-back 测量,在回撤过程中观察压力波形的变化,经过罪犯病变时压力有明显的"跳跃"上升变化,根据压力导丝的位置,即可判定罪犯病变。一般压力陡峭上升超过 10mmHg 有指导意义。处理完第一处罪犯病变后,再次测量 FFR,根据 DEFER 研究,如果 FFR 数值 ≥ 0.80,可以让患者口服药物治疗,随访观察,如果 FFR<0.80,再次PULLBACK,观察压力波形变化。对于弥漫性病变,没有明显的压力"跳跃"现象,而是逐渐上升,如低于临界值,则需要选用长支架尽可能覆盖病变斑块处。

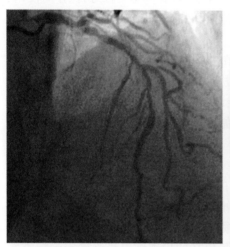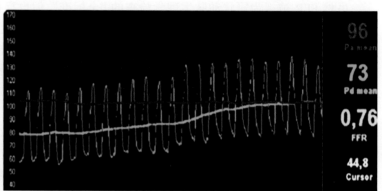

图 15-4-2　弥漫性病变的压力变化图

(4) 主干病变的评估：由于左主干解剖位置的重要性,以及左主干病变处理的风险性,对其治疗策略的选择尤为重要。冠状动脉造影以及 IVUS、OCT 等影像学,虽然可以准确评估血管狭窄程度和斑块性质,但其功能学意义仍无法明确。Hamilos 等对 213 例左主干病变患者进行 FFR 检查,提示23% 的直径<50% 狭窄的病变 FFR<0.80,可见造影往往低估左主干病变的严重程度。此研究将左主干 FFR<0.80 的患者予以冠状动脉旁路移植术,FFR ≥ 0.80 予以药物治疗,两组 5 年生存率(85.4% vs.89.8%,$P=0.48$)和无事件生存率(82.8% vs. 74.2,$P=0.50$)差异无统计学意义。J.Courtis 等将 142 例左主干平均直径狭窄(42 ± 13)% 的患者,按照 FFR<0.75 分为血运重建组,FFR>0.80 为药物治疗组,平均随访(14 ± 11) 个月后,两组 MACE 事件(7% vs. 13%,$P=0.27$)差异无统计学意义。可见 FFR 指导左主干病变治疗策略的选择是可靠的。但有研究显示左主干合并回旋支病变,测量的 FFR 可能被高估,建议行FFR+IVUS 检查更准确,同时左主干病变 FFR 值常受到下游血管病变的影响,因此要全面考虑和评估。建议检查时使用不带侧孔的指引导管,如为左主干开口病变,建议导管离开冠状动脉口部测量,同时要对前降支和回旋支分别测量 FFR 值,如果存在下游血管的严重狭窄,建议先行处理下游血管病变后,再行 FFR 评估左主干病变。

(5) 分叉病变的评价(图 15-4-3)：分叉病变的评估一直存在一些问题,如冠状动脉造影是冠状动脉二维平面的展现,不同的投射角度变化较大,同时由于分支的遮挡等,不能反映病变的真实情况,IVUS 或OCT 有时可以提供帮助,但其预测其功能学意义方面效果差,且在分支严重狭窄、开口被支架覆盖等情况下无法实施等问题,此时 FFR 的检查对治疗策略的选择提供了很好的帮助。FFR 可以减少不必要的复杂术式,同时术前 FFR 值反映的是主支和分支病变共同影响的结果,有研究显示 70% 的分支血管在主支植入支架后恢复到正常供血的生理功能学范围,因此支架后测量分支 FFR 值更反映真实的分支生理学功能。分叉病变情况多样复杂,狭窄不一定缺血,术式的合理选择影响手术风险和预后,FFR 有很好的指导意义,以 FFR<0.75 作为临界值是合理的。

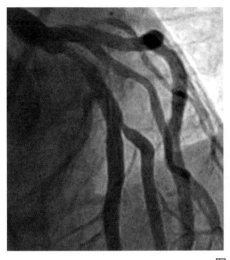

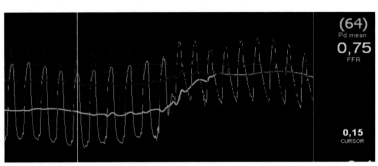

图 15-4-3　FFR 在分叉病变的评价

(6)FFR 在急性冠脉综合征患者中的应用：急性冠脉综合征中 NSTEMI 患者是最常见的一种,但如何解读 NSTEMI 患者冠状动脉造影的结果是很主观的。FAMOUS-NSTEMI 研究将 350 例患者随机 1：1 分成两组,一组根据造影结果决定治疗方案,另一组根据 FFR 检查结果决定治疗方案,比较两组之间治疗决策的差异,结果 FFR 改变了 21.6% 患者根据造影结果确定的治疗方案,并降低了 9.5% 的绝对血运重建数,虽然两组 1 年 MACE 未见明显差别,但 FFR 组有减低手术相关风险的趋势。因此,FFR 是处理 NSTEMI 患者安全有效的指导方法。

对于 STEMI 患者罪犯血管急性期,尤其对包含多个坏死核和极薄纤维帽的病变,FFR 往往无法反映真实的供血情况,不建议使用,但急性期过后的急性冠脉综合征病变(发病>5d)的 FFR 值有预测梗死区域存活心肌的作用。但除了紧急处理罪犯血管外,是否需处理其他病变一直存在争议,其中很主要的一个因素便是其他病变血管缺血程度的判断。PRIMULTI 研究提示 STEMI 合并多支血管病变的患者,除了处理罪犯血管以外,在 FFR 指导下处理非罪犯血管的患者相较于只处理罪犯血管的患者明显减低了心血管事件的风险。COMPARE-ACUTE 研究同样提示在 FFR 指导下多支病变 STEMI 完全血运重建,与仅处理心肌梗死血管相比,显著降低 MACE,且将近一半非心肌梗死血管存在缺血(FFR<0.80),虽然造影狭窄,但 FFR>0.80 的病变,不进行血运重建是安全有效的。虽然以上研究有一定的局限性,如不是适用于所有 STEMI 患者,但 FFR 仍能在决定是否完全血运重建时提供证据支持。

(7)PCI 术后的评价：PCI 术后冠状动脉造影显示支架膨胀良好的患者中,40%~70% 经 IVUS 证实存在支架膨胀不全。而作为支架植入术后评价的金标准,IVUS 与 FFR 具有良好的相关性。PCI 术后 FFR 值与患者预后有明显的相关,建议 PCI 术后 FFR 应>0.95,但相关研究显示冠脉造影提示支架膨胀良好的情况下,只有 36% 的患者 FFR 值>0.95,其 6 个月后 MACE 率为 4.9%;FFR 在 0.90~0.95 者占 32%,6 个月后 MACE 率为 6.2%;FFR<0.90 者占 32%,MACE 率 20.3%;FFR<0.80 者占 6%,MACE 率高达 29.5%。Piroth 等深入分析了 FAME1 和 FAME2 研究,同样发现 PCI 术后患者随着术后 FFR 值的降低 MACE 发生率逐渐升高。因此,FFR 既可以评估 PCI 术后冠状动脉生理功能恢复情况,又对预后有很好的预测效果。

(8)侧支循环血流量的评价：尽管 FFR 不受心率、血压等因素的影响,但侧支循环的存在则可能干扰 FFR 的测定,同时也借此可以在球囊充气阻断冠状动脉近端管腔的情况下测定远端侧支循环的功能状态,侧支循环的血流则影响患者心肌缺血的预后。在使用球囊充气完全阻塞近端冠状动脉管腔的情况下,压力导丝可以记录远端管腔内的压力(Pw),再根据公式计算出远端侧支循环的血流量,研究显示 Pw/Pa>0.3 时可不伴有心肌缺血表现,有较好的侧支循环保护,其心肌受保护的阴性和阳性预测值约为 84% 和 90%,且存在有效侧支循环保护者有较好的预后。

(四) 瞬时无波形比值

1. 概念　FFR 目前已经成为临床评价冠状动脉功能状态的重要指标,被各大指南所推荐,但临床实际应用率却并不高,其中一个限制其使用率的重要原因就是术中必须使用诱发冠状动脉最大充血状态的药物,尤其对于诱导药物不能耐受的患者,如哮喘、严重慢性阻塞性肺疾病、低血压、心动过缓等,且大多数患者都表现为一定程度的不良反应。经过研究,在心动周期某段期间冠状动脉内压力与流量呈比例关系时,跨狭窄的压力比值(Pd/Pa)即可反映冠状动脉狭窄的严重程度。若能识别并确定该段时间,则无须诱导最大充血亦可评价冠状动脉病变程度。这就是瞬时无波形比值(instantaneous wave-free ratio,iFR)。它是透过波形幅度分析方法计算瞬时阻力,评估心动周期中冠状动脉血流动力学改变,以压力与流速比值得出的阻力指数,并辨别出心动周期中冠状动脉内阻力最小且相对恒定时期,即无波形间期。

2. iFR 的检测　iFR 的监测过程同 FFR 相似,只是不需要药物诱发最大充血状态。使用常规压力导丝测量,使用 iFR 计算软件(如 HARVEST,Volcano Corporation),基于同步的心电图信号执行自动分析,并确定压力测量的适当舒张间隔。通过自动识别心动周期的基准时间点,用于按压力测量的舒张期窗口从舒张期的 25% 开始计算,并在舒张期结束前 5s 结束。iFR 被计算为在非充血条件下心脏舒张中期至晚期(无波期)这一预定时间段的 Pd/Pa,此时的血流流速比整个心动周期的平均流速高出 30%,冠状动脉内压力及血流随管腔狭窄呈线性下降,微循环阻力最小且相对恒定,从而使心肌血流与灌注压成正比。

3. iFR 和 FFR 的相关性及临界值　ADVISE 研究率先证实 iFR 与 FFR 有高度的相关性,虽然腺苷可以降低冠状动脉内阻力约 51%,但应用腺苷所达到的最大充血状态与无波形间期在数量级及变异程度方面皆无显著差。但 VERIFY 研究、VERIFY2 研究以及 Johnson 等研究显示,iFR 的诊断准确率偏低,代替 FFR 存在偏倚。但后续进行的 ADVISE in-practice 研究、ADVISE Ⅱ 研究、PALS 研究以及其他一些多中心、前瞻性临床研究均证实 iFR 与 FFR 具有良好的相关性,可以准确评估冠状动脉狭窄情况。

iFR 和 FFR 一样理论正常值为 1,iFR 的临界值存在一定的争议,ADVISE 研究指出将 iFR 的临界值定位 0.83 与 FFR 有很强的相关性。但后续 ADVISE in-practice 研究、ADVISE Ⅱ 研究及 PALS 研究证实 iFR 为 0.89~0.91 时,评估冠状动脉功能学病变的敏感度、特异度及准确率均高于预期水平。但 Scarsini 等研究认为对于重度主动脉狭窄患者 iFR 临界值为 0.83 可能对冠状动脉功能情况有更好的预测性。但总体认为,除了一些特殊情况,如血液透析患者外,iFR 临界值 0.89 是较被大家所接受和认可的。当 iFR 值在 0.89~0.93 灰区范围时,建议联合应用 iFR 和 FFR 检查,可提高诊断效能。

4. iFR 的临床应用　iFR 主要用于稳定型心绞痛患者冠状动脉临界病变的供血意义,亦适用于 ACS 非罪犯血管临界病变的检测,同样对于冠状动脉串联病变或弥漫性病变也有独特意义。

DEFINE-FLAIR 研究入选了 2 492 例冠心病患者(稳定型心绞痛患者 35%,ACS 患者 65%),随机分为 iFR 指导(PCI 治疗)组和 FFR 指导组,1 年后 2 组 MACE 发生率[78(6.8%) vs. 83(7.0%),$P=0.78$]未见明显差异,且 iFR 指导组手术不良事件发生率明显减低,缩短了手术时间。同样 iFR-SWEDEHEART 研究显示,2037 例冠心病患者随机分成 iFR 组和 FFR 组,1 年随访两组 MACE 发生率(6.7% vs. 6.1%,$P=0.53$)差异无统计学意义,且 iFR 组显著减少了支架的使用数量,术中主诉胸痛发作也明显要少。不难看出,iFR 在检测冠状动脉病变功能指导临床治疗的效用价值方面至少不劣于 FFR,且可以减少手术时间,减少术中不适感等。

当 iFR 值处于灰区范围时(0.89~0.93),Petraco、Escaned、Shuttleworth 等各自领衔的多个研究证实,iFR 与 FFR 联合应用指导冠状动脉血运重建比单纯使用 FFR 有更高的检验效能,还可减少腺苷等药物的使用。

iFR 在 ACS 患者中的应用主要针对的是非罪犯血管的评估,WAVE 研究证实 STEMI 患者非罪犯血管的急性期和非急性期 iFR 未见明显变化,并且 iFR 在急性期相比于 FFR 对非罪犯血管病变的诊断效能良好(iFR 界值 0.89,敏感度 95%,特异度 90%,阳性预测值 86%,阴性预测值 97%)。Thim 等的研究亦证实了以上结论。Indolfi 等的研究亦证实 iFR 在 ACS 患者中同样的功效。这有助于判别急诊经皮冠状动脉 PCI 后非靶血管病变情况。但因 iFR 在罪犯血管监测中存在较大变异,不推荐在罪犯血管中使用。

对于单支血管多发病变或弥漫性病变,Nijjer 等的研究证实通过从最远端病变连续回撤压力导丝观察 iFR 和压力的梯度变化,可以了解冠状动脉生理狭窄的严重程度和长度,指导多个串联病变中介入治疗部位的选择;在弥漫性病变中,iFR 表现为持续性及渐进性回升。同时研究者建立了模拟 PCI 术预后的计算机系统,可以预测 PCI 术后 iFR 值,对于多支病变,不同术式预测 iFR 值不同,因此术者可以借此采取更合理的术式,达到最优化治疗。

iFR 在左主干及分叉病变中的应用所见研究不多,仍需循证证据去探索。

总之,iFR 检测不需应用血管扩张药,并简化了检测的操作流程,减少了检测时间,且 iFR 与心率、收缩压、舒张压甚至异位心律失常、呼吸导致的血压改变均无关,本身具有一定的优势。但目前仍不能完全取代 FFR。综合 FFR 与 iFR 的优势,可以采取两者联合应用,即先在不使用血管扩张药的情况下检测 iFR,如 iFR 值处于灰区范围,再使用 FFR 检测,这样既能减少血管扩张药的应用、简化操作,又可以提高诊断准确率。

(五) 定量血流分数

1. 概念及原理　定量血流分数是由上海交通大学涂圣贤团队研发的,全名为定量血流分数(quantitative flow ratio,QFR),是基于常规术中冠状动脉血管造影所获得的血管造影数据,通过三维重建和血流动力学分析,即可实现术中在线实时获得虚拟 FFR 的技术。QFR 技术无需手术耗材与微循环扩张药,只需在患者接受常规冠状动脉造影后,对动脉造影影像进行分析,简便、快捷,突破了许多 FFR 的局限性。

其发展经历了两个阶段。第一阶段是利用三维定量冠状动脉造影(QCA)对基于单平板或双平板血管造影机获取的两个造影影像进行三维重建,并结合心肌梗死溶栓数帧法获得平均血流速度计算 FFR 数值(FFRQCA)。利用两个投照角度 >25° 的造影数据可将冠状动脉树进行三维重建。根据研究显示以压力导丝测得的 FFR 为标准,FFRQCA 诊断心肌缺血的准确度达 88%。但其计算仍是采用药物诱导最大充血状态下采集的冠状动脉造影,且需要对所有边支进行重建,加上需离线分析,临床应用不是十分便利。第二阶段即基于冠状动脉造影快速计算 FFR 的定量血流分数法。该方法基于两个投射角度 >25° 的常规冠状动脉造影数据,结合血管管腔的形态变化与下游供应心肌所需的血流量计算出冠状动脉病变血管段的压力下降,进而得到血管远端压力和近端压力的比值,即 QFR。根据充血血流速度获取条件的不同,计算 QFR 的模型分为 3 种:①固定血流模型(fix-flow QFR,fQFR),以既往临床患者数据所得平均血流速度(0.35m/s)作为血流边界条件计算 QFR;②造影剂血流模型(contrast-flow QFR,cQFR),通过从常规冠状动脉造影影像中利用 TIMI 数帧法计算造影剂充盈速度,再通过数学模型转化为充血血流速度计算 QFR;③诱导充血血流模型(adenosine-flow,aQFR),通过测量药物诱导最大充血状态冠状动脉造影所示血流速度计算 QFR。

FAVOR Pilot 研究对 73 例患者的 84 条病变血管进行以上三种模型的计算方法进行 QFR 测算并且和压力导丝测得的 FFR 进行比较,fQFR、cQFR 和 aQFR 识别 FFR ≤ 0.80 的总体诊断准确性为分别为 80%、86% 和 87%。相较于 fQFR,cQFR 和 aQFR 与 FFR 的一致性更高,但 cQFR 与 aQFR 诊断表现差异没有统计学意义。FAVOR Ⅱ 中国研究入选 308 例直径 >2mm,狭窄 30%~90% 的患者,分别进行 QFR、QCA 和 FFR 的测量比较,QFR 识别血管病变 FFR ≤ 0.80 的准确率达到 92.7%。Smit 等在糖尿病(66 例)和非糖尿病患者(193 例)中比较发现,以 FFR ≤ 0.80 为标准,QFR 在糖尿病和非糖尿病患者的诊断准确性、敏感性和特异性差异无统计学意义(88% vs. 85%,$P=0.47$;71% vs. 69%,$P=0.72$;95% vs. 91%,$P=0.24$)。WIFI Ⅱ 研究提示,QFR 和 FFR 的诊断一致性为 83%。Yazaki 等的研究提示,两者一致性为 88%。Westra 等的荟萃分析显示,纳入的 16 项研究中,总共 819 例 FFR 和 QFR 配对的患者,分析 969 条病变血管,QFR 诊断性的灵敏度为 84%,特异性为 88%,阳性预测值为 80%,阴性预测值为 95%。综上可见,QFR 以 FFR 作为参考,有良好的诊断性,QFR 可以为冠状动脉狭窄的功能评估提供一种简单、安全、经济、高效的解决方案。但研究显示在微循环障碍患者和陈旧性心肌梗死供血血管,QFR 和

FFR 的一致性有所降低。

2. QFR 的临床应用　QFR 在导管室中使用可操作性很高,平均分析时间小于 5min,且可重复性高,与 FFR 有很高的一致性,因此具有很强的临床实用性。首先 QFR 可用于指导冠状动脉介入治疗手术,因其和 FFR 很高的匹配度,明显优于 QCA,可以对临界病变等造影难以判断的病变进行指导介入治疗策略。由于其是基于三维数据的分析,可以对病变长度和所需支架直径有更准确的评估。

QFR 可对 PCI 术后效果进行生理学评估,根据 HAWKEYE 研究结果提示,完全且成功的血运重建后的较低 QFR 值可预测术后的不良事件。

其与 FFR 一样,也可以针对 ACS 患者的非罪犯血管病变进行生理学评估,指导介入治疗,同时,在STMEI 患者,QFR 计算可能是预测 STEMI 后患者的微循环功能障碍的有用工具。根据 iSTEMI 子研究、Spitaleri 等研究结果,利用 QFR 评估 ST 段抬高急性心肌梗死患者的非罪犯病变时,急性期 QFR 以择期 QFR 为参考基准时显示出非常好的诊断性能,且 QFR 可能是指导 ST 段抬高心肌梗死患者非罪犯病变血运重建的安全可靠的工具。

对于三支病变的冠状动脉血管,根据 Kogame 等的研究提示,接受了 PCI 的原发性三支病变而言,较高的术后 QFR 数值与较好的临床结果相关。当治疗原发性三支病变时,应把术后 QFR 提升至 0.91以上作为目标。Asano 等的研究提示,与经典的 SYNTAX 评分相比,基于 QFR 计算的功能性 SYNTAX评分(fSSQFR)具有优化预后风险评估的潜力。

3. 未来展望　有三项正在进行中的随机对照研究(FAVOR Ⅲ China、FAVOR Ⅲ Europe-Japan 和QVAS-FAVOR Ⅳ)将验证应用 QFR 作为生理学评估工具指导稳定性冠心病患者的介入干预或者手术旁路移植策略是否能使患者远期获益。其中,FAVOR Ⅲ China 研究将评估 QFR 指导 PCI 的患者临床预后(MACE)是否优效于临床常规造影指导的 PCI。FAVOR Ⅲ Europe-Japan 研究将评估 QFR 指导 PCI 的患者临床预后是否非劣效于 FFR 指导的 PCI。FAVOR Ⅳ-QVAS 研究将应用 QFR 技术指导冠状动脉外科旁路移植治疗提供循证医学证据,有望为无创冠状动脉生理学检查真正进入冠状动脉外科治疗指南提供有力证据。总之,基于影像的计算 FFR 的临床应用和临床接受度有望得到进一步拓展,并有望进入诊疗指南,提升患者预后。

但其应用也受到一些限制,如采集的影像质量直接影响分析结果,为保证采集高质量的影像资料,造影时应使冠状动脉造影剂完全充盈,减少手术台移动,采用最佳投照体位。另外,其对左主干病变、分叉病变及串联病变等病变类型和急性冠状动脉综合征患者进行应用的表现还需进一步研究。

总之,QFR 有操作简便、快捷、重复性高、无须诱导药物的使用等优点,因此临床有着很好的应用前景。

4. 计算冠状动脉生理学　QFR 本身属于计算冠状动脉生理学范畴,计算冠状动脉生理学为基于临床常规手段,如冠状动脉 CT、冠状动脉造影及腔内影像学等方法采集的冠状动脉图像资料,对其影像数据采用不同的计算方法,从而计算出该冠状动脉血管的 FFR 值,达到评估冠状动脉生理功能的目的。如基于冠状动脉 CT 造影的 FFR 计算方法:FFRCT(FFR-Computed Tomography);基于冠状动脉造影的FFR 计算方法,除了 QFR 外还有 vFFR(virtual FFR),是利用旋转冠状动脉造影影像三维重建冠状动脉血管并结合瞬态三维计算流体学方法计算 FFR 的方法;以及基于 OCT 或 IVUS 的 FFR 计算方法等。虽然,其临床应用效果有待更多的研究去探索和支持,但相信随着科技的进步,影像资料采集得更加清晰准确,基于冠状动脉影像的计算冠状动脉生理学将形态学和功能学相结合,简化操作、提高安全性、减少患者的不适等,将越来越被临床接受和使用。

三、总结

对于冠心病患者冠状动脉病变的评估包括结构学和功能学两方面,而功能学的评估直接反映心肌缺血与否,也决定了是否需要介入治疗,现在临床有越来越多的冠状动脉生理学评估试验,如被视为"金标准"的 FFR,以及更加方便快捷的 iFR 及 QFR 等,同时也应看到计算冠状动脉生理学未来的发展前景,这些方法和技术都将为冠状动脉的生理学评估以及临床医师介入策略的选择提供重要的支持。但冠状动脉评估从来不是单方面的,更应该结合冠状动脉结构、斑块特征以及患者的整体情况等对冠状动脉进行综合评估,制订更加合理的临床治疗策略。

(李占鲁　周斌全)

参考文献

[1] TONINO P A, DE BRUYNE B, PIJLS N H, et al. Fractional flow reserve versus angiography for guiding percutaneous coronary intervention [J]. N Engl J Med, 2009, 360 (3): 213-224.

[2] PIJLS N H, DE BRUYNE B, PEELS K, et al. Measurement of fractional flow reserve to assess the functional severity of coronary-artery stenoses [J]. N Engl J Med, 1996, 334 (26): 1703-1708.

[3] 中华医学会心血管病学分会介入心脏病学组, 中国医师协会心血管内科医师分会血栓防治专业委员会, 中华心血管病杂志编辑委员会. 中国经皮冠状动脉介入治疗指南 (2016)[J]. 中华心血管病杂志, 2016, 44 (5): 382-400.

[4] VAN BELLE E, RIOUFOL G, POUILLOT C, et al. Outcome impact of coronary revascularization strategy reclassification with fractional flow reserve at time of diagnostic angiography: insights from a large French multicenter fractional flow reserve registry [J]. Circulation, 2014, 129 (2): 173-185.

[5] PIJLS N H, VAN SCHAARDENBURGH P, MANOHARAN G, et al. Percutaneous coronary intervention of functionally nonsignificant stenosis: 5-year follow-up of the DEFER Study [J]. J Am Coll Cardiol, 2007, 49 (21): 2105-2111.

[6] DE BRUYNE B, FEARON W F, PIJLS N H, et al. Fractional flow reserve-guided PCI for stable coronary artery disease [J]. N Engl J Med, 2014, 371 (13): 1208-1217.

[7] WINDECKER S, KOLH P, ALFONSO F, et al. 2014 ESC/EACTS guidelines on myocardial revascularization [J]. EuroIntervention, 2015, 10 (9): 1024-1094.

[8] HAMILOS M, MULLER O, CUISSET T, et al. Long-term clinical outcome after fractional flow reserve-guided treatment in patients with angiographically equivocal left main coronary artery stenosis [J]. Circulation, 2009, 120 (15): 1505-1512.

[9] COURTIS J, RODÉS-CABAU J, LAROSE E, et al. Usefulness of coronary fractional flow reserve measurements in guiding clinical decisions in intermediate or equivocal left main coronary stenoses [J]. Am J Cardiol, 2009, 103 (7): 943-949.

[10] KOH J S, KOO B K, KIM J H, et al. Relationship between fractional flow reserve and angiographic and intravascular ultrasound parameters in ostial lesions: major epicardial vessel versus side branch ostial lesions [J]. JACC Cardiovasc Interv, 2012, 5 (4): 409-415.

[11] NAM J, BRIGGS A, LAYLAND J, et al. Fractional flow reserve (FFR) versus angiography in guiding management to optimise outcomes in non-ST segment elevation myocardial infarction (FAMOUS-NSTEMI) developmental trial: cost-effectiveness using a mixed trial-and model-based methods [J]. Cost Eff Resour Alloc, 2015, 13: 19.

[12] ENGSTRØM T, KELBÆK H, HELQVIST S, et al. Complete revascularisation versus treatment of the culprit lesion only in patients with ST-segment elevation myocardial infarction and multivessel disease (DANAMI-3—PRIMULTI): an open-label, randomised controlled trial [J]. Lancet, 2015, 386 (9994): 665-671.

[13] SMITS P C, ABDEL-WAHAB M, NEUMANN F J, et al. Fractional flow reserve-guided multivessel angioplasty in myocardial infarction [J]. N Engl J Med, 2017, 376 (13): 1234-1244.

[14] PIJLS N H, KLAUSS V, SIEBERT U, et al. Coronary pressure measurement after stenting predicts adverse events at follow-up: a multicenter registry [J]. Circulation, 2002, 105 (25): 2950-2954.

[15] PIROTH Z, TOTH G G, TONINO P, et al. Prognostic value of fractional flow reserve measured immediately after drug-eluting stent implantation [J]. Circ Cardiovasc Interv, 2017, 10 (8): e005233.

[16] SEN S, ESCANED J, MALIK I S, et al. Development and validation of a new adenosine-independent index of stenosis severity from coronary wave-intensity analysis: results of the ADVISE (ADenosine Vasodilator Independent Stenosis Evaluation) study [J]. J Am Coll Cardiol, 2012, 59 (15): 1392-402.

[17] BERRY C, VAN'T VEER M, WITT N, et al. VERIFY (VERification of instantaneous wave-free ratio and fractional flow reserve for the assessment of coronary artery stenosis severity in everyday practice): a multicenter study in consecutive

patients [J]. J Am Coll Cardiol, 2013, 61 (13): 1421-1427.

[18] HENNIGAN B, OLDROYD K G, BERRY C, et al. Discordance between resting and hyperemic indices of coronary stenosis severity: The VERIFY 2 study (A Comparative Study of Resting Coronary Pressure Gradient, Instantaneous Wave-Free Ratio and Fractional Flow Reserve in an Unselected Population Referred for Invasive Angiography)[J]. Circ Cardiovasc Interv, 2016, 9 (11): e004016.

[19] JOHNSON N P, KIRKEEIDE R L, ASRRESS K N, et al. Does the instantaneous wave-free ratio approximate the fractional flow reserve？ [J]. J Am Coll Cardiol, 2013, 61 (13): 1428-1435.

[20] PETRACO R, AL-LAMEE R, GOTBERG M, et al. Real-time use of instantaneous wave-free ratio: results of the ADVISE in-practice: an international, multicenter evaluation of instantaneous wave-free ratio in clinical practice [J]. Am Heart J, 2014, 168 (5): 739-748.

[21] ESCANED J, ECHAVARRÍA-PINTO M, GARCIA-GARCIA H M, et al. Prospective assessment of the diagnostic accuracy of instantaneous wave-free ratio to assess coronary stenosis relevance: results of ADVISE Ⅱ international, multicenter study (ADenosine Vasodilator Independent Stenosis Evaluation Ⅱ)[J]. JACC Cardiovasc Interv, 2015, 8 (6): 824-833.

[22] RIVERO F, CUESTA J, BASTANTE T, et al. Diagnostic accuracy of a hybrid approach of instantaneous wave-free ratio and fractional flow reserve using high-dose intracoronary adenosine to characterize intermediate coronary lesions: Results of the PALS (Practical Assessment of Lesion Severity) prospective study [J]. Catheter Cardiovasc Interv, 2017, 90 (7): 1070-1076.

[23] JEREMIAS A, MAEHARA A, GÉNÉREUX P, et al. Multicenter core laboratory comparison of the instantaneous wave-free ratio and resting Pd/Pa with fractional flow reserve: the RESOLVE study [J]. J Am Coll Cardiol, 2014, 63 (13): 1253-1261.

[24] PARK J J, PETRACO R, NAM C W, et al. Clinical validation of the resting pressure parameters in the assessment of functionally significant coronary stenosis; results of an independent, blinded comparison with fractional flow reserve [J]. Int J Cardiol, 2013, 168 (4): 4070-4075.

[25] HÄRLE T, BOJARA W, MEYER S, et al. Comparison of instantaneous wave-free ratio (iFR) and fractional flow reserve (FFR)--first real world experience [J]. Int J Cardiol, 2015, 199: 1-7.

[26] SHIODE N, OKIMOTO T, TAMEKIYO H, et al. A Comparison between the instantaneous wave-free ratio and resting distal coronary artery pressure/aortic pressure and the fractional flow reserve: the diagnostic accuracy can be improved by the use of both indices [J]. Intern Med, 2017, 56 (7): 749-753.

[27] INDOLFI C, MONGIARDO A, SPACCAROTELLA C, et al. The instantaneous wave-free ratio (iFR) for evaluation of non-culprit lesions in patients with acute coronary syndrome and multivessel disease [J]. Int J Cardiol, 2015, 178: 46-54.

[28] DING W Y, NAIR S, APPLEBY C. Diagnostic accuracy of instantaneous wave free-ratio in clinical practice [J]. J Interv Cardiol, 2017, 30 (6): 564-569.

[29] PETRACO R, PARK J J, SEN S, et al. Hybrid iFR-FFR decision-making strategy: implications for enhancing universal adoption of physiology-guided coronary revascularisation [J]. EuroIntervention, 2013, 8 (10): 1157-1165.

[30] SEN S, ASRRESS K N, NIJJER S, et al. Diagnostic classification of the instantaneous wave-free ratio is equivalent to fractional flow reserve and is not improved with adenosine administration. Results of CLARIFY (Classification Accuracy of Pressure-Only Ratios Against Indices Using Flow Study)[J]. J Am Coll Cardiol, 2013, 61 (13): 1409-1420.

[31] SCARSINI R, PESARINI G, ZIVELONGHI C, et al. Coronary physiology in patients with severe aortic stenosis: Comparison between fractional flow reserve and instantaneous wave-free ratio [J]. Int J Cardiol, 2017, 243: 40-46.

[32] DAVIES J E, SEN S, DEHBI H M, et al. Use of the Instantaneous Wave-free Ratio or Fractional Flow Reserve in PCI [J]. N Engl J Med, 2017, 376 (19): 1824-1834.

[33] GÖTBERG M, CHRISTIANSEN E H, GUDMUNDSDOTTIR I J, et al. Instantaneous Wave-free Ratio versus Fractional Flow Reserve to Guide PCI [J]. N Engl J Med, 2017, 376 (19): 1813-1823.

[34] SHUTTLEWORTH K, SMITH K, WATT J, et al. Hybrid instantaneous wave-free ratio-fractional flow reserve versus fractional flow reserve in the real world [J]. Front Cardiovasc Med, 2017, 4: 35.

[35] MUSTO C, DE FELICE F, RIGATTIERI S, et al. Instantaneous wave-free ratio and fractional flow reserve for the assessment of nonculprit lesions during the index procedure in patients with ST-segment elevation myocardial infarction: The WAVE study [J]. Am Heart J, 2017, 193: 63-69.

[36] THIM T, GÖTBERG M, FRÖBERT O, et al. Nonculprit stenosis evaluation using instantaneous wave-free ratio in

patients with ST-segment elevation myocardial infarction [J]. JACC Cardiovasc Interv, 2017, 10 (24): 2528-2535.

[37] NIJJER S S, SEN S, PETRACO R, et al. Improvement in coronary haemodynamics after percutaneous coronary intervention: assessment using instantaneous wave-free ratio [J]. Heart, 2013, 99 (23): 1740-1748.

[38] NIJJER S S, SEN S, PETRACO R, et al. The Instantaneous wave-Free Ratio (iFR) pullback: a novel innovation using baseline physiology to optimise coronary angioplasty in tandem lesions [J]. Cardiovasc Revasc Med, 2015, 16 (3): 167-171.

[39] NIJJER S S, SEN S, PETRACO R, et al. Pre-angioplasty instantaneous wave-free ratio pullback provides virtual intervention and predicts hemodynamic outcome for serial lesions and diffuse coronary artery disease [J]. JACC Cardiovasc Interv, 2014, 7 (12): 1386-1396.

[40] TU S, BARBATO E, KÖSZEGI Z, et al. Fractional flow reserve calculation from 3-dimensional quantitative coronary angiography and TIMI frame count: a fast computer model to quantify the functional significance of moderately obstructed coronary arteries [J]. JACC Cardiovasc Interv, 2014, 7 (7): 768-777.

[41] TU S, WESTRA J, YANG J, et al. Diagnostic accuracy of fast computational approaches to derive fractional flow reserve from diagnostic coronary angiography: the International Multicenter FAVOR Pilot Study [J]. JACC Cardiovasc Interv, 2016, 9 (19): 2024-2035.

[42] XU B, TU S, QIAO S, et al. Diagnostic accuracy of angiography-based quantitative flow ratio measurements for online assessment of coronary stenosis [J]. J Am Coll Cardiol, 2017, 70 (25): 3077-3087.

[43] SMIT J M, EL MAHDIUI M, VAN ROSENDAEL A R, et al. Comparison of diagnostic performance of quantitative flow ratio in patients with versus without diabetes mellitus [J]. Am J Cardiol, 2019, 123 (10): 1722-1728.

[44] WESTRA J, TU S, WINTHER S, et al. Evaluation of coronary artery stenosis by quantitative flow ratio during invasive coronary angiography: the WIFI Ⅱ study (Wire-Free Functional Imaging Ⅱ)[J]. Circ Cardiovasc Imaging, 2018, 11 (3): e007107.

[45] YAZAKI K, OTSUKA M, KATAOKA S, et al. Applicability of 3-dimensional quantitative coronary angiography-derived computed fractional flow reserve for intermediate coronary stenosis [J]. Circ J, 2017, 81 (7): 988-992.

[46] WESTRA J, TU S, CAMPO G, et al. Diagnostic performance of quantitative flow ratio in prospectively enrolled patients: An individual patient-data meta-analysis [J]. Catheter Cardiovasc Interv, 2019, 94 (5): 693-701.

[47] MEJÍA-RENTERÍA H, LEE J M, LAURI F, et al. Influence of microcirculatory dysfunction on angiography-based functional assessment of coronary stenoses [J]. JACC Cardiovasc Interv, 2018, 11 (8): 741-753.

[48] EMORI H, KUBO T, KAMEYAMA T, et al. Diagnostic accuracy of quantitative flow ratio for assessing myocardial ischemia in prior myocardial infarction [J]. Circ J, 2018, 82 (3): 807-814.

[49] BISCAGLIA S, TEBALDI M, BRUGALETTA S, et al. Prognostic value of QFR measured immediately after successful stent implantation: the international multicenter prospective HAWKEYE study [J]. JACC Cardiovasc Interv, 2019, 12 (20): 2079-2088.

[50] SHENG X, QIAO Z, GE H, et al. Novel application of quantitative flow ratio for predicting microvascular dysfunction after ST-segment-elevation myocardial infarction [J]. Catheter Cardiovasc Interv, 2020, 95 (Suppl 1): 624-632.

[51] SEJR-HANSEN M, WESTRA J, THIM T, et al. Quantitative flow ratio for immediate assessment of nonculprit lesions in patients with ST-segment elevation myocardial infarction-An iSTEMI substudy [J]. Catheter Cardiovasc Interv, 2019, 94 (5): 686-692.

[52] SPITALERI G, TEBALDI M, BISCAGLIA S, et al. Quantitative flow ratio identifies nonculprit coronary lesions requiring revascularization in patients with ST-segment-elevation myocardial infarction and multivessel disease [J]. Circ Cardiovasc Interv, 2018, 11 (2): e006023.

[53] KOGAME N, TAKAHASHI K, TOMANIAK M, et al. Clinical implication of quantitative flow ratio after percutaneous coronary intervention for 3-vessel disease [J]. JACC Cardiovasc Interv, 2019, 12 (20): 2064-2075.

[54] ASANO T, KATAGIRI Y, CHANG C C, et al. Angiography-derived fractional flow reserve in the SYNTAX Ⅱ trial: feasibility, diagnostic performance of QFR and clinical prognostic value of functional SYNTAX score derived from QFR in patients with three-vessel disease [J]. JACC Cardiovasc Interv, 2019, 12 (3): 259-270.

[55] TU S, WESTRA J, ADJEDJ J, et al. Fractional flow reserve in clinical practice: from wire-based invasive measurement to image-based computation [J]. Eur Heart J, 2020, 41 (34): 3271-3279.

[56] 涂圣贤, 丁代欣, 杨峻青, 等. 心脏病学实践 2019 (第二分册冠心病)[M]. 北京: 人民卫生出版社, 2019: 54-67.

简答题

1. 试述冠状动脉的生理特点。
2. 试述冠状动脉血流储备分数的临床应用。
3. 试述冠状动脉生理评估的主要进展。

答案：

1. 心脏是一个高度需氧的器官，且心肌对血氧的利用度极高，当心肌耗氧量增加时，无法通过增加氧利用度，只能通过提高冠状动脉血流量来满足心肌供氧。左心室舒张期冠状动脉内血流量最大，占整个心动周期冠状动脉血流量的 75%~85%，因此血流量又直接受到心率的影响。冠状动脉血流量具有巨大的潜力，主要是通过调节微循环的阻力来调节血流量。阻力血管通过各种机制来调节冠状动脉的供血，达到心肌对氧的供需平衡。

2. (1) 中度狭窄的病变：在一根或多根血管。(是否有心肌缺血？)

(2) 连续的病变。(单根血管多处病变，罪犯病变？累积效应？)

(3) 弥漫性病变。(压力回撤曲线，找出对血流影响最大的部位，为点支架策略指导)

(4) 左主干开口或远端病变。(是否有临床意义？)

(5) 分叉病变。(是否有临床意义？)

(6) 多支病变。(罪犯血管？)

(7) 支架内再狭窄。(保守治疗？血运重建？)

(8) 先前有心肌梗死。(代替无创检查方法？)

3. 冠状动脉生理评估 FFR 依然是"金标准"，但随着计算冠状动脉生理学技术的发展，越来越多的冠状动脉生理评估被应用和开发，如基于冠状动脉 CT 造影的 FFR 计算方法：FFRCT；基于冠状动脉造影的 FFR 计算方法，除了 QFR 外还有 vFFR(virtual FFR)，以及基于 OCT 或 IVUS 的 FFR 计算方法等。其临床应用效果有待更多的研究去探索和支持，但相信随着科技的进步，影像资料采集得更加清晰准确，基于冠状动脉影像的计算冠状动脉生理学将形态学和功能学相结合，简化操作、提高安全性、减少患者的不适等优点，将越来越被临床接受和使用。

第五节　机械循环支持与人工心脏

学 习 目 标

1. 了解常见机械循环辅助装置的基本原理。
2. 掌握主动脉内球囊反搏操作方法、适应证和禁忌证。

心力衰竭是多数心脏相关疾病患者终将面临的问题，尽管现代医学的发展使许多患者获益，但其总体死亡率仍然较高，并且患者生存质量的改善也很有限。对此类患者而言，心脏移植是唯一能够提供可靠疗效的治疗手段。然而，全世界每年大约只能提供 3 000 个心脏供体，对心力衰竭总体的影响微不足道。机械循环支持(mechanical circulatory support，MCS)的问世，特别是人工心脏的诞生，无疑为终末期心力衰竭患者改善生活质量、提高生存率创造了条件。而且随着人口老龄化,冠心病发病率逐年增高,越来越多的高危复杂冠心病患者(complex high-risk and indicated patient,CHIP)在接受介入治疗时也需要机械循环支持。

自20世纪60年代末问世以来,循环辅助装置得到了充分的发展。除了目前应用相对广泛的主动脉内球囊反搏(intra-aortic balloon pump pulsation,IABP)和体外膜氧合器(extracorporeal membrane oxygenation,ECMO),左心室辅助装置(ventricular assistant device,LVAD)、全人工心脏(total artificial heart,TAH)等技术也越来越多地被应用于临床。

一、主动脉内球囊反搏(IABP)

IABP是目前应用广泛的辅助循环设备之一,1968年首次应用于临床,是最早以氧供氧耗理论为基础而诞生的循环辅助方式。IABP是一种安装在导管上的反搏设备,带有一个容积为30~50ml的气囊,通过球囊在心脏舒张期快速充盈和收缩期快速排空的方式,改善冠状动脉血流灌注和冠脉微循环,减轻心肌缺血,同时降低心脏后负荷及心肌耗氧量。

1. 组成、原理及操作方法 IABP由球囊导管和驱动控制系统两部分组成。目前使用的是双腔球囊导管,除与球囊相连的管腔外,尚有一个中心腔,后者可通过压力传感器监测主动脉内的压力。球囊导管的球囊由高分子材料聚氨酯制成,呈长纺锤状,其顶端有米粒状大小不透X线的标志点。不同规格球囊导管的长度、口径、球囊长度及容积各不相同,国内成人常用直径8.0~9.5F、球囊容积30~50ml的球囊导管。球囊导管尺寸的选择一般根据患者的身高:身高低于162cm多选择30ml球囊导管;身高超过182cm可选择50ml球囊导管;身高介于两者之间的一般选择40ml球囊导管。驱动控制系统由电源、驱动系统(氦气)、监测系统、调节系统和触发系统等组成(图15-5-1),其触发模式包括心电触发、压力触发、起搏信号触发和内触发。

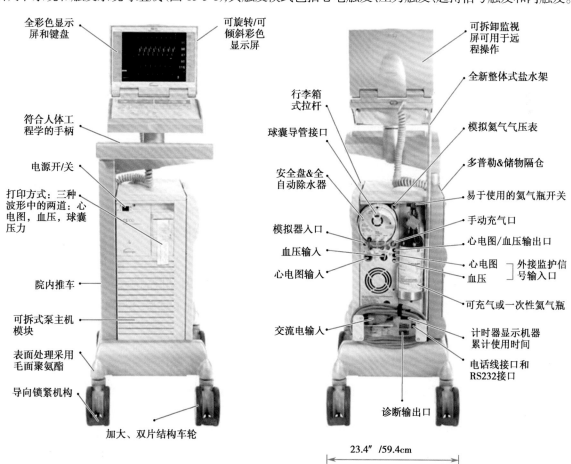

图 15-5-1 CS100(MAQUET)IABP系统

主动脉内球囊通过与心动周期同步地充、放气,达到辅助循环的作用(图 15-5-2)。在舒张早期,主动脉瓣关闭后瞬间立即充盈球囊,大部分血流逆行向上升高主动脉根部压力,增加大脑及冠状动脉血流灌注;小部分血流被挤向下肢及肾脏,轻度增加外周灌注。在等容收缩期主动脉瓣开发前瞬间快速排空球囊,产生"空穴"效应,降低心脏后负荷、左心室舒张末期容积及室壁张力,减少心脏做功及心肌氧耗,增加心输出量。在球囊收缩期间,由于左心室后负荷的减少,收缩期主动脉压降低,在辅助 IABP 期间,收缩期主动脉压峰值通常下降 5%~15%;舒张末期主动脉压降低是心脏舒张末期球囊放气的结果,舒张末期主动脉压的降低幅度在 5%~30%(图 15-5-3)。IABP 不能主动辅助心脏,心输出量增加依赖自身心脏收缩及稳定的心脏节律,且支持程度有限,对严重左心室功能不全或持续性快速型心律失常效果欠佳。

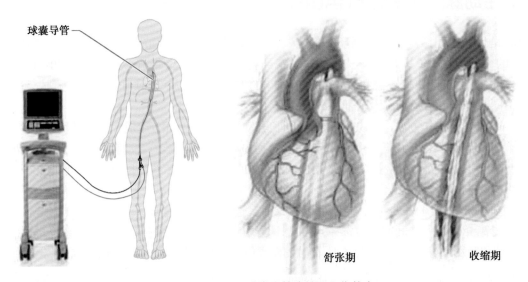

图 15-5-2　IABP 球囊导管连接及工作状态

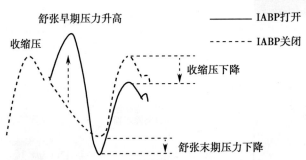

图 15-5-3　有无 IABP 时主动脉压力波形的变化及其对
主动脉压力波形的影响

IABP 操作简便,绝大多数经股动脉置入。在无菌操作下,穿刺股动脉,送入导丝,经血管扩张器扩张后送入鞘管。将球囊导管中心腔穿过导丝,经鞘管缓慢送至左锁骨下动脉开口远端 1~2cm(气管隆嵴水平),下端一般不超过肾动脉,撤出导丝。股动脉鞘管和球囊导管,经三通接头将导管体外端连接反搏仪,调整各种参数后开始反搏。采用无鞘球囊导管时,先用血管扩张器扩张血管,再用止血钳扩张皮下组织,经导丝直接送入球囊导管。股动脉较细或动脉粥样硬化严重的女性或老年患者不适用 IABP。

在使用 IABP 期间是否抗凝治疗仍存在一定争议,许多中心常规使用抗凝血药,也有部分中心不常规抗凝,尤其当 IABP 球囊 1:1 工作时。目前尚无足够数据指导治疗,每个中心应根据实际情况制定合理方案,监测出血和缺血并发症。

2. 临床应用指征　IABP 通常应用于各种外科手术或非手术时出现心源性休克、低排状态及不稳定型心绞痛患者。急性心肌梗死发生心源性休克患者可经 IABP 支持而得以改善。具体适应证见表 15-5-1。

表 15-5-1　主动脉气囊反搏的适应证

心源性休克
　　心脏手术相关
　　与急性心肌梗死相关者
　　心肌梗死的机械并发症
　　　　二尖瓣穿孔
　　　　室间隔穿孔

与冠状动脉旁路手术相关者
　　手术前插入
　　　　左心室功能严重不全者
　　　　与缺血有关的难以控制的心律失常
　　手术后插入
　　　　心脏手术后心源性休克

与非外科血管重建术相关者
　　心肌梗死伴血流动力学不稳定
　　血管成形术高危患者
　　　　左心室功能严重不全
　　　　复杂冠状动脉病变

心室辅助装置植入前稳定心脏移植受体

梗死后心绞痛

与缺血相关的室性心律失常

　　IABP 使用的绝对禁忌证包括主动脉瓣关闭不全、主动脉夹层动脉瘤。经股动脉插入的相对禁忌证主要与插入导管后的血管并发症有关,包括严重的主 - 髂动脉或髂 - 股动脉疾病、腹主动脉瘤、胸降主动脉瘤。此外,近期穿刺部位附近行腹股沟切开术以及病态性肥胖的患者也不宜行经股动脉插入。合并凝血功能障碍、严重贫血等情况的患者也是 IABP 使用的相对禁忌证。

　　IABP 常见并发症包括主动脉或股动脉夹层、动脉穿孔、斑块脱离栓塞、血栓形成、球囊破裂等,若长时间使用,还可能出现血小板减少(机械原因或肝素诱导)、感染等情况。

　　3. IABP 临床研究及应用　急性心肌梗死合并心源性休克是 IABP 主要的适应证,但缺乏临床研究结果支持。一篇综述回顾了两个荟萃分析,都是在急性心肌梗死患者中使用 IABP,总共 11 538 例患者,结果发现 IABP 并不能减少患者 30d 的死亡率。IABP-SHOCK Ⅱ研究入组了 600 例急性心肌梗死合并心源性休克的患者,随机分为 IABP 组和对照组,所有患者都接受了早期血运重建并给予标准药物治疗。大多数(83%)的 IABP 是在直接 PCI 术后植入的。30d 时 IABP 组死亡人数为 119(39.7%),对照组死亡 123 人(41.3%),两组差异无统计学意义(P=0.69)。在次要终点、实验室指标以及大出血、败血症、脑卒中等方面,两组亦差异无统计学意义。基于目前的临床研究结果,在 ACC/AHA、ESC 最新的 ST 段抬高心肌梗死指南以及 2016 年中国经皮冠状动脉介入治疗指南中,均推荐急性心肌梗死合并心源性休克患者有选择地使用 IABP,而不建议常规使用。

　　随着 PCI 手术复杂程度不断增加,高危 PCI 患者也逐渐成为使用 IABP 的适应证,但对预防性使用 IABP 的疗效和应用时机仍存在分歧。在一项基于美国心血管数据系统,包含 181 599 例高危 PCI 手术的回顾性分析发现,约 10.5%(18 990 例)患者使用了 IABP。但与未使用 IABP 的患者相比,使用 IABP 患者的死亡率并没有更低,而且各中心差别明显。当然由于回顾性研究受到显著的选择和转诊偏倚的影响,我们无法判断这部分患者不使用 IABP 的结果会如何。在另一项在英国 17 个中心展开的前瞻性随机对照研究 BCIS-1 中,共 301 例高危 PCI 患者入组。结果显示,常规使用 IABP 与术中临时使用 IABP 相比,并不能降低死亡率,但能显著降低手术并发症(1.3% vs. 10.7%,P<0.001),尤其是手术相关的低血压。而对这些患者后续随访发现,严重缺血性心肌病患者常规使用 IABP 在 51 个月时全因死亡较

对照组下降 34%。

目前,IABP 在临床中的应用已经比较成熟,合理选择 PCI 患者,熟练掌握 IABP 操作技术以及提高 IABP 使用管理等,才能更好地发挥其治疗作用,提高 PCI 成功率,改善患者预后。

二、体外膜氧合器（ECMO）

ECMO 是一种可经皮置入的机械循环辅助技术,1972 年首次成功应用于急性呼吸窘迫综合征患者的救治,随后其适应证不断扩大。ECMO 可同时提供双心室联合呼吸辅助,近年来开始应用于常规生命支持无效的各种急性循环和 / 或呼吸衰竭。

1. 组成、原理及操作方法 ECMO 由动静脉插管、连接管、离心泵、膜氧合器、热交换器以及各种监测设备组成(图 15-5-4),通过引流患者静脉血至体外,经过氧合和二氧化碳排除后回输患者体内,承担气体交换和 / 或部分血液循环功能。ECMO 能够引流大部分回心血量,降低右心室前负荷,进而减低左心室前负荷,膜氧合器代替了呼吸功能,离心泵代替了左心室的收缩功能,对呼吸循环衰竭患者迅速提供辅助支持。

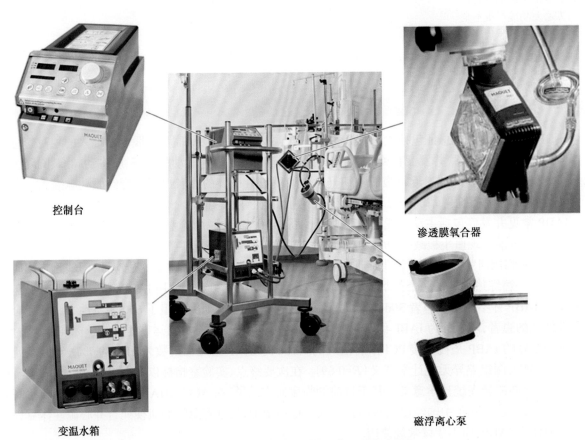

控制台

渗透膜氧合器

变温水箱

磁浮离心泵

图 15-5-4 ECMO（MAQUET）主要组成设备

根据血液回输的途径不同,ECMO 技术主要有静脉到静脉(venovenous ECMO,VV-ECMO)和静脉到动脉(venous-arterial ECMO,VA-ECMO)两种模式,前者仅具有呼吸辅助作用,而后者同时具有循环和呼吸辅助作用。PCI 术中应用的通常为 VA-ECMO。一般选用股动静脉插管,静脉插管尖端直接伸入右心房,动脉插管置于腹主动脉,来自右心房的静脉血在体外经膜氧合器和热交换器氧合后,再泵回动脉系统(图 15-5-5)。ECMO 不依赖于心脏功能和节律,即使在心脏停搏时也能提供完全循环支持。

2. 临床应用指征 任何需要暂时性心肺支持的患者,都是 ECMO 可能的适用对象,尤其是在应用药物或 IABP 无效且血流动力学不稳定的 PCI 患者。ECMO 在心源性休克中的主要适应证:①急性心肌梗死;②急性暴发性心肌炎;③心脏术后难治性低心排;④急性大面积肺栓塞;⑤慢性心力衰竭急性加重;⑥心脏移植术后移植心脏急性功能障碍;⑦严重心律失常等。心搏骤停患者的体外辅助心肺复苏(extracorporeal cardiopulmonary resuscitation,ECPR)也是 ECMO 循环辅助的重要临床适应证。

ECMO 使用的绝对禁忌证包括合并主动脉瓣中重度关闭不全、急性主动脉夹层动脉瘤。主要相对禁忌证:①高龄(年龄>75 岁);②严重肝功能障碍;③恶性肿瘤晚期;④合并存在抗凝禁忌证等。

ECMO 常见的并发症包括弥散性血管内凝血、出血、溶血、血栓栓塞、感染、末端肢体缺血、肺水肿以及中枢神经系统受损等,因此,在 ECMO 使用期间应加强监测和管理,积极预防可能出现的各种并发症,早期发现,及时处理。

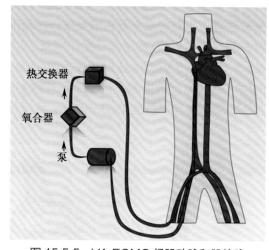

图 15-5-5　VA-ECMO 经股动脉和股静脉插管示意图

3. ECMO 临床研究及应用　ECMO 作为体外生命支持(extracorporeal life support,ECLS)中非常重要的一部分,为心源性休克和心搏骤停患者提供了切实有效的治疗。Nichol 等回顾了 84 项有关心源性休克或心搏骤停的 ECMO 研究,结果显示总体存活率达到 50%。

ECMO 也可用于高危 PCI 患者,但由于其特殊性,目前还没有大样本的随机对照研究。Tomasello、Shaukat 等分别就各自中心使用 ECMO 的高危 PCI 患者进行了回顾性分析,结果显示所有患者都顺利完成了手术,并且预后良好。Huang 等则观察 ECMO 在 46 例急性心肌梗死合并难治性心力衰竭患者中的应用效果,其中有 12 例在冠状动脉造影前接受 ECMO 治疗,剩余 34 例在冠状动脉造影后接受 ECMO 治疗。结果发现,造影前使用 ECMO 组的患者,6 个月的生存率更高(58.3% vs. 14.7%,$P=0.006$),并且其获益持续到 2 年随访结束(41.7% vs. 11.8%,$P=0.045$)。Schreiber 等将 149 例高危 PCI 患者分为预防性应用 IABP 组(91 例)和预防性应用 ECMO 组(58 例),结果发现,两组 MACE 发生率差异无统计学意义;尽管 ECMO 组多支病变患者比例更高(40% vs. 20%,$P=0.01$),但 PCI 成功率却更高(99% vs. 87%,$P=0.005$);ECMO 组周围血管并发症更多见。

目前关于 ECMO 与 IABP 孰优孰劣尚存争议,但 ECMO 熟练操作需要较长时间培训,而 IABP 操作更容易,且可提供较长时间循环支持。

三、心室辅助装置(VAD)

心室辅助装置(VAD)通过减轻心脏负荷而发挥降低心脏做功的作用,替代部分或全部心脏功能,被称为人工心脏。临床使用的 VAD 种类很多,根据辅助部位分为右心、左心或双心室辅助;按辅助时间分为短期(<1 周)、长期和永久性辅助装置;按辅助方式分为全体外的、随身携带的、依赖经皮能量驱动的可植入式或完全植入式装置;按产生的血流分为持续性或搏动式血流装置。

使用心脏机械辅助的传统血流动力学标准是出现心源性休克,除此以外,难以控制的心律失常患者也是机械辅助的适应证。辅助循环所适用的患者范围已逐步从慢性心力衰竭失代偿期拓展到伴有心源性休克的急性心功能不全的大部分患者。

有四类患者适合不同类型的 VAD 进行循环支持。第一类是需要依靠 VAD 过渡到痊愈的患者,即针对心室损害有希望逆转的患者,包括术前心功能贮备尚可但心脏术后出现心源性休克,或者心脏发生了潜在但尚可逆的病理改变(例如急性心肌炎)的患者,他们将从短期或中期的机械支持中获益。第二类适用于作为过渡的患者,指心脏手术后或非心脏手术后出现急性心源性休克的患者。第三类指传统的需要过渡到心脏移植的患者,这些患者有接受心脏移植的适应证,依靠 VAD 循环支持提高患者接受移植的获选地位。最后一类是以辅助循环作为最终治疗手段的患者。

1. 经皮左心室辅助装置(PLVAD) 左心室辅助装置(LVAD)是临床较为常用的 VAD,可以通过机械方法直接将心房或心室内的血液经过辅助泵转流到动脉系统。与传统 LVAD 相比,PLVAD 避免了外科开胸手术的风险,费用低且操作简便,但其提供的血液流量没有传统 LVAD 高,只适用于短期循环支持或作为长期 LVAD 的临时过渡措施,主要用于急性心肌梗死或心脏手术后泵衰竭以及等待心脏移植的终末期心力衰竭患者。根据循环通路不同,可分为左心房 - 股动脉通路和左心室心尖 - 升主动脉通路。前者代表性产品是 TandemHeart,后者是 Impella LP(图 15-5-6)。

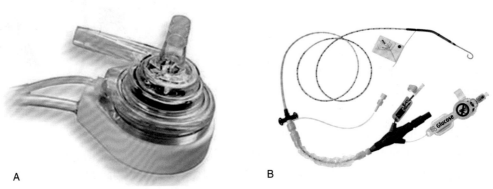

图 15-5-6　左心室辅助装置
A. TandemHeart；B. Impella LP 2.5。

(1)TandemHeart:是美国 FDA 批准用于临床的左心房 - 股动脉通路 PLVAD,由动脉灌注导管、穿房间隔引流管、离心泵和体外控制系统组成。将穿房间隔套管经股静脉送至右心房,在透视或超声指导下穿刺房间隔进入左心房;动脉灌注导管插入股动脉;通过离心泵将左心房氧合血泵入动脉系统,产生连续非波动性血流,从而降低右心室后负荷和左心室前负荷,减少心脏做功和氧耗,增加血流灌注。由于泵腔常有纤维蛋白沉积和血栓形成,TandemHeart 使用期间需要系统抗凝治疗,置入时 ACT>400s,治疗期间维持 ACT 在 180~200s。对于合并心房颤动或其他心律失常、射血分数<20%、左主干病变等 PCI 患者,应用 TandemHeart 可能优于 IABP。但其工作依赖充足的肺静脉血流,不适合肺水肿和严重右心衰竭患者。其他禁忌证包括凝血功能障碍、败血症、严重周围血管病变、中度以上主动脉瓣反流和室间隔破裂等。

(2)Impella LP:是第二代经左心室 - 升主动脉通路的 PLVAD,第一代产品是 Hemopump。Impella LP 2.5 是目前最小的轴流泵,由入血口、出血口和转子组成,体外控制仪可对 Impella LP 2.5 转速和功能进行调控。通常将直径 4mm 的 Impella LP 2.5 固定在 9F 猪尾导管上,通过 13F 鞘管经股动脉置入,其笼状入血口位于左心室内,出血口位于升主动脉内,转子位于出血口后,转速可达 50 000 转 /min,其工作不依赖自身心脏节律产生非搏动连续性血流。Impella LP 2.5 适应证与 TandemHeart 相同。禁忌证主要包括外周血管病变、金属主动脉瓣、主动脉瓣严重钙化和左心室血栓等。

目前国内还缺乏 PLVAD 临床应用经验,但这将是未来循环辅助装置发展的方向。

2. 长期辅助装置 一些关键性特征影响长期辅助装置设计的发展,但这也同时更有利于了解其优缺点。①所有长期搏动性辅助装置都需要在出、入口安装瓣膜,一些装置采用生物瓣,而另一些采用机械瓣,这就需要长期抗凝。②血液与装置表面接触也需要加强抗凝。如果装置需要工作 1 年以上,其耐久性也是值得关注的。

(1)搏动式设备:Heartmate 左心室辅助设备设计于 1975 年,有一个钛合金外壳,流入流出管道使用猪异种生物瓣膜(图 15-5-7)。由于其内表面由特殊材质(聚氨基甲酸乙酯)构成,可大大减少血栓形成,因此使用这种设备的患者服用阿司匹林(目的主要是抗炎,并非抗栓)而无须服用华法林。此辅助装置一直保持 60%~70% 的移植存活率,世界范围内的移植维持时间为 80~100d,但最长维持时间已超过

2 年。该设备泵血能力超过 9L/min,最大每搏容量为 83ml,搏动性血流由推动板系统产生。因为设备的尺寸一定且流量有限,患者的体表面积必须>1.5m² 才能保证植入成功。Novacor 左心室辅助设备设计与 Heartmate 大体相仿,但需要抗凝治疗。此两款设备均是可植入式的。

(2)全人工心脏(TAH):人工心脏的概念最早在 15 世纪就已经提出,但直到 1969 年,美国的 Cooley 医师才完成了首例人工心脏植入人体的手术。患者依靠这颗人工心脏(Liotta-Cooley TAH)作为移植前过渡治疗生存了 64h,然后接受了心脏移植,移植后 32h 死于假单胞菌肺炎。经过近 50 年的不断创新研发,TAH 技术已经得到了极大的进展。

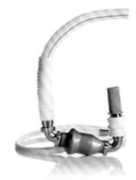

图 15-5-7　Heartmate 左心室辅助设备

1)SynCardia 全人工心脏:由 20 世纪 80 年代使用的 Jarvik-7 TAH 开始发展,是气动、双心室原位植入的 TAH,虽然经过数次更名和改良(Symbion TAH、CardioWest TAH、SynCardia TAH),但其核心设计并未改变。它由两个聚氨基甲酸乙酯球形腔和聚氨基甲酸乙酯膜片组成,流入道和流出道由聚酯纤维制成,外置驱动线路与控制台相连,目前有 70ml 和 50ml 容积两种型号(图 15-5-8)。一项 1993 年开始的研究证实该设备支持期为 12~186d,93% 患者存活至心脏移植。2004 年成为第一颗获美国食品药品监督管理局(FDA)批准上市,作为移植前过渡治疗的 TAH。2014 年美国 FDA 批准 Freedom 便携式电源用于临床稳定的 SynCardia TAH 患者,可背着重 6kg 的电源回家过上接近正常的生活。

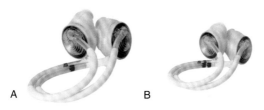

图 15-5-8　SynCardia 全人工心脏
A. 70ml SynCardia;B. 50ml SynCardia。

2)AbioCor 全人工心脏:AbioCor 是全球第一颗完全内置式 TAH,其组成包括电动泵系统(有 2 个人工心室和 4 个瓣膜)、控制系统(监测和控制泵速和左右心室平衡等)、电池(内置应急电源)及经皮能量传输系统(TET)线圈。内置电池充电和信号传递经由 TET 和射频交流系统实现,因去除了穿胸壁的管线,感染风险大大降低,患者生活质量显著提高。但 AbioCor 体积很大,重达 900g,只能用于胸腔容积较大的患者。两个聚氨基甲酸乙酯制血泵搏出量为 60ml,产生血流为 8L/min。

(薛智敏　周斌全)

参考文献

[1] RIHAL C S, NAIDU S S, GIVERTZ M M, et al. 2015 SCAI/ACC/HFSA/STS Clinical Expert Consensus Statement on the use of percutaneous mechanical circulatory support devices in cardiovascular care: endorsed by the American Heart Association, the Cardiological Society of India, and Sociedad Latino Americana de Cardiología Intervencionista; Affirmation of Value by the Canadian Association of Interventional Cardiology-Association Canadienne de Cardiologie d'intervention [J]. J Am Coll Cardiol, 2015, 65 (19): 2140-2141.

[2] 霍勇,方唯一. 冠心病介入治疗培训教材 [M]. 北京: 人民卫生出版社, 2018.

[3] SJAUW K D, ENGSTRÖM A E, VIS M M, et al. A systematic review and meta-analysis of intra-aortic balloon pump therapy in ST-elevation myocardial infarction: should we change the guidelines？ [J]. Eur Heart J, 2009, 30 (4): 459-468.

[4] THIELE H, ZEYMER U, NEUMANN F J, et al. Intraaortic balloon support for myocardial infarction with cardiogenic

shock [J]. N Engl J Med, 2012, 367 (14): 1287-1296.

［5］ IBANEZ B, JAMES S, AGEWALL S, et al. 2017 ESC Guidelines for the management of acute myocardial infarction in patients presenting with ST-segment elevation: The Task Force for the management of acute myocardial infarction in patients presenting with ST-segment elevation of the European Society of Cardiology (ESC)[J]. Eur Heart J, 2018, 39 (2): 119-177.

［6］ O'GARA P T, KUSHNER F G, ASCHEIM D D, et al. 2013 ACCF/AHA guideline for the management of ST-elevation myocardial infarction: a report of the American College of Cardiology Foundation/American Heart Association Task Force on Practice Guidelines [J]. J Am Coll Cardiol, 2013, 61 (4): e78-e140.

［7］ 中华医学会心血管病学分会介入心脏病学组, 中国医师协会心血管内科医师分会血栓防治专业委员会, 中华心血管病杂志编辑委员会. 中国经皮冠状动脉介入治疗指南 (2016)[J]. 中华心血管病杂志, 2016, 44 (5): 382-400.

［8］ CURTIS J P, RATHORE S S, WANG Y, et al. Use and effectiveness of intra-aortic balloon pumps among patients undergoing high risk percutaneous coronary intervention: insights from the National Cardiovascular Data Registry [J]. Circ Cardiovasc Qual Outcomes, 2012, 5 (1): 21-30.

［9］ PERERA D, STABLES R, THOMAS M, et al. Elective intra-aortic balloon counterpulsation during high-risk percutaneous coronary intervention: a randomized controlled trial [J]. JAMA, 2010, 304 (8): 867-874.

［10］ PERERA D, STABLES R, CLAYTON T, et al. Long-term mortality data from the balloon pump-assisted coronary intervention study (BCIS-1): a randomized, controlled trial of elective balloon counterpulsation during high-risk percutaneous coronary intervention [J]. Circulation, 2013, 127 (2): 207-212.

［11］ 中国医师协会体外生命支持专业委员会. 成人体外膜氧合循环辅助专家共识 [J]. 中华医学杂志, 2018, 98 (12): 886-894.

［12］ 张健, 陈汉. 心脏病学实践 2018 [M]. 北京: 人民卫生出版社, 2018: 579.

［13］ NICHOL G, KARMY-JONES R, SALERNO C, et al. Systematic review of percutaneous cardiopulmonary bypass for cardiac arrest or cardiogenic shock states [J]. Resuscitation, 2006, 70 (3): 381-394.

［14］ LAWLER P R, SILVER D A, SCIRICA B M, et al. Extracorporeal membrane oxygenation in adults with cardiogenic shock [J]. Circulation, 2015, 131 (7): 676-680.

［15］ TOMASELLO S D, BOUKHRIS M, GANYUKOV V, et al. Outcome of extracorporeal membrane oxygenation support for complex high-risk elective percutaneous coronary interventions: a single-center experience [J]. Heart Lung, 2015, 44 (4): 309-313.

［16］ SHAUKAT A, HRYNIEWICZ-CZENESZEW K, SUN B, et al. Outcomes of extracorporeal membrane oxygenation support for complex high-risk elective percutaneous coronary interventions: a single-center experience and review of the literature [J]. J Invasive Cardiol, 2018, 30 (12): 456-460.

［17］ HUANG C C, HSU J C, WU Y W, et al. Implementation of extracorporeal membrane oxygenation before primary percutaneous coronary intervention may improve the survival of patients with ST-segment elevation myocardial infarction and refractory cardiogenic shock [J]. Int J Cardiol, 2018, 269: 45-50.

［18］ SCHREIBER T L, KODALI U R, O'NEILL W W, et al. Comparison of acute results of prophylactic intraaortic balloon pumping with cardiopulmonary support for percutaneous transluminal coronary angioplasty (PCTA)[J]. Cathet Cardiovasc Diagn, 1998, 45 (2): 115-119.

［19］ SUN B C, CATANESE K A, SPANIER T B, et al. 100 long-term implantable left ventricular assist devices: the Columbia Presbyterian interim experience [J]. Ann Thorac Surg, 1999, 68 (2): 688-694.

［20］ POIRIER V L. Worldwide experience with the TCI HeartMate system: issues and future perspective [J]. Thorac Cardiovasc Surg, 1999, 47 (Suppl 2): 316-320.

［21］ COHN W E, TIMMS D L, FRAZIER O H. Total artificial hearts: past, present, and future [J]. Nat Rev Cardiol, 2015, 12 (10): 609-617.

［22］ COPELAND J G, SMITH R G, ARABIA F A, et al. The CardioWest total artificial heart as a bridge to transplantation [J]. Semin Thorac Cardiovasc Surg, 2000, 12 (3): 238-242.

课 后 习 题

简答题

1. IABP 的工作原理是什么？适应证和禁忌证是什么？
2. ECMO 的工作原理是什么？适应证和禁忌证是什么？
3. VAD 如何分类？
4. PLVAD 常用循环通路有哪些？

答案：

1. IABP 通过与心动周期同步地充、放气，达到辅助循环的作用。IABP 通常应用于各种外科手术或非手术时出现心源性休克、低排状态及不稳定型心绞痛患者。IABP 使用的绝对禁忌证包括主动脉瓣关闭不全、主动脉夹层动脉瘤。相对禁忌证包括严重的主 - 髂动脉或髂 - 股动脉疾病、腹主动脉瘤、胸降主动脉瘤、合并凝血功能障碍、严重贫血等。

2. ECMO 通过引流患者静脉血至体外，经过氧合和二氧化碳排除后回输患者体内，承担气体交换和（或）部分血液循环功能。ECMO 在心源性休克中的主要适应证包括：①急性心肌梗死；②急性暴发性心肌炎；③心脏术后难治性低心排；④急性大面积肺栓塞；⑤慢性心力衰竭急性加重；⑥心脏移植术后移植心脏急性功能障碍；⑦严重心律失常；⑧心搏骤停患者。ECMO 使用的绝对禁忌证包括合并主动脉瓣中重度关闭不全、急性主动脉夹层动脉瘤。相对禁忌证主要是：①高龄（年龄>75 岁）；②严重肝功能障碍；③恶性肿瘤晚期；④合并存在抗凝禁忌证等。

3. 临床使用的 VAD 种类很多，根据辅助部位分为右心、左心或双心室辅助；按辅助时间分为短期（<1 周）、长期和永久性辅助装置；按辅助方式分为全体外的、随身携带的、依赖经皮能量驱动的可植入式或完全植入式装置；按产生的血流分为持续性或搏动式血流装置。

4. 根据循环通路不同，可分为左心房 - 股动脉通路和左心室心尖 - 升主动脉通路。

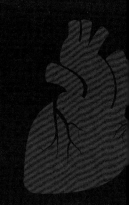

第十六章
非介入性试验

第一节　核素心肌显像

学习目标

1. 了解核素心肌显像的方法。
2. 掌握核素心肌显像在心血管疾病中的应用。

近年来,随着冠状动脉旁路移植术或冠状动脉成形术的广泛应用,心血管疾病的病死率大大降低,但其发病率仍居高不下,且对于不可逆的心肌损害无明显改善。因此,研究出一种新的无创的检查方法对心血管疾病的早期识别、疗效监测及预后评价意义重大。大量循证医学证据表明,核素心肌显像在冠心病的诊断、危险分层、存活心肌检测、治疗决策制定、疗效评价、预后评估以及其他多种心脏疾病的诊治中具有重要的临床价值。而正电子发射计算机断层显像(positron emission tomography,PET)/CT 心肌代谢显像是指利用正电子核素标记相关代谢底物作为显像剂,随血液循环进入心脏,被心肌细胞摄取,再利用 PET/CT 进行扫描,显示显像剂在心脏的分布,了解心肌局部血流灌注及代谢情况,利用螺旋 CT 对 PET 图像进行衰减校正,从而获得病变区域心肌代谢图像。从分子水平上讲,PET/CT 对心肌的生理、生化等变化均具有较高的敏感性,且 PET 与 CT 结合可以使图像相互参照,弥补 CT 定性诊断困难和 PET 定位不精确的缺陷,极大地提高了诊断效能。

一、方法学简介

(一) 基本核物理

1. 背景　单光子发射型计算机断层显像(single photon emission computed tomography,SPECT)心肌灌注显像常用的放射性核素有锝 -99m(^{99m}Tc)和铊 -201(20TD)。正电子发射断层成像(PET)利用铷(Rb)、氧(O)、氮(N)、碳(C)和氟(F)标记多种示踪分子,以评估心肌血流和代谢。此外,PET 可以揭示心肌缺血和心力衰竭的分子信号和病理状态下心肌反应的重要信息。与 SPECT 显像相比,PET 显像可评估示踪剂分布的相对差异,能绝对准确地测定心肌示踪剂的含量。因此,PET 可以更准确地区分心脏的正常区域和异常区域,并可对患者进行定量比较。

2. 常用示踪剂(表 16-1-1)

表 16-1-1 常用示踪剂特点

放射性核素		生成	半衰期	γ 线 /X 射线 /keV	心肌摄取率 /%	备注
SPECT	^{99m}Tc	现场生成	6h	140	60	最常用
	^{201}Tl	回旋加速器	73h	80	75	活化,钠 - 钾 ATP 酶依赖
PET	^{82}Rb	回旋加速器	76s	511	60	与 SPECT 相比有更高的时间空间分辨率,可量化心肌血流

(二)辐射暴露和剂量限制

在美国,医疗过程中产生的电离辐射约占辐射照射的 50%,而在世界其他地区,辐射照射大部分来自自然环境。

线性无阈值模型:在未来的癌症风险中存在限性剂量响应关系,但任何暴露于电离辐射,都可能诱发未来的恶性肿瘤的风险。

(三)辐射计量单位

1. 辐射暴露 空气中的电离辐射浓度,以伦琴吸收剂量(R)作为计量单位。

2. 吸收剂量 特定组织的吸收量,以辐射吸收剂量(rad)或格雷(Gy)计量。1Gy=100rad。

3. 有效剂量 以 Sievert(Sv)或辐射当量(REM)计量,通常用来评估放射风险。1Sv=100REM。

(四)放射剂量限制

1. 指导原则 尽可能低原则。

2. 实现这一目标的三因素 ①减少暴露时间;②增加距离:辐射照射量与辐射源距离成反比;③使用屏障。

3. 非职业性剂量限制 每年 5mSv。

4. 职业性剂量限制 每年 50mSv。

二、负荷试验

负荷心肌灌注显像是在负荷试验达标时,静脉注射心肌灌注显像剂后进行的显像。负荷试验是负荷心肌灌注显像密不可分的组成部分,其包括运动负荷试验和药物负荷试验,前者可选择平板或踏车,后者可采用血管扩张类药物[例如腺苷、双嘧达莫(潘生丁)、瑞加诺生(选择性腺苷 A2A 受体激动药)]或增加心肌耗氧类药物(如多巴酚丁胺)。对于可以运动且能达到运动终点者,运动负荷试验是首选的负荷试验方式。血管扩张类药物负荷试验适用于运动受限、左束支传导阻滞或起搏心律者。多巴酚丁胺药物负荷试验适用于运动受限和血管扩张药物负荷试验有禁忌证者。各种负荷试验的适应证、禁忌证及方法参考相关指南。

三、临床应用

1. 稳定性冠心病(stable coronary artery disease,SCAD) 包括慢性稳定型劳力性心绞痛、缺血性心肌病和急性冠脉综合征(acute coronary syndrome,ACS)之后稳定的病程阶段。对 SCAD 患者,冠状动脉病变的评价包括解剖性和功能性两方面,核素心肌灌注显像是冠状动脉功能性评价(心肌缺血)应用广泛、循证医学证据最充分的无创性方法。核素心肌灌注显像可准确地诊断心肌缺血及心肌缺血的部位、程度和范围,其对 SCAD 的诊断、危险分层、治疗决策及预后评估有重要价值。核素心肌灌注显像诊断稳定性冠心病的应用推荐见表 16-1-2,危险分层的应用推荐见表 16-1-3。

表 16-1-2　核素心肌灌注显像诊断 SCAD 的应用推荐

指征	检查方法	推荐级别	证据水平
中高概率(65%<PTP<85%)的疑诊 SCAD 患者,能够进行运动负荷试验	运动负荷心肌灌注显像	Ⅰ	B
中高概率(65%<PTP<85%)的疑诊 SCAD 患者,不能进行运动负荷试验	药物负荷心肌灌注显像	Ⅰ	B
静息心电图异常、可能影响负荷心电图波形改变解读的疑诊 SCAD 患者	负荷心肌灌注显像	Ⅰ	B
中低概率(15%<PTP<65%)的疑诊 SCAD 患者	负荷心肌灌注显像	Ⅱa	B
疑诊冠状动脉微血管病变	基于核素心肌血流定量的冠状动脉血流储备(coronary flow reserve,CFR)检测	Ⅱa	B
低概率(PTP<15%)的疑诊 SCAD 患者	负荷心肌灌注显像	Ⅲ	C
高概率(PTP>85%)的疑诊 SCAD 患者	负荷心肌灌注显像	Ⅲ	C

注:PTP,冠心病验前概率(pretest probability)。

表 16-1-3　核素心肌灌注显像应用于 SCAD 危险分层的应用推荐

指征	检查方法	推荐级别	证据水平
对于基础心电图存在影响运动负荷心电图解读的情况,或运动心电图结果不确定的 SCAD 患者,建议使用负荷影像学检查	运动负荷心肌灌注显像(首选)药物负荷(不能运动)	Ⅰ	B
对于心绞痛症状明显的 SCAD 患者,建议负荷心电图来进行危险分层,但在当地医院专业水平设施允许的情况下,优选负荷影像学检查	运动或药物负荷心肌灌注显像	Ⅰ	B
对于症状恶化的 SCAD 患者,若了解缺血部位和范围可能对临床决策有帮助,建议采用负荷影像学检查	运动或药物负荷心肌灌注显像	Ⅰ	B
合并左束支传导阻滞的 SCAD 患者	药物负荷心肌灌注显像	Ⅱa	B
植入起搏器的 SCAD 患者	药物负荷心肌灌注显像	Ⅱa	B

　　总体上,运动负荷心肌灌注显像诊断冠心病的敏感度为 82%~88%,特异度为 70%~88%;药物负荷心肌灌注显像诊断冠心病的敏感度为 88%~91%,特异度为 75%~90%,两者诊断冠心病的效能相近,应根据各自的适应证作出恰当的选择。与 SPECT 心肌灌注显像相比,PET 有更优的分辨率和完善的图像衰减校正技术,PET 心肌灌注显像对冠心病的诊断效能优于 SPECT 心肌灌注显像,还可进行心肌血流定量、无创评价微血管灌注 - 心肌血流储备和冠脉血流储备,进一步提高诊断冠心病的准确性。但是,SPECT 心肌灌注显像简便易行,卫生经济学更优,有更广阔的临床应用基础。无论 SPECT 还是 PET 门控心肌灌注显像,除提供心肌血流灌注的信息外,还能提供多种与冠心病诊断和预后相关的信息,主要包括左心功能参数、室壁运动和室壁增厚率、负荷诱导的左心功能和室壁运动异常、短暂性缺血性左心室扩张、肺异常摄取和右心室异常摄取等。其中,负荷诱导的左心功能和室壁运动异常、短暂性缺血性左心室扩张和肺摄取异常增加是冠心病高危患者的标志。而对于左心室射血分数<50%且有典型的胸痛者,建议直接行冠状动脉造影。其他患者根据验前概率选择进一步的诊疗路径。恰当的无创检查可有效地降低冠状动脉造影正常的比例。

　　对于确诊 SCAD 患者,应根据临床情况、心功能、运动负荷心电图以及影像学检查等进行危险分层,并根据危险分层结果制订合理的治疗策略。危险分层的统一标准:低风险是指年死亡率<1%,中等风险是指年死亡率 1%~3%,高风险是指年死亡率>3%。核素心肌灌注显像是 SCAD 患者危险分层的重要无创影像学手段,可准确判断有无心肌缺血以及缺血的部位、程度和范围(缺血面积)。缺血面积对 SCAD 患者危险分层具有重要意义:①负荷心肌灌注显像重度灌注异常患者(缺血面积>左心室的 10%)的心血管年死亡率>3%;②负荷心肌灌注显像轻中度灌注异常患者(1%≤缺血面积≤10%)的心血管年死亡率为 1%~3%;③负荷心肌灌注显像无心肌缺血的患者预后大多良好,其心血管年死亡率很低(<1%)。

核素心肌灌注显像在 SCAD 随访中应用的推荐见表 16-1-4。

表 16-1-4 核素心肌灌注显像在 SCAD 随访中的应用推荐

指征	检查方法	推荐级别	证据水平
有 SCAD 病史的患者,出现新发症状或症状恶化,并且排除不稳定型心绞痛,建议运动负荷试验心电图或负荷影像学检查。具备下列情况的患者建议优选负荷心肌灌注显像:①基础心电图存在影响运动负荷心电图解读的情况;②左束支传导阻滞或起搏器植入者;③运动负荷心电图结果不确定	运动负荷心肌灌注显像(首选);药物负荷心肌灌注显像(不能进行运动试验)	I	C
有 SCAD 病史的患者,症状稳定或无症状,既往存在无症状性心肌缺血或者再发心脏事件的风险高,并且具备高危因素的患者	运动或药物负荷心肌灌注显像	IIa	B
有 SCAD 病史的患者,症状稳定或无症状,冠状动脉旁路移植术后 5 年以内或者介入治疗 2 年以内,并且无高危因素的患者	运动或药物负荷心肌灌注显像	III	C

SCAD 患者的病情可能长期稳定,也可能出现变化,对其定期再次评估,准确掌握其病情变化,对治疗方案的制订具有重要的临床意义。对于 SCAD 患者,如果出现新发症状或症状恶化且排除不稳定型心绞痛,建议首先进行运动负荷心电图或负荷影像学检查,以明确有无新发心肌缺血。由于负荷心肌灌注显像诊断心肌缺血的敏感度优于运动负荷心电图,对于此类患者,负荷心肌灌注显像可作为常规推荐,特别是具备下列情况的患者建议优选负荷心肌灌注显像:①基础心电图存在影响运动负荷心电图解读的情况;②左束支传导阻滞或起搏器植入者;③运动负荷心电图结果不确定。对于症状稳定或无症状的 SCAD 患者,以及血运重建术后早期(冠状动脉旁路移植术后 5 年以内或者介入治疗 2 年以内)的患者,不推荐常规进行核素心肌灌注显像。但建议对具备以下高危因素的 SCAD 患者行核素心肌灌注显像检测心肌缺血:①具有不完全血运重建的病史;②需要评价药物治疗的有效性;③冠心病相关危险因素有明显变化;④非心血管手术前需要重新评估心肌缺血情况(图 16-1-1)。

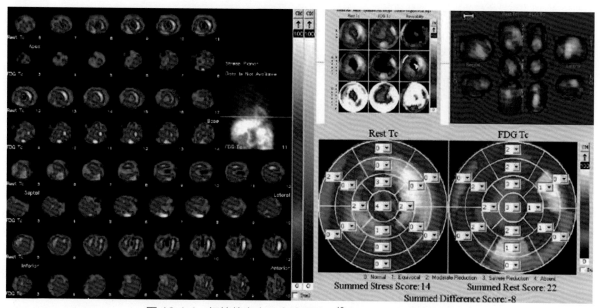

图 16-1-1 门控静息心肌血流灌注 +¹⁸F-FDG 心肌代谢显像

心肌灌注显像提示左心室心腔增大,左心室心尖、前壁近心尖段及间壁近心尖段显像剂分布稀疏缺损。心肌葡萄糖代谢显像示葡萄糖代谢减低区域与心肌灌注异常区域大致匹配。门控心肌灌注显像示左心室弥漫运动减低,心尖反向运动。

2. 急性冠脉综合征（ACS） ACS 分为 ST 段抬高心肌梗死和非 ST 段抬高型 ACS。非 ST 段抬高型 ACS 根据心肌坏死生物标志物测定结果，分为非 ST 段抬高心肌梗死和不稳定型心绞痛。核素心肌灌注显像可用于坏死或缺血心肌的定性和定量检测，对可疑 ACS 患者的诊断和危险分层具有价值。核素心肌灌注显像在 ACS 中应用的推荐列于表 16-1-5。

表 16-1-5 核素心肌灌注显像在 ACS 中的应用推荐

指征	检查方法	推荐	证据
胸痛缓解、心电图和 cTn 正常但疑似 ACS 患者	运动或药物负荷心肌灌注显像	I	A
急性胸痛、无心电图异常和 cTn 正常的可疑 ACS 患者	静息心肌灌注显像	IIa	C
ST 段抬高心肌梗死	心肌灌注显像	III	C
非 ST 段抬高型 ACS	心肌灌注显像	III	C

对于胸痛缓解、心电图和心肌肌钙蛋白（cardiac troponin，cTn）正常但疑似 ACS 的患者，在有创诊疗策略前应进行无创负荷检查以诱发心肌缺血，优先推荐负荷影像检查（核素负荷心肌灌注显像或负荷超声心动图）。如负荷心肌灌注显像有心肌缺血，则进行冠状动脉造影和血运重建；如负荷心肌灌注显像正常，一般不必进行冠状动脉造影。对于急性胸痛、无心电图异常、cTn 正常的可疑 ACS 患者，静息心肌灌注显像异常提示心肌坏死或严重心肌缺血，有助于 ACS 的诊断。如静息心肌灌注显像正常，病情稳定后可行负荷心肌灌注显像评价有无心肌缺血，正常的显像结果预示着极佳的短期（1 年）预后。对于已经确诊的 ACS 患者，早期、快速和完全开通梗死相关冠状动脉是改善其预后的关键，不推荐行核素心肌灌注显像。

3. 心力衰竭 心力衰竭的病因包括缺血性和非缺血性心脏病。核素心肌显像在心力衰竭的主要临床应用：①检测心肌缺血和存活心肌；②心功能和左心室机械收缩同步性评价。

（1）缺血性心力衰竭：核素心肌显像在缺血性心力衰竭中应用的推荐列于表 16-1-6。

表 16-1-6 核素心肌显像在缺血性心力衰竭中应用的推荐

指征	检查方法	推荐	证据
慢性缺血性心力衰竭患者在血运重建术前进行存活心肌检测，用于指导治疗的决策和评估预后	静息心肌灌注显像和 ^{18}F-FDG 心肌代谢显像	I	B
新诊断、无心绞痛的缺血性心力衰竭，检测心肌缺血和存活心肌，用于指导治疗的决策和评估预后	负荷心肌灌注显像（检测缺血），静息心肌灌注显像和 ^{18}F-FDG 心肌代谢显像（检测存活）	I	C
评价心室功能	门控心肌显像	IIa	B
左心室机械收缩同步性评价	门控心肌显像	IIa	B

主要应用：①存活心肌评价。存活心肌评价需要 ^{18}F-FDG 心肌代谢显像与静息心肌灌注显像结合应用。^{18}F-FDG 心肌代谢显像是目前评价存活心肌的"金标准"，存活心肌是判断血运重建能否获益的重要指标。因此，推荐缺血性心力衰竭患者在血运重建术前行核素心肌显像评价存活心肌。心脏磁共振延迟强化显像可以精准地评价心肌坏死和纤维化，是诊断心肌坏死和纤维化的"金标准"。因此，^{18}F-FDG 心肌代谢显像和磁共振延迟强化显像互为补充，两者联合应用可以为缺血性心力衰竭患者提供更加全面的信息。②心肌缺血评价。对于没有心绞痛症状的缺血性心力衰竭患者，如果临床情况允许，推荐进行负荷心肌灌注显像，明确心肌缺血的部位、程度和范围。部分缺血性心力衰竭患者的心肌缺血由微循环障碍引起，如果条件具备，可行核素 CFR 检测。部分缺血性心力衰竭患者，缺血心肌和存活心肌可同时存在。因此，建议同时评价心肌缺血和存活心肌。③心功能评价。门控心肌灌注和代谢显像在获得心肌灌注和心肌代谢信息的同时，可一站式评价左心室功能，重复性好，并且与心脏磁共振有良

好的相关性。因此,推荐在评价心肌灌注和代谢的同时,利用门控技术评价心功能。利用门控心肌显像的相位分析技术可以评价左心室机械收缩的同步性,有助于指导心脏再同步化治疗。

(2)非缺血性心力衰竭:核素心肌显像在非缺血性心力衰竭中应用的推荐列于表 16-1-7。

表 16-1-7　核素心肌显像在非缺血性心力衰竭中应用的推荐

指征	检查方法	推荐	证据
有症状的肥厚型心肌病患者,检测心肌缺血	药物负荷心肌灌注显像	Ⅱa	C
心脏结节病			
对于临床初筛有心脏异常发现的患者,诊断心脏结节病	心肌 ^{18}F-FDG 显像	Ⅱa	B
对于有室性心律失常的结节病患者,明确心律失常病因及指导免疫治疗	心肌 ^{18}F-FDG 显像	Ⅱa	B
对于接受免疫治疗的心脏结节病患者,评价安装起搏器的必要性	心肌 ^{18}F-FDG 显像	Ⅰ	B
对于接受免疫治疗的心脏结节病患者,预测猝死的可能性	心肌 ^{18}F-FDG 显像	Ⅱb	B
扩张型心肌病			
评价左心室功能	门控心肌灌注显像	Ⅱa	B
评估左心室机械收缩同步性	门控心肌灌注显像	Ⅱa	B
鉴别扩张型心肌病和缺血性心肌病	药物负荷心肌灌注显像	Ⅱa	C
肿瘤化疗药物心肌损伤,评估心功能	门控心肌灌注显像	Ⅱb	B
结缔组织病心肌受累,评估心功能	门控心肌灌注显像	Ⅱb	B

非缺血性心力衰竭可由多种心肌病(特发性或继发性)、瓣膜性心脏病或先天性心脏病等引起。核素心肌显像对于各种非缺血性心力衰竭的临床应用包括两方面:一方面,利用门控心肌显像评价心功能;另一方面,利用核素心肌灌注显像检测心肌缺血。对非缺血性心力衰竭进行心肌缺血评价的病理基础:①非缺血性心力衰竭的某些病理改变可以导致心肌缺血,如主动脉瓣狭窄和交感神经异常等;②合并微循环障碍;③合并冠心病。因此,即便没有心外膜下冠状动脉病变,非缺血性心力衰竭患者仍然可能存在心肌缺血。非缺血性心力衰竭患者的心肌缺血评价建议行药物负荷心肌灌注显像,其对于大多数心力衰竭患者是安全的。此外,心肌 ^{18}F-FDG 显像结合心肌灌注显像在心脏结节病的诊疗中具有独特的价值。对于有胸部不适但冠心病低度可能的肥厚型心肌病患者,利用核素心肌灌注显像除外肥厚型心肌病合并冠心病是有意义,其对于排除肥厚型心肌病合并冠心病具有极佳的阴性预测值。

结节病是一种系统性疾病,尸检证明约 1/4 结节病患者伴有心脏受累。结节病心脏受累的病理基础是肉芽肿性炎症及随后的心肌坏死和心肌纤维化。核素心肌显像评价心脏结节病是基于利用心肌 ^{18}F-FDG 显像评价心肌炎症,利用心肌灌注显像评价心肌坏死或瘢痕。通常将两者联合应用来评价心脏结节病,可有以下异常表现:①心肌灌注正常区 ^{18}F-FDG 摄取增高,代表早期炎性病变;②心肌灌注减低伴 ^{18}F-FDG 摄取增高,代表坏死与炎症并存;③心肌灌注和 ^{18}F-FDG 同等程度减低,代表心肌坏死瘢痕组织。

核素心肌显像在心脏结节病的诊疗中有重要价值。①早期诊断:肉芽肿性炎是心脏结节病受累的早期表现,因此,心肌 ^{18}F-FDG 的异常摄取增高是诊断心脏结节病的依据之一。对于临床初筛(症状、心电图、超声)有异常发现的患者,利用心肌 ^{18}F-FDG 显像诊断心脏结节病是必要的。②分期:根据心肌灌注及心肌 ^{18}F-FDG 显像表现可判断心脏结节病是处于炎性肉芽肿期,还是已发展为心肌坏死或瘢痕。③治疗决策和预后判断:心室肌的炎症是造成室性心律失常的主要病理基础,心肌 ^{18}F-FDG 的异常摄取增高可作为免疫抑制治疗的重要依据。另外,经过免疫治疗之后,心肌 ^{18}F-FDG 显像仍然阳性是植入起搏器的指征之一,阳性结果对于预测猝死的发生也有价值。

　　特发性扩张型心肌病是由先天性基因异常与后天因素混合作用致病；其他一些疾病也可以引起与特发性扩张型心肌病相同或相似的临床表型，如左心室致密化不全、肿瘤化疗药物心肌损伤、心肌炎等。门控心肌显像可以提供左心室机械收缩不同步及最晚激动部位等定量指标，指导扩张型心肌病的心脏再同步化治疗和评估预后。门控心肌灌注显像有助于扩张型心肌病和缺血性心肌病的鉴别，节段性心肌灌注异常伴室壁运动减低多提示缺血性心肌病，而散在的心肌灌注异常伴弥漫性左心室室壁运动减低提示扩张型心肌病的可能。包括蒽环类药物在内的多种肿瘤化疗药物均有心脏毒性，左心功能受损是肿瘤化疗所致心脏损伤的重要标志。门控心肌灌注显像既可评价心肌血流灌注，也可以动态监测左心室功能，其重复性好。多种结缔组织病可以累及心脏，包括系统性红斑狼疮、类风湿关节炎和硬皮病等。心脏受累的类型和表现多种多样，包括心包炎、心包积液、心肌炎、传导异常、继发性扩张型心肌病等。利用门控心肌灌注显像可动态监测左心室功能，并可同时评价可能的心肌损害。

（沈啸华）

参考文献

［1］中华医学会核医学分会, 中华医学会心血管病学分会. 核素心肌显像临床应用 (2018)[J]. 中华心血管病杂志, 2019, 47 (7): 519-527.

［2］DORBALA S, ANANTHASUBRAMANIAM K, ARMSTRONG I S, et al. Single photon emission computed tomography (SPECT) myocardial perfusion imaging guidelines: instrumentation, acquisition, processing, and interpretation [J]. J Nucl Cardiol, 2018, 25 (5): 1784-1846.

［3］HENZLOVA M J, DUVALL W L, EINSTEIN A J, et al. ASNC imaging guidelines for SPECT nuclear cardiology procedures: stress, protocols, and tracers [J]. J Nucl Cardiol, 2016, 23 (3): 606-639.

［4］FIHN S D, GARDIN J M, ABRAMS J, et al. 2012 ACCF/AHA/ACP/AATS/PCNA/SCAI/STS guideline for the diagnosis and management of patients with stable ischemic heart disease: a report of American Heart Association task force on practice guidelines, and the American College of Physicians, American Association for Thoracic Surgery, Preventive Cardiovascular Nurses Association, Society for Cardiovascular Angiography and Interventions, and Society of Thoracic Surgeons [J]. J Am Coll Cardiol, 2012, 60 (24): e44-e164.

课 后 习 题

单项选择题

1. 核医学的定义是（　　）。
   A. 研究放射性药物在机体的代谢　　　　B. 研究核素在脏器或组织中的分布
   C. 研究核技术在疾病诊断中的应用　　　D. 研究核技术在医学的应用及理论
   E. 研究脏器形态和功能

2. 心肌梗死灶在心肌灌注显像中表现为（　　）。
   A. 静息时减低，运动时有填充　　　　　B. 运动时减低，静息时填充
   C. 静息和运动时均减低，无差别　　　　D. 静息和运动时均增加，无差别
   E. 静息时减低，运动时增高

3. 既往有完全性左束支传导阻滞患者疑有心肌梗死出现时，既能明确诊断，又能了解梗死部位和范围的检查方法是（　　）。
   A. 心电图　　　　　　　　　　　　　　B. 冠状动脉造影

C. 心肌灌注显像　　　　　　　D. 心肌酶谱检查

E. 运动平板

答案：

1. D;2. C;3. C。

第二节　心　脏　超　声

学　习　目　标

1. 了解心血管疾病的超声评估原理、评估指标意义及正常值范围。
2. 掌握典型心血管疾病的超声表现。

一、心脏超声基本技术与原理

超声心动图是利用超声的特殊物理特性检查心血管系统结构和功能的一种无创性检查方法。

1. M 型超声心动图　M 型(M-mode)是沿声束传播方向各个目标的位移随时间变化的显示方式。图形上纵轴表示深度(位移)，横轴表示时间，亮度表示回波的幅度。这种显示模式把沿声束检测到的心脏各层组织界面回声展开成随时间变化的活动曲线。所以常称为 M 型超声心动图。不同位置的曲线图可以检测房室和主动脉径线、左右心室壁和室间隔厚度，瓣膜运动幅度和速度以及左右心室收缩功能等。

2. 二维超声心动图　二维超声心动图即 B 型超声检查，亦称为灰阶成像，是通过辉度调制显示声束扫查人体切面的声像图超声诊断法。它利用组织界面回波和组织后散射回波幅度变化来传达人体组织和脏器的解剖形态和结构方面的信息，可以实时显示心脏和大血管的断面显像。

3. 多普勒超声心动图　多普勒超声心动图是利用多普勒效应原理，探测心血管系统内血流的方向、速度、性质、途径和时间等血流动力学信息。多普勒超声心动图包括彩色多普勒血流显像技术(CDFI)和频谱多普勒技术两大类，后者又包括脉冲多普勒(PW)和连续频谱多普勒(CW)。

(1)彩色多普勒血流显像技术(CDFI)：是在二维超声图的基础上，用彩色图像实时显示血流方向和相对速度的技术。通常用红色表示朝向探头方向流动的血流，而用蓝色表示背离探头方向的血流。它们的辉度(颜色的深浅)表示速度的大小，色彩越鲜亮，代表血流速度越快。临床上主要用于观察心腔内血流，检出各种异常血流的起源、走行方向和性质。

(2)脉冲波多普勒(PW)：定位准确，但最大探测速度受限。临床上主要用于探测静脉、房室瓣和半月瓣口的正常血流频谱。

(3)连续波多普勒(CW)：能测定高速血流，但因为是采集声束方向上的所有频移信号，因此无法准确定位。临床上用于测定心内瓣膜狭窄或反流，以及心内分流的速度和压差。

二、心脏超声标准切面与正常值

普通经胸超声心动图主要在胸前壁扫查，常用扫查声窗为胸骨左旁、心尖部、剑突下及胸骨上窝，特殊患者可以在胸骨右缘进行扫查。患者常规采取左侧卧位以利于获得更清晰的图像(除非患者体位受限)。

　　胸骨旁扫查区包括以下切面：胸骨旁左心长轴切面(图 16-2-1)、胸骨旁大动脉短轴切面(图 16-2-2)、
肺动脉长轴切面(图 16-2-3)、胸骨旁左心室短轴切面(包括二尖瓣水平、乳头肌水平、心尖水平,图 16-2-4~
图 16-2-6)、PLAX 右室流入道切面(图 16-2-7)。

　　心尖扫查区域包括图 16-2-8~ 图 16-2-11。

　　剑突下扫查区见图 16-2-12~ 图 16-2-16。

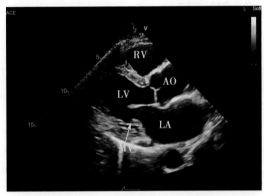

图 16-2-1　胸骨旁左心长轴切面

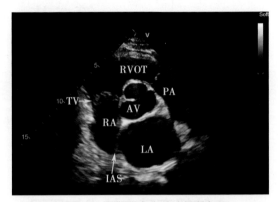

图 16-2-2　胸骨旁大动脉短轴切面

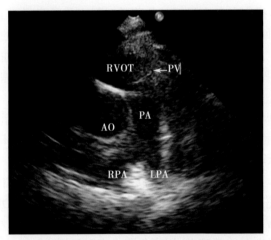

图 16-2-3　肺动脉长轴切面

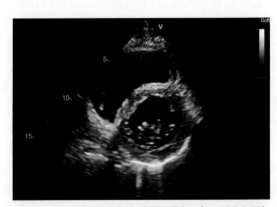

图 16-2-4　胸骨旁左心室短轴切面(二尖瓣水平)

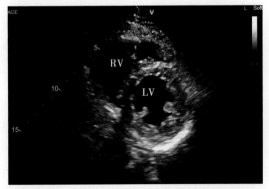

图 16-2-5　胸骨旁左心室短轴切面(乳头肌水平)

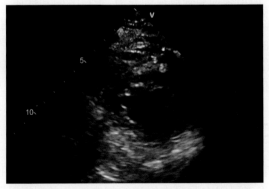

图 16-2-6　胸骨旁左心室短轴切面(心尖水平)

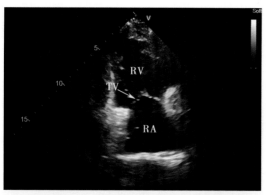

图 16-2-7 PLAX 右心室流入道切面

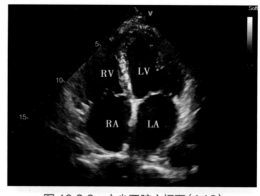

图 16-2-8 心尖四腔心切面（A4C）

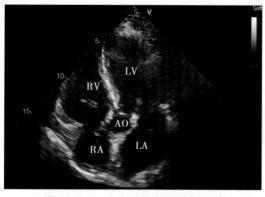

图 16-2-9 心尖五腔心切面（A5C）

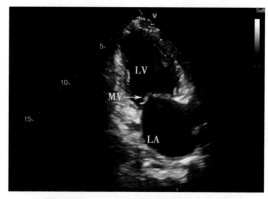

图 16-2-10 心尖两腔心切面（A2C）

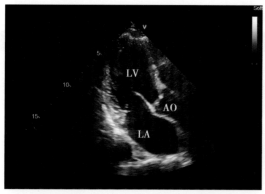

图 16-2-11 心尖三腔心切面（A3C）

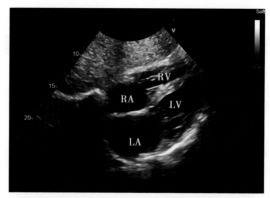

图 16-2-12 SC 剑突下四腔心切面（SC 4C）

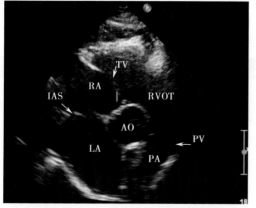

图 16-2-13 剑突下大动脉短轴切面

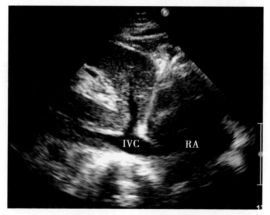

图 16-2-14 下腔静脉长轴

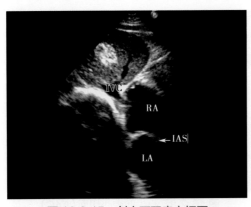

图 16-2-15　剑突下双房心切面

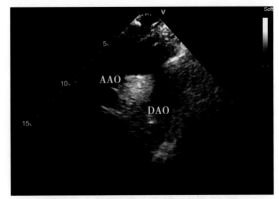

图 16-2-16　胸骨上窝主动脉弓切面

心脏腔径正常值,数据来源于 2018 年 ASE 成人经胸超声心动图检查指南(Guidelines for Performing a Comprehensive Transthoracic Echocardiographic Examination in Adults:Recommendations from the American Society of Echocardiography),以及 2015 年中国成年人超声心动图检查测量指南(表 16-2-1~ 表 16-2-5)。

表 16-2-1　左室与左心房容积二维测量正常值范围及分级

	男性				女性			
	正常范围	轻度异常	中度异常	重度异常	正常范围	轻度异常	中度异常	重度异常
LVEF/%	52~72	41~51	30~40	<30	54~74	41~53	30~40	<30
LAVI/(ml·m^{-2})	16~34	35~41	42~48	>48	16~34	35~41	42~48	>48

注:LVEF,左心室射血分数;LAVI,左心房容积指数。

表 16-2-2　左心室质量及左心室壁厚度正常值范围

	女	男
M-Mode		
左心室质量 /g	67~162	88~224
左心室质量指数 /(g·m^{-2})	43~95	49~115
左心室壁相对厚度	0.22~0.42	0.24~0.42
室间隔厚度 /cm	0.6~0.9	0.6~1.0
左心室后壁厚度 /cm	0.6~0.9	0.6~1.0
2D-Mode		
左心室质量 /g	66~150	96~200
左心室质量指数 /(g·m^{-2})	44~88	50~102

表 16-2-3　右心室腔径正常值

参数	均值 ± 标准差	正常值范围
右心室基底段内径 /mm	33 ± 4	25~41
右心室中段内径 /mm	27 ± 4	19~35
右心室长径 /mm	71 ± 6	59~83
右心室流出道长轴切面内径 /mm	25 ± 2.5	20~30
右心室流出道短轴切面内径 /mm	28 ± 3.5	21~35
右心室壁厚度 /mm	3 ± 1	1~5

表 16-2-4 右心室收缩功能正常值

参数	均值 + 标准差	异常值
TAPSE/mm	24 ± 3.5	<17
组织多普勒 S 波 /(cm·s⁻¹)	14.1 ± 2.3	<9.5
右心室面积变化率 FAC/%	49 ± 7	<35

注：数据来源于 2018 年 ASE 成人经胸超声心动图检查指南。

表 16-2-5 超声心动图测量参数、方法及时相

测量参数	方法	时相	正常值	
			男	女
胸骨旁左心室长轴切面				
右心室前壁厚度 /mm	二维 +M 型	舒张末期	4.1 ± 1.0	4.0 ± 0.9
右心室前后径 /mm	二维 +M 型	舒张末期	22.3 ± 3.9	21.1 ± 3.6
左心室内径 /mm	二维 +M 型	舒张末期	46.2 ± 4.0	43.2 ± 3.3
左心室内径 /mm	二维 +M 型	收缩末期	30.6 ± 4.1	28.1 ± 3.7
室间隔厚度 /mm	二维 +M 型	舒张末期	8.9 ± 1.3	8.1 ± 1.3
左心室后壁厚度 /mm	二维 +M 型	舒张末期	8.7 ± 1.2	7.9 ± 1.2
左心室流出道内径 /mm	二维	收缩末期	19.3 ± 2.9	17.5 ± 2.8
主动脉瓣环内径 /mm	二维	舒张末期	21.3 ± 2.5	19.6 ± 2.3
主动脉窦部内径 /mm	二维	舒张末期	30.1 ± 3.2	27.4 ± 3.1
主动脉根部内径 /mm	二维	舒张末期	27.7 ± 3.7	25.9 ± 3.5
左心房前后径 /mm	二维	收缩末期	31.3 ± 3.9	29.4 ± 3.8
胸骨旁大动脉短轴切面				
右心室流出道内径 /mm	二维	舒张末期	23.4 ± 4.3	22.2 ± 3.9
肺动脉瓣环内径 /mm	二维	舒张末期	20.1 ± 3.2	19.2 ± 3.1
肺动脉主干内径 /mm	二维	舒张末期	20.7 ± 2.8	20.2 ± 3.0
左肺动脉内径 /mm	二维	舒张末期	12.7 ± 2.4	12.2 ± 2.4
右肺动脉内径 /mm	二维	舒张末期	12.5 ± 2.5	11.9 ± 2.5
肺动脉瓣口血流峰值速度 /(m·s⁻¹)	PW	收缩期	1.00 ± 0.19	0.97 ± 0.18
胸骨旁右心室流出道切面				
右心室流出道血流峰值速度 /(m·s⁻¹)	PW	收缩期	0.74 ± 0.17	0.74 ± 0.16
心尖四腔切面、心尖两腔切面				
右心房收缩末期长径 /mm	二维	收缩末期	44.4 ± 4.7	41.5 ± 4.7
右心房收缩末期横径 /mm	二维	收缩末期	35.4 ± 4.6	32.3 ± 4.3
右心室舒张末期长径 /mm	二维	舒张末期	56.1 ± 9.7	51.7+8.6
右心室中部舒张末期横径 /mm	二维	舒张末期	26.7 ± 5.2	24.2 ± 4.8
右心室基底舒张末期横径 /mm	二维	舒张末期	32.2 ± 5.1	29.4 ± 5.0
左心房收缩末期长径 /mm	二维	收缩末期	46.8 ± 5.9	45.1 ± 5.8
左心房收缩末期横径 /mm	二维	收缩末期	35.7 ± 4.6	34.6 ± 4.3

续表

测量参数	方法	时相	正常值 男	正常值 女
左心房面积 /cm²	二维	收缩末期	14.7 ± 3.2	13.9 ± 2.8
左心房容积 /ml	二维	收缩末期	38.0 ± 11.6	34.8 ± 10.7
二尖瓣口 E 峰血流速度 /(m·s⁻¹)	PW	舒张早期	0.81 ± 0.19	0.89 ± 0.21
二尖瓣口 A 峰血流速度 /(m·s⁻¹)	PW	舒张晚期	0.67 ± 0.20	0.72 ± 0.23
二尖瓣口 A 峰持续时间 /ms	PW	舒张晚期	150.8 ± 45.6	155.7 ± 54.2
二尖瓣口 E 峰减速时间 /ms		舒张早期	171.1 ± 47.2	167.5 ± 43.9
右上肺静脉收缩期反流持续时间 /ms		收缩期	111.5 ± 26.3	112.0 ± 24.7
二尖瓣环间隔 e 波速度 /(cm·s⁻¹)	TDI	舒张早期	9.9 ± 3.0	10.1 ± 3.2
二尖瓣环间隔 a 波速度 /(cm·s⁻¹)	TDI	舒张晚期	9.4 ± 2.1	8.9 ± 2.1
二尖瓣环间隔 s 波速度 /(cm·s⁻¹)	TDI	收缩期	8.8 ± 1.7	8.4 ± 1.7
二尖瓣环侧壁 e 波速度 /(cm·s⁻¹)	TDI	舒张早期	13.0 ± 3.9	13.2 ± 4.1
二尖瓣环侧壁 a 波速度 /(cm·s⁻¹)	TDI	舒张晚期	9.9 ± 2.6	9.8 ± 2.8
二尖瓣环侧壁 s 波速度 /(cm·s⁻¹)	TDI	收缩期	10.8 ± 2.6	10.4 ± 2.5
左心室等容舒张时间 /ms			75.2 ± 19.8	75.1 ± 20.9
左心室等容收缩时间 /ms			68.9 ± 18.3	70.1 ± 16.7
左心室射血时间(s 波持续时间)/ms		收缩期	288.9 ± 30.3	296.9 ± 30.8
三尖瓣口 E 峰血流速度 /(m·s⁻¹)	PW	舒张早期	0.56 ± 0.13	0.59 ± 0.14
三尖瓣口 A 峰血流速度 /(m·s⁻¹)	PW	舒张晚期	0.42 ± 0.11	0.43 ± 0.12
三尖瓣环侧壁 e 波速度 /(cm·s⁻¹)	TDI	舒张早期	11.9 ± 3.3	12.7 ± 3.7
三尖瓣环侧壁 a 波速度 /(cm·s⁻¹)	TDI	舒张晚期	12.9 ± 3.9	13.0 ± 3.7
三尖瓣环侧壁 s 波速度 /(cm·s⁻¹)	TDI	收缩期	13.0 ± 2.5	12.8 ± 2.4
左心室容积 /ml	二维或三维	舒张末期	86.7 ± 20.8	72.2 ± 17.6
左心室容积 /ml	二维或三维	收缩末期	31.2 ± 9.6	26.0 ± 9.0
心尖五腔切面				
主动脉瓣口收缩期峰值流速 /(m·s⁻¹)	PW	收缩期	1.22 ± 0.22	1.29 ± 0.23
左心室流出道速度 /(m·s⁻¹)	PW	收缩期	0.99 ± 0.22	1.00 ± 0.22
剑突下四腔切面				
右心室游离壁舒张末期厚度 /mm	二维	舒张末期	4.4 ± 1.1	4.2 ± 1.0
胸骨上凹主动脉弓长轴切面				
主动脉弓内径 /mm	二维	收缩末期	24.4 ± 3.7	23.1 ± 3.4
降主动脉内径 /mm	二维	收缩末期	19.9 ± 3.6	18.7 ± 3.2

三、心功能的超声评估

(一)左心室收缩功能

左心室收缩功能是反映心脏血流动力学变化的主要指标,以心脏机械工作的最终效果——心输出量、射血分数和每搏量评价整体收缩功能。局部室壁增厚率、组织速度成像及应变等用于评价局部左心室心肌收缩功能。下面介绍两种常用指标。

1. 左心室射血分数（LVEF） LVEF 是收缩末期和舒张末期左心室容积之差（即每搏量，SV）与舒张末期容积的比值。Teich 法（图 16-2-17），即利用 M 型超声进行测量的 LVEF，简便易得，但由于其仅借助室间隔和左心室后壁基底段的变化估算左心室容积的变化，进而推算 LVEF，因此在左心室重构及左心室壁节段性运动异常的情况下，可能会由于将线性测量值转换为 3D 体积的几何假设，所得 LVEF 并不准确。在这种情况下，改良 Simpson 法（图 16-2-18），即双平面法，通过对左心室容积的分割叠加，测得的 LVEF 更加准确。新近的实时三维软件技术计算的 LVEF 则更准确。

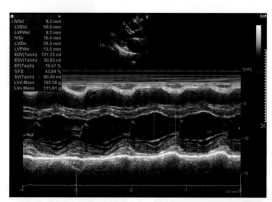

图 16-2-17　Teich 法利用 M 型超声进行 LVEF 等参数的测量

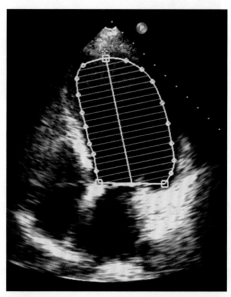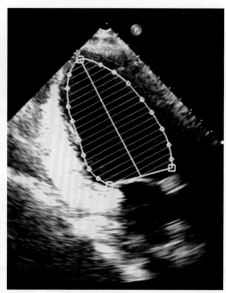

图 16-2-18　改良 Simpson 法进行 LVEF 测量

2. 应变（strain）及应变率（strain rate） 应变用心肌变形的百分比表示，负值表示缩短或压缩，正值表示延长或拉伸。应变率则由应变推导而来。收缩期峰值应变和收缩期峰值应变率可以反映局部收缩功能，同时也可以通过取平均值来反映整体左心室收缩功能。应变和应变率测量对心肌梗死具有高度的敏感性和特异性，通过评估瘢痕组织过渡区域的运动，可以潜在地区分瘢痕组织中的残余存活组织。另外，整体纵向应变（GLS）已被证明有助于预后判断和诊断。GLS 在鉴别预后差的心力衰竭患者方面优于 LVEF 和其他纵向指标。同时，GLS 已经成功地用于预测由肿瘤治疗引起的心脏毒性，与早期评估左心室收缩功能相比，能够更早期识别心脏损害（图 16-2-19）。

（二）左心室舒张功能

评价左心室舒张功能的主要方法是间接估测左心室充盈压。在大多数临床研究中，左心室充盈压和舒张功能分级可以通过一些简单的超声心动图参数来确定，具有较高的可行性。在确定左心室舒张功能是否异常时，推荐以下 4 个指标：二尖瓣瓣环 E' 速度（室间隔侧及侧壁侧）、平均 E/E'（图 16-2-20）、左心房最大容积指数、三尖瓣反流峰值流速。此外，肺动脉收缩压的增高也可以提示左心室充盈压的增高。左心室充盈压和左心室舒张功能不全的程度，有助于临床医师缩小鉴别诊断范围。通过与先前的结果进行比较，舒张功能分级随时间的变化，可以为治疗决策提供依据，并可以对未来因心力衰竭入院事件的发生和总死亡率进行预测。

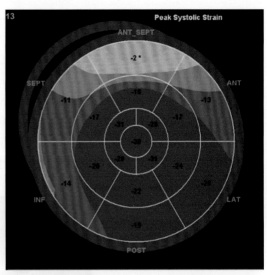

图 16-2-19　通过应变分析可获得如图所示牛眼图，对心肌各个节段的运动情况进行具体分析

（三）右心室收缩功能

在各种超声心动图评估右心室收缩功能的方法中，由于每种方法存在其局限性及右心室几何形状的复杂性，指南推荐至少使用两种方法进行评估。以下是临床的常用方法。

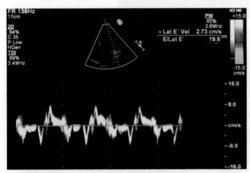
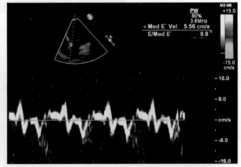

图 16-2-20　利用组织多普勒对侧壁侧和室间隔侧的二尖瓣瓣环 E/E' 进行测量

1. 右心室面积变化率（RV-FAC）　RV-FAC 通过以下公式计算：$RV\text{-}FAC = \dfrac{\text{RV 舒张末期面积} - \text{RV 收缩末期面积}}{\text{舒张末期面积}}$

×100%。通过描迹心内膜边界，获得右心室在舒张末期和收缩末期的面积（图 16-2-21），进而计算估测右心室的收缩功能。RV-FAC 可以反映右心室的整体收缩功能，有研究发现 RV-FAC 是心肌梗死后心力衰竭和死亡率的独立预测因子。类似左心室收缩功能评估中的 LVEF，RV-FAC 越高，右心室在舒张末期和收缩末期的容积变化越大，射血量越多，则右心室收缩功能越好。

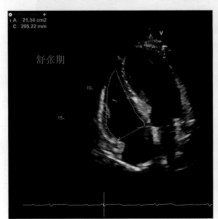
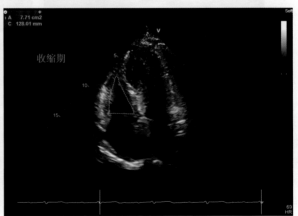

图 16-2-21　右心室面积变化率测量示例

2. 三尖瓣环平面收缩期位移（TAPSE） TAPSE 是运用 M 型的方法测量三尖瓣环游离壁侧的位移（图 16-2-22），反映了右心室的纵向功能，与右心室的整体收缩功能参数具有良好的相关性，并且有助于慢性心力衰竭和肺动脉高压患者的预后评估。

3. 右心室 S'峰 右心室 S'峰即三尖瓣环收缩期峰值速度（图 16-2-23），是评估右心室游离壁功能的一种简单且可重复的指标。对慢性心力衰竭和肺栓塞患者的预后评估有意义。但是右心室 S'峰是通过评估单个节段的功能代表整个右心室功能进行测量，这在右心室梗死或急性肺栓塞等情况下是不适用的。

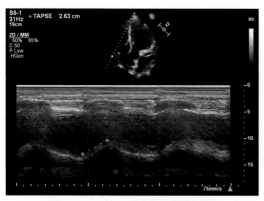

图 16-2-22　TAPSE 的测量方法

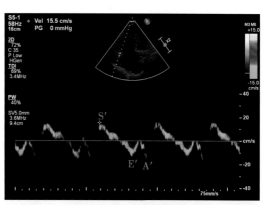

图 16-2-23　利用组织多普勒进行右心室 S'峰的测量

4. Tei 指数（即心肌做功指数 MPI） Tei 指数（图 16-2-24）以下公式计算：$\text{Tei 指数} = \dfrac{\text{等容收缩期} + \text{等容舒张期}}{\text{射血期}}$。它是一种可以反映右心室整体功能的指标，有助于肺动脉高压患者的预后判断，且不受心率及右心室复杂几何形状的限制。

（四）右心室舒张功能

右心室舒张功能受损，对于怀疑右心室功能受损的患者，可提示早期或轻微右心室功能受损，而对于已知右心室功能受损的患者，则为预后不良的标志。在评价右心室舒张功能中，E/A、减速时间、E/E' 和右心房大小（图 16-2-25）等为指南推荐的首选指标。三尖瓣 E/E' 和右心房容积已被证实与血流动力学参数有很好的相关性。在非心脏外科重症监护病房的患者中，E/E' ≥ 4 对于预测右心房压 ≥ 10mmHg 有较高的敏感性和特异性，而在心脏移植的患者中，E/E' ≥ 8 也对右心房压 ≥ 10mmHg 有很好的预测价值。

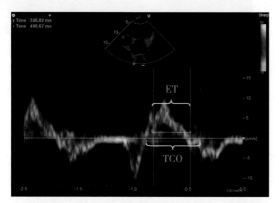

图 16-2-24　应用组织多普勒计算 Tei 指数

三尖瓣关闭开放时间（TCO）包括等容收缩时间、射血时间（ET）和等容舒张时间。Tei=（TCO–ET）/ET。

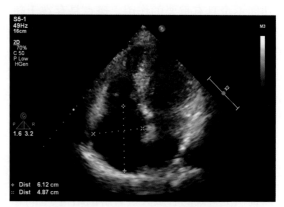

图 16-2-25　右心房大小的测量方法

四、心脏超声新技术

(一) 组织多普勒

利用心室壁或大血管运动产生的频移动及振幅信号成像即为组织多普勒成像(tissue Doppler imaging,TDI)。采用低通滤波器并调节增益,设定相应的频率为阈值,滤除血流反射回来的高频低振幅频移信号,通过处理及彩色编码来实现组织多普勒成像(图 16-2-26,图 16-2-27)。

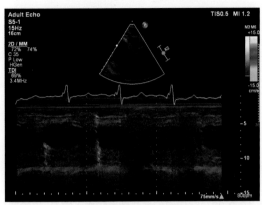

图 16-2-26 胸骨旁左心室长轴切面 M 型彩色多普勒组织成像

朝向探头的运动被编码为红色,背向探头的运动被编码为蓝色。

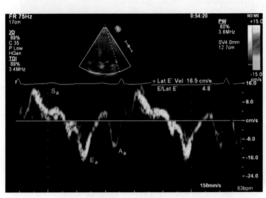

图 16-2-27 心肌运动频谱

组织多普勒成像使用对二尖瓣环水平侧壁心肌进行取样,得到该采样点心肌运动频谱,包括收缩运动(S')和舒张运动(E' 和 A')。在此示例中,E' 测值为 16.5cm/s。

通过对频谱 TDI 收缩波和舒张波的测定,可以对心肌运动进行分析。S 波反映心肌的收缩性能,在心肌缺血或梗死的节段中,S 波明显减低(图 16-2-28)。

二尖瓣环 e'、a' 波速度反映左心室舒张特性,与二尖瓣口血流频谱 E、A 峰速度相比,其受前后负荷影响较小。

(二) 斑点追踪技术

斑点追踪成像(speckle-tracking imaging,STI)是分析心脏功能的重要工具,对评估心肌缺血、室壁运动不同步、心功能不全具有重要的作用。斑点是存在于超声心动图灰阶图像中具有识别特征的一些像素的集合,在整个心动周期中随周围的心肌组织一起运动,相邻两个斑点之间相对距离的改变反映了局部心肌收缩和舒张。通过算法追

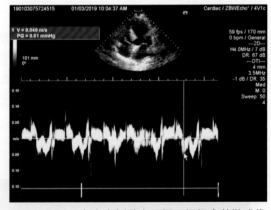

图 16-2-28 左心室侧壁心肌梗死组织多普勒成像 显示 S' 波速度为 4.6cm/s,显著低于正常值

踪这些斑点,可以计算得到位移、应变、速度和应变率,从而对心肌各个维度的运动进行分析(图 16-2-29,图 16-2-30)。

(三) 实时三维超声心动图

实时三维超声心动图(real-time three-dimensional echocardiography,RT-3DE)是在二维超声心动图的基础上发展起来的新技术。其能实时地显示心脏的三维结构及其在相应轴向的任意断面图像,因而可以提供更直观的心脏大血管解剖结构、空间相互关系及血流的动态变化。RT-3DE 包含窄角和全容积两种模式(图 16-2-31,图 16-2-32)。

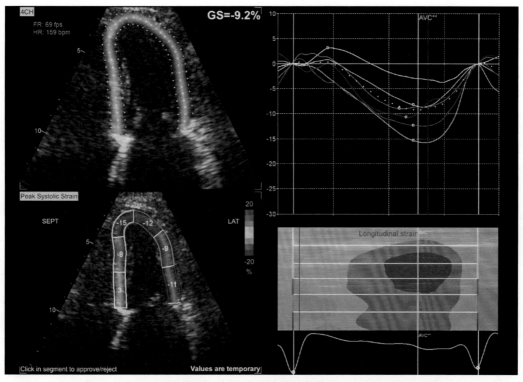

图 16-2-29　心尖部四腔心切面斑点追踪成像显示左心室长轴纵向应变
右侧每条轨迹的颜色对应于左侧二维彩色图像上不同节段。白色虚线表示平均应变。

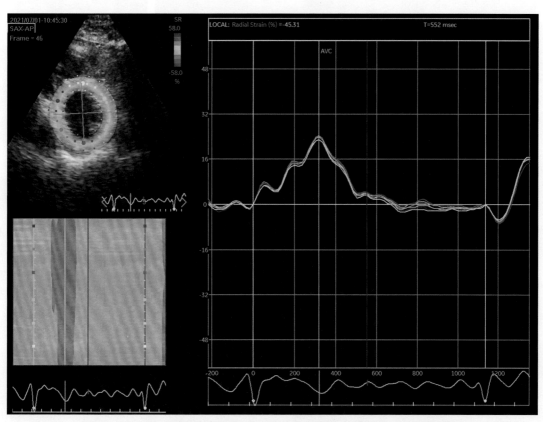

图 16-2-30　左心室短轴切面乳头肌水平斑点追踪成像显示左心室径向应变
右侧每条轨迹的颜色对应于左侧二维彩色图像上不同节段。

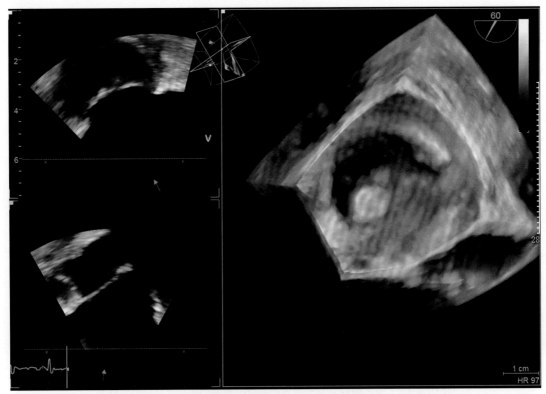

图 16-2-31　经食管超声心动图实时三维窄角成像显示二尖瓣开放

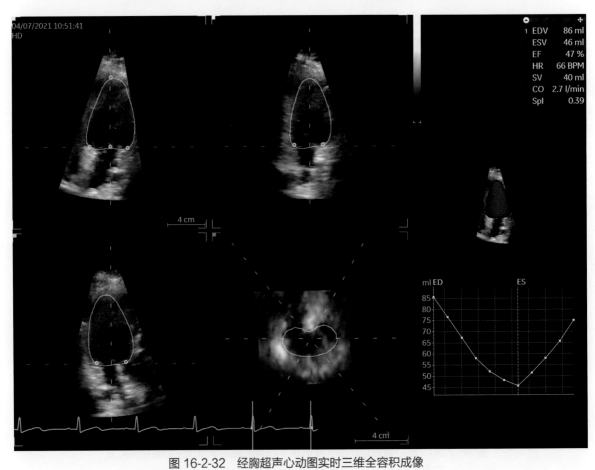

图 16-2-32　经胸超声心动图实时三维全容积成像

沿着中线对右侧的图像进行裁剪后自动获得左侧三幅图像，从上至下分别代表心尖部四腔心尖切面、
心尖部三腔心切面和短轴切面。

（四）负荷超声心动图

以超声心动图为检测手段实施负荷试验,负荷试验一般包括运动和药物试验。负荷超声心动图可用于以下几个方面。①冠心病:可检测冠状动脉血流量状况,确定冠状动脉血流储备能力,确定冠心病患者心肌缺血的部位、范围和程度,检测心肌存活性等,是判断冠心病患者预后比较理想的无创性检查方法(图 16-2-33);②瓣膜病:可确定负荷状态下瓣膜病变程度和其对血流动力学的影响,其准确性优于静息检查结果(图 16-2-34);③心肌病:可对各类心肌病进行负荷状态下的血流动力学研究(图 16-2-35)。

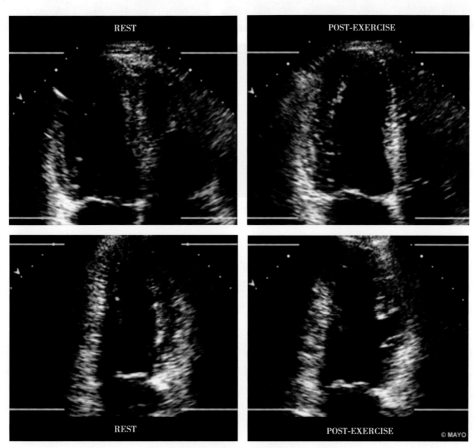

图 16-2-33 静息状态下超声心动图

显示室壁运动未见异常,平板负荷试验后超声心动图显示室间隔及心尖部出现缺血征象。

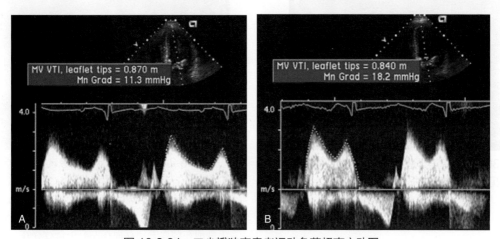

图 16-2-34 二尖瓣狭窄患者运动负荷超声心动图

A. 静息状态下,二尖瓣口舒张期频谱多普勒显示平均压差为 11mmHg;B. 运动负荷状态下时,
二尖瓣平均压差增加到 18mmHg。

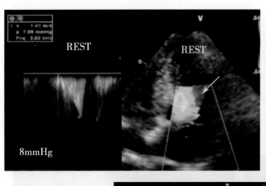
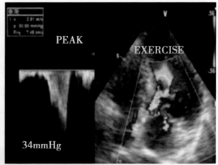
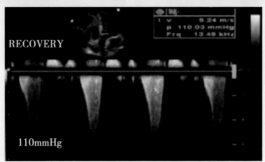

图 16-2-35　多巴酚丁胺负荷试验中诱发肥厚型心肌病左心室流出道梗阻

(五) 心脏声学造影

在常规超声心动图基础上将能够使心血管系统超声图像发生改变的某些物质,通过各种途径进入心血管部位产生造影效果,进一步达到诊断目的的方法,称为造影超声心动图检查(contrast echocardiography)。根据声学造影研究的部位,一般分为右心声学造影、左心腔声学造影和心肌声学造影。

1. 左心腔声学造影　经周围静脉注射新型造影剂,可增强左心室心内膜边界清晰度,清晰显示左心室局部形态,有助于准确评价左心室射血分数,明确小的室壁瘤边界,识别小的附壁血栓等(图 16-2-36)。

2. 右心声学造影　从周围静脉注射声学造影剂,使心腔及其血流显影,观察造影剂回声的显影部位、时间和先后顺序,如果声学造影剂未按正常部位、时间和次序出现,往往提示心血管系统有异常通路、连接异常或阻塞性病变(图 16-2-37)。

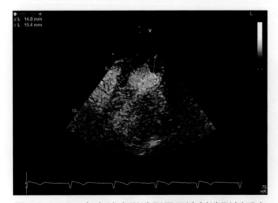

图 16-2-36　左心腔声学造影显示注射造影剂后心尖部可见不规则充盈缺损,提示心尖部血栓形成

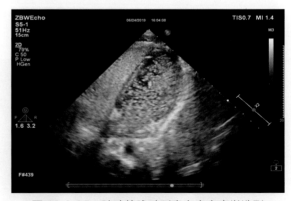

图 16-2-37　肺动静脉畸形患者右心声学造影
右心房、右心室微泡充盈后大约 5s 后显示左心室内出现少许微泡。注射后约 20s 显示右心室和左心室的微泡充盈量相当。注射后 40s 右心的微泡已消除,但由于微泡在肺血管储存而在左心中持续存在。

3. 心肌声学造影　经静脉心肌声学造影(myocardial contrast echocardiography)是实时心肌灌注、冠状动脉血流检测及其储备测定等基础和临床研究的重要技术。采用低超声波发射能量，在局部不破坏造影剂微泡，可进行实时心肌声学成像等检查，显示心肌造影剂浓度、室壁运动和室壁厚度变化等（图 16-2-38）。

（六）经食管超声心动图

利用食管与心血管结构直接毗邻，且没有严重影响超声穿透的骨性组织和含气组织的大范围覆盖，食管可成为新的声学窗口进行超声检查，即为经食管超声心动图（transesophageal echocardiography，TEE）。TEE 可用于常规经胸超声检查显像困难，难以明确诊断的各种心血管疾病，包括各种先天性心脏病、瓣膜病、感染性心内膜炎、主动脉疾病和心肌疾病等。TEE 还可用于各种心血管疾病介入性治疗或心脏外科手术前确定病变部位、范围和程度，以便选择合适的方法和器材，以及术中监测和引导（图 16-2-39~ 图 16-2-41）。

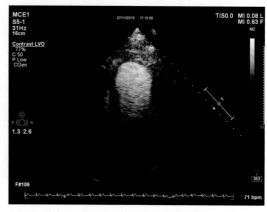

图 16-2-38　心肌声学造影显示前壁及心尖部心内膜下造影剂充盈缺损

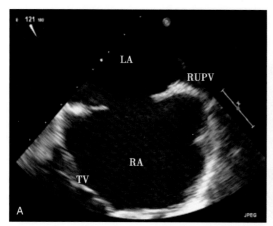

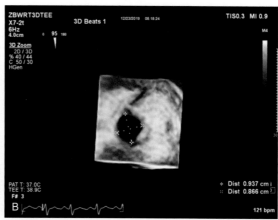

图 16-2-39　TEE 显示继发孔型房间隔缺损
A. 食管中段两房心切面二维图像；B. 实时三维成像。

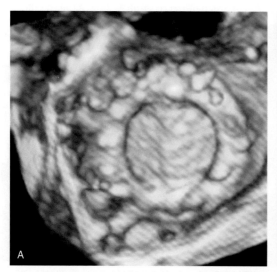

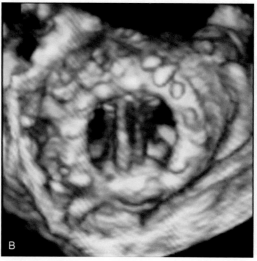

图 16-2-40　TEE 显示二尖瓣位机械瓣的关闭（A）和开放（B）

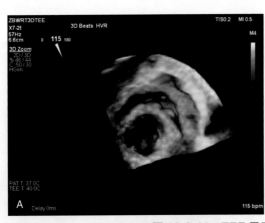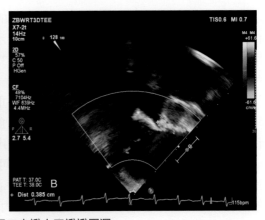

图 16-2-41　TEE 显示二尖瓣人工瓣瓣周漏

A. 人工瓣外侧连续中断；B. 连续中断处大量反流。

五、成人先天性心脏病

(一) 房间隔缺损

1. 概述　房间隔缺损 (atrial septal defect, ASD) 是常见的先天性心脏病之一，发病率居先天性心脏病首位，为 10%~15%。男女发病率约为 1∶3。ASD 常单独存在，亦可与另一种或多种心脏结构病变并存。

2. 分型　ASD 根据缺损部位不同分为原发孔型和继发孔型房间隔缺损。其中继发孔型房间隔缺损又可分为中央型房间隔缺损、上腔型房间隔缺损、下腔型房间隔缺损、冠状窦型房间隔缺损。

3. 超声心动图检查

(1) M 型超声心动图：右心扩大等继发性改变。

(2) 二维超声心动图：房间隔连续性中断；右心腔扩大；肺动脉增宽等。

(3) 多普勒超声心动图：①心房水平分流信号，多为左向右分流。彩色多普勒 (CDFI) 为红色血流信号由左心房经房间隔连续中断处进入右心房。脉冲多普勒 (PW) 分流频谱呈典型的双峰或三峰波形，占据收缩期与舒张期。速度多为 1.5m/s 左右。当缺损较大和肺动脉高压时则为右向左分流。彩色多普勒 (CDFI) 为蓝色血流信号由右心房经房间隔连续中断处进入左心房。②三尖瓣口和肺动脉血流加快，三尖瓣口可有反流信号，可通过三尖瓣反流速度计算肺动脉收缩压。③肺静脉血流速度增快。

(4) 声学造影：左向右分流：右心房、右心室显影，右心房邻近间隔中断处无造影剂回声，即右心房出现负性造影区。右向左分流：右心房右心室显影，并见造影剂进入左心房 (图 16-2-42~ 图 16-2-46)。

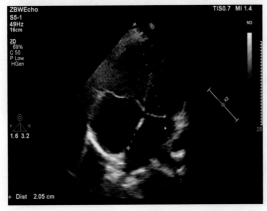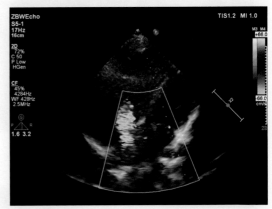

图 16-2-42　二维超声心动图示四腔心切面可见房间隔连续性中断，宽约 20.5mm

图 16-2-43　彩色多普勒 (CDFI) 示四腔心切面可见红色血流信号由左心房经房间隔连续中断处进入右心房

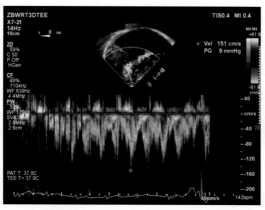

图 16-2-44　脉冲多普勒（PW）分流频谱呈典型的双峰或三峰波形，占据收缩期与舒张期，速度为 1.51m/s

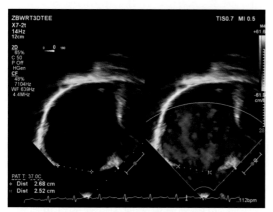

图 16-2-45　经食管超声心动图（TEE）

二维超声心动图示四腔心切面可见房间隔连续性中断，宽约 26.8mm（测量标记处）。彩色多普勒（CDFI）示四腔心切面可见红色血流信号由左心房经房间隔连续中断处进入右心房，宽约 25.2mm。

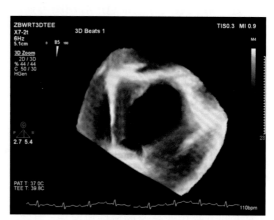

图 16-2-46　经食管超声心动图（TEE）三维超声心动图示房间隔处可见缺损

图片中间黑色区域即为 ASD。

（二）室间隔缺损

1. 室间隔缺损分型　室间隔缺损（ventricular septal defects，VSD）的病理类型较多，分类和命名目前尚未完全统一，目前较常见的分类还是依据缺损上缘所在位置分为三型：膜周部（单纯膜部、嵴下型、隔瓣下型）、漏斗部（干下型、嵴内型、嵴上型）、肌部（图 16-2-47）。

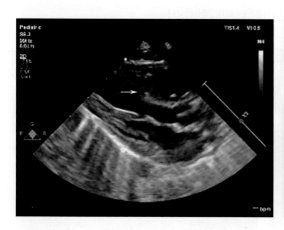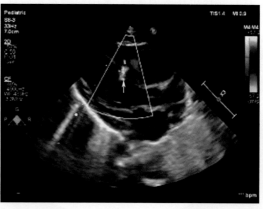

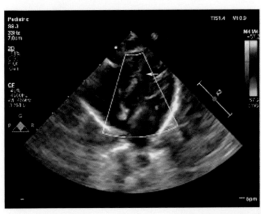
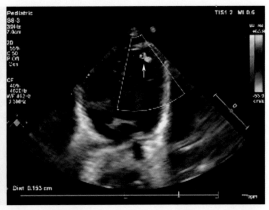

图 16-2-47　肌部型室间隔缺损

2. 超声相关表现　二维超声心动图可显示缺损的部位、类型、大小及与周围组织的毗邻关系,与彩色多普勒及脉冲和连续多普勒检查方法同时应用,还可观察到由 VSD 引起的血流动力学变化,以及由此而产生的各种继发性改变。

常用切面包括胸骨旁左心室长轴切面、大动脉短轴切面及左心室各短轴切面、胸骨旁、心尖及剑突下四腔和五腔心切面,主要观察 VSD 距房室瓣环、主动脉瓣和肺动脉瓣的距离,缺损大小、分流方向及分流量、左心室容量负荷情况及肺动脉压。

其中,大动脉短轴切面可对部分 VSD 进行分型,大致分为:9~10 点为膜周部(图 16-2-48),靠近三尖瓣根部者多为三尖瓣隔瓣下缺损,11~12 点为嵴下型(图 16-2-49),12 点处为嵴内型(图 16-2-50),12 点以上为嵴上型,肺动脉瓣下为干下型(图 16-2-51)。

彩色多普勒特点表现在无明显肺动脉高压及右心室流出道狭窄情况下,探及源于左心室穿隔的以红色为主的五彩镶嵌高速湍流性血流束;当合并肺动脉高压时,过隔分流束表现为低速的红色血流或双向分流。当出现艾森门格综合征时则为右向左分流。彩色分流束基底部的宽度代表 VSD 的大小。

频谱多普勒特点:收缩期高速、充填、正向的射流频谱,频移幅度大,一般最大速度超过 4m/s(图 16-2-49,图 16-2-50)。通常采用连续多普勒测量,取样线尽量与分流束平行,获取最高的血流速度。脉冲多普勒可通过测量肺循环血流量与体循环血流量比值(Qp/Qs)来估计分流量的大小,但测量结果易受多种因素影响。

除直接征象外,较大缺损还有左心室容量负荷过重的表现。二维超声显像及 M 型测量有左心房、左心室扩大,右心室流出道及肺动脉增宽,左心室壁运动幅度增强。有些患者伴右心室扩大。二维超声不能清晰显示 VSD 部位时,M 型彩色多普勒超声对异常血流出现的时相的观察,也能起到鉴别诊断的作用。

经食管超声可在术前评估、术中检测及术后评估中起到相应的作用。

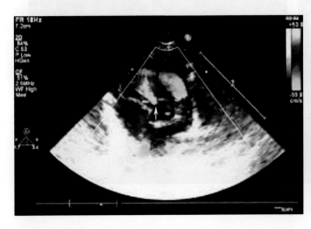
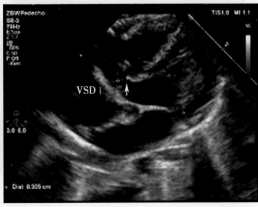

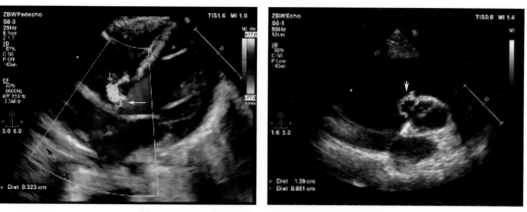

图 16-2-48　室间隔膜周部膨出瘤伴室间隔缺损

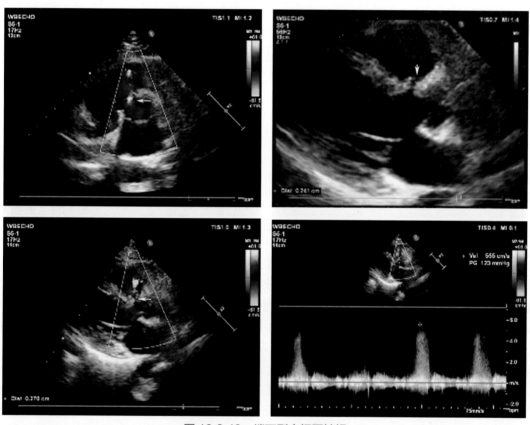

图 16-2-49　嵴下型室间隔缺损

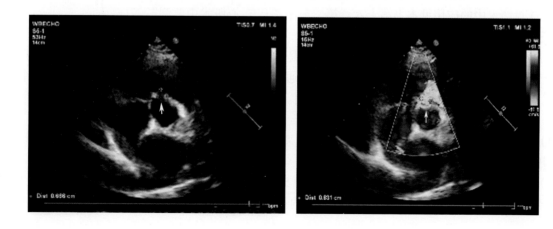

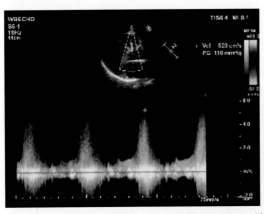
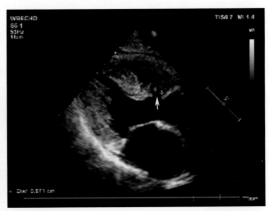

图 16-2-50　嵴内型室间隔缺损

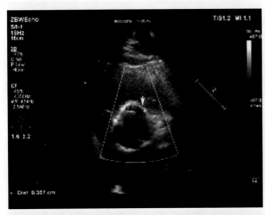
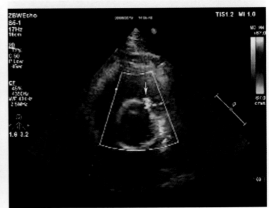

图 16-2-51　干下型室间隔缺损

3. 鉴别诊断　干下型 VSD 需与右心室流出道狭窄鉴别：右心室流出道狭窄时右心室流出道处室壁异常肥厚，内径变小及湍流信号起源于右心室流出道的狭窄处且无过隔血流信号等特点可以鉴别。

漏斗部 VSD 与主动脉窦瘤破入右心室或右心室流出道鉴别：VSD 断端位于主动脉瓣环下方，频谱显示左向右分流并在收缩期测得最大速度；单纯的主动脉窦瘤破裂可见扩张的主动脉窦及其瘤体及突入右心室或右心室流出道的破口，下缘位于主动脉瓣环上方，其分流占据全心动周期；主动脉窦瘤破裂常常合并有 VSD，检查中应当加以注意。

4. 术后评估　VSD 修补后，常会看到残余分流，只有当补片的残余分流束宽>2mm，且在左心室面可以看到明显的血流汇集时才是再次手术的主要指征。在 VSD 修补后，应仔细评估三尖瓣功能、主动脉瓣功能及明确是否存在右心室梗阻及其严重程度。最后，还需要评估二尖瓣和肺动脉瓣血流是否存在轻度梗阻，因其在术前容易被肺静脉回流增加所掩盖。

VSD 封堵术中的应用见本书第十六章第二节中"十五、心脏术中监测"。

（三）动脉导管未闭

动脉导管未闭（patent ductus arteriosus，PDA）是一种较常见的先天性心脏病，其发病率仅低于 ASD。动脉导管为胎儿期血液从肺动脉进入降主动脉的通路，在出生后将经历功能闭锁和解剖闭锁两个阶段。如出生 1~2 年后导管仍未闭锁，称为动脉导管未闭。

1. 解剖及病理分型

（1）动脉导管的肺动脉端开口位于肺动脉干分叉处左侧，紧靠左肺动脉起始部，主动脉端开口位于动脉前侧壁，左锁骨下动脉开口的远侧部。

（2）根据导管形态上的不同，将动脉导管分为 5 型。①管型：此型最常见，未闭导管的内径均匀一致，直径 5~15mm；②漏斗型：导管主动脉端导管内径大于肺动脉端；③窗型：导管短而粗，似为主、肺动脉之间的窗样结构;④哑铃型:导管中部细,两端粗,此型较少见;⑤动脉瘤瓣环型:导管扩张呈动脉瘤样,此型罕见。

2. 病理生理 PDA 时左心室容量负荷过重,肺动脉、左心房和左心室扩大。PDA 引起的血流动力学变化取决于动脉导管的粗细和肺血管阻力的大小。当无显著肺动脉高压的情况下,分流的方向、大小取决于主动脉和肺动脉间的压差,一旦肺动脉的压力超过了主动脉压,则出现右向左分流。

3. 超声表现

(1)二维超声图像:胸骨旁主动脉根部短轴切面显示主肺动脉长径,左、右肺动脉分叉处及降主动脉,显示出主肺动脉分叉处偏左至降主动脉处的管状无声区,又称管状通道(图 16-2-52)。

胸骨上窝主动脉弓长轴切面显示主动脉峡部小弯侧或其下方的管壁有回声失落,有管状通道连至肺动脉。

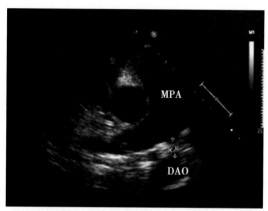

图 16-2-52 动脉导管未闭的二维超声图像

MPA,主肺动脉;DAO,降主动脉。

(2)彩色多普勒血流图像:在胸骨旁主动脉根部短轴切面及胸骨上窝主动脉弓长轴切面图上,导管的分流束起源于降主动脉,通过管状通道进入主肺动脉,为高速湍流的五彩镶嵌彩色信号,沿主肺动脉的外侧壁上行(图 16-2-53)。

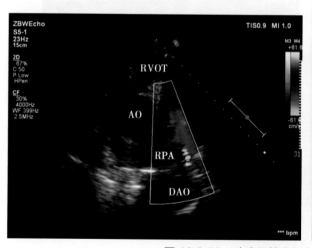
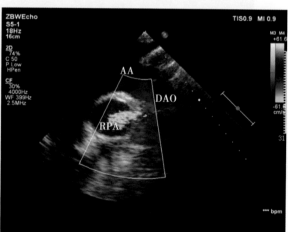

图 16-2-53 动脉导管未闭左向右分流的彩色血流图像

AO,主动脉;AA,主动脉弓;DAO,降主动脉;RVOT,右心室流出道;RPA,右肺动脉。

(3)频谱多普勒血流图像:PDA 时呈全心动周期连续性正向高速湍流信号(图 16-2-54)。

1)无肺动脉高压时,收缩期血流峰速度可达 5ms,舒张期血流速度可达 4~4.5m/s。

2)在有明显肺动脉高压时,由于降主动脉与肺动脉间的压差减小,分流速度明显减低,可至 1~2ms,

此时极易漏诊。

3）当艾森门格综合征时变成右向左分流，分流速度一般较低。

小结：PDA的超声诊断主要依据切面图像上显示降主动脉与主肺动脉间有未闭的动脉导管，频谱多普勒和彩色血流图像能探及起源于降主动脉，通过未闭导管进入主肺动脉内的全心动周期的高速分流。主肺动脉与降主动脉间的导管回声形态取决于导管的类型，管状通道是PDA在切面图上的直接征象。左心室容量负荷过重和肺动脉扩张是动脉导管未闭在切面图像上的主要间接指征。

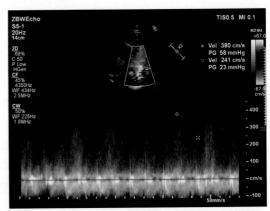

图16-2-54　动脉导管未闭左向右分流的连续波频谱图像

（四）肺动脉瓣狭窄

肺动脉瓣狭窄的发病率约占先天性心脏病的10%，可单独存在或伴随其他的血管畸形，如法洛四联症、大动脉转位等。

1. 病理解剖　狭窄的肺动脉瓣口大多由三叶瓣组成，少数由二叶瓣组成。三个瓣叶交界融合成圆顶状增厚的隔膜，突向主肺动脉内，瓣口面积明显减小。

2. 病理生理　肺动脉瓣狭窄时，瓣口血流速度加快，常呈偏心方向，冲击肺动脉主干的外侧壁，使之向外膨出。肺动脉主干及左肺动脉呈现狭窄后扩张。长期的肺动脉瓣狭窄导致右心室肥大，最终导致右心衰竭。

3. 超声表现

（1）二维切面图像：胸骨旁主动脉根部短轴切面、肺动脉根部短轴切面分别显示肺动脉瓣及肺动脉主干和分支的结构。肺动脉瓣增厚，回声增强，活动受限，瓣口收缩期开放和面积明显减小，肺动脉主干及左肺动脉呈现狭窄后扩张（图16-2-55A）。

（2）彩色多普勒血流图像：可直观地显示狭窄的瓣口血流，收缩期狭窄血流束经瓣口进入主肺动脉内后迅速扩散。可沿肺动脉外侧壁向下走行，并在主肺动脉内形成旋流，表现为红色与蓝色血流并存。此时应与PDA的分流束相区别，可由频谱多普勒区分（图16-2-55B）。

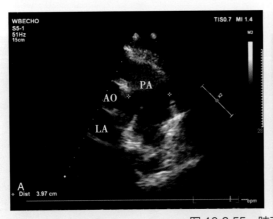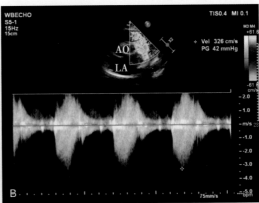

图16-2-55　肺动脉瓣狭窄表现

A.肺动脉瓣狭窄的切面超声图像；B.肺动脉瓣狭窄的彩色多普勒及连续多普勒频谱图像。

AO，主动脉；LA，左心房；PA，肺动脉。

（3）频谱多普勒血流图像：在胸骨旁主动脉根部短轴切面上，取样线置于肺动脉瓣口，频谱显示为负向的收缩期单峰，上升支与下降支基本对称，峰值速度加快超过2m/s（图16-2-56）。

4. 狭窄程度评估　瓣口血流速度与狭窄程度成正比。伴有三尖瓣反流时，可通过简化的Bernoulli方程间接估测右心室收缩压。右心室收缩压小于75mmHg为轻度狭窄，大于100mmHg为重度狭窄，两者之间为中度狭窄。

（五）法洛四联症

法洛四联症（Tetralogy of fallot，TOF）在 1671 年由 Stensen 首先报道，1888 年 Fallot 详细、完整地描述与归纳了该病的典型病理改变及其临床表现，故得名"法洛四联症"，是最常见的发绀型复杂先天性心脏病，占先天性心脏病的 10%~14%，居第 4 位。患者表现为发绀，喜蹲踞，漏斗部间隔向前、向右和向上移位可能是基本的病理变化，主要畸形：VSD、主动脉骑跨、肺动脉狭窄、右心室壁肥厚，其中右心室壁肥厚为继发性改变。自然预后不佳；但如肺动脉发育良好，并且能及时手术，则疗效满意（图 16-2-57）。

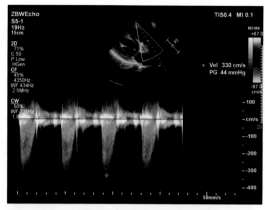

图 16-2-56　肺动脉瓣狭窄的连续波多普勒频谱图像

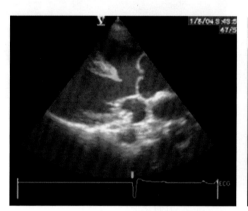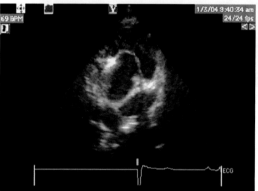

图 16-2-57　法洛四联症的二维超声图像

六、心脏瓣膜病

（一）二尖瓣狭窄与关闭不全，二尖瓣脱垂

二尖瓣瓣环、瓣叶、腱索、乳头肌及相应心室壁组成二尖瓣复合体，二尖瓣复合体的任何部分形态和功能发生变化都会引起二尖瓣的病变，主要表现为二尖瓣狭窄、二尖瓣关闭不全和二尖瓣脱垂。

1. 二尖瓣狭窄（mitral stenosis，MS）

（1）二维超声心动图（2D）：

1）二尖瓣增厚，回声增强，可见钙化，风湿性 MS 以瓣尖为著，交界粘连，开放活动受限，开口减小；老年退行性变性则以瓣根部增厚为主。

2）胸骨旁左心室短轴切面二尖瓣舒张期呈"鱼嘴"样开口，可以用于测量解剖瓣口面积（图 16-2-58）。

3）左心室长轴切面与四腔心切面左心房增大，左心房内可有云雾影或左心房内血栓。

（2）M 型超声心动图（M 型）：二尖瓣前叶舒张期呈"城墙样"改变，前、后叶同向运动（图 16-2-59）。

（3）多普勒超声心动图（CDFI）：

1）四腔心切面彩色多普勒显示舒张期二尖瓣口左心室侧可见红色为主的五彩镶嵌血流信号。

2）连续多普勒探测二尖瓣口血流频谱，血流速度加快，可根据二尖瓣口血流平均压差和压差半降时间（pressure half-time，PHT）判断 MS 程度。

（4）经食管超声心动图（TEE）：能够探测心房内血栓；TEE 可以引导球囊扩张术，并测量术后瓣口面积、压差。

（5）MS 程度超声定量分析（参照 2009 年 ASE 推荐指南，表 16-2-6）。

表 16-2-6 推荐使用 MS 程度分级

	瓣口面积 /cm²	平均压差 /mmHg	PHT/ms
轻度	>1.5	<5	<150
中度	1.0~1.5	5~10	150~200
重度	<1.0	>10	>200

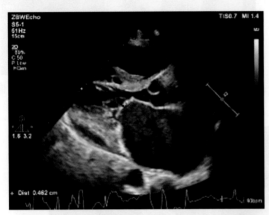

图 16-2-58 胸骨旁左心室长轴切面二尖瓣瓣开口减小

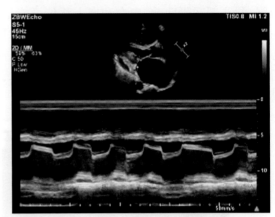

图 16-2-59 二尖瓣狭窄 M 型图像,二尖瓣前叶舒张期呈"城墙样"改变

2. 二尖瓣关闭不全(mitral regurgitation,MR)和二尖瓣脱垂(mitral valve prolapse,MVP)

(1)2D:

1)风湿性心脏病、腱索断裂等均可导致 MR,表现为二尖瓣关闭有裂隙;

2)MVP:二尖瓣病变瓣叶收缩期脱向左心房侧,呈弯曲状向左心房侧移位超过瓣环连线>2mm。

(2)M 型:不同病因引起的 MR 的共同特点是收缩期二尖瓣前后叶关闭裂隙。

(3)CDFI:是探测反流最敏感的技术。①收缩期左心房侧起自二尖瓣口呈五彩镶嵌的反流血流信号(图 16-2-60);②脱垂时反流束多呈偏心性,沿健侧走行。

(4)TEE:TEE 尤其是 RT-3D TEE 可以详细定位脱垂部位和范围,TEE 对腱索断裂和诊断敏感性和特异性更高。

(5)MR 的简化评估方法(参照 2017ASE 评估瓣膜反流推荐指南):该方法以反流束最窄部位宽度(vena contracta width,VCW)主要评价指标,以反流面积分数(RF)为次要参考指标,必要时结合 PISA 法测定反流容积(RVol)和有效反流口面积(EROA)。

1)轻度 MR:VCW<3mm。

2)中度 MR:VCW 为 3~7mm。

3)重度、极重度 MR:VCW>7mm。MR 程度不确定时,需要以下参数综合评估:①轻度 MR:RF<30%,RVol<30ml,EROA<0.20cm²;②中度 MR:RF 为 30%~39%,RVol 为 30~44ml,EROA 为 0.20~0.29cm²;③中重度 MR:RF 为 40%~49%,RVol 为 45~59ml,EROA 为 0.30~0.39cm²;④重度 MR:RF≥50%,RVol≥60ml,EROA≥0.4cm²。

(二) 主动脉瓣狭窄与关闭不全

1. 主动脉瓣狭窄(aortic stenosis,AS)

(1)2D:主动脉瓣叶有不同程度的增厚、回声增强、钙化,瓣膜变形、僵硬,开口幅度明显减小;舒张期关闭时失去正常的 Y 形,开口面积变小、变形。

(2)M 型:主动脉根部主动脉壁曲线柔顺性减低,有僵硬感;主动脉瓣开放幅度明显减小。

(3)CDFI:主要从心尖五腔切面和心尖三腔心切面观察,主动脉瓣口见五彩镶嵌射流束,射流束的宽度与狭窄程度成反比(图 16-2-61)。

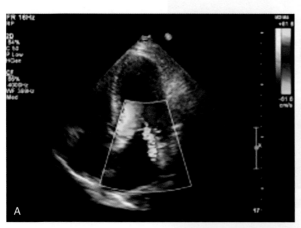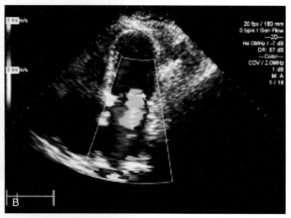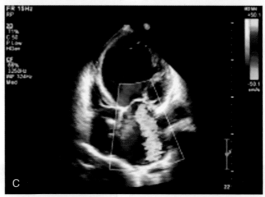

图 16-2-60　CDFI 显示四腔心切面左心房侧五彩镶嵌的反流血流信号
A. 轻度 MR；B. 中度 MR；C. 重度 MR。

（4）TEE：对主动脉瓣的形态结构显示更清楚，能对瓣叶数目、开口大小等作出准确判断。

（5）新技术应用：通过主动脉三维超声成像对主动脉瓣进行多方位立体的观察，直接显示主动脉瓣的立体结构。

（6）AS 程度的评估（参照 2017 年 ASE 推荐指南，表 16-2-7）。

表 16-2-7　推荐使用 AS 程度分级

	瓣口面积 /cm²	平均压差 /mmHg	主动脉射流速度 /(m·s⁻¹)
轻度	>1.5	<20	2.6~2.9
中度	1.0~1.5	20~40	3.0~4.0
重度	<1.0	>40	>4.0

2. 主动脉瓣关闭不全（aortic regurgitation，AR）

（1）2D：主动脉增宽，搏动增强，主动脉瓣开放幅度增大。

（2）M 型：主动脉搏动增强，根部内径增宽，主动脉瓣开放速度增快；主动脉瓣关闭线呈双线。

（3）CDFI：左心室流出道内出现起自主动脉瓣口的舒张期红色为主五彩镶嵌反流信号（图 16-2-62）。

（4）TEE：对主动脉瓣的形态结构显示更清楚，通过 CDFI 可观察反流情况。

（5）AR 的定量分析（参照 2010 年 EAE 瓣膜评估推荐指南，表 16-2-8）。

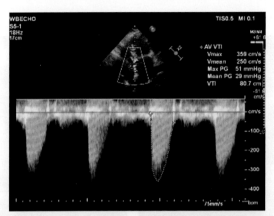

图 16-2-61　连续多普勒测量主动脉瓣口射流速度及压差

表 16-2-8　推荐使用 AR 程度分级

	VCW/mm	PHT/ms	EROA/mm^2
轻度	<3	>500	<10
中度	3~6	300~600	10~30
重度	>6	<200	>30

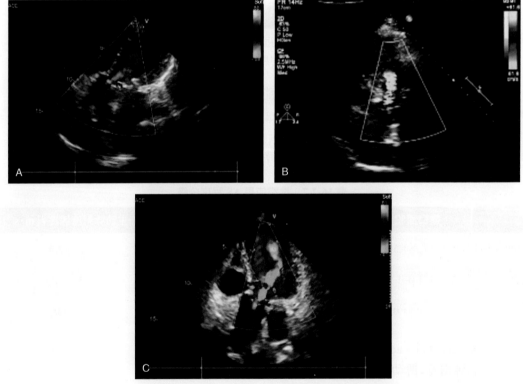

图 16-2-62　CDFI 显示五腔心切面左心室流出道内红色为主五彩镶嵌反流信号
A. 轻度 AR；B. 中度 AR；C. 重度 AR。

（三）三尖瓣狭窄与关闭不全

1. 三尖瓣狭窄（tricuspid stenosis，TS）

（1）2D：三尖瓣瓣叶增厚，回声增强，以瓣尖明显，舒张期瓣膜开放活动受限，瓣口缩小；腱索和乳头肌可有不同程度的增厚、回声增强和粘连征象（图 16-2-63）。

（2）M 型：三尖瓣前叶活动曲线斜率减慢，类似城墙样改变，形态与 MS 相似。

（3）CDFI：舒张期三尖瓣口以红色为主的五彩镶嵌的射流束进入右心室。

（4）TEE：可见三尖瓣增厚，回声增强，瓣尖粘连，开口减小；右心房增大，房间隔向左心房侧膨出。

（5）诊断 TS 的血流动力学征象（参照 2009 年 ASE 瓣膜狭窄推荐指南，表 16-2-9）。

表 16-2-9　推荐使用三尖瓣狭窄程度分级

超声所见	具体数值
平均压差 /mmHg	≥5
舒张期时间流速积分 /cm	>60
PHT/ms	≥90
连续方程测得瓣口面积 /cm²	≤1.0

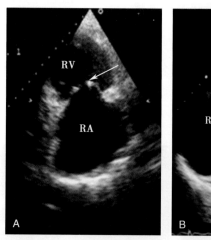

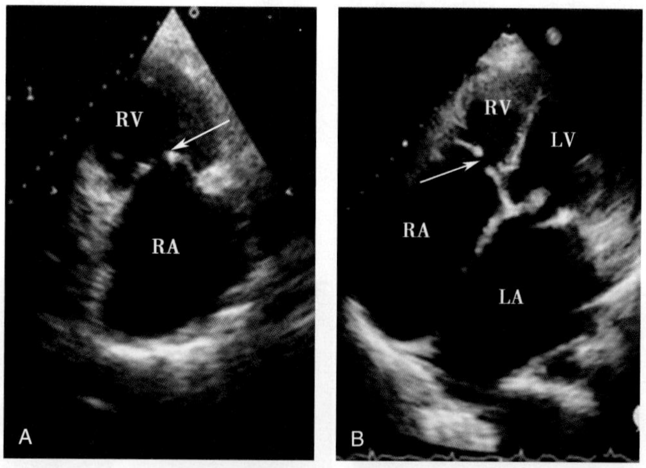

图 16-2-63　2D 显示右心室流入道切面及胸骨旁四腔心
切面三尖瓣增厚，舒张期开放受限

2. 三尖瓣关闭不全（tricuspid regurgitation，TR）

（1）2D：瓣环扩张，瓣膜关闭时可见裂隙。

（2）M 型：如前叶冗长时可见活动幅度增大，关闭延迟。

（3）CDFI：收缩期右心房内可见来自于三尖瓣口以蓝色为主反流信号（图 16-2-64）。

（4）TEE：可清楚地观察三尖瓣形态及血流动力学改变，对寻找三尖瓣关闭不全的原因有重要价值。

需要注意的是，部分正常人也会存在轻度三尖瓣反流。

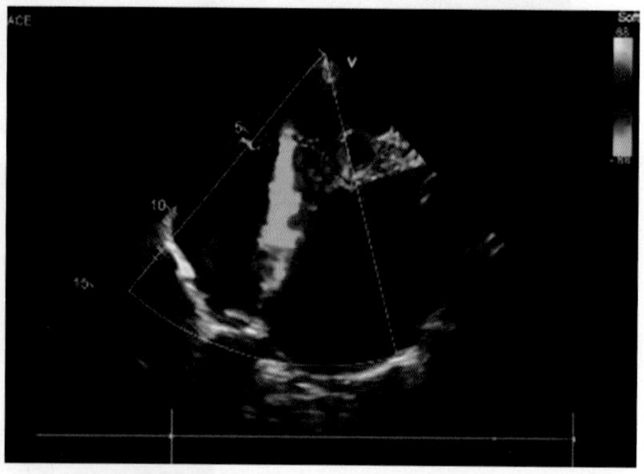

图 16-2-64　CDFI 显示四腔心切面右心房内来自
于三尖瓣口的反流信号

（四）肺动脉关闭不全

CDFI 可见胸骨旁大动脉短轴切面显示舒张期右心室流出道内红色反流信号。轻度肺动脉瓣反流可出现在大部分正常人中（图 16-2-65）。

七、感染性心内膜炎

（一）疾病简介

感染性心内膜炎（infective endocarditis，IE）是指由病原微生物直接感染心瓣膜或心内膜而引起的炎症性病变。最常受累部位为心脏瓣膜,也可发生在室间隔缺损处、腱索及心内膜面。

(二) 病因

多种因素可引起感染性心内膜炎,如菌血症、败血症或脓毒血症等侵袭心内膜;心血管本身结构异常利于病原体寄居;肿瘤患者使用细胞毒性药物及器官移植患者使用免疫抑制药等。

(三) 临床表现

根据病程及临床症状分为急性和亚急性。

急性感染性心内膜炎病原菌多见金黄色葡萄球菌或真菌,起病急,病程短且凶险,伴高热、寒战以及明显的中毒症状。

亚急性感染性心内膜炎多由草绿色链球菌引起,起病缓慢,临床表现不典型,如全身不适、疲倦、低热及体重减轻等。

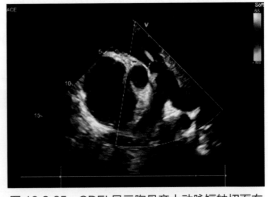

图 16-2-65 CDFI 显示胸骨旁大动脉短轴切面右心室流出道内来自于肺动脉瓣口的反流信号

(四) 超声心动图表现

1. 赘生物 为感染性心内膜炎的特征性表现,多见于二尖瓣心房面、主动脉瓣心室面,形态各异,带蒂的活动度大,与瓣叶紧密相贴的随瓣叶活动而活动。新形成的赘生物与心肌回声类似,陈旧性的赘生物回声可比心肌回声高,部分可及钙化(图 16-2-66)。

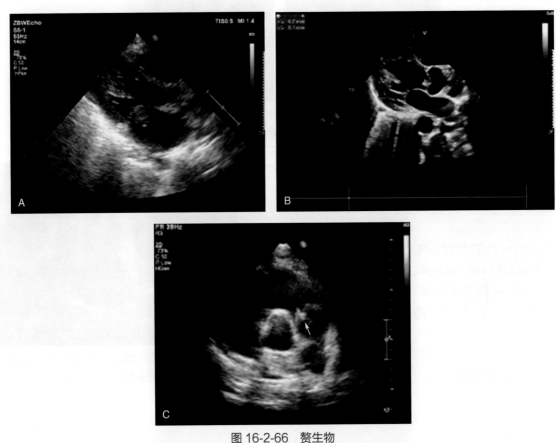

图 16-2-66 赘生物

A.二尖瓣前叶赘生物;B.主动脉瓣赘生物;C.肺动脉瓣赘生物。

2. 瓣膜穿孔 超声心动图二维图像表现为受感染瓣叶连续性中断,彩色多普勒超声心动图可于瓣体中断处探及高速血流信号(图 16-2-67)。

3. 脓肿　超声心动图二维图像上表现为受感染部位低回声或无回声团块,大小不随心动周期发生改变,彩色多普勒超声心动图未及血流信号(图16-2-68)。

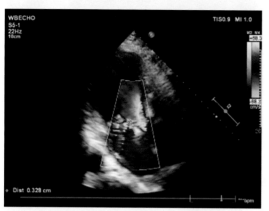

图 16-2-67　瓣膜穿孔表现

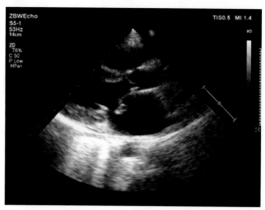

图 16-2-68　瓣膜脓肿表现

4. 假性瓣膜瘤　超声心动图二维图像上表现为通过一细小连续性中断开口于左心室流出道的囊袋状结构,大小随心动周期发生改变,彩色多普勒超声心动图可及血流信号,是由于血流剪切力等原因引起的转移性感染(图16-2-69)。

(五) 经食管超声心动图(TEE)

TEE 对感染性心内膜炎的诊断敏感性高于 TTE,尤其是肥胖、肺气肿、胸廓畸形等患者。TEE 可通过三维成像观察赘生物形态、大小、位置,还可发现小于 3mm 的赘生物(图 16-2-70~ 图 16-2-73)。

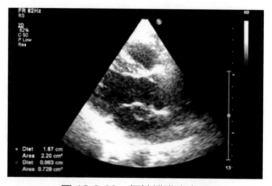

图 16-2-69　假性瓣膜瘤表现

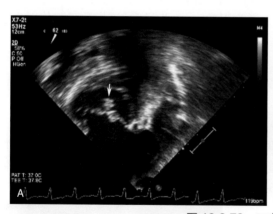
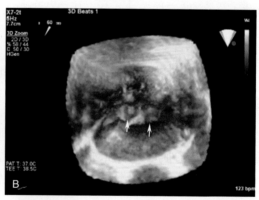

图 16-2-70　二尖瓣赘生物 TEE
A. 二维;B. 3D。

八、冠心病

二维超声心动图检出心肌缺血的重要特征即节段性室壁运动异常,冠状动脉供血与超声心动图所显示的节段性室壁运动异常有密切联系,美国心脏病协会(American Heart Association, AHA)采用 17 节段划分法将左心室分为 17 个节段,如此可利用超声心动图所显示的心肌各节段运动状态来判断是否存在心肌缺血,进而对病变血管作出初步判断。

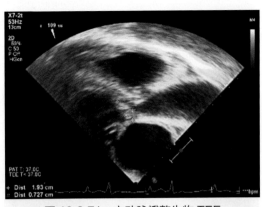

图 16-2-71　主动脉瓣赘生物 TEE

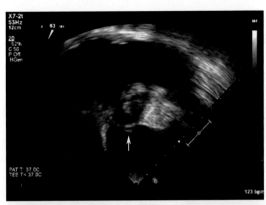

图 16-2-72　二尖瓣瓣膜瘤 TEE

（一）超声心动图评价节段性室壁运动异常的标准方法

1. 目测直接评估法

（1）运动正常：指收缩期心内膜向心腔方向运动，幅度≥5mm，心室壁增厚率≥30%。

（2）运动减弱：运动幅度<5mm。

（3）运动消失或无运动：运动幅度<2mm，仅有牵拉运动。

（4）反向运动或者矛盾运动：反向运动指收缩期病变节段呈离心运动。

（5）室壁瘤样运动：表现为局部膨出，呈反向运动或者不规则运动。

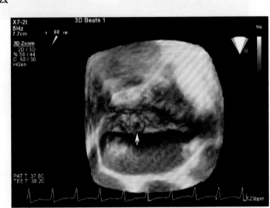

图 16-2-73　二尖瓣穿孔 TEE（3D）

2. 目测半定量室壁运动记分法　室壁运动记分指数＝室壁运动记分总和/记分的节段数总数。即运动正常记1分；运动减弱2分；无运动3分；反向运动或矛盾运动4分；室壁瘤样运动5分。凡记分指数为1者为正常。>1为异常，该指数于整体射血分数相关性良好。

3. 计算机技术自动评估方法。

4. 实时三维超声心动图室壁运动分析技术　此处不再展开叙述。

（二）心肌梗死并发症的超声诊断

1. 左心室扩大（图 16-2-74）

2. 真性室壁瘤　二维超声心动图表现为收缩期局部室壁向外膨出，心肌变薄。慢性或陈旧性梗死的心肌还可表现出心肌回声增强，多见于心尖、前壁、后壁或侧壁。彩色多普勒超声心动图示瘤体内血流缓慢、淤滞、色彩暗淡、方向不定（图 16-2-75，图 16-2-76）。

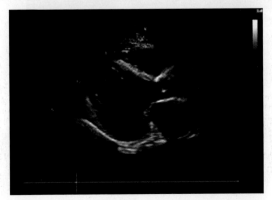

图 16-2-74　左心室后壁心肌梗死后二维超声表现
左心室腔明显增大，运动幅度减弱

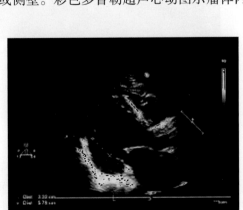

图 16-2-75　左心室后壁心肌梗死后后壁膨
出瘤形成

3. 心室附壁血栓　一般见于梗死区,超声心动图表现为心腔内探及不规则团块,回声可由于病程长短而不同,可表现为低回声或者偏高回声,与心内膜面间存在边界,当诊断困难时,可借助于左心腔声学造影(图 16-2-77,图 16-2-78)。

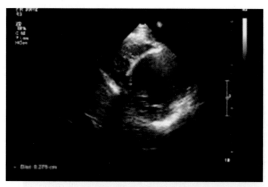

图 16-2-76　室间隔心肌梗死后心肌明显变薄,回声增强,考虑瘢痕心肌形成

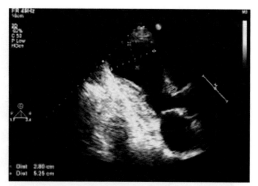

图 16-2-77　左心室壁心肌梗死后心尖部室壁瘤伴心尖部血栓形成

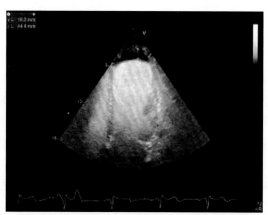

图 16-2-78　左心腔造影显示心尖部血栓形成

4. 室壁破裂及室间隔穿孔　超声表现类似先天性心脏病室间隔肌部缺损;当左心室游离壁破裂时,则会出现心脏压塞等致命临床急症(图 16-2-79);甚至可因为室壁缓慢破裂而周围心包组织包裹形成瘤样结构,即假性室壁瘤,应注意与真性室壁瘤相鉴别,前者二维超声心动图表现为心肌连续性中断。

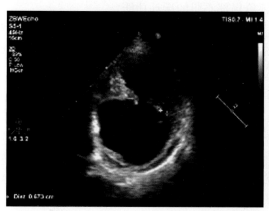
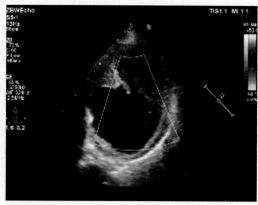

图 16-2-79　室壁破裂及室间隔穿孔超声表现
左心室下壁基底段及中间段室壁壁间夹层伴室壁瘤形成,其中一处破口宽约 0.67cm。

5. 乳头肌功能不全或断裂 二维超声心动图表现为二尖瓣呈连枷样运动;M 型超声心动图可见二尖瓣运动幅度明显变大,CD 段出现扑动;彩色多普勒超声心动图则表现为收缩期二尖瓣大量反流信号(图 16-2-80)。

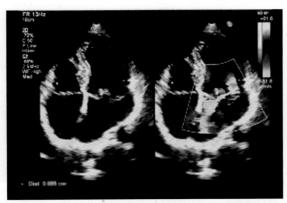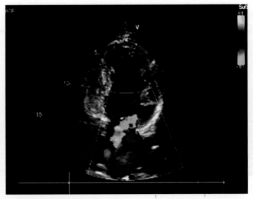

图 16-2-80 乳头肌功能不全或断裂超声表现

心肌梗死后乳头肌功能不全二维超声显示二尖瓣前叶呈"连枷样"表现;彩色多普勒超声示二尖瓣大量反流。

(三) 超声新技术在冠心病中的应用

1. 负荷超声心动图(stress echocardiography) 隐匿性冠心病患者因为一般生活或工作无明显不适症状而不易被发现,临床工作中可应用负荷超声心动图作为其中一种检测手段。概括为两类,即药物负荷超声心动图(dobutamine stress echocardiography,DSE)和运动负荷超声心动图(exercise stress echocardiography,ESE)。前者包括多巴酚丁胺或腺苷,后者包括跑步机运动或者踏车运动,其中踏车运动(自立或仰卧)对于冠状动脉血流储备和舒张功能的评估更为可行。同时,2019 年美国 ASE 指南也指出,以患者可以耐受运动为前提,ESE 比 DSE 更具有生理学意义,但 DSE 是评估患者不能运动时心肌缺血的首选替代试验。

2. 组织多普勒成像(tissue doppler imaging,TDI) 组织多普勒成像为一项无创性心肌检测技术,TDI 在临床上已广泛用于冠心病的评估,可用于评价心肌运动状态、整体心脏功能、心肌活性及心律失常等。

3. 应变(strain,SR)及应变率成像(strain rate imaging,SRI) 应变及应变率成像是通过多普勒组织成像评价局部心肌速度梯度的一项超声影像新技术。心肌运动速度受相邻节段心肌和心脏整体运动影响,应变率成像从心肌组织变形角度来定量分析室壁运动,其结构不受心脏整体运动、心脏旋转及室壁正常运动节段对运动异常拖带效应的影响,可较为准确地评估局部心肌组织变形速率,因而能全面、准确地判断室壁运动状态,较早识别出缺血心肌,定量评价局部心肌的运动功能。

4. 二维斑点追踪技术(two-dimensional speckle tracking imaging,2D-STI) 二维斑点追踪技术可以定量分析心肌组织的运动速度、应变及应变率。2D-STI 显示缺血或者梗死心肌节段收缩期峰值速度、应变及应变率显著低于运动正常的心肌节段,其识别心肌缺血的敏感性和特异性均高达 90% 以上。同时该技术还可用于评价左心室再同步化治疗的效果。

(四) 鉴别诊断

心肌梗死因往往具有典型的临床特征,结合超声心动图表现,常可明确诊断,但临床上应注意与扩张型心肌病相鉴别。典型的扩张型心肌病具有"大心脏、小开口"的超声心动图表现,但应排除冠状动脉多支病变合并心力衰竭,可行冠状动脉造影以鉴别。另外,完全性左束支传导阻滞也可表现为心肌节段性运动异常,临床注意与心电图表现相结合。

九、心肌病

(一) 肥厚型心肌病

1. 超声诊断要点

(1) 左心室壁增厚,心肌局部增厚 ≥ 15mm(图 16-2-81),若有明显家族史,心肌厚度 ≥ 13mm。

(2) 肥厚部位心肌回声增强、紊乱,呈毛玻璃样改变(图 16-2-82,图 16-2-83)。

(3) 肥厚部位心肌运动幅度和收缩期增厚率明显减低,而非增厚部位运动正常或代偿性增强。

(4) 若合并左心室流出道(left ventricular outflow tract,LOVT)梗阻,LVOT 直径<20mm,M 型超声心动图可显示收缩期二尖瓣前叶和腱索前向运动(SAM 现象),M 型超声心动图曲线 CD 段凸向左心室流出道,严重者与室间隔接触。主动脉收缩中期关闭,主动脉瓣 M 型曲线可及切迹。彩色多普勒超声心动图可显示左心室流出道内收缩期五彩高速血流信号,频谱多普勒超声心动图可显示流出道内高速"匕首"样频谱(图 16-2-84),若流出道压差>30mmHg 则可判定为梗阻性。

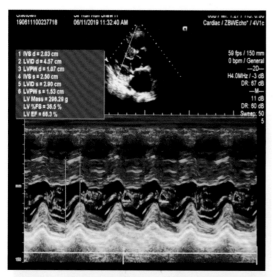

图 16-2-81 M 型超声显示室间隔非对称性增厚

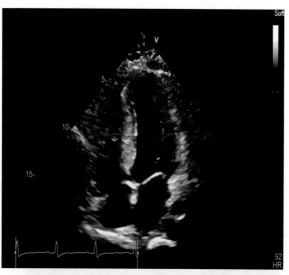

图 16-2-82 心尖四腔心切面显示室间隔增厚,回声不均

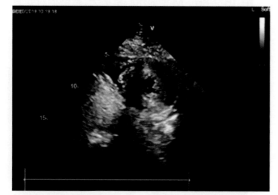

图 16-2-83 左心室心尖短轴切面显示
心尖弥漫性增厚

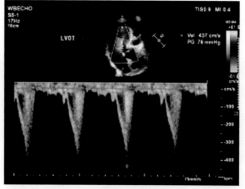

图 16-2-84 左心室流出道流速增快,压差增
高,呈匕首状

2. 左心室流出道梗阻程度的判断

(1) 左心室流出道收缩期血流速度>200cm/s,压差>16mmHg,认为流出道存在梗阻。左心室流出道压差 16~30mmHg 为轻度梗阻。

(2) 左心室流出道收缩期血流速度>274cm/s,压差>30mmHg,认为存在有血流动力学意义的流出道梗阻;左心室流出道压差 31~49mmHg 认为中度梗阻。

(3)左心室流出道静息或激发试验压差 ≥50mmHg 时考虑流出道存在明显梗阻,需要进行干预治疗。

3. 超声鉴别诊断　肥厚型心肌病的诊断是一种排他性诊断,一定要结合患者的超声心动图特点和临床资料进行综合判断。

肥厚型心肌病需与其他室壁增厚的疾病以及运动员心脏相鉴别,前者如高血压心脏病、心肌淀粉样变、主动脉狭窄、法布里(Fabry)病等相鉴别。

(二)扩张型心肌病

1. 超声诊断要点

(1)全心扩大,以左心室为著,其中左心室舒张末期内径(LVEDd)>50mm(女性)和>55mm(男性)(图 16-2-85)。

(2)心室壁厚度正常或变薄,心脏重量增加(图 16-2-86)。

(3)心室壁收缩幅度及收缩增厚率明显减低,左心室收缩功能、LVEF 减低(图 16-2-86)。

(4)左心室舒张功能减低。

(5)M 型超声心动图显示二尖瓣前后叶开放幅度相对较小,呈"钻石波";E 峰至室间隔距离(E-point septal separation,EPSS)增大(图 16-2-87),呈"大心腔,小开口"改变。

(6)彩色多普勒超声心动图显示多瓣膜反流,以二尖瓣、三尖瓣显著(图 16-2-88)。

(7)心腔内可有血栓形成(图 16-2-89)。

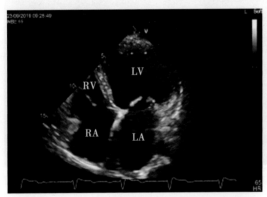

图 16-2-85　心尖四腔心切面显示全心扩大,以左心为主

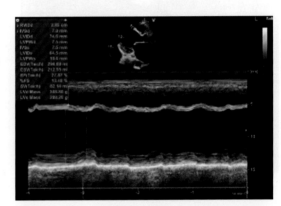

图 16-2-86　M 型显示心室扩大,室壁相对变薄,LVEF 减低

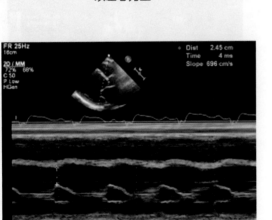

图 16-2-87　M 型二尖瓣波显示 EPSS 增大

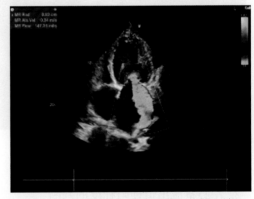

图 16-2-88　CDFI 显示重度二尖瓣反流

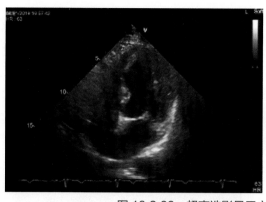
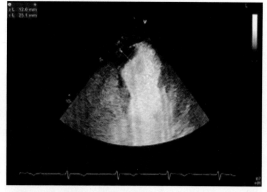

图 16-2-89　超声造影显示心尖部血栓（二维与造影下对比）

2. 超声鉴别诊断　扩张型心肌病是一个临床排他性诊断，其超声特征不具有特异性，与冠心病、高血压心脏病、心肌炎等其他原因引起的心脏扩大和心力衰竭不易区分，需结合临床资料如病史、冠脉造影等进行鉴别。

（三）限制型心肌病

1. 超声诊断要点

（1）心内膜增厚、回声增强，以心尖部显著；室壁可有一定增厚，表现为室壁心肌内呈浓密的点状回声（图 16-2-90）；M 型超声心动图显示室壁及心内膜增厚，室壁运动幅度减低，心室腔变小（图 16-2-91）。

（2）心房增大（图 16-2-92），可有附壁血栓；心室通常不大或减小，心室腔变形，长径缩短。

（3）二尖瓣和三尖瓣可增厚、变形（图 16-2-93）；E 峰高尖，E 峰减速时间缩短<160ms。A 峰减低，E/A>2.0（或>1.5），左心房压增高（图 16-2-94，图 16-2-95）。

（4）肺静脉血流频谱改变：D 波增高，S 波降低甚至缺如，反流速度（AR）增高>35cm/s，时限延长，连续出现于整个心房收缩期。

（5）上腔静脉血流频谱改变：上腔静脉反流速度（AR）增加（正常值 0.15m/s）。

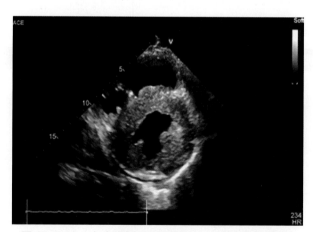
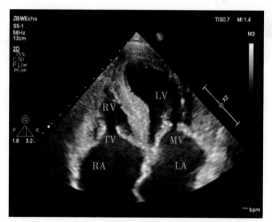

图 16-2-90　左心室短轴切面显示心内膜弥漫性增厚，回声致密较强

图 16-2-91　心尖四腔心切面显示室壁、二尖瓣及三尖瓣弥漫性增厚

2. 超声鉴别诊断　临床上限制型心肌病与缩窄性心包炎鉴别较困难。后者心包可及增厚、钙化，伴或不伴心包积液。多普勒超声可提供重要的诊断信息（表 16-2-10）。必要时可进行心内膜活检加以鉴别。

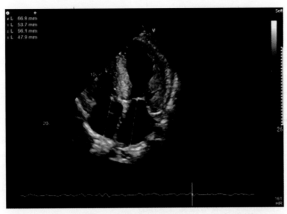

图 16-2-92　四腔心切面显示双房增大,心内膜增厚,回声致密较强

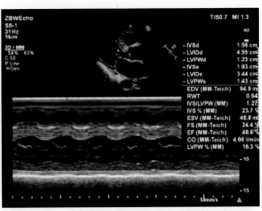

图 16-2-93　心室波 M 型显示心内膜弥漫性增厚,室壁运动减低

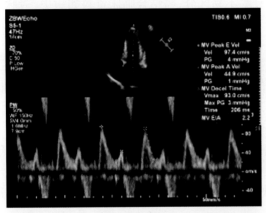

图 16-2-94　二尖瓣口舒张期频谱 E 峰高尖,呈限制型充盈障碍

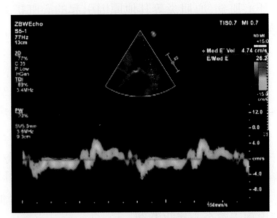

图 16-2-95　二尖瓣环组织多普勒显示左心房压明显增高

表 16-2-10　缩窄性心包炎与限制型心肌病的鉴别要点

	限制型心肌病	缩窄性心包炎
心腔大小	全心扩大,心室为主	心房扩大,心室相对较小
心包增厚,回声增强	无	有
心内膜增厚	有	无
室间隔运动异常	无	有
E 波随呼吸变化	无 / 不明显	增大(≥25%)
二尖瓣瓣环(侧壁)e'	>间隔处 e'	<间隔处 e'
肺动脉高压	常见	少见

(四) 致心律失常性右心室心肌病

1. 超声诊断要点

(1)右心室明显扩大,以心尖部、右心室流出道及基底部显著,严重者可形成室壁瘤(图 16-2-96)。

(2)右心室壁局限性或广泛变薄。

(3)右心室收缩幅度及收缩期增厚率均明显减低(图 16-2-97),甚至出现矛盾运动,左心功能正常。

(4)伴有右心室流出道扩张,右心房扩大。

(5)彩色多普勒超声心动图可显示三尖瓣反流,三尖瓣反流为中、重度时,峰值速度可显著降低,计算肺动脉收缩压(PASP)在正常范围。

（6）下腔静脉及肝静脉增宽。

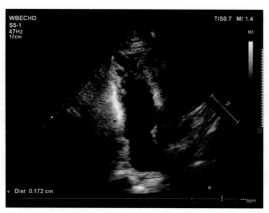

图 16-2-96　右心室心尖部心肌变薄（厚约 1.72mm），向外膨出

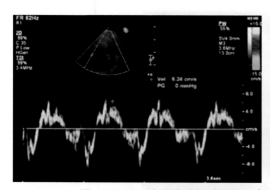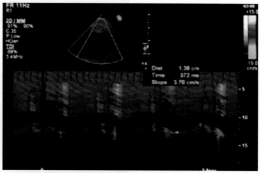

图 16-2-97　右心室收缩功能减低（S 峰流速 6.24cm/s，TAPSE 13.8mm）

2. 超声鉴别诊断

（1）致心律失常性右心室心肌病主要需与右心室心肌梗死相鉴别。MRI 是目前确诊致心律失常性右心室心肌病的常用方法，可见室壁脂肪沉积。冠状动脉造影正常。

（2）与导致右心扩大的疾病相鉴别：分流性疾病（如房间隔缺损、肺静脉异位引流等）；导致肺动脉高压的疾病（如肺源性心脏病、肺栓塞）；三尖瓣解剖和功能异常（如三尖瓣发育不良等）。

（五）心肌致密化不全

1. 超声诊断要点

（1）心室内丰富的肌小梁及深陷隐窝，呈"海绵状"或"蜂窝状"改变（图 16-2-98）。

（2）病变区域呈两层心肌结构，致密化心肌（C）薄，呈中、低回声，非致密化心肌（NC）较厚，收缩期成人 NC/C＞2，儿童 NC/C＞1.4（图 16-2-99）。

（3）病变区域主要位于心尖部、左心室侧壁、下壁。

（4）心尖段肌小梁的长度和宽度之比＞4∶1，中间段肌小梁的长度和宽度之比＞2∶1。

（5）晚期受累心腔扩大，室壁运动减弱，心功能减低。

（6）彩色多普勒超声显示隐窝内有与心腔内高速血流相通的低速血流，有时心腔及隐窝间隙内可有血栓形成（图 16-2-100）。

2. 超声鉴别诊断　本病需与扩张型心肌病、肥厚型心肌病、心内膜弹力纤维增生症、缺血性心肌病相鉴别。

（六）应激性心肌病

1. 超声诊断要点

（1）二维超声心动图显示心尖部室壁明显变薄（图 16-2-101），呈囊状的气球样膨出，收缩期时呈矛盾运动,基底段过度运动。

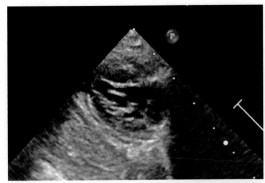

图 16-2-98　左心室心尖短轴切面显示心肌呈
海绵状改变

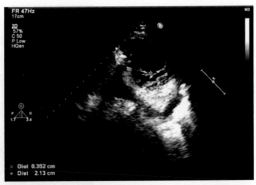

图 16-2-99　致密层心肌厚约 3.5mm,非致密层
心肌厚约 21.3mm

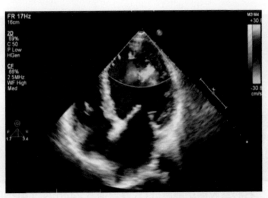

图 16-2-100　左心室心尖部隐窝内低速血流,与心腔相通

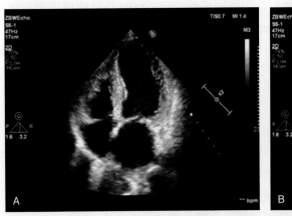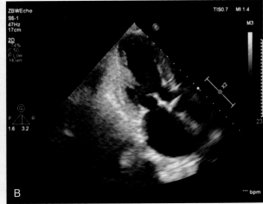

图 16-2-101　心尖四腔心切面(A)、心尖三腔心切面(B)显示左心室心尖部室壁变薄

(2)累及心室中段、基底部或局灶性的室壁节段性运动异常,甚至累及右心室,累及部分室壁变薄,运动明显减弱,或呈矛盾运动。

(3)可逆性中、重度二尖瓣反流。

(4)左心室流出道梗阻。

(5)心室腔内继发血栓形成。

2.超声鉴别诊断

(1)急性冠脉综合征:两者症状和超声表现相似,冠状动脉造影可鉴别。

（2）病毒性心肌炎：根据病史，必要时行心肌活检进行鉴别。

3. 新技术的应用

（1）组织多普勒：定量分析心肌组织的运动，包括速度、位移、应变和应变率等参数。多普勒频移原理，有角度依赖性，所需帧频较高。

（2）斑点追踪技术：定量分析心肌运动，无角度依赖。

（3）心脏造影：主要用于心腔造影，特别是对于二维图像质量不满意的患者的室壁厚度显示、心功能及诊断附壁血栓有价值。

（4）冠状动脉血流成像：评估心肌缺血。

十、心包疾病

（一）心包积液和心脏压塞

1. 心包积液（pericardial effusion，PE）

（1）超声相关表现：二维超声心动图是检出本病的最佳方法，可对积液量进行半定量测定（少量，<100ml；中量，100~500ml；大量，>500ml）。

1）少量：左心室后壁后方和/或房室沟见液性暗区，左心室长轴切面测得左心室后壁后方液性暗区宽度<10mm，右心室前壁前方未见明显液性暗区。

2）中量：左心室长轴、短轴、心尖四腔切面均可见包绕左右心室周围及心尖部的液性暗区，宽度10~20mm。

3）大量：心包腔内弥漫大量液性暗区，宽度大于20mm，可见心脏在心包腔内明显摆动（图 16-2-102）。

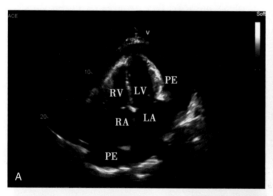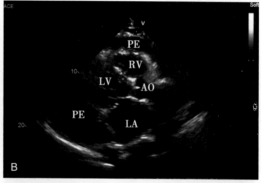

图 16-2-102 心包大量积液

（2）鉴别诊断：需与心包脂肪、左侧胸腔积液等鉴别。心包脂肪常呈斑点状或颗粒状回声，常伴有高回声分隔。左侧胸腔积液延伸至降主动脉后方，而后心包积液常延伸至降主动脉前方及左心房后方。

（3）局限性与临床价值：超声心动图对心脏术后患者出现分隔状心包积液的敏感性低，并且不能鉴别有回声的积液的类型。但其依然是心包积液的首选检查方法，并可在心包穿刺时进行引导，提高穿刺的安全性和可靠性。

2. 心脏压塞

（1）超声相关表现：M型超声能较好地明确左右心室及左心房舒张期受压的存在、时间及严重程度。左右心室受压出现在舒张早期，舒张晚期消失（心房收缩后），左心房及右心房受压出现在舒张晚期。

二维超声能较准确地确定心包积液量，右心腔及左心腔舒张期塌陷征，心包增厚与粘连的存在及程度。心尖四腔切面观察到持续时间超过1/3的心动周期的右心房塌陷及胸骨旁长轴、短轴切面以及右心室流入道切面观察到舒张早期和中期右心室塌陷是心脏压塞的重要表现。心脏负荷情况可能影响这些表现的可靠性。例如，在心脏压塞伴有右心室肥厚的情况下，可能不会出现右心室塌陷（图 16-2-103）。

多普勒超声用于检测各瓣口及大血管的血流动力学变化。

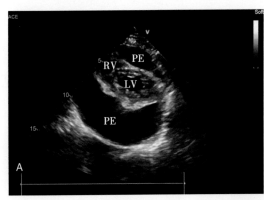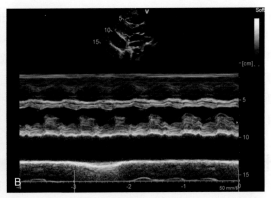

图 16-2-103　心包大量积液，右心腔及左心腔舒张期塌陷

　　(2)局限性：二维超声提示心腔塌陷、下腔静脉增宽，多普勒显示左、右心室充盈随呼吸交替性变化增大等结果有助于临床不典型患者确诊该疾病；但在肺动脉高压时可出现假阴性，在严重低血容量时可有假阳性。

(二) 缩窄性心包炎

　　1. 超声相关表现　M 型超声无特异性，但可观察到如左心室舒张受限等相应的继发性改变。

　　二维超声表现为双心房增大，双心室相对较小，心包膜明显增厚，回声增强，部分可见钙化，左心房与左心室夹角变小，心室舒张及收缩功能均受限，室壁运动受限，室间隔可见异常抖动。可见下腔静脉及肝静脉扩张，呼吸变化率减低，提示右心房压升高。

　　脉冲多普勒超声显示二尖瓣口舒张早期血流速度加快，晚期减慢，E/A 值明显增大(图 16-2-104)。

　　2. 鉴别诊断　缩窄性心包炎需与限制型心肌病鉴别(见表 16-2-10)。

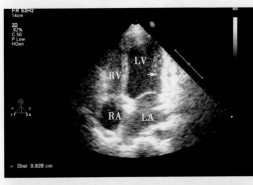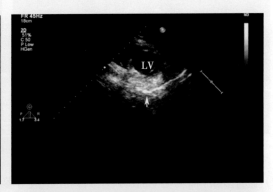

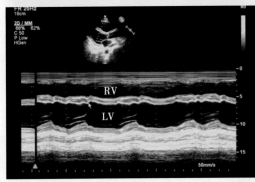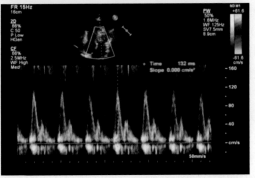

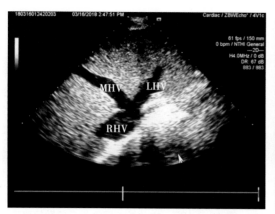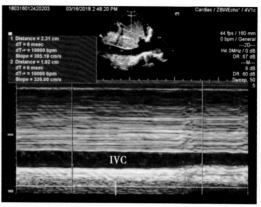

图 16-2-104　缩窄性心包炎相关图像

十一、主动脉疾病

(一) 主动脉瘤

主动脉瘤(aortic aneurysm)是由于主动脉壁薄弱导致的主动脉管腔局限性扩张,为相应正常部位管腔内径的 1.5 倍以上。主动脉瘤主要分为三类:真性动脉瘤、假性动脉瘤及主动脉夹层动脉瘤。

真性主动脉瘤超声表现:主动脉内径增宽,大于正常管腔 1.5 倍以上(胸腔段超过 45mm,腹腔段超过 30mm)(图 16-2-105),主动脉瘤体内血流速度慢,彩色血流颜色暗淡,可出现漩涡状流动。

(二) 假性动脉瘤

假性动脉瘤(pseudoaneurysm)是动脉壁全程破裂,血液外溢后被周围组织纤维包裹形成的搏动性肿块,这种动脉瘤没有主动脉壁结构,故称为假性动脉瘤。动脉壁破裂主要由于外伤或感染所致。假性动脉瘤好发于四肢动脉干,主动脉的假性动脉瘤较少见。

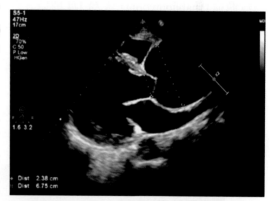

图 16-2-105　主动脉窦瘤二维超声表现

假性动脉瘤超声表现:动脉旁可见无回声或混合回声包块,实性部分为附壁血栓,瘤壁没有动脉壁的三层结构。瘤腔内可见缓慢流动的血流,动脉腔内的血流通过动脉壁破口与动脉瘤腔交通,收缩期动脉内血流进入瘤腔,舒张期瘤腔进入动脉内。将脉冲多普勒置于破口处可探及收缩期和舒张期互为相反的特征性频谱。

(三) 主动脉夹层

主动脉夹层(aortic dissection)是指主动脉内膜撕裂,血液通过破口进入主动脉壁内,沿管壁中膜层进一步延伸剥离,形成假腔,从而造成真假腔分离的一种病理改变。虽然主动脉夹层通常有一至数个撕裂口,但是有些病例的撕裂口并不清楚,或者真假腔之间并没有交通,前一种被称为交流型主动脉夹层,后者被称为非交流型主动脉夹层。根据病变解剖范围分类。Stanford 分型:A 型,病变累及升主动脉;B 型,病变不累及升主动脉。DeBakey 分型:Ⅰ型,破裂口位于升主动脉,并向主动脉弓更远的主动脉延伸;Ⅱ型,夹层局限于升主动脉;Ⅲ型,破裂口位于降主动脉,向下可累及更远部位,部分夹层可向上逆行达主动脉弓部和升主动脉,称为逆行性夹层。

主动脉夹层超声表现:主动脉腔内见撕裂的内膜片,撕裂的内膜呈飘带样结构,随心动周期摆动,主动脉被分为真假腔。彩色多普勒超声观察到真腔内血流与正常血管流速基本相同,较明亮,假腔内血流慢,较暗淡,若假腔内有血栓形成,内探及不到血流信号,收缩期入口处血流由真腔流向假腔,舒张期则很少流动,再入口处则相反(图 16-2-106,图 16-2-107)。

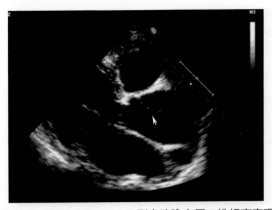 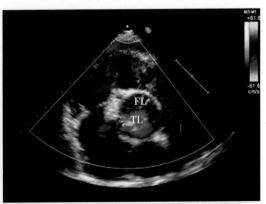

图 16-2-106　Stanford A 型主动脉夹层二维超声表现　　　图 16-2-107　主动脉夹层彩色多普勒超声表现

十二、心脏肿瘤

心脏肿瘤分为原发性心脏肿瘤(primary cardiac tumours)和继发性心脏肿瘤(secondary cardiac tumours),其中原发性心脏肿瘤或心包肿瘤较罕见。原发性心脏肿瘤中约 3/4 为良性肿瘤,良性肿瘤中约一半为黏液瘤(cardiac myxoma),其余为脂肪瘤(lipoma)、乳头状弹性纤维瘤(papillary fbroelastoma)和横纹肌瘤(rhabdomyoma),大约 1/4 的原发性心脏肿瘤为恶性肿瘤,其中 95% 是肉瘤,5% 是淋巴瘤。心脏黏液瘤是成人最常见的原发性心脏肿瘤,主要见于女性,常出现在心房的卵圆窝区,大约 75% 在左心房,15%~20% 在右心房。

左心房黏液瘤的超声表现:房间隔左心房面可见一致密团状回声,瘤体形状可变,活动度大,收缩期位于左心房,舒张期随血流向二尖瓣口移动,部分可导致二尖瓣狭窄,可于二尖瓣前后叶的间隙内出现明亮的前向射流束,连续多普勒置于射流束处时可测得二尖瓣口狭窄的血流频谱(图 16-2-108);当左心房黏液瘤影响二尖瓣关闭时,可在二尖瓣口左心房侧见蓝色的收缩期反流信号。

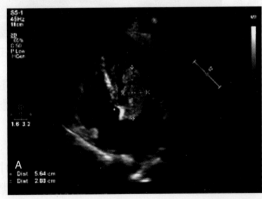 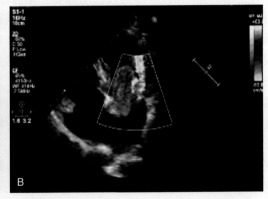

图 16-2-108　黏液瘤
A. 黏液瘤二维超声表现;B. 黏液瘤所致二尖瓣口狭窄彩色多普勒表现。

十三、肺动脉高压与肺栓塞

(一)肺动脉高压

1. 相关定义　静息时海平面高度经右心导管测定肺动脉平均压大于 25mmHg 为肺动脉高压。目前肺动脉平均压在 21~24mmHg 的临床意义尚不明确,肺动脉压在此范围的患者,发生肺动脉高压的风险时,应该仔细排查是否存在遗传性肺动脉高压、先天性心脏病、结缔组织病、门脉高压症、慢性溶血性贫血等相关疾病。肺动脉高压可以使许多心血管、呼吸和结缔组织疾病复杂化,若不系统治疗,发病率和死亡率较高,超声心动图评估肺动脉收缩压是通过利用三尖瓣反流速度峰值的简化伯努利方程来估计的,并将右心房的压力加入其中。

2. 血流动力学改变

(1)长期的肺动脉高压会导致后负荷增加,右心室壁张力增高、室壁增厚(>5mm),当肺动脉高压超过右心代偿能力时,右心输出量下降,右心增大,右心衰竭等。

(2)急性肺动脉高压时,右心室壁尚未代偿性增厚,右心室搏出量减少,但舒张末期容量增大,右心明显扩大,继而右心衰竭。

(3)回心血量减少,体循环障碍。

3. 超声心动图对肺动脉压力的评估

(1)肺动脉压估测方法(表16-2-11):

表 16-2-11 肺动脉压估测方法

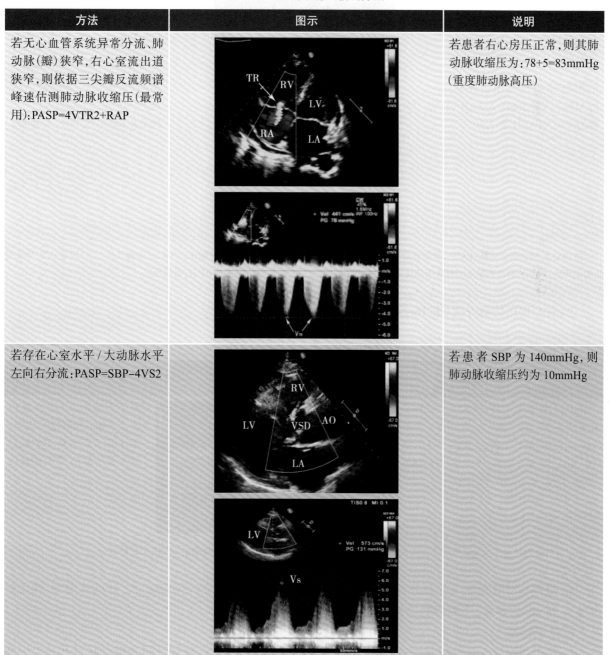

方法	图示	说明
若无心血管系统异常分流、肺动脉(瓣)狭窄,右心室流出道狭窄,则依据三尖瓣反流频谱峰速估测肺动脉收缩压(最常用):PASP=4VTR2+RAP		若患者右心房压正常,则其肺动脉收缩压为:78+5=83mmHg(重度肺动脉高压)
若存在心室水平/大动脉水平左向右分流:PASP=SBP−4VS2		若患者 SBP 为 140mmHg,则肺动脉收缩压约为 10mmHg

续表

方法	图示	说明
心室水平/大动脉水平右向左分流 PASP=SBP+4VS2	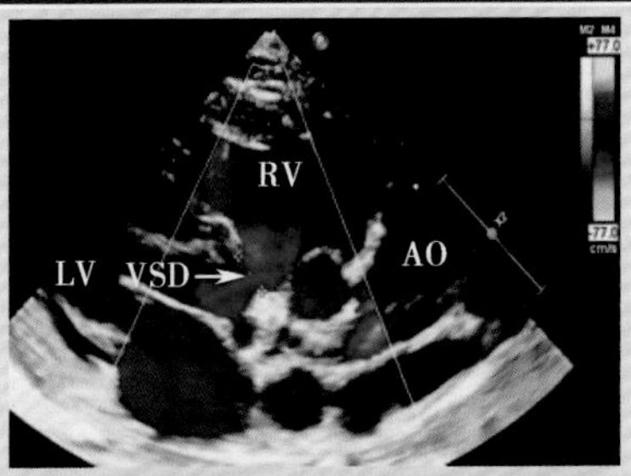 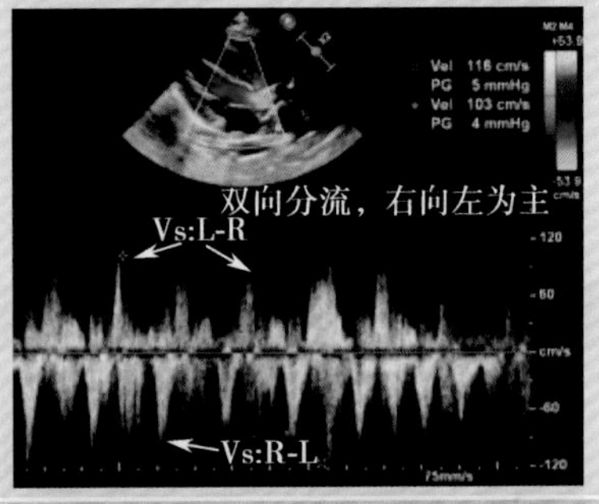	若患者 SBP 为 120mmHg,则 PASP=120+5=125mmHg
依据肺动脉反流频谱评估: PAMP=4(VPAEarD)2+RAP PADP=4(VPAED)2+RAP	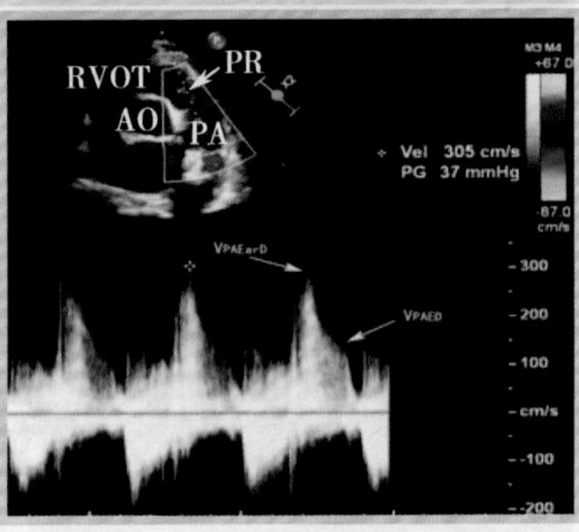	早期 PR 速度>2.2m/s 被认为是 PAMP 升高平均值标记 此患者 PAMP 约 37+5=42mmHg

注:PASP,肺动脉收缩压;PADP,肺动脉舒张压;PAMP,肺动脉平均压;SBP,肱动脉收缩压;VTR,三尖瓣反流(TR)峰速;VS,分流处收缩期峰速;PAED,肺动脉瓣反流舒张末期流速;PAEarD,肺动脉瓣舒张早期峰值流速;RAP,右心房压。

(2)右心房压估测方法(表 16-2-12):

表 16-2-12 右心房压估测方法

右心房压/mmHg	下腔静脉内径/cm	吸气时下腔静脉管腔塌陷率/%	图示	说明
3mmHg(范围 0~5)	IVC<2.1	>50	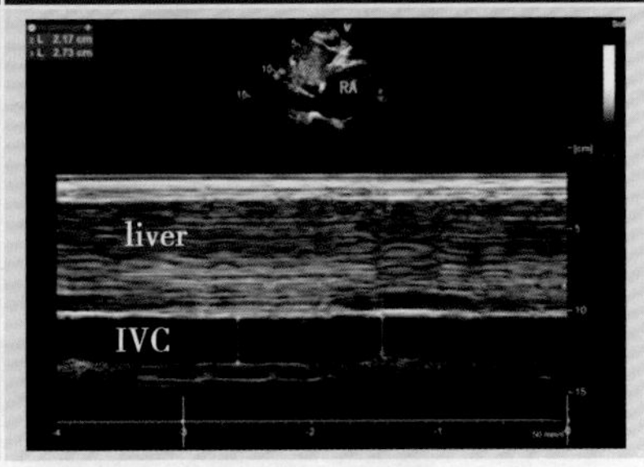	剑突下切面:下腔静脉内径 27.3mm,随呼吸变化率:(27.3-21.7)/27.3=20.5%,右心房压力为 10~20mmHg
15mmHg(范围 10~20)	IVC>2.1	<50 静息时<20		

注:当 IVC 内径和呼吸变化率不符合以上情况时,可使用中间值 8mmHg(范围 5~10mmHg)。IVC,下腔静脉。

4. 超声心动图表现 右心房、右心室扩大;右心室壁增厚;右心室流出道扩大,肺动脉增宽,肺动脉内径≥25mm 为异常;下腔静脉扩张(>21mm);三尖瓣反流等。

(二)肺栓塞

1. 病因与简介 肺栓塞是指体循环及右心系统的各种栓子脱落,机械性阻塞肺动脉及其分支引起肺循环障碍的临床病理生理综合征。最常见的肺栓子为血栓,由血栓引起的肺栓塞也称肺血栓栓塞。

2. 血流动力学改变

(1)急性肺栓塞形成急性肺动脉高压。

(2)长期肺动脉高压(后负荷增加)使右心室壁张力增高、室壁肥厚等。

3. 超声心动图表现

(1)直接征象:右心房、右心室、肺动脉或腔静脉内可见实质性占位,血栓最常见,其他如肿瘤性病变(图 16-2-109)。

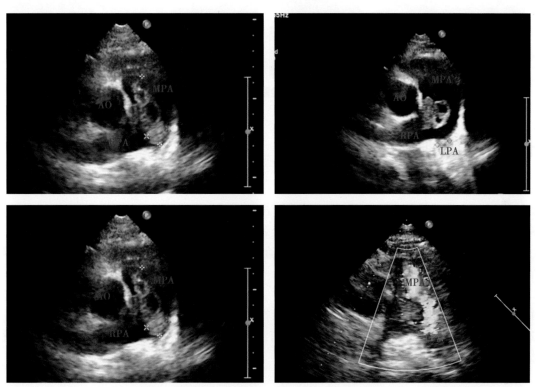

图 16-2-109 肺栓塞直接征象,右心房、右心室、肺动脉或腔静脉内可见实质性占位

(2)间接征象:肺动脉高压;右心增大;肺动脉内径增宽(>25mm);右心功能减低等(图 16-2-110)。

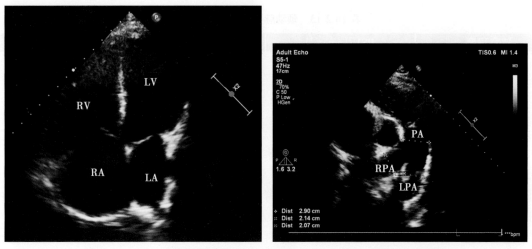

图 16-2-110 肺栓塞间接征象:肺动脉高压;右心增大;肺动脉内径增宽

(3)特异性超声心动图(图 16-2-111):当右心室增大,与左心室前后径比值>0.5,横径比值>1.0,左心

室受压变小等,应考虑肺动脉栓塞症。

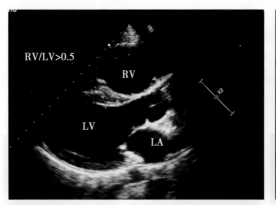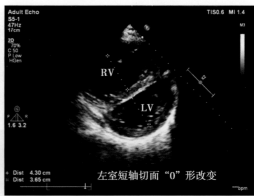

图 16-2-111 肺栓塞特异性超声心动图

十四、外周动脉疾病

(一) 颈动脉粥样硬化

动脉粥样硬化是动脉硬化的一种,指动脉内膜出现脂质沉着,内膜和中层增厚,逐渐形成斑块。斑块可为单发,也可为多发,通常好发于颈动脉分叉至颈内、外动脉起始处。

1. 颈动脉内中膜增厚和斑块形成 通常以颈动脉内中膜厚度 ≥ 1.0mm 判定为增厚,而将局限性内中膜厚度 ≥ 1.5mm 定义为动脉粥样硬化斑块形成。

2. 动脉粥样硬化病理分型

(1)稳定型斑块:表面覆盖有内膜下完整的纤维帽。

(2)不稳定型斑块:斑块表面纤维帽破裂或者有溃疡形成。钙化一般被认为是不稳定斑块变稳定的一种表现。

3. 根据斑块声学特征分类

(1)均质回声斑块:分为低回声、中等回声及强回声斑块。

(2)不均质回声斑块:斑块内部含强、中、低回声(图 16-2-112)。

4. 颈动脉狭窄超声评价标准(表 16-2-13)

表 16-2-13 颈动脉狭窄超声评价标准

狭窄程度	PSV/(cm·s⁻¹)	EDV/(cm·s⁻¹)	PSV(ICA)/PSV(CCA)
正常或<50%	<125	<40	<2.0
50%~69%	>125 且<230	>40 且<100	>2.0 且<4.0
70%~99%	>230	>100	>4.0
闭塞	无血流信号	无血流信号	无血流信号

5. 以颈动脉重度狭窄的典型图片来说明颈动脉狭窄的超声评估(图 16-2-113)

(二) 锁骨下动脉盗血综合征

锁骨下动脉盗血综合征是指锁骨下动脉或头臂干的椎动脉起始处的近心段有狭窄或闭塞,由于虹吸作用,引起患侧椎动脉血流逆行,导致椎基底动脉及患侧上肢缺血。

1. 超声表现 ①动脉粥样硬化导致者,动脉内可见内膜毛糙、增厚,斑块形成,管腔变窄甚至闭塞(图 16-2-114A);②大动脉炎所致者,增厚管壁多呈均匀低回声。

2. 彩色多普勒

(1)锁骨下动脉或头臂干:①不完全闭塞时,锁骨下动脉或头臂干近端狭窄处显示为花色血流;②完全闭塞时,无血流信号显示。

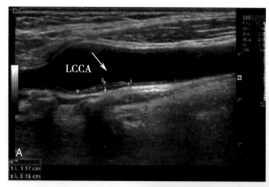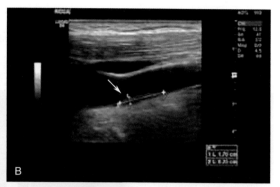

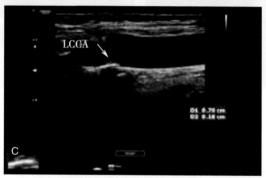

图 16-2-112 颈动脉斑块

A. 左颈总动脉分叉后壁混合回声斑块;B. 右颈总动脉后壁低回声斑块;
C. 左颈总动脉分叉后壁至颈内动脉起始部后壁强回声斑块。

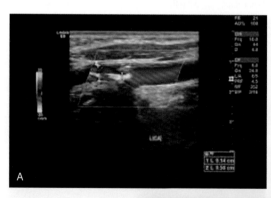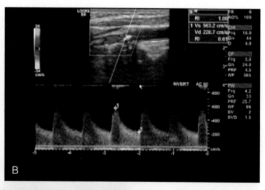

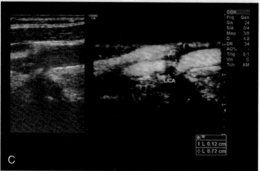

图 16-2-113 颈内动脉重度狭窄

A. 彩色多普勒血流图像显示左侧颈内动脉(LICA)起始端血流束变窄,彩色混叠,狭窄即后段呈五彩镶嵌样血流;B. 左侧颈内动脉狭窄处脉冲多普勒频谱测量收缩期峰值流速 563.2cm/s,舒张末期血流速度220.7cm/s,直径狭窄率>70%;C. 超声造影显示狭窄处内径约 0.12cm,狭窄远端内径约 0.72cm,准确评估直径狭窄率约 83%。

（2）椎动脉：当锁骨下动脉重度狭窄或闭塞时，椎动脉血流与同侧颈总动脉血流完全相反，与同侧椎静脉血流方向一致。

（3）患侧上肢动脉：彩色血流颜色暗淡。

3. 脉冲多普勒典型表现　椎动脉出现反向血流；间接表现：患侧锁骨下动脉远心段或肱动脉出现异常血流波形，即小慢波（图 16-2-114）。

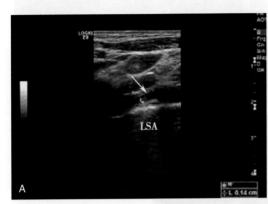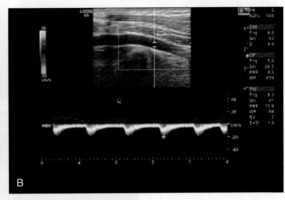

图 16-2-114　锁骨下动脉盗血综合征超声表现

A. 右侧锁骨下动脉近端斑块形成（箭头）并造成管腔狭窄；B. 锁骨下动脉远段出现"小慢波"改变。

（三）动脉硬化闭塞症

1. 超声显示动脉内膜毛糙、增厚，壁上可见多发强回声斑块（图 16-2-115A），部分管腔内见低回声血栓。

2. 彩色多普勒显示管腔内局部血流束变细，狭窄及其远端表现为花色血流信号；若为闭塞，则管腔内无血流信号（图 16-2-115B）。

3. 频谱多普勒显示狭窄处峰值流速增高，舒张期反向波流速降低或消失（图 16-2-115C）。闭塞段动脉管腔内不能引出多普勒频谱。狭窄或闭塞远端动脉内表现为低速低阻血流。

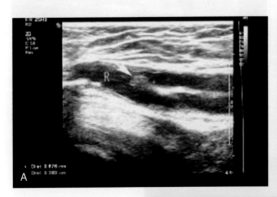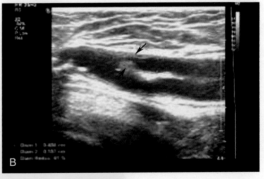

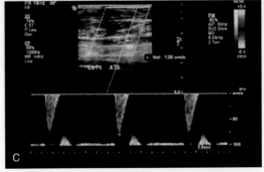

图 16-2-115　动脉硬化闭塞症超声表现

A. 股浅动脉粥样硬化斑块；B. 箭头所指处为狭窄段，管腔变细；C. 狭窄处频谱反向波消失，峰值流速为 126cm/s。

（四）动脉栓塞

1. 动脉栓塞通常指急性动脉栓塞,是源于心脏的附壁血栓或近心端动脉硬化斑块脱落,被血流冲向远侧,造成远端动脉管腔堵塞。任何远端动脉都可能发生栓塞,通常见于下肢。急性动脉栓塞易发生于动脉分叉部,股动脉分叉最常见。典型临床表现为动脉搏动减弱或消失、苍白、疼痛、厥冷、麻木和运动障碍。

2. 超声表现　栓塞动脉内的回声取决于脱落栓子的回声、有无继发血栓等。大多栓子表现为偏强回声。若合并血栓形成,则可探及低回声。

（五）多发性大动脉炎

大动脉炎是指主动脉及其主要分支和肺动脉的慢性非特异性炎性疾病。其中以头臂血管、肾动脉、胸主动脉、腹主动脉及肠系膜上动脉为好发部位,常呈多发性,因病变部位不同而临床表现各异。病变早期是动脉外膜炎,逐渐向血管中膜及内膜发展,后期出现全层弥漫性增厚,管腔变细,甚至管腔闭塞。根据受累血管部位不同,可分为五型。

1. 头臂动脉型　颈动脉、锁骨下动脉、椎动脉狭窄和闭塞。

2. 胸主动脉、腹主动脉型　炎症累及胸主动脉、腹主动脉甚至全主动脉。

3. 主肾动脉型　炎症主要累及主动脉、肾动脉。高血压为重要的临床表现,尤以舒张压升高明显。患者上下肢血压相差>20mmHg时提示主动脉有狭窄。

4. 肺动脉-冠状动脉型　病变累及单侧或双侧肺叶动脉或肺段动脉,且为多发性病变。冠状动脉受累者少见。

5. 广泛型　具有上述两种以上类型的特征,属多发性病变,多数患者病情较重。

超声显示管壁正常结构消失、弥漫性增厚,呈相对不均匀低回声,一般没有钙化(图 16-2-116A)。管腔不同程度的狭窄(图 16-2-116B)。如病变为弥漫型,则彩色多普勒血流暗淡,脉冲多普勒频谱呈低速单相(图 16-2-116C)。如病变较局限,彩色多普勒显示病变处彩色亮度增高或有混叠现象,脉冲多普勒显示流速增高,狭窄即后段血流紊乱。

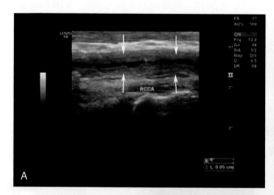
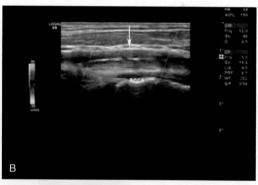
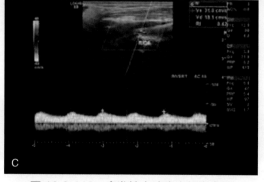

图 16-2-116　多发性大动脉炎超声表现

A. 右侧颈总动脉(箭头)管壁不规则增厚,管腔变窄;B. 彩色多普勒血流图像显示右侧颈总动脉(箭头)
管腔内血流变细,形态不规则,血流色彩暗淡;C. 右侧颈内动脉血流明显变细,脉冲多普勒示单向低速血流频谱。

十五、心脏术中监测

(一) 先天性心脏病术中监测(房间隔缺损、室间隔缺损、卵圆孔未闭)

超声心动图普遍用于 ASD/PFO 和 VSD 的经导管封堵术。实时术中 TTE、TEE、3D 成像和 ICE 超声心动图监测在封堵器植入前、中、后都提供了重要的辅助信息。超声心动图为患者的筛选、封堵器的选择、术中指导、并发症监测和疗效评估都提供了重要信息。

1. 超声心动图在 ASD/PFO 封堵术中的应用　美国心脏病学会 / 美国心脏协会指南建议对伴有右心增大的 ASD 患者,无论有无症状,均应对缺损进行手术。直径小于 5mm 的 ASD 且不伴有右心室增大或肺动脉高压的患者可不行修补术。PFO 或小的 ASD 如果出现反常性栓塞或卧位低氧血症也应考虑封堵。ASD 封堵的绝对禁忌证为不可逆的肺动脉高压和无左向右分流。美国 FDA 只允许对继发孔房缺患者行经皮导管封堵术,因此,静脉窦型和原发孔型房间隔缺损,应评估是否可行外科修补手术。

超声心动图应在术前全面评估 ASD/PFO 的形态、位置、大小、血流方向、周围房间隔残边、有无房间隔瘤、房间隔全长、多孔房间隔的各孔间距,是否合并肺静脉异位引流。超声心动图可实时监测导丝进入右心房、穿过房间隔缺损进入左心房,观察伞片的释放。术中即刻评价封堵伞的形态、位置、有无残余分流、伞片是否影响二尖瓣及主动脉瓣的活动、有无心包积液等。

2. 超声心动图在 VSD 封堵术中应用　超声心动图主要用于术前评价复杂类型的 VSD,详细描述 VSD 的左心室面和右心室面大小、距主动脉瓣和三尖瓣距离及主动脉瓣功能。TEE 作为 TTE 的补充,多切面综合评估,可清晰地显示缺损的全貌,包括左右侧缺损最大径、缺损走行路径,左右分流口之间的距离,右心室侧分流口的数目,与主动脉瓣、三尖瓣的关系。距主动脉瓣 2mm 以上者首选对称性封堵伞,不足 2mm 者选偏心伞。部分干下型 VSD 选偏心伞。尤其在超声引导下手术,TEE 起着实时全程引导监测的作用。TEE 可引导定位右心室表面穿刺点,并实时监测导丝进入右心室,导丝及鞘管通过缺损,封堵伞的释放。结合推拉试验,观察封堵器的可塑性、稳定性、严密性。术后即刻评价封堵伞形态、心室水平有无残余分流,主动脉瓣活动及反流,三尖瓣反流情况,观察心律及心率。VSD 残余分流小于 1mm,速度小于 2m/s,可以释放。如果残余分流大于 1.5mm,流速大于 3m/s,需要判断原因,如封堵器塑形、过小或多发缺损。若出现新发的主动脉瓣反流或反流增多,需要更换小一号封堵器或改行外科手术。

(二) 左心耳封堵术中监测

1. 术前评估　术前 TEE 可以评估左心房及左心耳内的血栓及自发显影情况(图 16-2-117,图 16-2-118)。如果有血栓,是左心耳封堵术的禁忌证,必须抗凝治疗直至血栓消失再行封堵。观察并记录封堵术前二尖瓣反流的程度以及心包积液的情况,测量左上肺静脉的流速,以便术前和术后对比。

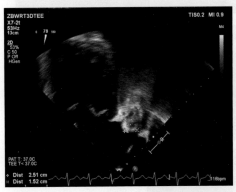

图 16-2-117　TEE 显示左心耳血栓(大小约 2.51cm×1.52cm)

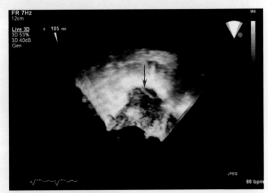

图 16-2-118　RT-3D-TEE 显示左心耳云雾影及条状血栓(箭头)

2. 术中实时显示左心耳的形态及毗邻结构关系　左心耳复杂的几何形态主要表现为左心耳口形

状、心耳分叶情况及左心耳与邻近组织结构空间位置关系的个体差异。左心耳口形状可为近圆形、近椭圆形、不规则形(如三角形、水滴状等)。左心耳的分叶情况可以分为单叶、双叶、多叶。TEE可以观察分叶的数量、大小以及分叶的走向。左心耳与邻近组织结构空间关系即左心耳与左上肺静脉、冠状动脉回旋支、二尖瓣及肺动脉的关系。

根据多排CT及MRI重建图像,左心耳的形态可分为4型。①菜花型:此型约占3%,左心耳短小,内可及粗大梳状肌,可无明显主叶,口部形状不规则。②风向标型:此型约占19%,左心耳走行无明显转折,主叶有足够的深度。③仙人掌型:此型约占30%,在主叶的基础上,副叶从主叶上方或下方发出。④鸡翅型:此型约占48%,有1个主叶,左心耳的走行有明显的转折。

一般在大角度(80°~135°)可以清晰地显示左心耳内部结构及分叶。110°~135°可以显示菜花型及仙人掌型;80°~110°可显示鸡翅型及风向标型。实时三维成像可以显示左心耳口的形状(图16-2-119)。

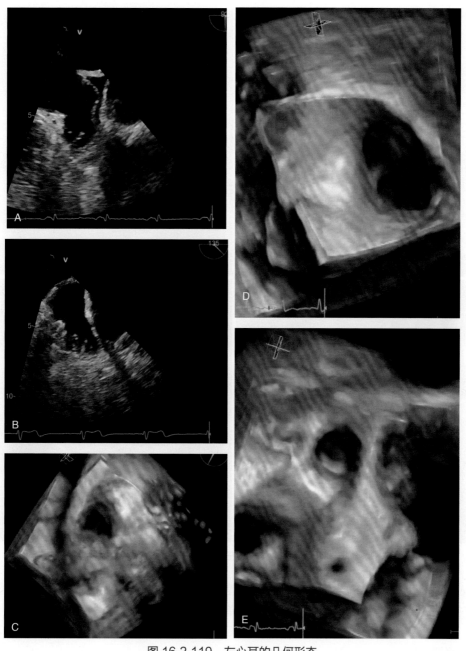

图16-2-119　左心耳的几何形态

A. 风向标型左心耳;B. 菜花型左心耳;C. 左心耳开口呈三角形;D. 左心耳开口呈近椭圆形,双叶;
E. 左心耳开口呈类圆形。

3. 术中测量左心耳的开口大小及深度 合适的封堵器型号对于左心耳封堵术的成功具有重要指导意义。过小可能存在封堵器移位、脱落、栓塞、残余漏等潜在风险,过大容易造成心脏穿孔、心脏压塞,影响周边结构(如压迫左上肺静脉及影响二尖瓣开放等)。为了选择合适型号的封堵器,应在封堵术前对左心耳尺寸最大时进行测量,即在左心室收缩末期及正常左心房灌注的状态下(维持左心房压在10~12mmHg以上)进行。为了准确地定义开口内径、着陆区内径以及左心耳深度,使用RT-2D-TEE获取食管中段水平切面(即0°、45°、90°、135°)进行测量。左回旋支是心耳开口位置的标志,一般情况下,心耳开口往远端1cm左右就是器械固定盘的着陆区。

(1) ACP封堵器置入前的测量:需要测量左心耳开口和器械在左心耳着陆区0°~135°的最大径和最小径(图16-2-120)。由于ACP封堵器大小的限制,一般适用于左心耳固定区域直径在12~28mm,且心耳内有超过10mm的工作深度。

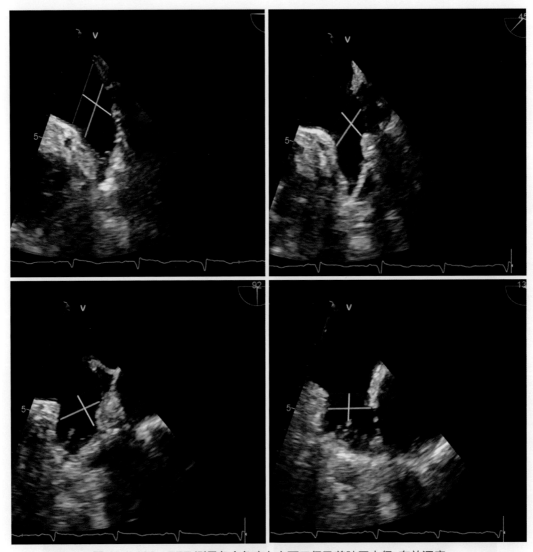

图16-2-120 TEE测量各个角度左心耳口径及着陆区内径、有效深度

(2) Watchman封堵器置入前的测量:TEE各角度观察左心耳形状、大小、侧叶数目及位置,记录左心耳开口直径和深度(图16-2-121),器械直径的选择取决于最大的开口直径。一般要求左心耳可用深度大于或等于开口直径。但由于器械实际展开后长度小于直径,对于有经验的术者,浅心耳也能放置Watchman封堵器。

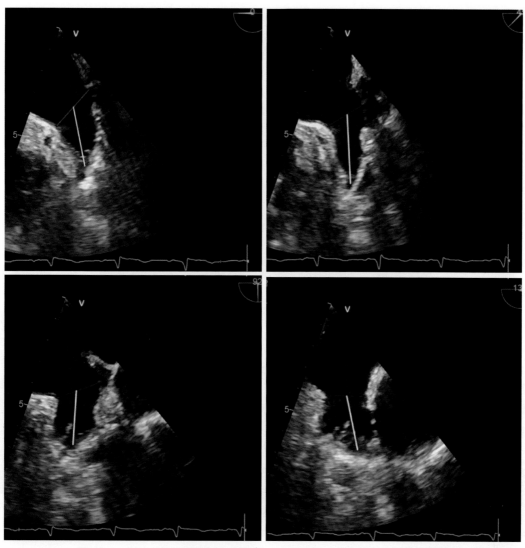

图 16-2-121　TEE 测量各个角度(0°、45°、90°、135°)左心耳口径及深度

4. 实时引导房间隔穿刺　左心耳封堵术的成功与房间隔的穿刺部位密切相关。在绝大多数患者中,左心耳位于心脏的左上前,因此,若要取得输送封堵器时的良好工作轴线,房间隔的穿刺点应位于房间隔的后下,在常规的 X 线透视下定位不仅耗时,而且增加 X 线辐射剂量,有了 TEE 的辅助,术者可以快捷和安全地进行穿刺点定位。

TEE 引导房间隔穿刺通常选择 90°~110° 食管中段上下腔静脉双房切面和 30°~60° 食管中段大动脉短轴切面,双房切面可清晰地显示房间隔上下的关系,大动脉短轴切面可以显示房间隔前后的关系,根据左心耳的位置,选择同轴方向进针。注意在穿刺过程中,必须小心地引导针尖穿过间隔,保持针尖在视野范围内。RT 3D-TEE 可以实时显示双平面(图 16-2-122),更好地引导房间隔穿刺。

5. 实时引导封堵器植入

(1)鞘巡航:在 45°~60° 食管中段大动脉短轴切面清晰显示左上肺静脉及左心耳并引导超硬导丝至左上肺静脉,退出房间隔穿刺鞘,将导丝留在左上肺静脉内。再将输送鞘管送入左上肺静脉口,后经输送鞘管内送入猪尾导管到左上肺静脉,撤出超硬导丝,将输送鞘管及猪尾导管送入左心耳内(图 16-2-123)。沿着猪尾导管手推对比造影剂显示左心耳的形态,测量左心耳的口径、深度或着陆区内径,根据术前 TEE 测值和造影后测值结果选择合适的封堵器。

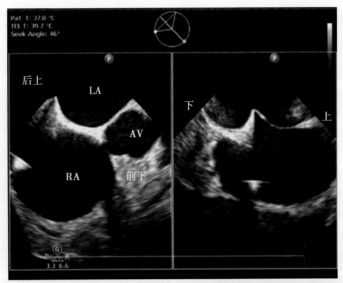

图 16-2-122　RT-3D-TEE 探头双平面引导房间隔穿刺

(2)封堵器释放：在 TEE 多切面的引导及监测下，将输送鞘管及猪尾导管送入左心耳的远端，撤出猪尾导管。沿着输送鞘管送入装载封堵器装置的输送系统，推进系统使封堵器达到左心耳处（图 16-2-124），在 TEE 及 X 线透视的引导及监测下，慢慢打开封堵器（图 16-2-125），TEE 在 0°、45°、90°、135° 多切面下观察封堵器的位置、形态、有无残余分流及心包积液（图 16-2-126，图 16-2-127），若植入的是 Watchman 封堵器，TEE 还必须在 0°、45°、90°、135° 多切面下测量压缩比率来评估封堵器大小是否选择适当（压缩率一般在 10%~25%），还有露肩情况（一般露肩<5mm，图

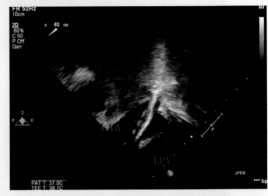

图 16-2-123　输送鞘管送入左心耳内

16-2-128）。如位置、大小合适，无明显残余分流（少量残余分流可接受，一般<5mm）及心包积液，在 TEE 指导下进行牵拉试验（图 16-2-125C），观察封堵器位置是否牢固，如果封堵器没有移位，再一次进行上述评估，如果符合上述要求，可进行封堵器释放；如果不符合上述要求，可以调整封堵器位置或收回封堵器。

另外，通过笔者所在浙江大学医学院附属邵逸夫医院积累的左心耳封堵术中经验，在极少数情况下，即使患者术中抗凝充分，活化凝血时间达标，仍然可在术中发现鞘内和／或鞘管壁血栓形成，监测此类危险情况的最有效手段便是实时 TEE。如遇这种情况，术者采用抽吸及更换鞘管等方法后均妥善处置。

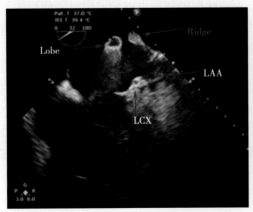
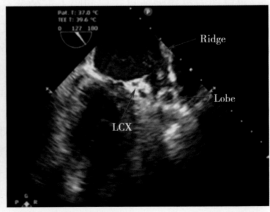

图 16-2-124　TEE 引导下推进输送系统

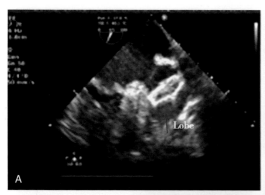
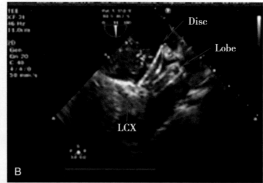
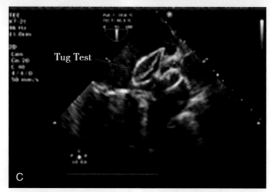

图 16-2-125　ACP 封堵器的释放
A. 固定盘 Lobe 的释放；B. 封堵盘 Disc 的释放；C. 牵拉试验（Tug test）。

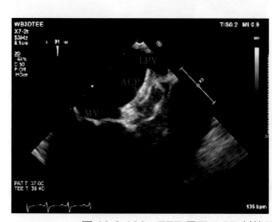
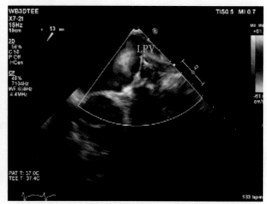

图 16-2-126　TEE 显示 ACP 封堵器的位置（与二尖瓣的关系）、残余漏情况

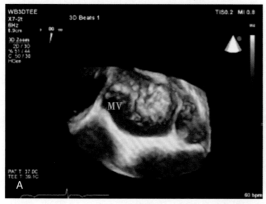
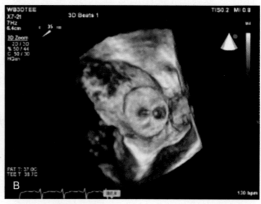

图 16-2-127　RT-3D TEE 显示封堵器的位置、形态
A. Watchman；B. ACP。

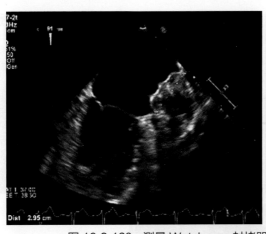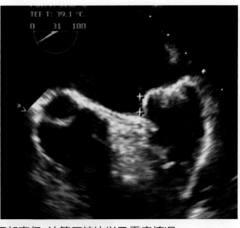

图 16-2-128　测量 Watchman 封堵器腰部直径、计算压缩比以及露肩情况

6. 封堵器释放后观察其位置、形态以及有无残余漏　封堵器释放后,再一次评估封堵器的位置、形态、残余漏及心包积液情况(图 16-2-129),同时探查心腔内是否有血栓及观察各瓣膜形态、反流以及心室各壁收缩运动功能。

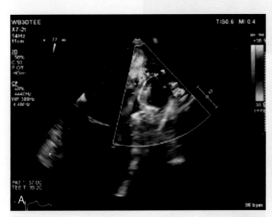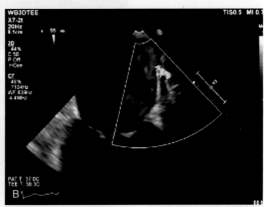

图 16-2-129　TEE 显示封堵器的少量残余漏
A. Watchman；B. ACP。

(三) 瓣膜病微创介入术中监测

1. 主动脉瓣介入术中监测(TAVR)　TAVR 是指用微创的方法治疗主动脉瓣疾病患者,具有创伤小,恢复快的优点。超声心动图在 TAVR 术前、术中、术后均有重要的作用,术前超声心动图主要用于评估瓣膜结构及心脏功能状态,测量主动脉瓣面积、跨主动脉瓣压差、主动脉瓣环、窦部、窦管交界及升主动脉内径等参数,还需要评估心腔大小、室壁厚度、左心室流出道内径以及其他结构性并发症,选择合适的患者;TEE 被广泛应用于 TAVR 术中监测,观察人工瓣的位置、形态、有无瓣周漏及程度,测量人工瓣跨瓣压差,观察导丝、鞘管及人工瓣对二尖瓣的影响,观察心包积液的变化以评估手术安全性;术后长期随访对于 TAVR 手术尤其重要。有研究报道,TAVR 人工瓣可以形成亚血栓,因此,TTE 随访观察人工瓣收缩期最大流速、平均跨瓣压差及根据连续方程法测量的人工瓣面积尤为重要,有助于临床及时调整药物预防及治疗血栓,维持人工瓣的正常功能。

2. 二尖瓣介入术中监测　二尖瓣介入治疗分为介入修复和介入置换两个分支,下面主要介绍二尖瓣介入修复。

二尖瓣介入修复即通过心导管采用二尖瓣夹闭器(mitral clip)或缝线将二尖瓣前后叶夹合在一起以治疗二尖瓣反流。超声心动图可用于术前筛选患者(图 16-2-130),还能在介入治疗术中引导二尖瓣夹闭器的输送和释放(图 16-2-131),术后评估有无残余反流(图 16-2-132)及并发症(如心包积液、瓣叶或腱索撕裂)。

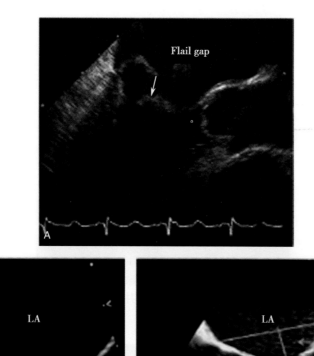

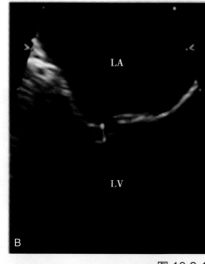

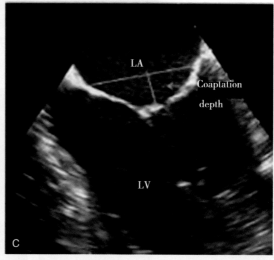

图 16-2-130　术前评估二尖瓣装置

A. 瓣叶脱垂高度（flail gap），即脱垂瓣叶与瓣环距离小于 10mm；B. 闭合缘高度（coaptation length），即瓣叶对合区高度大于 2mm，以保证充分钳夹面积；C. 闭合缘深度（coaptation depth），即二尖瓣瓣尖至瓣环距离大于 11mm。

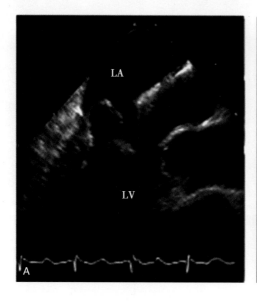

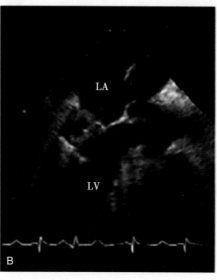

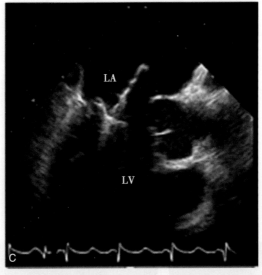

图 16-2-131　TEE 引导夹闭器到达二尖瓣口并使其尖端位置与二尖瓣平面垂直

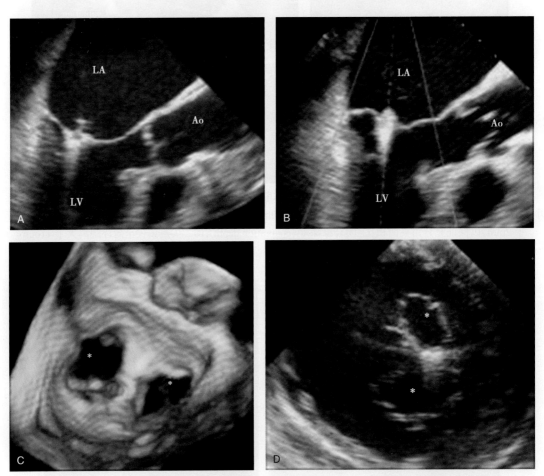

图 16-2-132　夹闭器释放后 TEE 评估夹闭器位置（A、C、D），二尖瓣反流是否明显减少（B）

（王　蓓）

［1］ ALSOOS F, KHADDAM A. Echocardiographic evaluation methods for right ventricular function [J]. J Echocardiogr, 2015, 13 (2): 43-51.

［2］ CAMELI M, MONDILLO S, SOLARI M, et al. Echocardiographic assessment of left ventricular systolic function: from ejection fraction to torsion [J]. Heart Fail Rev, 2016, 21 (1): 77-94.

［3］ RUDSKI L G, LAI W W, AFILALO J, et al. Guidelines for the echocardiographic assessment of the right heart in adults: a report from the American Society of Echocardiography endorsed by the European Association of Echocardiography, a registered branch of the European Society of Cardiology, and the Canadian Society of Echocardiography [J]. J Am Soc Echocardiogr, 2010, 23 (7): 685-713, quiz 786-788.

［4］ NAGUEH S F, SMISETH O A, APPLETON C P, et al. Recommendations for the evaluation of left ventricular diastolic function by echocardiography: an update from the American Society of Echocardiography and the European Association of Cardiovascular Imaging [J]. J Am Soc Echocardiogr, 2016, 29 (4): 277-314.

［5］ 姜玉新, 王志刚. 医学超声影像学 [M]. 北京: 人民卫生出版社, 2010: 49-53.

［6］ SMISETH O A, TORP H, OPDAHL A, et al. Myocardial strain imaging: how useful is it in clinical decision making ? [J]. Eur Heart J, 2016, 37 (15): 1196-1207.

［7］ SUGENG L, SHERNAN S K, SALGO I S, et al. Live 3-dimensional transesophageal echocardiography initial experience using the fully-sampled matrix array probe [J]. J Am Coll Cardiol, 2008, 52 (6): 446-449.

［8］ PELLIKKA P A, ARRUDA-OLSON A, CHAUDHRY F A, et al. Guidelines for performance, interpretation, and application of stress echocardiography in ischemic heart disease: from the American Society of Echocardiography [J]. J Am Soc Echocardiogr, 2020, 33 (1): 1-41. e8.

［9］ LANCELLOTTI P, PELLIKKA P A, BUDTS W, et al. The clinical use of stress echocardiography in non-ischaemic heart disease: recommendations from the European Association of Cardiovascular Imaging and the American Society of Echocardiography [J]. Eur Heart J Cardiovasc Imaging, 2016, 17 (11): 1191-1229.

［10］ KURT M, SHAIKH K A, PETERSON L, et al. Impact of contrast echocardiography on evaluation of ventricular function and clinical management in a large prospective cohort [J]. J Am Coll Cardiol, 2009, 53 (9): 802-810.

［11］ AGGELI C, GIANNOPOULOS G, ROUSSAKIS G, et al. Safety of myocardial flash-contrast echocardiography in combination with dobutamine stress testing for the detection of ischaemia in 5250 studies [J]. Heart, 2008, 94 (12): 1571-1577.

［12］ BARTEL T, MÜLLER S, BIVIANO A, et al. Why is intracardiac echocardiography helpful ? Benefits, costs, and how to learn [J]. Eur Heart J, 2014, 35 (2): 69-76.

［13］ RANA B S. Echocardiography guidance of atrial septal defect closure [J]. J Thorac Dis, 2018, 10 (Suppl 24): S2899-S2908.

［14］ SILVESTRY F E, COHEN M S, ARMSBY L B, et al. Guidelines for the echocardiographic assessment of atrial septal defect and patent foramen ovale: from the American Society of Echocardiography and Society for Cardiac Angiography and Interventions [J]. J Am Soc Echocardiogr, 2015, 28 (8): 910-958.

［15］ GEVA T, MARTINS J D, WALD R M. Atrial septal defects [J]. Lancet, 2014, 383 (9932): 1921-1932.

［16］ ROBERSON D A, CUI W, PATEL D, et al. Three-dimensional transesophageal echocardiography of atrial septal defect: a qualitative and quantitative anatomic study [J]. J Am Soc Echocardiogr, 2011, 24 (6): 600-610.

［17］ 中华医学会超声医学分会超声心动图学组. 中国成年人超声心动图检查测量指南 [J]. 中华超声影像学杂志, 2016, 25 (8): 645-666.

［18］ LANG R M, BADANO L P, MOR-AVI V, et al. Recommendations for cardiac chamber quantification by echocardiography in adults: an update from the American Society of Echocardiography and the European Association of Cardiovascular Imaging [J]. J Am Soc Echocardiogr, 2015, 28 (1): 1-39. e14.

［19］ ZOGHBI W A, ADAMS D, BONOW R O, et al. Recommendations for noninvasive evaluation of native valvular regurgitation: a report from the American Society of Echocardiography Developed in Collaboration with the Society for Cardiovascular Magnetic Resonance [J]. J Am Soc Echocardiogr, 2017, 30 (4): 303-371.

［20］ LANCELLOTTI P, TRIBOUILLOY C, HAGENDORFF A, et al. European Association of Echocardiography recommendations for the assessment of valvular regurgitation. Part 1: aortic and pulmonary regurgitation (native valve disease) [J]. Eur J Echocardiogr, 2010, 11 (3): 223-244.

［21］ LANG R M, BIERIG M, DEVEREUX R B, et al. Recommendations for chamber quantification: a report from the American Society of Echocardiography's Guidelines and Standards Committee and the Chamber Quantification Writing Group, developed in conjunction with the European Association of Echocardiography, a branch of the European Society of Cardiology [J]. J Am Soc Echocardiogr, 2005, 18 (12): 1440-1463.

［22］ PELLIKKA P A, NAGUEH S F, ELHENDY A A, et al. American Society of Echocardiography recommendations for performance, interpretation, and application of stress echocardiography [J]. J Am Soc Echocardiogr, 2007, 20 (9): 1021-1041.

［23］ RASMUSSEN S, CORYA B C, FEIGENBAUM H, et al. Detection of myocardial scar tissue by M-mode echocardiography [J]. Circulation, 1978, 57 (2): 230-237.

［24］ ELLIOTT P, ANDERSSON B, ARBUSTINI E, et al. Classification of the cardiomyopathies: a position statement from the European Society Of Cardiology Working Group on Myocardial and Pericardial Diseases [J]. Eur Heart J, 2008, 29 (2): 270-276.

［25］ ELLIOTT P M, ANASTASAKIS A, BORGER M A, et al. 2014 ESC Guidelines on diagnosis and management of hypertrophic cardiomyopathy: the Task Force for the Diagnosis and Management of Hypertrophic Cardiomyopathy of the European Society of Cardiology (ESC)[J]. Eur Heart J, 2014, 35 (39): 2733-2779.

［26］ GERSH B J, MARON B J, BONOW R O, et al. 2011 ACCF/AHA guideline for the diagnosis and treatment of hypertrophic cardiomyopathy: executive summary: a report of the American College of Cardiology Foundation/American Heart Association Task Force on Practice Guidelines [J]. Circulation, 2011, 124 (24): 2761-2796.

［27］ 中华医学会心血管病学分会, 中国成人肥厚型心肌病诊断与治疗指南编写组, 中华心血管病杂志编辑委员会. 中国成人肥厚型心肌病诊断与治疗指南 [J]. 中华心血管病杂志, 2017, 45 (12): 1015-1032.

［28］ MATHEW T, WILLIAMS L, NAVARATNAM G, et al. Diagnosis and assessment of dilated cardiomyopathy: a guideline protocol from the British Society of Echocardiography [J]. Echo Res Pract, 2017, 4 (2): G1-G13.

［29］ HABIB G, BUCCIARELLI-DUCCI C, CAFORIO A, et al. Multimodality imaging in restrictive cardiomyopathies: an EACVI expert consensus document In collaboration with the "Working Group on myocardial and pericardial diseases" of the European Society of Cardiology Endorsed by The Indian Academy of Echocardiography [J]. Eur Heart J Cardiovasc Imaging, 2017, 18 (10): 1090-1121.

［30］ TOWBIN J A, MCKENNA W J, ABRAMS D J, et al. 2019 HRS expert consensus statement on evaluation, risk stratification, and management of arrhythmogenic cardiomyopathy: executive summary [J]. Heart Rhythm, 2019, 16 (11): e373-e407.

［31］ KAWAI S, KITABATAKE A, TOMOIKE H. Guidelines for diagnosis of takotsubo (ampulla) cardiomyopathy [J]. Circ J, 2007, 71 (6): 990-992.

［32］ CITRO R, LYON A R, MEIMOUN P, et al. Standard and advanced echocardiography in takotsubo (stress) cardiomyopathy: clinical and prognostic implications [J]. J Am Soc Echocardiogr, 2015, 28 (1): 57-74.

［33］ ERBEL R, ALFONSO F, BOILEAU C, et al. Diagnosis and management of aortic dissection [J]. Eur Heart J, 2001, 22 (18): 1642-1681.

［34］ JOHNSTON K W, RUTHERFORD R B, TILSON M D, et al. Suggested standards for reporting on arterial aneurysms. Subcommittee on Reporting Standards for Arterial Aneurysms, Ad Hoc Committee on Reporting Standards, Society for Vascular Surgery and North American Chapter, International Society for Cardiovascular Surgery [J]. J Vasc Surg, 1991, 13 (3): 452-458.

［35］ THOMPSON R W, GERAGHTY P J, LEE J K. Abdominal aortic aneurysms: basic mechanisms and clinical implications [J]. Curr Probl Surg, 2002, 39 (2): 110-230.

［36］ Guidelines for diagnosis and treatment of aortic aneurysm and aortic dissection (JCS 2011): digest version [J]. Circ J, 2013, 77 (3): 789-828.

［37］ 王新房, 谢明星. 超声心动图学 [M]. 5 版. 北京: 人民卫生出版社, 2015: 478-493.

［38］ 周永昌, 郭万学. 超声医学 [M]. 6 版. 北京: 人民军医出版社, 2012: 709-712.

［39］ BUTANY J, NAIR V, NASEEMUDDIN A, et al. Cardiac tumours: diagnosis and management [J]. Lancet Oncol, 2005, 6 (4): 219-228.

［40］ HOEPER M M, BOGAARD H J, CONDLIFFE R, et al. Definitions and diagnosis of pulmonary hypertension [J]. J Am Coll Cardiol, 2013, 62 (25 Suppl): D42-D50.

［41］ KOVACS G, BERGHOLD A, SCHEIDL S, et al. Pulmonary arterial pressure during rest and exercise in healthy subjects: a systematic review [J]. Eur Respir J, 2009, 34 (4): 888-894.

［42］ HOEPER M M, KRAMER T, PAN Z, et al. Mortality in pulmonary arterial hypertension: prediction by the 2015 European pulmonary hypertension guidelines risk stratification model [J]. Eur Respir J, 2017, 50 (2): 1700740.

［43］ GALIÈ N, HUMBERT M, VACHIERY J L, et al. 2015 ESC/ERS Guidelines for the diagnosis and treatment of pulmonary hypertension: The Joint Task Force for the Diagnosis and Treatment of Pulmonary Hypertension of the European Society of Cardiology (ESC) and the European Respiratory Society (ERS): Endorsed by: Association for European Paediatric and Congenital Cardiology (AEPC), International Society for Heart and Lung Transplantation (ISHLT)[J]. Eur Heart J, 2016, 37 (1): 67-119.

［44］ BOSSONE E, D'ANDREA A, D'ALTO M, et al. Echocardiography in pulmonary arterial hypertension: from diagnosis to prognosis [J]. J Am Soc Echocardiogr, 2013, 26 (1): 1-14.

［45］ KONSTANTINIDES S V, MEYER G, BECATTINI C, et al. 2019 ESC Guidelines for the diagnosis and management of acute pulmonary embolism developed in collaboration with the European Respiratory Society (ERS): The Task Force for the diagnosis and management of acute pulmonary embolism of the European Society of Cardiology (ESC)[J]. Eur Respir J, 2019, 54 (3): 1901647.

［46］ POLLACK C V, SCHREIBER D, GOLDHABER S Z, et al. Clinical characteristics, management, and outcomes of patients diagnosed with acute pulmonary embolism in the emergency department: initial report of EMPEROR (Multicenter Emergency Medicine Pulmonary Embolism in the Real World Registry)[J]. J Am Coll Cardiol, 2011, 57 (6): 700-706.

［47］ BARCO S, ENDE-VERHAAR Y M, BECATTINI C, et al. Differential impact of syncope on the prognosis of patients with acute pulmonary embolism: a systematic review and meta-analysis [J]. Eur Heart J, 2018, 39 (47): 4186-4195.

［48］ KURNICKA K, LICHODZIEJEWSKA B, GOLISZEK S, et al. Echocardiographic pattern of acute pulmonary embolism: analysis of 511 consecutive patients [J]. J Am Soc Echocardiogr, 2016, 29 (9): 907-913.

［49］ SILVESTRY F E, COHEN M S, ARMSBY L B, et al. Guidelines for the echocardiographic assessment of atrial septal defect and patent foramen ovale: from the American Society of Echocardiography and Society for Cardiac Angiography and Interventions [J]. J Am Soc Echocardiogr, 2015, 28 (8): 910-958.

［50］ 经食管超声心动图临床应用中国专家共识专家组. 经食管超声心动图临床应用中国专家共识 [J]. 中国循环杂志, 2018, 33 (1): 11-23.

［51］ WANG Y, DI BIASE L, HORTON R P, et al. Left atrial append age studied by computed tomography to help planning for appendage closure device placement [J]. J Cardiovasc Electrophysiol, 2010, 21 (9): 973-982.

［52］ 王蓓, 余婵, 赵博文, 等. 实时三维经食管超声心动图在非瓣膜病心房颤动患者经导管左心耳 ACP 封堵术中的临床应用 [J]. 中华超声影像学杂志, 2017, 26 (3): 228-233.

［53］ DI BIASE L, SANTANGELI P, ANSELMINO M, et al. Does the left atrial appendage morphology correlate with the risk of stroke in patients with atrial fibrillation？ Results from a multicenter study [J]. J Am Coll Cardiol, 2012, 60 (6): 531-538.

［54］ BEIGEL R, WUNDERLICH N C, HO S Y, et al. The left atrial appendage: anatomy, function, and noninvasive evaluation [J]. JACC Cardiovasc Imaging, 2014, 7 (12): 1251-1265.

［55］ 陈立斌, 毛锋, 张盛敏, 等. 经食管实时三维超声心动图在左心耳封堵术中的作用 [J]. 中华超声影像学杂志, 2015 (9): 758-762.

［56］ MASOUDI F A, CALKINS H, KAVINSKY C J, et al. 2015 ACC/HRS/SCAI Left atrial appendage occlusion device societal overview: a professional societal overview from the American College of Cardiology, Heart Rhythm Society, and Society for Cardiovascular Angiography and Interventions [J]. Catheter Cardiovasc Interv, 2015, 86 (5): 791-807.

［57］ CAMM A J, LIP G Y, DE CATERINA R, et al. 2012 focused update of the ESC Guidelines for the management of atrial fibrillation: an update of the 2010 ESC Guidelines for the management of atrial fibrillation--developed with the special contribution of the European Heart Rhythm Association [J]. Europace, 2012, 14 (10): 1385-1413.

[58] LANDMESSER U, HOLMES D R Jr. Left atrial appendage closure: a percutaneous transcatheter approach for stroke prevention in atrial fibrillation [J]. Eur Heart J, 2012, 33 (6): 698-704.

[59] GLIKSON M, WOLFF R, HINDRICKS G, et al. EHRA/EAPCI expert consensus statement on catheter-based left atrial appendage occlusion-an update [J]. EuroIntervention, 2020, 15 (13): 1133-1180.

[60] SMISETH O A, TORP H, OPDAHL A, et al. Myocardial strain imaging: how useful is it in clinical decision making？[J]. Eur Heart J, 2016, 37 (15): 1196-1207.

[61] SUGENG L, SHERNAN S K, SALGO I S, et al. Live 3-dimensional transesophageal echocardiography initial experience using the fully-sampled matrix array probe [J]. J Am Coll Cardiol, 2008, 52 (6): 446-449.

[62] LANCELLOTTI P, PELLIKKA P A, BUDTS W, et al. The clinical use of stress echocardiography in non-ischaemic heart disease: recommendations from the European Association of Cardiovascular Imaging and the American Society of Echocardiography [J]. Eur Heart J Cardiovasc Imaging, 2016, 17 (11): 1191-1229.

[63] KURT M, SHAIKH K A, PETERSON L, et al. Impact of contrast echocardiography on evaluation of ventricular function and clinical management in a large prospective cohort [J]. J Am Coll Cardiol, 2009, 53 (9): 802-810.

[64] AGGELI C, GIANNOPOULOS G, ROUSSAKIS G, et al. Safety of myocardial flash-contrast echocardiography in combination with dobutamine stress testing for the detection of ischaemia in 5250 studies [J]. Heart, 2008, 94 (12): 1571-1577.

[65] ZAMORANO J L, BADANO L P, BRUCE C, et al. EAE/ASE recommendations for the use of echocardiography in new transcatheter interventions for valvular heart disease [J]. Eur J Echocardiogr, 2011, 12 (8): 557-584.

课后习题

多项选择题

1. 心脏声学造影可以辅助诊断的疾病有（   ）。
   A. 房间隔缺损 B. 室间隔缺损
   C. 肺动静脉瘘 D. 左心室血栓
   E. 冠状动脉瘘

2. 心脏超声可以对哪些心肌梗死的并发症做出诊断？（   ）
   A. 真性室壁瘤 B. 心室附壁血栓
   C. 室壁破裂及室间隔穿孔 D. 心肌梗死后综合征
   E. 心电图异常 Q 波

单项选择题

3. 心脏术中监测主要采用的方法是（   ）。
   A. 斑点追踪技术 B. 经食管超声心动图
   C. 负荷超声心动图 D. 心脏声学造影
   E. 经胸超声心动图

答案:
1. ABCD；2. ABC；3. B。

第三节 心血管 CT 成像

学习目标

1. 了解心血管 CT 的技术要点。
2. 掌握心血管 CT 的临床应用和正确选择。

一、心血管 CT 技术和应用

目前用于心脏(包括冠状动脉)评估的 CT 扫描通常要求 64 层及更高端的 CT 机型,即所谓的"后 64 层 CT";而主动脉、肺动脉和其他外周血管的评估则没有这个限制,一般的螺旋 CT 都可以满足要求,但 CT 层数少,覆盖相同的范围需要较长的扫描时间,为保持血管对比,需要注射更多的碘对比剂。

为了提高图像的空间分辨力,应尽可能采用小视野的扫描,特别是冠状动脉 CTA,一般采用小于 20cm 的小视窗(图 16-3-1)。目前临床常用 CT 只能支持垂直于身体长轴的横断位扫描,扫描层厚 ≤1mm,基本能满足三维重建的各向同性要求。对于管径较小的血管,如冠脉 2~3 级分支、颅内动脉,层厚 0.6~0.8mm 更佳。

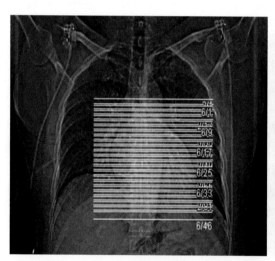
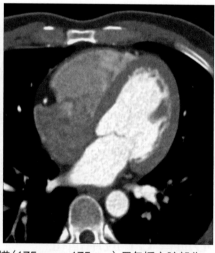

图 16-3-1 心脏 CT 或冠状动脉 CTA 的小视窗扫描(175mm × 175mm),只包括心脏部分,
可提高图像的分辨率,显示细小的解剖结构:冠状动脉

1. 平扫 普通 CT 平扫技术较少用于心血管系统,为了定量评价冠状动脉钙化,即钙化积分,通常采用心电门控的小视野心脏 CT 平扫,检测 CT 值大于 130HU 的像素进行钙化定量。有时患者冠脉钙化过多,如钙化的 Agaston 积分大于 400 或 1000,可能因掩盖管腔而无法评价狭窄程度,可能中止扫描。但关于冠状动脉 CTA 检查的钙化积分上限,目前尚没有统一的观点。

2. 非心电门控 CT 成像(CT angiography,CTA) 主要用于评估主动脉、肺动脉和其他外周动脉病变。主动脉 CTA 一般在静脉注射碘对比剂后 20~25s 采集,也可以采用 CT 值追踪 - 触发扫描的方法。非门控主动脉 CTA 观察主动脉根部时受心脏搏动干扰,产生一定的运动伪影(图 16-3-2),经验不足者可能误认为夹层,也不能用于经导管主动脉瓣植入术前评价。

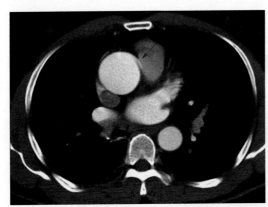
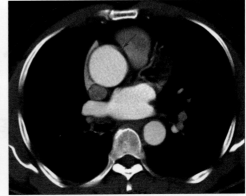

图 16-3-2 升主动脉左前缘的搏动伪影,类似于夹层动脉瘤

CT 肺动脉成像(CT pulmonary angiography,CTPA)一般延迟 15~20s 扫描,CT 值追踪 - 触发扫描可有效避免因患者循环状态差异而导致的扫描失败。

3. 心电门控 CTA 主要用于心脏和冠状动脉 CT 成像,采用小视野,包括前瞻性和回顾性心电门控技术。前瞻性心电门控预设在 QRS 波后的心脏收缩末期至舒张期进行扫描,可显著减少辐射剂量,但没有全心动周期的数据,无法进行心功能的评估。回顾性心电门控技术则采集全心动周期的数据,可用于心功能评估,代价是增加了辐射剂量。

在冠状动脉 CTA 的基础上延迟 10s 左右扫描,可采集冠状静脉的 CT 数据,进行冠状静脉窦的成像,主要用于评估解剖变异。

4. CT 增强 静脉注射碘对比剂后,根据延迟时间不同,CT 增强包括动脉期、静脉期和延迟期扫描,可评价心包和心肌的病变,观察病变组织的血流动力学特征。部分高端 CT 机型可实现快速、反复的扫描,用于心肌的灌注成像。

5. CT 相关用药 CTA 和 CT 增强都需要静脉注射碘对比剂,因此碘对比剂是最常用的 CT 相关药物。此外,进行心脏 CT 和冠状动脉 CTA 扫描时,β 受体阻滞药可有效地降低心率,减少心律变异度,有利于减少运动伪影,提高图像质量,减少辐射剂量;舌下含服或喷雾硝酸甘油扩张冠状动脉,可提高冠状动脉的成像质量。

6. 基于 CT 的冠状动脉血流储备分数(CT based fractional flow reserve,CT-FFR) 应用 CCTA 图像,使用计算机技术实现心脏和冠脉的三维模型重建,根据患者的个体情况设置特异性冠状动脉开口的流入边界条件和远端微循环的流出边界条件,利用流体力学方法计算关于冠状动脉血流、压力和黏性的综合方程,通过数值模拟的方法实现冠状动脉的流体力学仿真,无创地计算出冠状动脉上每一个点的 FFR 值。既不需要额外的扫描,也无需药物诱导负荷。

二、心血管 CT 应用指征

1. 冠状动脉钙化积分 一般不会单独应用,根据 2010 年心脏 CT 的合理应用标准,可对无已知冠状动脉疾病(coronary artery disease,CAD)的无症状患者进行危险程度评估。冠状动脉钙化积分可用于 CAD 危险程度中等者(冠心病的 10 年危险率 10%~20%)和冠心病低危(冠心病的 10 年危险率 <10%)但有早期(premature)CAD 家族史的患者。

Agatston 积分 >400 的患者,心脏事件的发生率是无钙化患者的 10 倍;但无钙化并不能排除显著性冠脉狭窄,因为 8%~10% 的狭窄发生于非钙化斑块。

2. 冠状动脉 CTA

(1)用于有症状但无已知 CAD 的患者:

1)非急性症状(稳定性胸痛)可能代表缺血性疾病:CAD 中危患者;CAD 低危但无法解释的心电图

改变或不耐受运动的患者。

2）怀疑急性冠脉综合征的急性症状患者,CAD 低至中危,但无心肌梗死的心电图改变或心肌酶谱不高。

3）其他适应证:①新发现临床心力衰竭,无既往 CAD,但 LVEF 减低患者（CAD 低至中危患者）;②非冠状动脉心脏手术患者的术前评估（CAD 中危患者）。

（2）需要进行冠状动脉 CTA 的阳性检查结果:

1）持续胸痛但心电图运动试验阴性,Duke Treadmill 评分提示中度危险。

2）心电图运动试验与影像结果不匹配,而负荷试验结果模棱两可。

3）既往负荷试验阴性的患者出现新的症状或症状恶化。

荟萃分析显示 CTA 检测梗阻性 CAD（ ≥50% 狭窄）的敏感性 98%,特异性 88%（图 16-3-3）;冠状动脉 CTA 的阴性预测值高（95%~100%）,用于低、中危的胸痛患者排除梗阻性 CAD;CT 延迟增强对心肌瘢痕的检出率与 MR 延迟增强的一致性好,但准确性不如 MR,目前尚没有临床路径参考。

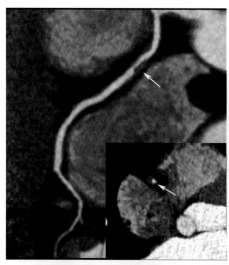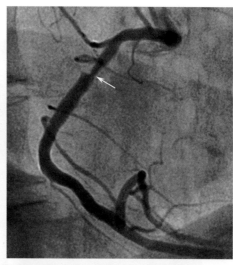

图 16-3-3　冠状动脉 CTA 的曲面重建显示右冠近段节段性非钙化斑块

小图内是该病变最狭窄部位的血管断面,显示血管的正性重构,管腔狭窄约 70%,与冠脉造影一致性很好。

（3）血管成形术（冠状动脉搭桥 CABG 或经皮冠状动脉介入 PCI）的术后评价:

1）CABG 后有症状的患者:CT 评价桥血管的敏感性（96%）和特异性（92%）都很高;通常情况下,患者的自身冠状动脉钙化严重,限制了 CTA 的评估准确性。

2）胸部和心脏术前,对冠状动脉桥血管和其他胸骨后解剖进行定位。

3）评价无症状患者的左冠状动脉主干支架（直径 ≥3mm）;其他冠状动脉近端支架（直径 ≥3mm）（图 16-3-4）,不同的 CT 机型显示支架的能力可有差异。

（4）成人先天性心脏病的评估:

1）冠状动脉发育异常（图 16-3-5）,首选冠状动脉 CTA 检查。

2）异常胸部血管和主动脉:主动脉 - 静脉瘘,主动脉缩窄等（图 16-3-6）。

3）成人先天性心脏病（图 16-3-7）。

（5）评估心室形态和功能:用于其他无电离辐射的无创性检查（如心脏超声和心脏 MR）信息不足的情况。

急性心肌梗死或心力衰竭患者评价左心室功能;怀疑致心律失常性右心室心肌病的患者,定量右心室大小和功能,评价右心室形态（局限性室壁瘤）。

3. 肺动脉 CTA（CT pulmonary angiography,CTPA） 主要用于排除肺动脉栓塞（图 16-3-8）。

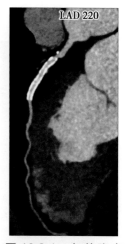

图 16-3-4　左前降支支架植入后,支架近端血管小斑块,部分钙化,支架腔通畅,支架远端血管无明显斑块

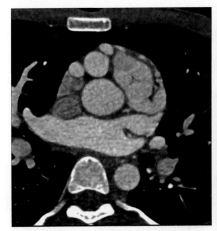
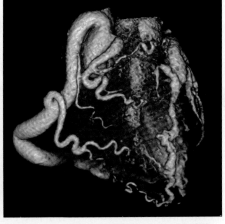

图 16-3-5　18 岁男性,胸部隐痛数年,冠状动脉 CTA 显示左冠异常起源于肺动脉,正常起源的右冠异常增粗,与发育异常的左冠之间存在大量的侧支循环(主要是间隔支)

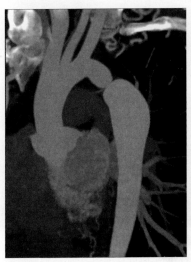
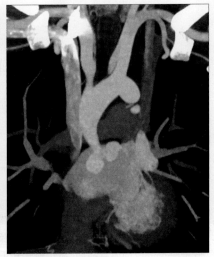

图 16-3-6　主动脉弓缩窄伴双上腔静脉

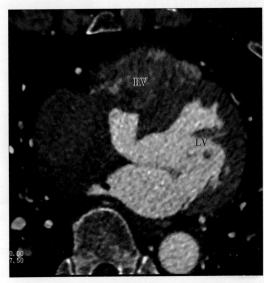
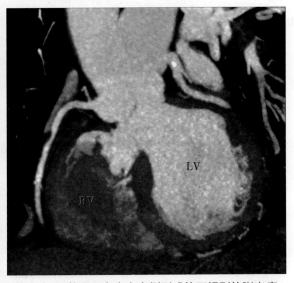

图 16-3-7　成人室间隔缺损,不但可准确地测量缺损的大小,还能显示在右心室侧形成的不规则的膨出瘤

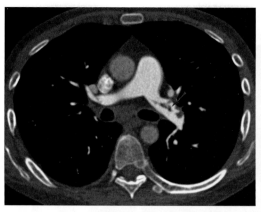
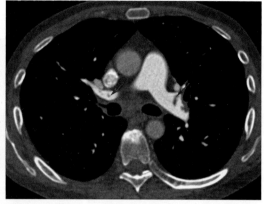

图 16-3-8　两侧肺动脉主干内多发不规则条状充盈缺损(箭头)

4. 主动脉 CTA(包括 TAVI)

(1)急性主动脉综合征的诊断和分型:主动脉瘤、主动脉夹层、主动脉壁内血肿(图 16-3-9)。

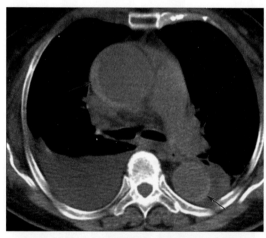
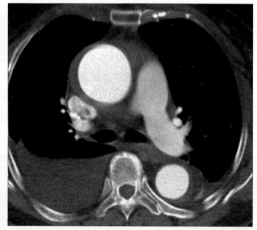

图 16-3-9　83 岁女性患者,剧烈撕裂样胸痛 1h,平扫显示主动脉壁增厚,呈新月形高密度(箭头),
CTA 显示管腔充盈,增厚的管壁无强化,两侧胸腔积液

(2)主动脉外伤、撕裂、炎症、感染等:评估主动脉及其主要分支的病变。除主动脉 CTA 外,还可根据血管病变范围选择不同部位的 CTA,如怀疑多发性大动脉炎,首先选择颈动脉 CTA 检查(图 16-3-10)。

(3)TAVI 的术前检查:包括两隔部分。第一部分是心电门控的主动脉根部扫描,主要是为了测量主动脉瓣环大小和观察冠状动脉开口位置。一般按冠状动脉 CTA 的要求进行扫描,同时评价冠状动脉。第二部分是全主动脉 CTA,其目的是选择最佳的手术路径,要求从主动脉弓部扫描至两侧股动脉上端(耻骨联合下方)。这部分检查范围长,不能实现心电门控。

5. CT 在心脏电生理的应用

(1)评价肺静脉和左心房解剖:肺静脉消融前,采用门控的左心房肺静脉 CT 用于与心电解剖图进行影像融合。若左心房 CTA 采用双期(动脉期和静脉期)扫描,可有效地排除左心房血栓假阳性;行左心耳封堵器后的患者采用 CTA 复查可及时发现血栓(图 16-3-11)。

(2)双心室起搏器植入前进行冠状静脉的解剖学评估。

6. 其他心内和心外病变　主要用于其他影像技术有限制时。

(1)心脏瓣膜:CT 可识别瓣膜结构、增厚和钙化(图 16-3-12),可识别瓣膜周围脓肿,但对瓣膜反流敏感度欠佳。

(2)心包病变:包括积液、脂肪、钙化(图 16-3-13)、肿瘤、囊肿等。

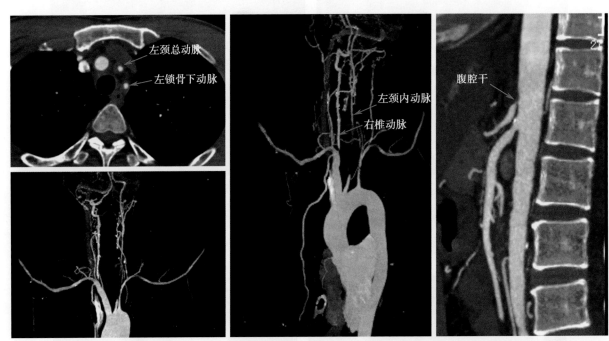

图 16-3-10　43 岁男性患者,多发性大动脉炎,同时累及胸腹主动脉、锁骨下动脉、颈动脉及肠系膜动脉。最典型的是左颈总动脉及左锁骨下动脉管壁均匀环形增厚,管腔狭窄、闭塞(箭头)

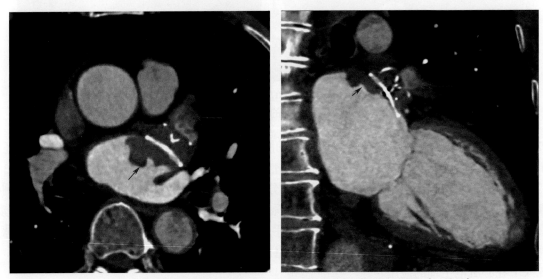

图 16-3-11　左心耳封堵器植入后,左心耳远端仍可见少量对比剂充盈(长箭头),封堵器近端左心房内不规则充盈缺损,血栓形成(短箭头)

7. CT-FFR　主要用于冠状动脉 CTA 发现中等程度狭窄的患者,可初步判断该狭窄是否引起心肌缺血,准确性约为 80%(图 16-3-14)。目前没有足够的证据用于支架再狭窄的评价。

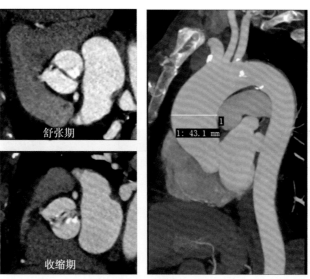

图 16-3-12 主动脉二瓣化畸形,瓣膜增厚、钙化、狭窄,升主动脉继发扩张

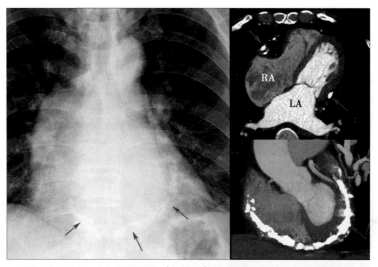

图 16-3-13 心包增厚钙化(长箭头),缩窄性心包炎,双心房增大,
正位胸部 X 线片显示右心缘明显膨隆、延长,双心房影(短箭头)

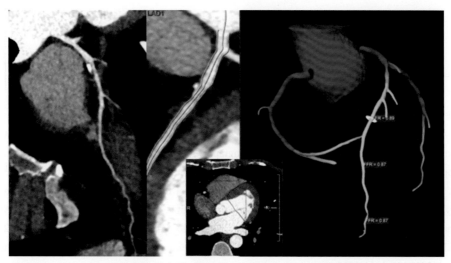

图 16-3-14 LAD 中段混合性斑块,局部狭窄约 60%,狭窄以远 CT-FFR 值为 0.87;
冠脉造影后压力导丝测得病变远端的 FFR 值为 0.88

三、心血管 CT 的优势、不足和安全性

1. 优势和不足（表 16-3-1）

表 16-3-1 心血管 CT 的主要优势和不足

优势	不足
CT 机普及广，易获取，扫描速度快	电离辐射，扫描范围越大，辐射量越大
碘对比剂可通过透析排出	碘对比剂并发症：外渗、过敏、肾功能损害等
空间分辨率高，实现各向同性	时间分辨率和软组织分辨率不足
金属装置不影响扫描	金属的线束硬化伪影；冠脉部分支架（管径<3mm）评价受限
可显示动脉、静脉，并评价心功能；心电门控技术克服心脏搏动	冠状动脉 CTA 受限因素（与 CT 机型有关）：心率高、心律不齐、严重钙化、屏气不良等

2. 安全性

（1）电离辐射：

1）遵循"合适使用低剂量（as low as reasonably achieve, ALARA）"原则：必须采用低剂量检查方法，尽量减少重复检查。

2）电离辐射的随机效应：是指辐射的生物学效应随机发生，没有阈剂量。发生概率随剂量的增加而增加，但严重程度与剂量大小无关，主要包括癌变和遗传效应。

3）电离辐射的确定性效应：是指辐射剂量达到一定阈值后确定发生的生物效应，如皮肤烧伤、脱发、白内障、不孕、胃肠道溃疡、骨髓抑制等。

（2）碘对比剂相关并发症：

1）对比剂渗漏：是指对比剂从血管内溢出，渗漏至组织间隙，需警惕腔室综合征和感染。

2）过敏：常见过敏为轻度皮肤反应（瘙痒、皮疹）等，中重度反应有支气管痉挛、喉头水肿、低血压甚至过敏性休克。需要保持静脉通路，严密观察、及时处理。

3）对比剂诱导性肾病：在没有其他病因的情况下，静脉应用对比剂后发生肾功能损害。定义为静脉应用对比剂后血清肌酐升高 25% 或绝对值增高 0.5mg/dl。发生率低于 2%，常常发生于肾功能正常的患者[肾小球滤过率>60ml/(min·1.73m^2)]，典型见于应用对比剂后 48h，持续 2~5d，7~10d 后缓解。

（胡秀华）

参考文献

［1］吕滨，蒋世良. 心血管病 CT 诊断 [M]. 北京：人民军医出版社，2012.

［2］TAYLOR A J, CERQUEIRA M, HODGSON J M, et al. ACCF/SCCT/ACR/AHA/ASE/ASNC/NASCI/SCAI/SCMR 2010 appropriate use criteria for cardiac computed tomography. A report of the American College of Cardiology Foundation Appropriate Use Criteria Task Force, the Society of Cardiovascular Computed Tomography, the American College of Radiology, the American Heart Association, the American Society of Echocardiography, the American Society of Nuclear Cardiology, the North American Society for Cardiovascular Imaging, the Society for Cardiovascular Angiography and Interventions, and the Society for Cardiovascular Magnetic Resonance [J]. J Am Coll Cardiol, 2010, 56 (22): 1864-1894.

［3］PLETCHER M J, TICE J A, PIGNONE M. Use of coronary calcification scores to predict coronary heart disease [J]. JAMA, 2004, 291 (15): 1831-1833.

［4］STEIN P D, YAEKOUB A Y, MATTA F, et al. 64-slice CT for diagnosis of coronary artery disease: a systematic review [J].

Am J Med, 2008, 121 (8): 715-725.

［5］ DE GRAAF F R, VAN VELZEN J E, WITKOWSKA A J, et al. Diagnostic performance of 320-slice multidetector computed tomography coronary angiography in patients after coronary artery bypass grafting [J]. Eur Radiol, 2011, 21 (11): 2285-2296.

［6］ GRUNAU G L, MIN J K, LEIPSIC J. Modeling of fractional flow reserve based on coronary CT angiography [J]. Curr Cardiol Rep, 2013, 15 (1): 336.

［7］ RAO Q A, NEWHOUSE J H. Risk of nephropathy after intravenous administration of contrast material: a critical literature analysis [J]. Radiology, 2006, 239 (2): 392-397.

［8］ CALKINS H, HINDRICKS G, CAPPATO R, et al. 2017 HRS/EHRA/ECAS/APHRS/SOLAECE expert consensus statement on catheter and surgical ablation of atrial fibrillation: Executive summary [J]. Heart Rhythm, 2017, 14 (10): e445-e494.

［9］ KURONUMA K, MATSUMOTO N, SUZUKI Y, et al. Usefulness of dual-phase snapshot 320-detector computed tomography for the detection of a left atrial appendage thrombus [J]. Int Heart J, 2019, 60 (4): 849-853.

［10］ KO S M, HWANG S H, LEE H J. Role of cardiac computed tomography in the diagnosis of left ventricular myocardial diseases [J]. J Cardiovasc Imaging, 2019, 27 (2): 73-92.

课后习题

单项选择题

1. 以下情况中，心血管 CTA 不作为首选检查的是（　　）。
   A. 男性，65 岁，高血压 20 年，压榨性胸前区疼痛 20min
   B. 男性，40 岁，自觉胸闷、胸痛 2 个月余，与运动无关，需排除冠心病
   C. 女性，80 岁，撕裂样胸痛 30min 至急诊就诊
   D. 男性，18 岁，心脏超声发现左、右冠状动脉增粗，直径约 6mm

2. 某患者，男性，82 岁，冠心病 10 余年，6 年前及 10 年前均有急性心肌梗死，均未植入支架，冠状动脉 CTA 重建图见图 16-3-15 和图 16-3-16，影像学诊断正确的是（　　）。
   A. 心包钙化　　　　　　　　　　B. 冠心病伴左心室室壁瘤形成
   C. 风湿性心脏病　　　　　　　　D. 扩张型心肌病

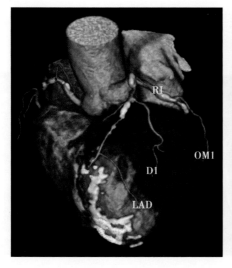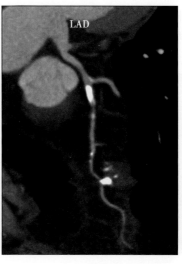

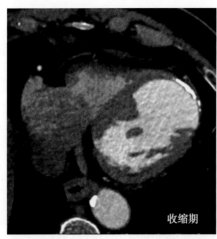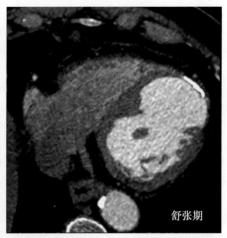

收缩期　　　　　　　舒张期

图 16-3-15　课后习题 2 图 1

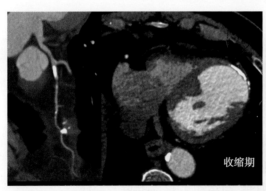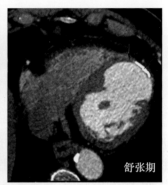

收缩期　　　　　　　舒张期

图 16-3-16　课后习题 2 图 2

3. 某患者,女性,64 岁,胸闷、气急 1 个月,无原发肿瘤病史。心包穿刺,心包积液病理:未见癌细胞。心包积液常规:絮状沉淀、镜检红细胞>200/HP,白细胞 30~50 个 /HP,颜色为棕红色。心包积液培养:无菌生长。结核感染 T 细胞检测 T-SPOT(静脉血清):阳性,PPD 试验阴性(图 16-3-17)。该患者影像学诊断最可能的是(　　　)。

A. 心包原发肿瘤

B. 心包积血

C. 结核性心包炎

D. 心包转移瘤

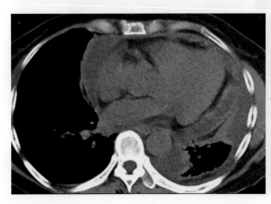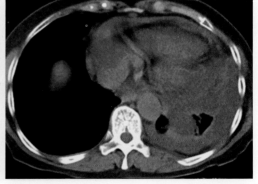

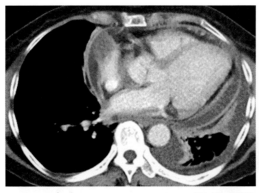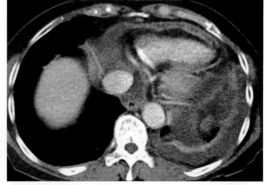

图 16-3-17 课后习题 3 图

4. 某患者,女性,56 岁,反复胸闷、气急 10 个月余。图 16-3-18 和图 16-3-19 所示左前降支的诊断是
( )。

A. 正常
B. 狭窄约 30%
C. 狭窄约 60%
D. 狭窄约 90%

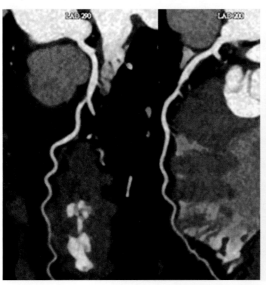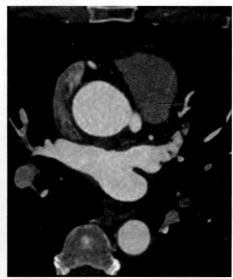

图 16-3-18 课后习题 4 图 1

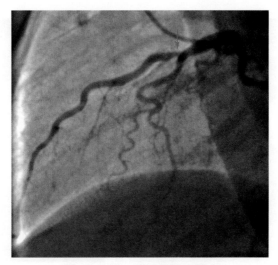

图 16-3-19 课后习题 4 图 2

5. 某患者,男性,60 岁,反复胸闷不适 4d 余,与活动无明显相关(图 16-3-20,图 16-3-21)。诊断最准确的是( )。

A. 冠状动脉 - 肺动脉瘘　　　　B. 冠状动脉瘤

C. 左心室扩张　　　　　　　　D. 冠状动脉异常扩张

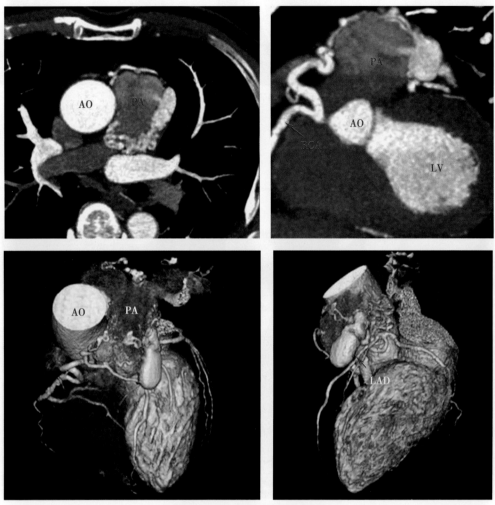

图 16-3-20　课后习题 5 图 1

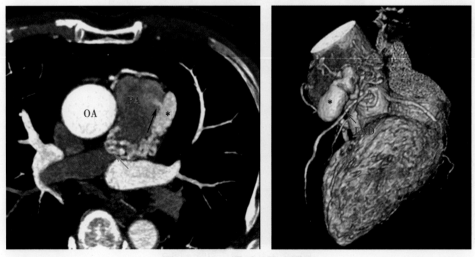

图 16-3-21　课后习题 5 图 2

6. 某患者,男性,41 岁。体检发现主动脉病变(图 16-3-22),该患者的影像学诊断是( )。

A. 升主动脉瘤
B. 主动脉夹层动脉瘤
C. 右位主动脉弓
D. 降主动脉狭窄

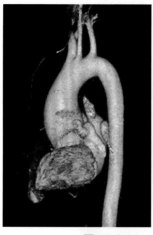
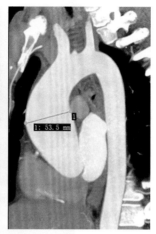

图 16-3-22　课后习题 6 图

7. 某患者,男性,67 岁,内蒙古人。乏力、消瘦 5 个月,脐周疼痛 2 周入院;入院治疗 2 周,症状无好转,腹主动脉左侧旁病变明显增大(图 16-2-23~ 图 16-2-25)。下列诊断不正确的是( )。

A. 腹主动脉粥样硬化
B. 腹主动脉旁血肿
C. 腹主动脉炎
D. 腹主动脉瘤

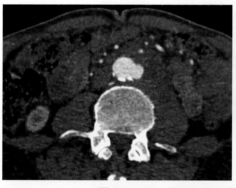
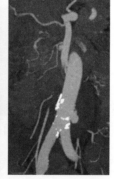

图 16-3-23　课后习题 7 图 1

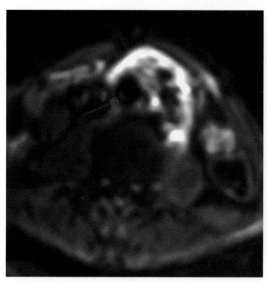
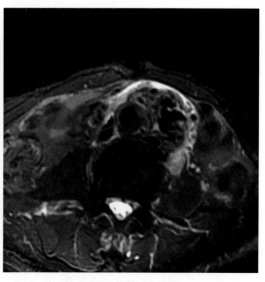

DWI,红箭示主动脉　　　　　　　　T₂WI,红箭示主动脉

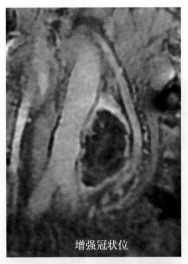

图 16-3-24　课后习题 7 图 2

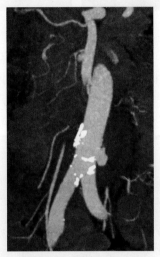

图 16-3-25　课后习题 7 图 3

8. 某患者,女性,57 岁。反复胸闷、气急 9 余年,再发并加重 1 周余。该患者影像学诊断(图 16-3-26~图 16-3-28)不正确的是(　　)。

A. 两肺淤血,间质性肺水肿　　　　　B. 心脏增大,仅左心房增大

C. 二尖瓣肥厚　　　　　　　　　　　D. 左心房血栓

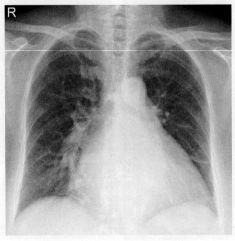

图 16-3-26　课后习题 8 图 1

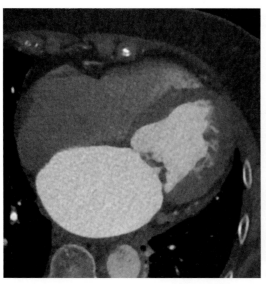
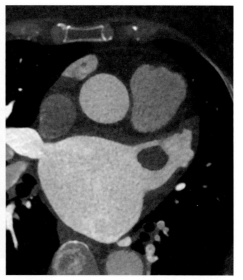

图 16-3-27　课后习题 8 图 2

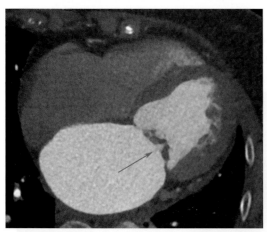
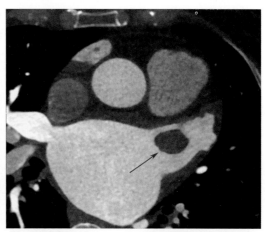

图 16-3-28　课后习题 8 图 3

9. 某患者,男性,63 岁,胸闷伴胸痛不适 1 个月余,冠心病可疑,行冠状动脉 CTA 检查(图 16-3-29),下列诊断最准确的是(　　)。

A. 冠状动脉 - 肺动脉瘘　　　　　　B. 心肌桥

C. 冠状动脉瘤　　　　　　　　　　D. 冠状动脉粥样硬化

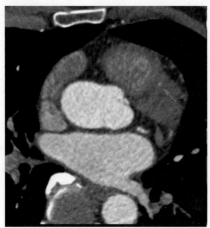
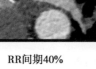

RR间期40%

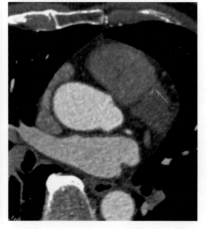

RR间期73%

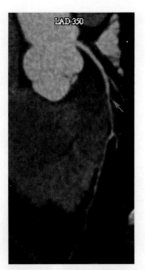

图 16-3-29　课后习题 9 图

10. 某患者,女性,83 岁。反复剑突下绞痛 8d,突发咽喉部、颈部及胸背部剧烈撕裂样疼痛,持续不能缓解,既往高血压病 30 年(图 16-3-30,图 16-3-31)。下列说法不正确的是(　　　)。

A. 胸主动脉夹层动脉瘤　　　　　　　B. 主动脉弓部钙化附着于内移的内膜

C. 真腔强化、明显小于假腔　　　　　　D. 对比剂不能进入假腔

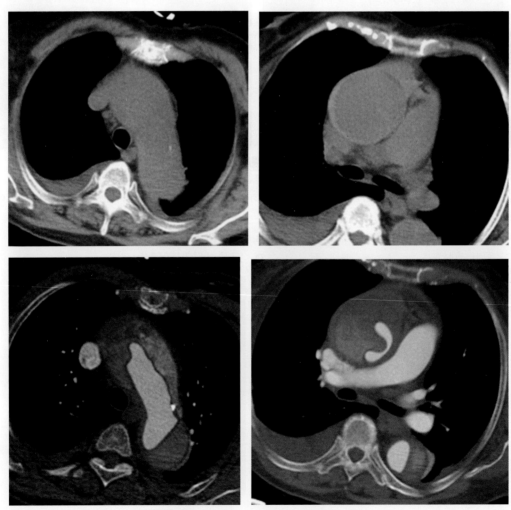

图 16-3-30　课后习题 10 图 1

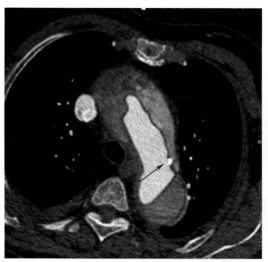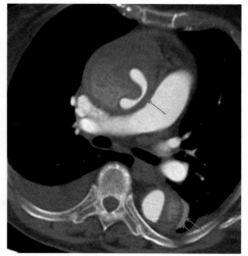

图 16-3-31　课后习题 10 图 2

答案:

1. A。

解析:冠心病高危患者,典型心绞痛,直接选择冠脉造影。

2. B。

解析:该患者左前降支多发病变,部分钙化,中段局部次全闭塞(蓝色箭头);左心室室壁瘤形成,心尖部、前间隔及前壁心肌明显变薄,多发斑片状钙化,收缩、舒张期均向外膨隆(红色箭头)。

3. C。

解析:心包均匀增厚,大量积液;左侧包裹性胸腔积液伴胸膜增厚。增强心包、胸膜均匀强化。符合结核性心包炎。

4. C。

解析:LAD 近中段是最常见的冠状动脉狭窄部位,CT 横断面及曲面重现显示 LAD 中段(第一对角支分叉后)局限性非钙化斑块,狭窄约 60%。

5. A。

解析:(图 16-3-21)左冠及右冠近端周围多发异常增粗迂曲的血管团(蓝色箭头),局部膨大呈瘤样(*),位于肺动脉边缘,并见注入肺动脉的血流束(黑色箭头)。

6. A。

解析:升主动脉直径约 53.5mm,明显大于 40mm。主动脉瘤的诊断标准:升主动脉直径大于 40mm,降主动脉直径大于 30mm。手术指征:升主动脉瘤大于 55mm,降主动脉瘤大于 60mm;结缔组织病或二叶主动脉瓣者,标准降至 45mm;年增长大于 10mm 或 5mm/6 个月。

7. B。

解析:CT 显示腹主动脉多发钙化,选项 A 诊断正确;腹主动脉左侧旁肿块,DWI 呈不均匀高信号,T2WI 呈不均匀高信号,增强冠状位显示环形强化,符合脓肿改变,不是血肿,而是炎症,选项 C 正确;CT 显示腹主动脉左侧旁囊样突出,为炎症破坏动脉壁所致的动脉瘤(红色箭头),选项 D 正确。

8. B。

解析:该患者为风湿性心脏病,二尖瓣狭窄患者,胸部 X 线片示全心增大。胸部 X 线片显示两肺血增多,肺静脉明显增粗,右下肺胸膜下克利(Kerley)B 线;CT 显示左心房明显增大,内见类圆形充盈缺损(红色箭头),提示血栓,二尖瓣明显肥厚(蓝色箭头)。

9. B。

解析:左冠状动脉前降支中段节段性走行于心肌层内(蓝色箭头),RR 间期 40% 是收缩期,管腔狭窄明显,RR 间期 73% 是舒张期,狭窄程度减轻。CPR 重建图清晰显示 LAD 从心包下到心肌层内,再回到心包下走行的全过程(蓝色箭头)。

10. D。

解析:该患者为主动脉壁内血肿进展而来的主动脉夹层动脉瘤,累及升主动脉和降主动脉,属 Debakey Ⅰ 型和 Stanford A 型。(图 16-3-31)主动脉弓部钙化随着撕脱的内膜内移(红色箭头);该患者撕裂范围广,假腔内压力极大,真腔受压明显缩小(蓝色箭头),仅少量对比剂进入假腔,CT 值轻度增高(蓝色双箭头)。

第四节 心脏磁共振成像

学 习 目 标

1. 了解心脏磁共振成像的基本概念和基本序列。
2. 掌握心脏磁共振成像的疾病应用和常见表现。

一、基本概念

1. 心脏磁共振成像(cardiac magnetic resonance imaging,CMR)利用磁场和射频场产生信号。
2. 临床 CMR 的典型磁场强度为 1.5、3.0T(Tesla)。

CMR 的优点及缺点列于表 16-4-1。

表 16-4-1 CMR 的优点及缺点

优点	缺点
高空间(XY 平面)和时间分辨率	受扫描仪操作者和扫描专业经验影响
影像学受身体习惯影响较小	幽闭恐惧症
图像可以在任何断层平面上采集	图像采集时间长 钆相关性肾源性系统性纤维化

二、常用 CMR 扫描序列

1. 黑血序列 流动的血液显示为黑色,缓慢的结构如心肌组织是亮的。T_2 加权像对含水量敏感,在心肌炎、心肌梗死等急性损伤区域表现为高信号。

2. 亮血序列 允许采集电影图像以评估心脏功能。稳态自由进动技术通常用于此目的,有电影序列(图 16-4-1)。

CMR 是心脏功能的金标准,最常用的采集方法是二维分段电影技术。采用多次屏气下进行多层采集,短轴方向从左心室底部采集到心尖部。可采用心电门控下实时采集技术,如果无法配合屏气的患者,可以自由呼吸下采用回波导航的方法。扫描得到的数据可通过后处理软件获得整体心脏功能参数,如左心室容积、心肌质量、射血分数,还可以得到局部功能参数,如室壁运动和厚度。

3. 相位对比度 允许测量血流速度和量化;可以评估瓣膜狭窄和反流,估算先天性心脏病的异常

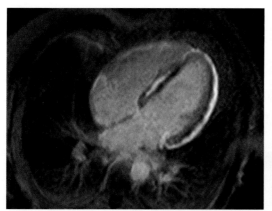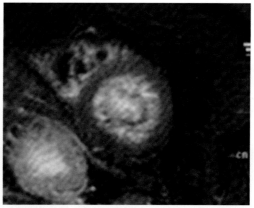

图 16-4-6　心脏结节病

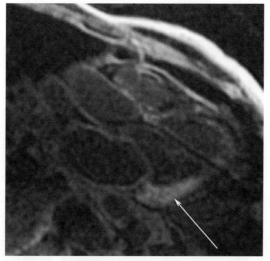

图 16-4-7　心肌淀粉样变性

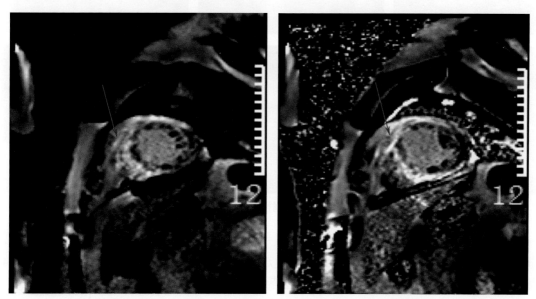

图 16-4-8　肥厚型心肌病 CMR 晚期 Gd 增强（弥漫性肌层瘢痕，该患者有室性心动过速发生）

（八）血色病

在 CMR 上测量心肌 T_2^* 可用于确定血色素沉着症患者的心脏，$T_2^*<20ms$ 与左心室收缩功能障碍相关。

（九）致心律失常性右心室心肌病

定量评估房室大小和功能，评估疑似心律失常性房室发育不良的房室形态（局灶性动脉瘤），CMR 导致的 RV 脂肪沉积和纤维化不属于修改后的工作组标准（图 16-4-9）。

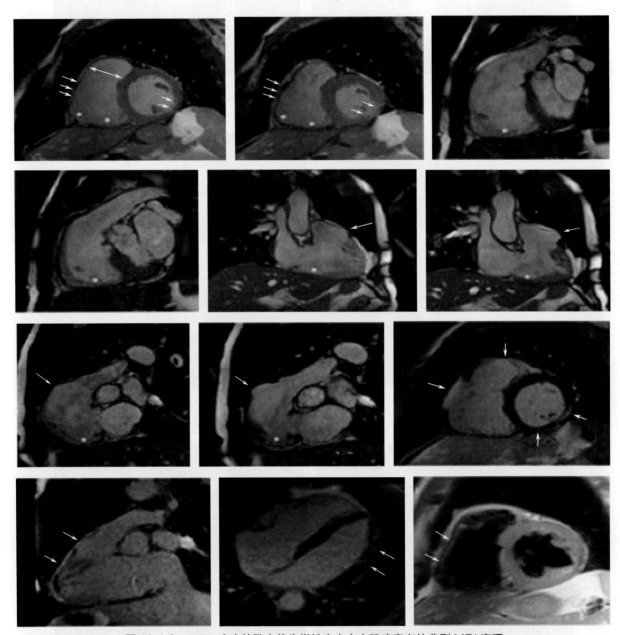

图 16-4-9 *PKP2* 突变的致心律失常性右心室心肌病患者的典型 MRI 表现

（十）非致密性心肌病

非压实心肌与压实心肌的舒张比>2.3，诊断非压实心肌病的敏感性为 86%，特异性为 99%（图 16-4-10）。表 16-4-2 总结了各类心肌病心脏磁共振瘢痕特点。

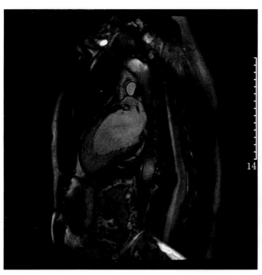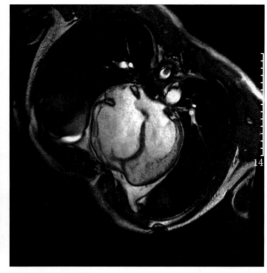

图 16-4-10　心肌致密化不全病例

表 16-4-2　各类心肌病瘢痕特点（延迟增强特点比较）

心肌病类型	左心室分布	区域	预后
缺血性心肌病	心内膜下或透壁	冠脉分布	≥50% 透壁血管重建术后节段功能恢复的可能性低
肥厚型心肌病	心肌层	斑片状间隔室间交界	与不良结果独立相关
扩张型心肌病	心肌层	间隔多见	预测死亡，CV 住院，室性心动过速
心肌炎	心肌层、心外膜下	可变 细小病毒 B19：侧面 疱疹病毒 6 型：中间隔	
心肌淀粉样变性	心内膜下	全局（心内膜下），斑片状	如果持续大于 4 周，往往预后差
结节病	任何（通常位于左心室下间隔处右心室插入点的心肌壁）	任何类型	增加 9 倍不良事件 增加 11.5 倍>心源性死亡
法布雷病	心外膜／心肌层	基底段下侧壁	未知
心内膜纤维化	心内膜下	流入道／心尖	死亡率增加，危险分数 10.8
Chagas	心外膜／心肌层	下侧壁／心尖	未知

（十一）先天性心脏病

量化左心室和右心室的质量、容积和射血分数，瓣膜性心脏病的量化。评估大血管、冠状动脉异常、外科通道血流。

先天性心脏病 CMR 的特殊适应证：

1. 相位对比成像的分流大小（Qp/Qs）计算。

2. 评估异常肺静脉和系统静脉回流。

3. 主动脉异常包括主动脉瘤。

4. 肺动脉异常，即肺动脉闭锁、狭窄。

5. 体循环和肺循环路径。

6. 复杂先天性疾病评估和术后随访,即心房术后/动脉转位术、Fontan 术及法洛四联症后修复。

(十二) 心脏肿瘤

CMR 是一种很好的心脏肿块可视化和定性的成像方法。CMR 的主要优点包括更好对比度、分辨率、多平面能力、评估肿瘤功能影响的能力、组织特征和通过首次灌注成像检测肿瘤血管。区分心内血栓与肿瘤及心脏良恶性肿瘤是 CMR 的重要优势。

(十三) 心包疾病

评估心包疾病,如心包肿块和心包收缩。CMR 上心包收缩特点有心包增厚 ≥ 4mm,间隔的反向运动,由于内脏和顶叶心包之间的剪切运动,心脏收缩时标记序列上的标记线缺乏正常断裂,心包钙化。

(十四) 瓣膜性心脏病

如果超声心动图等其他成像形式在技术上受到限制,CMR 可以评估瓣膜功能,在电影 CMR 上可以看到反流和狭窄喷射的定性评估。狭窄的定量评估可通过平面测量或相位定位分析峰值瓣膜血流速度测量,通过相位对比序列(测定前向和反向血流)评估反流容量和分数或者通过评估右心室和左心室的收缩容量差值。

(十五) 肺静脉和左心房的解剖学评价

肺静脉消融术前与解剖电图的联合定位。

五、CMR 的安全性

在终末期肾病患者中使用 Gd 与罕见但严重的肾性系统性纤维化并发症有关,这会导致覆盖在肢端的皮肤纤维化及更深的结构,包括肌肉、肺和心脏。

铁磁性植入物可能导致 CMR 并发症,应在 CMR 前进行筛选,一般建议在植入弱铁磁性设备(如心脏瓣膜和支架)后 6 周左右等待 CMR。

心脏起搏器和植入型心律转复除颤器患者的 CMR 可能会导致导线尖端发热,抑制起搏输出,激活快速心律治疗或损坏设备。CMR 兼容的起搏器系统最近已经上市,尽管其使用目前部分仍受到限制。

(叶 炀)

参考文献

[1] TAYLOR A J, CERQUEIRA M, HODGSON J M, et al. ACCF/SCCT/ACR/AHA/ASE/ASNC/NASCI/SCAI/SCMR 2010 appropriate use criteria for cardiac computed tomography. A report of the American College of Cardiology Foundation Appropriate Use Criteria Task Force, the Society of Cardiovascular Computed Tomography, the American College of Radiology, the American Heart Association, the American Society of Echocardiography, the American Society of Nuclear Cardiology, the North American Society for Cardiovascular Imaging, the Society for Cardiovascular Angiography and Interventions, and the Society for Cardiovascular Magnetic Resonance [J]. J Am Coll Cardiol, 2010, 56 (22): 1864-1894.

[2] PLETCHER M J, TICE J A, PIGNONE M. Use of coronary calcification scores to predict coronary heart disease [J]. JAMA, 2004, 291 (15): 1831-1833.

[3] STEIN P D, YAEKOUB A Y, MATTA F, et al. 64-slice CT for diagnosis of coronary artery disease: a systematic review [J]. Am J Med, 2008, 121 (8): 715-725.

[4] DE GRAAF F R, VAN VELZEN J E, WITKOWSKA A J, et al. Diagnostic performance of 320-slice multidetector computed tomography coronary angiography in patients after coronary artery bypass grafting [J]. Eur Radiol, 2011, 21 (11): 2285-2296.

[5] RAO Q A, NEWHOUSE J H. Risk of nephropathy after intravenous administration of contrast material: a critical literature analysis [J]. Radiology, 2006, 239 (2): 392-397.

［6］ HENDEL R C, PATEL M R, KRAMER C M, et al. ACCF/ACR/SCCT/SCMR/ASNC/NASCI/SCAI/SIR 2006 appropriate-ness criteria for cardiac computed tomography and cardiac magnetic resonance imaging: a report of the American College of Cardiology Foundation Quality Strategic Directions Committee Appropriateness Criteria Working Group, American College of Radiology, Society of Cardiovascular Computed Tomography, Society for Cardiovascular Magnetic Resonance, American Society of Nuclear Cardiology, North American Society for Cardiac Imaging, Society for Cardiovascular Angi-ography and Interventions, and Society of Interventional Radiology [J]. J Am Coll Cardiol, 2006, 48 (7): 1475-1497.

［7］ NANDALUR K R, DWAMENA B A, CHOUDHRI A F, et al. Diagnostic performance of stress cardiac magnetic resonance imaging in the detection of coronary artery disease: a meta-analysis [J]. J Am Coll Cardiol, 2007, 50 (14): 1343-1353.

［8］ BINGHAM S E, HACHAMOVITCH R. Incremental prognostic significance of combined cardiac magnetic resonance imaging, adenosine stress perfusion, delayed enhancement, and left ventricular function over preimaging information for the prediction of adverse events [J]. Circulation, 2011, 123 (14): 1509-1518.

［9］ KIM R J, FIENO D S, PARRISH T B, et al. Relationship of MRI delayed contrast enhancement to irreversible injury, infarct age, and contractile function [J]. Circulation, 1999, 100 (19): 1992-2002.

［10］ KIM R J, WU E, RAFAEL A, et al. The use of contrast-enhanced magnetic resonance imaging to identify reversible myocardial dysfunction [J]. N Engl J Med, 2000, 343 (20): 1445-1453.

［11］ FRIEDRICH M G, SECHTEM U, SCHULZ-MENGER J, et al. Cardiovascular magnetic resonance in myocarditis: A JACC White Paper [J]. J Am Coll Cardiol, 2009, 53 (17): 1475-1487.

［12］ PATEL M R, CAWLEY P J, HEITNER J F, et al. Detection of myocardial damage in patients with sarcoidosis [J]. Circu-lation, 2009, 120 (20): 1969-1977.

［13］ SMEDEMA J P, SNOEP G, VAN KROONENBURGH M P, et al. Evaluation of the accuracy of gadolinium-enhanced cardiovascular magnetic resonance in the diagnosis of cardiac sarcoidosis [J]. J Am Coll Cardiol, 2005, 45 (10): 1683-1690.

［14］ MACEIRA A M, JOSHI J, PRASAD S K, et al. Cardiovascular magnetic resonance in cardiac amyloidosis [J]. Circula-tion, 2005, 111 (2): 186-193.

［15］ MOON J C, MCKENNA W J, MCCROHON J A, et al. Toward clinical risk assessment in hypertrophic cardiomyopathy with gadolinium cardiovascular magnetic resonance [J]. J Am Coll Cardiol, 2003, 41 (9): 1561-1567.

［16］ ANDERSON L J, HOLDEN S, DAVIS B, et al. Cardiovascular T_2-star (T_2*) magnetic resonance for the early diagnosis of myocardial iron overload [J]. Eur Heart J, 2001, 22 (23): 2171-2179.

［17］ MARCUS F I, MCKENNA W J, SHERRILL D, et al. Diagnosis of arrhythmogenic right ventricular cardiomyopathy/dysplasia: proposed modification of the task force criteria [J]. Circulation, 2010, 121 (13): 1533-1541.

［18］ PETERSEN S E, SELVANAYAGAM J B, WIESMANN F, et al. Left ventricular non-compaction: insights from cardio-vascular magnetic resonance imaging [J]. J Am Coll Cardiol, 2005, 46 (1): 101-105.

［19］ BOGAERT J, FRANCONE M. Cardiovascular magnetic resonance in pericardial diseases [J]. J Cardiovasc Magn Reson, 2009, 11 (1): 14.

［20］ LEVINE G N, GOMES A S, ARAI A E, et al. Safety of magnetic resonance imaging in patients with cardiovascular devices: an American Heart Association scientific statement from the Committee on Diagnostic and Interventional Cardiac Catheterization, Council on Clinical Cardiology, and the Council on Cardiovascular Radiology and Intervention: endorsed by the American College of Cardiology Foundation, the North American Society for Cardiac Imaging, and the Society for Cardiovascular Magnetic Resonance [J]. Circulation, 2007, 116 (24): 2878-2891.

［21］ SCHWAB J, FESSELE K, BASTIAN D, et al. CMR imaging for follow up of isolated cardiac sarcoidosis with extensive biventricular involvement [J]. Int J Cardiol, 2016, 221: 777-779.

［22］ SEETHALA S, JAIN S, OHORI N P, et al. Focal monomorphic ventricular tachycardia as the first manifestation of amyloid cardiomyopathy [J]. Indian Pacing Electrophysiol J, 2010, 10 (3): 143-147.

［23］ GANDJBAKHCH E, REDHEUIL A, POUSSET F, et al. Clinical diagnosis, imaging, and genetics of arrhythmogenic right ventricular cardiomyopathy/dysplasia: JACC State-of-the-Art Review [J]. J Am Coll Cardiol, 2018, 72 (7): 784-804.

课后习题

单项选择题

1. 根据 2010 年冠状动脉 CT 适应标准,下列错误的是( )。
   A. 在无症状的有中度预发冠心病的患者中,应用 CT 钙化积分评估是必要的
   B. 在无症状的有中度预发冠心病的患者中,应用冠状动脉 CTA 评估是必要的
   C. 在有急性胸痛且心电图及心肌酶谱正常的中度预发冠心病的患者中,应用冠状动脉 CTA 评估是必要的
   D. 在无症状的有中度预发冠心病的患者,在左主干置入 3.5mm 支架之前,应用冠状动脉 CTA 评估是必要的
   E. 在有症状的有中度预发冠心病的患者,同时有典型心电图表现并可活动的患者,应用冠状动脉 CTA 评估是必要的

2. 某患者,59 岁,男性,因霍奇金淋巴瘤行纵隔放疗后,出现心力衰竭,行 CMR 检查。以下与 CMR 心包收缩不一致的是( )。
   A. 心包厚度 ≥4mm
   B. 左心室壁与心肌小梁比率>2.3
   C. 心脏收缩时正常的标记线缺失
   D. 心包钙化
   E. 舒张早期充盈时室间隔扁平

3. 在冠状动脉 CTA 中哪种并发症不会发生?( )
   A. 肾性系统性纤维化
   B. 变态反应
   C. 手臂筋膜室综合征
   D. 造影剂肾病
   E. 心动过缓

4. 下列哪项是电离辐射的随机效应?( )
   A. 辐射烧伤
   B. 癌症
   C. 永久性不育
   D. 放射性疾病
   E. 白内障

5. 某患者,52 岁,女性,有高血压及血脂异常的病史,因轻度劳累致胸部不适加重。心电图无特殊,两组肌钙蛋白均为阴性。行冠状动脉 CTA 检查(图 16-4-11),可见( )。
   A. 右冠状窦起源左冠状动脉走行异常
   B. 主动脉夹层致严重主动脉瓣反流
   C. 右冠状动脉中重度狭窄
   D. 静脉窦型房间隔缺损
   E. 无顶冠状窦

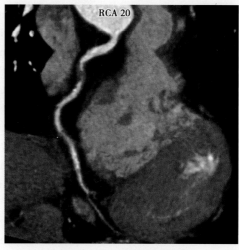

图 16-4-11 课后习题 5 图

6. 某患者,60 岁,男性,有 2 型糖尿病及高血压病史,口服二甲双胍,临床表现为呼吸困难,超声心动图上显示左心室收缩功能受损。CMR 延迟强化扫描见图 16-4-12,该患者收缩功能障碍最可能的原因是( )。

    A. 心肌炎   B. 淀粉样变性

    C. 既往左前降支供血区心肌梗死   D. 既往右冠状动脉供血区心肌梗死

    E. 缩窄性心包炎

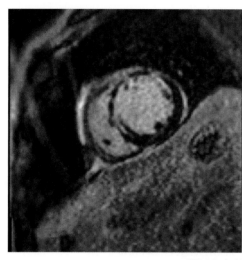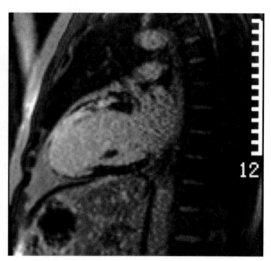

图 16-4-12　课后习题 6 图

7. 某患者,35 岁,男性,主诉腰背痛,行 CT 增强扫描如图(图 16-4-13),以下错误的是( )。

    A. 可能患有常染色体显性遗传疾病   B. 可能在检查时有舒张期和收缩期杂音

    C. 需要紧急外科咨询   D. 患有左心室致密化不全

    E. 可能有转化生长因子 β_1 受体的突变

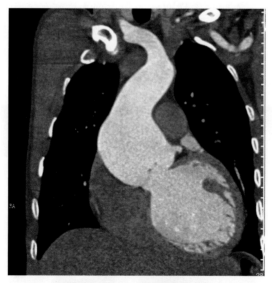

图 16-4-13　课后习题 7 图

8. 某患者,47 岁,男性,因间断性胸部不适行冠状动脉 CTA 检查。既往有 2 型糖尿病病史,口服二甲双胍;血脂异常,口服阿托伐他汀,因勃起功能障碍,服用伐地那非;良性前列腺增生病史。体格检查:心率 79 次 /min;剧烈的收缩期杂音,当做瓦尔萨尔瓦动作时杂音增大,两肺野更清晰。对该患者进行 CTA 检查时,不建议( )。

A. 在行 CTA 检查后 48h 内持续使用二甲双胍

B. 服用美托洛尔使心率降到 60~65 次/min

C. 冠状动脉 CTA 中使用碘对比剂

D. 舌下使用硝酸甘油扩张冠脉,以提高 CTA 的准确性

E. 同意以上所有建议

答案:

1. B。

解析:无对比剂的钙化评分用于无症状无冠状动脉疾病(CAD)的患者的风险评估。对于无症状、既往无冠状动脉疾病、冠心病的低度及中度预发性的患者,行冠状动脉 CTA 进行风险评估是不合适的。

2. B。

解析:左心室致密心肌与非致密心肌比率>2.3,不是心包收缩的特征。

3. A。

解析:进行 CMR 检查时,肾性系统性纤维化是使用钆对比剂的潜在并发症。过敏性反应及造影剂肾病是冠状动脉 CTA 中使用碘对比剂的潜在并发症,碘对比剂外渗较严重的并发症可导致手臂筋膜室综合征,在冠状动脉 CTA 之前使用 β 受体阻滞药可能导致心动过缓。

4. B。

解析:随机效应是偶然发生的,并不取决于所接受的辐射剂量,例如癌症。在一般生活环境中,辐射剂量远没有达到最低标准,照样有人会患有癌症。其他选项均是非随机效应,这些效应与所接受的辐射剂量直接相关;其辐射剂量与非随机效应之间存在明显的关系。

5. C。

解析:图示由于非钙化斑块导致右冠状动脉严重狭窄。

6. C。

解析:CMR 显示左心室前壁心内膜下延迟强化,与既往左前降支供血区心肌梗死一致。典型的心肌炎表现为心外膜下延迟强化。心肌淀粉样变性通常表现为广泛的心内膜下延迟增强,而不是局限于特定的冠状动脉走行区。图 16-4-14 显示不同类型的心脏疾病延迟强化的特点。①缺血性心肌病(心内膜下强化);②淀粉样变性(广泛心内膜下强化);③心肌炎(心外膜下强化);④肥厚型心肌病(心肌中层强化)。

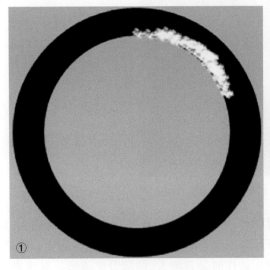

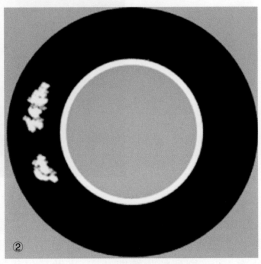

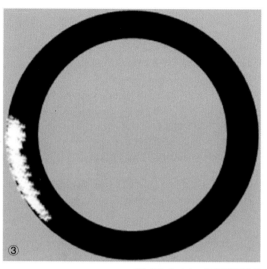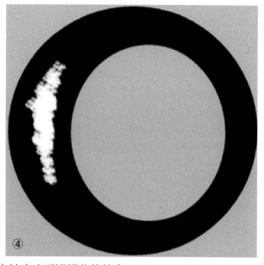

图 16-4-14　不同类型的心脏疾病延迟强化的特点

7. D。

解析：这位患者的主动脉根部明显增宽和左心室明显增大。该患者可能患有马方综合征，该病是一种常染色体显性遗传病；loeys-Dietz 综合征患者也可能患有主动脉瘤，是由于转化生长因子 $β_1$ 受体的突变引起的。主动脉直径增宽达 5cm 的患者需要紧急外科手术，而马方综合征或 loeys-Dietz 综合征患者，建议在主动脉增宽达 4cm 时就应该进行早期干预。在 CMR 上，非致密化心肌与致密化心肌比率大于 2.3 时，可诊断心肌致密化不全，同样可应用于心脏 CT 中。但是，该患者没有心肌致密化不全。

8. D。

解析：在行冠状动脉 CTA 之前，立即给予硝酸甘油（400~800mg 的舌下片或舌下喷雾剂），使冠脉扩张，以提高诊断的准确性。该患者的临床表现考虑梗阻性肥厚型心肌病可能，正在服用伐地那非，这是一种 5 型磷酸二酯酶抑制药（PDE-5）。肥厚型心肌病合并流出道梗阻或严重主动脉狭窄的患者应避免使用硝酸甘油，因为硝酸甘油可降低前负荷，加重梗阻，导致低血压、晕厥或加重心力衰竭。在服用 PDE-5 抑制药的患者中也应避免使用硝酸甘油。